Human Diseases
A Systemic Approach

Zelman · Raymond · Holdaway · Dafnis · Mulvihill

[수정판]

병태생리학 8판

역자 설근희 · 민선식 · 김필주 · 김경애 · 김미향 · 김진희 · 오금숙 · 유혜연 · 이영희 · 최현숙 · 강푸름

BIOSCIENCE (주)바이오사이언스출판

이 도서의 국립중앙도서관 출판예정도서목록(CIP)은 서지정보유통지원
시스템 홈페이지(http://seoji.nl.go.kr)와 국가자료종합목록시스템
(http://www.nl.go.kr/kolisnet)에서 이용하실 수 있습니다.
(CIP제어번호 : CIP2020002680)

병태생리학 8판(수정판)

2쇄 인쇄: 2023년 3월 3일
2쇄 발행: 2023년 3월 10일

저 자: Mark Zelman · Jill Raymond · Paul Holdaway
Elaine Dafnis · Mary Lou Mulvihill
역 자: 설근희 · 민선식 · 김필주 · 김경애 · 김미향 · 김진희
오금숙 · 유혜연 · 이영희 · 최현숙 · 강푸름
발행인: 문정구
발행처: (주)바이오사이언스출판
주 소: 06569 서울특별시 서초구 도구로 115, 3층(방배동)
전 화: (02)581-4057~8
팩 스: (02)581-4059
이메일: inquiry@biosciencepub.com
홈페이지: http://www.biobooks.co.kr
ISBN: 978-89-6824-096-6 (93510)

등록번호: 제22-3079호

값 30,000원

(주)바이오사이언스출판

차례 개요

저자 소개

Mark Zelman (PhD)은 Illinois 주 Aurora 시에 있는 Aurora 대학교의 생물학과 교수이다. 시카고가 고향인 Zelman 박사는 시카고 Loyola 대학교 미생물학–면역학 교실에서 박사학위를 받았으며, 이 연구실에서 인간의 자가면역질환에 대한 생쥐 모델을 개발했다. Chicago 대학교 세포 생리학 연구실에서 박사후 과정을 연수할 때는 세포분열 및 암과 관련된 분자세포 생리학을 연구했다. Zelman 박사는 생물학 교수이자 대학 행정관이었으며, 또한 의학 저자였다. 그는 새를 관찰하고 가족과 함께 캠핑하는 것을 좋아할 뿐만 아니라 달리기를 하면서 신발 여러 켤레를 닳아 없앨 정도로 마라톤과 철인 삼종 경기를 즐긴다. Zelman 박사는 8판을 자녀들에게 바친다.

Jill Raymond (PhD)는 Arizona 주 Mesa에 있는 Mesa Community College의 생명과학부 교수이며 미생물학을 가르친다. 그녀는 UC Davis에서 미생물학 전공으로 박사학위를 받았으며, UC San Diego에서 기생충인 *Giardia lamblia*에 대해 연구하면서 감염성 질환 연구로 박사후 연수를 하였다. Raymond 박사는 교재를 집필할 때 끊임없는 지지와 격려를 해준 그녀의 남편과 Andy에게 감사한다는 말을 잊지 않았다.

Paul Holdaway (MA)는 Indiana 주 출신으로 Indiana 주립대학교 졸업생이며, 이 학교에서 2년 동안 강사생활을 하였다. 그는 동료 생물학자이자 친구인 Dr. Mary Lou Mulvihill이 재직했던 곳인 Illinois 주 Palatine 시에 있는 Harper 대학의 생물학과에서 원로교수로 은퇴했다. Holdaway 교수는 스포츠와 가족 활동 그리고 생물학과 임상 전반에 폭넓은 흥미를 가지고 있다.

Elaine Dafnis (PharmD, MS)는 시카고에 있는 Illinois 대학교에서 약학 박사학위를 받았다. 그녀는 Illinois 주 Lake County 대학과 William Rainey Harper 대학에서 약리학, 병태생리학, 약사법, 제약 계산에 대한 교과목을 가르쳤다. 그녀는 Illinois 대학교와 Drake 대학교 약학과 학생들에게 훌륭한 스승이었다.

서문

8판 개정판을 환영하며

"병태생리학" 제8판은 정확성, 체계성, 통용성을 위해 전체적으로 갱신하고 개정하였으며 각각의 장(chapter)을 전체적으로 수정하였다.

구성

이 책은 두 부분으로 구성되어 있다. 제1부 질환의 기전에서는 학생들에게 용어, 면역, 염증, 유전, 암, 감염성 질환 등을 소개한다. 제2부 기관계의 질환과 장애에서는 신체 계통의 주요 질환에 대해 다룬다. 또 이전에도 반응이 좋았던 나란히 함께 보기; 예방 플러스!; 질환 한눈에 보기; 사례연구와 선다형, 참/거짓, 빈칸 채우기 등도 포함하고 있다.

8판에서 새롭게 바뀐 것

- **건강한 노화.** 노화와 질환 예방에 대한 실용적인 정보를 강조하였다.
- **건강증진.** 관련 질환과 장애의 위험을 줄일 수 있는 유용한 정보, 도구, 행동을 강조하였다.
- **질환 주제를 일관성 있게 다룸.** 책 전체에 걸쳐서 저자들은 각 질환에 대한 발병률, 유병률, 위험인자, 증상, 병인, 진단, 치료, 예방에 대한 정보를 다루었다.
- **특수감각에 대한 내용을 별개의 장으로 분리 및 확장.** 눈과 귀의 질환과 장애를 별개의 장으로 분리하여 그 내용을 확장하여 제시하였다.
- **자료/참고문헌.** 각 장의 끝에 전문적이고 신뢰할 수 있는 참고자료를 제시하였다.

역자 소개

대표역자

설근희 고려대학교 간호학과

민선식 을지대학교 의과대학 생리학교실

김필주 을지대학교 의과대학 생리학교실

김경애 경동대학교 간호학과

김미향 청암대학교 간호학과

김진희 두원공과대학교 간호학과

오금숙 충북보건과학대학교 간호학과

유혜연 순천향대학교 간호학과

이영희 동남보건대학교 간호학과

최현숙 경동대학교 간호학과

강푸름 우석대학교 간호학과

역자 서문

여러 교재를 접하였지만 이 교재(Human Diseases, 8th E)만큼 가볍지도 않고 무겁지도 않게 잘 구성되어 있는 교재는 찾기 힘들었다. 병태생리학 교과목을 이 교재로 강의했을 때 학생들의 반응도 가장 좋았던 것 같다. 한 학기 강의가 끝날 즈음이면 학생들의 교재가 너덜너덜해져 있고 반창고 신세를 지고 있는 학생들의 교재도 쉽사리 눈에 띈다. 이 교재 자체가 학생들 스스로가 교재를 접하게끔 흥미를 유발하도록 구성되었기 때문이라 생각한다.

이 교재의 1장부터 5장까지는 질환의 이해에 필요한 용어, 면역, 염증, 감염성 질환, 암, 유전에 대해 다루고 있다. 그리고 6장부터 17장에서는 계통별 질환을 다루고 있는데 계통과 관련된 질환을 다루기 전에 신체의 정상적인 구조와 기능을 설명하고 있어서 질환 발생의 기전을 이해하기 쉽도록 구성되어 있다. 그리고 각 장의 끝부분에는 '질환 한눈에 보기'라는 표에 병인, 징후와 증상, 진단, 치료, 예방이 제시되어 있어서 말 그대로 한눈에 쏘옥 정리가 되게끔 구성되어 있다. 게다가 질환 사례에 대한 문제를 제시하여 다각적인 사고로 각 질환을 이해할 수 있게 하고 또 객관식, 참/거짓, 빈칸 채우기 등의 문제가 있어서 학생들 스스로 각 장이 끝날 때마다 학습할 수 있도록 구성되어 있다. 이렇게 세심한 배려로 잘 구성되어 있기 때문에 학생들의 반응이 좋았던 것이 아닌가 한다.

이 교재는 간호학, 보건관련 교과목을 전공하는 학부생, 대학원생, 그리고 임상 간호사, 보건 관련 종사자에게도 질환에 대한 이해를 증진하는 데 도움을 줄 것으로 생각한다.

마지막으로 이 교재를 이용하시면서 발견되는 번역상의 오류나 미진한 부분이 있으시면 역자 혹은 출판사로 연락을 부탁드리며, 이 교재가 나오기까지 성심을 다해 수고를 아끼지 않은 홍수희 팀장님, 그리고 ㈜바이오사이언스출판의 문정구 대표이사님께 감사드린다.

2020. 1

역자 일동

차례

2부 기관계의 질환과 장애 87

1부

질환의 기전

질환을 어떻게 정의하고 기술하는가? 질환의 원인은 무엇인가? 1부에서 질환의 소견, 용어, 진단 및 기전에 대해 논의하고자 한다.

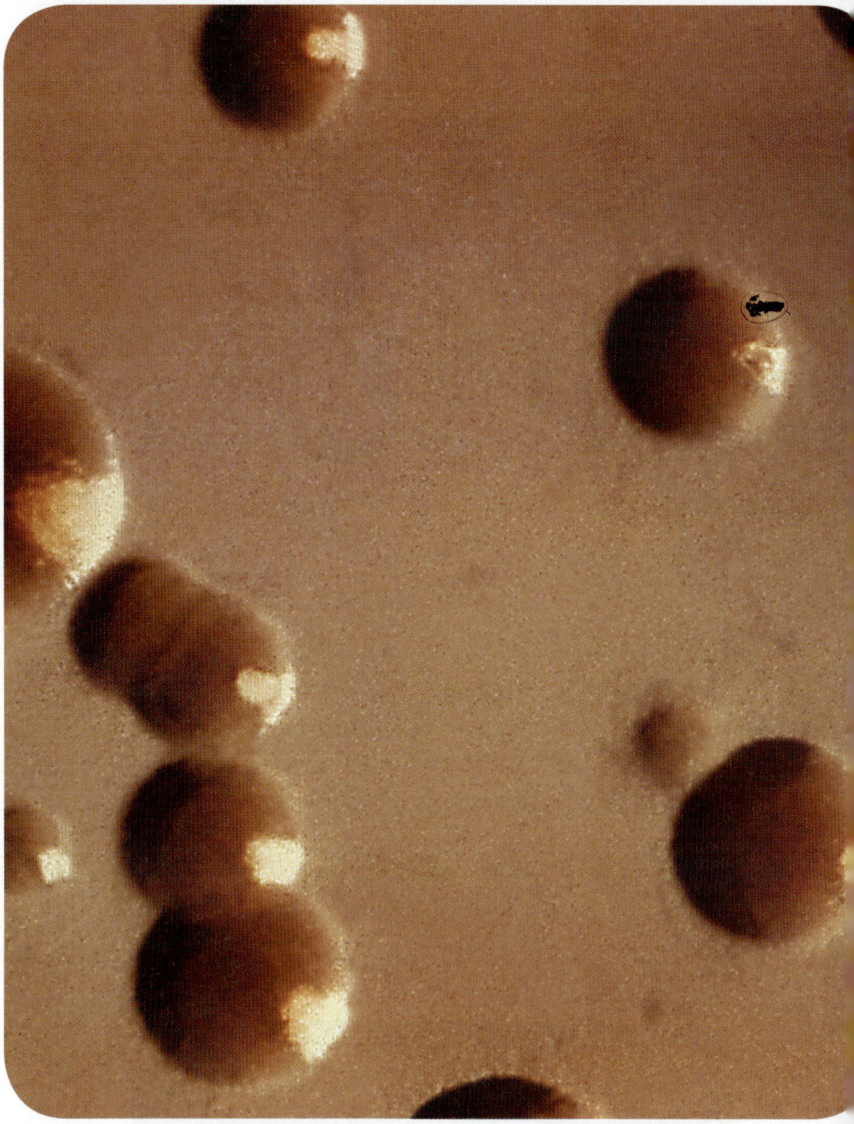

Chapters

Chapter 1

질환의 개요

학습목표

이 장을 공부한 후에,

- 인간 질환 연구에서 사용되는 기초 용어를 정의할 수 있다.
- 질환의 주요 원인을 알 수 있다.
- 질환과 관련된 위험인자를 알 수 있다.
- 건강 증진과 질환 예방이 질환의 부담을 어떻게 줄이는지를 설명할 수 있다.

사실인가 허구인가?

미국에서는 역병이 일어나지 않는다.

허구: 1900년경 미국서부에 먼저 역병이 전파되었다. 최근 수십 년 동안 미국에서는 매년 평균 7건의 인간 전염병이 보고되고 있다. 현재 역병은 미국 남서부 주들, 특히 뉴멕시코, 애리조나, 콜로라도에서 가장 흔하다.

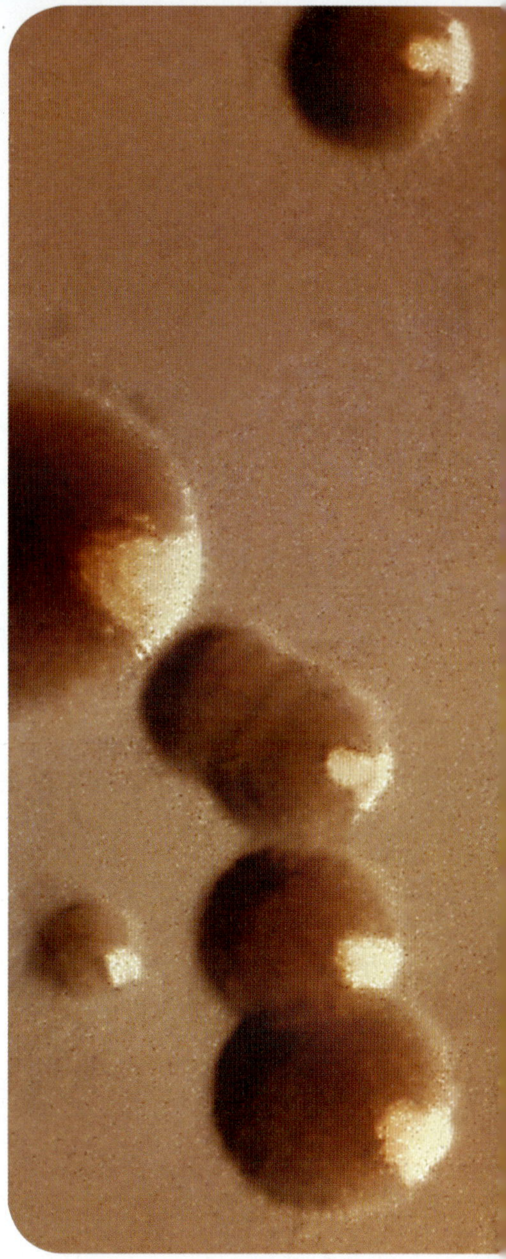

심장한천배지에서 성장하는 *Yersinia pestis* 세균의 콜로니. (Courtesy of the CDC/Dr. Brodsky. 1966.)

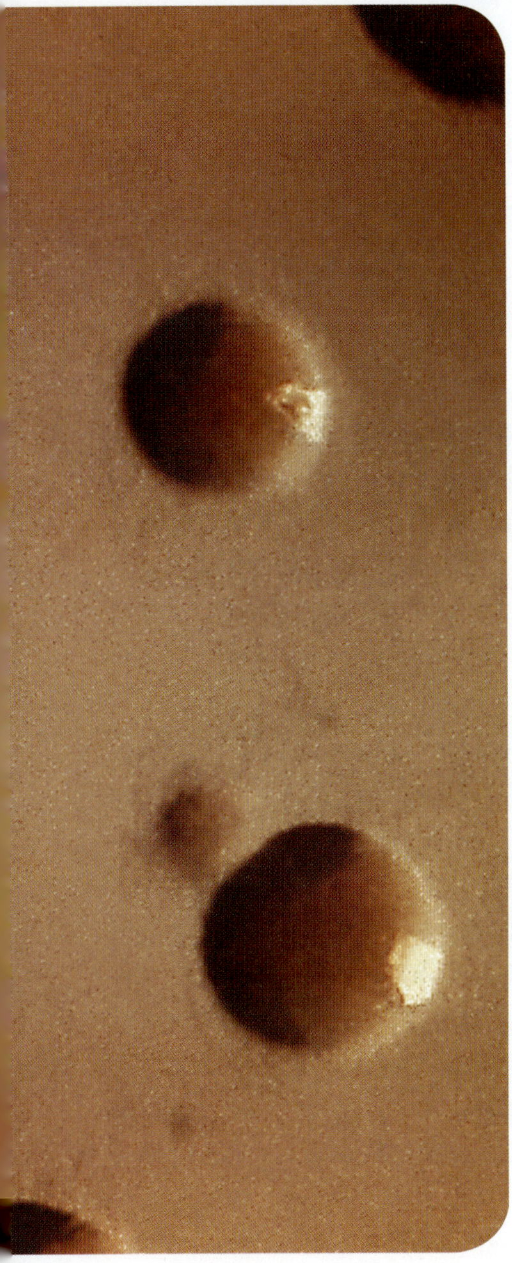

질환 이야기

페스트로도 알려진 흑사병은 인류 역사상 가장 파괴적인 전염병 중 하나이다. 흑사병은 1347년 10월 12척의 제노바(Genoese) 무역선이 시칠리아 항구인 메시나에 정박하면서 유럽에 도착했다. 배에 타고 있던 선원들은 대부분 죽었다. 아직 살아 있었던 사람들은 심각한 병에 걸려 피와 고름이 배어 나오는 기이한 검은 종기로 뒤덮여 있었다. 그 후 5년 동안 흑사병으로 유럽 인구의 3분의 1인 약 2천 5백만 명의 사람들이 죽었다. 그것은 미국에서 가장 큰 10개의 도시에 사는 모든 사람들을 단 5년 만에 죽이는 것과 같다. 14세기에는 일어난 일에 대한 합리적인 설명이 없었다. 아무도 흑사병의 원인이 무엇인지, 어떻게 전염되는지, 예방과 치료는 어떻게 하는지 몰랐다. 오늘날 우리는 페스트가 페스트균(*Yersinia pestis*)에 의해 발생하며, 보통 벼룩을 통해 인간에게 전염되며, 항생제로 성공적으로 치료될 수 있다는 것을 알고 있다.

질환의 개념과 용어

"사람은 질환의 쓰라림으로부터 건강의 달콤함을 배운다."

—카탈로니아 속담

인간 질환에 대한 흥미롭고 도전적인 연구로의 여행을 이 장에서 시작할 것이다. 이 장에서는 본문 전체에 걸쳐 사용할 주요 용어와 개념을 소개한다. 먼저 건강과 질환의 본질을 살펴볼 것이다.

건강과 질환

우리 모두는 **건강(health)** 상태를 인식할 수 있다. 건강은 인체가 생명 기능을 정상적으로 수행하는 상태를 말한다. 건강한 상태에서는 신체의 다양한 기관계가 최적으로 기능하며, 건강한 사람은 온전한 삶을 살 수 있다. 건강은 변화하는 환경 조건 하에서도 비교적 안정된 내적 상태인 **항상성(homeostasis)**을 유지하는 신체에 달려 있다. 항상성이란 신체의 기관계가 체온, pH, 혈액 조성, 체액을 정확한 범위 내에서 유지하고 건강을 위협하기 전에 어떠한 변동도 바로잡는 것을 의미한다.

우리는 또한 질환의 존재를 인식할 수 있다. 항상성의 개념을 적용하면, 질환을 더 정확하게 설명할 수 있다. 신체의 항상성에 중대한 장애가 생기면 **질환(disease)**이 생긴다. 질환이란 신체의 정상적인 구조나 기능에서 벗어난 것으로서 생명 기능을 수행하는 것을 방해하거나 변동시키는 것을 말한다. 예를 들어, 장기가 충분한 에너지를 공급받을 수 있도록 혈액 속의 포도당의 양은 엄격하게 조절된다. 인슐린은 신체의 필요에 따라 포도당을 증가시키거나 감소시켜 혈액 속의 포도당 수치를 유지하는 데 도움을 주는 화학 전달자이다. 만약 췌장이 인슐린을 만들지 않는다면, 혈액 속의 포도당의 양이 증가하여 당뇨병과 관련된 많은 건강상의 문제를 야기할 것이다.

병리학(pathology)은 질환, 특히 질환과 관련된 구조적이고 기능적인 변화를 연구하는 학문이다. 질환의 연구는 원인, 기전, 징후와 증상, 치료 및 예방에 대한 연구를 포함한다. **병리학자(pathologist)**는 질환으로 인한 변화를 연구하고 해석하는 의사다. 병리학자들은 질환의 본질에 대한 단서를 찾기 위해 세포, 조직, 장기, 실험실 검사 결과를 조사하는 탐정 역할을 한다.

질환 인식

질환은 그 특징적인 **징후(signs)**와 **증상(symptoms)**을 통해 알아볼 수 있다. 징후는 비정상적인 맥박이나 호흡수, 발열, 땀 등의 신체검진에서 관찰되는 질환의 증거다. 증상은 통증, 어지럼증, 가려움증과 같이 환자가 호소하는 질환의 표시이다. 예를 들어, 1형 당뇨병의 징후와 증상에는 빈번한 배뇨, 극심한 갈증, 지나친 배고픔, 체중감소 등이 있다. 징후나 증상이 없는 질환을 무증상 질환이라고 한다. 무증상 질환의 예로 성적으로 전염되는 감염인 클라미디아(chlamydia)가 있다.

증후군(syndrome)과 **장애(disorder)**라는 용어는 인간의 질환을 논할 때 가끔 사용된다. 증후군은 보통 함께 일어나는 징후와 증상들의 집합으로 특징지어지는 구조나 기능의 비정상을 말한다. 증후군의 예로는 후천성면역결핍증후군(AIDS), 흡수장애증후군, 다운증후군 등이 있다. 장애란 특정한 원인이나 신체 이상과 반드시 연관되어 있는 것이 아닌 기능의 이상을 말한다. 장애의 예로는 주의력결핍/과활동장애, 월경전불쾌장애, 치핵 등이 있다. 장애는 특정한 징후와 증상들을 동반할 수 있지만, 이들 징후와 증상이 어떤 장애에 반드시 나타나는 것은 아니다.

질환 진단

의사들은 환자들을 효과적으로 치료하기 위해 질환의 유형을 확인한다. **진단(diagnosis)**은 질환이나 장애를 확인하는 과정이다. 징후와 증상을 포함한 몇 가지 유형의 정보가 진단에 사용되는데, 이는 상당히 특정적이어서 특정 질환 진단에 도움이 될 수 있다. 징후와 증상은 신체검진과 환자 또는 환자 가족과의 면담을 통해 확인할 수 있다. 징후와 증상의 과정과 이력은 종종 중요한 진단 정보를 제공한다. 마찬가지로, 가족 병력은 특정 질환의 발생 가능성에 대한 유전적 위험성에 대한 통찰을 줄 수 있다.

신체검진에는 다음과 같은 여러 가지 절차가 있다.

- 시진(inspection)이란 신체의 외부 표면, 움직임, 그리고 이상이나 질환의 증거에 대한 자세를 육안으로 검사하는 것을 말한다.
- 손가락이나 손으로 신체를 만지는 촉진(palpation)은 장기나 신체 부위의 크기, 일관성, 질감, 위치 및 부드러움을 검사할 수 있다.
- 폐, 심장, 장의 소리를 듣는 청진(auscultation)은 체내에서 발생하는 소리의 빈도, 강도, 지속시간, 횟수 및 질을 평가할 수 있다.
- 손가락, 손 또는 작은 기구로 신체의 특정 부위를 두드려서 소리를 내는 타진(percussion)은 신체 기관의 크기, 일관성, 경계, 체내 유체의 유무 등을 평가할 수 있다.
- 활력징후(맥박, 호흡수, 혈압, 체온)는 가장 기본적인 신체 기능을 평가하기 위한 다양한 생리학적인 통계자료의 측정값이다. 정상적인 활력징후는 나이, 성별, 체중, 운동 부하, 신체조건에 따라 다양하다.

진단은 또한 소변, 혈액, 목봉 표본(throat swab), 대변, 가래, 기타 환자 검체의 구성물을 분석하는 실험실 검사 결과에 의존한다. 외과적으로 조직 표본을 떼어내 분석하는 생검(biopsy)은 세포 수준에서의 변화에 대한 정보를 제공한다. 생검으로 종양에 대한 의미있는 정보를 얻을 수 있다.

기타 일반적으로 사용되는 진단 절차를 통해 의사는 내부 장기의 구조나 기능을 시각화할 수 있다. 이러한 절차는 본문 전체에 걸쳐 더 자세히 논의되어 있다. 아래와 같은 영상기법들이 있다.

- 심전도는 심장의 전기적 활동을 반영한다.
- 방사선 촬영은 X-선을 사용하여 내부 구조를 시각화한다.
- 컴퓨터단층촬영(computed tomography, CT)은 컴퓨터와 X-선을 사용하여 내부 구조에 대한 3차원 영상을 만든다.
- 자기공명영상(MRI)은 강한 자기장에 대한 조직 반응을 분석하여 내부 구조의 영상을 생성한다.
- 초음파는 저주파 음파와 조직과의 상호작용을 분석하여 내부 장기의 동영상을 생성한다.
- 핵의학은 방사성 물질을 사용하여 신체에서 대조를 만들고 장기의 구조와 기능에 대한 이미지를 형성하는 데 도움을 준다.

병의 경과

진단을 한 의사는 질환의 **예후(prognosis)**, 즉 예상되는 질환 과정, 질환의 결과를 진술할 수 있다. 예후는 완전한 회복 가능성이나 영구적인 기능 소실을 예측하거나 생존가능성 등에 대해 진술하는 것이다.

질환 과정은 다양하다. **급성(acute)** 질환은 갑작스럽게 발병해서 짧은 기간 동안 지속된다. 인플루엔자, 홍역, 일반적인 감기 등은 급성감염의 예이다. 죽음으로 끝나는 질환을 **말기(terminal)**라고 한다. **만성(chronic)** 질환은 느리고 덜 심각하게 시작되어 수개월 또는 수년 동안 지속된다. 만성 질환의 예로는 심장 질환, 암, 뇌졸중, 당뇨, 관절염 등이 있다.

만성 질환은 중대한 사망원인으로서, 미국에서는 10건의 사망 중 7건을 차지하며, 전 세계적으로 매년 10건의 사망 중 6건을 차지한다(표 1-1 ▶과 표 1-2 ▶). 사망의 주요 원인은 국가마다 다르며, 한 나라의 소득 수준과 경제 발전과 밀접한 관련이 있다. 만성 질환은 부유한 서구 국가들에서 사망의 주요 원인 중 하나이다. 감염성 질환은 저소득 국가에서 사망의 중요한 원인이다(표 1-3 ▶와 표 1-4 ▶). 2030년 세계 4대 사망 원인은 심장병, 뇌졸중, 만성폐쇄성폐질환(COPD), 하부 호흡기감염(주로 폐렴)이 될 전망이다.

일부 질환은 **완화(remission)** 기간에 접어드는데 이 기간 동안 징후 및 증상은 잠잠하거나 사라진다. 그러나 완화가 회복을 의미하는 것은 아니다. 완화는 수일, 수개월, 수년 동안 지속할 수 있으며, 완화기간이 끝난 후 질환이 재발할 수 있다. 때때로 징후와 증상이 더 심해지는 **악화(exacerbation)** 기간이 있을 수 있다. 특정 질환(예를 들어 백혈병이나 궤양대장염)은 완화, 재발, 악화 기간이 나타나는 특징이 있다. **재발(relapse)**은 질환이 분

표 1-1 2010년 미국 10대 사망 원인

질환	사망자 수
심장병	597,689
악성 신생물(암)	574,743
만성 하부 호흡기 질환	138,080
뇌혈관질환(뇌졸중)	129,476
사고	120,859
알츠하이머병	83,494
당뇨	69,071
신장염, 신장증후군, 신장증	50,476
인플루엔자/폐렴	50,097
의도적 자해(자살)	38,364

출처: www.cdc.gov/nchs/data_access/Vitalstatsonline.htm.

표 1-2 2011년 세계 10대 사망 원인

질환	사망자 수
허혈성 심장병	7,000,000
뇌졸중 및 기타 뇌혈관 질환	6,200,000
하부 호흡기 감염	3,200,000
만성폐쇄성폐질환	3,000,000
설사병	1,900,000
HIV/AIDS	1,600,000
기관, 기관지, 폐암	1,500,000
결핵	1,400,000
당뇨병	1,300,000
도로교통사고	1,200,000

출처: 세계보건기구, Fact Sheet 310호, 2013년 7월 업데이트

명히 중단된 후 수주나 수개월 후에 질환이 다시 나타나는 것을 의미한다.

합병증(complication)은 이미 어떤 질환으로 고통받고 있는 사람에서 발생하는 질환, 즉 또 다른 비정상 상태를 말한다. 예를 들어 심각한 골절을 입어 침상에만 있는 환자는 무활동으로 인한 합병증으로 폐렴에 걸릴 수도 있다. 합병증은 원래의 질환으로부터 회복하는 것을 방해한다. 빈혈은 백혈병, 암, 만성신장질환의 흔한 합병증이다. 빈혈로 인해 이들 질환으로부터 회복하는 것이 더 어렵게 된다. 특정 질환의 여파를 **후유증(sequela)**이라고 한다. 류마티스성 발열 후유증은 심장의 영구적인 손상이며, 소아마비(polio)의 후유증은 마비이다. 골반염증성 질환과 성으로 전염되는 감염 후유증으로 불임이 생길 수 있다.

질환 발생에 대한 설명

공중보건국은 질환이 어떻게, 언제, 어디서 발생하는지에 대한 자료를 수집한다. 이러한 정보는 공중보건국과 의사에게 질환이 얼마나 심각한지 알려주어, 그 결과 예방과 치료를 위한 직접적인 자원으로 활용된다. 질환으로 인한 사망자 수를 감시하는 것이 중요하다. **사망률(mortality)**은 특정 질환을 앓고 있는 사람들 사이에서 발생하는 사망의 수이다.

비록 어떤 질환이 거의 사망을 일으키지 않더라도, 그 질환의 존재를 감시하는 것이 중요하다. 병으로 인해 일이나 학업을 며칠 동안 못하며, 장애와 의료비가 발생하고, 경제에 큰 영향을 미칠 수 있다. 그러므로 관계자들은 **이환율(morbidity)**, 즉 질환 **발생률(incidence)**을 감시한다. 이환율은 한 인구집단에서 특정 질환의 발생 건수다. 예를 들어, 2009년에 미국에서는 48,100명으로 추정되는 새로운 인간면역결핍바이러스(HIV) 감염이 있었다. HIV 감염의 발생률을 감시함으로써, 연구원들과 관계자들은 HIV 발생의 변화를 추적하고 그것을 통제하기 위한 적절한 개입으로 대응할 수 있다.

유병률(prevalence)은 특정 시간대에 특정 질환에 영향을 받은 인구의 비율이다. 예를 들어, 2009년 말에 미

표 1-3 저소득 국가의 10대 사망 원인, 2008

질환	사망자 수
하부 호흡기 감염	1,050,000
설사병	760,000
HIV/AIDS	720,000
허혈성 심장질환	570,000
말라리아	480,000
뇌졸중과 기타 심혈관질환	450,000
결핵	400,000
미숙(출산)과 저체중 출산	300,000
출산시 질식과 외상	270,000
신생아 감염	240,000

출처: 세계보건기구, Fact Sheet No. 310, 2011 6월 업데이트

표 1-4 고소득 국가의 10대 사망 원인, 2008

질환	사망자 수
허혈성 심장질환	1,420,000
뇌졸중과 기타 심혈관질환	790,000
기관암, 기관지암, 폐암	540,000
알츠하이머 치매와 기타 치매	370,000
하부 호흡기 감염	350,000
만성폐쇄성폐질환	320,000
결장암과 직장암	300,000
당뇨	240,000
고혈압성 심장질환	210,000
유방암	170,000

출처: 세계보건기구, Fact Sheet No. 310, 2011 6월 업데이트

국에서 13세 이상의 1,148,200명으로 추정되는 사람들이 HIV 감염으로 살고 있었다. 유병률 자료로 특정 모집단에 대한 질환의 영향과 중요성을 결정할 수 있으며, 의료 자원의 활용과 연구의 방향을 결정하는 데 사용된다. 또한 유병률 자료는 의사들이 특정 인구통계자료에서 특정 질환의 중요성을 인식하는 데 도움이 된다. 이런 방법으로 암, 심혈관 질환, 당뇨병이 청소년들보다 노인들에서 더 많이 발생한다는 것을 알게 된다.

역학(epidemiology)은 질환의 발생, 전파, 분포, 통제에 대해 연구하는 학문이다. 역학자들은 유병률과 발생률 자료와 질환의 지형학적 분포에 대한 정보를 이용하여 질환을 예방하고 통제하기 위한 방법을 개발한다. 조지아주 애틀랜타에 있는 질환통제예방센터(CDC; www.cdc.gov)는 미국의 주요 역학 기관이다. 스위스 제네바에 있는 세계보건기구(WHO; www.who.int)는 국제 공중보건 조정기관으로 활동하고 있다.

질환의 원인

모든 질환에서 중요한 것은 **병인(etiology)**, 즉 원인이다. 관련된 개념으로 **발병기전(pathogenesis)**은 질환의 원인이 어떻게 해부학적, 생리적 변화로 이어져 궁극적으로 질환을 일으키는지를 기술한다. 병의 원인을 알 수 없으면 **특발성(idipathic)**이라고 한다. 이 책을 읽으면서 여러 가지 특발성 질환에 대해 알게 될 것이다.

질환의 원인은 몇 가지 범주로 구분되는 경우가 많다(표 1-5 ▶). 어떤 질환들은 원인이 하나인 것처럼 보이는 반면, 많은 질환들은 실제로 여러 가지 원인이 있다. 질환의 주요 원인은 다음과 같다.

- 유전성. 개인의 유전자나 염색체의 이상.
- 선천성. 출생 시점 또는 출생 후부터 존재하며, 유전이나 자궁 내 발달 중에 발생할 수 있다.
- 퇴행성. 시간이 지남에 따라 조직이나 장기의 기능과 구조가 점진적으로 악화된다.

표 1-5 주요 질환 범주

범주	질환
유전질환	혈우병, 겸상적혈구빈혈, 낭포성 섬유증
선천성질환	팔로네징후(심장 이상)
퇴행성질환	동맥경화, 골관절염, 알츠하이머병
염증/자가면역/알레르기	천식, 전신홍반루푸스, 건초열
감염성질환	결핵, 인플루엔자, 매독
신생물질환	폐암, 악성 흑색종, 유방암
대사질환	당뇨병, 갑상선기능저하증, 거인증
외상	화상, 동상, 골절
영양불균형 질환	철분결핍성빈혈, 괴혈병, 비만

- 염증, 자가 면역, 알레르기. 비정상적인 면역 기능의 결과; 감염병은 세균과 바이러스와 같은 병원균에 의해 발생한다.
- 신생물. 종양 형성을 유도하는 비정상적인 성장의 결과.
- 대사성. 세포 수준에서 음식물을 에너지로 바꾸는 과정인 대사의 파괴.
- 외상성. 물리적 또는 화학적 손상.
- 영양성. 영양소의 과다 섭취 또는 과소 섭취.

위험인자

위험인자(risk factor)로 인해 질환 발생 가능성이 증가한다. 위험인자가 병인과 같지 않다는 것을 주목하라. 어떤 질환에 대한 위험인자가 있는 사람에서 질환이 발생할 가능성이 증가하지만 이것으로 인해 질환이 반드시 일어나지는 않는다. 그러나 어떤 질환에 대한 알려진 위험인자를 제거함으로써, 그 질환에 걸릴 가능성을 줄일 수 있다.

위험인자에는 환경적, 화학적, 생리학적, 심리적, 유전적인 것이 있다. 폐암에 대해 잘 알려진 위험인자는 흡연이다. 관상동맥 질환의 발생에 대한 위험인자에는 고콜레스테롤과 지질, 고혈압, 당뇨, 비만, 무활동 등 여러 가지가 있다. 4가지 조정 가능한 위험요인(신체활동 부족, 영양부족, 흡연, 과도한 알코올 섭취)은 만성 질환과 관련된 병, 장애, 조기 사망의 주된 원인이다.

건강증진과 질환예방

"예방과 건강의 증진에 대한 기능은 장애가 발생했을 때 건강을 회복하는 기능보다 훨씬 높아야 한다."

—히포크라테스

미국은 다른 선진국 평균의 두 배 이상으로 의료에 훨씬 더 많은 돈을 지출한다. 예방에 투자하면 질환과 의료비를 크게 줄일 수 있지만 미국 의료비의 75% 이상이 예방 대신 만성 질환 치료에 들어간다. 예방에 기초한 건강관리는 건강한 생활을 촉진하고, 만성 질환을 조기에 발견하며, 만성 질환과 관련 합병증을 관리하려고 한다. 건강증진 및 예방의학은 본문 제2부에서 더욱 강조되어 있다. 여기서는 질환의 부담을 줄이고 길고 건강한 삶을 촉진할 수 있는 몇 가지 간단한 단계를 미리 살펴본다.

- 신체활동을 하라. 미국 성인의 3분의 1 이상이 미국 보건사회복지부가 '미국인을 위한 2008 신체 활동 지침'에서 권장하는 유산소 신체활동에 대한 최소 권장 사항을 충족하지 못하고 있다. 규칙적인 신체활동은 우울증, 2형 당뇨병, 심장병, 고혈압, 비만, 뇌졸중, 그리고 일부 종류의 암에 걸릴 위험을 감소시킨다.

예방 플러스!

만성 질환에 대한 4가지 조정 가능한 위험요인

1. 영양실조

먹기 전에, 접시에 무슨 일이 일어나는지 생각해 보라. 채소, 과일, 전곡, 저지방 유제품, 그리고 순단백질은 지나치게 많은 칼로리 없이 필요한 영양소를 함유하고 있다.

건강한 접시를 구성하려면:

- 접시에 과일과 채소로 절반을 채워라.
- 탈지 우유 또는 1% 우유로 바꾸어라.
- 전곡을 적어도 절반으로 채워라.
- 다양한 단백질을 선택하라 .
- 고형 지방, 설탕, 소금이 많이 들어 있는 음식을 줄여라.

2. 신체활동 부족

육체적 활동을 하라. 성인은 일주일에 적어도 두 번 근력운동과 유연성 훈련을 해야 하며 최소한 150분 정도의 중간 강도의 유산소운동이나 75분간의 격렬한 강도의 유산소운동 또는 두 주마다 이들 운동을 조합해서 해야 한다.

3. 흡연

흡연은 미국에서 예방 가능한 사망의 주요 원인이다. 마크 트웨인은 "금연은 쉽다. 천 번도 넘게 했으니까"라고 하였다. 담배를 끊기는 힘들지만 할 수 있다. 담배를 끊는 것을 돕기 위해 이용할 수 있는 자원이 있다(예: www.smokefree.gov).

4. 과도한 알코올 섭취

미국 농무부 '2010 미국인 식이요법 지침'은 음주를 하는 경우, 여성은 하루 최대 1잔, 남성은 최대 2잔으로 정의되는 적당한 알코올 섭취를 권장한다. 이 정의는 하루에 섭취하는 양을 말하며, 며칠 동안 섭취량의 평균을 의미하는 것은 아니다.

비판적 사고

1. 만성 질환의 4가지 조정 가능한 위험요인은 무엇입니까?
2. 남성의 경우 적당한 알코올 섭취는 하루에 몇 잔입니까? 여성의 경우는 몇 잔입니까?
3. 일주일에 몇 번씩 근력 운동과 유연성 훈련을 해야 합니까?
4. 성인은 일주일에 몇 분씩 격렬한 유산소 활동을 해야 합니까?
5. 당신의 건강을 위해 과일과 채소가 접시에 얼마나 되어야 합니까?

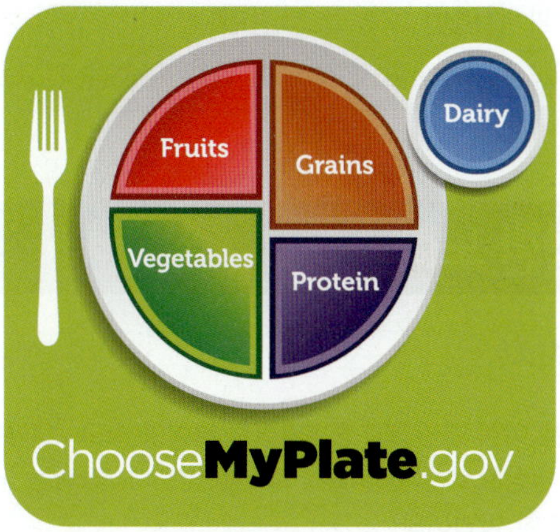

출처: www.choosemyplate.gov/print-materials-ordering/graphic-resources.html

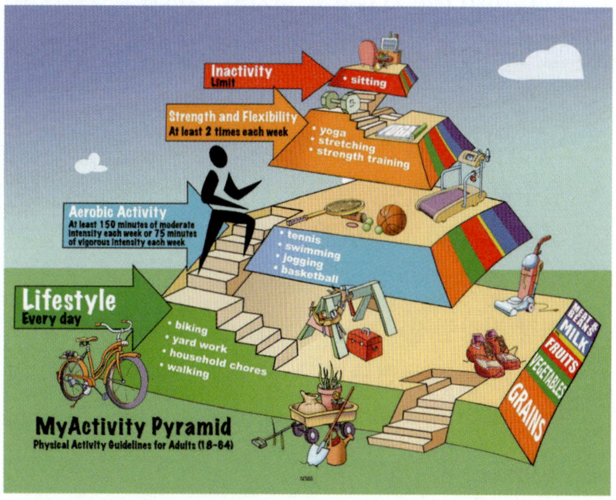

출처: University of Missouri Extension

- 현명하게 먹어라. 미국 고등학생의 22%는 하루에 과일과 채소를 5인분 이상 먹는다. 미국 어린이와 청소년의 60% 이상이 '2010년 미국인을 위한 식이 지침'이 권장하는 포화지방 섭취량보다 더 많은 양을 섭취하고 있다. 좋은 영양은 심장병, 뇌졸중, 일부 암, 당뇨병, 골다공증의 위험을 낮출 수 있다.
- 건강한 체중을 유지하라. 비만은 심장병, 뇌졸중, 당뇨병, 그리고 몇 종류의 암에 대한 주요 위험요인이다. 지난 20년 동안 미국에서는 비만이 극적으로 증가했다. 미국 성인의 약 3분의 1이 비만이고 2세에서 19세 사이의 어린이와 청소년의 약 17%가 비만이다. 체중의 5~10%를 감량하면 혈압과 LDL 콜레스테롤이 낮아지고, 포도당 내성이 향상되며, 심장병 위험이 감소한다.
- 금연하라. 흡연은 미국에서 질환, 장애, 사망의 회피할 수 있는 단일 원인이며 전 세계적으로 성인 사망 10건 중 거의 1건의 원인이다. 흡연은 일부 암, 심장병, 심장마비, 뇌졸중, 만성폐렴질환을 유발한다. 금연한 지 2주에서 3개월 사이에 심장마비 위험이 낮아지고 폐 기능이 좋아지기 시작한다. 금연 후 1년이 지나면 심장질환 위험이 절반으로 줄고, 10년이 지나면 폐암 사망률도 현재 흡연자의 절반 수준으로 된다. 금연한 지 15년이 지나면, 심장병 발병 위험은 비흡연자와 거의 같다.
- 음주를 제한하라. 알코올 남용은 간경화, 췌장염, 고혈압, 그리고 일부 암을 포함한 광범위한 건강 문제와 관련이 있다.
- 권장 건강검진과 예방 접종을 받으라. 다음 미국 보건사회부, 의료연구 및 품질 기관의 웹 사이트를 참고하여 어떤 예방 서비스가 권장되고 있는지를 확인하라:

  남자들은 어떤 나이에도 건강을 유지한다: www.ahrq.gov/ppip/healthymen.htm

  여성들은 어떤 나이에도 건강을 유지한다: www.ahrq.gov/ppip/healthywom.htm
- 스트레스를 관리하라. 스트레스는 힘든 삶에 대한 정상적인 심리적, 육체적 반응이다. 과도한 스트레스는 우울증, 심장병, 그리고 일부 암을 유발하거나 악화시킬 수 있고 HIV/AIDS 진행속도를 높일 수 있다. 좋은 소식은 스트레스를 관리할 수 있다는 것이다. 가족, 친구, 상담가, 의사의 도움과 지지를 구하라. 명상, 태극권(tai chi), 요가와 같은 이완 기법은 스트레스를 줄이는 데 도움이 될 수 있다.

질환 치료

치료는 병을 고치거나 그 징후와 증상의 심각성을 줄이는 것을 목적으로 한다. 모든 질환이 치료 가능한 것은 아니며, 어떤 경우에는 원인을 알 수 없다. 따라서 어떤 치료는 원인을 다루지 않고 병의 증상을 완화시키고 관리하기 위해 고안된 대증(symptomatic) 요법일 수 있다. 일반적인 감기나 건초열(hay fever)에 대한 치료법은 없지만, 치료는 증상의 정도를 완화시켜줌으로써 효과적으로 경감할 수 있다. 완화치료(palliative)의 목적은 평안을 제공하고 고통을 덜어주는 것이다. 말기 암에 걸린 사람들은 완화치료를 받을 수 있다.

치료에는 특정 약물을 사용하여 징후와 증상을 치료하거나 완화시키는 의료(약물학적) 절차가 포함된다. 예를 들어, 항생제는 폐렴을 일으키는 세균을 죽이고 진통제는 암과 관련된 고통을 조절한다. 다른 질환들은 해부학적, 생리적 이상을 교정하기 위해 수술을 필요로 한다.

건강한 노화 Healthy Aging

낙상 방지

매년 65세 이상 성인 3명 중 1명꼴로 낙상을 하고 200만 명이 낙상 관련 부상으로 응급실에서 치료를 받는다. 아래는 낙상을 방지하기 위한 방법이다.

- 신체적 활동을 하라. 운동이 부족하면 근육이 약해지고 넘어질 위험이 커진다.
- 약물을 주의하라. 어떤 약들은 현기증이나 졸음과 같은 부작용이 있다.
- 좋은 시력을 유지하라. 시력이 좋지 않으면 안전하게 돌아다니기가 더 어려워질 수 있다.
- 가정에서의 위험 요소를 제거하라. 낙상의 절반은 집에서 일어난다. 집에 낙상 위험물이 있는지 확인하라.

수술은 종양을 제거하거나 창자의 결함을 치료하는 데 사용될 수 있다. 정신치료와 심리치료는 불안이나 우울증 같은 정신질환을 치료하기 위해 사용된다. 효과적인 치료를 위해서는 여러 가지 절차를 동시에 사용해야 하는 경우도 있다.

독자들은 이 장에서 배운 질환 용어와 개념을 인간 질환에 대한 연구 전체에 적용할 것이다.

자료

2008 Physical Activity Guidelines for Americans: www.health.gov/paguidelines/

2010 Dietary Guidelines for Americans: http://health.gov/dietaryguidelines/dga2010/DietaryGuidelines2010.pdf

Centers for Disease Control and Prevention. *Chronic Disease Pre-vention and Health Promotion*. www.cdc.gov/chronicdisease/overview/index.htm

Centers for Disease Control and Prevention. *HIV/AIDS Basic Statistics*. www.cdc.gov/hiv/topics/surveillance/basic.htm#hivest

Centers for Disease Control and Prevention. *The Power of Prevention: Chronic Disease . . . The Public Health Challenge of the 21st Century*. www.cdc.gov/chronicdisease/pdf/2009-Power-of-Prevention.pdf

Centers for Disease Control and Prevention: www.cdc.gov

Choosemyplate.gov: www.choosemyplate.gov

Kochanek, KD, et al. Deaths: Preliminary Data for 2009. *National Vital Statistics Report*, Vol. 59, No. 4, March 16, 2011. www.cdc.gov/nchs/data/nvsr/nvsr59/nvsr59_04.pdf *75 Years of Mortality in the United States, 1935–2010*. NCHS Data Brief. No. 88, March 2012. www.cdc.gov/nchs/data/databriefs/db88.htm

Smokefree.gov: www.smokefree.gov

United States Department of Health and Human Services: www.dhhs.gov

World Health Organization. *The Top 10 Leading Causes of Death*. Fact Sheet No. 310, updated June 2011. www.who.int/mediacentre/factsheets/fs310/en/index.html

World Health Organization. *World Health Statistics 2008*. www.who.int/whosis/whostat/EN_WHS08_Full.pdf

World Health Organization: www.who.int

건강증진

스트레스를 줄이는 요가

많은 연구들은 요가가 스트레스와 걱정을 줄일 수 있다는 것을 보여주었다. 특히 하타 요가는 스트레스 관리를 위한 좋은 선택일 수 있다. 하타 요가와 대부분의 일반적인 요가 수업의 핵심 요소는 다음과 같다.

자세. 요가 자세는 힘과 유연성을 증가시키기 위해 고안된 일련의 동작이다. 포즈는 완전히 이완된 상태에서 바닥에 누워 있는 것에서부터 신체적인 한계를 넓힐 수 있는 어려운 자세까지 다양하다.

호흡. 호흡을 조절하는 것은 요가의 중요한 부분이다. 요가에서는 호흡이 생명력을 나타낸다. 요가는 호흡을 조절하는 것이 몸을 조절하고 마음을 고요하게 하는 데 도움이 된다고 가르친다.

연습문제

비판적 사고를 위한 사례

1. 어떤 운동선수는 비정상적으로 많은 적혈구 수를 보일 수 있다. 그 이유는 무엇인가? 운동선수의 경우 이것이 질환의 징후인가?
2. 환자는 허약감과 어지러움을 의사에게 호소한다. 이것은 진단을 내리기 위해 충분한 정보인가? 의사가 조사할 수 있는 다른 정보는 어떤 것이 있는가?
3. 표 1-1 ▶을 참고하라. 의료 연구의 방향과 자원 활용 결정을 위해 이러한 정보를 어떻게 활용할 수 있는가? 사고에 대한 정보의 의미는 무엇인가?
4. 만성 질환과 그 주요 위험요인은 미국에 막대한 경제적 요구를 한다. 예를 들어 1987년부터 2001년까지 비만 유병률이 증가했을 때 의료비 지출 증가율은 12%를 차지했다. 미국의 비만 증가에는 어떤 요인이 작용했을까? 이 추세를 뒤집기 위해 무엇을 하고 있거나 무엇을 할 수 있는가?
5. 표 1-3 ▶ 및 1-4 ▶를 참조하라. 고소득 국가에서 사망의 주요 원인은 무엇인가? 저소득 국가에서 사망의 주요 원인은 무엇인가? 이 정보가 어떻게 의료 연구와 자원 활용 방향을 결정하는 데 사용될 수 있는가?

객관식

1. 피부 발진은 ____________의 예이다.
   a. 징후(sign)
   b. 증상(symptom)
   c. 검사 결과(laboratory result)
   d. 증후군(syndrome)
2. ____________ 질환은 갑자기 발생하고 짧은 기간을 갖는다.
   a. 급성(acute)
   b. 말기(terminal)
   c. 만성(chronic)
   d. 특발성(idiopathic)
3. 어떤 질환의 원인을 그 질환의 ____________이라고 한다.
   a. 발병기전(pathogenesis)
   b. 후유증(sequela)
   c. 합병증(complication)
   d. 병인(etiology)
4. 인체가 정상적인 생명기능을 유지하고 있는 상태를 ____________(이)라고 한다.
   a. 건강(health)
   b. 질환(disease)
   c. 장애(disorder)
   d. 항상성(homeostasis)
5. 징후와 증상이 ____________ 동안에 재발되고 악화된다.
   a. 완화(remission)
   b. 악화(exacerbation)
   c. 재발(relapse)
   d. 합병증(complication)

참 / 거짓

_______ 1. 항상성은 병의 징후와 증상으로부터 질환을 식별하는 과정을 말한다.

_______ 2. 사망률(mortality)은 질환으로 인한 사망자 수를 말한다.

_______ 3. 증상(symptom)은 질환의 객관적인 증거이다.

_______ 4. 징후(sign)는 의사가 인식할 수 있다.

_______ 5. 악화(exacerbation)와 완화(remission)는 만성 질환의 특징이다.

빈칸 채우기

1. 어떤 질환의 예상되는 결과를 그 질환의 _______ (이)라 한다.
2. 발병과 회복이 빠른 질환을 _______________질환이라 한다.
3. 질환의 원인을 모른다면 그것은 ______(이)라 불린다.
4. 증상이 분명하게 중단된 후에 다시 나타나는 것을 ______ (이)라고 한다.
5. 만성 질환의 징후(sign)와 증상(symptom)은 ______ 시기에 때때로 사라진다.

Chapter 2

면역과 질환

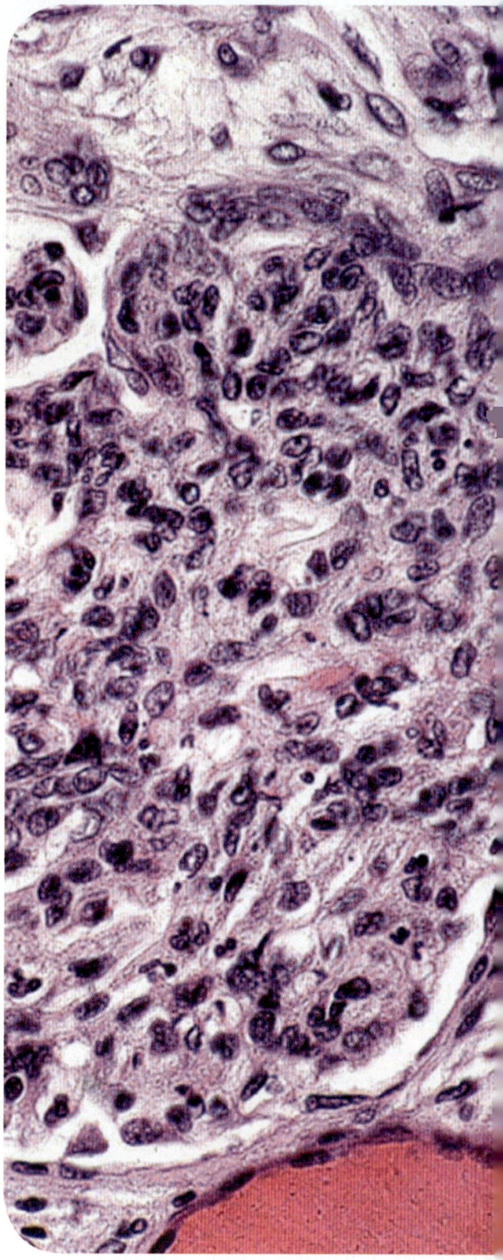

이 신장 사구체에는 증식성 사구체신염에서 보이는 세포의 증식이 나타났다. (국제 독성학프로그램 제공)

학습목표

이 장을 공부한 후에,

- 면역계의 기능을 서술할 수 있다.
- 감염에 반응하는 비특이면역을 설명할 수 있다.
- 면역에서 체액성 면역반응과 항체의 역할을 설명할 수 있다.
- 면역에서 세포매개성 면역반응과 T세포의 역할을 설명할 수 있다.
- 루푸스, 피부경화증, 그리고 쇼그렌증후군의 발생률, 위험 요인, 징후와 증상, 병인, 진단, 치료, 그리고 예방에 대해 설명할 수 있다.
- 과민성과 알레르기를 설명할 수 있다.
- 사람면역결핍바이러스(HIV)와 후천면역결핍증후군(AIDS)의 발생률, 위험 요인, 징후와 증상, 병인, 진단, 치료, 그리고 예방을 설명할 수 있다.
- 호지킨병과 비호지킨림프종의 발생률, 위험 요인, 징후와 증상, 병인, 진단, 치료, 그리고 예방에 대해 설명할 수 있다.

사실인가 허구인가?

사람면역결핍바이러스(HIV)는 HIV에 감염된 사람과의 우연한 접촉(악수, 포옹, 화장실 공유, 같은 유리잔으로 마시고 키스)에서 전파될 수 있다.

사실: HIV는 HIV에 감염된 사람의 특정 체액(혈액, 정액, 질 분비물 및 모유)에 의해 전파된다. HIV는 우연한 접촉에서 전염되지 않는다.

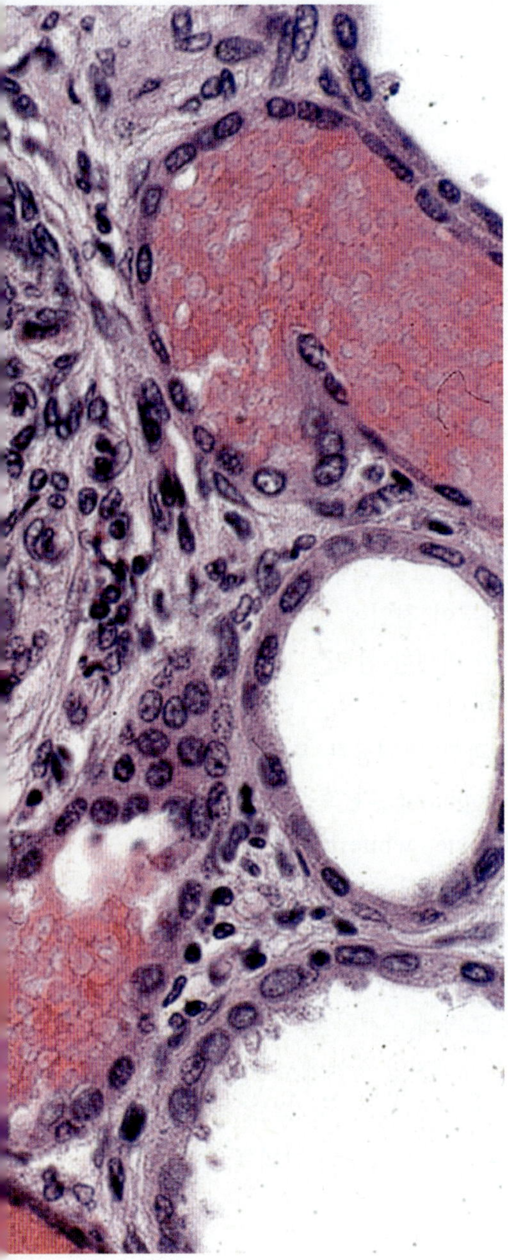

질환 이야기

염증

역사를 통해 보면, 염증반응의 원인이나 치료에 대해 거의 알지 못해도 인간은 염증반응을 관찰하였다. 기원전 1500년경에 이집트인들은 건조된 도금양(myrtle) 잎을 등 통증을 덜기 위해 사용하였다. 기원전 200년에 그리스의 의사 히포크라테스(Hippocrates)는 열과 통증을 치료하기 위해 버드나무 껍질을 처방하였다. 오래전, 염증에 대한 체계적인 기록 중 하나를 로마의 의사 켈수스(Celsus)에서 찾아볼 수 있는데, 그는 염증의 주요 징후, 즉 열, 붉음, 부종, 그리고 통증에 대해 기록하였다. 오늘날 아스피린(aspirin)인 아세트살리실산(acetylsalicylic acid)의 유효성분은 도금양 잎과 버드나무 껍질의 항염증 성분(살리실산, salicylic acid)에서 비롯된 것이다.

면역

우리 몸은 매일 세균(bacteria), 바이러스, 곰팡이 및 기타 이물질을 만나지만, 대부분 건강을 유지한다. **면역(immunity)**이란 감염성 질환에 대항할 수 있는 신체의 능력이다. 면역계는 "비자기(non-self)"와 "자기(self)"를 구별하여 신체를 보호한다. 그것은 면역계가 독특한 "자기" 분자를 나타내는 신체의 세포와 평화롭게 공존하기 때문이다. 그러나 면역계는 신체에 존재하지 않는 물질과 세포에 반응한다. **항원(antigen)**은 외부물질로, 신체에 들어왔을 때, 이 외부물질을 면역계는 "비자기"로 인식한다.

감염에 저항하는 방법으로 **비특이면역**과 **특이면역**으로 2가지 유형의 면역이 있다(그림 2-1 ▶). 비특이면역과 특이면역은 둘 다 면역계를 구성한다: 면역력을 담당하는 기관(organs) 및 백혈구가 신체에 퍼져 있다. 비특이면역은 항상 질환으로부터 신체를 방어하기 위해 준비되어 있다. 그러나 특이면역은 특정한 항원에 의해 야기된 질환으로부터 신체를 보호하기 전에 항원에 대한 초기노출에 의해 준비되어야 한다.

비특이면역

비특이면역(nonspecific immunity)은 선천성 면역으로도 알려져 있으며, 출생 시 존재하고 항원에 대해 즉각적이고, 단기적인 방어를 제공한다. 비특이면역은 세포 및 화학적 방어뿐만 아니라 온전한 피부 및 점막과 같은 물리적 장벽을 포함함으로써 질병 유발 미생물(**병원체, pathogens**)의 침입을 방어한다.

몇몇 물리적 장벽은 병원체로부터 신체를 방어한다. 온전한 피부는 신체로 들어오는 병원체와 기타 해로운 물질의 침입을 방어한다. 또한 피부는 감염으로부터 화학적 장벽을 생산한다. 눈물, 침, 땀과 피지와 같은 분비물들은 외부침입자를 파괴하는 화학물질들을 포함하고 있다. 점막은 모든 신체 통로를 외부로 개방하고 점액을 생성하여 이물질을 가두어 침입에 대한 장벽을 형성한다. 호흡 기관을 둘러싼 미세한 섬모는 점액에 갇힌 조직 파편과 병원균을 제거한다.

피부와 점막을 통과한 병원균은 추가 방어에 직면한다. 대식세포(macrophages)와 호중구(neutrophils)와 같은 백혈구(leukocyte, white blood cells)는 식균작용(phagocytosis)으로 불리는 과정에서 병원균을 잡아먹고 파괴할 수 있다. 이러한 백혈구들이 **포식세포(phagocytes)**라고 알려져 있다. 대식세포는 표피 및 점막 아래, 그리고 많은 조직에 존재한다. 호중구는 대부분의 시간을 혈액에서 존재하지만 혈액에서 벗어나 부상과 감염 부위의 조직으로 들어간다.

보체(complement)는 외부 세포의 파괴를 돕는 혈장

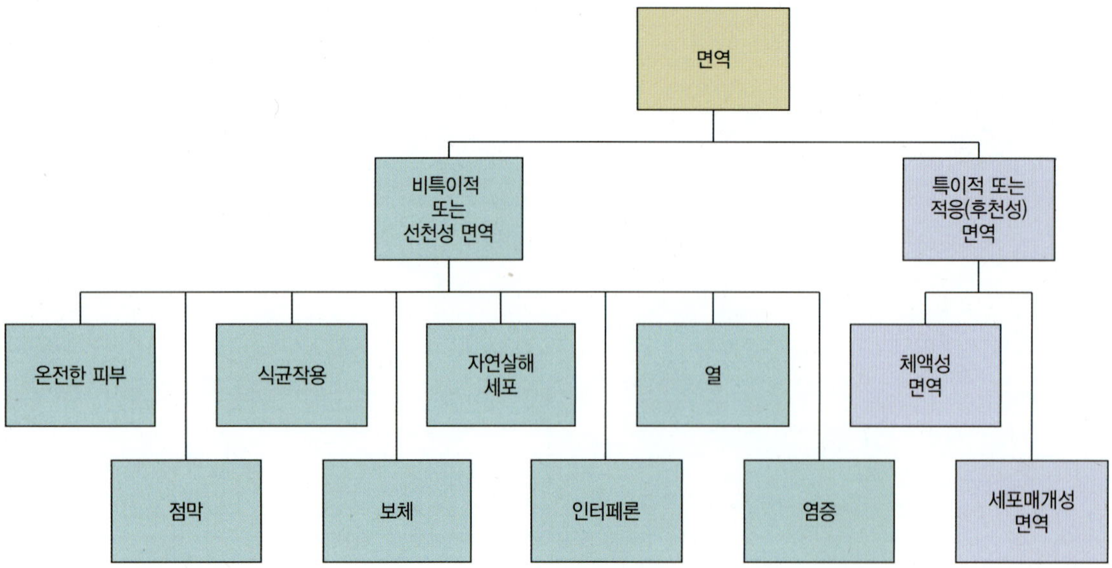

그림 2-1 ▶ 면역의 유형

단백질의 한 종류이다. 이 단백질은 비활성 상태로 순환하지만, 보체가 세균 세포에 부착되면 활성화된다. 보체의 활성화는 세균의 용해(세포막 파열)를 유도하는 생화학반응의 연쇄반응을 야기한다. 활성화된 보체는 그 지역의 포식세포를 유인하고 염증반응을 강화한다. 보체는 비특이면역의 일부지만, 비특이면역과 특이면역 둘 다를 돕는다.

자연살해세포(natural killer cell)는 암세포와 바이러스 감염 세포를 제거하고 인식하는 백혈구의 한 형태이다. 자연살해세포는 식균작용은 하지 않는다. 대신에 그들은 표적세포의 막에 구멍을 형성하여 세포사멸로 이어지는 화학물질을 분비한다.

인터페론(interferons)은 바이러스 감염 후 몇몇 동물세포에 의해 생산되는 항바이러스 단백질이다. 인터페론은 또한 자연살해세포와 대식세포의 활성화를 증가시킨다. 인터페론은 감염(B형과 C형 간염)과 몇몇 암(흑색종과 카포시육종)을 치료하는 데 사용되곤 한다.

"Give me a fever, and I can cure any illness
열이 나면 병을 치료할 수 있다."

—히포크라테스

열(fever), 즉 비정상적인 고체온은 감염에 대한 전신적인 반응이다. 열의 이점(benefits)은 조직복구 가속화, 항체생산 자극, 식균작용 강화, 인터페론의 효과 증진, 몇몇의 병원체의 성장률을 둔화시키는 것이다. 이러한 이점들 때문에, 열을 무조건 제거해서는 안 되며 열이 나면 주의깊게 관찰해야 한다. 매우 높은 열은 탈수, 오심, 지남력 상실, 환각, 발작, 경련의 원인이 될 수 있다.

염증(inflammation), 또는 염증반응은 감염, 외상, 강한 열, 그리고 화화물질에 의해 유발된다. 염증은 병원균의 확산을 막고 세포 파편과 병원균을 처리하며 손상된 조직의 복구를 돕는다. 손상(injury) 후, 손상된 세포는 히스타민(histamine)과 키닌(kinins)을 포함한 강력한 화학 신호를 방출한다. 이러한 화학물질들은 이 부위의 혈관을 확장시키고 투과성을 증가시켜 염증의 주요 징후와 증상(발적, 열, 부종 및 통증)을 유발한다. 포식세포 또한 이 염증지역으로 모인다. 응고 단백질이 활성화되어 손상된 부위에 벽을 형성하기 시작한다. 염증반응이 지속되면서 파편, 죽은 세포, 죽어가는 세포가 축적되고, 고름(pus)이 형성된다.

특이면역

특이면역(specific immunity), 또한 특정한 병원체의 항원에 반응하는 적응(후천성 또는 획득)면역(adaptive immunity)으로 알려져 있다. 일단 적응 면역계가 항원을 만나고 반응하면, 신체는 동일한 항원에 대한 향후 노출에 신속하게 반응할 수 있다. 이것은 신체가 그 병원체에 대한 후속 노출 동안 감염으로부터 스스로를 보호할 수 있게 한다. 병원체와의 과거의 만남을 기억하는 이 능력을 면역기억(immunologic memory)이라고 한다.

적응면역에는 **체액성 면역(humoral immunity)**과 **세포매개성 면역(cell-mediated immunity)**이라고 하는 두 개의 분리되었지만 중복되는 부분이 있는 면역형태를 포함한다. 체액성 면역은 B림프구(또는 **B세포**)라고 불리는 백혈구에 의해 생성된 단백질인 항체의 작용에 기인한다. 항체(면역글로불린이라고도 함)는 세균 독소와 세균 세포 같은 세포외 항원에 대한 방어를 제공한다.

세포매개성 면역은 바이러스, 비정상 세포, 그리고 다른 세포 내 병원체를 방어하며, 조직 이식편과 기관 이식을 거부하는 것에 관여하는 면역계의 부문이다. T림프구(또는 **T세포**)는 세포매개성 면역을 담당한다.

T세포와 B세포는 모든 혈액 세포와 마찬가지로 적골수에서 기원한다. 미성숙 T세포는 골수를 떠나 흉선으로 들어가 고유한 항원과 반응하는 능력이 있는 세포로 성숙된다. B세포는 적골수에서 독특한 항원을 인식하는 세포로 성숙된다. T와 B세포는 항원을 인식하는 방법을 숙지하면 흉선과 골수를 떠나 림프절과 비장으로 이동하여 항원에 의해 활성화되기를 기다리게 된다.

항원에 처음 노출되면 체액성 면역이 활성화된다. 세포외 항원은 B세포 표면의 수용체에 결합함으로써 B세포를 직접 활성화시킨다. 활성화된 B세포는 형질세포와 장기기억B세포(long-lived memory B cells)로 분할 및 발달한다. 형질세포는 약 4일 또는 5일을 살고 항체를 분비한다. 항체(면역글로불린)는 항원에 결합하여 포식세포와 보체의 표적을 쉽게 만든다. 면역글로불린(Ig)에는 몇 가지 유형이 있으며, 각각 특수한 기능이 있다(표

2-1 ▶ Ig 기능).

기억B세포는 동일한 항원에 대한 후속 노출 동안에는 보다 강력하고 신속한 항체반응을 담당한다. 이러한 항원에 대한 2차 반응은 초기반응보다 항체를 더 빠르고 대량으로 생성하며 오래 지속된다(그림 2-2 ▶).

앞서 서술한 바와 같이, 체액성 면역을 제공하는 것 외에도, 항원에 대한 첫 번째 노출은 또한 세포매개성 면역을 유발한다. **도움T세포**(helper T cell, CD4 세포라고도 함)는 포식세포에 의해 포집되어 소화된 도움T세포에 제시된 항원에 의해 활성화된다. 활성화된 도움T세포는 분할되어 추가의 동일한 도움T세포(클론)와 장기기억T세포를 생성한다. 도움T세포 클론은 형질세포에 의한 항체 생산을 자극하고, 식균작용을 증가시키며, 세포독성T세포 및 자연살해세포를 자극한다.

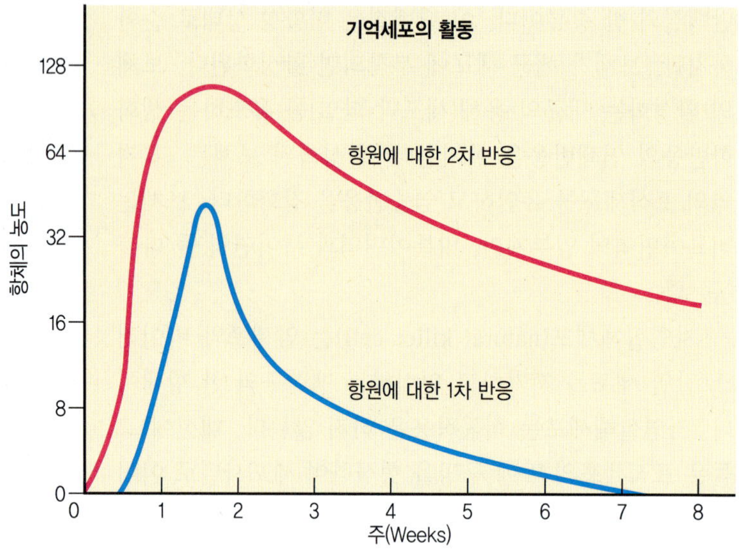

그림 2-2 ▶ 2차 반응은 항원에 노출된 후 초기노출보다 더 빠르게 시작하고 더 많은 항체를 생성하며, 더 오래 지속한다.

동일한 항원이 다시 만나면 기억T세포가 빠르게 움직일 수 있다. **세포독성T세포**(cytotoxic T cells, CD8 세포라고도 함)는 감염된 세포, 비정상 세포, 이식된 기관과 조직에 표시된 항원에 의해 활성화된다. 이들 항원에 반응하여, 활성화된 세포독성T세포는 클론과 기억T세포를 분열하고 생성한다. 세포독성T세포는 감염된 비정상 세포를 죽이고 이식된 장기와 조직도 죽인다. B와 T세포의 요약은 표 2-2 ▶를 참조하라.

노화와 면역계

면역계의 기능은 나이가 들어감에 따라 감소하여 감염 위험이 커지고 감염성 질환과 싸우는 능력이 저하된다. 인간이 노화함에 따라 흉선 위축이 발생하여 T세포의 수와 유형이 급격히 감소한다. 새로운 항원에 반응할 수 있는 T세포가 더 적다. 그래서 노인이 새로운 항원에 직면하면 신체는 그것을 인식하고 방어할 능력이 줄어든다. 이것은 대식세포가 세균, 바이러스, 암 세포, 그리고 기타 항원을 파괴하는 데 시간이 더 걸린다. 항원에 반응하여 생성된 항체의 양과 항원에 부착하는 항체의 능력이 감소된다. 항체 생산이 감소하기 때문에 백신은 노인의 면역력을 향상시킬 가능성이 적다. 백신은 노인에게는 효과가 없지만 인플루엔자, 폐렴, B형 간염, 결핵, 디프테리아, 그리고 파상풍과 같은 질환에 대한 예방접종

표 2-1 면역글로불린의 기능

면역글로불린	기능
IgG	항원에 대한 1차 및 2차 반응의 주요 성분. 태반을 통해 이동하여 태아를 보호한다. 보체를 활성화한다.
IgM	항원에 대한 1차 반응에서 생성된 첫 번째 항체. 보체를 활성화한다.
IgA	병원체의 세포 부착능력을 방해하여 점막 표면을 보호한다.
IgE	염증 및 알레르기 반응을 매개하는 히스타민 및 기타 화학물질의 방출을 자극한다.
IgD	B세포를 활성화한다.

표 2-2 B와 T세포

	B세포	T세포
면역의 종류	**체액성**	**세포매개성**
항체 분비	분비한다	분비하지 않는다
1차 타깃	외부 병원체	세포내 병원체와 암세포
기원 부위	적골수	적골수
항체로서 성숙하는 곳	적골수	흉선
기억세포 형성	형성	형성

(vaccinations)은 노인의 사망률을 감소시키는 것으로 밝혀졌으며 여전히 할 만한 가치가 있다.

진단검사와 절차

항원에 대한 항체의 특이성은 감염성 질환을 탐지하고 확인하는 데 사용되는 진단적 검사법의 개발에 적용되었다. 이 검사는 특정 병원체에 대한 항체의 존재를 감지하거나 특정 병원체에서 항원의 존재를 감지한다.

- 항원과 항체의 응집 반응은 세균(가려운 인후염을 유발하는 연쇄상 구균)과 바이러스성(단핵구증, 홍역, 볼거리, 인플루엔자) 질환을 감지하고 혈액형에 사용된다.
- 효소면역분석(enzyme immunoassay, EIA)은 효소를 사용하여 항체 또는 항원을 표지한다. 감염성 질환의 검출을 위해 가장 널리 사용되는 EIA 방법 중 하나는 효소면역법(enzyme-linked immunosorbent assay, ELISA)이다.
- 웨스턴블롯(Western blot)은 환자 혈청에서 항체의 존재를 검출한다.
- 형광항체법은 형광 분자로 표지된 항체를 사용하여 이의 항원을 검출하고 광범위한 미생물을 검출하는 데 사용된다.
- 흐름세포측정법(flow cytometry)은 특정 항원이 있는 세포를 식별하고 세포수를 계산한다. 세포흐름분석기의 흥미로운 변형은 형광표지세포분류기(fluorescent-activated cell sorter, FACS)이다. FACS는 HIV/AIDS의 진행을 추적하기 위해 도움 T세포를 계수하는 데 사용된다.
- C-반응단백질(C-reactive protein, CRP)과 적혈구침강속도(erythrocyte sedimentation rate, ESR) 검사는 신체의 전반적인 염증 수준을 측정한다.

건강한 노화 Healthy Aging

계절 인플루엔자

고령자는 특히 계절 독감에 걸리기 쉽다. 계절성 독감으로 인한 대부분의 입원 및 사망은 의학적 질병 상태를 가진 65세 이상의 사람들에서 발생한다. 노인은 매년 독감 백신을 접종해야 한다.

자가면역

면역체계는 정상적으로 자신의 조직과 병원체를 구별한다. 신체의 자기 세포에 대한 반응이 결핍되는 것을 내성(tolerance)이라고 한다. 내성이 실패하면, 자가면역질환이 발생할 수 있다. **자가면역(autoimmunity)**은 개인이 자신의 조직 또는 자기항원에 **자가항체(autoantibodies)**라고 하는 항체를 생성할 때 발생한다. 자가면역이 있는 거의 모든 환자는 그들의 혈청에 일부 자가항체가 있다. 자가항체가 질환에서 중요한 역할을 하는지 아니면 질환 과정 자체에 의해 야기된 조직 손상의 2차 결과인지는 알려져 있지 않다. 또한 자가면역환자들은 자가반응 T세포를 지니고 있다.

자가면역은 알려진 원인이 없으므로 예방할 수 없다.

자가면역질환의 조기 진단과 치료는 심각한 합병증을 예방하고 환자의 삶의 질을 크게 향상시킬 수 있다. 본문의 다른 곳에 여러 자가면역질환이 설명되어 있다. 이 장에서는 세 가지 자가면역질환에 대해 설명하고자 한다: 루푸스, 피부경화증, 쇼그렌증후군(Sjögren's syndrome). 이러한 자가면역질환들은 신체의 여러 부분에 영향을 미치고 이와 관련된 심각한 증상과 장애를 나타낸다.

루푸스

루푸스(lupus)는 피부, 관절, 심장, 폐, 혈액, 신장 및 뇌를 포함하여 신체의 여러 부분에 영향을 줄 수 있는 만성 자가면역질환이다. 미국의 루푸스 재단(Lupus Foundation of America)은 전 세계적으로 150만 명의 미국인과 최소 5백만 명의 사람들이 루푸스를 가지고 있다고 추정한다. 루푸스 환자의 90%는 여성이며 보통 15~44세 사이에서 진단을 받게 된다.

루푸스에는 4가지 형태가 있다: 전신, 피부, 약물 유발 및 신생아. 루푸스 환자의 70%는 전신홍반루푸스(systematic lupus erythematosus, SLE)라고 하는 전신 형태를 가지고 있다. SLE에는 많은 신체기관이 관련될 수 있다. SLE 환자의 약 절반은 심장, 폐, 신장 또는 뇌의 심각한 질환으로 발전한다. SLE의 일반적인 징후와 증상에는 피로, 관절염, 열, 뺨과 코를 가로지르는 나비 발진, 감광성, 그리고 입이나 코의 궤양이 포함된다. 추울 때 손가락이 흰색 또는 파란색으로 변할 수 있다[2차 레이노 현상(Raynaud's phenomenon)이라고 함]. 그림 2-3 ▶은 2차 레이노 현상을 보이는 환자의 손 사진이다.

피부 또는 원반모양 루푸스는 피부에만 영향을 미치며 모든 루푸스 사례의 약 10%를 차지한다. 피부 루푸스로 인한 많은 유형의 발진과 병변이 있지만, 가장 흔한 발진은 생기고 벗겨져 떨어지며(비늘 같은) 붉은색이지만, 가렵지는 않다. 발진 부위가 원형이기 때문에 일반적으로 원반모양 발진으로 알려져 있다. 피부 루푸스 환자는 뺨과 코에 나비 발진이 생길 수 있다. 그림 2-4 ▶ 나비모양 루푸스 발진과 원반모양 루푸스 발진을 보여준다. 얼굴, 목, 두피, 입, 코 또는 질에 다른 발진이나 병변이 나타날 수 있다. 피부 루푸스 환자의 약 10%가 SLE(전신홍반루푸스)로 진행된다.

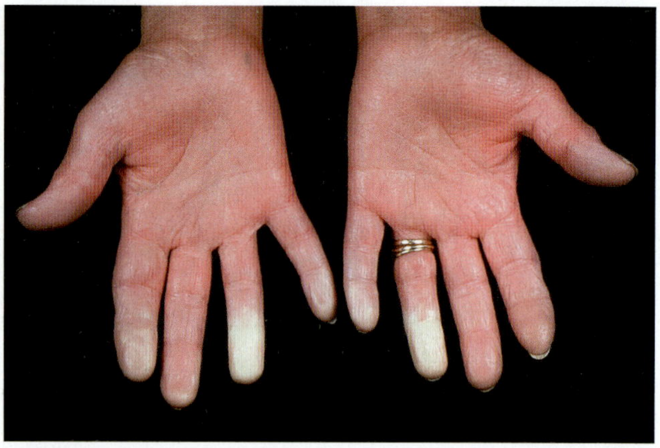

그림 2-3 ▶ 레이노 현상((Wellcome Image Library/Custom Medical Stock Photo. All rights reserved.)

약물유발 홍반성 루푸스(drug-induced lupus erythematosus, DILE)는 70가지가 넘는 처방약으로 가져올 수 있으며 모든 루푸스 사례의 약 10%를 차지한다. DILE의 징후와 증상은 SLE의 증상과 유사하다. 그러나 DILE는 장기에 거의 영향을 미치지 않는다. 약물유발 홍반성 루푸스를 유발하는 것으로 알려진 약물에는 하이드라진(hydralazine; 고혈압 치료에 사용)과 프로카인아미드(procainamide)와 퀴니딘(quinidine; 부정맥 치료에 사용)이 있다. 특정 약물은 1~2년 동안 약물을 사용하는 사람들의 5~20%에서 DILE로 진행될 수 있는 높은 위험을 수반한다. DILE 발병위험은 대부분의 다른 약물에서 1%미만으로 낮다. DILE의 징후와 증상은 약물 복용이 중단된 후 며칠에서 몇 개월 내에 사라진다.

신생아 루푸스는 태아와 신생아의 피부, 심장 및 혈액에 영향을 미치는 모체의 자가항체를 획득한 드문 상태이다. 그것은 삶의 몇 주 안에 나타나고 사라지기 전에 약 6개월 동안 지속되는 발진이 특징이다.

루푸스의 병인은 특발성이지만 환경적 및 유전적 요인에 의해 영향을 받을 수 있다. 질환을 유발할 수 있는 일부 환경 요인에는 감염, 설파 항생제 및 페니실린, 자외선, 스트레스, 특정약물과 호르몬이 포함된다. 유전은 루푸스에서 중요한 역할을 한다; 루푸스 환자의 20%는 루푸스를 진단받은 부모 또는 형제자매가 있다. 어머니가 루푸스를 앓고 있다면 어린이의 5%가 루푸스를 앓게 된다. 월경 전이나 임신 중 징후와 증상이 심해지는 것은

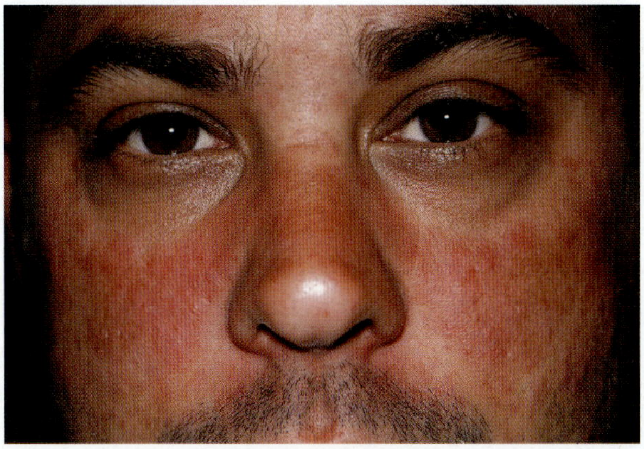

A

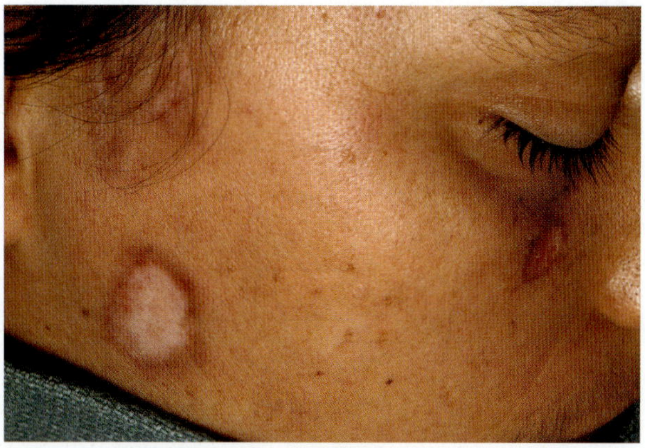

B

그림 2-4 ▶ (A) 나비모양의 루푸스 발진. 루푸스는 늑대의 라틴어; 얼굴 발진은 늑대의 얼굴과 같은 것으로 생각되었다 (Sience Photo Library). (B) 원반모양 루푸스 발진(Michael English, MD).

에스트로겐이 루푸스 진행에 어떤 방식으로든 영향을 줄 수 있음을 시사한다.

루푸스의 징후와 증상이 다른 질병과 유사하고, 모호하기 때문에 루푸스는 진단하기가 어렵다. 의사는 SLE 진단을 돕기 위해 1982년 개정된 SLE 분류 기준의 1997년 업데이트를 자주 사용한다. 진단은 철저한 병력과 신체검진으로 시작한다. 루푸스 진단을 확진하는 단일 검사는 없다. 루푸스 진단을 위해 완전한 혈구 수, 소변검사, 자가항체 검사, 일반적인 염증 지표 측정과 생검(biopsy) 등이 이루어진다.

루푸스는 만성적이고 재발하는 경향이 있으며, 종종 증상이 없는 완화기가 수년간 지속될 수 있다. 루푸스는 여전히 치료가 불가능하며, 관리가 어려울 수 있다. 루푸스 환자는 햇빛에 노출되는 것을 제한하고, 절대 흡연을 하면 안 된다. 피로와 스트레스를 예방하고, 건강한 식이, 운동을 해야 하며, 37.8℃(100℉) 이상의 열은 즉시 해결해야 한다. 루푸스를 비록 예방하지 못했다면, 몇 개의 약물로 루푸스를 치료하고 조절한다: 비스테로이드 항염증제(nonsteroidal anti-inflammatory drugs, NSAIDs), 스테로이드성 항염증제(corticosteroids), 항말라리아제, 면역억제제, 그리고 자가항체와 항체생산을 억제하는 단클론항체.

대부분의 루푸스 환자는 정상적인 수명을 유지한다; 그러나 루푸스 환자의 10~15%가 합병증으로 조기에 사망한다. 루푸스의 5년 생존율은 95% 이상이다.

피부경화증

피부경화증(scleroderma)은 결합조직의 만성 자가면역 질환이다. Scleroderma라는 용어는 그리스어 '*sclerosis*'는 '딱딱함'을, '*derma*'는 '피부'를 의미하는 단어에서 파생되었다. 1836년에 Giovambattista Fantonetti는 피부의 경화로 인해 관절운동 범위를 잃은 환자의 어두운 가죽과 같은 피부를 묘사하기 위해 피부경화증이라는 용어를 사용하였다. 피부경화증 재단(The Scleroderma Foundation)은 미국에서 30만 명이 피부경화증을 앓고 있다고 추정한다. 세계 피부경화증 재단(The World Scleroderma Foundation)은 피부경화증이 전 세계적으로 250만 명에게 영향을 준다고 보고하였다. 피부경화증은 남성보다 여성에서 4배 더 흔하며, 평균 진단 연령은 40대이다.

피부경화증은 주요한 2가지 형태로 인식되었다. 더 일반적인 형태는 피부에만 영향을 미치는 국소 피부경화증(localized scleroderma)이다. 두 번째 형태는 내부 장기와 피부를 포함하는 전신 피부경화증(systematic sclerosis scleroderma)이다(그림 2-5 ▶).

국소 피부경화증은 종종 밀랍을 입힌 조각(국소 피부굳음증, morphea) 또는 피부에 줄무늬(선형 피부 경화증)의 형태로 나타난다. 이러한 형태의 피부경화증은 치료 없이 진행이 멈추거나 퇴행하는 경향이 있다. 그러나 그것은 진행성 및 변형성일 수 있으며, 질환 활성화를 제어하기 위한 치료가 필요한 것이다. 국소 피부경화증 환자

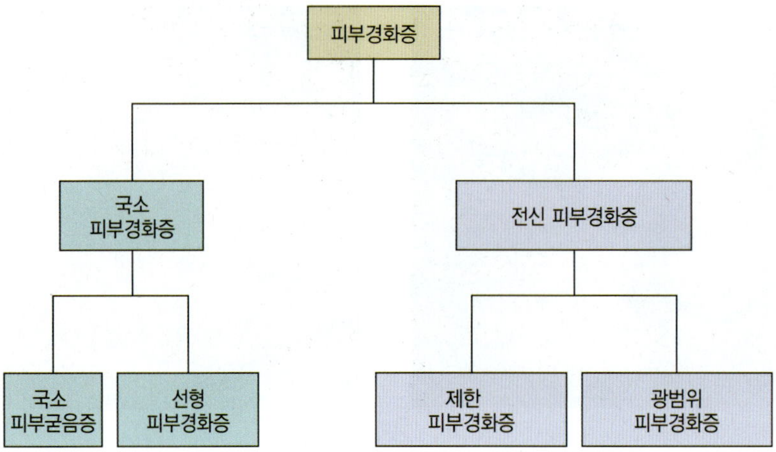

그림 2-5 ▶ 피부경화증의 유형

는 정상적인 수명을 갖는다.

전신 피부경화증은 피부경화 정도에 따라 두 가지 하위그룹으로 분류한다: 제한 피부경화증(limited cutaneous scleroderma)과 광범위 피부경화증(diffuse cutaneous scleroderma). 제한 피부경화증(원래 CREST 증후군으로 불림)에서 피부의 경화는 팔꿈치 아래의 손가락, 손 및 팔에 국한되며, 무릎 아래의 발과 다리의 피부 경화가 포함될 수 있다. 이 부위에 몸통, 팔꿈치 위, 무릎 피부는 광범위 피부경화증에서 영향을 받는다. 제한 피부 경화증과 광범위 피부경화증 두 형태 모두 내부장기에 영향을 주지만 광범위 피부경화증 환자는 심각한 장기 기능부전의 위험이 더 있다. 제한 피부경화증의 10년 생존율은 71%인 반면, 광범위 피부경화증의 10년 생존율은 21%이다.

피부경화증의 가장 흔한 초기 징후 및 증상은 2차 레이노 현상, 손가락 피부가 두꺼워지고 딱딱해지는 것과 2개 이상의 관절 통증이다. 또한 조기 증상에는 가슴앓이(heart burn), 연하곤란 또는 호흡곤란(숨참)이 포함될 수 있다.

피부경화증의 병인은 특발성이지만 면역, 유전, 환경 및 호르몬 요인이 중요한 역할을 한다. 면역계는 강한 결합조직 단백질인 콜라겐을 너무 많이 생성할 수 있는 섬유아세포를 자극한다. 피부경화증을 유발하는 것으로 알려진 환경제는 없지만, 바이러스 감염과 특정 화학물질에 노출되면 유전적 소인이 있는 사람에게 피부경화증을 촉발할 수 있다는 연구 결과가 있다. 피부경화증은 남성보다 여성에서 4배 더 흔하며, 이 질환이 에스트로겐과 관련이 있을 수 있음을 시사한다.

진단은 철저한 병력과 신체 검진으로 시작한다. 피부경화증의 진단을 확인하는 단일 검사는 없다. 자가항체 검사와 생검이 수행될 수 있다. 피부경화증은 치료법이 없다. 피부경화증 환자는 금연해야 하며, 추위와 스트레스에 노출되는 것을 피해야 한다. 관절의 유연성과 피부를 유지하는 것을 도울 수 있는 운동을 해야 하고, 소량의 음식을 자주 먹고, 피부를 보호해야 한다. 그리고 피부의 수분화를 자주 해주어야 한다. 피부경화증은 예방할 수 없지만, 몇 가지 약물은 피부경화증을 조절하고 치료할 수 있다: 항염증제, 면역억제제, 그리고 레이노병을 치료하는 혈관 이완제.

쇼그렌증후군

쇼그렌증후군(Sjögren's syndrome)은 신체의 수분을 생성하는 외분비선(샘)에 영향을 주는 만성적이고 천천히 진행되는 자가면역질환이다. 쇼그렌증후군 재단(Sjögren's Syndrome Foundation)은 미국에서 최소 4백만 명의 사람들이 쇼그렌증후군을 앓고 있다고 추정한다; 쇼그렌 환자의 90%가 여성이다.

이 경우의 절반이 1차 쇼그렌증후군이다. 다른 경우는 류마티스관절염, 루푸스 또는 피부경화증과 같은 또 다른 질환과 함께 발생하기 때문에 2차 쇼그렌증후군으로 간주된다. 쇼그렌증후군의 특징적인 증상은 건조한 눈과 입이다. 쇼그렌은 또한 신장, 위장계, 혈관, 폐, 간, 이자(췌장)과 중추신경계에 합병증을 유발할 수 있다.

쇼그렌증후군의 병인은 특발성이다. 유전요인, 호르몬, 그리고 바이러스 감염과 같은 환경적 유발요인이 역할을 한다. 자가면역이 있는 1촌 친척은 쇼그렌증후군의 위험을 7배 상승시킨다. 쇼그렌증후군은 종종 가임기 여성에게 영향을 미치며 쇼그렌증후군과 에스트로겐 사이의 연관성을 시사한다. 쇼그렌증후군의 증상은 폐경기, 약물 부작용 또는 루푸스, 류마티스관절염, 섬유근육통 및 다발성 경화증과 같은 질환의 증상과 징후와 비슷하기 때문에 진단이 잘못되거나 오진하는 경우가 많다. 징후 및 증상의 발병에서 진단까지의 평균 시간은 거의 7년이다.

진단은 철저한 병력 및 신체 검진으로 시작된다. 쇼그렌증후군의 진단을 확인하는 단일 검사는 없다. 눈물 및 타액 검사, 자가항체 검사 및 입술 또는 침샘 생검이 수행될 수 있다.

쇼그렌증후군은 치료법이 없으며 예방할 수 없다. 몇 가지 약물은 증상을 완화한다: 건조한 눈과 구강 건조를 위한 처방전 없이 구입할 수 있는 약물과 처방약, NSAIDs, 면역억제제, 레이노를 치료하기 위한 혈관이완제, 가슴앓이와 고혈압을 치료하고 호흡을 개선하기 위한 기타 증상적인 치료들.

알레르기

알레르기(allergy) 또는 **과민(hypersensitivity)**은 해가 없는 항원에 대한 극단적인 면역반응이다. 알레르기 반응을 일으키는 일반적으로 해가 없는 항원을 알레르기항원(allergen)이라고 한다. 이러한 반응을 유발하는 알레르기항원에는 돼지풀(ragweed) 또는 풀 꽃가루(grass pollen), 곰팡이, 벌독, 포이즌 아이비, 라텍스 또는 기타 환경 물질이 포함된다. 알레르기항원에 대한 알레르기 반응은 단순히 성가신 것에서부터 극도의 불편함, 생명을 위협하는 반응에 이르기까지 다양한 문제를 유발한다.

제1형 과민과 아나필락시스

과민에는 몇 가지 다른 유형이 있다: 즉각 반응(또는 제1형), 세포독성(또는 제2형), 면역 복합체(또는 제3형), 그리고 지연된 반응(또는 제4형). 제1형은 가장 흔한 알레르기 유형이다. 제1형은 알레르기항원이 신체와 만나는 곳에서 빠르게 발생하는 국소알레르기이다. 제1형 반응은 알레르기항원이 존재에 반응하는 면역글로불린 IgE에 의해 유발된다. 알레르기 문제는 IgE가 비만세포(mast cell)에 결합하여 방출하도록 유도하고 알레르기 증상을 일으키는 히스타민 및 기타 강력한 화학물질이 유리되는 것에 의해 유발된다. 히스타민은 혈관을 확장시켜 조직으로 혈장을 누출시킨다. 이 조직액은 알레르기항원에 의해 자극된 부위에 부종(edema 또는 swelling)을 유발한다. 비강에 국한된 부종은 건초열(hay fever, 꽃가루 알레르기)의 익숙한 충혈과 자극을 초래한다. 피부의 부종은 두드러기와 가려움증을 유발한다. 흡입된 알레르기항원은 천식의 징후와 증상을 유발할 수 있다. 항히스타민제는 히스타민의 효과를 억제한다. 충혈완화제(decongestants)는 히스타민에 영향을 미치지 않지만, 증상을 완화시킨다.

어떤 사람들에게는 즉각적인 과민이 생명을 위협할 수 있는 전신성, 급성 알레르기 반응(아나필락시스, anaphylaxis)을 유발한다. 아나필락시스를 유발하는 알레르기항원은 땅콩과 같은 음식, 라텍스, 페니실린과 같은 일부 약물, 그리고 말벌, 꿀벌과 같은 쏘는 곤충의 독에서 발견된다. 아나필락시스의 징후 및 증상에는 혈압

예방 플러스!

생명을 위협하는 알레르기 반응 (아나필락시스)에 대한 에피네프린 처치

주사에 의한 에피네프린은 아나필락시스의 증상을 회복시키기 위해 빠르게 작용하기 때문에 아나필락시스를 위한 선택적인 치료이다. 에피네프린은 혈관을 수축시켜 혈압을 높이고 폐의 평활근을 이완시켜 천명을 줄이고 호흡을 개선하며 심박수를 증가시키며 얼굴과 입술 주변에서 발생할 수 있는 두드러기와 부기를 감소시킨다. 특정 알레르기가 있는 개인은 에피네프린 주사 장치에 항상 에피네프린을 휴대해야 하며, 응급 상황에서 자가 주사를 할 수 있어야 한다.

비판적 사고

1. 왜 에피네프린 주사 장치가 처방약입니까?
2. 왜 에피네프린 주사 장치를 허벅지 근육에 주사해야 합니까?

의 급격한 감소, 기도 협착, 빠르고 약한 맥박, 두드러기, 메스꺼움 및 구토가 포함된다. 항히스타민제, 코르티코스테로이드, 그리고 에피네프린은 아나필락시스를 치료하기 위해 사용한다.

제2형 과민

제2형 과민(type II hypersensitivity)은 IgM 또는 IgG가 세포 파괴를 유발하기 때문에 제2형 과민을 세포 독성이라고 한다. 세포독성 과민의 예는 부적합한 수혈에 대한 반응이다. A형 혈액을 가진 사람은 적혈구에 A형 항원이 있고 혈청에 B형 혈액에 대한 항체가 있다. 그러한 사람이 B형 수혈을 받는 경우, 그의 항체는 수혈된 적혈구의 항원과 상호 작용한다. 적혈구 세포는 응집되거나 함께 덩어리가 되고 용해된다(파열). 세포독성 과민의 다른 예는 임신 중 Rh− 및 Rh 부적합에 대한 혈액을 포함한다.

제3형 과민

제3형 과민(type III hypersensitivity)을 면역 복합성 과민이라고 한다. 제3형은 면역 복합체로 알려진 항체와 항원의 가용성 덩어리를 형성하는 혈액의 많은 항체와 결합하는 항원을 포함한다. 이 면역 복합체는 조직과 혈관에 침전되어 염증과 조직 파괴를 유발한다. 연쇄상구균 감염 후, 연쇄상구균 항원 및 항체로 구성된 면역 복합체가 신장에서 형성되어 염증성 질환 사구체신염을 유발한다.

제4형 과민

제4형 과민(type IV hypersensitivity)은 지연성 과민이라고 하며 알레르기항원에 노출된 후 진행되는데 시간이 걸리기 때문이다. 알레르기 지연반응의 발생은 알레르기항원을 인식하고 재생산하고 분화하며 알레르기 증상을 일으키는 데 시간이 걸리는 T세포의 작용 때문이다. 지연된 과민은 포이즌 아이비 또는 포이즌 오크에 대한 피부 반응, 라텍스 장갑 착용으로 인한 접촉 피부염(그림 2-6 ▶)과 결핵피부검사(그림 2-7 ▶)를 포함한다. 항히스타민제는 지연된 과민에 효과적이지 않다. 그러나 코르티코스테로이드는 약간의 완화를 제공한다. 표 2-3 ▶은 네 가지 유형의 과민을 요약한다.

알레르기 검사와 치료

다양한 검사로 알레르기를 진단할 수 있다. 알레르기항원과 알레르기 유형을 식별하면 더 나은 치료가 가능하고 알려진 알레르기항원을 피하도록 한다. 일반적으로 사용되는 알레르기 검사는 피부검사이다. 피부에서 알레르기항원에 대한 피부 반응을 평가하기 위해 소량의 의심되는 알레르기항원을 피부 위 또는 아래에 놓는다. 피부검사의 종류에는 피부 단자검사(the skin prick test), 피내 검사(intradermal test)와 피부 패치 검사(skin patch test)가 있다. 대안적으로, 혈액 검사로 알레르기항원-특이적 IgE를 검출할 수 있다.

알레르기 증상은 예방약이 바람직하지만, 의약품으로 치료된다. 사람들은 알려진 알레르기항원을 피해야 하거나 알레르기항원에 그들을 탈감작시킬 수 있는 알레르기 주사를 맞을 수 있다. 탈감작 동안, 알레르기항원은 소량으로 투여 된 다음 점진적으로 증가된 용량으로 투여한다. 이러한 알레르기주사는 혈액에서 IgG의 생성을 유도하고 알레르기항원을 코팅하고 조직에서 IgE와의 결합을 차단한다.

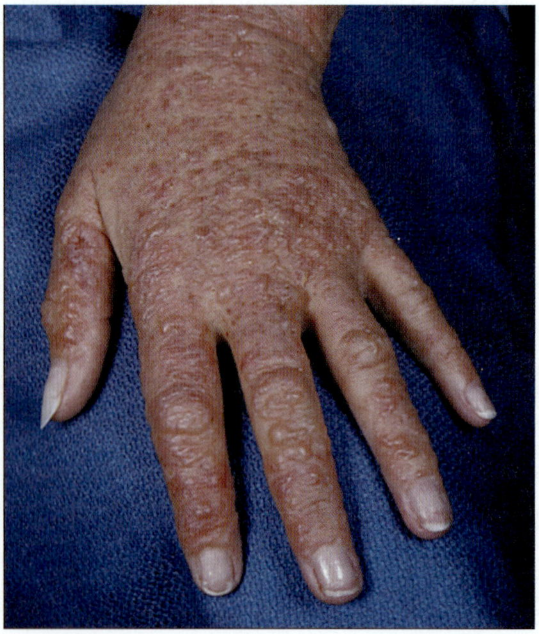

그림 2-6 ▶ 라텍스 장갑 착용으로 인한 접촉성 피부염 지연(제4형 과민).

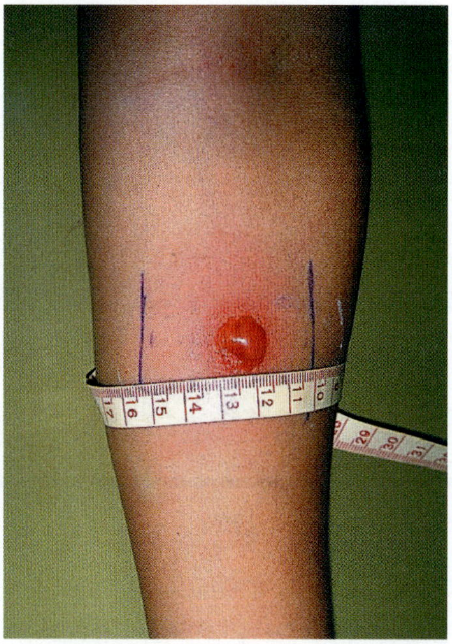

그림 2-7 ▶ 제4형 과민에서 투베르쿨린 피부검사에서의 경화측정. (질병통제예방센터)

면역결핍

후천면역결핍증후군

후천면역결핍증후군(acquired immunodeficiency syndrome, AIDS)은 도움T세포(CD4 세포)의 수가 감소하고 기회감염 및 특정 암에 대한 감수성이 증가되는 것을 특징으로 하는 면역계의 질환이다. **사람면역결핍바이러스(human immunodeficiency virus, HIV)**는 매일 HIV 감염의 결과로 AIDS로 진행될 수 있는 7,000명—거의 시간당 300명—에게 감염된다. 2011년에 AIDS는 170만 명이 사망했으며, 현재 전 세계 3,400만 명이 HIV/AIDS와 함께 살고 있으며 그 중 68%가 사하라 이남 아프리카에 거주하고 있다. 유행이 30년 전에 시작된 이래로 6천만 명이 넘는 사람들이 HIV에 감염되었고 거의 3천만 명이 AIDS로 사망했다. HIV/AIDS의 위험 요인에는 보호되지 않은 성관계, 여러 명의 성관계 파트너, 다른 성병 감염, IV 약물 사용, 포경 수술, 감염된 어머니에게서 태어난 것이 포함된다.

HIV 감염의 단계

HIV 감염에는 4가지 단계가 있다. 첫 번째 단계는 1차 HIV 감염 단계이며, HIV에 노출된 후 몇 주 동안 지속되며 짧은 독감 같은 질환이 동반된다. 두 번째 단계는 임상적으로 무증상 단계이며 평균 10년 지속된다. 이 단계에서 환자는 증상이 없지만 감염을 전염시킬 수 있으며 HIV는 지속적으로 증식하여 도움T세포를 감염시키고 제거한다. HIV 감염 환자가 증상을 경험하지만 AIDS가 발생하지 않는 세 번째 단계를 증상성 HIV라고 한다. 징후와 증상은 몇 년 동안 지속될 수 있으며 설사, 발열 또는 야간 땀, 피로 또는 관절통, 구강 감염, 림프절 확대 및 피부 문제를 포함한다. 네 번째이자 마지막 단계는 HIV에서 AIDS로의 진행이다. 이 단계에서 환자는 AIDS 지표 질환 중 하나와 200 미만의 도움T세포 수를 가진다. AIDS 지표 질환은 건강한 면역체계에 의해 보호되는 사람에게는 일반적으로 발생하지 않는 감염이다. 이러한 감염의 예에는 진균(*Pneumocystis jirovecii*)으로 인한 폐렴이 포함된다.

표 2-3 과민의 유형

유형	기전	반응 시간	예시
I	비만세포에 결합된 과도한 IgE는 히스타민의 유리를 야기한다.	15~30분	건초열, 부기
II	IgM과 IgG는 외부세포 파괴	수분에서 수시간	부적합한 혈액형의 수혈, 태아적아구증
III	면역복합체가 조직이나 혈관에 침착된다.	3~8시간	사구체신염
IV	활성화된 T세포에 의해 방출되는 화학물질	48~72시간	포이즌 아이비 또는 오크, 튜베르쿨린 검사

건강증진

HIV 검사

HIV로 건강한 삶을 사는 비결은 조기 진단이다. 다음은 HIV에 걸릴 확률을 높이는 행동이다. 당신이 다음 중 하나에 "예"라고 대답한다면, 반드시 HIV 검사를 받아야 한다. 이러한 행동을 계속하면 매년 검사를 받아야 한다.

- 다른 사람과 약물 또는 스테로이드 또는 공동 장비(바늘, 주사기, 작업)를 같이 사용하며 주사한 적이 있는가?
- 남자, 여러 파트너 또는 익명의 파트너와 섹스를 하는 남자와 질, 항문 또는 구강성교를 무방비상태에서 한 적이 있는가?
- 마약이나 돈 때문에 섹스를 한 적이 있는가?
- 매독과 같은 간염, 결핵(TB) 또는 성병(STD)으로 진단 또는 치료를 받은 적이 있는가?
- 위의 질문에 "예" 라고 대답할 수있는 사람과 보호받지 않은 성관계를 한 적이 있는가?

AIDS의 원인은 DNA가 아닌 RNA로 유전 정보를 전달하는 레트로바이러스인 인간면역결핍바이러스이다.(그림 2-8 ▶). HIV는 혈액, 정액, 질 분비물 및 모유를 포함하여 오염 된 체액을 통해 전염된다. 따라서 HIV는 출산 중, 모유 수유를 통해, 바늘을 공유하는 것에 의해, 보호되지 않은 항문, 구강 또는 질의 성교를 통해 전염된다. 이 바이러스는 도움T세포를 감염시키고 사멸시켜 신체의 면역반응을 방해하고 건강한 면역계가 쉽게 제어할 수 있는 감염 및 종양에 취약한 신체를 만든다.

혈액 내 HIV 항체를 탐지하기 위해 ELISA를 사용하여 HIV를 진단한다. 대부분의 사람들은 감염된 이후 3개월 이내에 HIV에 대한 항체를 생산한다. 양성 ELISA를 반복하고 웨스턴블롯을 사용하여 결과를 확인한다(이 장의 앞 부분에 ELISA 및 Western blot 테스트에 대해 설명했다). 익명의 무료 HIV 검사는 미국 전역의 지역 보건 부서에서 가능하다.

항레트로바이러스 요법(antireteroviral therapy, ART)은 HIV 감염에 권장되는 치료법이며 가능한 빨리 시작해야 한다. ART는 바이러스의 복제를 통제하고 HIV 관련 질환의 진행을 늦춘다. ART는 여러 유형의 약물을 포함한다: 역전사효소억제제(reverse transcriptase inhibitors)는 HIV RNA의 DNA로의 전환을 방해한다; 단백질분해효소 억제제(protease inhibitors)는 새로운 HIV 바이러스의 조립을 중지시킨다; 융합억제제(fusion inhibitors)는 도움T세포에 대한 HIV의 융합을 방지한다; 진입억제제(entry inhibitors)는 HIV가 도움T세포로 진입하는 것을 차단한다; 통합효소 억제제(integrase inhibitors)는 그것의 유전물질을 사람 세포에 삽입하는 HIV를 방해한다.

ART는 일일 요법에서 3가지 또는 그 이상의 항HIV 약물을 결합한다. ART는 HIV 감염을 치료하지 않으며, 이러한 약물을 복용하는 개인은 여전히 다른 사람에게 HIV를 전염시킬 수 있다. 세계보건기구(WHO)와 HIV/AIDS 공동 유엔 프로그램(UNAIDS)에 따르면 2010년 전 세계적으로 최소 1,500만 명이 ART 치료가 필요하다고 추정했다. 2010년 말 현재 660만 명이 ART를 이용했다; 이는 2003년에서 2010년 사이 개발도상국에서 ART

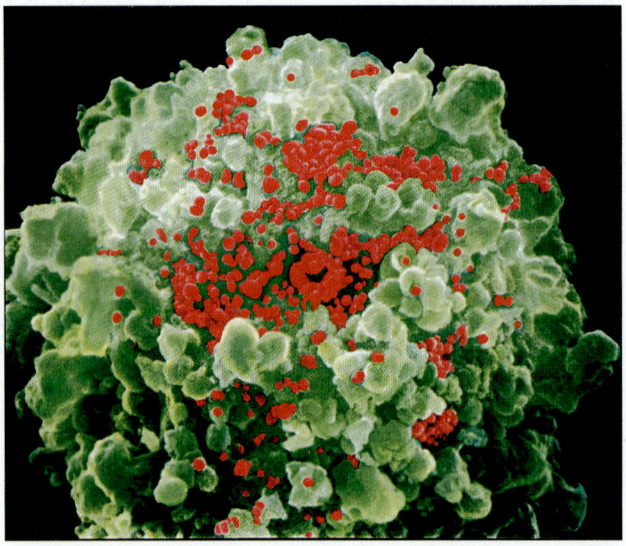

그림 2-8 ▶ 도움T세포에서 HIV(적색)가 싹트는 도움T세포(녹색)의 유색 전자현미경(SEM). (National Institute for Biological Standards and Control(영국) / 과학 사진 라이브러리/사진 연구원)

를 받는 사람들의 수가 16배 증가한 것이다.

HIV에 대한 효과적인 백신은 아직 이용할 수 없다. 백신 개발은 HIV 균주 사이의 유전적 변이와 바이러스의 빠른 돌연변이 능력으로 인해 복잡하다. 지금까지 백신은 HIV 항체 생산을 자극하는 데 성공하지 못했다.

세계보건기구(WHO)는 HIV 예방을 위해 다음과 같은 권고를 제시하였다:

- 절제
- 일부일처
- 콘돔 사용
- HIV에 대한 검사 및 상담
- 남성 포경
- IV 약물 사용을 위한 각 주사당 멸균 바늘과 주사기 사용
- ART 치료
  - ➤ HIV 음성 파트너에 대한 사전 노출 예방
  - ➤ 우발적 노출에 대한 노출 후 예방
  - ➤ 엄마와 아이의 전염을 막기 위해

면역계의 암

호지킨림프종

호지킨병으로도 알려진 호지킨림프종은 면역계의 암이다. 호지킨림프종(Hodgkin's lymphoma)은 15세에서 40세 사이의 청소년과 성인에서 가장 빈번하게 진단된다. 암 학회(American Cancer Society)는 2013년에 호지킨림프종이 9,290건으로 추산한다.

호지킨림프종은 리드-슈테른베르크세포(Reed-Sternberg cell)라고 불리는 세포의 존재로 확인된다(그림 2-9 ▶). 호지킨림프종에는 다양한 하위 유형이 포함되며, 각 하위 유형에는 독특한 치료와 예후가 있을 수 있다.

위험 요인에는 특정 바이러스 감염(엡스타인-바 Epstein-Barr와 HIV), 약화된 면역체계와 호지킨림프종의 가족력이 포함된다. 증상은 림프절(목, 겨드랑이 또는 사타구니)의 통증이 없는 붓기, 피로, 설명할 수 없는 열, 밤에 흠뻑 젖게 땀 흘리기, 가려운 피부, 기침, 호흡곤란, 흉통과 설명할 수 없는 체중감소를 포함한다. 그림 2-10 ▶은 호지킨림프종에서 크게 확대된 경부 림프절을 보여준다

예방 플러스!

FDA, HIV 예방약 승인

2012년 7월 FDA는 HIV의 전염을 억제하는 첫 번째 의약품의 마케팅을 승인했다. 실제로 두 약물의 조합인 이 약물은 HIV가 건강한 CD4 세포의 유전물질을 변경하는 것을 방지한다. 이것은 세포가 새로운 바이러스를 생산하는 것을 막고 신체의 바이러스 양을 감소시킨다.

이 약은 성 활동으로 HIV 감염 위험이 가장 높은 약 415,000명의 미국인을 대상으로 한다. 연구에 따르면, 일부 HIV 보균자를 포함하여 여러 파트너와 성관계를 갖지 않은 HIV 음성 남성 또는 트랜스젠더 여성들이 매일 이 약물을 복용하면 HIV 감염 위험을 42% 줄였다. 한 쪽이 감염된 이성 커플과 관련된 또 다른 시험에서 이 약물은 감염의 위험을 75% 줄였다.

매일 사용되는 이 약물은 환자 1인당 연간 $13,900의 비용이 들지만 HIV나 AIDS 치료를 위한 의학적 합병증과 평생 약물 비용과 비교할 때 비용 효과적이다.

비판적 사고

1. HIV 예방약은 HIV와 AIDS의 치료제입니까?
2. HIV 예방약은 안전한 성행위를 대신할 수 있습니까?

호지킨림프종의 병인은 특발성이다. 호지킨림프종 진단은 신체 검진, 전혈구 검사(Complete blood count, CBC)와 리드-슈테른베르크세포의 존재를 확인하기 위한 생검을 기초로 한다. 영상 검사와 골수 생검을 사용하여 질환의 단계에서 사용한다.

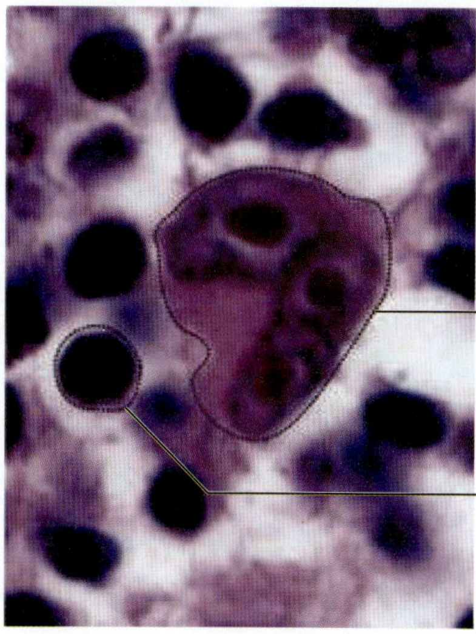

그림 2-9 ▶ 리드-슈테른베르크세포는 하나 이상의 핵을 함유할 수 있는 크고 비정상적인 림프구이다. 이 세포들은 호지킨림프종에서 발견된다. (국립 암 연구소)

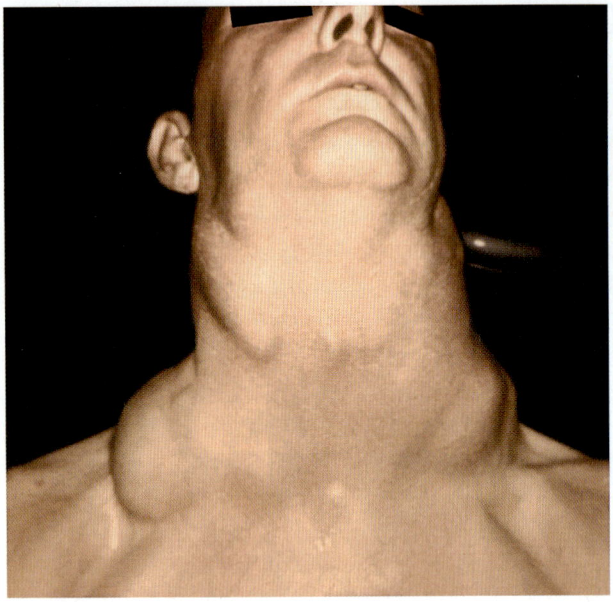

그림 2-10 ▶ 호지킨림프종으로 인해 경부 림프절이 크게 확대되었다. (질병통제예방센터 / Robert E. Sumpter)

호지킨림프종은 화학 요법, 방사선 요법과 골수 또는 줄기세포 이식으로 치료할 수 있다. 호지킨림프종의 생존은 진단 시 질환의 정도와 관련이 있다. 병의 모든 단계에서 5년 생존율은 65~90%로 추정된다. 불행히도, 호지킨림프종은 예방할 수 없다.

비호지킨림프종

비호지킨림프종(non-Hodgkin's lymphoma)은 림프구의 암이다. 미국 암 학회(American Cancer Society)는 2013년에 전 세계적으로 355,900건의 새로운 사례가 발생하고 69,740건의 사례가 미국에서 발생할 것을 추정한다. 비호지킨림프종은 60세 이상의 성인에서 가장 빈번하게 진단된다. 호지킨병과 마찬가지로 비호지킨림프종에는 다양한 하위 유형이 포함된다.

비호지킨림프종의 위험 인자에는 약화된 면역체계와 특정 감염(인간 T세포 림프구 바이러스, 엡스타인-바 바이러스, 헬리코박터 파일로리, C형 간염, HIV)이 있다. 증상은 림프절(목, 겨드랑이 또는 사타구니)의 통증이 없는 붓기, 피로, 통증, 설명할 수 없는 열, 밤에 흠뻑 젖을 정도의 땀을 흘리는 것, 가려운 피부, 기침, 호흡곤란, 흉통, 부기 또는 복부 팽만감, 설명 할 수 없는 체중 감량이 포함된다. 그림 2-11 ▶은 악성 버킷림프종(호지킨림프종이 아님)으로 인한 큰 안면 종양을 보여준다.

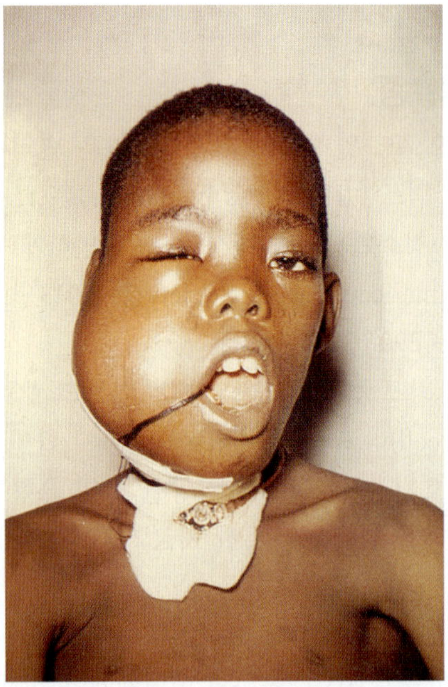

그림 2-11 ▶ 악성 버킷림프종(호지킨림프종이 아님)으로 인한 큰 안면 종양. (질병통제예방센터/Robert S. Craig)

비호지킨림프종의 원인은 특발성이다. 비호지킨림프종의 진단은 신체 검진, 전혈구검사, 젖산 탈수소효소 검사(조직손상 검사)과 생검을 기본으로 한다. 영상검사, 골수 생검과 요추 천자를 사용하여 질환의 단계에서 사용한다.

느리게 성장하는 비호지킨림프종은 수년간 치료가 필요하지 않을 수 있다. 이러한 경우, "지켜보기와 기다리기(watch and wait)"는 치료 옵션이 될 수 있다. 치료는 방사선 요법, 화학요법, 항염증제, 줄기세포 이식과 암세포 사멸을 위해 암세포를 태그하기 위한 단일클론 항체 요법을 포함할 수 있다.

예후는 암의 단계, 아형, 환자 연령과 환자의 전반적인 건강 상태에 따라 달라진다. 비호지킨림프종을 예방할 수 없기 때문에 선별 검사와 조기 진단이 중요하다.

자료

American Academy of Allergy Asthma and Immunology: www.aaaai.org

Global HIV Prevention Working Group: www.globalhivprevention.org/index.html

Joint United Programme on HIV/AIDS: www.unaids.org/en

Lupus Foundation of America: www.lupus.org

Scleroderma Foundation: www.scleroderma.org

Sjögren's Syndrome Foundation: www.sjogrens.org

World Scleroderma Foundation: www.worldsclerodermafoundation.net/home/

질환 한눈에 보기

질환	병인	징후와 증상
루푸스(lupus)	특발성	SLE – 피로, 관절염, 발열, 뺨과 코를 가로지르는 나비 발진, 감광성, 2차 레이노 현상, 구강 또는 코 궤양 피부 – 발적, 비늘 및 적색, 가려운 발진; 뺨과 코를 가로질러 나비 발진 DILE – SLE와 유사하지만 장기에 거의 영향을 미치지 않음 신생아 – 발진
피부경화증(scleroderma)	특발성	2차 레이노 현상, 피부의 두꺼워짐과 단단함, 두 개 이상의 관절 통증, 가슴앓이, 삼키기 어려움, 호흡 곤란
쇼그렌증후군 (Sjögren's syndrome)	특발성	건조된 눈과 구강
에이즈(AIDS)	HIV	1차 HIV – 독감 질병 임상적으로 무증상 단계 – 없음 증상 단계 – 설사, 발열 또는 야간 땀, 피로 또는 관절 통증, 구강 감염, 림프절 확대, 피부 문제 AIDS – AIDS 지표 질병 중 하나, 도움T세포의 수는 200 미만
호지킨림프종 (Hodgkin's lymphoma)	특발성	림프절의 무통 부종, 피로, 설명할 수 없는 열, 밤에 땀을 흘리는 것, 가려운 피부, 기침, 호흡곤란, 흉통, 설명할 수 없는 체중감소
비호지킨림프종 (non-Hodgkin's lymphoma)	특발성	무통 림프절 부기, 피로, 설명할 수 없는 열, 밤에 땀 흘리기, 가려운 피부, 기침, 호흡곤란, 가슴통증, 설명할 수 없는 체중감소, 통증, 부기 또는 복부 팽만감

진단	치료	예방
병력, 신체검진, 전혈구검사, 소변검사, 자가항체 검사, 일반적인 염증 지표 측정, 생검	NSAIDs, 코르티코스테로이드, 항말라리아제, 면역억제제, 단클론항체요법	예방할 수 없음
병력, 신체검진, 자가항체 검사, 생검	NSAIDs, 코르티코스테로이드 (corticosteroids), 면역억제제, 혈관 확장제	예방할 수 없음
병력, 신체검진, 눈물 및 타액 검사, 자가항체 검사, 생검	건조된 눈과 구강을 위한 OTC나 처방약, NSAIDs, 코르티코스테로이드, 면역억제제	예방할 수 없음
HIV+, AIDS 지표 질환, 도움T세포 수 200 미만	ART 요법	금욕, 일부일처제, 콘돔 사용, IV 약물 사용 시 각 주사에 대한 멸균바늘과 멸균주사기 사용, 남성 포경, HIV에 대한 테스트 및 상담, ART 요법
신체검진, 리드-슈테른베르크세포 확인을 위한 생검, 전혈구검사	화학요법, 방사선요법, 골수 또는 줄기세포 이식	예방할 수 없음
신체검진, 전혈구검사, 젖산탈수소효소 검사, 생검	방사선, 화학요법, 줄기세포 이식, 단클론항체요법	예방할 수 없음

연습문제

비판적 사고를 위한 사례

1. 톰은 풍진 바이러스 백신을 접종하지 않았으며 홍역에 걸릴 수도 있다. 의사는 혈액 샘플을 채취하여 실험실로 보내 풍진 항체 수준을 측정한다. 결과는 풍진 바이러스에 대한 상승된 수준의 IgM 항체를 나타내지만 바이러스에 대한 IgG 항체는 매우 적다. 톰이 홍역에 걸렸는가? 당신은 어떻게 알 수 있는가? 톰은 최근 풍진 바이러스에 감염되었는가? 당신은 어떻게 알 수 있는가?
2. 범죄현장 수사관이 어떤 여성사체를 발견하였고 시체에서 동물에 물린 자국을 발견했다. 그 수사관은 물린 자국들을 조사하였는데 물린 자국에는 염증이 없음을 알았다. 동물이 그 여자를 죽기 전에 물어뜯은 것인가 아니면 죽은 후에 물어뜯은 것인가?
3. IgA가 감소되어 있는 사람은 반복적으로 부비강과 호흡기 감염이 생긴다. 왜 그런가?
4. 도움T세포를 공격하는 HIV가 어떻게 전체 면역계를 파괴하는지를 설명하라.

객관식

1. 질환에 저항하는 신체의 능력은 ___________이다.
   a. 특이면역
   b. 비특이면역
   c. 면역력
   d. 항원
   e. 내성
2. 바이러스에 감염된 세포와 암 세포를 인식하고 제거하는 백혈구 유형은 ___________이다.
   a. 도움T세포
   b. 세포독성T세포
   c. 자연살해세포
   d. 기억세포
   e. 형질세포
3. 항체를 통한 세포외 항원에 대한 방어를 _________(이)라고 한다.
   a. 체액성 면역
   b. 세포매개성 면역
   c. 형질세포
   d. 내성
   e. 억제
4. 비특이면역에 포함되지 않는 것은?
   a. 열
   b. 세포매개성 면역
   c. 포식작용
   d. 인터페론
5. 신체에 유입될 때 이물질이 아닌 것으로 인식되어 면역체계를 활성화시키는 이물질은 무엇인가?
   a. 항원
   b. 항체
   c. 항생제
   d. 열
6. 다음 중 면역반응 동안 항체를 분비하는 세포는?
   a. 도움T세포
   b. 기억세포
   c. 형질세포
   d. 세포독성T세포
7. 포이즌 아이비에 대한 반응은 다음 중 어떤 형태의 과민성인가?
   a. I
   b. II
   c. III
   d. IV

8. 알레르기 반응 동안 지나치게 많이 생산되는 항체는?
   a. IgE
   b. IgG
   c. IgM
   d. IgA

9. HIV는 ________ 를 감염시키고 사멸시킨다.
   a. B세포
   b. 세포독성T세포
   c. 도움T세포
   d. 자연살해세포

10. 다음 중 면역 반응 동안에 세포 반응과 체액성 반응 모두에 관여하는 세포는?
   a. 세포독성T세포
   b. 자연살해세포
   c. 형질세포
   d. 도움T세포

참 / 거짓

______ 1. HIV는 타액을 통해서 전염될 수 있다.

______ 2. 발열은 특이면역의 한 부분이다.

______ 3. IgG는 항원에 대한 1차, 2차 반응의 기본적인 보체이다.

______ 4. 항체는 체액성 면역에 관여한다.

______ 5. 세포매개성 면역은 B세포의 활성에 의존한다.

______ 6. 세포독성T세포는 식균작용을 통해 죽인다.

______ 7. IgE는 알레르기와 염증을 매개하는 화학물질을 자극한다.

______ 8. 자가면역에서 항체는 자가항원에 대항해 만들어진다.

______ 9. 아나필락시스 쇼크는 약한 알레르기 반응이다.

______ 10. I형 과민성에는 IgM이나 IgG가 관여하며 외부 세포를 파괴한다.

빈칸 채우기

1. ____________에서 백혈구는 이물질을 둘러싸고 섭취한다.
2. ____________는(은) 바이러스 감염 후 일부 동물 세포에서 생성된 항바이러스 단백질이다.
3. ____________는(은) 결합조직의 만성 자가면역 질환이다.
4. ____________는(은) 최초 생산된 항체이다.
5. ____________면역은 출생시에 존재한다.
6. ____________는(은) 외부세포의 파괴를 돕는 혈장단백질 그룹이다.
7. ____________는(은) 항원에 대한 극단적인 면역 반응이다.
8. ____________는(은) 리드-슈테른베르크세포의 존재로 확인되는 면역계의 암이다.
9. AIDS의 원인은 __________이다.
10. ____________면역은 항원과의 접촉에 반응하여 발생한다.

Chapter 3

감염성 질환

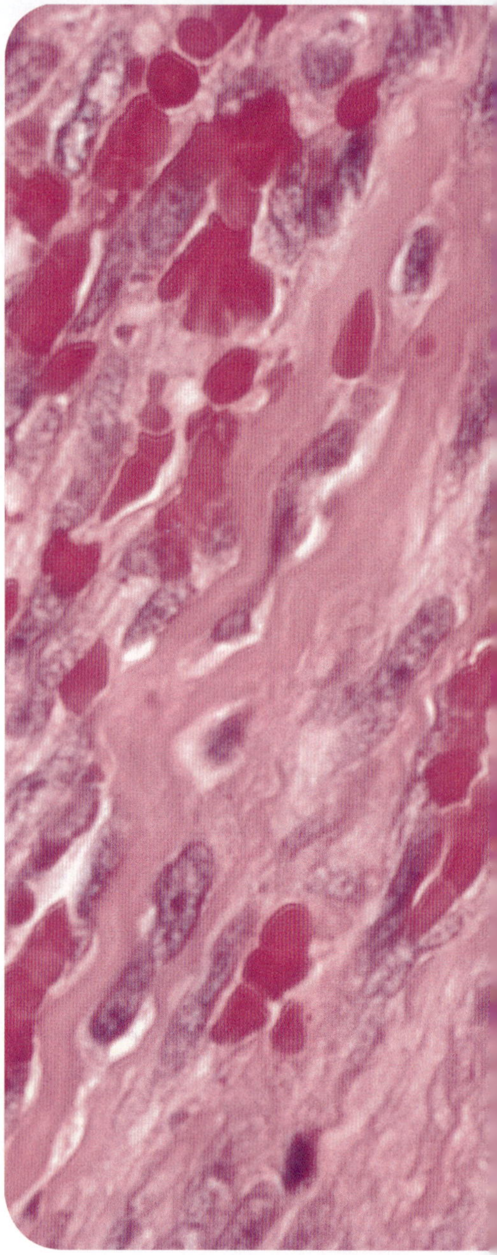

다발성 출혈성 육종. (Courtesy of the Centers for Disease Control and Prevention/Dr. Edwin P. Ewing, Jr., 1979)

학습목표

이 장을 공부한 후에,

- 감염성 질환과 관련된 용어를 정의할 수 있다.
- 감염성 질환의 감염전파 경로를 설명할 수 있다.
- 프리온, 바이러스, 세균, 진균류, 기생충, 절지곤충 병원매개체의 특성을 기술하고 비교할 수 있다.
- 병원내감염을 정의할 수 있다.
- 세균, 바이러스, 곰팡이, 기생충 감염성 질환의 치료를 설명할 수 있다.
- 적절한 항생제 사용을 이해하고, 항생제 내성의 문제를 설명할 수 있다.
- 신종 감염성 질환과 재출현성 감염성 질환의 종류와 원인을 설명할 수 있다.
- 소아백신으로 예방이 가능한 감염성 질환을 확인할 수 있다.

사실인가 허구인가?

현대의학 덕분에 결핵과 같은 악명 높은 감염성 질환은 과거의 일이 되었다.

허구: 인구 증가, 기후와 날씨 변화, 항생제 내성, 여행, 인간의 행동, 그리고 다른 요인들이 결핵을 포함한 많은 감염성 질환의 재출현의 원인이 된다.

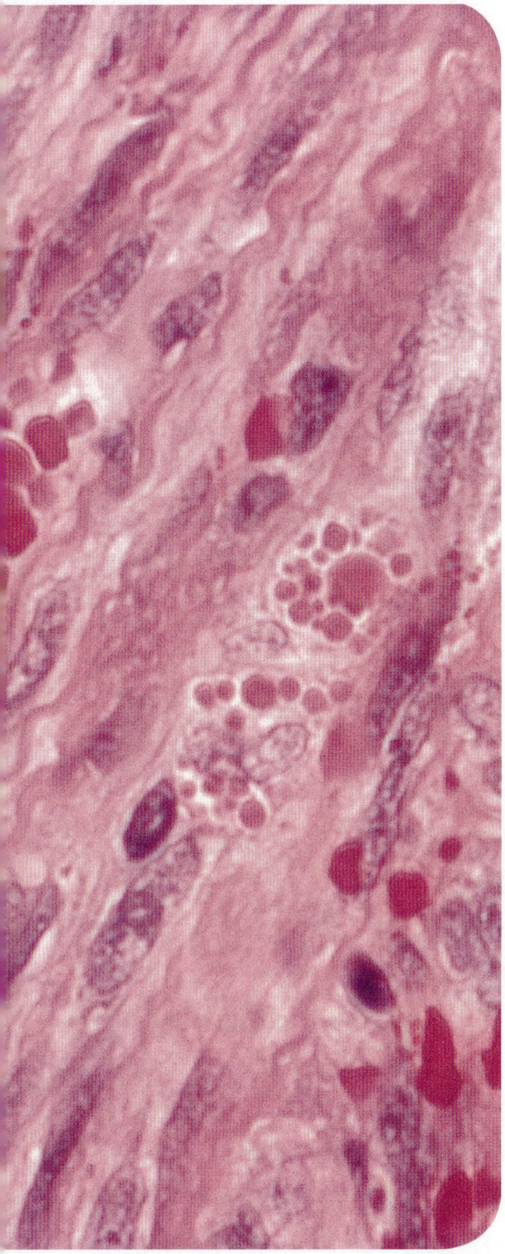

질환 이야기

범유행 스페인독감

1918~1919년에 발생한 유행성 독감은 세계 역사상 가장 파괴적인 유행병이라고 할 수 있다. 스페인 독감으로 알려진 1918~1919년의 유행성 독감은 세계적인 재난이었다. 이 대유행으로 전 세계인구의 약 2000만 명에서 4000만 명이 사망하였으며, 미국에서는 675,000명이 사망하여 미국인구 1/4, 세계인구는 1/5이 감염된 것으로 추정된다. 사망률은 이전의 유행성 독감으로 인한 사망률 0.1%보다 더 높은 2.5%였다. 1918년 대유행을 둘러싼 가장 큰 의문 중의 하나는, 왜 유행성 독감이 건강한 어른들을 사망까지 이르게 하였는지이다. 이와는 대조적으로 계절성 독감의 높은 사망률은 어린이, 노인, 만성질환을 가진 사람들 사이에서 발생한다. 과학자들은 1918년 바이러스와 동등한 바이러스가 다시 유행할 수 있다고 믿고 있다.

서론

현대의학의 안전하고 효과적인 의약품과 백신을 생산해 낸 의학적 발전에도 불구하고 **감염성 질환(infectious diseases)**은 전 세계 수백만 명에게 사망, 장애, 사회적, 경제적 변화의 주요 원인으로 남아 있다. 감염성 질환으로 인한 아픔과 사망은 대부분 예방 가능하고 치료 가능하다는 점을 생각하면, 비극이라 할 수 있다. 전 세계적으로 감염성 질환으로 인한 사망자의 90% 이상은 소수의 질병(표 3-1 ▶)에 의한 것이다. 세계보건기구의 보고에 따르면, 감염성 질환으로 인한 사망이 고소득 국가에서는 10명 중 1명만, 반대로 저소득 및 중산층 국가들에서는 4명이라고 한다. 빈곤, 의료서비스 기회의 부족, 항생제 내성, 다양해진 인간의 이주 양상, 새로운 감염원, 그리고 환경 및 개발 활동의 변화가 감염성 질환이 증가하는 데 영향을 미치고 있다. 이 장에서는 감염성 질환의 특성, 감염미생물의 종류, 감염경로와 치료에 대해 설명하고자 한다.

감염성 질환의 발병

감염성 질환은 병원균으로 알려진 미생물에 의해 발생한다. 병원균(pathogen)은 질병을 유발하는 미생물로 체내 또는 인체의 표면에서 성장하면서, 조직을 손상시키고, 염증을 유발하며, 특정 감염과 관련된 징후와 증상을 유발한다는 "고난을 초래한다"는 뜻의 그리스어에서 유래되었다.

표 3-1 감염성 질환으로 인한 주요 사망 원인

감염성 질환	사망자 수
합계	872만
하부 기도 감염	346만
설사병	246만
HIV/AIDS	177만
결핵	134만
말라리아	82만
홍역	15만

출처: World Health Orgazation, Global Burden of Disease, 2011.

감염성 질환은 사람과의 접촉에 의해 직접 감염되는 병을 **접촉전염병(contagious 또는 communicable)질환**이라고 한다. 홍역과 독감은 접촉전염병으로 잘 알려져 있다. 어떤 감염성 질환은 사람에서 사람으로 직접 전파가 되지 않고, 감염되지도 않는다. 예를 들어, 광견병은 광견병에 걸린 너구리에게 물리면 감염될 수 있고, 콜레라는 배설물에 오염된 물을 마셨을 때 감염될 수 있다.

역학(epidemiology)은 질병의 전파, 발생, 분포, 통제에 대해 연구하는 학문이다. 감염성 질환학자들은 질병의 **발생률(incidence)**, 즉 인구에서 새로운 질병의 발생 수를 예측한다. 인플루엔자의 발병률이 겨울에는 높고 여름에는 낮으며, 라임병이 여름에는 증가하고 겨울에는 감소하는 것과 같이 질환들은 발병률의 양상이 있다. 한 인구집단에서 어느 질병에 이미 걸린 사람 수를 그 질환의 **유병률(prevalence)**이라 하며, 이 정보는 그 집단에서 그 질환이 얼마나 심각한 것인지 보여준다. 어떤 집단 안에서 낮은 비율로 그 질병이 항상 발생하면 **풍토성(endemic)**이라 한다. 성 전파를 통해 전염되는 감염은 풍토성 질병이다. 만약 그 질환이 특정한 지역을 넘어 현저하게 넓게 분포하면, 그 질병을 **유행성(epidemic)**이라 한다. 인플루엔자는 유행성으로 발생한다. 그 유행이 전 세계적으로 확산되면, 그 질병을 세계적 **대유행 범발성(pandemic)**이라고 한다. HIV/AIDS는 세계적인 대유행 범발성 감염성 질환이라고 할 수 있다. 만약 어떤 질병이 제한된 지역에서 갑작스럽게 나타났다가 곧 사라진다면, 그러한 질병을 창궐 또는 **돌발적(outbreak)**이라 표현한다.

신고대상병(notifiable diseases, 법정감염성 질환)이 되는 특정 질병들에 대해서 의사들은 질병통제예방센터(Centers for Disease Control and Prevention)에 신고해야 한다. 이를 통해 질병 발생 및 양상을 추적하고 확인할 수 있다. 클라미디아 감염은 1998년 이전에는 신고대상병이 아니었으나, 클라미디아 감염을 신고대상병으로 분류한 이후, 임질보다 더 많이 발생한다는 것이 밝혀졌다. 다른 신고대상병으로는 홍역, 볼거리, 소아마비, 결핵, 레지오넬라병(재향군인병) 및 파상풍이 포함된다.

감염성 질환의 전파

감염체의 원천을 **병원소(저장소, reservoir)**라고 한다. 병원소에는 인간, 동물, 곤충, 흙, 물 등이 있다. 예를 들어 홍역 바이러스는 인간이 아닌 다른 유기체에 영향을 주지 않기 때문에 인간은 홍역 바이러스에 대한 병원소이다. 징후나 증상 없이 체내에 병원미생물이 존재하여 감염전파자의 역할을 하는 개체를 보균자(carriers)라고 한다. 보균자는 병원체를 감염시키는 중요한 역할을 한다.

수평전파(horizontal transmission)는 감염된 사람의 병원체가 민감한 사람에게 전파되는 것을 의미한다. 수평적 감염은 직접 또는 간접적으로 발생한다. 직접전파는 어떤 개체가 병원소에 접촉하여 감염될 때 발생한다. 예를 들어, 어떤 감염은 감염된 사람을 만지거나, 키스, 또는 성적인 접촉을 하거나, 감염된 동물이나 곤충에게 물림으로써 감염된다. 주로 직접 접촉에 의해 감염되는 질병으로는 회충, 에이즈, 일반적인 감기, 인플루엔자 등이 있다. 직접 접촉에 의한 감염은 재채기나 기침에 의해 생성된 물방울[비말, 작은 방울(droplets)]에서 감염원이 배출될 때 발생한다. 이들 오염된 호흡기 물방울은 3피트(90cm)까지 이동할 수 있으며, 흡입할 경우 감염을 일으킬 수 있다. 호흡기 물방울에 의해 감염되는 질병은 폐렴과 인플루엔자를 포함한다.

간접 전염은 병원체가 다른 개인을 감염시키기 전에 장기간에 걸쳐 숙주 외부의 환경에서 살아남을 수 있을 때 발생한다. 공기매개(airborne) 감염체를 담고 있는 비말(droplets)은 작기 때문에, 오랜 기간 동안 공기 중에 남아서 병원소에서 3피트(90cm) 이상을 이동할 수 있다. 이동한다. 이러한 병원체들 중 일부는 다른 사람을 감염시키기 전에 한동안 환경 속에서 생존할 수 있다. 결핵과 홍역은 이러한 경로로 감염될 수 있다. 예를 들어 감기에 걸린 사람이 코를 닦기 위해 사용한 휴지, 주사기, 또는 식기류의 오염된 **매개물(fomites)**는 감염을 전파할 수 있다. 정맥주입 약물사용자들이 주사바늘을 함께 사용하는 경우, 간접 접촉을 통해 B형 간염, C형 간염, HIV 등 감염균체를 전파할 수 있다.

음식과 음료는 감염성 질환을 전파한다. 분변-경구 감염경로는 오염된 음식과 음료가 섭취되었을 때 발생한다. 예를 들어, 하수 오염수는 음식물을 마시거나 씻거나 준비하는 데 사용될 경우 감염의 원인이 된다. 콜레라, 로타바이러스 감염, 그리고 편모충증과 같은 위장관 질환은 이와 같은 경로로 전파된다.

다른 감염성 질환은 한 세대에서 다음 세대로 전파되는 것으로 매독, HIV/AIDS나 신생아 안구감염은 감염된 산모로부터 신생아에게 전파된다. 이러한 유형을 **수직전파(vertical transmission)**라고 한다.

질병을 일으키기 위해서 미생물은 인간숙주에 들어가야 한다. 호흡기는 일반적인 감기, 인플루엔자, 결핵을 일으키는 병원균이 가장 많이 사용되는 병원체의 침입경로 중 하나이다. 또한 병원균은 위장관과 비뇨생식기와 같은 침입경로를 통해서 감염된다. 천자, 주사, 물림, 수술은 미생물이 피부 아래의 조직으로 직접 침투할 수 있게 한다. 이것은 **비경구적(parenteral)** 감염경로이며, HIV와 B형 간염의 전파경로이다.

병원내감염

병원내감염(nosocomial infections), 또는 병원-획득, 감염은 의료기관에서 얻어진 감염을 말한다. 미국 질병통제예방센터는 170만 명의 환자가 매년 병원내감염에 접촉되어 그 결과 99,000명이 사망한다고 하였다. 병원내감염의 32%는 요로감염, 22%는 수술부위 감염, 15%는 폐렴과 같은 호흡기 감염이며, 14%는 혈액감염으로 패혈증(sepsis)이다. 병원내감염은 개발도상국에서 감염관리의 부실, 자원의 제한, 병원의 과잉수용 등으로 인해 감염률이 현저하게 높다.

병원내감염의 원인이 되는 미생물은 환자의 정상균무리(normal flora), 의료진과의 접촉, 오염된 기구나 바늘, 그리고 의료환경에서 나올 수 있다. 환자들은 짧은 기간 동안만 병원에서 지내기 때문에, 감염이 외부로 뚜렷하게 나타나기 전에 퇴원하므로, 결과적으로 감염원을 파악하기가 힘들다.

의료 시설은 병원내감염을 일으킬 수 있는 다양한 기회병원균(opportunistic pathogens)의 주요 저장소 역할을 한다. 병약한 환자는 기회병원체에게 이상적인 목표물이다. 감염에 대한 환자의 저항력은 질병이나 면역력 저하로 인해 감소할 수 있다. 화상, 외과적 상처, 주사,

침습적 진단 절차, 인공호흡기, 정맥요법, 카테터 등은 감염의 위험을 증가시킨다. 병원감염의 주요 전파 경로는 의료진과의 접촉, 오염된 장비와의 접촉 및 병원의 환기 시스템을 통한 것이다.

우리 몸에 흔하게 존재하는 100조 개의 미생물은 정상균 무리 또는 아주 작은 생물들로 이루어져 있다. 정상균 무리는 인체에 해를 끼치지 않으며, 어떤 경우에는 해로운 미생물의 과도한 성장을 방지하고 비타민을 생산하여 돕고 있다. 정상균 무리는 기회가 생긴다면 해로울 수도 있다. 이 경우 정상균 무리는 기회병원균이 된다. 기회병원균들은 일반적으로 건강한 사람에서는 상재하고 있으면서 질병을 일으키지 않지만, 외과적 상처나 숙주가 약해지거나 면역력이 떨어지는 경우에 질병을 일으킬 수 있다(예: HIV/AIDS 환자).

질병통제예방센터에 의하면 손 씻기 하나만으로도 병원내감염이 전파되는 것을 막을 수 있다고 한다. 감염 통제에 대한 기본적인 방법에 대한 교육, 환자 격리, 의료장비의 멸균, 일회용품 사용 및 필요한 경우에만 항생제를 처방하는 것이 병원내감염을 통제하는 데 도움이 된다고 한다.

감염성 질환의 관리

감염성 질환의 관리는 전파를 예방함으로써 달성될 수 있다. 인플루엔자에 감염된 사람을 자신의 집 안에만 있도록 하는 것과 같이, 감염된 사람을 병원에 격리(isolation)하는 것은 효과적인 감염성 질환 관리이다. 격리는 감염위험 기간이 경과될 때까지, 감염되었을지도 모르는 사람을 건강한 사람들로부터 분리시키는 것이다.

감염을 예방하기 위해서는 감염 가능성이 있는 것은 반드시 **소독(disinfection)**해야 한다. 의료기기와 치과기구는 사용 후 인체 병원균을 제거하기 위해 소독이 필요하다. 의료진은 환자병실의 모든 표면을 소독하고, 린넨을 교체 및 소독해야 하며, 무엇보다도 환자와의 접촉 전후에 손을 씻어야 한다.

모든 사람들은 호흡기 예절과 손 씻기를 실천해야 한다. 호흡기 에티켓은 인플루엔자, 감기, 결핵, 기타 호흡기 질환의 확산을 통제한다. 원리는 간단하다. 재채기나 기침은 손수건이나 휴지, 혹은 팔 윗부분이나 팔꿈치를 이용해서 해야 한다. 절대 재채기나 기침을 손에 대고 하면 안 된다. 기침을 하거나 재채기를 한 후에는 항상 손을 씻고 휴지를 버려야 한다. 손 씻기는 음식으로 인한 질병뿐만 아니라 호흡계 비말(respiratory droplets)에 의해 감염되는 질병을 예방한다. 식사 전 · 후, 생고기 · 계란을 취급한 후에는 반드시 손을 씻어야 한다.

모든 방법 중에서, 예방접종은 공중보건과 개인 건강을 보호하는 가장 효과적인 방법일 수 있다. 백신접종은 지구에서 천연두를 제거했다. 즉, 감염성 질환을 완전히 퇴치할 수 있는 유일한 방법이다. 백신은 안전하고 효과적이며, 우리가 알고 있는 가장 심각한 질병들 중 일부를 예방한다. 본 장의 뒷부분에서는 흔히 사용되는 백신에 대한 논의가 있다.

혈인성 병원균

미국의 직업안전위생관리국(The Occupational Safety and Health Administration, OSHA)은, 의료산업과 보건과 관련된 직종에 근무하는 560만 명이 HIV, B형간염 바이러스, C형간염바이러스와 같은 혈인성 병원균(bloodborne pathogens)에 직업특성상 노출되는 위험에 있다고 추정하였다. 미국 의료종사자들이 매년 주사바늘에 의한 상해와 다른 경피적 손상을 얼마나 입는지에 대한 정확한 자료는 없지만, 60만에서 80만 명 정도가 이와 같은 상해를 입으며, 이 중 1/2은 보고되지 않는 것으로 추정된다고 한다.

의료진들이 B형간염환자의 주사바늘에 한 번 잘못 찔려서 HBV에 노출된 후, 감염되는 비율은 6%에서 30%

예방 플러스!

손 씻기

질병통제예방센터에 따르면, 손 씻기 하나로도 감염을 효과적으로 예방할 수 있다고 한다. CDC는 다음과 같이 올바른 손 씻기에 대한 지침을 제공한다.

- 손을 물에 적신다.
- 비누로 최소 20초 이상 강하게 문지른다.
- 물로 헹군다.
- 일회용 종이 타월로 깨끗이 닦는다.
- 수도꼭지를 잠그려면 종이 타월을 사용한다.

정도이다. 그러나 이러한 노출은 HBV에 면역되지 않는 의료진에게만 위험하며, HBV 백신을 접종하여 항체가 있거나, 이전에 B형 간염 바리어스에 감염되어 항체가 있는 의료진들은 위험하지 않다. 또한, HBV에 노출되기 쉬운 근로자가 노출되었다면, B형간염 면역글로불린과 HBV 백신접종으로 HBV의 감염 예방에 90% 이상 효과적이다.

주사바늘이나 날카로운 것에 찔려서 C형간염바이러스에 감염된 혈액에 노출되었을 경우, 감염될 위험성은 약 1.8%이다. HCV 백신은 없으며, 노출된 후 감염을 막기 위한 사후 예방법도 없다. HIV에 감염된 혈액에 노출되었을 경우, 감염될 위험성은 0.3%이다. HIV에 대한 백신은 없지만, 직업상 노출 후에 항레트로바이러스 약제의 사용으로 HIV 감염의 가능성은 감소한다.

OSHA 혈인성 병원체 기준은 의료 종사자가 노출되지 않도록 보호하기 위한 것이다. 이 표준은 정기적인 직원훈련과 작업장에서 위험을 전달하기 위한 시스템을 제공한다. 혈인성 병원체가 발생할 가능성이 높은 경우 작

표 3-2 의료 환경에서 환자관리에 대한 표준주의 지침

구성 요소	권장 사항
손 위생	혈액, 체액, 분비물, 배설물, 오염된 물품을 만진 후, 장갑을 제거한 직후, 환자접촉 시 손을 씻는다.
개인 보호 장비(Personal Protective Equipment, PPE)	
장갑	혈액, 체액, 분비물, 배설물, 오염된 물품, 점막 및 손상된 피부를 만지기 위해 장갑을 착용한다.
가운	혈액/체액, 분비물 및 배설물과 의복/노출된 피부에 접촉이 예상되는 경우 시술 및 환자-관리 활동 시 가운을 착용한다.
마스크, 보안경(고글), 얼굴 보호막	혈액, 체액 및 분비물(특히 흡입, 기관 내 삽관)을 유발할 수 있는 시술 및 환자-관리 활동 시 마스크를 착용한다.
오염된 환자-관리 장비	미생물이 다른 사람과 환경에 전달되지 않도록 취급하고, 눈에 띄게 오염된 경우 장갑을 착용하고 손 위생을 수행한다.
환경통제	환자 치료 영역에서 특히 자주 접촉하는 표면, 일상적인 환경관리, 청소 및 소독 절차를 개발한다.
의류 및 세탁물	미생물이 다른 사람과 환경에 전파되지 않도록 처리한다.
주사바늘과 기타 날카로운 기구들	• 사용된 바늘의 재점검, 구부리거나 부러뜨리거나 손으로 조작하지 않는다. • 만약, 바늘에 recapping한다면, 사용이 가능한 안전기능으로, 한 손 만 사용하는 "one-handed scoop technique"을 적용한다. • 날카로운 기구는 펑크방지용기에 보관한다.
기타 실무 작업	
환자소생술	마우스피스, 소생 가방 또는 기타 환기장치를 사용해서 입과 구강 분비물과의 접촉을 방지한다.
환자 배치	• 환자가 감염위험이 증가하거나 환경을 오염시킬 가능성이 있거나 • 적절한 위생 상태를 유지하지 못하거나 • 감염 후 부작용 발생 위험이 높은 경우 • 1인실에 우선순위를 부여한다.
호흡기 위생/기침예절	• 재채기/기침증상 있는 사람은, 입/코를 가리도록 한다. • 사용한 휴지는 분리 배출한다. • 호흡기 분비물에 노출된 손은, 반드시 손 위생을 하도록 한다. • 수술 마스크를 착용한다. • 가능한, 3피트의 공간 분리를 유지한다.

출처: Siegel JD, Rhinehart E, Jackson M, Chiarello L, and the Healthcare Infection Control Practices Advisory Committee, *2007 Guideline for Isolation Precautions: Preventing Transmission of Infectious Agents in Healthcare Settings*. www.cdc.gov/ncidod/dhqp/pdf/isolation2007.pdf

업장은 표준예방조치(표 3-2 ▶)의 지침을 채택해야 한다. 이러한 주의사항은 모든 의료 환경 및 모든 상황에서 적용된다.

병원성 미생물의 개요

인간은 아주 작은 단세포 세균부터 거시적이고 복잡한 벌레까지 다양한 병원균에 감염될 수 있다(그림 3-1 ▶).

바이러스

바이러스(viruses)는 단백질 외막(capsid)으로 둘러싸여 있으며, 중심에 유전물질(RNA 또는 DNA 둘 중 하나)이 있는 감염체이다. 어떤 바이러스에는 숙주세포를 인식하고 부착하는 데 도움을 주는 가시형태의 지질막이 캡시드를 둘러싸고 있다. 바이러스는 형태학적으로 나선형, 막대모양형, 다면체형, 뒤덮인 형태, 복합형으로 나눌 수 있다. 바이러스는 독립적으로 성장, 대사 또는 번식하지 않기 때문에 살아 있는 유기체로 간주되지 않는다. 바이러스는 숙주세포에 들어가서 숙주세포의 에너지, 물질, 소기관들을 사용함으로써 생존할 수 있다.

감기바이러스와 같은 일부 바이러스는 호흡기계 상피세포만을 표적으로 한다. 헤르페스바이러스는 신경조직에서 번식한다. 감염의 징후와 증상은 이러한 숙주세포 안에서 바이러스가 증식하는 방법이나 면역체계가 바이러스 감염에 반응하는 결과에 따라 나타난다. 일부 바이러스는 HIV가 T세포 내에서 감염되어 증식할 때처럼 감염된 세포가 용해하거나 파열되게 한다. 결과적으로 T세포 결핍은 AIDS의 면역결핍으로 이어진다. 다른 바이러스들은 **잠복감염(latent infection)**을 유지하는데, 이 바이러스는 세포 안으로 들어가지만 증식은 하지 않으며, 어떠한 징후나 증상도 유발하지 않는다. 이후에 스트레

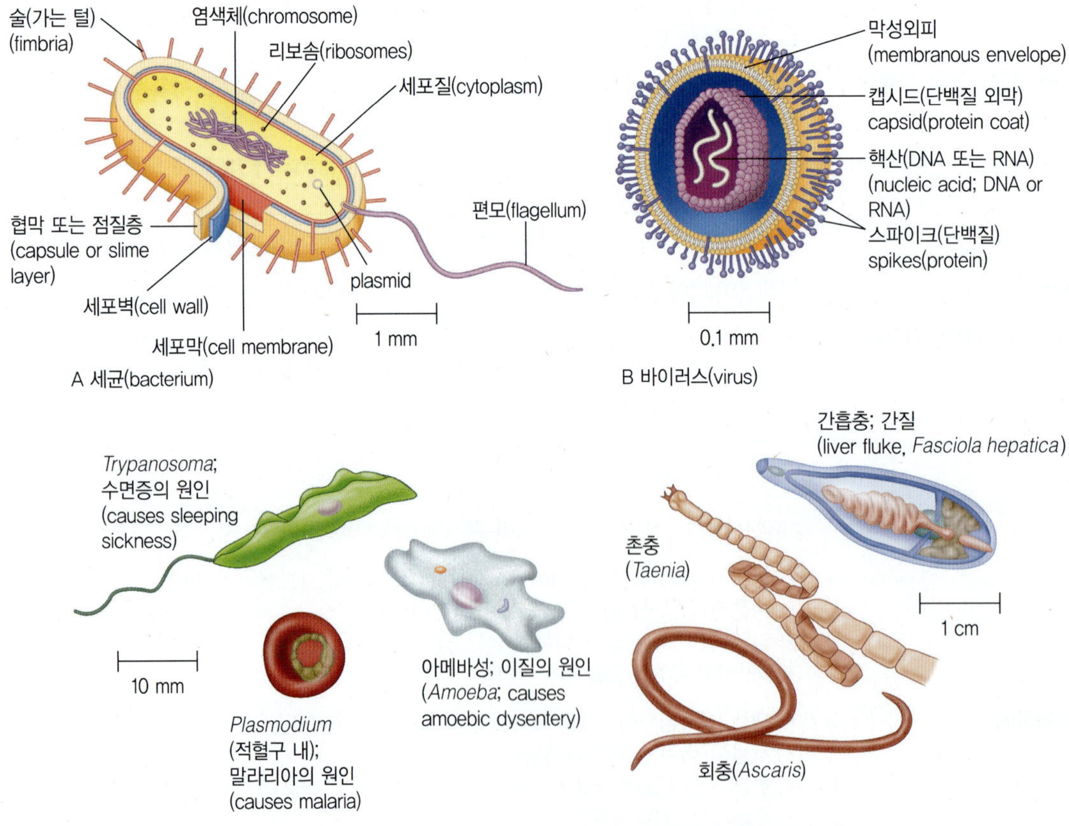

그림 3-1 ▶ 세균(A), 바이러스(B), 원생동물(C), 기생충(D)을 포함한 병원성미생물의 종류

스나 다른 병원체에 대한 감염이 발생하거나 면역체계가 약화되면 이 바이러스가 활성화되면서 증상이 나타나게 된다. 이러한 양상은 헤르페스 감염이 재발하였을 때 볼 수 있다. 또 다른 바이러스들은 바이러스 유전물질이 세포의 성장을 조절하는 유전자를 방해하기 때문에 비정상적인 세포성장을 야기한다. 예를 들어, 인유두종바이러스(human papillomavirus)감염은 자궁경부암과 연관되어 있다.

세균

세균(bacteria)은 현미경으로 볼 수 있는 단세포 유기체이다. 단순한 구조(핵이나 막성 소기관이 없음)와 작은 크기(1~10㎛)는 세균을 다른 단세포 생물과 구별하게 한다. 흔히 단순하다고 묘사되기는 하지만, 세균은 넓고 다양한 서식처에 적응할 수 있다는 점과 사람의 몸을 감염시키고 그곳에서 생존하는 방법이 복잡하게 진화되었다는 점에서 원시적인 것과는 차원이 다르다.

세균은 **세포벽(cell wall)**을 가지고 있으며, 단단한 유기물질층의 세포벽은 부드러운 세포막(cell membranes)을 둘러싸고 있다. 이 벽으로 인해 세균은 특징적인 형태를 보인다. 둥근 모양을 한 세균은 알균(cocci), 막대 모양을 한 세균은 **막대균(bacilli)**, 소용돌이 모양을 한 세균은 **나선균(spirilla)**, 코르크 마개와 같은 모양의 세균은 **스피로헤타(spirochete)**, 쉼표와 같은 모양을 한 세균은 **비브리오(vibrio)**라고 한다. 세포벽은 이들 세포를 보호하며, 세포벽이 붕괴되면 세포가 파열되거나 용해가 된다. 페니실린은 특정 종류의 세균이 세포벽을 제대로 형성하지 못하게 용해한다. 세포벽의 두께와 화학적 구성에 따라서 **그람염색(gram stain)**방법으로 세균을 염색할 수 있다. 그람 염색을 하는 동안 두꺼운 세포벽을 가진 세포는 보라색으로 변하고, 얇은 벽의 세포는 분홍색으로 된다. 이와 같은 기술적 방법들로 세균을 동정(Identification)할 수 있다(그림 3-2 ▶). 세균을 동정하는 것은 정확하게 감염을 진단하고 효과적으로 치료하는 데에 결정적인 역할을 한다.

모양이나 그람염색 특성의 기준에 맞지 않는 클라미디아(chlamydia)나 리케차(rickettsia) 등의 세균들은 세포내 기생생물(intracellular parasites)이다. 클라미디아 트라코마티스(*Chlamydia trachomatis*)는 성전파 감염(sexually transmitted infection)의 원인이 된다. 리케차는 진드기를 통해 감염되며, 발진티푸스(typhus)나 로키산 홍반열(Rocky Mountain spotted fever)과 같은 질환을 일으킨다.

어떤 종류의 세균은 내생포자(endospores)를 생성하는데, 약칭으로 아포(spores)라고 한다. 내생포자는 세균이 건조, 영양소 부족, 고도의 열과 같은 매우 심각한 환경조건에서 살아남도록 한다. 환경이 유리한 조건이 되면, 휴면 내생포자가 발아하여 세균 세포를 생성한다. 내생포자를 생산하는 세균은 파상풍, 보툴리누스증, 탄저균 등이다.

세균은 여러 가지 방법으로 사람에게 질병을 일으킨다. 특히 **내독소(endotoxin)**라는 강력한 독소는 생명을

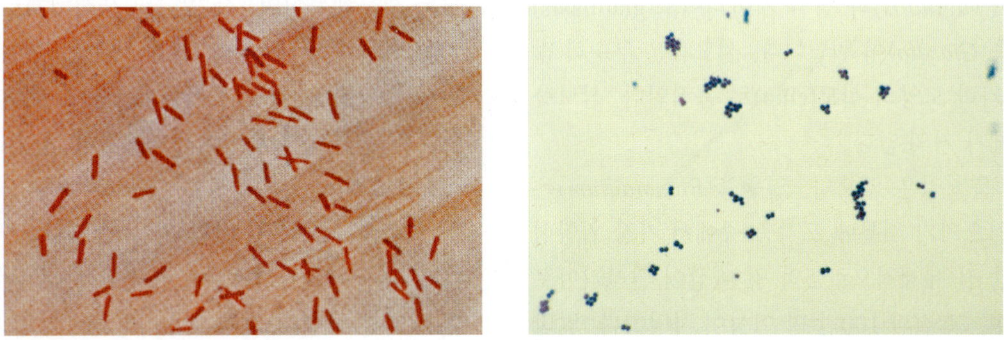

A B

그림 3-2 ▶ 현미경 슬라이드에 나타난 그람염색 세균. (A) 분홍색 막대 모양 세포가 *Escherichia coli*(Courtesy of the CDC, 1979). (B) 보라색 알균은 *Staphylococcus aureus*. (©SIU BioMed/Custom Medical Stock Photo)

위협하는 쇼크를 일으킨다. 이러한 독소는 그람음성균이 죽을 때 조직으로 방출된다. 어떤 세균은 정상적인 생리작용을 방해하는 다른 종류의 독소를 생산한다. 예를 들면, 파상풍(tetanus)은 클로스트리듐 테타니(*Clostridium tetani*)에 의해 생성된 독소 때문에 발생한다. 파상풍 독소의 특징은 근육세포가 이완하는 능력을 방해하여 근육을 마치 얼음처럼 단단하게 강직시킨다. 다른 독소로 효소는 세균이 조직에서 확산되게 하고 영양분을 얻도록 한다.

원생동물

원생동물(protozoa)은 단세포 진핵 미생물이다. 세균보다 훨씬 크고, 핵과 다른 막성 소기관들과 같은 복잡한 내부구조를 가지고 있다. 원생동물은 거의 모든 서식지에서 발견되며, 대부분은 질병을 일으키지 않는다. 그러나 특정 조직을 침입하여 파괴하거나, 염증반응을 일으켜 손상시킬 수 있다. 원생동물은 **아메바(amoeboid)**, **편모충(flagellate)**, **섬모충(ciliate)** 및 **포자충(sporozoan)**으로 분류된다.

아메바는 **위족(pseudopodia**; false feet는 "거짓 발"이라는 뜻의 그리스어)이라는 세포막의 확장을 통해서 이동한다. 의학적 관심 대상이 되는 아메바는 대변에 오염된 음식이나 물에서 장내 감염의 원인이 되는 아메바이질(*Entamoeba histolytica*)이다. 편모충은 한 개 혹은 그 이상의 채찍 모양 부속물인 편모(flagella)를 사용하여 움직인다. 이 분류에 속하는 병원균에는 성전파감염으로 트리코모나스증(trichomoniasis)의 원인인 질편모충(*Trichomonas vaginalis*)과 장염 기아디아스(giardiasis)는 람블편모충(*Giardia*)이 원인이다. 섬모충은 무수히 많고 짧은 머리카락 모양의 **섬모(cilia)**로 움직인다. 섬모충 중에는 병원체가 거의 없다.

포자충은 움직임은 없으나, 열원충(*Plasmodium*)은 말라리아를 일으키기 때문에 포자충 중에서 가장 위험성이 크다. 매년 전 세계적으로 5억 명 이상이 말라리아로 심하게 아프며, 그 결과 100만 명 이상이 사망한다. 말라리아는 주로 아프리카에서 유아, 어린이, 임산부의 사망 원인이다. 열원충(*Plasmodium*)은 감염된 모기에 물려서 감염된다.

진균류

진균류(fungi)는 단세포 또는 다세포 유기체이며, **키틴(chitin)**이라는 다당류를 함유하고 있다. 진균류는 주변 환경으로부터 영양분을 흡수할 수 있는 **균사체(mycelia)**라는 불리는 가는 실 모양으로 분화된다. 또한 알레르기를 일으키는 물질로 잘 알려진 **포자(spore)**를 형성하여 증식한다.

진균감염은 **진균증(mycoses)**으로 잘 알려져 있다. 많은 진균들은 기회감염(opportunistic infections)으로, 건강한 인체조직은 진균감염에 비교적 저항력이 강하지만, 특정한 상황에서는 쉽게 감염될 수 있다. 예를 들어, 진균는 건강한 조직보다 손상된 조직을 더 쉽게 감염시킬 수 있다. 또한 면역반응이 제대로 일어나지 않는 숙주는 진균감염에 저항하기가 힘들다. 진균은 독소를 생산하거나 정상적인 장기 구조와 기능을 방해하고, 염증이나 알레르기 반응을 유발하여 질병을 일으킨다. 칸디다증(candidiasis)은 효모균 *Candida albicans*에 의해 발생하는 피부나 점막의 기회감염이다. 폐에 기회감염의 원인이 되는 *Pneumocystis jirovecii*는 에이즈 진단의 지표가 되는 질병 중의 하나이다. 다른 진균들은 피부, 머리카락, 손발톱의 다양한 백선감염을 포함을 한다.

연충

연충(helminth)은 기생충(parasitic worms)이다. 연충은 다른 동물들처럼 운동성이 있는 복잡한 다세포적의 움직이는 생물체들이며, 잘 발달된 생식체계로 많은 수의 자손을 생산해 낼 수 있다. 또한 새로운 숙주를 감염시키기 위한 복잡한 라이프 사이클과 전략으로 진화해 왔으며, 이러한 생물체에 의한 감염을 **체내 침입(infestation)**이라고도 한다.

회충(ascaris)은 14억 명을 감염시킨 것으로 추정된다(그림 3-3 ▶). 회충은 전 세계적으로 발견되지만, 열대 지역과 아열대 지역에서 가장 많다. 회충의 알은 사람의 배설물에 오염된 흙이나 흙에 오염된 익히지 않은 음식에서 발견되며, 이 알을 섭취하는 사람은 감염된다. 알

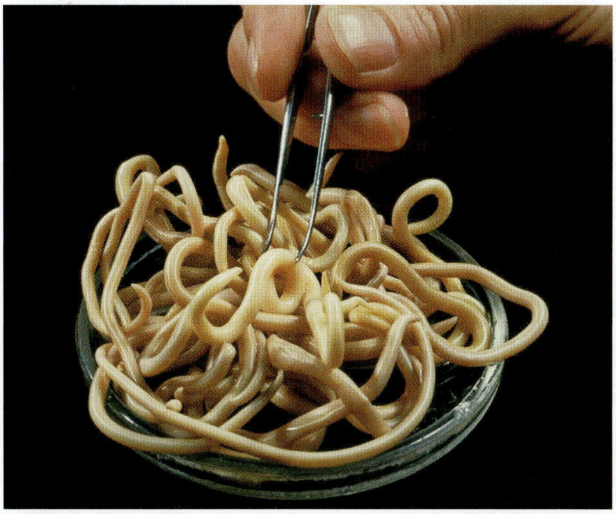

그림 3-3 ▶ 회충. (Sinclair Stammers/Science Photo Library/Photo Researchers, Inc.)

은 소장에서 유충으로 부화되어 성충으로 자란다. 암컷 성충은 알을 낳아 대변과 함께 방출되게 한다. 일반적으로 감염이 되어도 무증상이다. 진단으로 대변 샘플을 이용하며, 약으로 치료가능하다. 예방에는 화장실 이용, 손 씻기, 위생적인 분변 처리, 먼지와 흙으로부터 음식물 보호, 철저한 세척 등이 포함된다.

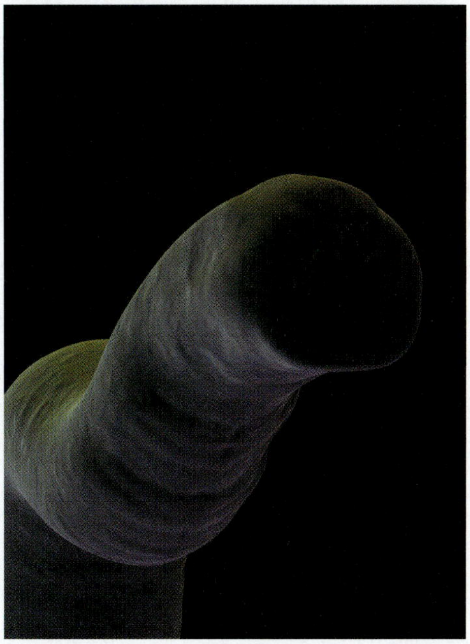

그림 3-4 ▶ 아메리카 구충(*Necator americanus*). 입 주위의 날카로운 부분으로 숙주의 혈관을 찢어서 열 수 있다. (©David Scharf/Peter Arnold, Inc.)

아메리카 구충(*Necator americanus*)과 같은 **구충(hookworms)**은 빈혈과 단백질 영양실조를 일으키는 주요 원인이며, 열대지역의 개발도상국에서 약 7억 4천만 명의 사람들을 감염시키는 것으로 추정된다(그림 3-4 ▶). 가장 많은 감염사례의 발생지역은 사하라 사막 이남의 아프리카, 중남미, 동남아시아, 중국이다. 구충의 유충은 발, 손, 팔 또는 다리의 피부에 침투하여, 소장으로 이동해서 성충으로 자란다.

암컷은 하루에 수천 개의 알을 낳고, 알은 배설물과 함께 배출되어 물에서 유충으로 부화되며, 새로운 숙주로 들어간다. 구충에 감염되어도 특별한 징후나 증상은 없다. 진단으로 대변 샘플을 이용하며, 약으로 치료가능하다. 예방은 맨발로 걷지 않기, 화장실 이용하기, 농업에 사람의 배설물이나 처리 전의 생오수를 비료로 사용하지 않는 것이 포함된다.

*Enterobius vermicularis*은 요충(pinworm)으로, 전 세계적으로 약 2억 명의 사람들을 감염시키고, 미국에서는 가장 흔한 기생충 감염이다(그림 3-5 ▶). 암컷 요충은 항문 주변 피부에 이동하여 매우 강한 가려움증을 유발하는 물질을 분비해서 숙주를 자극한다. 그 부위를 긁게 되면, 요충의 알이 손가락으로 이동한다. 또한 의류, 장난감, 욕조에 옮겨질 수 있고 인체 밖에서 2~3주 정도 생존할 수 있다. 사람이 알을 섭취하게 되면 소장에서 유

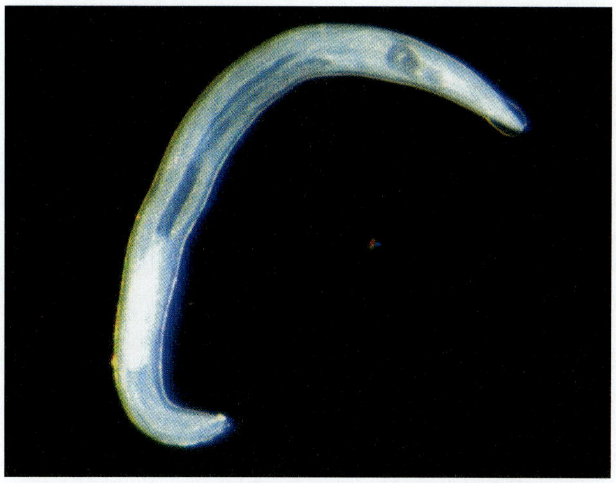

그림 3-5 ▶ 요충의 성충. (Newscom/Custom Medical Stock Photo)

충으로 부화해서 대장으로 이동하여 짝짓기를 한다. 요충증(enterobiasis)감염은 그레이엄 접착테이프(graham sticky-tape) 방법으로 진단한다. 아침에 항문 주변 피부에 투명테이프를 붙여 놓으면, 요충의 알을 얻을 수 있고, 요충의 존재 여부를 현미경으로 검사한다. 치료는 약물과 알을 사멸시키기 위해서 의복, 침구를 철저하게 세탁하는 것이 포함된다. 예방은 몸을 청결히 하기, 침구와 의류를 자주 교체하고 세탁하기, 손톱 다듬기, 그리고 맨손으로 항문 부위를 긁지 않도록 하는 것이 포함된다.

프리온

프리온(prion)은 단백질 감염성 입자의 줄임말로, 단백질로만 구성된 감염성 물질이다. 프리온은 동물과 인간에서 해면뇌병증과 같은 많은 질병을 유발하고, 이 질병은 뇌에 알 수 없는 구멍을 생기게 한다. 소에게 영향을 미치는 것으로 잘 알려진 프리온병(prion diseases)은 흔히 광우병(mad cow disease)이라고 한다. 지금까지 알려진 모든 프리온병은 뇌세포의 정상 단백질의 형태가 비정상적으로 접혀져서, 뇌나 다른 신경조직의 구조에 영향을 주어 뇌 손상을 초래한다. 프리온병은 일반적으로 빠르게 진행되며, 현재로서는 치료할 수 없는 치명적인 질병이다. 인간프리온병(Human prion diseases)에는 크로이츠펠트-야콥병(CJD), 가족성 크로이츠펠트-야콥병(FCJD), 쿠루(kuru)가 있다. CJD는 가장 일반적인 인간프리온병이지만, 100만 명 중 1명 정도로 드물게 발생한다.

예방 플러스!

여행자를 위한 조언

해외로의 여행? 감염성 질환으로부터 당신이나 당신의 가족을 어떻게 지켜야 하는지 생각해 본 적 있나요? 다른 나라에서 당신은 면역력이 없는 감염성 질환을 만날 수 있습니다. 당신은 백신이나 예방약이 필요할까요? 미국 조지아주 애틀랜타의 질병통제예방센터(Centers for Disease Control and Prevention Centers for Disease Control and Prevention)는 여행자들에게 조언할 수 있는 웹사이트를 운영하고 있습니다. 항공편을 예약하기 전에 www.cdc.gov에서 감염성 질환에 대한 최신 정보를 확인하시오.

비판적 사고

1. 백신이 작용하기까지는 시간이 필요합니다. 여행하기 며칠 전에 백신을 접종해야 하는지 설명하시오.
2. 해외 거주 중인 친척이 국내(미국) 여행을 계획 중이라면, 그들이 미국에 머무는 동안 감염성 질환에 대해 알아야 할 것은 무엇입니까?

감염성 질환의 치료

감염성 질환의 효과적인 치료는 원인 병원체의 유형에 달려 있다. 세균 감염은 다양한 항생제(antibiotics)를 사용하여 치료할 수 있다. 일부 항생제는 세균의 독특한 세포벽에 작용한다. 페니실린과 관련 약물은 세포벽에 작용하며, 특히 그람양성균을 통제하는 데 유용하다. 어떤 항생제는 세균의 세포막을 표적으로 세포용해를 일으킨다. 다른 항생제는 세포의 단백질 합성과정에 작용하는데, 이는 세균 단백질 합성에 관련된 리보솜과 효소가 사람의 세포와는 완전히 다르기 때문에 효과적이다. 또 다른 항생제는 세균 대사나 DNA와 RNA 합성을 방해한다. 항생제 내성은 세균 감염 발생률이 증가하는 데 중요한 역할을 한다.

올바른 항생제의 사용으로 **항생제 내성(antibiotic resistance)**이 발생하는 것을 예방할 수 있다. 내성은 세균이 항생제에 적응하게 되면서, 세균 개체군에서 일반화될 때 생기며, 항생제의 효과가 없게 된다. 특히 일부 포도알균 종, 사슬알균 종, 장알균 종은 여러 항생제에 대한 내성이 진화하고 있다. 이러한 병원균들 중 일부는 MRSA(meticilin-resistant *Staphyloccus aureus*)와 VRE(vancomycin-resistant enterococci)와 같은 독특한 명명을 얻게 되었다.

CDC는 항생제 내성을 방지하기 위한 실행 안의 채택을 권고하고 있다. 가장 중요한 것은, 항생제는 세균 감염에만 사용되어야 한다. 유행성 감기와 같은 많은 감염들은 바이러스성이며, 항생제로 치료될 수 없다. 일부 바이러스성 질환은 세균 감염과 유사한 형태를 보인다. 예를 들어, 목이 따끔거리는 인두염은 A군연쇄구균(Group A streptococci)에 의해서는 적은 비율로 15% 정도에서만 유발한다. 대부분의 인후염은 바이러스성 감염에 의해 발생하는데, 그 중 일부는 증상과 증후들이 부종과 발적을 포함하기 때문에 인후염을 가깝게 모방한다. 만약 항생제가 이들 다수의 바이러스 감염에서 사용된다면,

세균의 개체수는 그 항생제에 대한 내성을 발달시키고, 진화할 가능성이 더 높을 것이다. 질병통제예방센터는 항생제를 처방하기 전에, 의사들에게 A군연쇄구균의 존재를 확인하기 위해서, 목 안에서 면봉으로 검체를 채취하고, 연쇄구균의 항원검사를 신속하게 실시하도록 하였다. 적절한 처방으로 항생제를 선택해야 하며, 가이드라인이 의사들 사이에 공유되고 갱신되어서, 특정 감염에 대하여 가장 효과적인 항생제와 양을 사용하도록 하여야 한다. 환자는 처방에 따라, 항생제를 복용해야 하며, 처방된 기간을 중단하여 항생제를 남겨서는 안 된다.

바이러스는 세균와 같은 세포벽이나 세포막이 없으며, 대사나 단백질합성시스템이 없어서, 항생제에 민감성이 없다. 일부 항바이러스제는 DNA나 RNA를 모방한 물질인 **핵산유사체(nucleic acid analogues)**로 작용하여, 세포 내의 바이러스 증식을 방해한다. 이러한 유사성은 세포가 바이러스 유전물질을 제조하는 데 사용되지만, 정상적인 DNA나 RNA 기반으로는 기능하지 않는다. 따라서 바이러스들은 정확하게 복제되지 않고, 결국 수가 줄어들어 제거된다. 다른 항바이러스제제는 세포 내부의 새로운 바이러스 입자의 조립을 방해하거나, 바이러스가 숙주세포에 부착하는 것을 방해하여, 질병이 시작되기 전에 감염을 예방한다.

항진균제는 진균의 세포벽이나 세포막을 표적으로 하지만, 인체 세포에도 영향을 미쳐서 심각한 독성 부작용이 나타날 수 있다. 국소적인 약물은 위험성이 적으면서 손톱 감염이나 백선과 같은 피부 감염에 효과가 있다. 그러나 전신 감염의 경우에는 심각한 부작용을 수반하기 때문에, 전신 치료는 주의 깊은 약물투여와 부작용에 대한 관찰이 필요하다.

원충류 감염의 치료는 단백질 합성이나 물질대사를 방해하는 약물을 투약한다. 일부 항생제는 원충류 감염의 치료제로 사용될 수 있다. 장내 기생충은 근육을 마비시키거나 신진대사를 방해하는 약물에 취약하다.

효과적인 치료법이 발견되어 많은 중요한 감염에 사용되었지만, 아직 특정한 문제들이 남아 있다. 한 가지 복잡한 문제는 저항성 미생물이 진화할 수 있어서 기존의 치료법이 무용지물이 된다는 것이다. 또 다른 어려움은 일부 치료에는 허용할 수 없는 독성 부작용이나 알레르기가 동반된다는 것이다. 이러한 이유로 특정 질환의 장기 관리를 위해 예방 조치가 최선의 선택이다.

신흥 감염성 질환과 재출현 감염성 질환

1963년, 의사 T. Aidan Cockburn은 "감염성 질환의 진화 및 퇴치(*The Evolution and Eradication of Infectious Diseases*)"에서, "멀지 않은 미래에 우리는 감염성 질환으로부터 상당히 자유로워질 것으로 확신을 갖고 기대한다. 실제로 얼마 지나지 않아, 모든 주요 감염성 질환이 사라질 것으로 예측하는 것은 타당성 있다."라고 하였다. 그러나 감염성 질환은 빠르게 전파될 뿐만 아니라, 새로운 감염성 질환이 예전에 비해 더 빨리 발생하는 것 같다. 1970년대 이후로 새로 나타난 감염성 질환은 매년 1건 이상으로 예기치 않은 속도로 발생하고 있다.

최근에 발생한 **신흥 감염성 질환(emerging infectious disease)**은 이전에 알려지지 않은 질병이나, 지난 20년 동안 사람에게서 발병률이 크게 증가한 알려진 질병이 포함된다. 표 3-3 ▶은 최근 발생한 감염성 질환이다. 재발성 감염성 질환(reemerging infectious disease)은 발병률이 상당히 감소한 후에, 다시 발생하는 질병이다. 표 3-4 ▶는 재출현 감염성 질환(reemerging infectious diseases)이다. 인간의 인구통계 및 행위, 기술과 산업, 경제발달과 토지의 이용, 국제 여행과 무역, 미생물의 적응과 변화, 공중 보건 조치의 실패, 기후 변화 등이 신종 감염성 질환과 재발생 감염성 질환의 발생에 영향을 줄 수 있다.

강조한 바와 같이, 인간의 행위(예: 백신 접종의 실패)는 감염성 질환의 재발생에 영향을 줄 수 있다. 전 세계적으로 매년 2천만 명 이상의 사람들이 홍역에 의해 영향을 받는다. 최근 몇 년간, 홍역은 전 세계적으로 약 164,000명의 사망자를 냈다. 소아의 높은 홍역감염과 사망률이 지속하는 주된 이유는, 모든 유아에게 적어도 1회 분량의 홍역 백신도 제공하지 못하기 때문이다. 홍역 예방접종률이 95%로 정도로 높은 국가는 홍역의 발생이 매우 낮다. 미국에서는 심각한 감염성 질환은 예방접종으로 통제하기 때문에, 많은 부모들은 백신예방접종으로 예방할 수 있는 질병에 대해서는 더 이상 걱정을 하지 않는다. 그러나 이것이 아이들과 다른 사람들을 심각한 감

표 3-3 1973년 이후 확인된 병원성 미생물

미생물	유형	질병
Rotavirus	바이러스	영아 설사
Ebola virus	바이러스	급성 출혈성 열
Legionella pneumophila	세균	재향 군인병
Human T-luymphotrophic virus I	바이러스	T세포 림프종/백혈병
Toxin-producing Staphylococcus aureus	세균	독소 쇼크 증후군
Escherichia coli 0157:H7	세균	출혈성 대장염; 용혈성 요독 증후군
Borrelia burgdorferi	세균	라임병
Human immunodeficiency virus	바이러스	후천성면역결핍증후군
Helicobacter pylori	세균	소화성 궤양
Hepatitis C	바이러스	간염
Vibrio cholerae 0139	세균	콜레라
Hanatvirus	바이러스	호흡곤란증후군
Cryptosporidium	원생동물	장 질환
nvCJD	프리온	변종 크로이츠펠트-야곱병
HVN1	바이러스	독감
Nipah	바이러스	중증 뇌염
SARS coronavirus	바이러스	중증급성호흡기증후군

표 3-4 재발생 병원균

미생물	유형	질병
Paramyxovirus	바이러스	볼거리(유행성귀밑샘염)
Streptococcus, group A	세균	급성인후염, 농가진
Staphylococcus aureus	세균	피부&외과적 상처 감염
Clostridium difficile	세균	위막성 대장염
Enterovirus 71	바이러스	손, 발, 입 질병(수족구증)
Coccidioides immitis	곰팡이	계곡열
Mycobacterium tuberculosis	세균	결핵
Vibrio cholerae	세균	콜레라
Plasmodium	원생동물	말라리아
Dengue virus	바이러스	뎅기출혈열

염에 노출시킬 수도 있다. 예를 들어, 1991년에 필라델피아에 있는 한 학부모 단체는 자녀들에게 예방접종을 하지 않기로 결정했다. 그 결과, 아이들은 8명의 사망, 700명 이상의 홍역감염의 발생 원인이 되었고, 감염대상은 대부분 어린이들이었다.

기후 변화는 모기나 파리 같은 절지동물매개체의 번식 범위를 변화시킨다. 말라리아, 뎅기열, 황열병은 모두 모기에 의한 감염으로 기후에 민감하다. 말라리아가 풍토병인 지역에서도 온도가 더 올라가거나 내려가면 발생률이 떨어진다.

라임병(Lyme disease)은 사슴 진드기에 의해 감염되는 신종 세균성 질병이다. 미국 북동부의 농경지 상당 부분이 숲이 되고, 사슴의 개체 수가 폭발적으로 증가한 후 라임병은 두드러지게 되었다. 그 후 도시 중심지가 성장함에 따라 인간과 사슴은 필연적으로 더 많은 빈도로 접촉하게 되어서 라임병 진드기는 인간과 애완동물과 충분히 접촉할 수 있었다.

최근 나타나고 있는 항미생물 저항성은 미생물의 적응 가능성을 보여주는 것이다. XDR−TB는 광범위 약제내성 결핵(extensively drug−resistant tuberculosis)의 약칭이다. 전 세계적으로 3:1, 세 명 중 한 명은 잠복 결핵균에 감염된다. 이 세균이 활동성이 되면 결핵에 감염되는 것이다. 결핵균은 HIV/AIDS, 노화, 또는 면역력을 감소시키는 의학적 조건의 결과로 활동성이 된다. 결핵은 보통 4개의 표준, 즉 1차 항결핵 약제로 치료할 수 있다. 그러나 만약 이러한 약들이 잘못 사용되거나, 충분히 사용되지 않거나, 잘못 관리된다면, 다약제내성 결핵(MDR−TB)이 발생할 수 있다. MDR−TB는 2차 약물로 치료해야 하며, 투약기간도 길고, 고가의 약물비용과 부작용도 많다. XDR−TB는 2차 약물이 잘못 사용되거나 관리될 때 발생할 수 있으므로 효과가 없을 수 있다. XDR−TB는 1차 및 2차 약물에 내성이 있기 때문에 치료적 선택요건이 심각하게 제한된다. 따라서 결핵은 올바른 관리가 중요하다. 장구균, 포도알균, 사슬알균, HIV, plasmodium(말라리라)의 다제 내성 변종이 점점 세계적인 위협이 되고 있다.

해외여행도 감염성 질환의 발생 원인이 되고 있다. 중증급성호흡기증후군(SARS)은, 2003년 2월 아시아에서 처음 보고된 사스관련 코로나바이러스(SARS−CoV)로 coronavirus에 의한 바이러스성 호흡기 질환이다. 그 후 몇 달 동안, SARS는 북미, 남미, 유럽, 아시아의 20여 개국가로 퍼졌다.

백신으로 예방 가능한 소아 질환

미국에서 백신으로 예방이 가능한 아동기 감염성 질환의 발생률은 낮은 편이다. 그러나 세계적인 양상은 그 차이가 매우 크다. 매년, 전 세계의 140만 명의 아동이 백신으로 예방이 가능한 질병으로 5세가 되기 전에 사망한다.

홍역(measles)은 홍역바이러스(rubeola virus)에 의해 발생하는 감염성이 강한 질병이다. 홍역바이러스는 감염경로는 호흡기 비말(respiratory droplets)이나 공기매개 전파에 의해 퍼진다. 초기의 징후와 증상으로는 발열, 기침, 콧물, 피로 등이 있으며, 이후에 보통 머리에 발진(rash)이 나기 시작에서 몸 전체로 퍼진다(그림 3−6▶). 코플릭반점(Koplik spots)이라는 회색반점(grayish spots)은 발진이 나타나기 전에 구강 안에서 나타나기도 한다. 진단은 감염원에 노출된 기왕력, 코플릭반점, 발진 등을 기준으로 한다. 홍역의 치료 방법은 없으며, 일반적으로 7~10일 정도 진행한다. 치료는 지지요법으로 진통제와

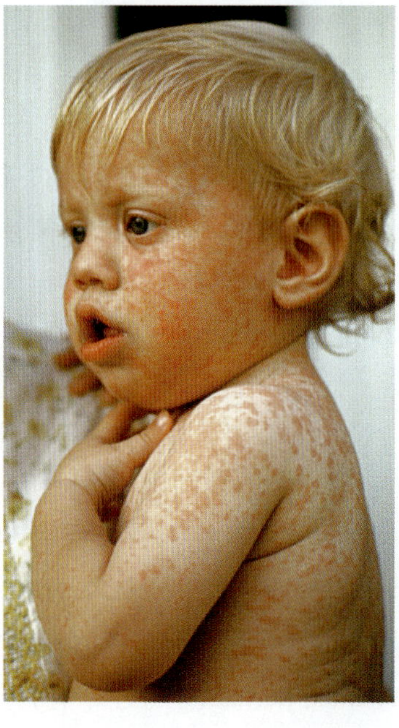

그림 3−6 ▶ 홍역 발진 (©Lowell Georgia/Science Source/Photo Researchers, Inc.)

해열제가 증상을 완화시켜 준다. 홍역은 MMR(measles, mumps, rubella) 백신의 일부이다.

볼거리(mumps, 유행성귀밑샘염)는 paramyxovirus에 의해 발생하며, 호흡기 분비물이나 타액과 접촉하거나 매개물을 통해 전파된다. 볼거리는 두통과 식욕 감퇴 및 103°F(39°C)의 열로 시작할 수 있다. 볼거리의 특징으로는 침샘 중 가장 큰 귀밑샘의 부종과 통증이 있다. 사춘기와 성인 남성에서는 고환염을 유발할 수 있다. 진단은 감염원에 노출된 기왕력, 징후와 증상을 토대로 진행한다. 치료는 지지요법으로 진통제와 해열제가 증상을 완화시켜 준다. 볼거리는 MMR 백신 중의 하나이다.

풍진(rubella; 독일형 홍역, 3일 홍역)은 풍진바이러스에 의해 발생한다. 풍진바이러스는 감염성이 높고, 호흡기 비말이나 공기매개전파에 의해 감염되며, 임산부로부터 태아로 감염될 수도 있다. 임신부에게서 풍진이 발생하면 선천성 풍진증후군을 일으킬 수 있으며, 발육하는 태아에게는 치명적인 결과를 초래할 수 있다. 풍진에 감염되었다 하더라도 징후나 증상이 거의 나타나지 않은 경우가 많다. 일부 풍진환자들은 분홍색이나 옅은 붉은 반점의 발진을 나타내는데, 이 발진들이 합쳐져 균일한 색상의 조각을 형성한 것처럼 보인다. 10대와 성인에서 흔히 나타나는 다른 징후와 증상에는 두통, 식욕감퇴, 경도의 결막염(안구와 눈꺼풀 안쪽 면의 염증), 코 막힘이나 콧물, 림프절 부종, 관절의 통증과 부종(특히 젊은 여성에서)이 있다. 진단은 바이러스에 대한 노출 경력, 증후와 증상, 풍진바이러스에 대한 인후배양을 통해 이루어진다. 치료는 지지요법으로 진통제와 해열제가 증상을 완화시켜 준다. 풍진은 MMR의 일부이다.

백일해(whooping cough)는 *Bordetella pertussis*에 의해 유발되는 감염성이 높은 세균성 감염이다. 감염경로는 호흡기 비말과 접촉이다. 백일해의 초기 징후와 증상에는 콧물, 재채기, 가벼운 기침, 미열이 있다. 감염 1~2주 후에 기침은 환자가 숨을 쉴 때, 윙윙거리는 소리가 들린다. 징후와 증상, 코와 인후의 세균 배양을 통해서 진단하며, 항생제로 치료한다. 백일해는 DTP(diphtheria, tetanus, pertussis) 백신의 일부이다.

디프테리아(diphtheria)는 *Corynebacterium diptheriae*에 의해 발생되는 감염성이 강한 세균성 질병으로, 주로 호흡용 물방울에 의해 전파되며, 의류, 침구 등의 매개물에 의한 감염은 드물다. 초기 징후와 증상으로는 미열과 목의 통증이다. 이 세균은 코, 목, 기도에 두꺼운 막을 형성하고 독소를 생성하여 호흡곤란과 연하곤란을 일으킨다. 혈류 내의 독소는 심장, 신장, 신경계에 손상을 입힐 수 있다. 치료를 받지 않으면, 최대 50%가 사망을 한다. 진단은 인후 배양을 기반으로 하며, 치료에는 항생제와 항독소가 포함된다. 디프테리아는 DTP 백신의 일부이다.

파상풍(tetanus)은 *Clostridium tetani*에 의한 세균성 감염이다. 세균은 오염된 흙, 동물 분변에 있다가 상처를 통해 몸에 침입한다. 일단 세균이 체내에 들어오면, 신경계(nervous system)에 영향을 주는 독소를 분비하여 목 경직, 턱 잠김(lock jaw), 근육 경련, 삼키기 곤란 등을 일으킨다. 진단은 의심이 되는 감염원에 접촉 여부, 징후 및 증상에 기초한다. 치료는 항생제 및 파상풍 독소를 중화시키기 위한 파상풍 면역글로불린 주사가 포함된다. 파상풍은 DTP 백신의 일부이다.

수두(chickenpox)는 varicella zoster virus에 의한 감염성이 높은 바이러스성 감염이다. 전 세계적으로 매년 6,000만 명이 수두에 감염되는 것으로 추정한다. 이 바이러스는 비말과 직접 접촉을 하거나 공기감염을 통해 퍼진다. 초기 증상은 콧물이나 코막힘, 재채기, 열, 기침이다. 며칠 후, 주로 가슴과 얼굴에 가려운 발진이 나타난다(그림 3-7 ▶). 처음에 발진은 분홍 빛 점처럼 보인 점으로 보였다가 빠르게 수포로 변한다. 24시간에서 48시간 후에 수포 속의 맑은 액체는 혼탁하게 되고 딱지가 생긴다. 수두의 수포는 물결모양에서 껍질이 생기고, 이후에는 새로운 수포가 나타나기도 한다. 초기 발진이 나타나서 모든 수포가 터져 딱지가 생기기 전, 48시간까지 감염성이 있다. 수두 바이러스 접촉 여부, 발진 양상을 통해 진단한다. 치료는 지지요법으로 긁지 않도록 하고(옥수수 전분 가루, 칼라민 로션, 베이킹 소다 목욕 등으로 조절), 진통제, 해열제로 치료한다. 수두는 예방접종 백신이 있다.

Haemophilus influenzae type b (Hib)는 수막염과 폐렴의 원인이 되는 세균이다. 매년 약 8백만 건의 감염사례가 발생하여 어린이들 371,000명이 사망한다. 이 세균

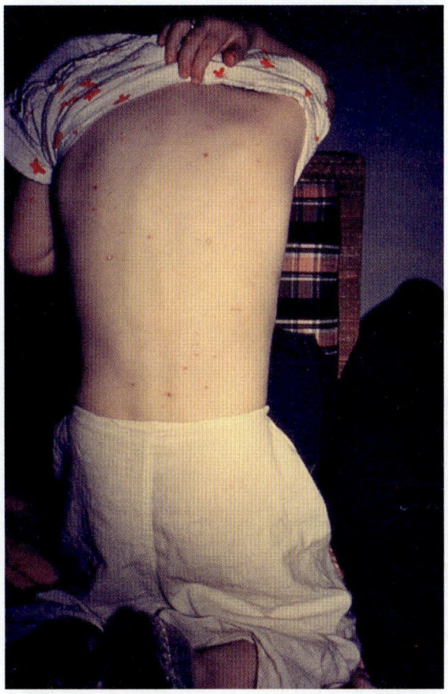

그림 3-7 ▶ 수두 발진. (Centers for Disease Control and Prevention [CDC]/Ann Cain)

은 인간의 호흡기에 서식하며, 건강한 사람의 코와 인후를 통하여 90% 정도가 감염된다. 호흡기 비말(respiratory droplets)감염이며, 징후와 증상은 기침, 발열, 오한, 식욕부진, 극도의 졸림, 심한 두통과 목이나 등에 경직이 있다. 더 심각한 징후는 정신적 혼돈, 경련, 쇼크, 혼수상태이다. 징후와 증상, 요추천자, 세균배양을 통해 진단한다. 항생제 치료와 Hib의 예방백신이 있다. 1990년 백신이 도입된 이후, 영유아들의 Hib 감염 발생률은 99% 감소하여 10만 명당 1명 정도이다.

회색질 척수염(poliomyelitis)은 polio virus에 의해 소아마비가 발생한다. 감염경로는 사람들 간의 직접 접촉이나 감염성 타액이나 대변에, 오염된 하수나 물에 접촉하여 발생한다. 소아마비는 약 95%의 사례에서 무증상이다. 증상이 있는 경우, 비마비성과 마비성 소아마비의 두 가지 형태로 나타난다. 비마비성 소아마비 환자는 마비가 생기지 않고, 징후와 증상은 인후염, 열, 메스꺼움, 구토, 변비를 포함할 수 있다. 비마비성 무균수막염은 비마비성 소아마비의 또 다른 유형이다. 감기 같은 징후와 증상 외에 목, 등, 다리가 경직된다. 마비성 폴리오는 소아마비는 0.1~2% 정도로 발생한다. 일반적으로 열이 나타나면서 시작되고, 며칠 후 다른 증상으로는 두통, 목과 등의 경직 및 변비가 잘 나타난다. 급성 이완성마비는 사지가 흐느적거리는 것처럼 보이는데, 이 증상은 갑자기 나타나며, 일반적으로 한쪽에만 나타난다. 양쪽이 모두 영향을 받은 경우에도 한 쪽은 다른 쪽에 비해 더 심하게 나타난다. 진단은 이 바이러스에 노출 여부, 징후와 증상, 목이나 분변에서 추출한 바이러스 배양, 신경계가 관여된 경우에는 요추천자를 한다. 지지요법과 진통제로 치료하며, 소아마비 백신이 있다.

폐렴연쇄구균(*Steptococcus pneumoniae*)은 수막염과 상기도와 하부기도의 호흡기 질병의 원인이 되는 세균이다. 전 세계적으로 매년 5세 미만의 어린이 100만 명이 사망한다. 폐렴연쇄구균은 인구의 약 1/2 정도에서 상기도에 존재하며, 호흡 비말에 의해 감염된다. 징후와 증상은 발열, 오한, 두통, 귀 통증, 기침, 가슴 통증, 방향감각장애, 호흡곤란 등과 때로는 목의 경직이 있을 수 있다. 진단은 체액의 세균배양을 기본으로 한다. 항생제 내성의 문제가 있으나 항생제로 치료하며, 폐렴연쇄구균 백신을 사용할 수 있다.

자료

Centers for Disease Control and Prevention: www.cdc.gov

Occupational Safety and Health Administration : www.osha.org

National Institute of Allergy and Infectious Disease: www.niaid.nih.gov

World Health Organization: www.who.org

질환 한눈에 보기

병원체

질환	병인	징후와 증상
회충 (*Ascaris*)	회충증	무증상 (심한 감염은 예외)
아메리카 구충 (*Necator americanus*)	빈혈과 단백질 영양 실조	무증상
요충 (*Eenterobius vermicularis*)	요충증	가려움
홍역 바이러스 (rubeola virus)	홍역	열, 기침, 콧물, 피로, 코플릭반점, 발진
파라믹소 바이러스 (paramyxovirus)	볼거리	열, 두통, 식욕감퇴, 귀밑샘 부종과 통증
풍진바이러스 (rubella virus)	풍진(독일 홍역)	무증상일 수 있음; 발진; 십대와 성인에서 두통, 식욕부진, 가벼운 결막염, 코 막힘이나 콧물, 림프절 부종, 관절의 부종과 통증
백일해 (*Bordetella pertussis*)	백일해	콧물, 재채기, 가벼운 열, 발작성 기침과 흡기 시 쌔하는 소리
디프테리아균 (*Corynebacterium diptheriae*)	디프테리아	가벼운 열; 목 앓이; 코, 목 또는 기도의 막힘
파상풍균 (*Clostridium tetani*)	파상풍	목 경직, 턱 잠김, 근경련, 삼키기 어려움
수두대상포진바이러스 (varicella virus)	수두	코 막힘, 재채기, 열, 기침, 발진

진단	치료	예방
변 채취	연충의 근육을 마비시키거나 탄수화물 대사를 억제하는 약물	화장실 이용, 손 씻기, 깨끗한 대변 처리, 지저분한 토양에서 나온 음식 예방, 완벽하게 농산물 씻기
변 채취	연충의 근육을 마비시키거나 탄수화물 대사를 억제하는 약물	맨발로 걷지 않기, 화장실 이용, 농사에 사람의 분변이나 더러운 하수를 비료로 사용하지 않기
그레이엄의 접착테이프 방법 (Graham sticky-tape method)	연충의 근육을 마비시키거나 탄수화물 대사를 억제하는 약물	개인 위생, 침구류와 의류를 자주 갈고 씻기, 손톱 청결히 하기, 항문 긁지 않기
노출 경력, 코플릭반점 발진	진통제, 해열제	예방접종
노출 경력, 징후와 증상	진통제, 해열제	예방접종
노출 경력, 징후와 증상, 인후 배양	진통제, 해열제	예방접종
징후와 증상, 코와 목에서 채취한 세균 배양	항생제	예방접종
인후 배양	항생제와 해독제	예방접종
노출 경력, 징후와 증상	항생제와 파상풍 면역글로불린	예방접종
노출 경력, 발진	긁지 않도록 하기, 진통제, 해열제	예방접종

질환	병인	징후와 증상
헤모필루스 인플루엔자 b형 (*Haemophilus influenzae* type b, Hib)	수막염, 폐렴	기침, 열, 오한, 식욕감퇴, 극단적 졸임, 심한 두통, 목이나 등의 경직. 심한 경우 정신 혼동, 발작, 쇼크, 혼수
소아마비 바이러스 (polio virus)	회색질척수염	비마비성 폴리오: 목 앓이, 열, 오심, 구토, 변비. 비마비성 무균성 수막염: 목 앓이, 열, 오심, 구토, 변비, 목, 등, 다리의 경직. 마비성 폴리오: 열, 두통, 목과 등의 경직, 변비, 급성 이완성 마비
폐렴연쇄구균 (*Steptococcus pneumoniae*)	수막염과 하부 호흡기 질병	열, 오한, 두통, 귀 통증, 기침, 흉통, 방향감 상실, 호흡곤란, 드물게 목 경직

진단	치료	예방
징후와 증상, 요천자, 세균 배양	항생제	예방접종
노출 경력, 징후와 증상, 목이나 변에서 채취한 바이러스 배양, 신경계에 영향이 있는 경우 요천자	진통제	예방접종
체액 배양	항생제	예방접종

연습문제

비판적 사고를 위한 사례

1. 감염성 질환의 감염과 관리에 대하여 배운 것을 바탕으로 인플루엔자와 말라리아의 통제 방법을 비교하시오. 각 질환에 어떤 방법이 유용한지 설명하시오.
2. 항생제가 바이러스 감염에는 효과가 없는 이유를 설명하시오. 바이러스 감염에 항생제를 투여했을 때 나타날 수 있는 문제는 무엇인가?
3. 백신이 감염성 질환을 관리하는 데 왜 효과적인지 설명하시오.
4. 세 살의 Joe는 1~2주 전에 콧물, 가벼운 기침, 약간의 열이 있었다. 지금은 발작성 기침을 하며, 기침을 하는 동안 숨을 들이 마시기가 힘들다. 이 사례에서, 진단은? 감염경로는? 어떤 치료를 하겠는가? 이 병에 대한 예방접종이 가능한지를 설명하시오.
5. 5세 Mason은 생일 파티에 다녀온 후, 콧물나오고 열이 있으며, 기침을 한다. 며칠 후 가슴과 얼굴에 발진이 나타났다. 발진은 분홍 빛 점처럼 보였으나 금방 작은 수포로 변했다. 수포는 물결처럼 보인다. 이 사례에서, 진단은? 감염경로는? 어떤 치료를 하겠는가? 이 질병에 대한 예방접종이 가능한지를 설명하시오.
6. 3세 Marion은 목에 두꺼운 막이 있어 숨쉬기와 삼키기가 힘들다. 이 사례에서, 진단은? 어떤 방법으로 확진할 수 있는가? 어떤 치료가 가능한지를 설명하시오.

객관식

1. 단단한 __________이 감싸고, 세균 세포를 보호한다.
   a. 원형질막(plasma membrane)
   b. 세포막(cell membrane)
   c. 협막(capsule)
   d. 세포벽(cell wall)
2. 단백질 외피는 바이러스의 유전 물질을 포함한다.
   a. 원형질막(plasma membrane)
   b. 핵(nucleus)
   c. 단백질 외막(capsid)
   d. 외막(envelope)
3. 세균에는 __________가(이) 없다.
   a. 원형질막(plasma membrane)
   b. DNA
   c. RNA
   d. 핵산(nucleus)
4. 세균은 __________을 통해 번식한다.
   a. 체세포분열(mitosis)
   b. 감수분열(meiosis)
   c. 이분열(binary fission)
   d. 답 없음
5. 단세포 진핵생물은 __________이다.
   a. 세균(bacteria)
   b. 연충(helminths)
   c. 바이러스(viruses)
   d. 원생동물(protozoa)
6. 독일 홍역은 __________에 의해 유발된다.
   a. 보르데텔라 백일해(*Bordetella petussis*)
   b. 홍역바이러스(rubeola virus)
   c. 풍진바이러스(rubella virus)
   d. 수두대상포진바이러스(varicella zoster virus)
7. 백일해는 __________에 의해 유발된다.
   a. 보르데텔라 백일해(*Bordetella petussis*)
   b. 홍역바이러스(rubeola virus)
   c. 풍진바이러스(rubella virus)
   d. 수두대상포진바이러스(varicella zoster virus)

8. 진균의 세포벽은 __________이다.
   a. 지질(lipids)
   b. 다당체(chitin)
   c. RNA
   d. 단백질(protein)
9. 미국에서 가장 흔한 벌레 감염은 __________이다.
   a. 요충증(*Enterobius vermicularis*)
   b. 림프사상충증(lymphatic filariasis)
   c. 회충증(ascariasis)
   d. 주혈흡충증(shistosomiasis)
10. 다음 중 접촉감염의 예시가 아닌 것은?
   a. 키스(kissing)
   b. 만짐(touching)
   c. 성접촉(sexual contact)
   d. 주사바늘에 찔림(a needlestick)

참 / 거짓

______ 1. 오늘날 감염성 질환은 사망이나 장애의 주요 원인이 아니다.

______ 2. 광견병은 접촉감염성(communicable) 질병이다.

______ 3. 항생제는 바이러스에 효과적이다.

______ 4. 호흡기계는 미생물이 가장 빈번하게 침입경로의 역할을 한다.

______ 5. 회충증(ascariasis)은 인간에서 가장 흔한 형태의 회충(roundworm) 감염이다.

______ 6. 전 세계적으로 감염성 질환으로 인한 사망자의 90%는 소수의 질병 때문이다.

______ 7. 프리온은 단백질과 핵으로 이루어져 있다.

______ 8. 손 씻기는 병원내감염의 전염을 막는 가장 중요한 방법이다.

______ 9. 항생제는 연충(helminths) 감염을 막는 데 효과적이다.

______ 10. 수두는 비경구적인 감염이다.

빈칸 채우기

1. 몸 안과 몸 표면에 있는 미생물은 우리__________를(을) 구성한다.
2. __________는(은) 발병률이 크게 사라진 후 다시 나타나는 질병이다.
3. 홍역은 __________바이러스에 의해 감염된다.
4. __________감염은 병원에서 발생한다.
5. __________감염에서, 감염성 질환은 감염된 사람에서 감염에 민감한 사람에게 직접 감염될 수 있다.
6. 세균의 __________는(은) 세포벽 내부에 있다.
7. __________는(은) 단세포 원핵생물이다.
8. __________는(은) 단백질로만 이루어진 감염체이다.
9. 볼거리는 __________에 의해 유발된다.
10. 수두는 __________바이러스에 의해 감염된다.

Chapter 4

암

학습목표

이 장을 공부한 후에,

- 암과 관련된 기본적인 용어를 정의할 수 있다.
- 양성과 악성 종양을 비교할 수 있다.
- 양성과 악성 종양의 명명법을 설명할 수 있다.
- 알려져 있는 암의 위험인자에는 무엇이 있는지 알 수 있다.
- 암의 병인을 설명할 수 있다.
- 암의 진단 방법을 설명할 수 있다.
- 암의 치료를 설명할 수 있다.
- 암의 예방 방법을 설명할 수 있다.

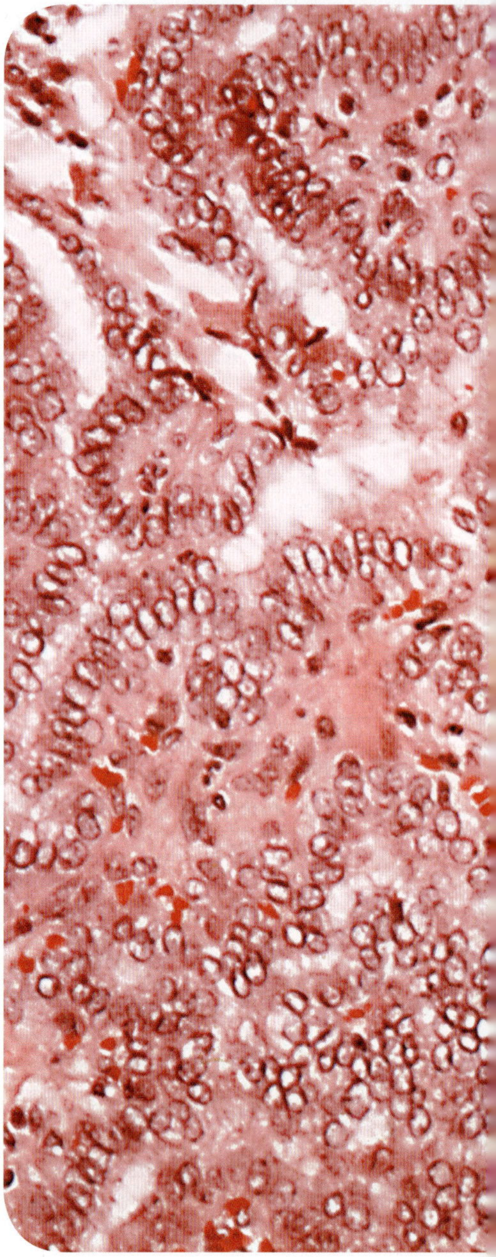

갑상선 유두암의 조직병리학. (Courtesy of the Centers for Disease Control and Prevention/Dr. Edwin P. Ewing, Jr., 1973.)

사실인가 허구인가?

휴대폰이 암을 유발한다.

허구: 휴대폰을 머리에 가까이 하면 휴대폰에서 나오는 무선 전자파 에너지(radio frequency energy)가 뇌와 주변 조직에 영향을 미친다는 우려가 있다. 하지만 국립 암 연구소(National Cancer Institute)에 따르면 세포, 동물, 사람을 대상으로 한 연구에서 현재까지 이를 뒷받침하는 증거는 없다.

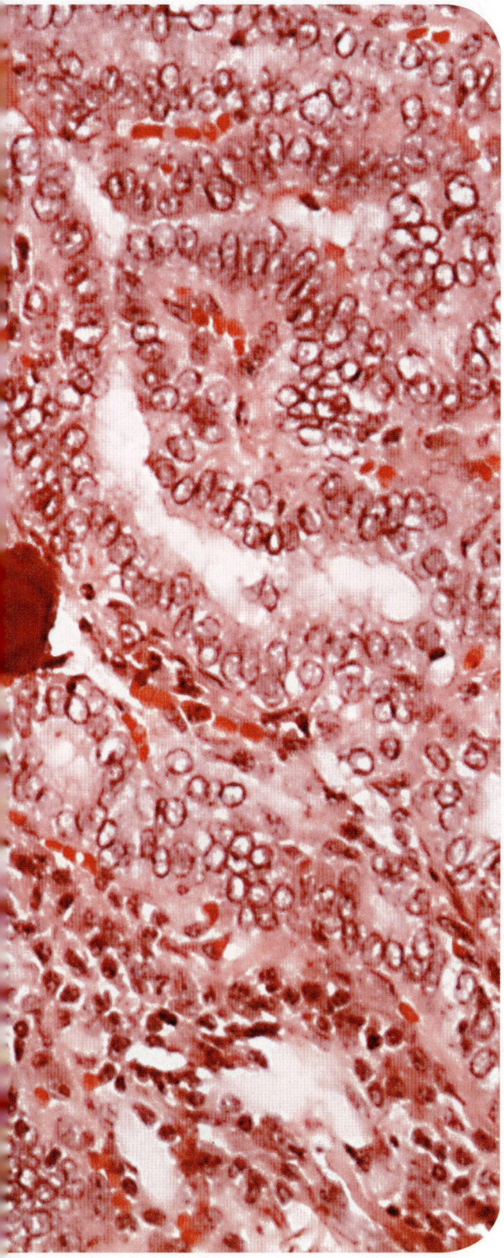

질환 이야기

암은 고대의 질병이다. 기원전 3000년경 이집트 미라에서 암의 흔적이 발견되었다. 가장 오래된 문서기록은 (비록 암이라는 용어는 사용되지 않았지만) 이집트에서 기원전 3000년경의 에드윈 스미스 파피루스(Edwin Smith Papyurs)에 기록된 유방암에 대한 내용이다. 에드윈 스미스 파피루스는 고대 이집트의 외상 수술에 관한 기록이다. 불로 달군 인두로 소작시킨 8건의 유방암 시술에 대해 기술되어 있고, 이 질환에 대해 "치료법이 없다"라고 쓰여 있다. 히포크라테스는 암이 4가지 체액(혈액, 점액, 황담즙, 흑담즙)의 균형이 깨진 결과이며, 암이 생길 수 있는 몸의 어느 부위든 흑담즙이 모여 발생한 것이라고 주장했다.

서론

이 단원은 암에 대한 총론이며, 종류에 따른 각론 부분은 해당 단원에서 다룰 예정이다. 암은 체내 비정상 세포의 조절되지 않는 성장으로 특징지어진다. 이러한 비정상 세포는 정상 조직으로 침윤(infiltration)하고, 경우에 따라 퍼져 나가거나 **전이(metastasis)** 되기도 한다. 암은 하나의 질환명이 아니며, 다양한 종류가 있다. 모든 연령층의 사람들에게 영향을 끼치고 거의 모든 조직과 기관에 발생할 수 있다.

역학

미국에서는 대략적으로 남성의 절반, 그리고 여성의 1/3이 일생 중에 암으로 진단받는다. 암은 심장질환 다음으로 미국에서 두 번째로 흔한 사망원인으로 4명 중 한 명은 암으로 인해 사망한다. 2013년도 미국에서 대략 1,660,290건이 새롭게 암으로 진단되었고(표 4-1 ▶), 약 580,350명이 암으로 인해 사망한 것으로 예상된다(표 4-2 ▶). 이는 하루 평균 1,600명의 사람들이 암으로 사망한 것이다. 2012년도에는 전 세계적으로 1,410만 명이 암으로 진단받은 것으로 추산되었다. 암으로 진단받는 환자의 수는 2035년까지 2400만 명으로 계속 증가할 것으로 추정된다(표 4-3 ▶). 암은 전 세계적으로 주된 사망원인이며 2012년도에는 820만 명이 암으로 인해 사망하였다(표 4-4 ▶).

표 4-1 새롭게 진단되는 주요 암종(미국, 2013)

남성	여성
전립선	유방
폐, 기관지	폐, 기관지
결장, 직장	결장, 직장
방광	자궁
흑색종	갑상선
신장, 신우	비호지킨 림프종

표 4-2 사망원인의 주요 암종(미국, 2013)

남성	여성
폐, 기관지	폐, 기관지
전립선	유방
결장, 직장	결장, 직장
췌장	췌장
간, 간내담관	난소
백혈병	백혈병

표 4-3 전 세계에서 새롭게 진단되는 주요 암종(2012)

남성	여성
폐, 기관지	유방
전립선	결장, 직장
결장, 직장	폐, 기관지
위	자궁경부
간	위
식도	자궁

표 4-4 전 세계에서 사망원인이 되는 암종(2012)

남성	여성
폐, 기관지	유방
간	폐, 기관지
위	결장, 직장
결장, 직장	자궁경부
전립선	위
식도	간

종양의 형성

인체는 수조 개의 세포로 구성되어 있다. 세포는 통제된 방식으로 성장하고 분열하여 더 많은 세포들은 생성한다. 어릴 때는 개체의 성장을 위해 세포의 분열속도가 빠르지만, 성인이 된 이후에는 대부분의 세포들은 죽거나 노후한 세포를 대체하고, 손상부위를 치료하는 경우에만 분열한다. 때로는 세포분열이 통제되지 않는 경우가 있다. 세포가 죽어야 할 때에 죽지 않거나 필요 없는 상황에서 새로운 세포가 생성되기도 한다. 통제되지 않은 세포분열의 결과는 비정상적인 세포의 성장, 즉 **종양(neoplasm, 신생물)**이다. 종양(tumor)은 양성(benign)일 수도 **악성(malignant)**일 수도 있다. 일부 암의 경우에는 고형 종양을 형성하지 않는다. 여기에는 백혈병(leukemia; 혈액의 암), 대부분의 림프종(lymphoma; 림프계의 암), 골수종(myeloma; 골수의 암)이 포함된다.

양성종양은 생명을 위협하지는 않고, 느리게 자라며, 국소적으로 분포한다. 양성종양도 성장하고 커질 수 있으나 주변 조직을 침범하거나 혈액 또는 림프액을 통해 신체의 다른 부위로 전이되지 않는다. 양성종양은 표면이 매끄럽고 대칭적이다. 현미경으로 관찰하면 양성 종양의 세포는 종양이 기원한 세포와 유사하며 균일한 형태이다. 양성종양은 캡슐과 같은 물질에 의해 싸여 있어 제거(적출)가 용이하고 제거된 이후에도 거의 재발하지 않는다.

악성종양은 생명을 위협하고, 빠르게 자라며, 주변 조직을 침범하고, 혈액 또는 림프액을 통해 신체의 다른 부위로 전이될 수 있다. 악성종양의 형태는 게(crab-like)에 비유될 수 있으며 표면은 불규칙하다(그림 4-1 ▶). 현미경으로 관찰하면 악성종양의 세포는 종양이 기원한 세포와 유사하지 않으며 형태가 균일하지 않다(그림 4-2 ▶). 악성종양은 피막화되어 있지 않고 퍼져 있어서, 제거가 어렵고, 재발하는 경향이 있다.

종양의 명명법

양성종양이 상피 표면에서 시작되면 일반적으로 **용종(polyp)**이라고 한다(그림 4-3 ▶). 다른 대부분의 양성종양은 세포나 기원의 조직을 지정하는 접두사에 *oma*를 추가하여 명명한다(표 4-5 ▶). 예를 들어, 지방조직에서 발생하는 양성종양을 지방종(lipoma)이라고 한다.

악성종양은 상피세포에서 기원했을 때 그 세포나 조직을 지정하는 접두사와 **암종(carcinoma)**이라는 용어로 명명된다. 예를 들어, 선암종(adenocarcinoma)은 분비샘의 악성종양이다. 이러한 종양들은 유방, 대장, 간, 폐, 전립선, 피부 및 위에서 발견된다. 암종은 더 흔하게 발생하고, 성장속도가 느리며, 주로 림프를 통해 전이된다. 지지조직(supportive tissue)에서 기원하는 악성종양

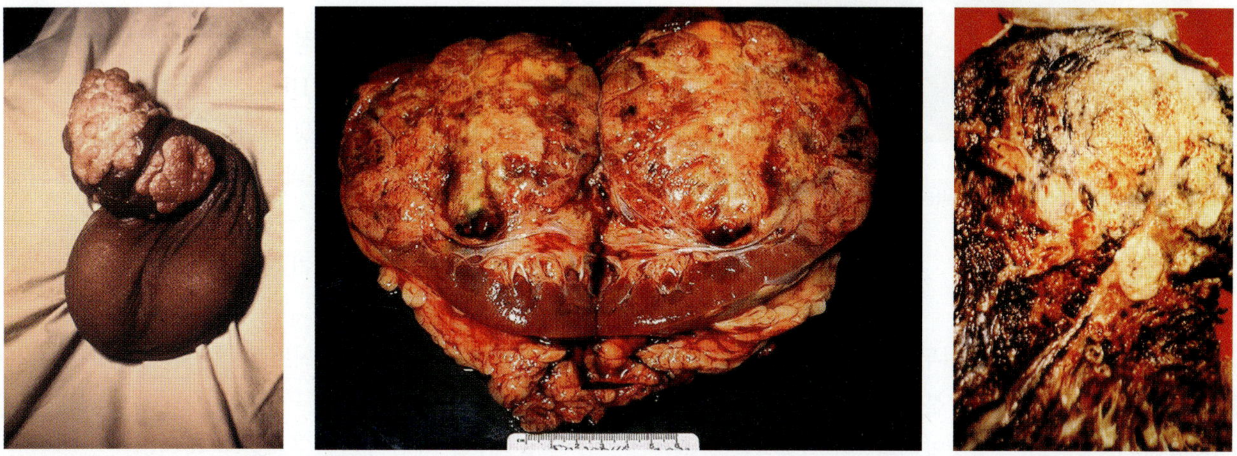

A B C

그림 4-1 ▶ (A) 음경암. (Centers for Disease Control and Prevention/Susan Lindsley; Credit: William R. Smart, San Rafael,California) (B) 콩팥암종(renal cell carcinoma); 콩팥의 많은 부분이 회색과 황색 종양 조직으로 대체됨. (Centers for Disease Control and Prevention/Dr. Edwin P. Ewing, Jr.) (C) 폐의 횡단면. 하얀 부위가 암; 검은 부분은 환자가 흡연자임을 나타냄. (National Cancer Institute)

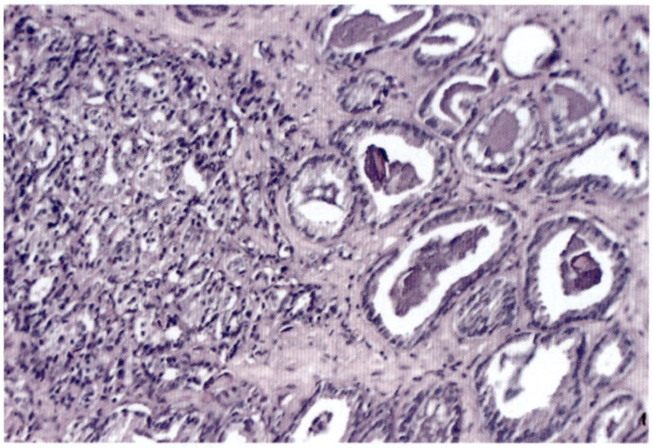

그림 4-2 ▶ 전립선암의 현미경적 이미지. 오른쪽의 조직은 어느 정도 정상이고, 왼쪽의 조직은 비정상임. (National Cancer Institute/Creator: Otis Brawley [Photographer])

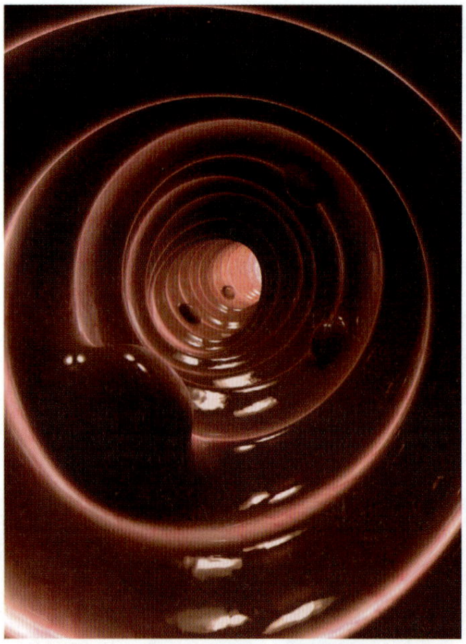

그림 4-3 ▶ 결장의 용종; 양성상피종양. (Getty Images/Sebastian Kaulitzki)

은 세포나 조직을 지정하는 접두사로 명명되고, 그 뒤에 **육종(sarcoma)**이라는 용어가 붙는다. 예를 들어, 골육종(osteosarcoma)은 뼈의 악성종양이다. 이 종양들은 근육, 뼈, 연골에서 발견된다. 육종의 발생빈도는 암종보다는 낮지만, 성장속도가 빠르며, 주로 혈액를 통해 전이된다.

표 4-5 세포나 조직에서 기원하는 접두사

접두사	세포나 조직에서 기원
adeno–	선, 샘
angio–	혈관
chondro–	연골
fibro–	섬유질
hemangio–	혈관
lymphangio–	림프선
lipo–	지방
myo–	근육
neuro–	신경
osteo–	뼈

알려진 암의 위험요인

연구에 의하면 특정 위험요인들이 사람의 암 발생 확률을 증가시킨다.

- 연령: 암의 가장 중요한 위험요인은 나이이다. 전체 암의 약 77%가 55세 이상에서 진단된다.
- 흡연: 담배는 암의 발생과 매우 강하게 연관성이 있다. 많은 종류의 암에 걸릴 위험이 높아진다. 미국에서는 전체 암 사망자 중 약 30%는 흡연이 원인이다.
- 감염: 특정 감염은 특정 종류 암 발생을 증가시킨다.
  - 인유두종바이러스(HPV): 자궁경부, 음경, 질, 항문, 외음부의 암 발생 위험을 증가시킴.
  - B형간염, C형간염 바이러스: 간암의 발생 위험을 높임.
  - 엡스타인–바 바이러스: 림프종과 비인두암의 발생 위험을 높임.
  - 사람헤르페스바이러스 8: 거의 모든 카포시육종 환자에게서 발견됨.
  - 제1형 사람 T림프구친화성 바이러스 : 성인 T세포 백혈병의 원인이 되는 바이러스.
  - *Helicobacter pylori*: 위암의 발생 위험을 높임.

- 방사능에 노출되는 것은 암의 알려진 원인이며, 암 위험 증가와 연관된 방사선에는 크게 두 가지 유형이 있다.
  - 자외복사(ultraviolet, UV): 햇빛에 의한 자외선 복사는 비흑색종 피부암의 주요 원인임.
  - 이온화 방사선(X-선, CT 스캔, 투시 진단, 핵의학 스캔) 및 가정에서의 라돈 가스(radon gas) 등을 포함한 이온화 방사선은 백혈병, 갑상선암, 유방암을 유발함.
- 면역 억제제(immunosuppressive medications): 세포에 돌연변이가 나타나고 비정상적인 경우 면역체계는 비정상적인 세포를 인식하고 처리해야 한다. 비특이적, 특이적 면역은 비정상적인 세포의 제거에 관련성이 있다. 비특이성 면역의 일부인 자연살해세포(NK cell)는 비정상적인 세포막에 모공을 형성하게 하는 화학물질을 분비하여 세포사(cell death)를 유도한다. 특이성 면역의 일부인 세포독성 T세포(cytotoxic T cells)도 비정상적인 세포의 제거에 관여한다. 면역억제제는 면역 기능을 저하시켜 암 발생 위험을 높인다.

암의 징후와 증상

암의 징후와 증상은 종양의 위치와 크기, 그리고 그 부위의 장기나 조직에 얼마나 영향을 미치느냐에 따라 달라진다. 암이 전이되면 신체의 다른 부위에 징후나 증상이 나타날 수 있다. 암의 일반적인 징후와 증상으로는 원인불명의 체중 감소, 발열, 피로, 통증, 피부 변화(심한 피부 착색, 황달, 홍반, 소양증, 과도한 모발 성장)가 있다. 원인불명의 체중 감소는 정상적인 세포의 성장과 신진대사에 사용되는 영양소를 암세포가 경쟁적으로 사용한 결과일 수 있다. 발열은 감염 시 흔히 나타나는 전신 반응이지만 백혈병과 림프종의 흔한 징후이기도 하다. 피로감은 암이 몸에 미치는 영향이나 암에 대한 인체의 반응의 결과일 수 있다. 통증은 신경, 뼈, 장기에 압력을 가하는 악성종양에서 비롯될 수 있다. 피부는 내부 질환을 나타내는 지표역할을 한다. 그러나 이러한 징후와 증상이 암이라는 것을 의미하지는 않고, 다른 많은 질병들도 이러한 징후와 증상을 유발한다. 특정 암에는 추가적인 징후와 증상이 있으며, 이에 대한 것은 추후 특정 신체 계통에 대한 논의에서 다룰 것이다.

암의 원인

오늘날 암에 대한 의학적 연구는 100년 전과 거의 비슷하다. 암은 유전학에 의해 부분적으로 설명되지만, 생활 방식과 환경적 요소 또한 암을 유발한다.

모든 암의 발생기전은 통제되지 않는 세포분열이며, 이것은 세포분열 과정에서 역할을 하는 유전자(DNA 조각)의 변화(종양) 결과물이다. 세포분열 과정에 중심역할을 하는 유전자는 종양유전자(oncogenes), 종양억제유전자(tumor suppressor genes), 자살유전자(suicide genes), DNA 복구유전자(DNA repair genes) 등 4종류이다. 종양유전자는 세포가 분열할 시기, 종양억제 유전자는 세포가 분열하지 않을 때이다. 종양유전자와 종양억제유전자의 기능을 억제하는 돌연변이는 암을 유발할 수 있는 통제되지 않는 세포분열을 야기한다. 자살유전자는 세포자멸[프로그래밍된 세포사망; apoptosis(세포자멸사)]을 조절하고 세포에 이상이 생기면 스스로 사멸하고, DNA 복구유전자는 세포에 손상된 DNA를 치료하라고 지시를 한다. 암은 돌연변이로 인해 세포가 DNA 손상을 교정할 수 없거나, 세포가 자멸할 수 없을 때 발생할 수 있다. 면역체계는 이러한 돌연변이 세포를 인식하고 파괴해야 하므로, 암은 면역체계의 실패로 나타날 수도 있다.

세포분열 과정을 담당하는 4개의 유전자 중 돌연변이는 유전되거나 획득될 수 있다. 부모에서 자녀에게로 유전되는 돌연변이는 전체 암의 5–10%를 차지한다. 종양억제 *BRCA1* 또는 *BRCA2* 유전자의 유전적 돌연변이는 여성의 유전적 유방암 또는 난소암 발생 위험을 증가시킨다.

암의 발생에는 유전학 외에도 생활양식과 환경적 요인이 관련된다. 대부분의 암은 환경적 요인 및 생활 방식 요인에 의해 후천적 돌연변이의 결과로서 대부분 예방할 수 있다. 전체 암의 50% 이상이 종양억제유전자 *p53*에서 후천적 돌연변이를 수반한다. 돌연변이는 **발암물질(carcinogens)** 또는 암을 유발하는 물질에 의해 발생할 수 있다. 발암물질의 예로는 특정 바이러스나 세균, 특정 화학물질, 방사선 등이 있다.

암의 진단

환자가 암의 징후와 증상이 있거나, 검사 결과 암이 발견되면 의사는 암의 원인을 판단해야 한다. 암을 정확하게 진단할 수 있는 단일 검사는 없다. 암 진단은 완전한 개인 및 가족의 병력, 신체검진, 혈액검사, 영상검사 및 조직검사 등을 포함할 수 있다.

혈액검사

혈액검사는 순환하고 있는 혈액의 세포 수와 혈액에서 정상적으로 발견되는 화학물질, 효소, 단백질, 노폐물의 수치를 측정하는 데 사용된다. 보통 혈액에서 발견되는 일부 화학물질의 수준은 암의 결과로 너무 높거나, 너무 낮을 수 있다. 종양 표지자(tumor markers)는 혈액에서 검출할 수 있는, 종양 세포에 의해 만들어진 화학물질이다. 종양 표지는 또한 신체의 일부 정상 세포에 의해 생성되며, 비암성 조건에서는 수치가 크게 상승할 수 있다. 이것은 암 진단에 도움이 되는 종양 표지자 검사의 잠재적으로 제한하기도 한다. 종양 표지자의 예로는 전립선암에 대한 전립선 특정 항원과 난소암에 대한 암항원 125가 있다.

영상진단 검사

영상진단 내부 장기를 보고, 암을 검사하며, 종양을 발견하는 것에는 다양한 방법을 이용할 수 있다.

- **방사선촬영**(radiography): X-선을 이용하여 신체 내부의 정지 또는 움직이는 그림을 만드는 것이다. 유방촬영(mammogram)은 유방의 엑스레이 사진이다. 유방조영술에서 작은 흰색 영역은 악성종양일 가능성이 있다(그림 4-4 ▶).
- **컴퓨터단층촬영**(computed tomography, CT): X-선 기계(그림 4-5 ▶)로 신체 내부의 3차원 사진을 만드는 방사선촬영의 스캔 유형이다. 컴퓨터는 이 이미지들을 비정상인 부분이나 종양을 보여주는 상세한 단면도로 결합한다. 때로는 환자의 정맥에 조영제(특수염색)를 주입하여, 보다 세밀한 정보를 제공하기도 한다.

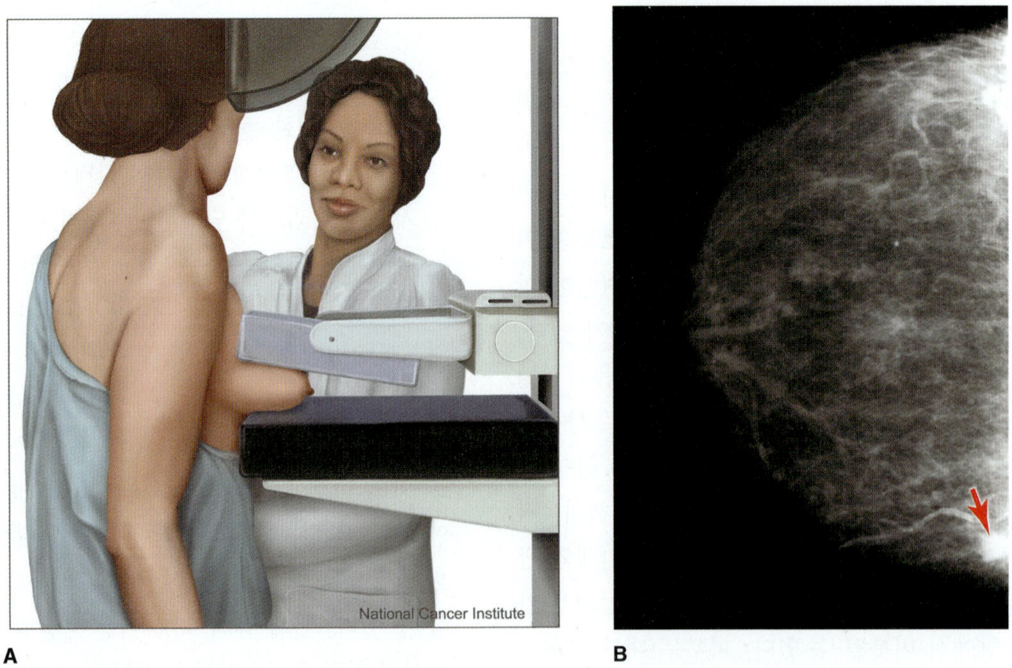

그림 4-4 ▶ (A) X-선 기사의 유방조영술 수행. (National Cancer Institute/Creator: Alan Hoofring [Illustrator])
(B) 유방촬영에서 화살표로 표시된 부분은 암. (Dr. Dwight Kaufman/National Cancer Institute)

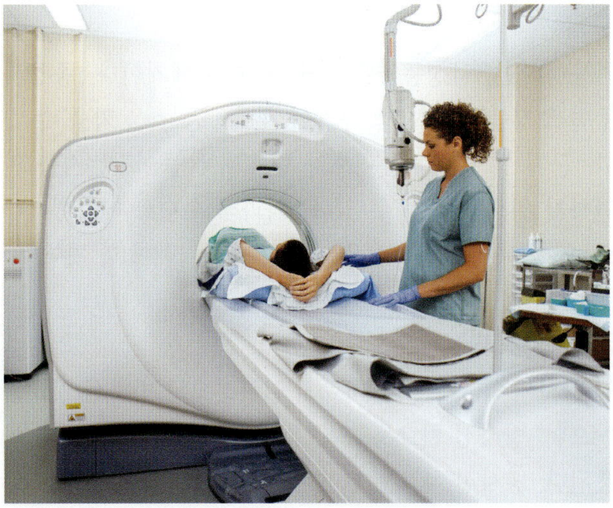

그림 4-5 ▶ 컴퓨터단층촬영 스캐너(Shutterstock/Tyler Olson)

- 자기공명영상(magnetic resonance imaging, MRI): X-선이 아닌 자기장(magnetic field)을 이용해 조직이 전파를 방출하도록 유도하는 스캐닝의 일종이다. 각기 다른 신호를 방출하기 때문에 다른 조직은 구별될 수 있다. MRI를 사용하면 컴퓨터 화면에서 CT 스캔에서 생성된 것과 유사한 단면을 통해 종양을 시각화할 수 있다(그림 4-6 ▶). 환자의 정맥에 조영제를 주입하여 보다 선명한 사진을 만들 수 있다.
- 초음파(ultrasonography): 초음파 촬영 중 고주파 음파가 내부 조직으로부터 반사되어 소노그램(sonogram)이라는 영상을 생성한다. 초음파는 방사선이 나오지 않으며, 사용하기가 쉽고 검사비용이 낮다.

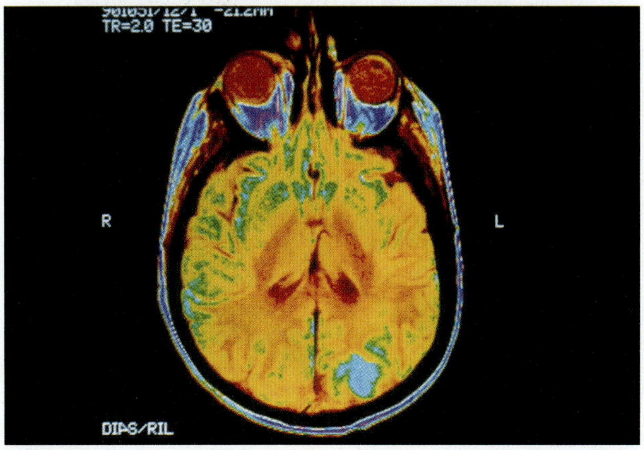

그림 4-6 ▶ 뇌암의 MRI 영상; 밝은 파란색은 암이 전이된 곳을 나타냄. (National Cancer Institute/Dr. Leon Kaufman, University of California, San Francisco)

생검

대부분의 경우 암 진단을 위해서는 조직검사를 해야 한다. 절제한 작은 조직 표본은 현미경으로 세포의 크기와 형태, 핵의 크기와 형태, 배열 등을 평가한다.

암의 등급과 병기

암의 등급과 병기는 암 진단의 일부이다. 암의 등급은 예후에 도움이 된다. 악성종양은 일반적으로 1~4등급으로 분류된다(표 4-6 ▶). 수치가 클수록 비정상 정도가 높다. 전립선암, 유방암 및 콩팥암의 등급은 이러한 장기 내의 세포의 특성을 반영하는 고유의 척도에 의해 결정된다.

악성 종양은 병기에 영향을 받고, 병기의 분류는 치료 계획을 수립하고 예후를 예측하는 데 도움이 된다. 병기는 종양의 크기와 확산 정도에 따라 종양을 분류하고 있다. 표 4-7 ▶은 TNM 병기 체계이다.

- T 종양(tumor); 원발성 종양의 크기와 인접한 주위 조직으로 침범되었는지를 기본으로 한다.
- N 림프절(node); 림프절까지 확산되었는지의 나타낸다.
- M 전이(metastasis); 원격전이의 확산여부를 나타낸다.

표 4-6 악성종양 등급

등급	현미경적 소견
1	종양 세포는 거의 정상으로 보임
2	종양 세포는 약간 비정상적으로 보임
3	종양 세포가 비정상적으로 보임
4	종양 세포기 매우 비정상적으로 보임

표 4-7 암의 병기	
T (종양)	
TX	종양을 측정할 수 없음(암 유무를 확인할 수 없음)
TO	원발 종양의 흔적이 없음
Tis	• 암세포가 더 깊은 조직으로 자라지 않고, 조직의 표면층에서만 성장함 • 상피내암종(in situ*)
T1-4	• 주위조직의 퍼지는 종양의 크기, 정도에 따라 다름 • T 수치가 클수록 종양이 커지거나, 주변 조직으로 더 많이 성장함
N (림프절)	
NX	주변 림프절 침습을 확인할 수 없음
NO	주변 림프절에는 암이 없음
N1-3	• 림프절 크기, 위치 및 수량에 다라 다름 • N 수치가 클수록, 암이 있는 림프절들이 더 많음
M (전이)	
MX	전이가 없음
MO	원격 전이는 발견되지 않음
M1	원격 전이가 발견됨(암이 다른 신체 부위로 퍼짐)

* situ: "*in situ*" (라틴어; in its place)

암 치료

암 진행은 암의 특정 유형과 그 위치에 따라 달라진다. 암은 치료하지 않으면 결과는 보통 죽음을 초래한다. 암 환자의 최종 사망원인은 2차 감염, 장기 기능 상실, 출혈 및 확인되지 않은 요인 등이다. 암에 대한 치료 계획은 주로 암의 종류와 병의 단계에 따라 다르다. 환자의 나이와 일반적인 건강상태도 고려될 수 있다. 대부분의 치료 계획에는 수술(surgery), 방사선 치료(radiation therapy), 화학요법 치료(chemotherapy), 또는 이들의 병행 치료도 포함된다. 일부 치료 계획에는 호르몬치료(hormone therapy)나 면역치료(immuno-therapy)가 포함될 수 있다.

수술

가능하다면, 악성종양은 수술을 통해 제거한다. 종양과 주변 조직을 제거하면, 종양이 재발하는 것을 막을 수 있다. 근처 림프절도 암세포가 림프계에 들어갔는지를 판단하기 위해 제거될 수 있다. 외과적 수술로 제거했더라도, 악성 세포가 남겨졌을 가능성을 해결해야 할 것이다.

방사선 치료

암 환자의 약 1/2은 암 치료의 일부분으로 방사선 치료를 받으며, 방사선 치료는 모든 유형의 암을 치료하는 데 사용된다. 방사선 치료는 고에너지 광선(high-energy rays)을 이용하여 세포의 DNA를 손상시켜 세포분열과 성장을 방해한다. 방사선 치료 중에는 정상 세포와 암세포의 DNA가 모두 손상된다. 방사선은 여러 가지 방법으로 조사(투여)될 수 있다. 신체 외부의 방사선 치료 중 대형기계에서 나오는 방사선을 해당 신체의 정확한 지점에 광선을 정밀하게 조준해서 가능한 정상 세포가 적게 파괴되도록 해야 한다(그림 4-7 ▶). 신체 내부의 방사선 치료 중에 방사선은 가능한 한 적은 수의 정상 세포를 파괴

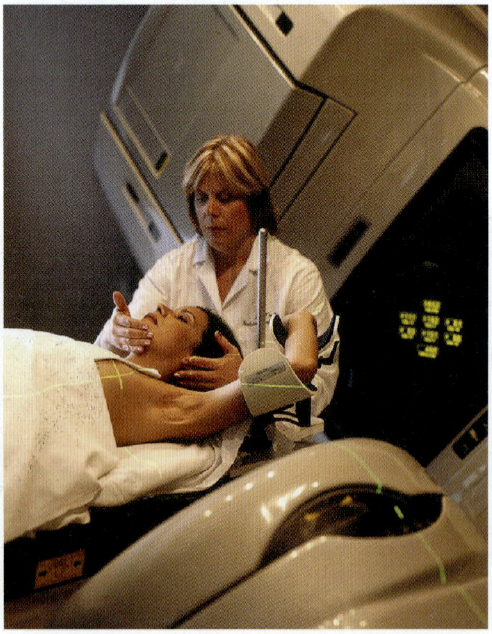

그림 4-7 ▶ 방사선 치료. (National Cancer Institute/ Creator: Rhoda Baer [Photographer])

하기 위해 특정 조직 내 몸 안에 배치된다. 방사선 치료의 부작용은 투여량, 방사선의 종류 및 치료받을 신체에 따라 달라진다. 일반적인 부작용으로는 치료 중 탈모와 피부 자극, 피로감 등이 있다. 대부분의 부작용은 일시적으로 일단 치료가 끝나면, 시간이 지나면 사라진다.

화학요법 치료

암환자의 약 1/2은 화학요법을 받는다. 화학요법은 많은 종류의 암을 치료하는 데 사용되며, 오늘날에는 다양한 화학요법의 약들이 사용된다. 수술과 방사선 치료는 국소 치료로 간주되고, 화학요법은 전신 치료법이다. 화학요법은 빠르게 분열하는 세포를 목표로 하는 약을 사용하므로, 암세포와 일부 정상 세포도 죽게 된다. 정상적으로 빠르게 분열되는 세포에는 혈액 세포, 골수 세포, 모낭 세포, 소화관에 선(샘) 세포가 포함된다. 이러한 세포 손상은 빈혈, 탈모, 메스꺼움, 구토, 설사 등의 일반적인 부작용을 가져온다. 화학요법의 부작용은 일시적이며, 보통은 치료가 된다.

호르몬 치료

유방암이나 전립선암과 같은 몇 가지 암들의 성장에는 호르몬이 영향을 미치기도 한다. 수술은 호르몬의 근원을 제거하는 데 적용될 수 있고(난소, 고환), 호르몬 치료제는 호르몬 합성을 억제하거나 호르몬의 작용을 막을 수 있다.

면역치료

면역요법은 면역체계를 자극하고 강화시켜 암세포를 인식하고 사멸시킬 수 있게 한다. 비특이성 면역요법은 매우 일반적인 방법으로 면역체계를 자극한다. 단클론항체(monoclonal antibodies)는 암세포의 특정 항원에 결합하도록 설계된 합성 항체다. 일부 단클론항체는 암세포에 달라붙어 면역체계에 신호를 보내 암세포를 파괴한다. 다른 단클론항체는 약이나 방사성 동위원소를 암세포에 직접 운반한다.

건강한 노화 Healthy Aging

암 치료

암이 조기에 발견되면 치료는 더 효과적이다. 그러나 노인 암을 어떻게 대처해야 하는지에 대한 결정은, 실제 나이보다는 일반적인 건강과 삶의 질에 더 의존할 수 있다. 다른 건강상의 문제들과 노인들이 복용하고 있는 약들은 어떤 암 치료를 받을 것인가에 영향을 미칠 수 있다. 반면에, 대체로 건강한 노인들은 젊은 대상자들처럼 화학요법을 포함한 대부분의 치료는 잘 받는다.

암 예방

모든 암의 최소한 1/3은 예방이 가능하다. 건강한 생활방식을 선택함으로써 암 발생의 위험은 감소한다.

- 금연; 흡연은 전 세계적으로 암 사망률에 대한, 단일의 최대 위험 요소로서 연간 암 사망률의 약 22%를 유발한다.
- 건강한 체중 유지와 신체적 활동; 건강한 체중을 유지하는 것은 다양한 암의 위험을 낮출 수 있다. 신체활동은 체중을 조절하는 데 도움을 줄 것이며, 암 발생의 위험을 낮출 수 있다.
- 건강한 식단 섭취; 과일과 채소를 많이 먹고, 지방 섭취를 제한한다.
- 알코올 섭취 제한; 술은 적당히 마시도록 하고, 권장하는 최대량은 여성 1잔/일, 남성 2잔/일이다.
- 피부 보호; 자외선과 한낮의 햇빛을 피하고, 자외선 차단제를 사용하며, 보호복을 입고, 피부가 갈색이 되도록 햇볕에 태워 갈색으로 만드는 것은 피한다.
- 예방접종; B형간염 예방접종과 인유두종바이러스 예방접종을 한다.
- 위험한 행동은 피한다; 안전한 섹스를 권장하며, 주사바늘은 공유하지 않는다.
- 권장된 암 검진을 받는다. 이러한 선별검사는 특정 암이 치료될 가능성이 가장 높은 초기에 발견될 가능성이 크다.

건강증진

항암식품

암의 위험을 감소시키기 위해서는, 냉장고 보존음식의 섭취를 제한한다. 모든 종류의 과일과 채소를 매일 5~9회 섭취하는 것을 목표로 한다. 특히 이러한 슈퍼 푸드는 다음과 같다.

- 십자화과 채소(배추 과) : 브로콜리, 콜리플라워, 양배추
- 콩
- 베리
- 토마토
- 시금치, 케일 같은 녹색 잎이 많은 채소
- 포도
- 마늘

예방 플러스!

암 검진 권장 지침

미국 질병예방특별위원회(Preventative Services Task Force, USPSTF)에서는 성인의 암 검진을 위해 다음과 같은 지침을 권고하고 있다.

여성 암 선별 검진

검진	18~39세	40~49세	50~64세	65세 이상
유방암 검진 (mammogram; 유방 X-선 촬영)		의사와 상담	50세부터는 매 2년/1회	74세까지 매 2년마다, 75세 이상은 검진의 필요 여부는 의사와 상담
자궁경부암 질세포진 검사(Pap test)	• 21세 이상: 1회/3년, Pap test • 30세 이상: 1회/5년, Pap test & HPV test (자궁경부 적출술을 받지 않은 대상자)	5년마다 Pap test & HPV test (자궁경부 적출술을 받지 않은 대상자)	5년마다 Pap test & HPV test (자궁경부 적출술을 받지 않은 대상자)	의사와 상담해서 Pap test
대장암 검사 대변잠혈검사 (fecal occult blood testing) S자 결장검사 (sigmoidoscopy) 또는 대장내시경 (colonoscopy)			50세부터 시작하며, 어떤 검진방법이 자신에게 가장 적합한지, 얼마나 자주 필요한지에 대해 의사와 상담	75세까지 검진을 받고, 어떤 검진방법이 자신에게 가장 적합한지, 얼마나 자주 필요한지에 대해 의사와 상담

남성 암 검진

검진	18~39세	40~49세	50~64세	65세 이상
대변잠혈검사 (fecal occult blood testing) S자 결장검사 (sigmoidoscopy) 또는 대장내시경검사 (colonoscopy)			50세부터 시작하며, 어떤 검진방법이 자신에게 가장 적합한지, 얼마나 자주 필요한지에 대해 의사와 상담	75세까지 검진을 받고, 어떤 검진방법이 자신에게 가장 적합한지, 얼마나 자주 필요한지에 대해 의사와 상담

비판적 사고

1. 미국 질병예방특별위원회(USPSTF)에 따르면, 여성들은 몇 살부터 유방조영술을 받기 시작해야 합니까?
2. 질병예방특별위원회에 따르면, 여성들은 몇 살부터 매년 유방조영술을 받아야 합니까?
3. 남성, 여성은 몇 살부터 대장암 검진을 시작해야 합니까?

자료

American Cancer Society, *Cancer Facts & Figures 2013*: www.cancer.org/research/cancerfactsstatistics/cancerfactsfigures2013/index

American Cancer Society: www.cancer.org

Centers for Disease Control and Prevention: www.cdc.gov

Globocan 2012: http://globocan.iarc.fr/Pages/fact_sheets_population.aspx

National Cancer Institute Cancer Prevention Overview: www.cancer.gov/cancertopics/pdq/prevention/overview/HealthProfessional

National Cancer Institute: www.cancer.gov

Recommendations of the U.S. Preventative Services Task Force: www.womenshealth.gov/screening-tests-and-vaccines/screening-tests-for-women/www.womenshealth.gov/screening-tests-and-vaccines/screening-tests-for-men/index.html

연습문제

비판적 사고를 위한 사례

1. 표 4-2와 표 4-4를 검토한 후, 자궁경부암은 전 세계적으로 암 사망의 주요 발생기관에서 4위지만 표 4-2에 열거되어 있지 않다. 이것을 설명하시오.
2. 악성종양 세포는 실험실에서 배양할 수 있어서, 연구자들이 실험 약물에 대한 반응을 관찰할 수 있다. 이것이 암 환자에게 어떻게 도움이 될까?
3. 암의 위험을 줄이기 위해 무엇을 할 수 있는가?
4. 미국 질병예방특별위원회(USPSTF)와 암학회(ACS)의 유방조영 검진 권고사항은 동일한가?
5. 미국 질병예방특별위원회는 유방자가검사(breast self-exams)를 D등급으로 분류하는데, 이는 미국 질병예방특별위원회가 유방자가검사를 권고한다는 의미이다. 이유가 무엇일까?

객관식

1. 지방 조직에서 발생하는 양성종양을 ________이라고 한다.
   a. 샘종
   b. 근종
   c. 골종
   d. 지방종
2. 암종은 __________를(을) 제외한 모든 기관에서 발생할 수 있다.
   a. 유방
   b. 결장
   c. 근육
   d. 피부
3. 다음 중 암의 일반적인 징후나 증상이 아닌 것은?
   a. 피로감
   b. 발열
   c. 출혈
   d. 설명되지 않은 체중감소
4. 다음 중 세포분열 과정에 관련이 없는 유전자는?
   a. 사이클린
   b. 종양성
   c. 종양억제유전자
   d. DNA 복구유전자
5. 어떤 종류의 암 치료법이 세포 분열과 성장을 방해하는 세포의 DNA를 손상시키기 위해 고에너지를 사용하는가?
   a. 방사선 치료
   b. 화학요법
   c. 호르몬 치료
   d. 면역치료
6. 양성종양은 특성은 __________이다.
   a. 피막형성
   b. 느린성장
   c. 북한성
   d. 위 모두 포함
7. 다음 중 알려진 암 위험인자는?
   a. 식이
   b. 운동부족
   c. 바이러스 감염
   d. 체중증가 또는 비만
8. 어떤 종류의 방사선 촬영이 엑스레이 기계로 몸 내부를 입체적으로 그려내는가?
   a. 자기공명영상
   b. 컴퓨터단층촬영
   c. 방사선촬영
   d. 초음파

9. 4단계(grade 4) 종양에서 종양 세포는 ___________처럼 보인다.
   a. 거의 정상
   b. 약간 비정상적
   c. 매우 비정상적
   d. 비상적

10. TNM 악성 종양 단계에서의 N은 ___________를(을) 의미한다.
   a. 신생물
   b. 림프절
   c. 모반
   d. 괴사

참 / 거짓

_______ 1. 암의 가장 중요한 위험요인은 흡연이다.

_______ 2. 어떤 바이러스는 발암물질이다.

_______ 3. 현미경으로 보면 양성종양의 세포는 그 기원의 세포와 닮아 균일하게 보인다.

_______ 4. 부모에서 자녀로 유전되는 돌연변이는 전체 암의 25%를 차지한다.

_______ 5. 최소한 모든 암의 적어도 1/2은 예방할 수 있다.

_______ 6. 미국에서는 전체 남성의 1/2은 일생 동안 암이 발생할 것이다.

_______ 7. 암을 정확하게 진단할 수 있는 단일 검사는 없다.

_______ 8. 양성종양은 제거 후 거의 재발하지 않는다.

_______ 9. 암의 대부분은 획득된 돌연변이의 결과물이다.

_______ 10. 양성종양은 주변 조직을 침범한다.

빈칸 채우기

1. 골수종양(osteosarcoma)은 ___________의 악성종양이다.
2. ___________는(은) 전 세계적으로 암 사망률에 대한 단일의 가장 예방이 가능한 위험요인이다.
3. ___________는(은) 혈액에서 검출할 수 있는 종양 세포에 의해 만들어진 화학물질이다.
4. 암은 ___________미국에서 가장 흔한 사망 원인이다.
5. 흡연은 미국의 모든 암 사망 중 ___________의 원인이 된다.
6. 상피 표면에서 투영되는 양성종양을 보통 _______(이)라고 한다.
7. 선(샘)의 악성종양을 ___________(이)라고 한다.
8. ___________는(은) 빠르게 분열하는 세포를 목표로 하여 암세포와 일부 정상세포를 죽이는 약을 사용한다.
9. 암의 특징은 ___________에 의해서 체내에서 비정상적인 세포가 자라는 것이 특징이다.
10. 돌연변이는 암을 유발하는 물질이나 물질인 ___________에 의해 유발될 수 있다.

Chapter 5

유전과 질환

학습목표

이 장을 공부한 후에,

- 유전에서 DNA의 구성과 역할을 서술할 수 있다.
- 유전의 전달과정을 설명할 수 있다.
- 유전에 비정상적인 핵형과 염색체 구조가 어떻게 반영되는지 이해할 수 있다.
- 선천성 질환과 유전 장애를 비교하고 차이점을 설명할 수 있다.
- 유전자 치료가 유전 질환과 장애를 치료하는 데 어떻게 사용될 수 있는지 이해할 수 있다.

사실인가 허구인가?

혈중 콜레스테롤은 유전적으로 결정된다.

허구: 유전자는 콜레스테롤의 대사와 합성에 영향을 주지만, 식이는 콜레스테롤 수치에도 영향을 미친다.

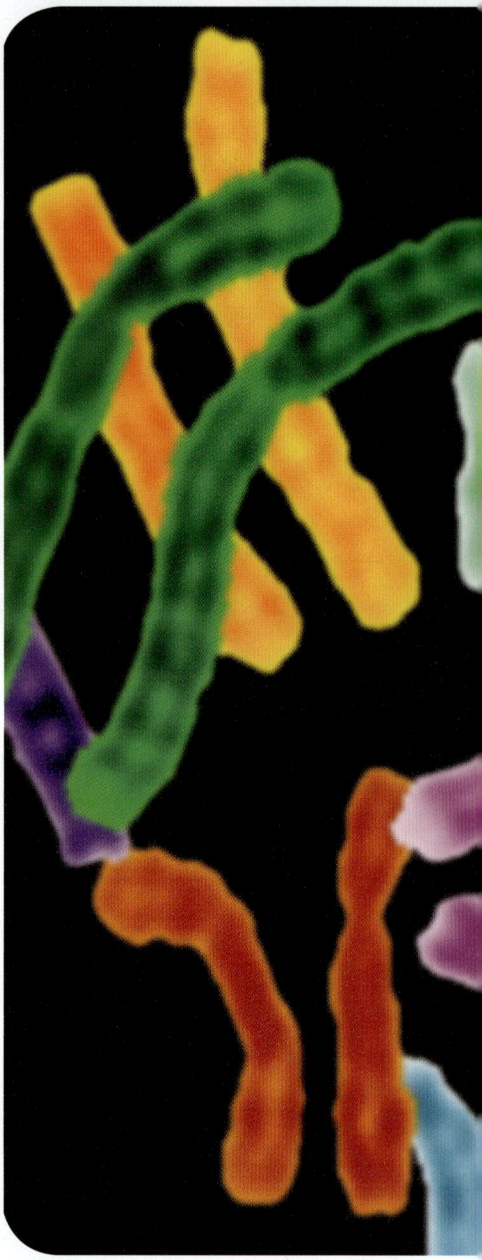

인간의 염색체. (James Ades, NHGRI)

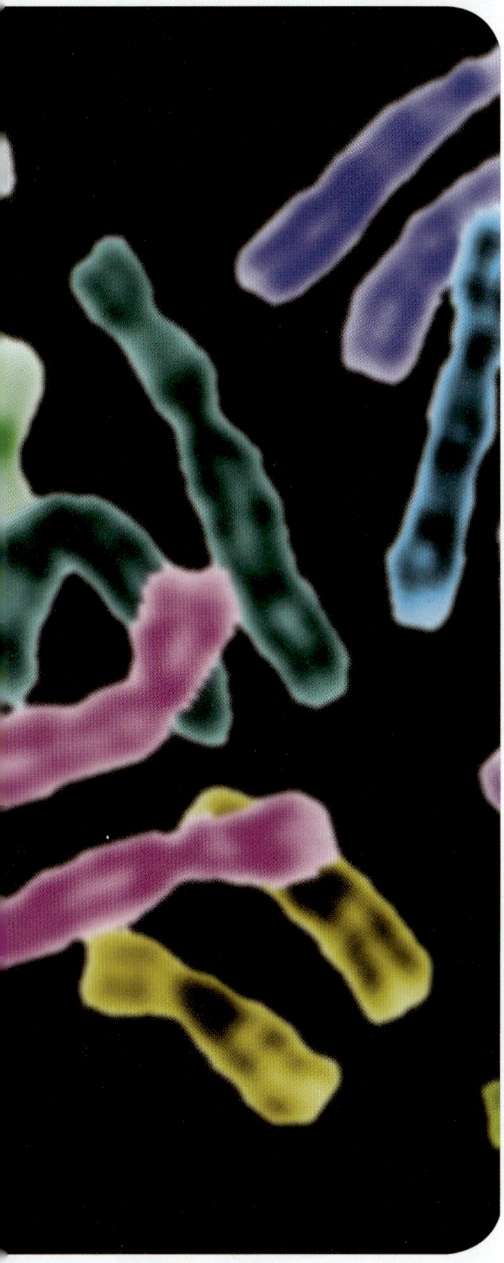

질환 이야기

헌팅톤병에 대한 추적

조지 헌팅톤 박사는 1872년에 뉴욕 이스트 햄튼에 거주하는 여러 세대에 걸쳐 가족에게 영향을 미친 질환에 관한 관찰 연구를 발표했다. 유전된, 퇴행성 신경 질환은 헌팅톤병이라는 그의 이름을 갖게 되었다. 이 퇴행성 질환에는 행동 및 성격변화, 인지장애, 우울증, 자살경향이 나타난다.

1976년에 낸시 웩슬러 박사는 헌팅톤병 발생률이 높은 베네수엘라 지역사회에서 20년 연구를 시작했다. 1979년에 웩슬러 박사와 동료들은 헌팅톤병과 관련된 유전자 표지를 발견했고 이는 오늘날 이 질환에 걸릴 위험이 있는 사람들을 식별하는 데 도움이 된다.

이러한 웩슬러 박사의 발견은 그녀의 어머니, 할아버지, 세 명의 삼촌이 이 질환의 조기진단에 성공한 것이다. 1986년에는 잠복기 및 태아 유전자 검사가 전 세계적으로 가능해졌다. 오늘날 헌팅톤병의 착상 전 유전자 진단은 체외 수정을 시행하는 사람에게 이식을 위한 건강한 배아를 선택할 수 있게 한다.

DNA와 염색체

DNA는 세포의 마스터 코드이다

DNA란 **데옥시리보핵산(deoxyribonucleic acid)**의 약어로 모든 세포활동을 지시하는 화학적 청사진 역할을 한다. DNA는 나선형 계단과 비슷한 모양의 이중나선형이다. 데옥시리보스당과 인산염의 골격에 DNA 분자의 "(사다리) 계단"을 형성하는 아데닌(A), 티아민(T), 구아닌(G), 사이토신(C)의 4가지 화학 염기로 구성된다. **유전자(genes)**는 A,T,G 및 C 순서로 만들어지며 다른 순서와 길이로 배열된다(그림 5-1 ▶). DNA는 복제능력을 갖고 있으며, RNA(리보핵산)를 코딩하여 단백질 합성을 지시한다.

염색체

핵 내부에서 DNA는 단백질과 함께 **염색체(chromosomes)**로 포장된다. 염색체에는 수천 개의 유전자가 포함되어 있으며 각 유전자는 특정 단백질의 합성을 코딩한다. 일반적으로 사람은 46개의 염색체(23쌍)를 가지고 있다. 염색체 중 44개(22쌍)는 **상염색체(autosomes)**, 23번째인 X와 Y 염색체를 **성염색체(sex chromosomes)**라고 한다. 남자는 하나의 X와 하나의 Y 염색체의 조합을 지니고 있고 여자는 두 개의 X 염색체를 가지고 있다. 핵의 완전한 염색체 구성은 **핵형(karyotype)**이라고 한다. 핵형은 핵으로부터 염색체를 추출하여 현미경으로 촬영함으로써 가시화할 수 있다. 이러한 방식으로 염색체의 수 또는 구조적 이상을 발견할 수 있다(그림 5-2 ▶).

각 난소 또는 고환에는 23쌍의 46개의 염색체가 있는 특수화된 세포가 있다. 이 세포들은 감수분열이라는 과정에 의해 나뉘며, 이 과정에서 23쌍의 염색체로 분리된다(그림 5-3 ▶) 이러한 방식으로 감수분열은 각각 23개의 염색체에 각 쌍의 염색체 1개를 포함하는 생식세포인 난자 또는 정자를 생성한다. 수정 중에 난자와 정자가 결합하면 핵형은 염색체 46개로 재설정된다. 23개 염색체에 포함된 오직 생식세포만이, 각 쌍의 염색체 1개인 상태를 **홑배수체(haploid)**라고 한다. 신체의 모든 다른 세포들은 체세포라고 하며, 23쌍에 46개의 염색체가 있는데 이런 상태를 **두배수체(diploid)**라고 한다. 경우에 따라서 세포는 감수분열 중 잘못된 수의 염색체를 받기도 한다. 많은 경우에, 이런 상태는 수정 직후 자연유산으로 이어진다.

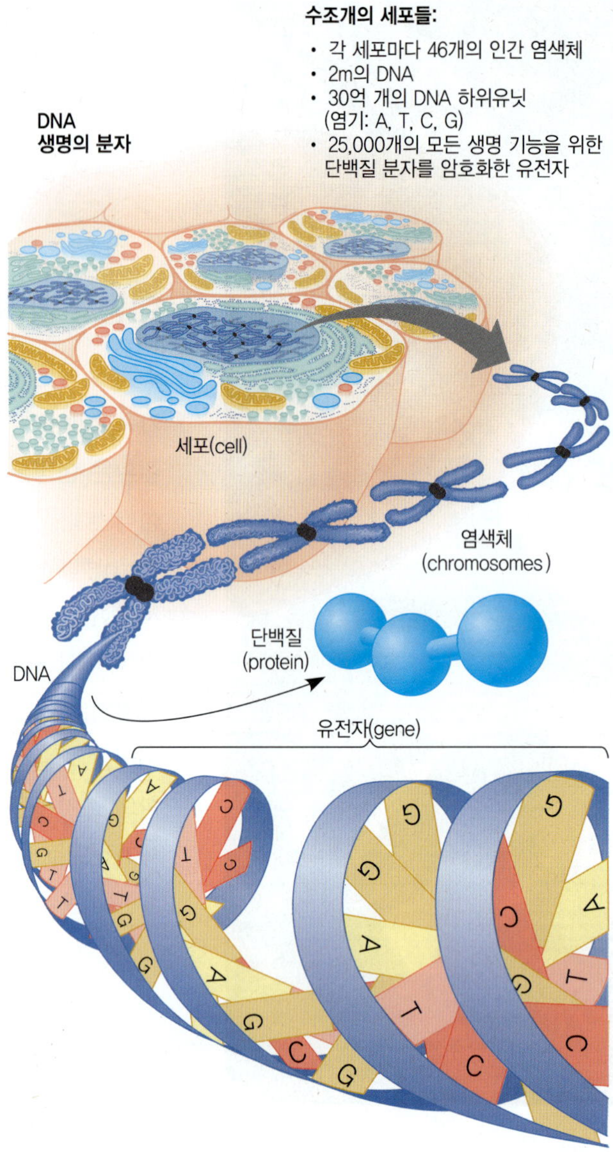

그림 5-1 ▶ 몸 전체의 각 세포핵에는 개인의 유전체(genome)의 대부분을 형성하는 유전자, DNA, 염색체가 있다.

유전자와 유전

형질유전자는 유전자좌라고 불리는 염색체의 한 부위를 차지한다. 상이한 염색체는 상이한 유전자를 가지며, 각각의 염색체는 동일한 유전자를 보유하는 각각의 염

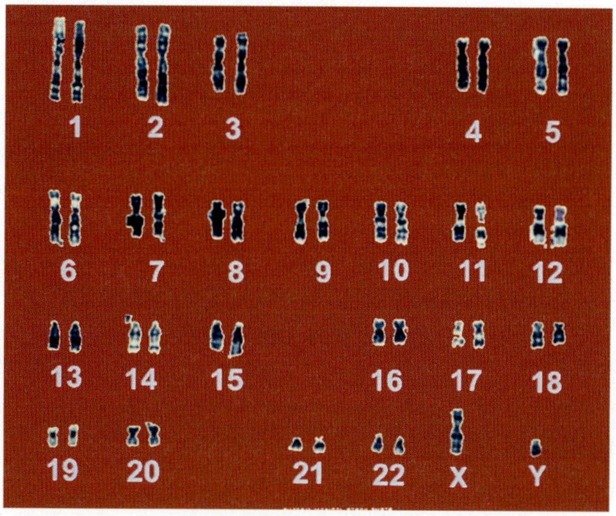

그림 5-2 ▶ 인간의 핵형. (©Custom Medical Stock Photo)

색체 쌍과 쌍으로 발생한다는 것을 상기시킨다. **대립형질(alleles)**은 유전자의 대안적인 형태로, 이들 대립유전자 중 하나는 쌍으로 이루어진 염색체의 각각에 위치한다. 동일한 대립유전자 두 개가 유전된다면 그 사람은 그 형질에 대해 **동형접합(homozygous)**이고, 대립유전자가 서로 다르다면 그 사람은 그 형질에 대해 **이형접합(heterozygous)**이다. 어떠한 대립유전자는 유전될 때 항상 자신의 형질을 발현하는데 이를 **우성(dominant)**이라고 한다. 우성 대립유전자를 물려받은 결과는 동형접합인지 이형접합인지에 상관없이 발현한다. 다른 대립유전자는 **열성(recessive)**이며, 자신의 형질에 대해 동형접합일 때만 발현한다.

앞에서 서술된 유전의 원리로부터 유전적인 원인에 의한 다양한 결과양상이 나타난다. 어떤 대립유전자는 공동 우성의 성격을 나타내어 둘 다 유전되면 양쪽의 형질이 모두 발현한다. 예를 들면 혈액형 AB형에서 볼 수 있다. 한 부모로부터 A인자 대립유전자를 물려받고 다른 부모로부터 B인자 대립유전자를 받았지만 두 대립유전자 모두 표현되었다. 때때로 우성 대립유전자의 발현이 항상 완벽한 것은 아니다. 감퇴발현이라 불리는 상황이 있다. 다른 유전자나 환경조건, 성별을 포함한 다양한 요인이 유전자의 발현을 변경한다. 감퇴발현의 예로는 헌팅톤병과 마르팡증후군이 있으며, 이 유전자가 유전될 때 다양한 중증의 질환이 발생한다.

인간 유전체와 질환

생물체의 완벽한 DNA 세트는 유전체로 알려져 있다. 인간 유전체를 포함한 DNA 염기서열은 2003년 4월에 발표되었다. 국립인간유전체연구소(National Human Genome Research Institute)의 국장인 프랜시스 콜린스는 유전체는 여러 용도로 사용되는 한 권의 책이라고 생각할 수 있다고 언급했다. "이것은 역사책입니다. 시간이 지남에 따라 우리 종(인간)의 여행에 대한 이야기입니다. 이것은 모든 인간세포를 만들기 위한 엄청나게 상세한 청사진이 소개되어 있는 상점 안내서와 같습니다. 그리고 이것은 건강관리 제공자에게 질환을 치료, 예방 및 치유할 수 있는 막대한 새로운 힘을 줄 수 있는 통찰력을

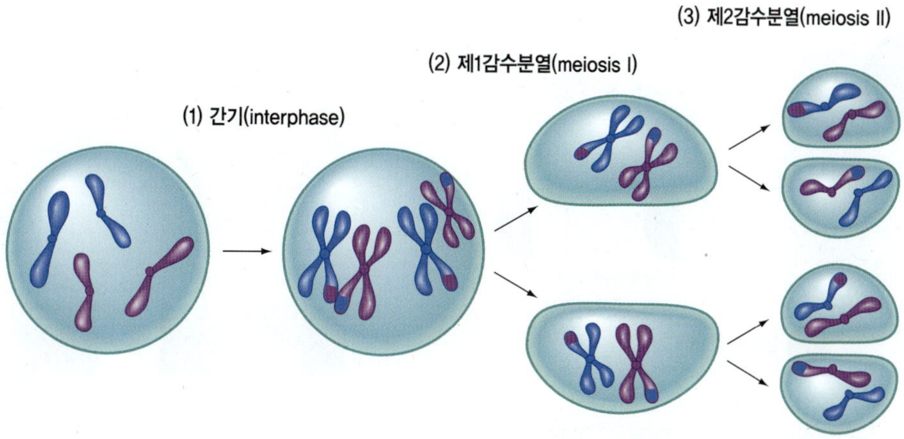

그림 5-3 ▶ 감수분열에는 두 단계의 완전한 분열이 일어나 네 개의 잠재적인 성 세포가 형성된다.

갖춘 혁신적인 의학교과서입니다." 유전체에 코딩된 정보는 건강과 질환에 대한 우리의 해석을 변화시켰다.

유전 질환의 전달과정

유전은 이 책 전체에서 설명된 많은 질환의 원인이다. 유전질환이나 장애는 유전자 결함이나 결함이 있는 단백질 또는 단백질이 아닌 모든 것을 생성하는 유전자로부터 발생한다.

상염색체 우성질환

일부 질환은 단일 상염색체 우성 대립유전자를 물려받음으로써 발생한다. 결함이 있는 우성 대립유전자는 일반적으로 형질에 대한 이형접합을 가진 한 쪽 부모에 의해 전달된다. 만약 다른 쪽 부모가 정상이라면, 각각 자녀는 50%의 영향을 받는다. 그림 5-4 ▶에 설명되어 있다. 이러한 질환들은 모든 세대의 가족에게 나타나며 남성과 여성이 똑같이 영향을 받는다. 이 규칙의 예외는 거의 없다. 상염색체 우성질환은 다음과 같다.

- 퇴행성 신경질환인 헌팅톤병
- 여분의 손가락이 있는 다지증(polydactyly)
- 왜소증의 원인인 연골형성부전증(achondroplasia)(그림 5-5 ▶)
- 혈관과 관절이 약해지고 시력문제가 나타나는 결합 조직 결합의 상태인 마르팡증후군(Marfan syndrome)
- 혈액에서 콜레스테롤을 비효율적으로 제거하는 가족성 고콜레스테롤혈증, 동맥벽에 지질이 침착되고 관상동맥질환의 위험이 높아진다.

상염색체 열성질환

다른 유전자 질환은 상염색체 열성 대립유전자에 의해 발생한다. 이 경우 질환의 발현은 특정 대립유전자가 각각 부모로부터 물려받은 경우에만 발현되며, 그 형질에 대해 동형접합을 이룰 때 나타난다. 질환의 보인자인 양쪽 부모가 형질에 대해서 이형접합이라면 질환은 나타나지 않는다. 각각 자녀에게 열성 대립유전자와 질환이 유전될 확률은 25%이다. 유전 가능성은 그림 5-6 ▶에 설명되어 있다. 2개의 열성 대립유전자를 물려받을 확률은 가까운 근친혼일 때 더욱 높아진다. 상염색체 열성질환은 다음과 같다.

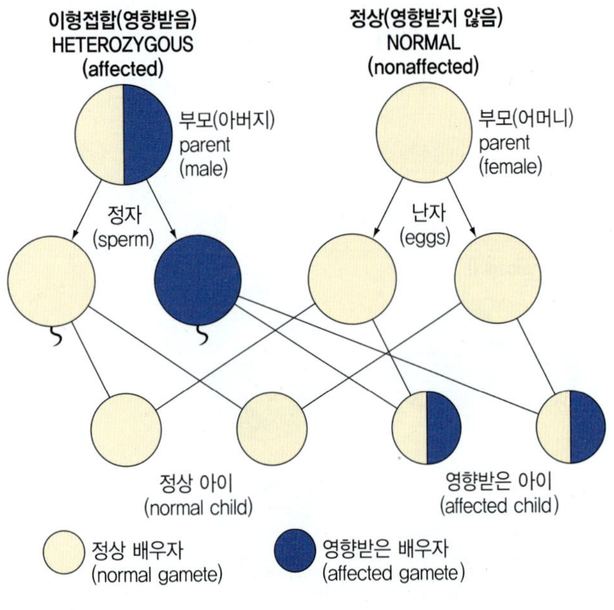

그림 5-4 ▶ 상염색체 우성질환의 전달과정(영향받은 자녀는 50% 확률)

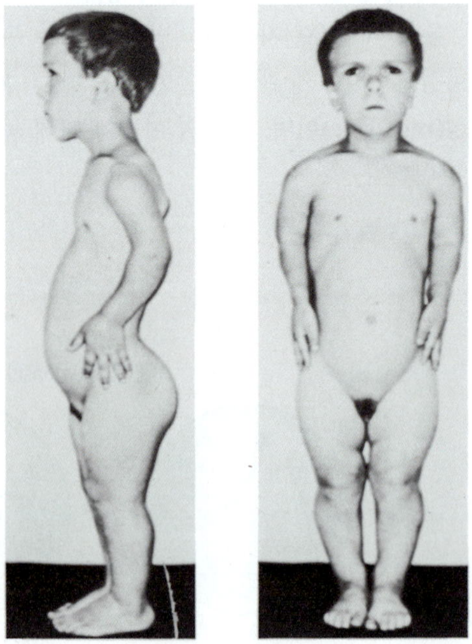

그림 5-5 ▶ 12살 연골무형성성 왜소증. (사지와 몸통 비율의 불균형, 척추 만곡, 돌출된 엉덩이가 특징적이다)

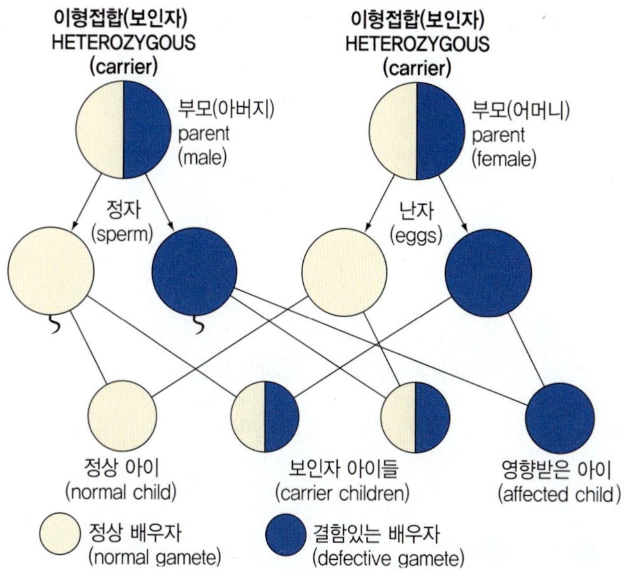

그림 5-6 ▶ 상염색체 열성질환의 전달과정(영향받는 자녀는 25%의 확률)

- 점액을 분비하는 샘에 영향을 미치는 낭성섬유증(cystic fibrosis), 심한 호흡기 감염과 위장관 장애의 재발을 초래한다.
- 철분 저장 장애인 혈색소증(hemochromatosis)
- 뇌에 독성물질이 축적되어 발달문제를 일으키는 선천적인 대사 장애인 페닐케톤뇨증(PKU) (그림 5-7 ▶)

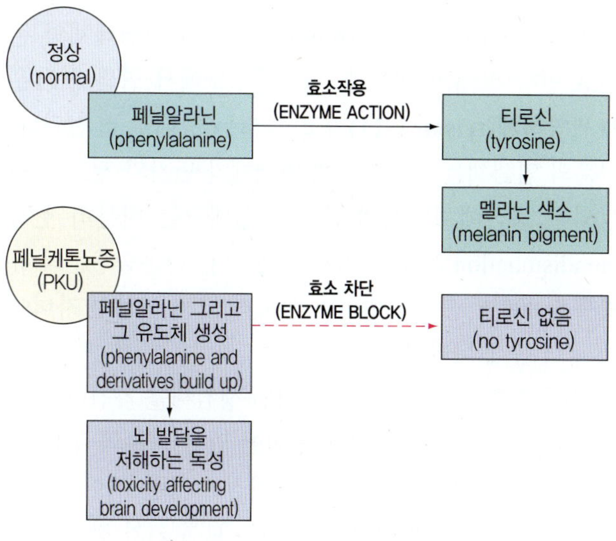

그림 5-7 ▶ 페닐케톤뇨증(PKU)의 효소 차단

- 정신발달 및 간 손상을 유발할 수 있는 당대사의 선천적인 장애인 갈락토오스혈증(galactosemia)
- 비정상적인 헤모글로빈이 변형된 적혈구, 빈혈 및 혈관 손상을 유발하는 장애인 겸상적혈구빈혈(sick cell anemia)
- 드문 질환인 테이-삭스병(Tay-Sachs disease)은 주로 동유럽 유태인 가정에서 발생하며, 영아의 신경학적 손상과 사망을 초래한다.
- 색소 멜라닌이 없어서 하얀 피부, 머리카락, 눈이 무색인 백색증(albinism)

성 연관 유전(반성유전)

유전의 세 번째 유형은 성 연관이며, 결함이 있는 대립유전자가 X 염색체에 위치한다. Y 염색체는 작으며 아주 적은 유전자를 담고 있다. 따라서 남성이 X 염색체에서 발견된 결함 있는 열성 유전자를 물려받았을 때, 그 형질이 발현된다. 여성은 유전자에 대해 이형접합일 수 있는데, 하나의 X 염색체에는 결함 있는 열성 대립유전자를 가지고 있으나 다른 X 염색체는 정상 대립유전가가 있기 때문이다. 이 경우 여성은 질환의 보인자이지만 영향을 받지 않으며, 대립유전자를 아들과 딸에게 전달될 확률은 50%이다. 남성은 딸에게만 질환을 유전하며 아들은 Y 염색체는 정상이고 아버지는 Y 염색체만 아들에게 기여하기 때문에 영향을 받지 않는다. 이 유전 패턴은 그림 5-8 ▶에서 잘 그려져 있다. 따라서 **성 연관 유전(sex-linked inheritance)**의 이상은 남성에서 더 자주 발생하는 경향이 있지만 여성에 의해 유전된다. 여성이 성 관련 질환 유전이 흔하지 않은 이유는 2개 모두 결함 있는 X 염색체를 물려받아야 하기 때문이다. 성 관련 장애에는 다음과 같다.

- 비정상적인 근육발달과 소모성 질환인 뒤센근이영양증(Duchenne s muscular dystrophy)
- 특정 색깔을 구별할 수 없는 색맹(color blindness)
- 여러 형태의 혈액 응고 장애인 혈우병(hemophilia)
- 정신 지체를 동반하는 발달 장애인 여린 X 증후군(fragile X syndrome)

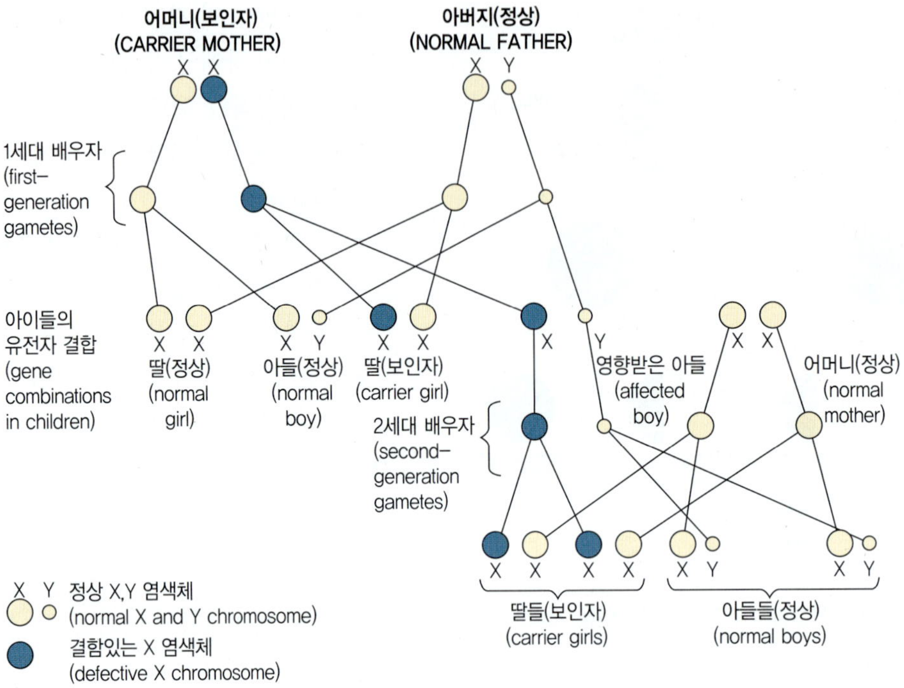

그림 5-8 ▶ 성 연관 질환의 전달과정

가족성 질환

질환이 가족에게 일관적으로 나타날 때 가족력으로 서술되지만 유전의 과정으로 이해하지는 않는다. 예를 들어 간질, 당뇨병, 심혈관 문제, 알레르기 및 가족성 용종과 같은 질환은 특정 가족에서 높은 발병률을 나타낸다. 이러한 질환의 원인은 단지 하나의 유전자에 의해 나타나는 것이 아니라 여러 개의 유전자(**다인성** 형질, **multifactorial** trait)가 함께 작용하여 영향을 주는 것이다. 실제로 일부 가족성 질환은 전혀 유전되지 않고 그 대신 가족 구성원이 공유하는 독특한 환경 조건이나 행동으로 인해 나타날 수도 있다.

염색체 이상 질환

이제까지 결함 있는 유전자로 인한 유전질환에 대해 알아보았다. 또 다른 염색체 이상인 염색체 수나 구조 이상 또한 질환을 유발한다. 어떤 경우에는 감수분열시 세포분열 중에 제대로 분리되지 않는다. 그 결과로 하나의 생식세포에는 염색체가 없어지고, 다른 생식세포는 여분의 염색체를 얻게 된다. 이런 생식세포를 이용한 수정은 비정상적인 수의 염색체를 가진 배아를 초래한다. 각각의 상염색체는 다수의 필수 유전자를 보유하고 있기 때문에 상염색체의 손실은 일반적으로 생명과 양립할 수 없다. 이러한 이상으로 인해 영향을 받은 태아는 대부분 자연유산된다. 성염색체의 손실 또는 추가 염색체의 존재는 덜 심각하지만 다양한 상황이 발생한다.

다운증후군

다운증후군(Down syndrome)은 여분의 상염색체의 존재로 인한 장애의 예이다. 다운증후군에서 염색체 21은 **21세염색체(trisomy 21)**라고 불리는 상태로 유전된다. 여분의 염색체는 2개의 21번 염색체가 난자와 정자가 형성되는 생식세포에서의 분리가 실패되는 비분리 현상(nondisjunction)으로 인해서 발생한다. 다운증후군의 유병률은 800명 중 약 1명이며 산모가 35세 이상인 자녀에게서 더 높게 나타난다.

다운증후군 어린이는 특징적인 생김새를 가진다(그림 5-9 ▶). 눈의 상부, 중간 모퉁이에 있는 여분의 주름 때문에 눈은 기울어져 있고 혀는 거칠고 종종 튀어나오는 반면에 코는 짧고 평평하다. 아이는 보통 키가 작고 생식기가 발달하지 않는다. 직선 주름이 손바닥을 지나고 새

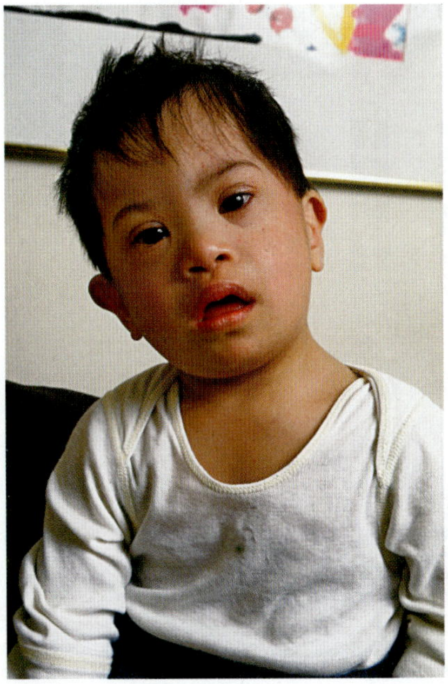

그림 5-9 ▶ 다운증후군 소년

끼손가락은 보통 정상인보다 짧은 편이다.

다운증후군이 있는 아동은 선천적인 심장질환과 같은 합병증으로 인해 기대수명이 짧다. 또한 기도 감염, 특히 폐렴에 대한 감수성이 높고, 급성 백혈병에 걸릴 위험이 더 높기 때문이다. 다운증후군이 있는 사람은 55년 이상 살 수는 있지만 1910년 평균 기대수명은 9년에 불과했다.

다운증후군 어린이는 항상 어느 정도의 정신지체를 갖는다. 아이에게 간단한 과제를 가르칠 수 있으며 보통 매우 애정이 넘친다. 오늘날, 다운증후군 개인은 특수 교육 및 취업 기회를 받고 지역사회에서 활발하게 활동할 수 있다.

성(Sex) 이상 질환

터너증후군

터너증후군(Turner's syndrome)은 X 염색체가 하나만 존재하기 때문에 발생한다(45, XO). 하나의 X 염색체를 가진 터너증후군이 있는 사람은 여성인 것처럼 보이지만 난소가 발달하지 않는다. 따라서 배란이나 월경이 없으며 불임이다. 유두는 넓게 퍼져 있으며 유방은 발달하지 않았고 키가 작고 땅딸막한 체구를 가진다. 터너증후군의 발생은 약 2,500명의 출생 중 1명이다. 주요 합병증은 선천성 심장질환과 대동맥협착증이다. 그림 5-10 ▶은 터너증후군의 핵형을 보여준다.

클라인펠터증후군

클라인펠터증후군(Klinefelter's syndrome)은 여분의 X 염색체가 존재한다(47, XXY). 이 질환은 출생한 남성 중 약 500명 중 1명에서 1,000명 중 1명으로 발생한다. 클라인펠터를 가진 사람은 남성인 것처럼 보이지만 성숙되지 않아 정자를 생산하지 못하는 작은 고환을 갖고 있다. 사춘기에 여성의 2차 성징이 나타나고 유방이 커지면서 털발달이 여성과 같아진다. 수염이 거의 발달하지 않고 일반적인 외모가 미성숙한 젊은 성인의 모습이다. 큰 키에 다리가 비정상으로 길다. 테스토스테론 요법은 남성의 성적인 특성을 발달시키는 데 도움이 될 수 있다.

남녀한몸증

고환과 난소를 가진 진정한 남녀한몸증(hermaphroditism)은 매우 적은 수이다. **거짓남녀한몸(pseudohermaphrodites, 거짓남녀중간몸)**은 고환이나 난소는 대개 기능하지 않지만 나머지 해부학은 혼합되어 발달한다. 이 상태는 성염색체가 해부학적 염색체와 다른 성 역전 또는 양성증을 나타내고 있다. 성 역전은 태아기 때 발생한다. 생식샘은 임신 후 첫 몇 주 동안, 남성화 호르몬인 테스토스테론의 영향으로 고환이 약 6주째에 분화될 때까지는 무성이다. 이 호르몬이 적절량 이하로 유지되면 난소가 발달하고, 해부학적으로 여성으로 발달하지만 염색체 상으로는 남성(XY)이다.

거짓남녀한몸의 일부 경우는 부신피질에서 생성되는 성호르몬의 과도한 생성 또는 호르몬에 대한 설명할 수 없는 무감응(insensitivity)으로 기인한다. 영향을 받은 여성은 매우 이른 나이에 남성 2차 성징이 나타난다. 거짓남녀한몸의 외부 생식기는 모호하여 남성과 여성 모두의 생식기와 유사하다.

치료에는 수술, 호르몬 요법 및 상담 등이 있다. 남녀한몸증은 예방할 수 없는 질환이다.

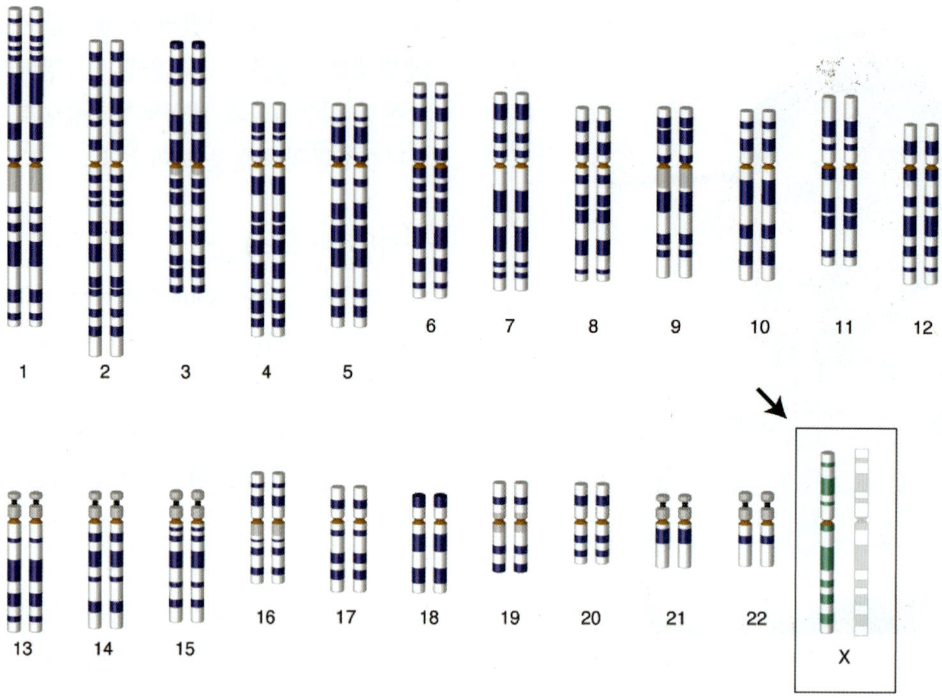

그림 5-10 ▶ 터너증후군의 핵형 분석(45,XO). (Darryl Leja, NHGRI)

유전자 상담과 진단

유전자질환의 진단

유전질환의 예방 및 치료에 중요한 것은 빠른 중재이다. **양수천자(amniocentesis)**는 임신 14주 후에 소량의 양수를 채취하는 것이다. 양수 속 태아세포를 취하여 염색체 검사를 하고 양수는 생화학적 기형 유무를 분석한다. 양수천자 검사결과는 시술 후 대략 2주 후에 알 수 있다. 양수천자는 출생 전에 약 200개의 유전질환을 발견할 수 있다.

융모막 검사(chorionic villus sampling)는 자궁경부를 통해 융모에서 세포를 채취하는 것이다. 융모막 융모는 임신 초기 배아를 둘러싼 막의 돌출부위를 말한다. 검사는 임신 8~10주에 가능하며 얻어진 세포의 염색체는 즉시 분석할 수 있다. 융모막 융모 검사는 임신 중 성(gender)과 염색체에 대한 정보를 더 빨리 알 수 있다. 이러한 과정은 임신 중절이나 특별한 조치가 필요한 아이(장애가 예상되는)를 위해 준비할 수 있게끔 선택할 수 있는 기회를 제공해준다.

유전질환의 유전자 치료

유전자 치료는 결함 있는 유전자를 교환하거나 회복하기 위해 유전물질을 감식, 조작, 이식하는 시술이다. 사용된 유전물질은 인간 DNA와 일치하며 이것은 미생물에서 배양되고 바이러스를 이용하거나 주사와 같은 방법으로 주입한다. 유전자 치료는 아직 주류 치료는 아니지만 기술력이 증진되고 최근 임상시험에서 이런 종류의 효과적인 치료법이 향후 몇 년간 이용 가능할 수 있다고 제안하고 있다.

예방 플러스!

헌팅톤병

헌팅톤병(Huntington's disease)은 파괴적이고 우성 유전이며 신경계 질환이다. 남녀가 자녀를 갖는 데 관심이 있고, 헌팅톤병이 남자의 아버지에게 영향을 미쳤다면 자녀에게 질환이 유전되는 것에 대해 걱정을 해야 한다.

비판적 사고

1. 남자의 아버지가 헌팅톤을 앓고 있고 여자와 그녀의 부모가 정상이라면, 남자는 왜 그 질환에 걸리는 것에 대해 걱정해야 하는지 설명하시오.
2. 그가 질환을 앓고 있는지 여부를 어떻게 알 수 있는지 설명하시오.

선천성 장애

선천성 장애(congenital disorder)은 태어날 때 또는 바로 직후에 나타나지만, 유전적 또는 염색체 이상이 원인은 아니다. 선천적 결손은 보통 배아기나 첫 임신 2달 동안 발달과정에서의 문제로 발생한다. 불충분한 산소, 산모 감염, 약물, 영양실조 및 방사선과 같은 다양한 요인들이 정상적인 발달과정을 방해할 수 있다. 따라서 선천성 장애는 자손에게 유전되지는 않는다. 선천성질환에는 다음과 같다.

- 선천성 풍진(congenital rubella)
- 뇌성마비(cerebral palsy)
- 수두증(hydrocephalus)
- 이분척추(spina bifida)
- 선천성 심장질환(congenital heart disease)
- 선천적 장질환(congenital disorder of the intestine)
- 구순구개열(cleft lip and cleft palate)

탈리도마이드(thalidomide)는 1950년대에 도입되어 1962년까지 임신초기 입덧에 사용되었다. 비극적인 결과는 배아발달에 유해한 약물의 위험성을 대중에게 경고했다. 임신 첫 2달 내에 탈리도마이드에 노출된 몇몇 아기가 사지없이 태어났거나 물갈퀴 같은 부속물이 있었다. 그 이후 미국의 식품의약국(FDA)에서는 탈리도마이드를 금지했다.

자료

American Society of Human Genetics: www.ashg.org
American Society of Medical Genetics: www.asmg.org
Genetics Home Reference: http://ghr.nlm.nih.gov
Medline Plus: www.medlineplus.gov
National Human Genome Research Institute: www.nhgri.nih.gov
National Center for Biotechnology Information: www.ncbi.nlm .nih.gov National Library of Medicine: www.nlm.nih.gov
National Marfan Foundation: www.marfan.org

질환 한눈에 보기

유전*

질환	병인	징후와 증상
상염색체 우성유전		
연골무형성증 (achondroplasia)	앰색체 4번, 상염색체 우성, 보통 자연적 발생	짧은 팔다리, 정상 몸통, 왜소증, 큰 두상, 척주앞굽음증: 나이에 따라 증상 심화
마르팡증후군 (Marfan syndrome)	염색체 15번, 상염색체 우성	골 형성부전, 긴 얼굴모양, 척추 측만증, 과대 운동관절, 대동맥류, 대안렌즈 결손
가족성 고콜레스테롤혈증 (familial hypercholesterolemia)	불완전한 상염색체 우성	죽상동맥경화증, 관상동맥질환
상염색체 열성유전		
취약성 X증후군 (fragile X syndrome)	X 염색체 장단에 결손, FMR1유전자 돌연변이	정신박약, 큰머리, 평발, 튀어나온 귀와 앞머리, 대고환증
갈락토오스혈증 (galactosemia)	상염색체 열성, 락토오스 분해효소 부족	간비대, 복수, 구토, 설사, 백내장, 정신장애인 뇌성마비
혈색소증 (hemochromatosis)	남자에게 더 흔함: 과도한 음주 및 빈혈의 이차성	초기 – 복부통증, 관절통 후기 – 피로감, 당뇨, 간손상, 성욕감퇴
페닐케톤뇨증 (phenylketonuria)	염색체 12번, 상염색체 열성	밝은 피부톤, 파란눈, 치료하지 않는다면 정신박약
테이-삭스병 (Tay-Sachs disease)	15번 염색체의 Hex-A 유전자의 돌연변이	정신장애

*많은 질환과 장애는 유전적인 요인이 있다. 이 차트에는 잘 알려진 비정상적인 유전적 또는 염색체의 이상으로 인한 질환과 장애를 나타냈다.

진단	치료	예방
출생 시 나타남, 출생 전 DNA 검사	치료방법 없음	가족력, 유전상담
20세에 발병, 단백 피브릴린 검출	영향을 받는 부위에 따라 다르다. 대동맥 확장을 감소시키는 약물 (예: 베타차단제) 또는 뼈수술	가족력이 없더라도 유전자검사; 1/3이 산발적으로 발생
출생과 동시에 발병, 높은 LDL수치	운동, 저지방식이, 스타틴(콜레스테롤 저하제)	없음, 가능한 조기진단
FMR1 유전자의 CGG 삼중항 서열에 대한 DNA 염기서열분석	특별한 치료법 없음, 특수교육, 주의력 결핍장애(ADHD)에 대한 특수치료 및 작업요법	없음, 필요로 한다면 상담; 조기발견을 위해 FMR1 유전자에 대한 신생아의 세포 유전학적 검사
높은 갈락토오스 혈중농도	식이조절, 비락토오스 음식	출생 직후 검사
과도한 혈중 페리틴-철 및 알칼리 포스파타제(ALP) 레벨, HFE 돌연변이 관련 DNA 검사, 간생검	정맥절개술과 헌혈, Nexium 또는 Prilosec	DNA 검사, 유전자검사
혈액 및 소변 내 페닐알라닌의 농도검사	출생 전 제한식이	가족력과 함께 효소검사, 철저한 식이요법,
유전자 혈액검사	유전상담	부모의 유전자 혈액검사, 가족력

질환	병인	징후와 증상
염색체 수의 변화		
다운증후군 (Down syndrome)	비분리로 인한 21세염색체(trisomy)	정신장애, 둥근 얼굴, 튀어나온 혀, 짧은 키
클라인펠터증후군 (Klinefelter's syndrome)	여분의 X 염색체(47, XXY)	크고 마른 체형, 긴 다리, 드문드문한 체모, 저조한 유방의 발달, 대개 불임 남성
터너증후군 (Turner's syndrome)	X 염색체의 결손(45, XO)	작은 체형의 여성, 넓고 평평한 가슴, 팔꿈치의 이형성증, 불임, 청력문제

진단	치료	예방
관찰, 염색체검사	지지요법, 특수교육	35세 미만의 어머니, 산전 모성의 α–태아단백질(αFP), PAPP–A 검사
유전자검사, 낮은 테스토스테론 수치, XXY 조성	사춘기에 테스토스테론 치료, 상담, 가족지지요법	없음
사춘기까지 발견 못함, 신체적 발육 부족	에스트로겐과 기타 보충제를 병합한 성장호르몬 치료	없음

연습문제

비판적 사고를 위한 사례

1. 터너증후군과 클라인펠터증후군은 정자나 난자 중 하나가 비분리된 결과로 발생하는데 XXY는 정자의 비분리 결과에 의해서만 발생하는 이유는 무엇인가?
2. 마르팡증후군은 상염색체 우성질환이다. 부모가 마르팡증후군이라면 자녀가 마르팡증후군에 걸릴 확률은 얼마인가?
3. 어머니가 성 연관 질환인 A형 혈우병 보인자라면 아들이 A형 혈우병이 될 확률은 얼마인가? 딸이 A형 혈우병이 될 확률은 얼마인가?
4. 새로운 직장으로 인해 스트레스를 받은 36세의 아버지(남성)는 복부와 관절의 통증이 발생했다. 그는 안색이 어두워지는 것을 알아채고 의사와 상담을 했다. 의사는 혈액검사를 통해 페리틴 농도가 상승되어 있는 것을 발견했다. 어떤 질환이며 어떤 치료가 필요한가?

객관식

1. 다지증과 연골 형성부전증의 공통점은 무엇인가?
   a. 모두 상염색체 열성유전이다.
   b. 모두 성 연관 유전이다.
   c. 모두 선천성 결함이다.
   d. 모두 상염색체 우성형질이다.
2. 정자와 난자를 제외하고, 사람의 세포는 각각 몇 개의 염색체를 가지고 있는가?
   a. 23
   b. 46
   c. 96
   d. 21
3. 사람은 동형접합일 때만 그 형질이 나타나는데, 이는 대립유전자의 어떤 결합으로 나타나는가?
   a. 열성
   b. 우성
   c. 동형접합
   d. 이형접합
4. 성 연관 질환은 여성보다 남성이 더 많은 영향을 받는데, 그 이유는?
   a. 남성은 2개의 X 염색체를 가진다.
   b. 남성은 2개의 Y 염색체를 가진다.
   c. 남성은 1개의 X 염색체를 가진다.
   d. 남성은 Y 염색체를 가지지 않는다.
5. 상염색체 우성질환은 다음 중 어느 것인가?
   a. 페닐케톤뇨증
   b. 마르팡증후군
   c. 혈색소침착증
   d. 터너증후군
6. 갈락토오스혈증은 무슨 질환인가?
   a. 상염색체 우성
   b. 상염색체 열성
   c. 성 연관 유전
   d. 선천성 질환
7. 여성이 성 연관 질환의 보인자이면 그녀는 자녀에게 대립유전자를 유전할 확률은 얼마인가?
   a. 25%
   b. 50%
   c. 75%
   d. 100%
8. 양쪽 부모 모두가 상염색체 열성질환의 보인자라면 그들의 자녀가 질환을 갖게 될 확률은?
   a. 0%
   b. 25%
   c. 50%
   d. 100%

9. 형질에 대해 대립유전자가 다르다면 개인의 유전자형을 어떻게 설명하는가?
   a. 동형접합
   b. 열성
   c. 이형접합
   d. 우성

10. 사람의 세포의 상염색체의 염색체수는 몇 개인가?
   a. 22
   b. 2
   c. 44
   d. 46

참 / 거짓

_______ 1. DNA는 유전정보의 주인이다.

_______ 2. 다운증후군의 발병률은 산모의 나이가 많을수록 증가한다.

_______ 3. 취약성 X 증후군은 남녀 동등하게 나타난다.

_______ 4. 터너증후군 환자는 정상보다 하나 더 많은 성염색체를 가진다.

_______ 5. 테이-삭스병은 상염색체 우성질환이다.

_______ 6. 마르팡증후군은 여분의 성염색체 때문에 발생한다.

_______ 7. 백색증은 성 연관 질환이다.

_______ 8. 동형접합 형질은 각 세대를 걸쳐 표현되는 경향이 있다.

_______ 9. 한쪽 부모가 상염색체 우성질환에 대해 이형접합이고, 다른 한쪽 부모는 정상일 때 아이는 질환을 지닐 확률이 50%이다.

_______ 10. 뒤센근이영양증은 여아보다 남아에게 더 영향을 미친다.

빈칸 채우기

1. ____________ 질환은 태어날 때 혹은 바로 그 직후에 나타나지만 유전 이상이나 염색체 이상으로 인한 것은 아니다.
2. ____________는(은) 고환과 난소를 모두 가지고 있다.
3. ____________대립유전자는 어떤 사람이 형질에 대해 이형접합을 한 경우에만 자신의 특성을 나타낸다.
4. ____________는(은) 마르팡증후군에 결함이 있다.
5. ____________는(은) 상대적인 유전자 형태를 말한다.
6. ____________는(은) 정상보다 많은 손가락과 발가락을 가진다.
7. ____________는(은) 생식세포가가 형성되면서 2개의 염색체가 분리되지 못하는 것을 말한다.
8. 성 세포는 ____________의 염색체를 포함한다.
9. 페닐알라닌의 대사에 영향을 미치는 열성 유전질환은 ____________이다.
10. 재조합된 DNA 기술에 의한 유전물질의 대체를 ____________(이)라고 부른다.

2부

기관계의 질환과 장애

2부는 신체 기관의 질환과 장애를 나타낸다. 각 장에서 신체 기관계의 정상적인 구조와 기능에 대해 검토 후 각 기관계와 연관된 질환에 대해 논의할 것이다. 각 질환의 징후, 증상, 병인, 진단, 치료, 예방에 대해 살펴볼 것이다.

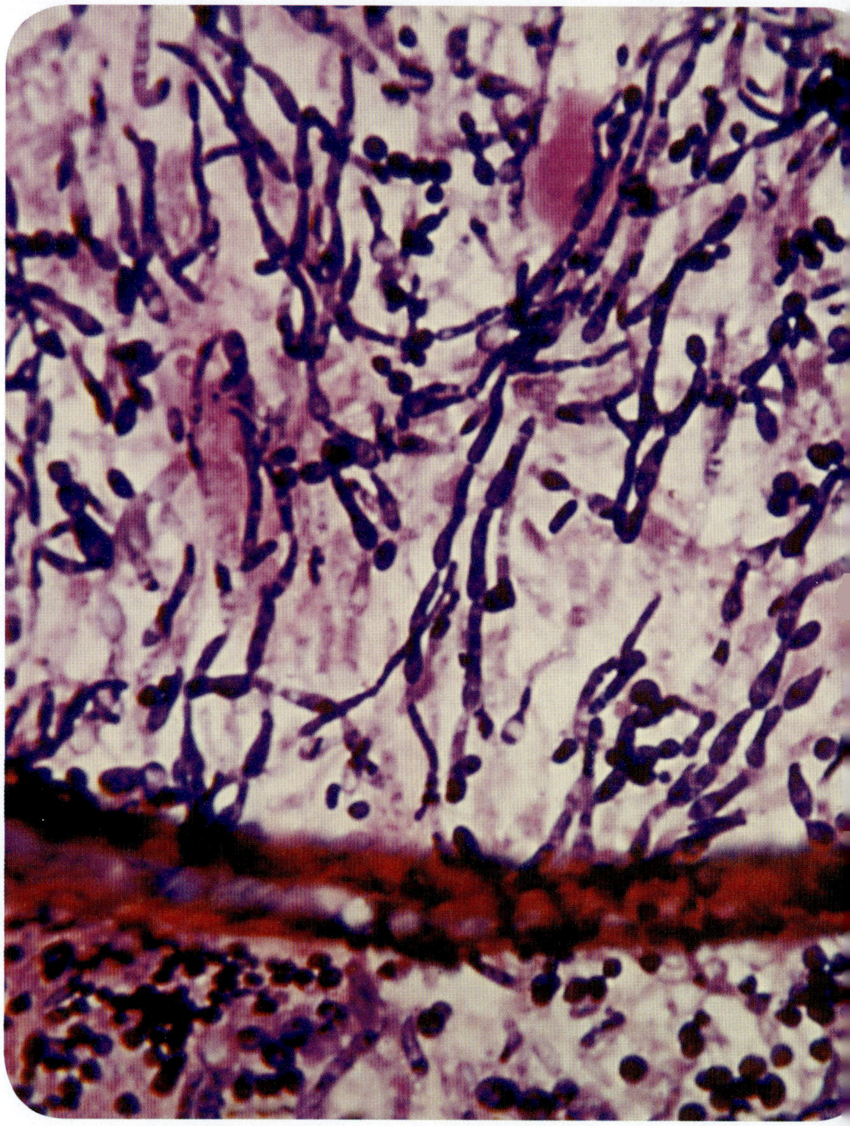

Chapters

Chapter 6

심혈관계 질환과 장애

학습목표

이 장을 공부한 후에,

- 심장과 혈관의 정상적 구조와 기능을 기술할 수 있다.
- 동맥 순환과 심장질환의 주요 특징을 기술할 수 있다.
- 심혈관질환에서 동맥경화증과 죽상경화증의 역할을 설명할 수 있다.
- 죽상경화증에서 고지혈증의 역할을 정의할 수 있다.
- 고혈압의 원인, 증상, 위험요인에 대해 기술할 수 있다.
- 폐 고혈압과 동맥 고혈압을 비교하고 대조할 수 있다.
- 말초혈관질환에서 정맥류의 역할에 대해 기술할 수 있다.
- 정맥혈전증과 연관된 위험 요인을 이해할 수 있다.
- 심장판막의 협착증과 심장판막 역류의 차이점을 이해할 수 있다.
- 여러 형태의 심방과 심실 부정맥을 설명할 수 있다.
- 쇼크의 병인을 알 수 있다.
- 정상 태아순환에 대해 설명할 수 있다.
- 선천성 심장 이상의 역학, 증상, 병인, 진단, 치료에 대해 설명할 수 있다.
- 노인에게 나타나는 심장질환과 연관된 위험성과 병리학적 변화를 검토할 수 있다.

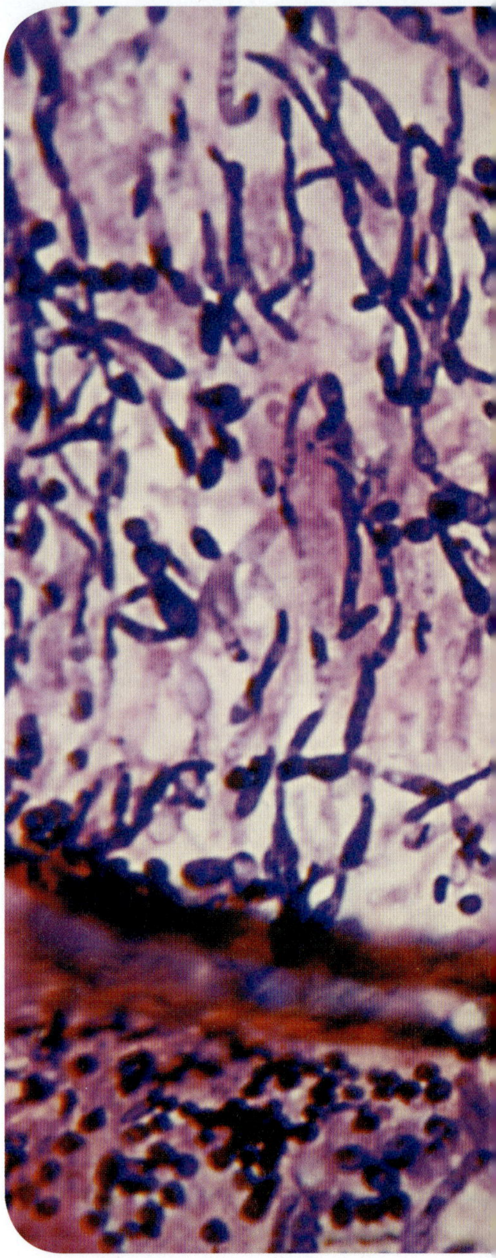

이 사진은 칸디다 알비칸스(*Candida albicans*) 곰팡이균에 의해 야기된 심내막염의 조직병리학적 변화를 보여준다. (Courtesy of Centers for Disease Control and Prevention/ Sherry Brinkman, 1963).

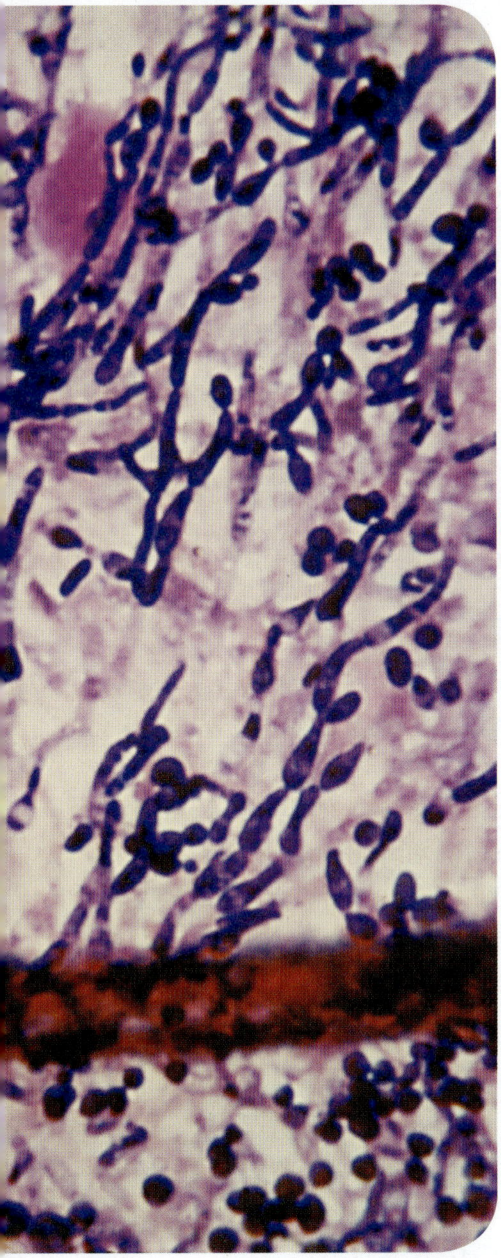

질환 이야기

크리스티안 바너드 박사(Dr. Christiaan Barnard)

크리스티안 바너드 박사는 최초의 인간 심장이식 수술을 했다. 1967년 남아프리카 연합에서 바너드 박사는 53세의 치과의사 루이스 워시캔스키에게 이 유명한 심장이식 수술을 했다. 25세의 자동차 사고 피해자인 데니스 다발은 워시캔스키에게 자신의 심장을 기증했다. 수술은 말기 심장질환을 앓고 있는 많은 사람들에게 기술적인 승리이자 희망의 신호였지만, 워시캔스키는 감염으로 18일 만에 죽었다. 오늘날에도 여전히 위험은 있지만 성공적인 심장이식이 가능한 것은 데니스 다발의 관용과 루이스 워시캔스키의 용기, 그리고 2001년 심장마비로 사망한 버나드 박사의 명석함 때문이다.

사실인가 허구인가?

아스피린 요법은 심근경색의 위험을 감소시킨다.

사실: 아스피린은 혈소판의 응집과 혈액응괴형성을 최소화하여 심근경색의 위험성을 감소시킨다.

해부와 생리

순환계의 주요 기능은 신체의 조직과 기관 사이에서 산소, 영양소, 노폐물, 전해질, 백혈구, 호르몬의 전달에 관여하는 것이다. 순환계는 심장, 혈관, 혈액을 포함한다. 심장은 혈액을 분출하고 혈관은 혈액이 흐르는 튜브 역할을 한다. 동맥계는 심장에서 조직으로 혈액을 운반하고 정맥들은 심장으로 다시 혈액을 돌려보낸다.

심장의 구조와 기능

심장은 가슴 중앙에 위치한 속이 빈 근육 기관이다. 심장은 4개의 방으로 구성된다: 오른쪽과 왼쪽 심방과 오른쪽과 왼쪽 심실. 심방은 혈액을 모아 심실로 보낸다. 심실은 몸과 폐 전체에 피를 분출한다. 방의 벽들은 **심근(myocardium)**으로 알려진 심장근육으로 구성되어 있으며 내부는 **심내막(endocardium)**이라는 매끄럽고 섬세한 막으로 구성된다. **심외막(pericardium)**은 심낭강 안에서 복층막으로 심장을 감싸고 있다(그림 6-1 ▶).

심방과 심실 사이에 있는 판막인 방실판막 (atrioventricular valve)은 혈액이 심방에서 심실로 단방향으로 흐르도록 한다. 좌심방과 좌심실 사이의 **승모판(mitral valve)**은 판막이 닫힐 때 만나는 첨판이라 불리는 판이 2개로 이루어져 있다. 우심방과 우심실 사이의 **삼첨판(tricuspid valve)**은 3개의 첨판 때문에 붙여진 이름이다. 그림 6-2 ▶는 판막이 닫혔을 때 이러한 모습을 보여준다.

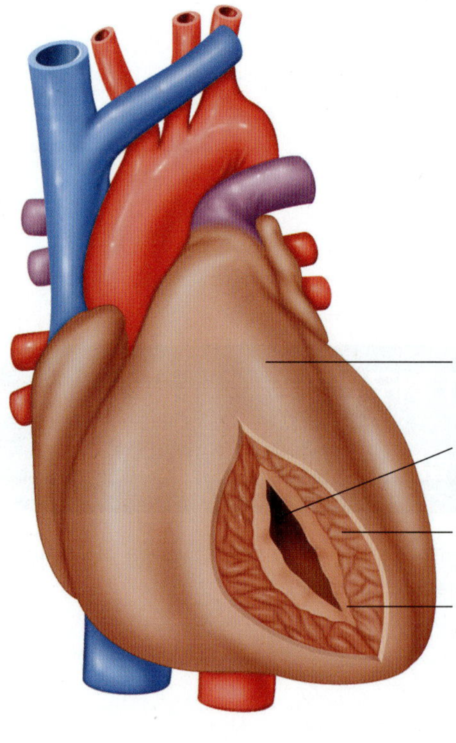

그림 6-1 ▶ 심장을 덮고 있는 심장의 층

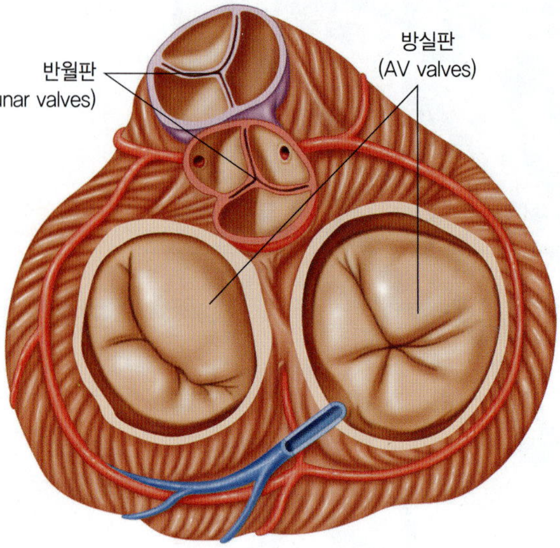

그림 6-2 ▶ 닫힌 심장의 판막을 위에서 본 경우

폐 반월판은 우심실에서 폐동맥으로 한 방향으로만 혈류가 흐르도록 허용하는 반면, 대동맥 반월판은 좌심실에서 대동맥으로의 혈류를 통제한다.

심장주기 동안, 챔버(방)들은 혈액을 채울 때 이완한 후 혈액을 분출할 때 수축한다. 채워지는 기간은 **이완기(diastole)** 또는 이완 단계이며, 각 챔버(방)의 수축 기간은 **수축기(systole)** 또는 수축 단계이다. 심방과 심실의 교대 수축과 이완의 심장주기는 약 0.8 초가 걸린다. 심장의 방, 혈관, 폐를 통한 혈액의 흐름을 그림 6-3 ▶에 나타나 있다.

관상동맥은 심장근육에 안정적으로 혈액을 공급한다. 왼쪽 관상동맥은 심장 앞쪽의 대동맥에서 시작하고, 1인치 이내에서 전심실 관상동맥 및 회선동맥으로 나뉘며, 심장 뒤쪽 주변으로 계속된다. 오른쪽 관상동맥은 또한 대동맥 앞쪽에서 분기되어 심장의 오른쪽과 뒤쪽으로 나

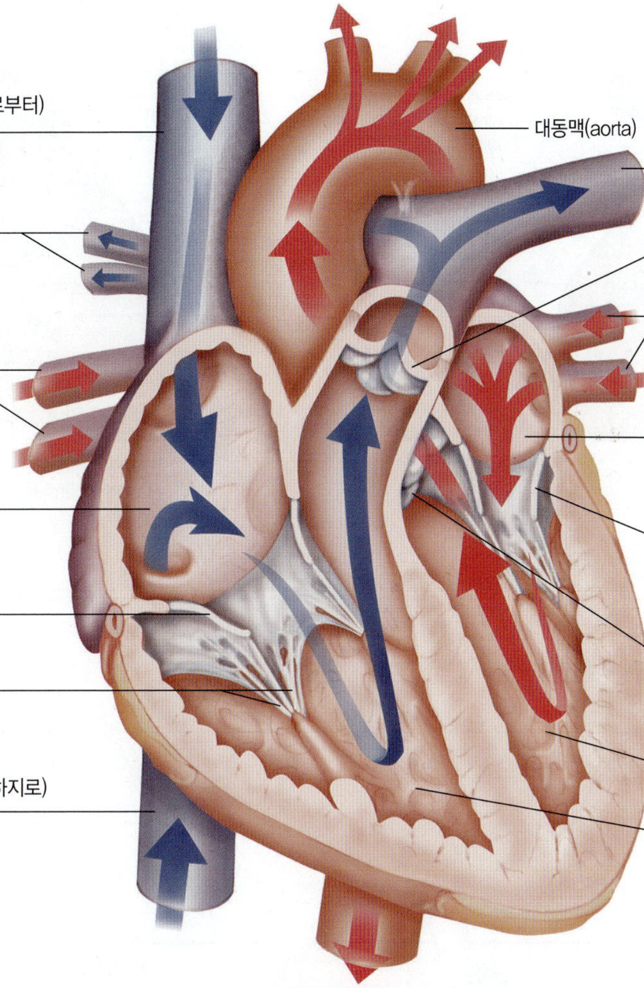

그림 6-3 ▶ 심장을 통과하는 혈액 흐름

누어진다(그림 6-4 ▶).

골격근과 달리 심장근육은 의식적인 노력없이 지속적, 주기적으로 수축한다. 작은 조직 패치인 **동방결절(SA node)**는 심장의 박동기로 작동한다. 수축에 대한 충동은 동심방결절에서 시작하여 심방 위로 퍼지고 방실결절(AV node)라고 불리는 전도성 조직을 통해 심실로 통과한다. 충동은 왼쪽과 오른쪽 다발가지(bundle branch)를 따라 계속되고 **푸르킨예섬유(Purkinje fibers)**에서 종결되며 심실벽 전체에 추가로 분기한다. 이 전도 시스템은 그림 6-5 ▶에 제시되어 있다.

심장근육 수축은 자율신경계와 에피네프린과 같은 호르몬의 영향을 받는다. 두 세트의 신경이 길항적으로 작용하는데, 하나는 심장 수축 속도를 늦추고 다른 하나는 가속화한다. 미주신경은 아세틸콜린이라고 불리는 화학물질을 통해 휴식과 수면 중에 심박수를 늦춘다. 자율신경계의 흥분성 부분은 스트레스 기간, 격렬한 신체 활동 및 흥분 동안 심박수를 증가시킨다. 이 흥분은 에피네프린과 노르에피네프린의 방출로 인해 심장박동 조율기(pacemaker)를 자극한다.

혈액은 전신 순환과 폐 순환의 두 가지 순환 경로를 통해 흐른다. 전신 순환은 좌심실로부터 산소화된 혈액을 분배하고, **대동맥(aorta)**에서 시작하여 동맥을 통해 신체의 모든 부분으로 연결되며 정맥을 통해 탈산소화된 혈액을 우심방으로 되돌린다. 폐 순환은 우심실로부터

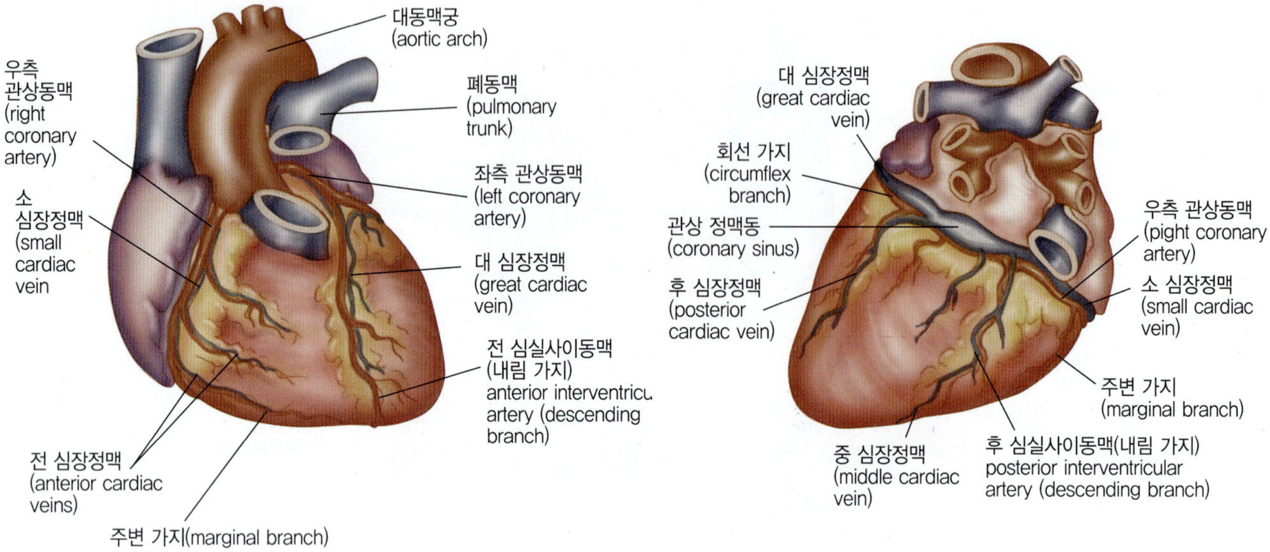

A B

그림 6-4 ▶ 관상 동맥 및 주요 혈관. (A) 전방 (B) 후방

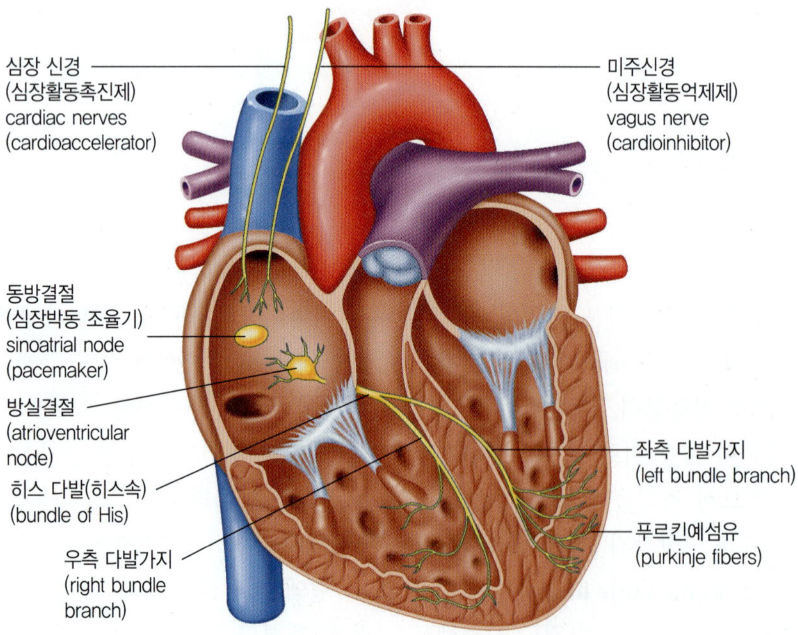

그림 6-5 ▶ 심장의 전도 시스템

탈산소화된 혈액을 운반하며, 폐동맥에서 시작하여 작은 동맥을 통해 폐까지 연결되고 산소화되며, 폐정맥을 통해 혈액을 좌심방으로 되돌린다. 심방중격 및 심실중격이라고 불리는 구획은 각각 심방 및 심실에서 탈산소화된 혈액으로부터 산소화된 혈액을 분리한다(그림 6-6▶, 그림 6-7▶).

대동맥의 가지는 혈액을 머리, 상지, 가슴, 복부, 골반 및 하지로 전달한다. 이 동맥은 계속해서 더 작은 동맥으로 나뉘어진다. 결국에는 가장 작은 동맥인 **세동맥(arterioles)**이라고 불리는 혈관으로 들어간다. 동맥은 **모세혈관(capillaries)**으로 연결되어 동맥과 정맥을 연결한다.

모세혈관의 혈액은 매우 얇은 모세혈관 벽을 통해 조직에 산소와 영양분을 전달하고 조직에서 이산화탄소와 기타 노폐물을 받는다. 탈산소화된 혈액은 **정맥(venules)**으로 흐르는데, 가장 작은 정맥(소정맥)에서 더 큰 정맥으로 이어진다. 상체의 정맥이 혈액을 상대정맥(superior vena cava)으로 운반하고, 하체의 정맥은 혈액을 하대정맥으로 운반한다. 상대정맥과 하대정맥은 우심방에 전신의 혈액을 전달한다.

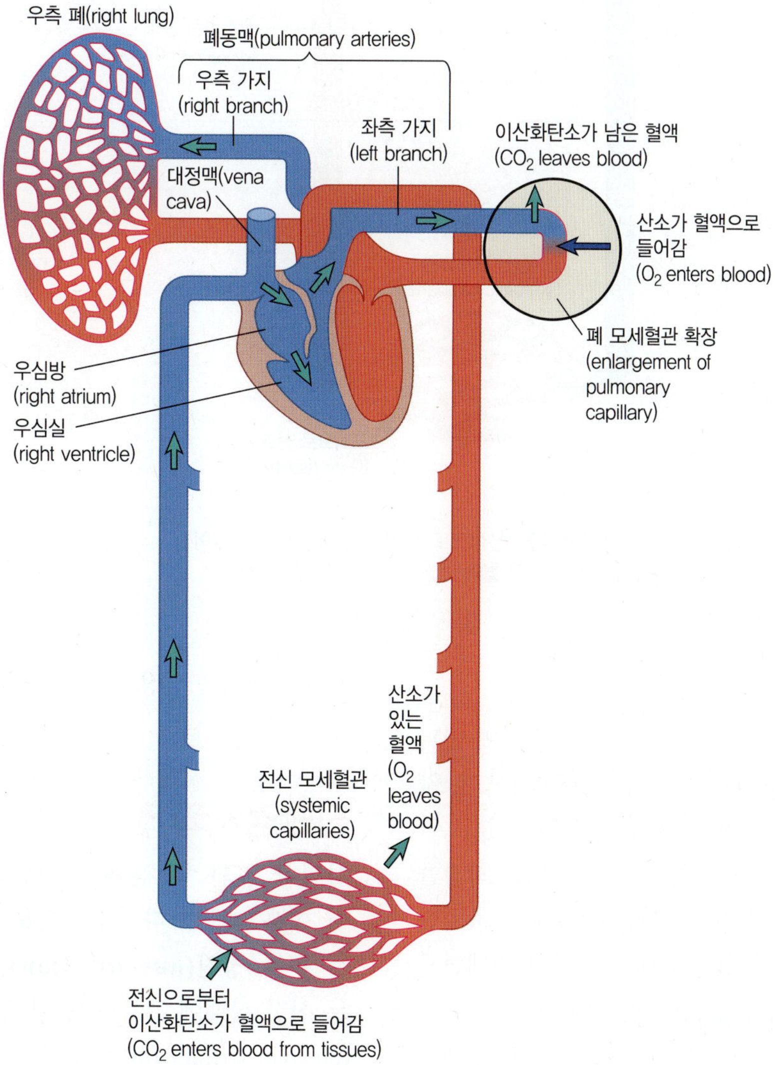

그림 6-6 ▶ 정맥은 심장과 폐 순환으로 돌아감

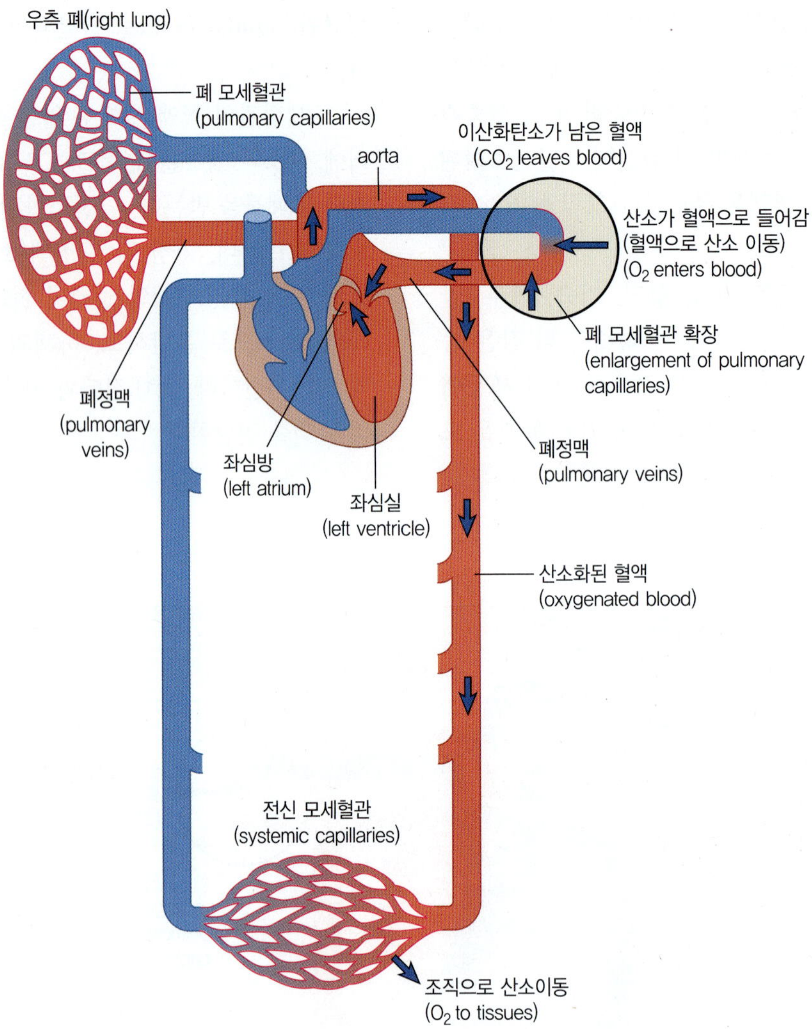

그림 6-7 ▶ 산소화된 혈액을 심장으로 돌려주고 대동맥으로 들어감
(적색 = 산소화된 혈액, 청색 = 탈산소화된 혈액)

혈관의 구조와 기능

동맥의 벽은 근육질이고 두껍고 강하고 탄력적이며 내피로 구성되어 있다. 소동맥은 동맥보다 직경이 작으며, 얇은 벽은 대부분 원형의 평활근섬유로 구성되어 있고 안쪽은 내피로 구성되어 있다. 소동맥은 수축 또는 확장을 통해 직경을 변화시켜 조직으로 가는 혈류량을 조절한다. 모세혈관은 적혈구 크기만한 내경을 가진 미세혈관이다. 모세혈관의 벽은 내피층으로만 구성된다. 정맥의 벽은 동맥보다 훨씬 얇지만 내경은 상당히 크다. 정맥벽은 근육과 탄력이 적어 정맥이 비어있을 때 쪼그라드는 경향(collapse)이 있다. 특히 다리의 정맥에는 중력에 대항하여 혈액을 심장쪽으로 올려서 되돌려주는 판막이 있다.

진단검사와 절차

심혈관 질환 및 장애를 진단하기 위해 많은 기술들이 이용 가능하다. 청진기를 통해 비정상적인 소리를 듣는 **청진(auscultation)**, 그리고 심전도(ECG)는 심장 상태에 관한 귀중한 정보를 제공한다. **심전도(electrocardiogram)**는 심장 작용의 전기적 기록이며 관상동맥질환, 심근경색, 판막장애 및 일부 선천성 심장질환의 진단에 도움이 된다. 또한 부정맥 및 심장 차단 진

Box 6-1 ECG 형태는 무엇을 나타낼 수 있는가?

- 심장발작
- 심혈류 부족
- 부정맥
- 심부전
- 심근병증
- 선천심장병
- 심장판막질환

단에도 유용하다(Box 6-1 ▶). **심초음파**(초음파 심전도, **echocardiography**)는 고주파 음파를 사용하여 심장 구조의 크기, 모양 및 운동을 검사하는 또 하나의 비침습적 시술이다. 심초음파는 심장판막 운동, 심장의 방(chamber) 측정, 심장주기 동안 심장의 실에서 발생하는 변화를 직접 기록할 수 있는 심장의 시간 모션 연구를 제공한다. **도플러심초음파(Doppler echocardiography)** 검사는 혈류 패턴과 심장 및 큰 혈관 내 혈류 속도의 변화를 탐색하여 심장 전문의가 판막협착증 또는 부전을 평가할 수 있게 한다.

운동내성검사는 관상동맥질환 및 기타 심장질환을 진단하는 데 사용된다. 이 검사는 운동 중 심전도(ECG)와 혈압을 모니터링한다. 일반적으로 휴식 상태에서 발생하지 않는 문제가 드러나게 된다.

심장 카테터 삽입(cardiac catheterization)은 카테터가 혈관을 통해 심장으로 전달되어 각 방(chamber)의 산소 함량과 압력을 알아보기 위해 혈액을 채취하는 절차이다. 결과는 판막장애 또는 혈액의 비정상적인 분로

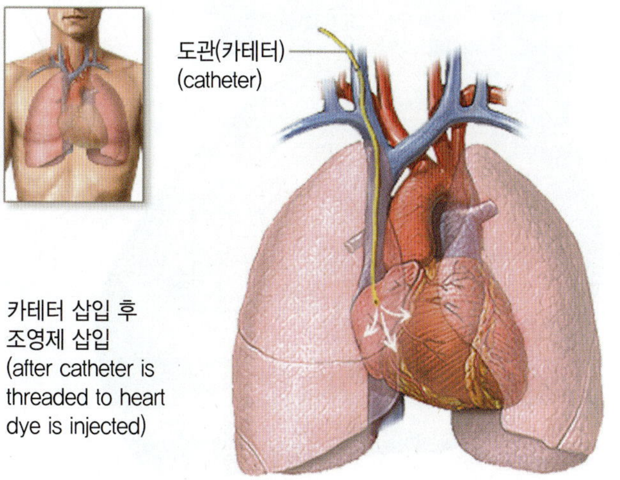

그림 6-8 ▶ 심장 카테터 삽입

(shunting)를 진단하고 심박출량을 결정하는 데 도움을 준다(그림 6-8 ▶).

심장 혈관 시스템에 조영 지표(조영제)가 주입되는 **심혈관조영술(angiocardiography)**과 함께 심장 및 큰 혈관, 대동맥 및 폐동맥의 X-선은 혈관의 막힘을 감지할 수 있다. **관상동맥조영술(coronary arteriography)**은 혈관 기능의 영상을 가능하게 하는 조영제를 사용한다.

심혈관 질환

심혈관 질환은 심장과 혈관에 영향을 미친다. 심혈관 질환은 미국과 전 세계에서 주요 사망 원인이다. 매년 미국에서 약 70만 명이 사망한다(Box 6-2 ▶).

심혈관 질환에서 지질과 콜레스테롤의 역할

심장 및 혈관의 여러 질환 및 장애는 혈중 지질 및 콜레스테롤 수치와 관련이 있다. 경우에 따라 이러한 수준은 행동, 식이요법, 운동 및 약물치료를 통해 교정할 수 있다.

고지혈증 **고지혈증(hyperlipidemia)**은 혈액에서 상승된 지질(지방)을 나타낸다. 지질은 콜레스테롤, 인지질 및 트리글리세리드를 포함한다. 콜레스테롤은 일반적으로 세포막에서 발견되는 부드러운 왁스 같은 물질이다. 신체는 또한 다양한 호르몬을 합성하기 위해 콜레스테롤을 사용한다. **지질단백질(lipoproteins)**이라고 불리는 수송 단백질에 의해 전신 순환을 통해 운반된다.

저밀도지질단백질(low-density lipoprotein, LDL)은 혈액에서 주요 콜레스테롤 운반체이다. LDL은 콜레스테롤을 신체의 조직으로 운반한다. LDL의 축적은 동맥을 좁히고 혈류를 방해하는 **플라크(plaque)** 또는 두껍고 단단한 침전물을 형성하기 때문에 LDL은 "나쁜" 콜레스테롤이라고도 알려져 있다. 혈액 LDL 수준이 증가함에 따라 심장질환의 위험이 증가한다. 이것은 남녀 모두, 다른 인종과 민족, 모든 연령대에 해당된다.

고밀도지질단백질(high-density lipoprotein, HDL)은 약 1/4에서 1/3의 콜레스테롤을 운반한다. "좋은" 콜레스테롤로 알려진 HDL은 콜레스테롤을 동맥과 간으로 운반하여 몸으로부터 제거한다. 일반적으로 HDL 수치가 높을수록 관상동맥질환의 위험이 줄어든다. 인체의

Box 6-2 심혈관 질환의 위험인자

수정 가능한 위험 요인	수정 불가능한 위험 요인
고혈압	연령
담배 흡연	남성
당뇨병	관상동맥질환으로 인한 조기 사망의 가족력
비만	
신체 활동	
고지방 및 고콜레스테롤 식이	

지방은 트리글리세리드 형태를 취한다. 높은 혈중 트리글리세리드 수치는 관상동맥질환과 관련이 있다. 미국에서 20세 이상 성인의 약 35 %는 LDL 수치가 높다. 그럼에도 불구하고 이 사람들의 약 절반만이 LDL 상승 치료를 받는다. 따라서 LDL이 높아지면 많은 성인이 심장병에 걸릴 위험이 있다.

고콜레스테롤혈증 **고콜레스테롤혈증(hypercholesterolemia)**은 비정상적으로 높은 혈중 콜레스테롤 수치를 나타낸다. 많은 유형의 고콜레스테롤혈증 유전적 소인이 있다. 이 중 하나는 가족성 고콜레스테롤혈증으로 알려져 있다. 고콜레스테롤혈증의 이차 원인에는 비만과 당뇨병이 포함된다. 고칼로리식이요법은 LDL과 콜레스테롤의 생성을 증가시킨다. 중성 지방과 포화 지방 증가가 많은 식단은 콜레스테롤 합성 및 혈액에서 콜레스테롤 제거를 억제한다.

동맥 질환(Diseases of the Arteries)

동맥 질환은 조직의 혈류 및 산소화를 손상시킨다. 동맥 질환은 또한 혈압을 상승시킬 수 있다. 동맥 질환의 주요 위험요소 중 일부는 흡연, 고혈압 및 높은 혈중 지질과 콜레스테롤 수치를 포함한다.

동맥경화 **동맥경화(arteriosclerosis)**에서 동맥 벽은 부분적으로 칼슘 침착으로 인해 두꺼워지고 단단하고 유연하지 않다. 영향을 받는 동맥은 심장의 수축에 의한 혈액의 압력에 반응하여 스트레칭과 리바운드를 할 수 없기 때문에 이 상태의 일반적인 이름인 "동맥경화"는 이를 적절하게 설명한다. 결과적으로 동맥경화는 고혈압을 유발한다. 동맥경화의 가장 흔한 원인은 동맥경화증(다음에 논의됨)으로 동맥 벽에 지방 물질이 축적된다. 흡연은 또한 동맥경화를 일으킨다(그림 6-9 ▶).

죽상경화증 **죽상경화증(atherosclerosis)**은 동맥이 두껍고 좁아지고 단단해진다. 고지혈증, 고콜레스테롤혈증, 흡연, 고혈압 및 당뇨병은 죽상경화증의 위험인자로 알려져 있다. 죽상경화증의 유병률은 알려져 있지 않지만 미국 성인의 대다수에서 발생하는 것으로 추정된다. 죽상경화증은 청년에서 시작하여 성인기에 걸쳐 진행될 수 있다.

죽상경화증의 가장 간단한 형태는 **지방줄무늬(fatty streak)**이며, 동맥의 얇고 평평한 변색으로 길이가 길어짐에 따라 확대되고 두꺼워 질 수 있다. 지방줄무늬는 어린이에게 나타나며 약 20세까지 증가한 다음 정적으로 유지되거나 퇴보한다.

시간이 지남에 따라 동맥은 동맥경화의 의학적으로 중요한 특징인 **섬유죽상판(fibrous atheromatous plaque)**

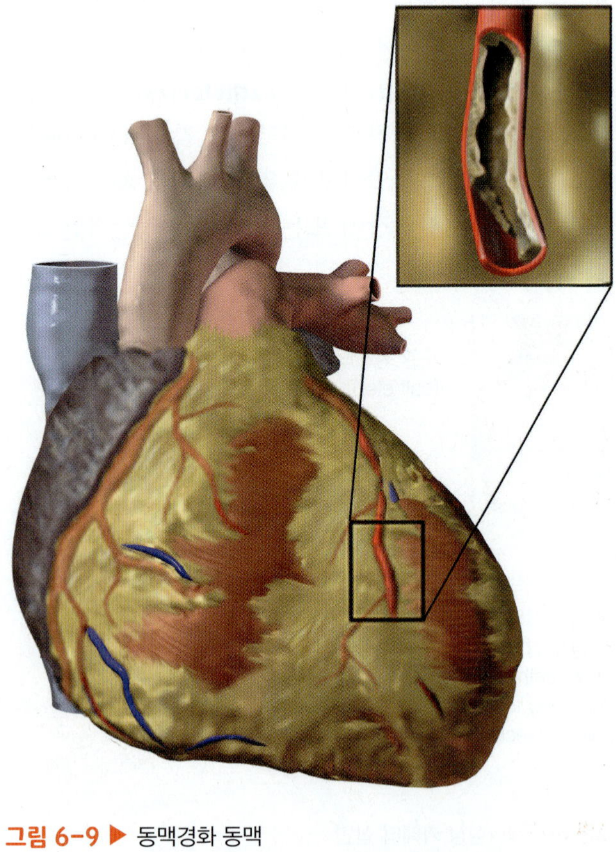

그림 6-9 ▶ 동맥경화 동맥

을 발생시킬 수 있다. 그것은 지질의 축적과 흉터 조직의 형성을 특징으로 한다. 섬유죽상판은 동맥 내벽의 흰빛 회색으로 시작된다. 이 영역에는 플라크로 덮인 지질 코어가 포함되어 있다. 플라크의 크기가 커짐에 따라 동맥이 좁아지고 막혀 혈류가 감소할 수 있다(그림 6-10 ▶). 플라크(plaque)가 출혈, 궤양 및 흉터를 유발할 수 있다. **혈전증(thrombosis)**, 플라크 영역의 궤양 및 난류로 인해 혈관 내의 응혈이 형성된다.

심혈관 질환 병력이 있는 남성과 사람들은 죽상경화증의 위험이 증가한다. 고콜레스테롤혈증, 고혈압, 당뇨병, 비만, 신체 비활동, 치료를 하지 않거나 치료되지 않은 고혈압, 흡연과 같은 수정 가능한 위험요인들은 죽상경화증의 위험을 줄이기 위해 통제할 수 있다.

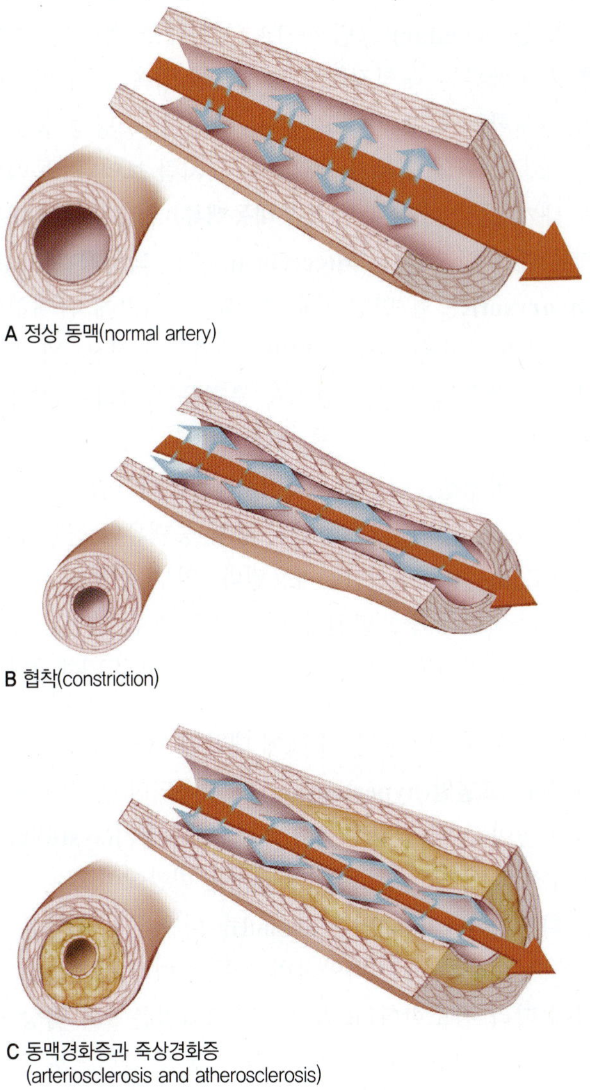

그림 6-10 ▶ 혈관: (A) 정상 동맥; (B) 수축; (C) 동맥경화 및 죽상경화

죽상경화증은 일반적으로 동맥의 내부가 광범위하게 좁아질 때까지 증상이 없다. 증상은 폐색의 위치와 심각도에 따라 다르다. 관상동맥의 폐색은 가슴 통증과 호흡곤란을 초래할 수 있다. **경동맥(carotid arteries)**의 막힘은 혈액 공급을 줄일 수 있고 뇌에 뇌졸중을 일으킨다. 다리의 동맥 경화 또는 **말초혈관질환(peripheral vascular disease)**은 다리 근육의 통증을 유발한다. 심한 경우에는 사지에서 궤양과 감염이 발생한다.

관상동맥의 죽상경화증은 심전도, 관상동맥 조영술 및 CT로 진단할 수 있다. 죽상경화증은 혈압을 조절하고, 혈중 콜레스테롤 및 지질을 감소시키며, 운동을 함으로써 진행을 느리게 하거나 멈출 수 있다. 치료에는 항고혈압제 및 콜레스테롤 저하제가 포함된다. 관상 동맥 및 말초동맥의 죽상경화증 치료는 심장질환과 함께 논의될 것이다.

말초동맥질환 말초동맥에 영향을 미치는 질환은 **허혈(ischemia)**, 혈액 및 산소 공급 손실을 유발한다. 혈류 감소는 통증, 기능 장애 및 조직 괴사를 유발한다. 죽상경화증은 말초동맥질환의 중요한 원인이다. 가장 흔하게 영향을 받는 동맥은 대퇴동맥(하지 상부)과 슬개동맥(하지 하부)이다. 이 질환은 70~80세 남성에서 가장 흔하게 발생한다. 이 질환의 위험인자는 죽상경화증의 위험인자와 동일하며 유전, 고지방식이, 흡연 및 신체 활동이 포함된다.

말초동맥질환의 주요 증상은 **간헐파행(intermittent claudication)** 또는 보행 통증이다. 다른 징후로는 피부가 얇아지고 다리의 피하 조직이 얇아진다. 발이 시원하게 느껴지고 다리의 맥박이 희미하거나 없을 수 있다. 혈류가 크게 감소하면 다리에 산소가 고갈된다. 이러한 경우 통증은 휴식 중에도 발생하며 궤양과 감염이 발생한다.

진단은 신체검진에 따라 다르다. 영향을 받은 사지는 창백, 차가움 및 약한 맥박과 같은 허혈의 징후를 보여준다. 초음파 및 혈관 조영술은 진단을 확인할 수 있고 동맥의 영향을 받는 부분을 정확히 찾아낼 수 있다.

말초혈관질환의 치료는 추가 합병증의 예방을 목표로

한다. 천천히 걸으면 혈전 주변의 순환이 증가한다. 죽상경화증의 영향을 받는 사지는 치유가 느리기 때문에 부상을 피하는 것이 중요하다. 혈액 응고제는 추가적인 응괴 형성을 막기 위해 사용된다. 심한 경우는 응고 주위에 우회로 수술(surgical bypass)로 치료된다.

레이노병 **레이노병(Raynaud's disease)**은 손가락과 발가락의 동맥 장애이다. 동맥이 갑자기 수축되는 현상을 혈관 경련(vasospasm)이라고 한다. 미국에서 레이노의 유병률은 여성의 11%, 남성의 8%이다. 위험 요인은 성별, 연령 및 스트레스이며 레이노의 위험은 젊은 여성들 사이에서 가장 높다. 레이노병의 원인은 알 수 없지만, 혈관 경련은 냉기 또는 정서적 스트레스에 노출되어 촉발된다(그림 6-11 ▶).

혈관 경련의 증상으로는 창백 또는 청색증 및 감기, 마비 또는 따끔거리는 손가락이 있다. 손가락 끝 색 변화가 가장 두드러진다. 심한 진행성 질환에서는 손톱이 부서지기 쉽고 영향을 받는 손가락 위의 피부가 두꺼워질 수 있다. 영향을 받는 부위의 산소와 영양소가 부족하면 관절염, 궤양 및 때로는 손가락 감염이 발생할 수 있다.

진단에는 신체검진과 환자의 징후 및 증상 이력이 필요하다. 레이노병의 치료는 증상의 유발요인을 줄이고 외상으로부터 손을 보호하는 것을 목표로 한다. 사람들은 흡연을 중단하고 손을 추위로부터 보호하고 정서적 스트레스를 피해야 한다. 약물치료는 혈관 경련을 예방하는 데 도움이 될 수 있다.

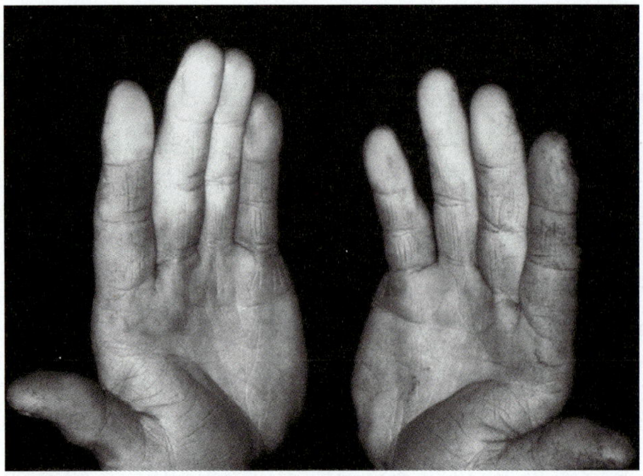

그림 6-11 ▶ 레이노병. (질병예방통제센터 제공)

대동맥류 **대동맥류(aortic aneurysm)**는 대동맥의 비정상적인 확장이다. 유병률은 정확히 알려져 있지 않지만 위험요인에는 성별, 연령, 흡연, 고혈압 및 죽상경화증이 포함된다. 대동맥류는 50세 이상의 남성에서 가장 흔하다. 동맥류는 대동맥 벽의 약화로 인해 발생하며, 이는 유전장애, 고혈압, 죽상경화증 또는 동맥의 염증과 감염으로 생길 수 있다.

동맥류가 진행됨에 따라 징후와 증상이 한동안 나타나지 않을 수 있다. 때로는 동맥류 파열이 문제의 첫 징후이다. 동맥류는 일반적으로 위치, 크기, 모양 및 기원으로 설명된다. 대동맥류의 모양은 **방추모양(fusiform)**과 **낭상(saccular)**(그림 6-12 ▶) 형태로 설명된다. **방추형** 동맥류는 대칭적으로 팽창되어 양쪽 끝이 가늘어진 단일한 모양을 가지고 있다. 반면에, 소낭성 동맥류는 대동맥 벽의 일부가 튀어나온 것처럼 보인다. 동맥류는 대개 신장 아래 복부(**복부대동맥류**)나 흉강(**흉부대동맥류**)에서 발생한다. **뇌(cerebral)** 또는 **뇌동맥류(brain aneurysm)**는 덜 빈번하게 진단된다. 위치에 관계없이 동맥류의 위험은 크기와 파열이 증가하여 심장, 뇌 또는 복부와 같은 중요한 기관에서 출혈을 유발하는 경향이 있다.

초음파영상, 심장초음파검사, 컴퓨터단층촬영(CT) 및 자기공명영상(MRI) 스캔은 종종 동맥류의 진행을 진단하고 모니터링하는 데 사용된다. 일부 동맥류 치료에는 외과적 치료가 포함된다. 병에 걸린 혈관 부위는 제거되고 인공 이식편 또는 다른 혈관의 부분으로 대체된다.

고혈압 동맥 혈압은 동맥 벽에 대한 혈액의 힘을 측정한 것이다. **고혈압(hypertension)**이 지속되면 혈압이 지나치게 높아진다. 건강한 성인의 경우 **수축기(systolic)**압이라고 하는 최고 압력은 120mmHg 미만이며 최저 압력인 **확장기(diastolic)**압은 80mmHg 미만이다. 혈압은 일반적으로 하루 종일 다양하며 활동에 따라 증가하고 휴식에 따라 감소한다(표 6-1 ▶). 고혈압은 3회 이상 연속 측정 시 140/90mmHg보다 큰 동맥 압력으로 광범위하게 정의된다. 성인의 수축기 압력 120~139mmHg 또는 이완기 압력 80~89mmHg은 **고혈압전단계**

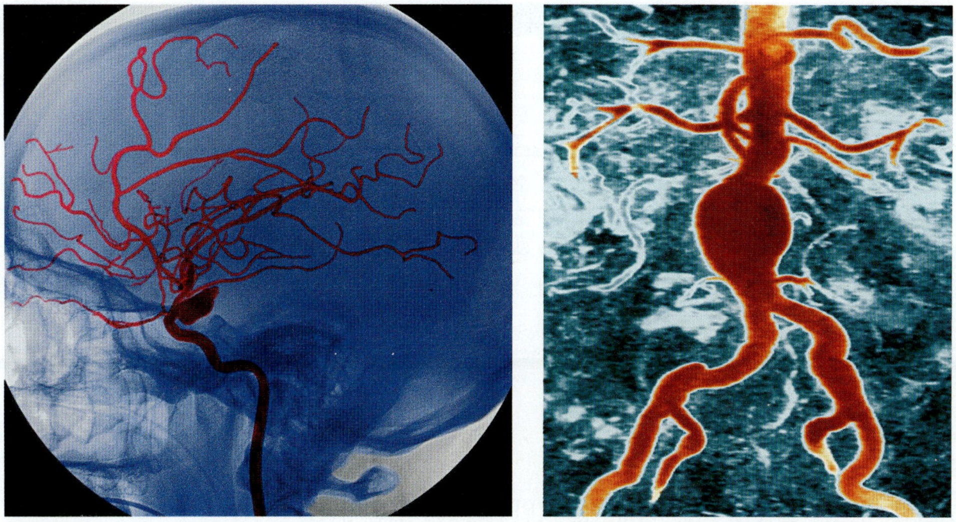

A B

그림 6-12 ▶ 동맥류: (A) 낭상모양 (Simon Fraser/RNC, Newcastle/Photo Researchers, Inc.); (B) 방추모양. (Zephyr/Photo Researchers, Inc.)

(prehypertension)로 분류된다.

고혈압은 가장 흔한 심혈관 질환이며 전세계 성인 인구의 약 20%에 영향을 미친다. 심장질환, 뇌졸중 및 신장 질환의 주요 위험요소 중 하나로 고려된다(표 6-2 ▶). 증상이 없는 고혈압 때문에, 대부분의 영향받은 사람들은 치료하지 않거나 치료되지 않은 상태로 남아 있다.

표 6-1 성인 혈압 가이드라인

건강(정상)	120/80mmHg 이하
고혈압전단계	120/80 ~ 139/89mmHg
1단계 고혈압	140/90 ~ 159/99mmHg
2단계 고혈압	160/100mmHg

표 6-2 혈압 증가와 관련된 뇌졸중 및 심장 질환 증가 위험

혈압(mmHg)	위험
115/75	정상
135/85	정상의 2배
155/95	정상의 4배
175/105	정상의 8배

고혈압의 위험요인에는 연령 증가, 좌식 생활습관, 과도한 체중, 과도한 식이, 소금 및 알코올 소비가 포함된다. 고혈압과 아프리카계 미국인 조상의 가족력 또한 고혈압의 위험요소이다. 고혈압전단계는 또한 고혈압 발병 위험을 높인다.

고혈압의 원인은 일차 또는 이차로 분류된다. **본태성 고혈압(essential hypertension)**이라고 하는 일차성 고혈압은 다른 질환의 증거 없이 수축기 및 이완기 혈압의 증가가 지속된다. 고혈압의 약 90~95%가 1차로 분류된다. **이차성 고혈압(secondary hypertension)**에서 혈압 상승은 신장 질환과 같은 다른 질환으로 인해 발생한다.

대부분의 경우 고혈압은 증상이 없다. 극단적이고 지속적인 고혈압은 두통, 현기증 및 교반을 유발한다. 그러나 고혈압은 종종 증상을 일으키지 않으며 수년간 인식되지 않은 채 남아 있을 수 있다. 후기 징후와 증상은 신장과 눈에 고혈압이 미치는 영향, 심혈관 질환의 발달과 관련이 있다.

고혈압 진단은 혈압계와 청진기로 혈압을 측정해야 한다. 이 방법을 사용한 고혈압 진단은 2회 이상의 의사 진료실 방문에서 측정 한 최소 2회 이상의 혈압 측정치의

예방 플러스!

관상동맥질환의 위험요소

관상동맥질환에 대한 몇 가지 위험 요소가 확인되었다. 이러한 위험 요소는 수정 가능한 위험요소와 수정할 수 없는 위험요소로 나눌 수 있다. 수정 가능한 위험요인에는 흡연, 고지방식이, 과체중 및 비만, 신체 활동이 포함된다. 가족 역사 및 유전학과 같은 수정 불가능한 위험 요소에 대한 선별 및 중재는 건강 결과를 향상시키기 위한 조기 중재 기회를 제공한다.

비판적 사고

1. 수정 가능하고 수정 불가능한 위험요소를 나열하십시오. 수정 가능한 요소 중 어느 것을 가장 쉽게 변경할 수 있습니까? 어느 것을 가장 변경하기 어려습니까? 답을 설명하시오.
2. 유전학, 행동 및 환경이 어떻게 상호작용하여 심장병의 위험에 영향을 미칩니까?

평균을 기반으로 한다.

1차 및 2차 고혈압 치료는 혈압을 140/90mmHg 미만으로 낮추고 장기 손상을 예방하는 것을 목표로 한다. 이차성 고혈압 환자의 경우 고혈압을 유발하는 질환을 통제하는 것이 중요하다. 체중 감량, 운동 및 소금 섭취 감소와 같은 생활습관 수정은 약물 치료의 효과를 높이고 질환 위험을 줄인다. 고혈압 치료를 위해 선택된 약물 유형은 고혈압의 진행단계, 연령, 기타 상태 및 환자별 위험요인에 따라 다르다.

정맥 순환의 질환

하지의 정맥 시스템은 표재성(복재정맥, saphenous vein) 정맥과 다수의 더 깊은 정맥으로 구성된다. 피부와 피하조직의 혈액이 표재성 정맥을 뚫고 더 깊은 정맥으로 옮겨 심장으로 돌아간다. 밸브(valves)는 정맥을 따라 위치하고 정맥 시스템으로 혈액이 역류하는 것을 방지한다. 다리 근육은 또한 정맥혈을 하지에서 심장으로 옮기는데 도움이 된다.

정맥류 **정맥류(varcose veins)**는 일반적으로 큰 복재정맥과 같이 다리의 표재성 정맥에서 발생하는 확장되고 변형된 정맥이다. 정맥이 부어오르고 아프고 피부 아래에 얽혀 있다. 정맥류는 감소되고 정체된 혈류로 인한 정맥내 혈액 가득참(blood pooling)으로 인해 발생한다(그림 6-13 ▶). 유병률은 알려져 있지 않다. 정맥류의 위험요소로는 임신, 좌식 생활 습관, 비만 및 가족력이 있다. 정맥류는 임신 또는 장기간 앉아 있거나 서있는 직업이 원인일 수 있다. 일반적으로 다리 근육 운동은 한 판막에서 다른 판막으로 정맥내혈액을 압박한다. 근육의 이러한 "우유 작용"이 없으면, 혈액은 폐쇄 밸브 및 정맥의 얇은 벽에 압력을 가하게 된다. 정맥은 밸브가 더 이상 확장되지 않는 범위까지 확장된다. 혈액이 모여 정체된다.

예방 플러스!

나트륨 섭취

대부분의 미국인들은 몸에 필요한 것보다 더 많은 소금(나트륨)을 섭취한다. 많은 사람들이 나트륨을 많이 섭취하면 혈압이 올라간다. 소금 섭취를 25~35% 줄이면 심장 마비나 뇌졸중의 가능성을 줄일 수 있다. 다음과 같은 방법으로 혈압을 낮추고 뇌졸중이나 심장 마비의 가능성을 줄이자.

- 체중감량 — 체중 감량은 혈압을 낮추는 가장 효과적인 단일 비약물 방법이다.
- 운동 — 일주일에 3~30분의 운동을 하면 특히 체중감량과 함께 혈압이 떨어질 수 있다.
- 알코올 섭취 제한 — 알코올은 고혈압 질환이 없는 경우에도 혈압을 상승시킨다.
- 지방 섭취를 줄이고 야채와 과일 섭취 증량 — 비타민이 많고 지방이 적은 식단은 혈압을 낮추는 것과 관련이 있다.
- 식이 소금 섭취 감소 — 소금 섭취량은 하루 2400mg 이하, 또는 매일 1티스푼(tsp) 미만으로 유지하시오.

징후와 증상으로는 다리가 부어오르고 비틀리고 때로는 통증을 느끼는 정맥이 있다. **거미 정맥(spider veins)**은 피부에 빨간색 또는 파란색 변색으로 나타나는 작고 조밀 한 정맥 조직회로망이다. 정맥류의 합병증에는 궤양, 감염 및 출혈이 포함된다. 치료는 증상의 심각성에 달려 있다. 탄력붕대 또는 탄력스타킹은 순환을 증가시키고 불편함을 덜어준다. 걷기, 앉을 때 다리 높이기 및 체중 감량으로 증상을 완화할 수 있다. 정맥 제거라고 하는 수술적 절차는 매우 성공적이며 정맥을 제거하고 나머지 개방된 끝을 묶는 것을 포함한다. 측부 순환은 정맥 분절의 손실을 보상하기 위해 발생하는 경향이 있다. 또 다른 치료법은 **압박경화요법(compression sclerotherapy)**으로 정맥류의 특정 부위에 강한 식염수 용액이 주입된다. 자극은 내부에 흉터를 유발하고 정맥을 닫는다. 절차는 혈액 재진입을 방지하기 위해 몇 주 동안 중단없이 압축된다. 다리 근육 정맥 펌프를 활성화하려면 회복 기간 동안 매일 걷기 프로그램이 필요하다.

정맥류를 예방하는 것은 어렵다. 그러나 다리 움직임과 운동으로 장시간 앉아 있거나 서 있는 것의 위험을 줄일 수 있다.

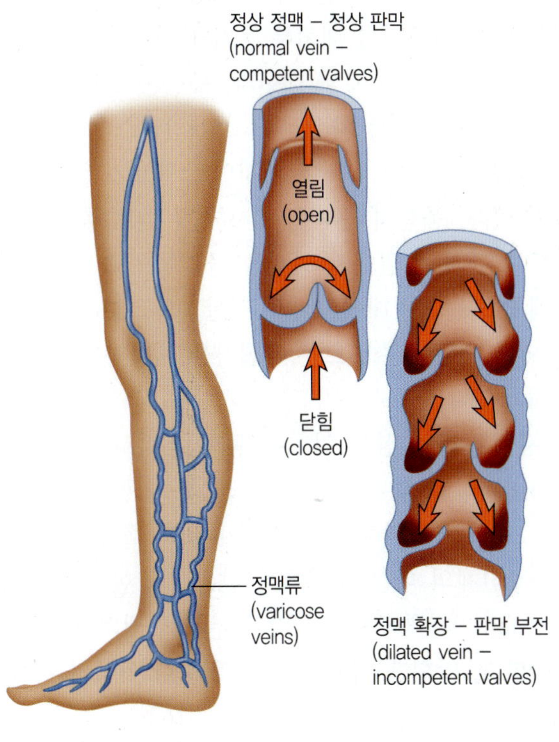

그림 6-13 ▶ 정맥류의 발생

만성정맥기능부전 만성정맥기능부전(chronic venous insufficiency, CVI)은 심장으로 돌아오는 정맥의 열악한 상태이다. 정확한 유병률은 알려져 있지 않지만 CVI는 주로 중년 여성과 70세 이상의 남성에서 발생한다. CVI의 위험요인에는 연령 증가, 정맥 혈전증 가족력, 좌식 생활 습관, 비만 및 흡연이 포함된다. CVI의 가장 흔한 원인은 심부정맥 혈전증이다.

징후 및 증상에는 조직 부종, 괴사 또는 피부 위축 및 걷기 중 통증이 포함된다. 진행성 질환에서 정맥 정체 궤양이 발생할 수 있다. CVI는 신체검진 및 환자 병력으로 진단할 수 있다. 진단검사에는 초음파, 정맥조영술, CT, MRI 및 D 이합체라는 혈액인자에 대한 혈액검사가 포함된다.

CVI의 치료는 질환의 중증도에 달려 있다. 가벼운 운동은 식이요법과 운동 및 압박 스타킹을 사용하여 관리할 수 있다. 압박 스타킹은 다리를 조여주어 과다한 혈액이 뒤로 흐르는 것을 방지한다. 수술적 요법에는 밸브 화복술(valve repair), 우회로 수술 및 정맥 제거가 포함된다. 알려진 위험요소를 줄임으로써 CVI를 방지할 수 있다.

정맥 혈전증 혈전 또는 **정맥혈전증(venous thrombosis)**은 하지의 표면 또는 깊은 정맥에서 발생할 수 있다. 많은 경우가 증상이 없기 때문에 유병률은 잘 알려져 있지 않다. 그러나 위험인자가 알려져 있으며 정맥 정체, 혈관 외상 및 혈액 응고를 촉진하는 상태를 포함한다. 나이가 많은 성인과 수술 후 환자는 부동성이 말단의 혈류를 감소시키기 때문에 정맥혈전증의 위험이 증가한다.

증상의 약 절반은 징후와 증상이 나타나지 않는다. 증상이 나타나면 염증, 통증, 부종 및 근육의 약화가 나타난다. 정맥혈전증의 조기 발견과 예방은 **색전증**과 같은 치명적인 합병증이나 폐와 같은 중요한 기관으로 이동하는 혈전을 예방할 수 있다. 진단에는 신체검진, 병력, 초음파, 정맥조영술, CT, MRI 및 D dimer에 대한 혈액검사가 필요하다. 치료에는 혈액 희석제와 응고 제거수술이 포함된다. 예방은 위험요소를 줄이는 데 달려 있다. 예방은 수술 또는 출산 직후 걷기, 다리 운동 및 압박 스

표 6-3 죽상경화성 심혈관 질환에 대한 위험

주요 위험요인	새로운 위험요인	근원적(기저) 위험요소
• 담배 흡연 • 고혈압 • LDL 콜레스테롤 상승 • 낮은 HDL 콜레스테롤 • 당뇨병 • 대사증후군	• 전혈전 상태 • 전염증 상태 • 인슐린 저항성	• 고지방 다이어트 • 비만 • 신체 비활동 • 가족력

출처: Adapted from Grundy SM. "Cardiovascular and Metabolic Risk Factors: How Can We Improve Outcomes in the High-Risk Patient." *American Journal of Medicine*, 2007;120(9A):S3-S9.

타킹 사용을 포함한다.

심장 질환과 장애

관상동맥질환 관상동맥질환(coronary heart disease, CHD)은 관상동맥 혈액의 흐름이 감소하는 질환이다. 관상동맥질환은 전 세계적으로 사망의 주요 원인이다. 매년 약 380만 명의 남성과 340만 명의 여성이 관상동맥질환으로 사망한다. 위험요인에는 고혈압, 가족력, 좌식 생활 양식, 과체중, 고혈압, 죽상경화증 및 흡연이 포함된다(표 6-3 ▶ 참조). CHD 환자의 90% 이상이 관상동맥 경화증을 가지고 있다.

CHD의 증상에는 가슴 통증 또는 **협심증(angina pectoris)**이 있으며, 이는 허혈로 인한 가슴에 느껴지는 통증 및 압력이다; 빠르게 심장이 뛰는 것 같은 느낌의 **심계항진(palpitations)**; 현기증 또는 실신; 노력 또는 휴식 시 약해짐; 가쁜 호흡. CHD의 가장 치명적인 징후는 심정지 또는 심근경색으로 알려진 **심근경색증(myocardial infarction)**이다(그림 6-14 ▶). 가슴의 심각한 압박통증, 호흡곤란, 메스꺼움, 창백, 약점 및 실신은 심근 경색의 증상 중 하나이다.

관상동맥질환의 진단에는 신체검진, 환자 병력 및 심전도(ECG)가 필요하다. 환자의 병력은 질환의 유전 및 생활습관 위험요소를 식별하는 데 사용된다. ECG는 심장의 전기적 활동을 기록하고 손상된 심장 조직뿐만 아니라 심박수 및 리듬의 이상을 식별하는 데 도움을 줄 수 있다. 추가 진단검사에는 심장초음파 검사, 스트레스 검사, 핵의학 영상 및 혈관조영술이 포함된다.

CHD의 치료는 질환의 중증도에 달려 있다. 약물에는 혈압 강하제, 혈액 희석제, 이뇨제(물의 배설을 증가시키는 약물), 가슴 통증을 막는 니트로글리세린과 같은 질산염, 지질 저하제 등이 포함된다. 건강하고 저염 식이요법, 운동과 같은 생활습관 변화는 질환의 추가 진행을 예방하는 데 중요하다.

혈관성형술(angioplasty)은 부분적으로 폐색된 동맥을 여는 데 사용되는 절차이다(그림 6-15 ▶). 시술은 풍선이 달린 카테터를 대퇴부 동맥에 삽입한 다음 심장과 좁아진 관상동맥으로 안내한다. 풍선은 혈관 벽에 닿아 혈관이 벌어지도록 확장된다. 스테인리스 스틸 또는 기타 합금의 원통형 와이어 메시인 스텐트가 풍선을 둘러싸고 있다. 풍선의 팽창은 메시(철망 벨트)를 용기의 안감으로 강제로 밀어서 혈관을 물리적으로 개방시킨다. 수개월 또는 1년 내에 혈관이 일반적으로 다시 폐색(재협착)되기 때문에 스텐트는 재협착을 예방하는 약물로 코팅되어 있다.

관상동맥의 심한 막힘은 동맥 우회로 수술로 치료된다. 관상동맥 우회술은 심장으로의 혈류 및 산소공급을 개선하기 위해 막힌 동맥 주위의 혈류를 재순환시킨다. 신체의 다른 부분에서 얻은 건강한 혈관의 분절(segment)을 대동맥에서 막힌 부위 아래의 관상동맥에 접합한다. 막힌 동맥의 수에 따라 하나 이상의 이식편이 외과적으로 배치될 수 있다(그림 6-16 ▶).

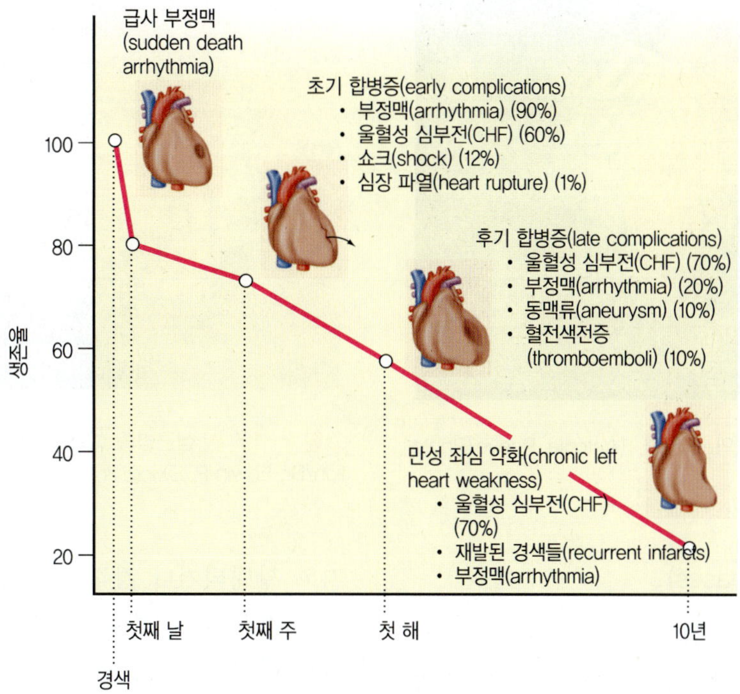

그림 6-14 ▶ 심근경색의 결과. 1주 생존자의 40%가 늦게 합병증을 일으켜 사망에 이를 수 있다. 10년 생존율은 약 25%이다.

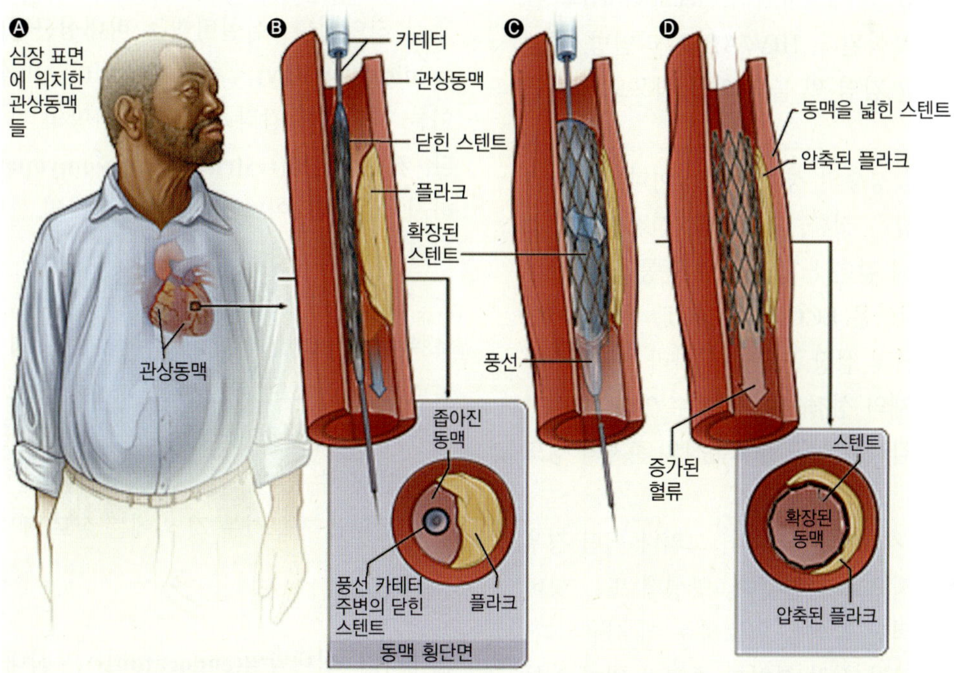

그림 6-15 ▶ 텐트를 배치한 혈관성형술. (미국국립보건원)

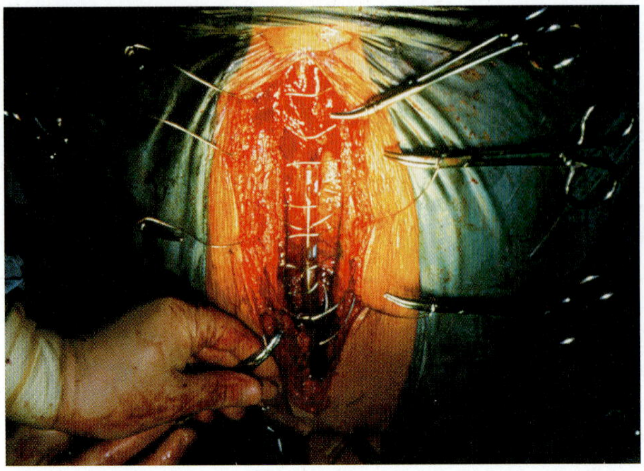

그림 6-16 ▶ 막힌 관상동맥의 우회술. (Antonia Reeve/Photo Researchers, Inc.)

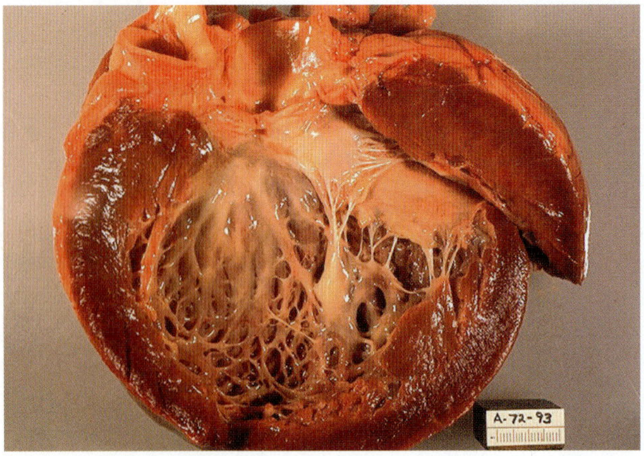

그림 6-17 ▶ 심근병증. (Centers for Disease Control and Prevention/Dr. Edwin P. Ewing, Jr.)

심근질환(Myocardial Diseases)

심근염 **심근염(myocarditis)**은 심장근육의 염증성 질환이다. 심근염은 여러 가지 다른 유형의 질환 및 감염과 관련이 있으므로 심근염 단독의 유병률은 잘 알려져 있지 않다. 심근염의 위험인자에는 콕사키바이러스(coxsackie virus), 파르보바이러스(parvovirus), 아데노바이러스(adenovirus) 및 에코바이러스(echovirus)와 같은 바이러스 감염이 포함된다. HIV/AIDS, 라임병, 연쇄상구균 및 포도상구균 감염 및 불법 약물 사용도 심근염 발병의 위험요소이다.

심근염은 조기 및 경증의 경우 무증상이다. 징후 및 증상으로는 독감과 같은 질환, 피로, 열, 심장 마비, 호흡 곤란 및 심장발작과 같은 느낌이 드는 흉통 또는 빠른 심장 박동이 있다. 진단은 ECG, MRI, CT, 흉부 X-선(X-ray), 심장초음파 및 심장 도관법에 따라 다르다. 혈액 배양은 감염의 존재와 성격을 결정할 수 있다. 심장근육 효소에 대한 혈액검사는 심근 세포손상의 존재와 정도를 평가한다.

근본적인 원인의 치료가 중요하다. 그러나 어떤 경우에는 심근염이 자체적으로 해결된다. 항생제 또는 항바이러스 약물은 근본적인 감염을 치료하는 데 사용된다. 심장이 약해지면 혈압과 심장 부하를 줄이기 위해 약물을 투여할 수 있다.

심근병증 **심근병증(cardiomyopathy)**은 심장이 약해지고 확대되거나 경직되는 장애이다. 정확한 유병률은 알려져 있지 않지만 심근병증은 연령 및 이전 심장병과 관련이 있다. 위험 인자에는 고혈압, 심근염 및 바이러스 또는 세균 감염이 포함된다. 세 가지 유형의 심근병증이 발생한다(그림 6-17 ▶). **확장심근병증(dilated cardiomyopathy)**은 가장 흔한 형태이며 심실 확장, 수축성 기능 장애 및 울혈성 심부전 증상으로 특징 지어진다. 심실비대는 **비대심근병(hypertrophic cardiomyopathy)**의 주요 특징이다. 비대심근병은 젊은이들 사이에서 갑작스런 심장 사망의 가장 흔한 원인이다. **제한심근병(restrictive cardiomyopathy)**은 가장 흔하지 않은 형태이며 심실 충만 감소 및 심실 내 심내막 흉터와 관련이 있다.

심근병증의 증상에는 호흡곤란, 쇠약, 피로, 복수, 말초 부종이 포함된다. 치료는 심근병증의 유형과 원인에 달려 있다. 치료는 약물 치료와 휴식으로 증상을 완화시킨다. 드물게 심각한 경우 자격을 갖춘 사람들은 심장 이식을 받을 수 있다. 심근병증은 위험요인을 줄이고 근본적인 질환을 치료하는 것 외에는 실로 예방할 수는 없다.

심내막질환

심내막염 **심내막염(endocatditis)**은 심내막 및 심장판막의 감염이다. 심내막염은 심장판막 장애 또는 기타 심장 장애가 있는 사람들에게 가장 흔하다. 심내막염은 건강한 심장에 영향을 미치지 않는다. 위험인자에는 류마티

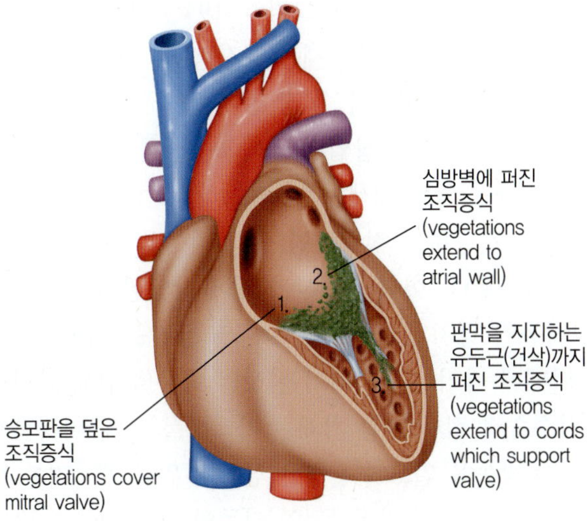

그림 6-18 ▶ 세균성 심내막염

스성 심장질환, 심장판막질환, 퇴행성 심장질환, 선천성 심장질환 및 정맥 내 약물 남용이 포함된다.

많은 종의 세균과 곰팡이가 심내막염을 유발한다. 심내막염의 급성 형태는 감염성 유기체 및 섬유질 응고에 포획된 세포 잔해로 구성된 결절 또는 **조직증식(vegetations)**을 포함한다. 심내막염의 전형적인 병변은 그림 6-18 ▶에 나와 있다. 증식된 조직이 갈라지면서 혈류로 들어가 색전을 형성하여 뇌, 신장, 폐 또는 기타 중요한 기관으로 이동할 수 있다. 색전증은 피부나 다른 기관의 작은 혈관에 들어가 혈관이 파열될 수 있다.

감염성 심내막염의 증상에는 열, 오한, 기존 심장 잡음의 소리 또는 특징의 변화 및 증식 병변의 색전 등이 포함된다. 혈액 배양검사는 원인 유기체에 대한 확실한 진단을 제공한다. 심장초음파, CT 및 ECG는 근본적인 판막질환을 감지할 수 있다. 치료에는 항생제가 필요하다. 심장판막 손상은 수술로 복구할 수 있다. 심내막염은 심장질환과 판막질환 치료 및 불법 IV 약물 사용 방지만으로 예방할 수 있다.

류마티스열 **류마티스열(rheumatic fever)**은 심장 조직과 심장판막의 자가면역질환이다. 류마티스열은 미국에서 매우 드물다. 류마티스열의 발생률은 5~15세 어린이들에게 가장 높다. 위험요인에는 연령 및 용혈성 연쇄상구균(group A hemolytic streptococci) 감염이 포함된다.

연쇄상구균 감염 후 약 2주 후에 징후와 증상이 시작된다. 류마티스열 징후 및 증상에는 열, 염증 및 통증이 있는 관절, 때로는 발진이 포함된다. 승모판을 포함하여 심장의 모든 부분이 영향을 받을 수 있다. 어떤 사람들은 손에 통제되지 않는 움직임(jerky movements)을 보인다. 염증성 판막의 끝부분에 혈전이 축적된 결절 구조를 증식(vegetation)이라고 불렀다. 일반적으로 유연한 교두(cusps)는 두꺼워지고 서로 붙어 있다. 나중에 섬유 조직이 발달하여 수축하는 경향이 있다. 교두의 유착이 밸브 개구부를 심각하게 좁히면 승모판은 협착 상태가 된다. 많이 손상되면 교두가 제대로 만나지 않아 심장판막 협착이 발생할 수 있다. 치료하지 않은 상태로 두면 류마티스열이 영구적인 심장 손상을 일으킬 수 있다.

진단은 신체검진, 연쇄상구균 감염의 이력, ECG 및 심장초음파 검사를 한다. 치료에는 항생제와 항염증제가 포함된다. 불수의적 근육 수축을 조절하기 위해 약물을 사용할 수 있다. 류마티스열을 예방하는 가장 좋은 방법은 항생제로 연쇄상구균 감염을 즉시 치료하는 것이다.

심장판막질환 판막은 심장을 통한 단방향 혈액 흐름을 유지한다. 판막 장애에는 협착증 및 판막기능부전이 포함된다. **협착증(stenosis)**은 판막의 개방이 좁아지고 정상적으로 열리지 않는 것을 말한다. 협착 판막은 혈액을 비우고 혈액을 받는 실(chamber)의 충만 장애와 병에 걸린 판막을 통해 혈액을 비우는 심장 방(chamber)의 팽창을 일으킨다. **판막 부전(valvular insufficiency)** 또는 **역류(regurgitation)**는 심장 내에서 혈액의 역류를 허용하는 판막을 말한다.

판막 장애의 유병률은 많은 경우 진단을 받지 않거나 증상을 유발하지 않기 때문에 알려져 있지 않다. 판막 장애는 모든 연령대의 사람들에게 영향을 미친다. 위험요인에는 연령 증가, 판막 장애 가족력 및 류마티스열 병력이 포함된다. 판막 장애는 모든 판막에 영향을 줄 수 있다. 가장 흔한 문제는 승모판 협착증, 승모판 역류증(탈출증), 대동맥 판막 협착 및 대동맥 판막 역류증(탈출증)이다. 특징적인 심장 소리의 존재를 제외하고는 징후와 증상이 없을 수 있다. 진행성 질환은 심비대와 심장 근육 약화, 호흡곤란 및 청색증을 유발한다. 합병증에는 울혈성 심부전이 포함된다. 진단에는 청진기로 심장 박동을 듣고, 심장초음파, 경식도 심장초음파, ECG 및 심장도관술로 영상화하는 것이 있다. 치료가 불필요할 수 있다. 그러나 심각한 판막 손상은 외과적 판막 교체 또는 치료가 필요할 수 있다. 판막 장애는 예방할 수 없다. 류마티스열 및 연쇄상구균 감염의 신속한 치료를 통해 위험을 줄일 수 있다.

심장전도장애 심장박동 조율기의 전기 자극이 심방과 심실의 수축을 자극한다. 많은 형태의 심장병이 정상적인 수축과 심방과 심실의 이완주기를 방해할 수 있다.

심장부정맥 비정상적인 심장 리듬 또는 **부정맥(arrhythmias)**은 전기적 충동(impulse) 생성 및 전도의 불규칙성에서 발생한다. 두 가지 유형의 심장부정맥은 심실 상부성(supraventricular)와 심실성이다. **심실위부정맥(supraventricular arrhythmias)**은 동방결절(SA node), 심방, 방실결절(AV node) 및 심장의 접합 조직에서 전기적 이상에 의해 발생된 것들을 포함한다. **심실부정맥(ventricular arrhythmias)**은 심실 전도 시스템과 심실에서 생성되는 것을 포함한다. 심실은 심장에서 혈액을 박출하기 때문에 심실 부정맥은 심각하며 잠재적으로 생명을 위협한다. 위험요인은 가족력, 죽상경화증, 관상동맥질환, 흡연, 알코올 및 약물 남용을 포함한다. 부정맥의 원인은 많으며 관상동맥질환, 심장판막질환, 심근경색, 고혈압, 죽상경화증, 대사질환, 흡연 및 약물 남용의 병력을 포함한다. 몇 가지 리듬 장애가 발생한다.

- 빈맥, 분당 100회 이상의 심박수가 지속됨
- 심박수(분당 50 회 미만의 심장 박동 이상)
- 심방세동, 심방의 무질서한 수축
- 심실세동, 심실의 무질서한 수축
- 심장블록, 심방과 심실이 서로 독립적으로 수축

심방세동은 가장 흔한 심장 리듬 장애이다. 심실세동은 심장마비의 한 형태인 생명을 위협하는 응급 상황이다. 심장 리듬 장애의 징후 및 증상에는 **실신(syncope)** 또는 가벼운 두통, 부종, 호흡곤란이 포함된다.

치료에는 약물, 심전도(그림 6-19 ▶) 및 카테터 박리가 포함된다. 부정맥 치료제는 심장 전도 시스템의 생리학적 특성을 변화시킨다. 심장 전기충격은 외부 장치 또는 외과적으로 체내 삽입된 심박조율기를 사용하여 수행된다. 자동 외부 제세동기(AED)라고 하는 기계는 전기충격을 전달하며 정상적인 심장 리듬을 다시 설정하는 데 사용된다. 어깨의 피부 아래에 삽입된 제세동기는 심장박동기 장치와 마찬가지로 매일 심장을 재동기화한다. 카테터 박리는 카테터가 심장의 병든 부위에 삽입되는 비수술적 절차이다. 기계는 카테터를 통해 비정상적인 심장 박동을 일으키는 작은 심장 부위로 에너지를 보낸다. 이 에너지는 비정상적인 리듬의 연결 경로를 방해한다.

울혈성심부전

울혈성심부전(congestive heart failure)은 혈액이 혈액을 박출하는 심장 능력의 만성적이고 점진적인 감소이다. 미국에서는 매년 약 550,000건의 새로운 사례가 진단되며 매년 287,000명이 넘는 사람들이 심부전으로 사망한다. 위험요인에는 고령, 심장병, 고혈압, 죽상경화증 및 당뇨병이 포함된다. 징후 및 증상에는 발목 부종 및 노력성 호흡이 포함된다. 심한 징후와 증상으로는 휴식 시 숨가쁨, 피로 및 사지 약화, 목정맥 부종, 강직(습한, 폐 악설음 crackle), 폐부종(폐액), 청색증 및 비정상적인 심장음이 있다. 진단방법에는 신체검진, 병력 및 ECG,

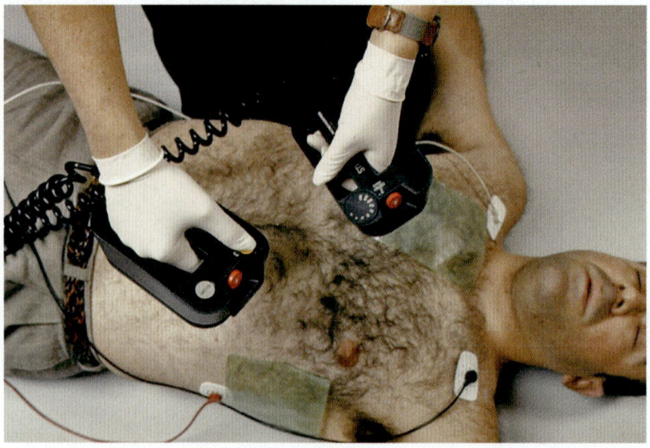

그림 6-19 ▶ 심전도 패들

흉부 엑스레이 및 심장초음파 검사와 같은 영상이 있다.

치료는 울혈성 심장질환을 치료하거나 역전시킬 수 없다. 치료는 증상을 완화시키고 심장 스트레스를 줄일 수 있다. 치료에는 근본 원인, 약물 치료, 소금 및 수분 섭취 제한, 활동 및 생활방식 수정이 포함된다. 약물 치료에는 이뇨제, 심박출량을 개선시키는 약물, 항고혈압제, 항부정맥제 및 심박수를 늦추는 약물이 포함될 수 있다. 울혈성 심장질환은 심장질환의 위험요인을 줄이고 심장질환, 고혈압 및 당뇨병을 효과적으로 치료함으로써 예방할 수 있다.

쇼크

쇼크는 생명을 유지하기에 혈압이 너무 낮아지는 생명을 위협하는 상태이다. 심장이 효과적으로 박출하는 능력이 저하되거나 정맥 회귀를 감소시키는 상태는 충격을 유발할 수 있다. 이러한 저혈압은 신체 세포의 혈액 공급이 부적절하게 한다. 세포는 신속하고 비가역적으로 손상되어 죽을 수 있다. 주요 유형의 쇼크에는 심장, 저혈량, 과민증, 패혈증 및 신경성 쇼크가 포함된다. 쇼크의 유형과 병인에 대해서는 표 6-4 ▶를 보라.

중추신경계의 신경 손상되지 않은 충격은 대개 치명적이다. 예후는 근본 원인, 기존 질환, 발병과 진단 사이의 시간 및 치료에 대한 반응의 신속성에 달려 있다.

표 6-4 충격의 유형 및 병인

쇼크의 유형	병인
심장성	심장부정맥 심근경색증
저혈량성	출혈 외상 수술 광범위 화상
아나필락시스(과민성)	알러지성 반응
패혈성	세균 감염에 의해 방출되는 독소
신경성	중추신경계 손상

영유아의 심장질환

태아 순환은 산후 순환(postnatal circulation)과 해부학적으로 다르다(그림 6-20 ▶). 아기가 출생 후 첫 호흡을 할 때 새로 확장된 폐는 혈액의 태반에서 폐 산소화로의 전환을 시작한다. 태반 순환의 탯줄 결찰 및 제거는 좌심실

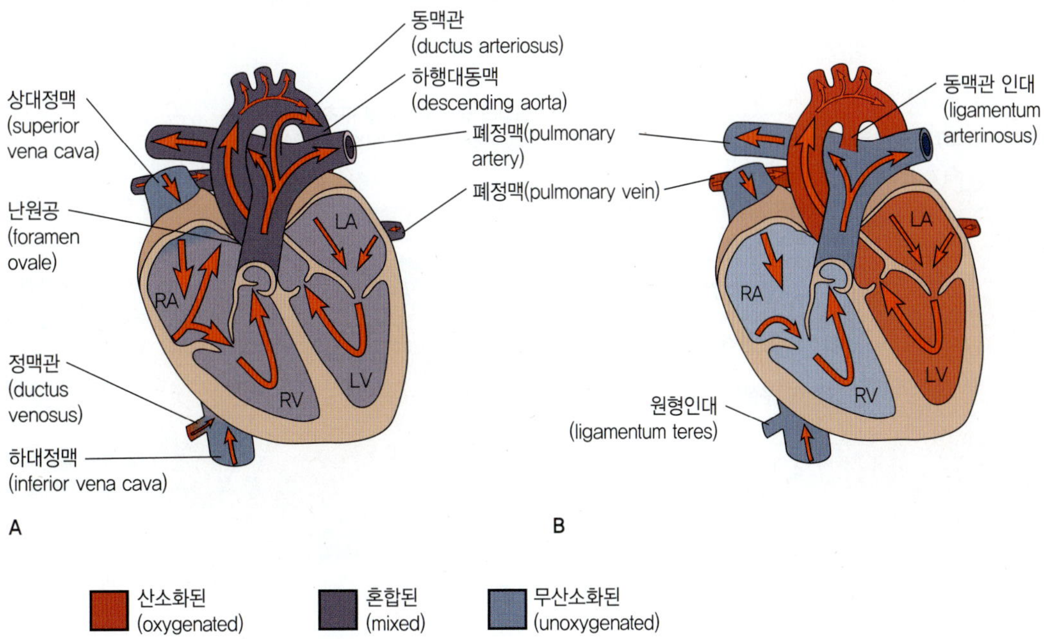

그림 6-20 ▶ (A) 태아 순환; (B) 출생 후 순환

압력을 증가시킨다. 우심방 압력의 감소 및 좌심방 압력의 감소는 난원공(foramen ovale)의 폐쇄를 생성한다. 새로 확장된 폐는 동맥관과는 달리 폐동맥을 통해 오른쪽 심장에서 폐로의 흐름을 선호한다. 난원공과 동맥관의 폐쇄는 산후 순환의 확립으로 이어진다.

선천성 심장질환

심장의 발생학적 발달은 복잡하며 발달 중에 많은 오류가 발생할 수 있다. 유전적, 환경적, 염색체 변화는 심장의 발달을 변화시킬 수 있다. 1,000명의 영아 출생 중 약 8명이 선천성 심장병의 형태이다. 선천성 심장병 병력이 있는 부모에게서 태어난 유아는 더 높은 위험에 처해 있다. 다운증후군(Down syndrome)이나 터너증후군(Turner's syndrome)과 같은 염색체 이상으로 태어난 유아는 선천성 심장질환의 위험이 증가한다. 모성 당뇨병, 선천성 풍진 및 모성 약물 및 알코올 남용도 선천성 심장질환과 관련이 있다.

팔로 4징후 **팔로 4징후(tetralogy of fallot)**는 선천성 심장 결함 중 가장 심각한 것 중 하나이며 다음과 같은 4가지 결함으로 구성된다. : (1) 심실중격결손, (2) 폐 판막 협착증, (3) 심실중격을 가로지르는 대동맥의 부적절한 위치 및 우심실 비대(그림 6-21 ▶).

팔로 4징후와 관련된 임신 중 산모 위험요인에는 풍진 병력, 영양 부족, 알코올 남용, 당뇨병 병력 및 40세 이상의 모성 연령이 포함된다. 유전적 요인 또한 포함된다. 다운증후군과 같은 유전적 장애가 있는 어린이도 팔로 4징후를 포함하여 선천성 심장 결함이 있을 수 있다.

이 상태의 증상으로는 수유 곤란; 체중증가의 어려움; 발달 지연; 수유, 울음 또는 배설 중에 더 두드러지는 청색증; 기절; 갑작스런 사망; 곤봉지; 청색증 발생 동안 웅크림. 치료에는 결함에 대한 외과적 치료가 필요하다. 폐로 가는 혈류를 증가시키고 심실중격 결손을 막고, 좁혀진 폐 판막을 열고, 대동맥과 폐동맥 사이의 비정상적인 연결을 닫기 위해서는 하나 이상의 수술 절차가 필요하다. 팔로 4징후는 예방할 수 없다.

대동맥의 전위 이 상태에서 대동맥과 폐동맥은 잘못된 심실에 연결된다. 폐동맥은 좌심실에 부착되고 대동맥은 우심실에 부착된다. 따라서 폐순환과 신체의 혈액순환은 독립적으로 발생한다. 탈산소화된 혈액은 오른쪽 심장으로 돌아와 대동맥으로 분출되어 혈액을 전신 순환으로 뿜어낸다. 왼쪽 심장은 폐에서 혈액을 받은 다음 혈액을 폐로 분출한다(그림 6-22 ▶).

증상에는 청색증, 호흡곤란, 수유 부족 및 곤봉지가 있다. 출생 전에 진단되면, 특히 동맥관을 유지하고 산소화

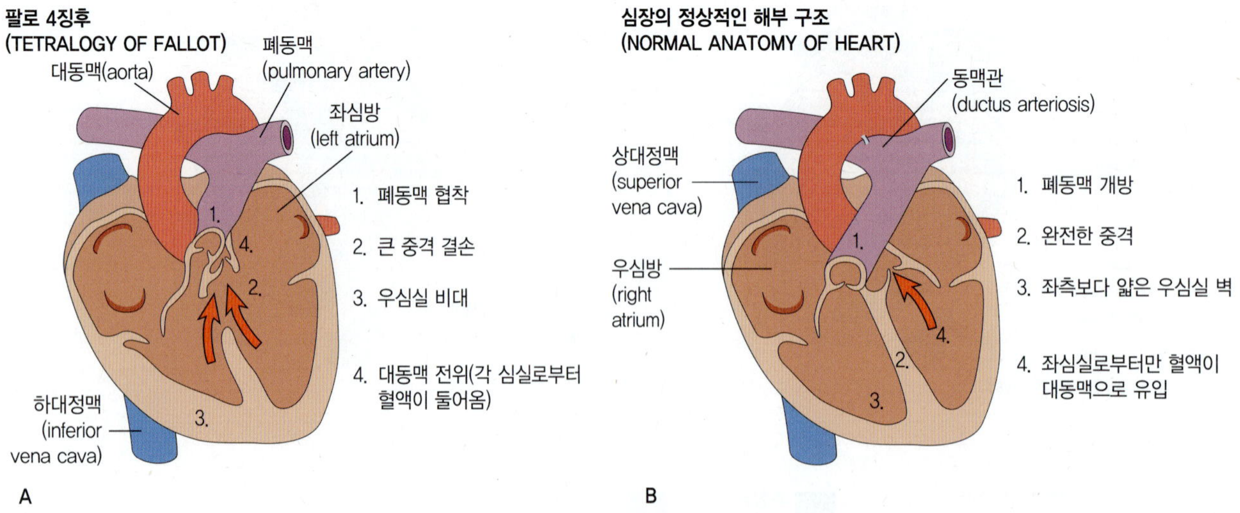

그림 6-21 ▶ (A) 팔로 4징후; (B) 정상적인 해부

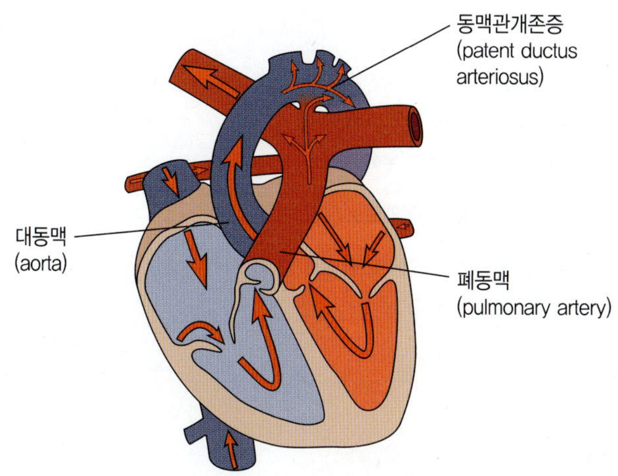

그림 6-22 ▶ 동맥의 전위

및 탈산소화 혈액의 혼합을 허용하는 약물이 투여된다. 생후 첫 2~3주 이내에 교정 수술이 생존에 필수적이다.

중격결손 중격결손은 두 심방 사이—심방중격결손(atrial septal defect, ASD)—또는 심실 사이에—심실중격결손(ventricular septal defect, VSD)—발생할 수 있다. 이러한 결손의 유병률은 증상을 유발하지 않을 수 있으므로 알려지지 않았다. 그러나 큰 심방 중격결손은 우심실에 과부하를 일으켜 확대 및 약화시킬 수 있다. 중격결손은 신체에 심장 잡음이 있는지 진단할 수 있다(그림 6-23 ▶). 큰 결함은 외과적 치료가 필요하다. 중격결손은 예방될 수 없다.

동맥관개존증 태어날 때 동맥관은 정상적으로 닫힌다. 관이 남아 있는 경우 신체에 사용되는 혈액이 대동맥에서 폐로 흘러 폐동맥에 과부하가 걸린다. 지속적인 폐동맥압의 증가는 심부전을 유발할 수 있다(그림 6-24 ▶). 미국에서 매년 약 3,000명의 영아가 동맥관개존증(patent ductus arteriosus, PDA)으로 진단된다. 이는 조산아의 경우 좀 더 일반적으로 발생하지만 만삭아에서도 발생할 수 있다. PDA가 있는 미숙아는 그 영향에 더 취약하다.

동맥관은 PDA를 닫기 위한 항염증제와 심내막염을 예방하기 위해 항생제로 치료될 수 있다. 의학적인 치료가 실패하면, PDA를 폐쇄하기 위해 경도자술

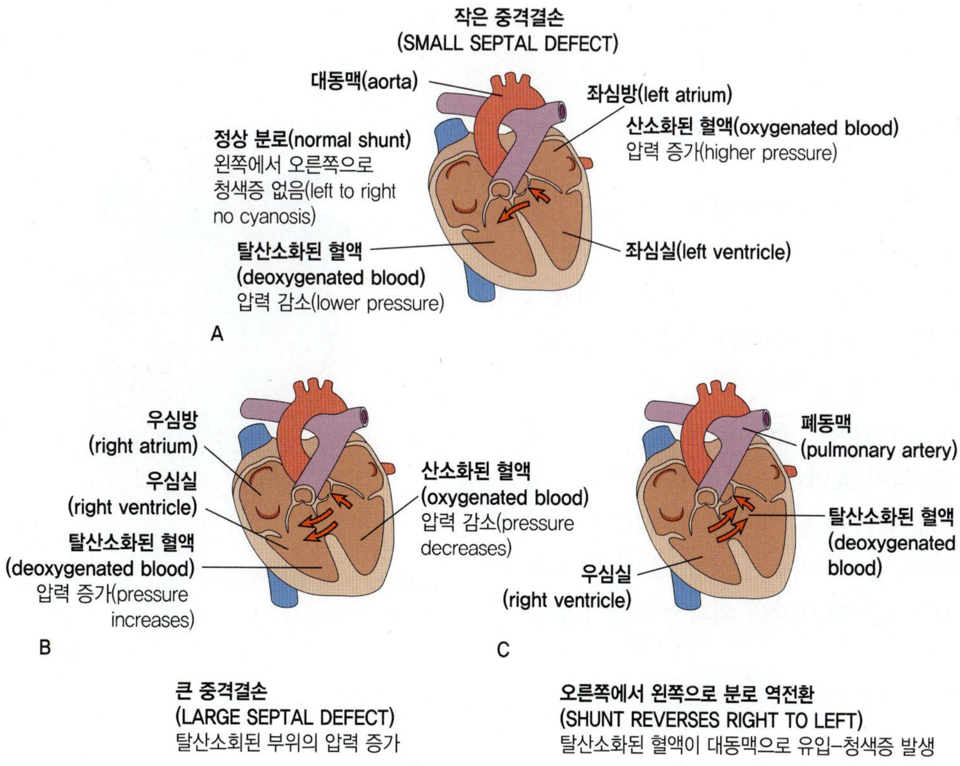

그림 6-23 ▶ 중격 결손의 영향: (A) 정상 분로; 청색증 없음; (B) 우심실의 증가된 압력; (C) 션트 반전;청색증이 발생

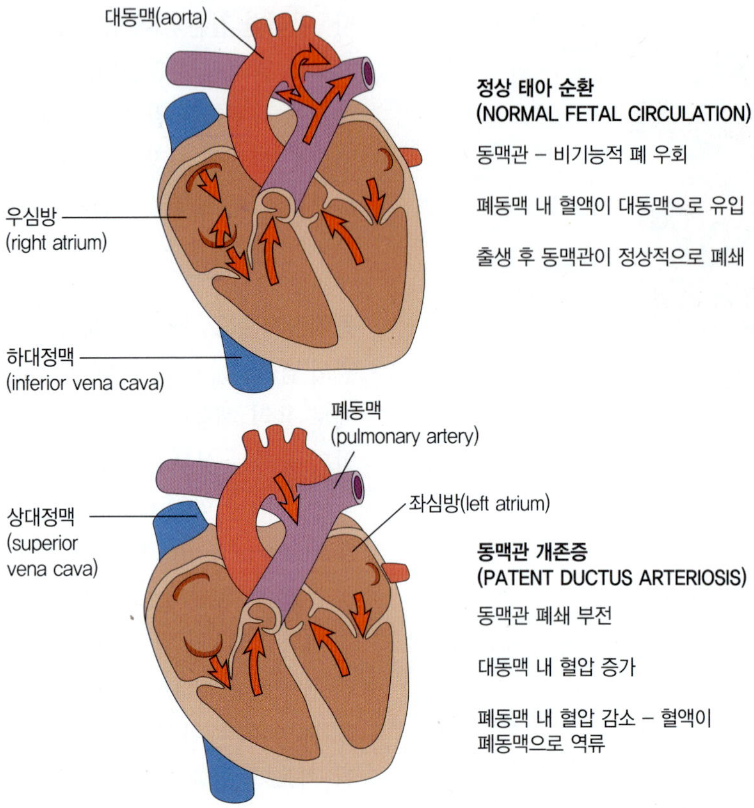

그림 6-24 ▶ 동맥관 개존증

(transcatheter procedure) 또는 수술이 수행될 수 있다.

대동맥 협착 대동맥 협착(coarctation of the aorta)은 대동맥의 어느 곳에서나 발생할 수 있는 대동맥의 선천적 협착이다(그림 6-25 ▶). 가장 흔하게는 동맥관 근처에서 발생한다. 심한 협착은 좌심실에 대한 저항력을 증가시켜 결국 심부전으로 이어질 수 있다.

대동맥 협착은 10,000명의 출생 중 대략 1건에서 발생한다. 어린 시절, 특히 좁아지는 경우에 진단된다. 심한 경우에는 현기증, 숨가쁨 및 차가운 발이 있다. 진단에는 특유의 심잡음이 감지되며 CT, 심장초음파 및 초음파가 있다. 치료에는 대동맥 내강의 외과적 확대가 필요하다.

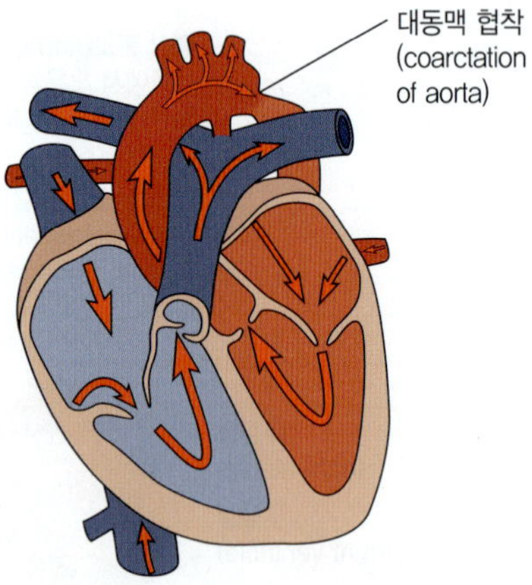

그림 6-25 ▶ 대동맥 협착

노화 관련 질환

심혈관 질환은 65세 이상의 남성과 여성 모두에서 사망의 주요 원인이다. 고혈압은 65세 이상의 사람들의 1/2~2/3에서 발생하며, 심부전은 미국 노인 중 병원 퇴원 진단에서 가장 빈번하게 보고된다.

노인의 심혈관 질환은 젊은 사람의 심혈관 질환과 다르다. 나이가 들면 수축기 혈압과 좌심실 질량이 점차 증가하고 심실 충전, 심박수 및 심박출량, 운동 능력 및 심박수의 반사 반응이 감소한다. 동맥의 세포, 효소 및 분자 변화는 동맥 팽창, 동맥 내막의 두꺼워짐 및 혈관 경화를 유발합니다. 나이가 들어감에 따라 심혈관 시스템은 작업량과 스트레스 증가에 반응하지 못하게 된다.

자료

American Heart Association: www.americanheart.org
Centers for Disease Control: www.cdc.gov
National Institutes of Health: www.nhlbi.nih.gov/guidelines/cholesterol/atglance.htm
World Health Organization: www.who.int/en

질환 한눈에 보기

심장계

질환	병인	징후와 증상
고콜레스테롤혈증 (hypercholesterolemia)	유전자, 생활방식, 비만 및 당뇨병, 포화 지방이 많은 식이	혈청 콜레스테롤 상승
죽상경화증 (atherosclerosis)	유전자, 생활방식, 비만 및 당뇨병, 포화 지방이 많은 식이	동맥 폐색; 증상은 폐색의 위치에 따라 다름
말초동맥질환 (peripheral artery disease)	유전자, 생활방식, 비만 및 당뇨병, 포화 지방이 많은 식이	간헐적 파행, 다리 아래쪽 피부가 얇아짐, 피부 궤양, 괴저가 이 질환의 진행 단계에서 발생할 수 있음
레이노병 (Raynaud's disease)	원인불명	창백에서 청색증으로의 피부색 변화, 감기, 마비 또는 따끔거림
대동맥류 (aortic aneurysm)	죽상경화증, 결합 조직 질환, 감염, 외상, 염증	파열될 때까지 보통 무증상
동맥고혈압 (arterial hypertension)	노년기, 좌식 생활 습관, 과체중, 과도한 식이 소금 섭취, 가족력	혈압 상승
폐동맥고혈압(pulmonary arterial hypertension)	많은 경우에 알려지지 않은 병인학, 심실중격결손, 동맥관개존증	무증상
정맥류 (varicose veins)	장시간 기립, 임신	다리의 부은 정맥, 피부 아래의 (울퉁불퉁한) 결절
만성정맥기능부전 (chronic venous insufficiency)	심부정맥 혈전증, 비만, 흡연, 임신, 좌식 생활	조직 울혈, 부종, 괴사 또는 피부 위축, 보행시 통증
정맥혈전증 (venous thrombosis)	과응고성, 혈관 외상, 수술, 부동	개인의 약 50%에서 증상이 없음, 통증, 부종, 깊은 근육 압통과 같은 염증의 증상

진단	치료	예방
혈액검사	식습관의 변화, 저지방 다이어트, 콜레스테롤 저하제	건강한 생활습관, 식이요법과 운동, 체중 감량, 저지방 다이어트
심전도, 관상동맥조영술, 혈액검사, CT 스캔	체중 감소, 운동, 항고혈압제로 혈압 조절, 콜레스테롤 저하제로 콜레스테롤 감소	건강한 생활습관, 식이요법과 운동, 체중 감량, 저지방 다이어트
허혈, 피부 위축, 창백, 맥박, 초음파 검사	체중 감소, 운동, 항고혈압제로 혈압 조절, 콜레스테롤 저하제로 콜레스테롤 감소	건강한 생활습관, 식이요법과 운동, 체중 감량, 저지방 다이어트
신체검진	칼슘채널 차단제, 알파 차단제 및 혈관확장제와 같은 순환을 개선시키는 약물	담배 흡연의 금욕; 사지, 귀 및 코를 감기로부터 보호
신체검진, 초음파, 심초음파, CT 스캔, MRI	동맥류, 혈압 및 죽상경화증 치료를 위한 수술	건강한 생활; 고혈압, 당뇨병 및 고콜레스테롤혈증
혈압계를 통한 혈압 측정	혈압을 낮추는 약물,식이요법, 체중감량 및 운동	적절한 식이요법과 운동으로 건강한 생활습관 당뇨병 및 고콜레스테롤혈증의 조절, 체중 감량
심장초음파 검사, 폐기능 검사, 폐스캔, 심장카테터	혈압을 낮추는 약물, 산소, 폐이식	병인학은 종종 알려지지 않음. 심실중격 결손 및 동맥관개존증의 외과적 교정
다리의 신체검진	탄성붕대, 탄력스타킹, 걷기, 다리 높이기, 수술적 정맥 제거, 압박경화요법	체중 감량, 걷기, 장기간 서 있은 후 다리 상승
도플러 이미징 검사	다이어트, 운동, 압박 스타킹, 수술 바이 패스 절차	체중 감소, 죽상경화증 및 고콜레스테롤혈증의 통제, 당뇨병, 운동, 건강식
도플러 영상, 신체검진	혈액응고 약물, 혈전 제거 수술	수술 또는 출산 후 조기이상, 압박 스타킹

질환	병인	징후와 증상
관상동맥질환 (coronary heart disease)	죽상경화증, 고혈압, 당뇨병, 비만, 무활동	협심증, 심계항진, 심근경색
심근염 (myocarditis)	콕사키바이러스, 아데노바이러스, 에코바이러스, HIV	열, 흉통, 호흡곤란, 빈맥
확장성 심근병증 (dilated cardiomyopathy)	감염, 심근염, 대사 장애, 유전자 장애, 면역 장애	호흡곤란, 기좌호흡, 쇠약, 피로, 복수 및 말초 부종
비대성 심근병증 (hypertrophic cardiomyopathy)	원인불명	과도한 심실 성장
제한성 심근병증 (restrictive cardiomyopathy)	아프리카, 인도, 중남미 및 아시아 지역의 풍토병; 아밀로이드증	호흡곤란, 기좌호흡, 말초 부종, 쇠약, 피로
감염성 심내막염 (infective endocarditis)	류마티스성 심장질환, 판막질환, 퇴행성 심장질환, 선천성 심장질환, 정맥내 약물 남용, 세균 감염	열, 오한, 기존 심잡음 소리의 변화, 심장판막의 증식 조직
류마티스 심장병 (rheumatic heart disease)	그룹 A 용혈성 연쇄상구균 감염	열, 관절의 염증, 발진
판막성 심질환(vavular heart disease)		
승모판 협착증 (mitral stenosis)	류마티스열	심장의 압력 증가, 정맥의 울혈, 청색증, 울혈성 심부전
승모판 역류 (mitral regurgitation)	승모판 탈출증	일반적으로 증상이 없음
대동맥 협착 (aortic stenosis)	류마티스열, 선천성 결손, 동맥경화	좌심실 비대, 판막에 석회 침착물

진단	치료	예방
신체검진, ECG, 스트레스 검사, 핵 영상, 혈관조영술	혈관성형술, 관상동맥 우회술, 혈압 강하제, 혈액 희석제, 이뇨제, 흉통을 막는 질산염, 콜레스테롤 저하제, 식이요법, 운동	죽상경화증의 조절; 과체중인 경우 다이어트, 운동, 체중감소 또는 비만
심장초음파, ECG, 신체검진	추가 심근 손상을 예방하기 위한 침상안정, 바이러스 감염치료	알 수 없음
심장초음파, ECG, 신체검진	중증의 경우 증상, 휴식, 심장이식 치료를 위한 약물	알 수 없음
심장초음파, ECG, 신체검진	증상을 치료하고 갑작스런 심장사망을 예방하기 위한 약물	알 수 없음
심장초음파, ECG, 신체검진	증상을 치료하기 위한 약물	알 수 없음
혈액 배양, 심장초음파, ECG, 체온, 세균주를 식별하기 위한 혈액배양	항균요법, 증식조직을 제거하기 위해 심한 경우 수술	세균성 감염의 신속한 치료, 예방적 항균제 요법
혈액 배양, 심전도, 심장초음파	항균요법	세균성 감염의 신속한 치료, 예방적 항균제 요법
심전도, 심장초음파 검사, 심음도 검사, 심장도관술	판막성형술, 판막 교체 수술	세균 감염의 신속한 치료, 예방적 항균요법, 심장 증상의 치료
심전도, 심장초음파 검사, 심음도 검사, 심장 도관술	판막 교체 수술	예방적 항균요법으로 결함이 있는 판막의 균집락 예방
심전도, 심장초음파 검사, 심음도 검사, 심장 도관술	판막 교체 수술	예방적 항균 요법으로 결함이 있는 판막의 균집락 예방

질환	병인	징후와 증상
대동맥 역류 (aortic regurgitation)	심내막염, 확장된 대동맥	심실의 팽창; 좌심실로 혈액의 역류, 이완기 혈압 감소, 심부전 증상
심부정맥(cardiac arrhythmias)		
심실위 (supraventricular)	동방결절, 방실결절 및 심장의 접합조직의 이상; 심근경색증; 고혈압; 죽상경화증; 대사질환; 흡연; 약물 남용	빈맥, 서맥, 심장리듬 차단, 실신, 부종, 호흡곤란
심실성 (ventricular)	심실 전도시스템 및 심실의 이상, 심근경색, 고혈압, 죽상경화증, 대사성 질환, 흡연 및 약물 남용으로 생성	빈맥, 서맥, 심장리듬 차단, 실신, 부종, 호흡곤란
울혈성심부전 (congestive heart failure)	대부분의 심장질환 합병증	호흡곤란, 피로, 부종
쇼크 (shock)	심장병, 출혈, 외상, 수술, 알레르기 반응, 세균 독소 방출, 중추신경계 손상	생명을 유지하기에 너무 낮은 혈압 강하
선천성 심장질환(congenital heart disease)		
팔로 4징후군 (tetralogy of fallot)	풍진의 모성력, 알코올 남용, 당뇨병의 모성력 또는 태아 영양부족; 다운증후군으로 태어난 유아	수유의 어려움, 체중 증가 실패, 열악한 발달, 청색증, 실신, 급사
대동맥의 전위 (transposition of the great arteries)	원인불명	청색증, 호흡곤란, 수유 부족

진단	치료	예방
심전도, 혈압검사, 심장초음파 검사, 심음도 검사, 심장도관술	판막 교체 수술	알 수 없음
심전도, 혈압검사, 심장초음파 검사, 심장 음도 검사, 심장도관술	항부정맥제	심장병 예방
심전도, 혈압검사, 심장초음파 검사, 심음도 검사, 심장도관술	항부정맥제	심장병 예방
신체검진, 심전도, X–선, 심장초음파, 혈압	약물요법에는 이뇨제, 항고혈압제, 항부정맥제, 심박출량을 개선하는 약물, 침상안정이 포함됨	기저 심장질환의 치료
신체검진, 병력	혈압을 높이기 위한 액체의 빠른 투여, 심박수를 높이기 위한 약물	수술 중 수액 대체, 심각한 균감염의 신속한 치료, 알레르기 반응의 신속한 치료, 심각한 혈액 손실로 수혈
심전도, 혈압검사, 심장초음파 검사, 심음도 검사, 심장도관술	교정 수술	알 수 없음
심전도, 혈압검사, 심초음파 검사, 심장 카테터	교정 수술을 할 수 있을 때까지 동맥관개존증을 유지하기 위해 출생 시 프로스타글란딘 투여	알 수 없음

질환	병인	징후와 증상
중격결손 (septal defects)	원인불명	심실중격, 심실 간 중격결손으로 폐로의 혈류 증가
동맥관개존증 (patent ductus arteriosus)	원인불명	초기 무증상; 폐 고혈압을 유발할 수 있는 폐내 압력 증가
대동맥 협착 (coarctation of the aorta)	원인불명	좌심실의 압력 증가, 심한 협착의 심부전 증상

진단	치료	예방
심전도, 혈압검사, 심장초음파 검사, 심음도 검사, 심장도관술	큰 결함은 외과적 교정이 필요	알 수 없음
심전도, 혈압검사, 심장초음파 검사, 심장도관술	심내막염을 예방하는 항생제, 동맥관을 막기 위한 항염증제	알 수 없음
심전도, 혈압검사, 심장초음파 검사, 심장 도관술, 도플러 초음파	외과 교정	알 수 없음

연습문제

비판적 사고를 위한 사례

1. 구급대원은 골프를 하던 중 심한 흉통을 겪고 있는 59세의 남성에게 전화를 받았다. 이 환자에서 어떤 유형의 심장 또는 혈관 질환을 고려해야 하는가?
2. 65세의 여성이 지난 2개월 동안 지속되었던 숨가쁨, 실신할 것 같은 느낌, 현기증 및 발작적 기침으로 의사에게 호소했다. 검사 결과 의사는 혈압 90/50mmHg, 폐울혈 및 비정상적인 심장 소리를 보고했다. 이 환자에서 어떤 유형의 심장질환을 고려해야 하는가?
3. 30세의 비만 여성은 걸을 때 통증을 호소했다. 환자는 담배를 피운 이력이 있으며 "경계성 당뇨병 환자"이다. 이 환자의 심혈관 질환에 대한 심혈관 위험인자의 역할을 설명하시오.

객관식

1. 실신은 __________ 이다.
   a. 고혈압
   b. 호흡곤란
   c. 가벼운 현기증
   d. 체액 정체
2. 이완기는 __________ 이다.
   a. 심장 충만기
   b. 심장 수축기
   c. 심장의 이완과 흥분의 교대
   d. 심장 충동
3. 혈액의 주요 콜레스테롤 운반체는__________이다.
   a. HDL
   b. 트리글리세리드
   c. 혈액
   d. LDL
4. __________ 의 폐쇄는 뇌로 가는 혈액을 감소시켜 뇌졸중을 일으킬 수 있다.
   a. 폐동맥
   b. 경동맥
   c. 대동맥
   d. 관상동맥
5. 대동맥류의 가장 흔한 원인은 __________ 이다.
   a. 죽상경화증
   b. 고혈압
   c. 동맥 확장
   d. 색전
6. 관상동맥에 플라크(plaque)를 제거하기 위해 풍선탑카테터를 사용하는 것을 __________ (이)라고 한다.
   a. 제세동
   b. 혈관성형술
   c. 경도관술(transcatheter procedure)
   d. 심장초음파
7. 승모판은 __________ 에 위치해 있다.
   a. 우심방과 우심실 사이
   b. 좌심방과 좌심실 사이
   c. 심방 내
   d. 심실 내
8. 심장의 박동조율기는 __________ 이다.
   a. 방실판막
   b. His-Purkinje 섬유
   c. 심실
   d. 동심방결절
9. 심장근육의 염증성 질환은__________ 이다.
   a. 심근염
   b. 심낭 질환
   c. 심근병증
   d. 관상동맥질환
10. 류마티스성 심장질환은 세균 항원과 환자의 항체 사이의 반응에서 비롯되기 때문에 다음과 같은 질환으로도 알려져 있다.
    a. 용혈성
    b. 증식성
    c. 자가면역성
    d. 삼첨판

참 / 거짓

_______ 1. 염색체 이상으로 태어난 유아는 선천성 심장 질환의 위험이 높다.

_______ 2. 소금과 물 제한은 울혈성 심부전증 치료의 한 형태이다.

_______ 3. 전도시스템을 통한 충동의 흐름 중단을 서맥이라고 한다.

_______ 4. 심실 세동에서 심장이 떨림은 심박출량을 유지할 수 있다.

_______ 5. 승모판 협착증에서는 폐정맥을 통해 우심방으로의 혈액 전달이 손상된다.

_______ 6. 심근병증은 심장의 선천성 질환일 수 있다.

_______ 7. 감염성 심내막염의 가장 흔한 원인은 세균감염이다.

_______ 8. 죽상경화증으로 이어지는 지방 퇴적물의 초기 형태는 지방줄무늬(fatty streak)이다.

_______ 9. 손상되지 않은 대동맥류는 일반적으로 증상을 유발한다.

빈칸 채우기

1. 만성정맥기능부전의 가장 흔한 원인은 깊은 정맥(deep vein) ___________이다.
2. 관상동맥질환 환자의 90% 이상이 _________이다.
3. ___________는(은) 감소된 심장 충만압과 심내막 흉터와 관련이 있다.
4. ___________는(은) 심장판막이 좁아지는 것을 말한다.
5. 승모판 협착증의 주요 원인은 ___________이다.
6. 대동맥 역류에서 혈액의 역류는 ____________의 확장을 유발한다.
7. ____________는(은) 비정상적이거나 조정되지 않은 심장 박동이다.
8. ____________(이)라는 기계는 전기 충격을 전달하며 정상적인 심장 박동을 회복하는 데 사용된다.
9. 가장 심각한 유형의 세동은 ____________에 영향을 준다.
10. ___________동맥은 심장근육에 혈액과 산소를 공급한다.

Chapter 7

혈액 질환과 장애

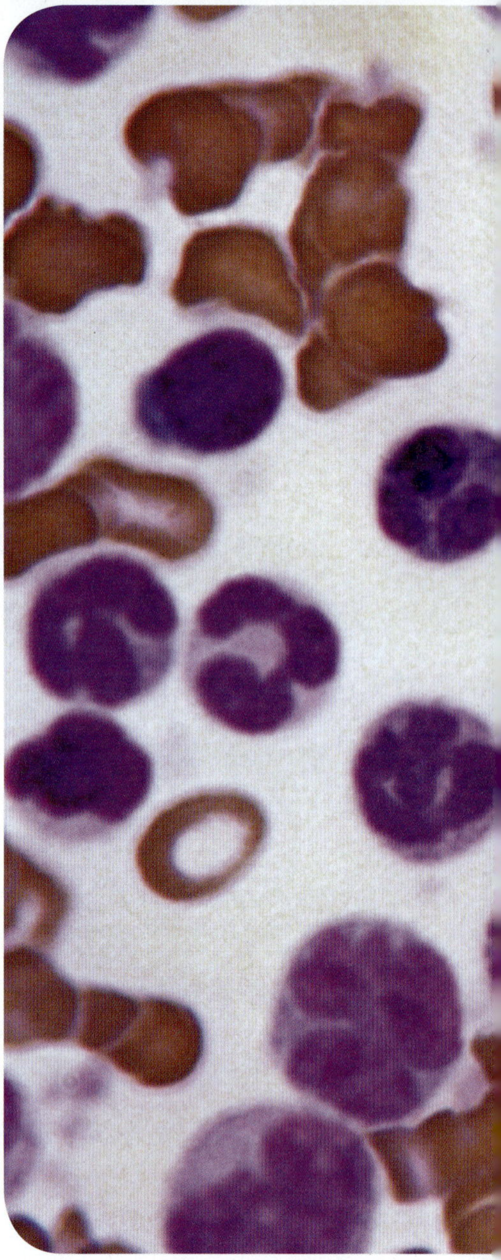

만성골수성백혈병 아세포 위기를 보여주는 말초혈액의 도말검사. (Courtesy of the Centers for Disease Control and Prevention/Stacy Howard, 1994)

학습목표

이 장을 공부한 후에,

- 혈액의 구성요소와 혈장 간의 차이를 구별할 수 있다.
- 적혈구, 백혈구, 혈소판의 기능을 서술할 수 있다.
- 빈혈의 특성, 진단과 치료에 대해서 서술할 수 있다.
- 이상 혈색소병증의 특성, 진단과 치료에 대해서 서술할 수 있다.
- 혈액응고 장애의 특성, 진단과 치료에 대해서 서술할 수 있다.
- 선택된 유전성 장애의 특성, 진단과 치료에 대해서 서술할 수 있다.
- 백혈구에 영향을 미치는 질환의 특성, 진단과 치료에 대해서 서술할 수 있다.

사실인가 허구인가?

혈액의 90%는 물이다.

허구: 혈액은 점액성 액체이지만 많은 양의 물을 포함하지는 않는다. 혈액은 45%의 세포들과 혈소판, 그리고 55%의 혈장으로 구성되어 있다. 그 중 혈장은 90%의 물과 10%의 용존 물질 및 단백질로 구성되어 있다.

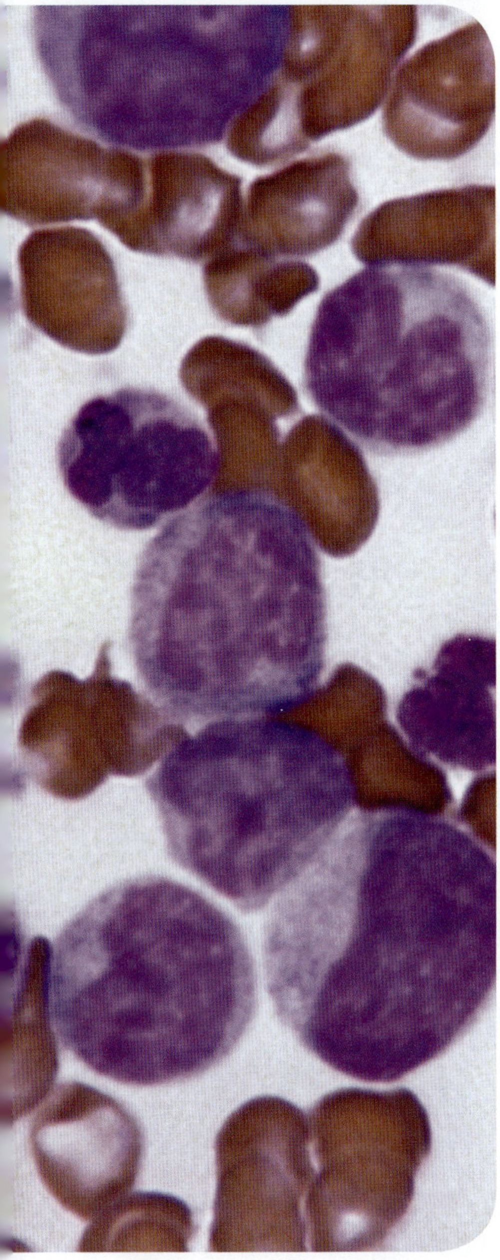

질환 이야기

거머리의 임상적 이용

의료용 거머리(*Hirudo medicinalis*)의 첫 번째 임상적 이용은 대략 2500년 전에 기록되었다. 이 작은 흡혈 무척추동물은 숙주의 혈액을 먹음으로써 피가 나는 상처를 만든다. 숙주를 물은 채, 거미는 항응고물질, 혈관확장물질, 마취물질을 분비한다. 이러한 물질들은 거미가 떨어져나간 후 최대 10시간까지 지속적인 출혈을 유도할 수 있다.

오늘날, 의료용 거머리는 손가락 또는 발가락과 말단 기관의 재건수술 후 정맥순환을 회복시키는 데 이용된다. 절단된 혈관은 종종 너무 손상되어 혈액을 제거하는 능력이 부족하다. 환자 자신의 혈액공급이 충분하지 않을 때 거머리는 혈액순환을 시작하기에 충분한 흡입 및 항응고물질을 분비한다. 연구에 따르면 3~5일 후 새로운 혈관이 수술부위 근처에 생기고 효과적인 정맥 배수를 회복시킨다.

서론

혈액은 산소, 포도당, 대사산물을 운반하는 신체 수송시스템의 역할을 한다. 그래서 혈액순환장애 또는 혈액 성분의 구조적 또는 기능적 이상은 전신적이고 파괴적인 영향을 미칠 수 있다. 이 장에서는 혈액의 일반적인 질환과 이상 질환에 대해서 살펴보고자 한다.

해부와 생리

혈액은 산소, 이산화탄소, 물, 영양소, 단백질, 호르몬과 세포들을 몸 전체에 수송하는 매체이다. 또한 신체의 노폐물을 배설기관으로 수송하기도 한다. 혈액은 적혈구, 백혈구, 혈소판과 같은 혈구 성분과 혈장이라는 액체 성분으로 구성되어 있다.

혈장(plasma)은 대부분 물로 구성되며, 영양소, 노폐물, 이온, 호르몬, 응고인자, 알부민, 항체로 이루어져 있다. 이러한 물질들은 몸 전체에 혈액으로 순환한다. 이와 같이 응고인자는 혈액손실이 발생할 때마다 최초로 응고에 이용되며, 항체는 거의 모든 감염부위에 전달되며, 호르몬은 그들의 기원에서 신체의 어떤 기관으로든 이동할 수 있다. 또한 혈장에는 단백질인 알부민이 존재하는데 이는 수분을 보유하려는 혈액의 능력을 증진시키고 혈관 내의 압력을 유지시킨다.

적혈구(erythrocyte)는 혈액량의 약 절반을 구성한다. 인체에서 가장 풍부한 세포이다. 적혈구의 수는 정상적으로 남자의 경우 약 500만/mm^3이고 여자의 경우 약 450만/mm^3이다. 인체에서 다른 세포와는 달리, 성숙된 적혈구는 핵을 가지고 있지 않다. 양면이 오목한 적혈구는 철이 풍부한 산소 운반 단백질인 헤모글로빈으로 채워져 있다.

헤모글로빈(hemoglobin)은 적혈구에서 가장 중요한 구성 성분으로 **글로빈(globin)**이라는 단백질과 철과 결합된 헴(heme) 분자로 구성된다. 폐에서 헤모글로빈은 산소와 결합하여 산화헤모글로빈이 된다. 이 산화된 적혈구는 신체 조직으로 운반되어 산화헤모글로빈이 산소를 방출하고 이산화탄소를 포획하여 카르복시 헤모글로빈이 된다.

핵이 없는 적혈구는 스스로 성장하거나 회복되지 않으므로 수명이 120일밖에 되지 않는다. 따라서 수명을 다한 적혈구는 간과 비장에 의해서 제거되며 새로운 적혈구는 척추와 흉골 같은 뼈의 적색 골수에서 지속적으로 생성된다. 적혈구가 생성되는 이러한 과정을 적혈구생성(erythropoiesis)이라고 하며 적혈구생성인자(erythropoietin) 호르몬에 의해 조절된다. 적혈구의 생성은 성숙된 적혈구로 나오기 전에 여러 단계를 거쳐 진행되는 거대 핵 생성 줄기세포로 시작된다. 그 과정에서 헤모글로빈은 세포질 안에 축적되고 핵은 사라진다. 성숙된 적혈구는 전단계인 망상 적혈구(reticulocytes)로 골수에서 분출된다.

백혈구(leukocytes)에는 중성구(neutrophils), 호산구(eosinophils), 호염기구(basophils), 단핵구(monocytes) 그리고 림프구(lymphocytes)가 있다(그림 7-1 ▶). 백혈구는 각각의 줄기세포로부터 골수에서 생산된다. 백혈구의 첫 번째 기능은 감염과 이물질에 대하여 조직을 방어하는 것이다. 유전적인 후천성 결손과 백혈구의 신생물의 변화로 생기는 백혈구의 비정상적인 숫자는 질환과 기능 이상의 결과를 낳는다.

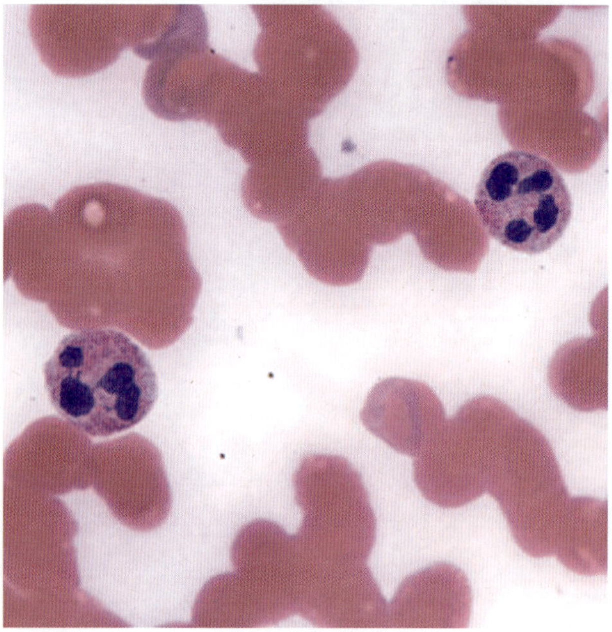

그림 7-1 ▶ 정상 혈액 도말검사에서의 중성구

혈소판(platelets)은 골수에서 생성되고 혈액응고의 필수적이다. 다양한 혈액응고인자들은 간에서 형성되어 혈액으로 들어가며, 상처에 반응하여 활성화된다. 혈액응고가 형성되는 동안, 혈소판은 끈적거리며 피브린(fibrin)이라고 불리는 불용성 응고 단백질의 침착을 유발한다. 이런 혈소판과 피브린은 상처 부위에 치밀한 그물망을 형성하여 혈액손실을 예방한다. 비타민 K는 응고인자인 프로트롬빈과 트롬빈의 합성에 필요한 요소이다.

진단검사와 절차

혈액검사는 특정 혈액질환뿐만 아니라 전신 질환의 진단에 이용된다. 여기에는 적혈구, 백혈구, 혈소판과 같은 혈구 세포들의 숫자를 측정하고 헤모글로빈, 헤마토크리트, 혈청 화학치, 효소 및 호르몬 수준을 측정한다. 또 다른 혈액 분석은 크기, 모양 및 한 세포와 다른 세포 유형의 비율과 같은 정성적 정보를 제공한다. 골수 도말검사는 악성 혈액질환과 혈구증가증 또는 혈구감소증의 진단에 이용된다. 골수 검체는 골수천자에 의해 골수강으로부터 골수를 얻는다. 골수 분석은 골수의 기능 및 모든 혈액세포를 생산하는 줄기 세포의 질적 특성에 대한 정보를 제공한다.

빈혈

빈혈(anemia)은 적혈구의 숫자가 비정상적으로 낮은 경우를 말한다. 이는 조직으로 산소와 영양소의 전달이 감소되는 것으로 이어진다. 원인은 출혈, 적혈구의 과도한 파괴, 영양결핍 그리고 만성질환이다.

빈혈의 증상은 조직의 저산소증 또는 산소부족으로 인한 것이다. 급성 출혈은 급속한 증상 발현을 야기하고, 심하면 많은 경우 쇼크를 초래한다. 대부분의 환자들은 빈혈이 천천히 진행되고 처음에는 증상이 거의 없다. 흔한 불편감은 피로감, 운동에 대한 내성감소, 호흡곤란 그리고 심계항진이다. 신체검진에서 빈혈의 주요증상은 창백함이다. 황달과 비장비대는 용혈현상(hemolysis) 또는 적혈구 세포의 사망에 기인한 빈혈로 인해 나타난다. 빈혈의 심장 징후로는 빈맥 또는 빠른 심박동 및 심장 잡음이다. 빈혈의 임상진단은 현미경 검사와 적혈구 분석이 필요하다. 식이습관, 빈혈의 가족력, 환자의 의학적 문제에 관한 정보를 포함한 자세한 병력은 진단을 위한 데이터를 제공한다.

철결핍빈혈

철결핍빈혈(iron−deficiency anemia)은 철결핍의 증거가 있는 빈혈을 말한다. 철결핍은 전 세계적으로 빈혈의 주요 원인이다. 철결핍빈혈의 유병률은 미취학 아동과 청소년, 성인 여성에서 가장 높다.

철결핍빈혈의 위험인자는 과도한 혈액 손실, 월경, 임신 그리고 청소년기의 빠른 성장을 포함된다. 이 경우 철분 공급에 대한 수요가 공급을 초과한다. 정상적으로 철분은 음식물을 섭취하거나 보충제로 대체된다. 식이요법에서 요구되어지는 철분의 양은 대략 하루에 1.0~1.4mg이고, 평균 철분 섭취량은 하루에 성인 남성의 경우 15mg/d, 여성의 경우 11mg/d이며 미국에서는 쉽게 달성되는 수준이다.

철결핍빈혈 발병의 첫 단계는 철분 요구량이 식이에 의한 철분의 흡수 능력을 초과하는 음의 철분 균형이다. 이 단계는 출혈, 임신, 어린이 및 청소년의 급속한 성장, 부적절한 식이섭취를 비롯한 다양한 생리학적 문제로 인해 발생할 수 있다. 임신 기간 동안 태아의 적혈구 생산

예방 플러스!

빈혈과 채식주의자

당신은 채식주의자입니까? 채식주의자는 철결핍빈혈과 악성 빈혈의 위험에 처해 있다. 그들은 철분과 비타민 B_{12}가 풍부한 식이요법을 통해서 예방할 수 있다. 채식주의자들의 식이요법으로 철분을 얻기 위해서는 녹색 채소, 마른 콩, 통 곡물, 시리얼, 파스타, 철분이 풍부한 쌀을 섭취해야 한다. 철분이 많은 다른 음식에는 말린 과일, 호박 씨앗, 당밀이 있다. 충분한 식이 비타민 B_{12}를 확보하려면 시리얼, 파스타, 곡류 및 비타민$_{12}$가 강화된 콩 우유 또는 쌀 우유를 섭취해야 한다. 비타민 B_{12}의 다른 공급으로는 영양효모와 비타민 B가 풍부한 식이 보충제를 섭취하는 것이다.

비판적 사고

1. 왜 채식주의자는 빈혈 위험이 있습니까?
2. 육류나 채소 중 철분을 더 쉽게 얻을 수 있는 것은?
3. 아이들은 채식주의 식이를 먹어야 합니까?

요구량은 엄마의 철분 제공 능력을 초과하는데 철결핍의 첫 단계에서는 빈혈이 나타나지 않을 수도 있다.

두 번째 단계는 저장된 철이 고갈될 때 발생한다. 이 시점에서 헤모글로빈의 합성이 손상된다. 철결핍이 진행되면 적혈구의 모양이 사라지고 말초 혈액 도말검사에서 현미경으로 분석한 결과 담배 또는 연필 모양으로 변형이 된다(그림 7-2 ▶).

철결핍 증상 및 징후는 허약감과 피로감이다. 경도 및 중등도의 철결핍은 미취학 아동과 학령기 아동들의 인지능력, 행동, 성장에 영향을 줄 수 있다. 임신 중 철결핍은 전체 유아 사망률을 증가시킨다.

남성과 폐경기 여성의 철결핍의 가장 흔한 원인은 위장출혈이다. 폐경 전 여성에서는 월경과 임신 중 철결핍이 발생할 수 있다. 어린아이들의 철결핍은 철분 섭취가 급속한 성장과 발달에 보조를 맞추지 못할 때 발생한다. 또한 흡수 장애 증후군과 대장 및 위장의 만성질환은 철결핍의 원인이다.

철결핍의 치료는 경구용 철분 보충제이다. 주사용 철분 보충제는 흡수장애가 있거나 구강 보충제를 견딜 수 없는 사람들에게 사용된다. 예방에는 필요하다면 철분이 풍부한 식사와 철분 보충제를 선택하여 위험요소를 보완하는 것이 중요하다.

만성질환의 빈혈

만성질환의 빈혈은 만성 염증, 감염, 자가면역질환의 결과로 환자에게서 나타난다. 가장 큰 원인은 적혈구의 생산, 즉 적혈구 생성(erythropoiesis)의 결함에 주로 있다.

만성질환 빈혈의 심각한 주된 요인은, 예를 들면 류마티스 관절염이나 결핵환자가 철 저장소의 고갈로 심각한

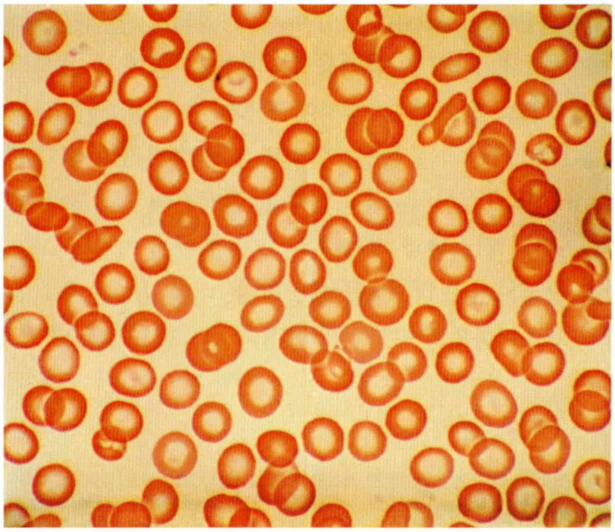

그림 7-2 ▶ 철결핍 적혈구. (Joaquin Carrillo Farga/Photo Researchers, Inc.)

빈혈을 일으키는 경우이다. 중등도 빈혈은 협심증과 운동 불내성과 같은 심장질환과 연관이 있다.

만성질환의 빈혈은 근본적인 질환을 치료할 경우 해결된다. 일부 경우에는, 적혈구 합성을 촉진하는 신장에서 분비되는 호르몬인 적혈구 생성인자(erythropoietin)를 이용한 치료가 적혈구 생성을 촉진하다.

신장질환에 의한 빈혈

만성 신부전 또는 **신부전(renal failure)**은 신질환의 중증도에 따라 중등도에서 중증까지의 빈혈을 야기한다. 이런 유형의 빈혈은 신장에서 충분한 양의 적혈구 생성인자를 생산하지 못하기 때문이다. 혈청 내 철분의 양을 사정하는 것은 신장질환의 빈혈과 철결핍빈혈을 진단하는

건강증진

철결핍빈혈 예방

빈혈의 가장 흔한 원인은 철결핍이다. 위험에 처한 사람들은 영아, 어린 아이들, 청소년기 여학생, 가임여성, 임신한 여성들이다. 충분한 철분은 과일, 채소, 통 곡물, 우유, 마른 고기, 생선, 말린 콩, 계란, 견과류에 포함되어 있다. 고기와 생선의 철분은 헴 철분으로 쉽게 흡수된다. 그러나 식물성 식품의 철분은 비헴성 철분이다. 식이요법에서 비헴성 철분의 흡수를 향상시키려면 식사 시 비타민 C가 풍부한 음식을 함께 섭취해야만 한다.

중요한 정보를 제공한다. 왜냐하면 신장질환의 빈혈환자의 혈청 내 철분의 양은 정상이기 때문이다.

거대적아구성빈혈

거대적아구성빈혈(거대적혈모구빈혈, megaloblastic anemia)은 DNA 합성 장애에 의해 발생한다. 거대적혈구모세포는 커지고 DNA에 대한 RNA의 비율이 증가하는 경향이 있다. 거대적아구성빈혈에서 적혈구 생성 장애를 일으키는 근본적인 원인은 적혈구 생성에 필요한 비타민 B_{12} 및/또는 엽산의 결핍이다.

비타민 B_{12} 결핍빈혈

비타민 B_{12}는 인체 내에서 합성되지 않아서 반드시 식이요법으로 공급되어야 하는 복합화합물이며 최소 일일 요구량은 약 2.5μg이다. 보통 간에 2μg이 저장되고, 신체의 다른 곳에 2μg가 저장된다. 정상적인 사람이 흡수가 갑자기 중단되면 비타민 B_{12} 결핍이 되기까지 대략 3~6년이 걸린다.

비타민 B_{12} 결핍성 빈혈이나 **악성빈혈(pernicious anemia)**은 비타민 B_{12}의 불충분한 흡수나 섭취 또는 내재성 인자(intrinsic factor)라고 하는 단백질의 결핍으로 인해 생긴다. 내재성 인자는 위에서 생산되고 소장에서 비타민 B_{12}를 흡수하는 데 필수 물질이다. 비타민 B_{12}와 내재적 인자가 없으면 미성숙한 적혈구의 세포막은 혈액 내에서 쉽게 파열된다. 이 결과로 빈혈과 산소 운반 능력이 감소한다.

악성빈혈의 원인으로는 비타민 B_{12}의 불충분한 식이요법, 흡수 장애, 요구량의 증가 또는 배설의 증가이다. 비타민 B_{12}의 주된 공급원은 동물성 식품이다. 그러므로 채식주의자들은 비타민 B_{12} 보충제를 섭취하지 않으면 악성 빈혈이 발생하게 된다. 소장 및 장 질환으로 비정상적인 세균의 증식은 비타민 B_{12}의 흡수장애 또는 배설증가와 같은 병리적 변화를 일으킨다.

악성빈혈의 증상으로는 복부통증, 오심, 구토, 혀의 작열감이 있다. 그리고 무감각, 약함, 황청색 색맹과 같은 신경학적 장애도 있다. 비타민 B_{12}의 보충은 악성빈혈의 영향을 효과적으로 되돌린다. 악성빈혈 환자들은 비타민 B_{12}의 흡수를 할 수 없기 때문에 주사용으로 대체해야만 한다. 비타민 B_{12}의 보충은 엄격한 채식주의자 및 만성 장 질환이 있거나 위나 장의 부분절제 또는 완전절제한 사람에게 필요하다.

엽산결핍빈혈

엽산은 많은 종류의 식물과 세균에 의해서 합성된다. 과일과 채소는 엽산의 주요 식이 공급원이다. 최소 하루 요구량은 보통 50μg이지만 임신과 같은 대사 요구도가 높아지는 기간에는 요구량이 증가되어야 한다. 정상적으로 사람들은 다양한 신체 저장소에 약 5~20μg의 엽산을 가지고 있으며, 그 중 50%가 간에 저장된다. 신체 저장량이 적기 때문에 식사량이나 대장의 흡수가 감소되면 엽산의 결핍은 몇 개월 이내에 발생한다.

엽산결핍빈혈은 생과일과 채소의 소비가 적은 서구에서 흔하다. 엽산의 흡수 장애는 크론병과 같은 장의 염증과 특정 약물의 부작용에 의해 발생한다. 임신 및 수유 중인 여성, 알코올 남용자, 신장질환자는 엽산 결핍성 빈혈에 특히 감수성이 높다.

엽산결핍빈혈은 혈청 엽산 수치를 측정하여 확인할 수 있다. 경구용 엽산 보충제는 엽산을 대체하는데 효과적이고 대사 요구량이 증가된 사람들의 필요량을 충족시킨다.

건강한 노화 Healthy Aging

비타민 B_{12} 결핍 예방

비타민 B_{12}를 흡수하는 능력은 나이가 들어감에 따라 감소하기 때문에 노인들은 비타민 B_{12} 결핍 위험이 있다. 그러나 결정 형태의 비타민 B_{12}를 흡수하는 능력은 온전히 남아 있다. 다행히도 강화 시리얼과 약간의 식이 보충제에는 결정 형태의 비타민 B_{12}가 들어 있어서 노인들이 비타민 B_{12} 결핍을 상대적으로 쉽게 예방할 수 있다.

용혈빈혈

용혈빈혈(hemolytic anemia)은 적혈구의 빠른 파괴로 인해 순환 적혈구가 감소되는 것이다. 헤모글로빈, 효소 및 세포막의 결함과 같은 유전적인 비정상은 최적의 적혈구 생존을 악화시킨다. 또한 전염성 병원체, 특정 약물 및 면역 장애도 적혈구의 생존을 감소시킬 수 있다. 이러한 적혈구 파괴는 다른 빈혈들의 증상과 비슷한 증상을 유발한다. 다른 빈혈과 달리, 용혈빈혈은 파괴된 적혈구 헴의 분해로 인해 혈청 빌리루빈 수치가 증가한다. 빌리루빈의 축적은 조직, 소변 및 대변에 황달이 보이거나 노랗고 오렌지색을 띤 양상이 나타난다. 용혈빈혈의 치료는 근본적인 병인에 따른다.

비장절제술(splenectomy), 또는 비장적출은 유전적인 원인으로 인한 용혈빈혈 시 권장한다. 비장의 제거는 담석의 위험성을 줄여주고, 급발적인 용혈과 골수의 병리적 변화를 감소시킨다. 외상과 같은 심각한 혈액 손실의 경우에는 수혈을 시행하고 감염성 원인인 경우 항생제와 다른 보조적인 치료를 적절히 한다. 마찬가지로 면역장애가 원인인 경우에는 다양한 면역억제제로 치료한다. 용혈을 유발하는 것으로 알려진 약물은 중단하고 용혈빈혈이 발생하는 환자에게는 거의 재사용하지 않는다.

혈색소병증

혈색소병증(hemoglobinopathies)은 헤모글로빈의 구조, 기능 또한 생산에 영향을 미치는 질환이다. 이러한 상태는 대개 유전되며 증상의 중증도에 따라 다르다. 가장 흔한 혈색소병증은 겸상적혈구빈혈과 지중해빈혈증이다.

겸상적혈구빈혈 **겸상적혈구빈혈(sickle cell anemia)**은 심각한 용혈빈혈, 겸상적혈구 위기라고 불리는 고통스러운 발작 및 감염에 대한 증가된 감수성으로 알려진 유전질환이다. 비록 유전이 되더라도, 질환의 두 가지 형태가 있다. 한 부모에게서 유전자를 물려받은 이형접합자인 경우는 가벼운 질환의 겸상적혈구의 형질을 가지고, 각각 부모로부터 하나씩 두 개의 유전자를 물려받은 동형접합자인 경우는 겸상적혈구빈혈로 알려진 심각한 형태이다. 아프리카계 미국인의 약 10%는 겸상적혈구의 형질을 가지고 있다.

겸상적혈구 병증에서, 적혈구는 비정상적인 형태의 헤모글로빈 또는 헤모글로빈 S(sick cell)를 가지고 있다. 적혈구에서 산소가 유리됨에 따라 헤모글로빈 S는 다른 헤모글로빈 S 분자와 교차 결합하여 긴 크리스탈 모양을 만든다. 이 크리스탈 모양은 계속적으로 산소를 유리하게 되고 결과적으로 적혈구는 낫 모양을 띠게 된다.

겸상적혈구들은 경직되고 단단하며, 작은 소동맥들과 모세혈관에 폐색을 일으키고 통증과 허혈상태를 유도한다. 또한 정상 적혈구에 비해 부서지기 쉽게 약해져서 **용혈(hemolysis)** 상태를 만든다. 겸상적혈구 질환을 앓고 있는 환자들은 용혈빈혈을 일으킨다. 허혈로 인한 조직괴사는 극심한 통증을 야기하고 반복되는 용혈성 상황으로 장기 부전을 일으킬 수 있다.

겸상적혈구 질환은 증상과 적혈구의 현미경적 검사를 기초로 진단한다. 보통 어릴 때 진단되므로 유전적 상담이 부모에게 권장된다.

겸상적혈구빈혈은 완치될 수 없다. 그러므로 겸상적혈구 질환을 앓는 환자는 지속적인 보살핌이 필요하다. 치료는 겸상적혈구의 용혈현상을 예방하고, 빈혈을 조절하며, 고통스러운 증상들을 완화하는 데 목표를 두고 있다. 통증은 진통제로 적절히 관리하고 수혈과 수액 보충으로 혈액량을 늘리며 폐색된 혈관의 혈액 순환을 증진한다.

지중해빈혈증 **지중해빈혈증(thalassemia)**은 헤모글로빈 분자의 적절한 형성 및 최적의 성능에 필요한 하나 또는 그 이상의 단백질 체인들의 합성이 불완전한 유전성 혈액 질환이다. 지중해빈혈증의 몇 가지 다른 범주는 경증에서 중증의 증상들을 나타낸다.

지중해빈혈증은 세계에서 가장 흔한 유전질환이며 지구상에 2억 명 이상 영향을 받는다. 아프리카계 미국인의 약 14%가 알파 지중해빈혈증 보인자이다. 베타 지중해빈혈증은 지중해 국가 및 동남아시아의 10~15%의 사람에게서 발생한다. 미국에서는 매년 약 1,000명 정도 심각한 지중해빈혈증이 발생한다. 가장 심각한 형태의 지중해빈혈증은 생명을 위협하는 빈혈, 골수 기능 항진, 비장 비

나란히 함께 보기

겸상적혈구빈혈

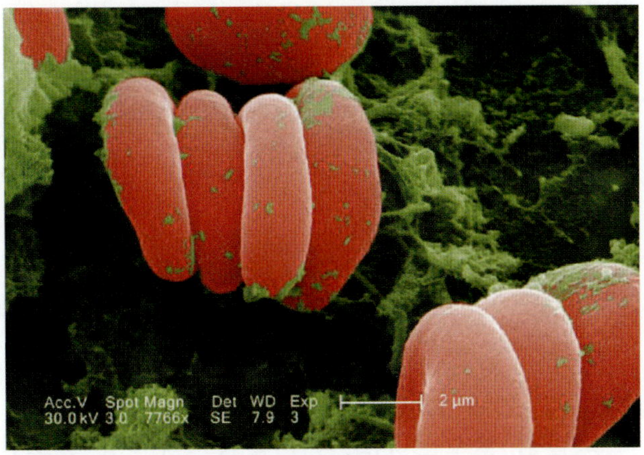

▶ 정상적인 적혈구는 동전처럼 쌓여 양면이 오목한 원반 모양이며 이는 모세혈관을 쉽게 통과할 수 있다. (Centers for Disease Control and Prevention/Janice Haney Carr)

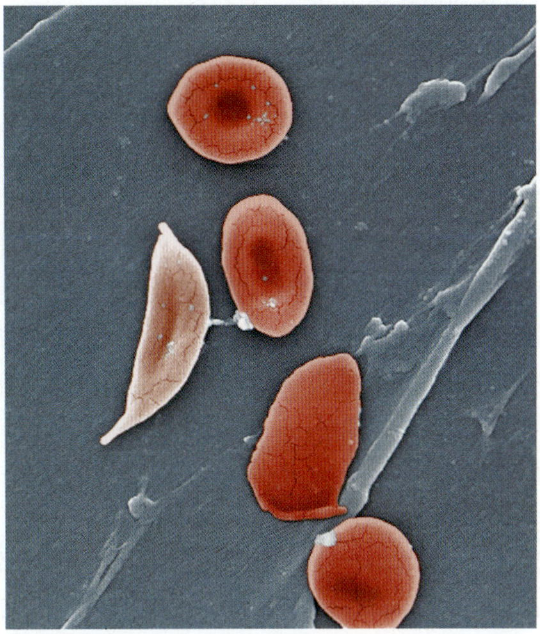

▶ 겸상적혈구. (Centers for Disease Control and Prevention/Janice Haney Carr)

대, 성장 지체, 뼈의 기형이다. 수혈은 생명을 유지하는 데 필요하지만 평균 수명은 짧다.

지중해빈혈증은 어린아이들에게서 심각한 빈혈 증상을 나타날 때, 아동기에 진단된다. 지중해빈혈증 환자의 적혈구는 심각한 철결핍빈혈의 적혈구와 유사하다. 태아의 지중해빈혈증 증후군의 진단은 양수천자나 융모막 융모 생검을 통한 태아 DNA 검사로 가능하다.

진성적혈구증가증

적혈구증가증은 적혈구의 증가를 나타내는 용어이다. 이 상태는 상대 또는 절대로 분류된다. 상대 적혈구증가증은 적혈구의 감소 없이 혈장량의 감소로 인한 것을 말한다. 이 경우는 탈수나 과도한 이뇨제의 사용으로 발생할 수 있다. **진성적혈구증가증(polycythemia vera)**으로 알려진 절대 적혈구증가증은 어떠한 생리학적 자극이 없을 경우 적혈구의 과도한 증가와 함께 백혈구 및 혈소판의 증가도 동반된다.

진성적혈구증가증은 40~65세 사이의 남성에게서 흔히 볼 수 있다. 이 질환의 원인은 알려지지 않았지만, 어떤 경우에는 염색체 이상이 보고되기도 했다.

이 질환의 징후와 증상은 혈액의 점성 증가로부터 생긴다. 조절되지 않는 혈구들의 성장은 어지러움, 두통, 시각장애 등의 신경학적 증상을 유발한다. 또한 고혈압은 적혈구의 증가를 동반한다. 혈구들의 농도가 증가하기 때문에 환자는 손가락과 발가락에 가려움증과 통증을 느낀다. 진성적혈구증가증로 진단되지 않은 경우에도 심각한 혈전 색전증으로 인한 사망이 발생할 수도 있다.

진성적혈구증가증의 치료는 혈액의 점도를 감소시키

는 것이다. 이것은 적혈구의 양을 감소시키기 위해서 정맥 내 혈액을 빼내는 것이다. 또한 항암치료제는 골수에서 혈구 생성을 억제하는 데 사용된다. 이 질환의 증상은 진통제 투여 및 항히스타민제를 통해 가려움증으로 인한 불편함을 완화할 수 있다.

지혈 장애

지혈의 장애(disorders of hemostasis)는 일반적으로 부족한 혈액응고와 지속적인 출혈로 이어지는 다양한 의학적 문제를 포함한 출혈성 장애로 알려져 있다. 혈소판과 프로트롬빈, 트롬빈, 비타민 K, 칼슘과 같은 응고인자들은 지혈이나 출혈을 멈추게 하는 필수 요소이다. 출혈성 장애는 혈소판 기능장애 및 결핍, 비타민 K 결핍, 응고인자 부족으로 인해 발생한다.

혈소판감소증

비정상적으로 혈소판 숫자가 적은 상태를 **혈소판감소증(thrombocytopenia)**이라고 한다. 혈소판감소증은 입원 환자 중 가장 흔한 출혈 장애이다. 이것은 혈소판의 생산 장애 또는 파괴 증가로 발생한다. 혈소판감소증의 흔한 원인은 항암치료나 방사선치료로 인해 골수를 파괴하여 혈소판 형성을 억제하기 때문이다.

원인에 관계없이, 혈소판감소증은 지연된 출혈로 신체가 손상받게 된다. 경미한 외상이라도 심각한 출혈을 유발한다. 자연 출혈은 종종 피부에 작고 편평한 **점상출혈(petechiae)**과 더 크고 자줏빛 반점의 **반상출혈(ecchymosis)**을 볼 수 있다(그림 7–3 ▶). 또한 자연 출혈은 구강과 내부 장기들의 점막에서도 생길 수 있다.

현미경적 검사는 혈소판감소증 진단에 필수적이다. 골수검사는 혈소판 합성의 결함 시 진단에 유용하다.

혈소판감소증은 대개 근본적인 원인을 치료함으로써 교정할 수 있다. 혈소판 수가 허용 수준까지 증가할 때까지 우발적인 외상을 피하기 위한 침상안정과 같은 예방적인 조치를 적극 권장한다. 혈소판 수혈은 중증의 혈소판감소증 또는 심각한 출혈이 있는 경우 예약한다.

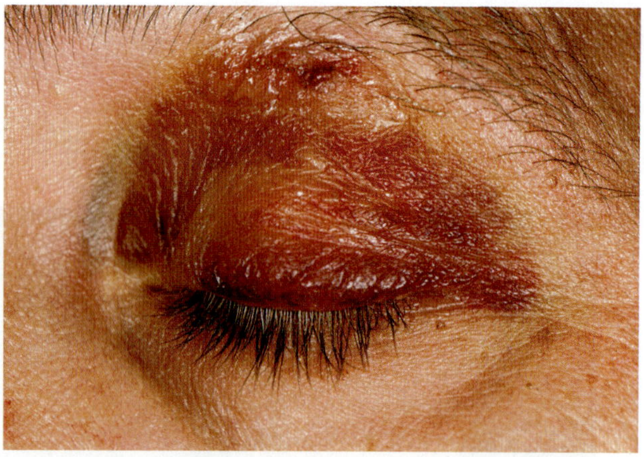

그림 7–3 ▶ 반상출혈. (Scott Camazine/Photo Researchers, Inc.)

특발성 혈소판 감소성 자반증 특발성 혈소판 감소성 자반증(특발저혈소판자색반병, idiopathic thrombocytopenic purpura, ITP)은 과도한 혈소판 파괴를 초래하는 자가면역질환이다(그림 7–4 ▶). 주로 바이러스 감염 후 5세 미만의 소아에서 급성으로 흔히 나타나는데 갑작스런 점상출혈이 특징적이다. 대부분의 아이들은 몇 주 후에 회복된다. 성인의 경우, 이 장애는 만성적이며 급성 바이러스 감염 후 발병은 거의 없다.

특발성 혈소판 감소성 자반증(ITP)의 진단은 중증의 혈소판감소증의 발생을 근거로 한다. 면역질환이 의심되

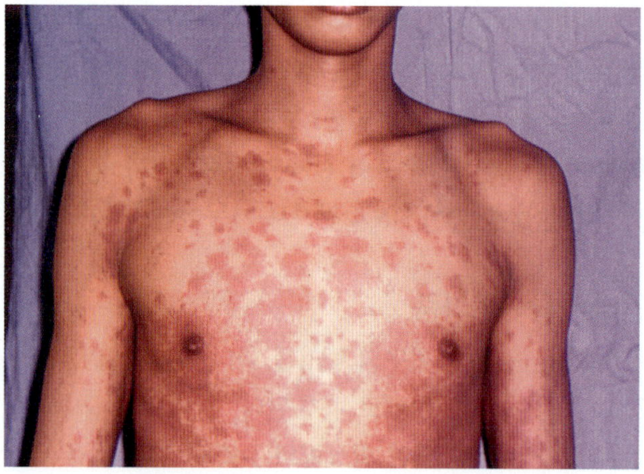

그림 7–4 ▶ 혈관의 염증 상태인, 자반증. (Centers for disease Control and Prevention/Donated by Brain Hill, New Zealand)

는 환자의 경우, 혈액분석을 통해 항체나 대식세포의 존재 여부가 진단에 도움이 된다.

특발성 혈소판 감소성 자반증(ITP)의 치료는 환자의 나이와 병의 중증도에 달려 있다. 급성 또는 만성 특발성 혈소판 감소성 자반증(ITP) 환자의 출혈은 대개 코르티코스테로이드의 투여로 조절할 수 있다. 그러나 약물치료에 반응하지 않거나 심하게 아픈 경우에는 비장절제술을 통해서 환자를 치료할 수 있다.

응고 결함

혈액응고 또는 응고는 피떡 또는 혈전(thrombus)을 형성하는 다양한 혈장단백질이 관여하여 손상된 조직, 혈관 또는 장기로 인한 혈액 손실을 예방한다. 응고 장애는 하나 또는 그 이상의 응고인자의 결핍이나 손상으로 발생한다. 결핍은 합성 결함, 유전질환 또는 응고인자의 고장으로 증가한다.

부적절한 응고인자의 합성 특정 응고인자는 간에서 합성한다. 응고인자 VII, IX, X 및 프로트롬빈은 비타민 K가 있어야 활성화가 된다. 비타민 K 결핍은 간에서 비활성화 형태의 응고인자를 생성한다. 비타민 K는 장내 박테리아에 의해 합성되는 지용성 비타민으로써 비타민 K의 장내 합성이 중단되거나 흡수가 부적절할 때 결핍된다. 신생아에서 비타민 K 결핍은 비타민을 합성하는 장내 세균이 아직 발달되지 않았기 때문이다.

A형 혈우병

가장 흔한 유전성 출혈 질환은 A형 혈우병(hemophilia A)와 본 빌레브란트 질환이다. 국제 심폐 학회에 따르면 A형 혈우병는 남성 5000명당 1명이 태어나고 본 빌레브란트 질환은 1000명당 1명 이상 영향을 받고 있다.

A형 혈우병은 X 연관 열성 질환으로 주로 남성에게 영향을 준다. 이는 응고인자 VIII의 결핍에 의해 발생되며 질환의 중증도는 유전적 결함이 응고인자의 활성화에 어떻게 영향을 미치는지에 달려 있다. 경증에서 중등도의 경우, 수술이나 치과 치료와 같은 국소적인 병변이나 외상이 없다면 보통 출혈은 발생하지 않는다. 경증인 경우 어릴 시절에 발견되지 않을 수도 있다. 중증도가 심한 혈우병의 경우, 출혈은 어린 시절에도 나타나며, 자연적이고 심각하며 한 달에 여러 번 발생한다.

출혈은 종종 위장관과 고관절, 무릎, 팔꿈치, 발목에서 나타난다. 출혈은 급성 통증, 부종과 함께 염증을 일으키는 데 적절한 치료가 없다면, 만성출혈과 염증은 주요 장애로 진행될 수 있는 관절의 섬유화를 유발한다. 또한 두개강 내 출혈은 심한 혈우병 환자의 사망 원인이기도 하다.

A형 혈우병의 치료는 응고인자 VIII의 규칙적인 투여와 급성 출혈 시 추가적인 용량을 투여한다. 경증 A형 혈우병인 환자는 데스모프레신이라는 합성 호르몬을 투여하는데 이는 응고인자 VIII 수송체의 분비를 자극하여 응고인자 VIII의 혈중 농도를 증가시킨다.

본 빌레브란트 질환

본 빌레브란트 질환(Von Willebrand's disease)은 성인기에 진단되는 유전성 출혈 장애이다. 이는 본 빌레브란트 응고인자(vWF)의 결핍에 의한 것이다. 정상적인 응고는 혈소판이 서로서로 엉겨 붙고 혈관벽에도 달라붙게 된다. 본 빌레브란트 질환의 다양한 형태에서 혈소판의 부착에 결함이 있고 때때로 응고인자 VIII의 감소된 수치를 동반한다.

보통 경한 경우에도, 본 빌레브란트 질환의 증상은 작은 부딪힘에도 멍이 들고, 잦은 코피, 치과 치료 시 지속적인 출혈, 다량의 월경, 수술 시 과다 출혈이 있다. 심한 경우에는, 생명을 위협하는 위장관 또는 관절 출혈은 혈우병의 증상과 유사할 수도 있다.

경증의 본 빌레브란트 질환은 종종 출혈 때문에 진단된다. 그리고 다양한 혈액검사로 유형과 중증도를 진단한다.

본 빌레브란트 질환의 치료는 약물 및 외상을 최소화하기 위한 생활 습관 변화를 포함한다. 약물은 혈액 내로 본 빌레브란트 응고인자(vWF)의 분비를 증가시키고, 대체하고, 피떡의 용해를 막아주고, 다량의 월경 출혈을 조절하는 제제를 사용한다.

파종성 혈관내응고

파종성 혈관내응고(disseminated intravascular coagulation, DIC)는 혈소판의 파괴와 응고인자들의 소비와 관련된 생명을 위협하는 질환이다. 파종성 혈관내응고는 패혈증, 혈액 감염, 쇼크 상태에서의 내피세포 손상, 태아 분만과 관련된 산과적 합병증 및 몇몇 암과 같은 상황에서 발생한다.

파종성 혈관내응고의 발병기전은 전신 순환계로 트롬빈이 분비되어 전신적인 응고 및 정상적인 생리학적 항응고기전의 억제를 일으킨다. 과도한 응고작용은 조직에 허혈을 일으키고, 기관손상 및 혈소판과 응고인자의 고갈을 야기한다. 또한 **소모성 응고병증(consumptive coagulopathy)**으로 알려진 혈소판 및 응고인자의 고갈은 광범위한 출혈을 일으킨다.

파종성 혈관내응고의 진단은 DIC와 관련 있는 임상 상태의 환자에서 출혈의 임상 징후가 근거가 된다. 임상적으로 파종성 혈관내응고는 일반적으로 근본적인 질환 상태를 바탕으로 진단되며, 말초혈액검사에서 혈소판 수치가 낮고, 출혈 시간이 증가하며, 혈장 내 분해 생성물이 관찰된다.

파종성 혈관내응고는 근본적인 질환의 치료가 필요하다. 보조적인 치료에는 혈소판 수혈, 응고 억제제 투여 및 정맥 내 항응고제 투여 등이 있다.

백혈구 장애

호중구감소증

호중구감소증(중성구감소증, nutropenia)은 순환 호중구의 감소로 세균과 진균 감염의 위험을 높인다. 호중구는 급성 감염의 증상을 일으키기 때문에 부종과 고름 형성과 같은 고전적인 증상은 심한 호중구감소증 환자에서는 나타나지 않거나 적게 관찰된다.

호중구감소증은 골수 내에서 세포 증식을 억제시키는 암 화학요법 또는 면역억제제의 투여로 인한 흔한 합병증이다. 감염성 합병증은 호중구감소증의 중증도에 달려 있고 대개 암환자에게서 깊고 심하게 나타난다.

호중구의 자가면역 파괴는 류마티스관절염 또는 원인을 알 수 없는 원발성 상태에서 발생한다. 호중구감소증은 경증 또는 중증일 수 있고, 감염성 합병증은 다양하다. 만성적이고 중증인 경우 호중구의 증식을 증가시키거나 면역 기능을 억제하는 약물의 치료가 필요하다.

만성 호중구감소증 환자는 만성적인 감염을 경험하게 된다. 급성 및 중증의 호중구감소증은 발열, 피부 염증, 간농양과 패혈증 또는 혈액 내 감염을 일으킬 수 있다.

호중구감소증의 진단은 일반 혈액검사를 기초로 하며, 골수검사는 골수기능부전으로 인한 호중구감소증인지 진단하는 데 유용하다.

호중구감소증의 치료는 원인과 중증도에 달려 있다. 가끔 별다른 치료 없이 치료된다. 이러한 경우는 경증의 호중구감소증으로 평소에 아무런 증상이 없고 치료가 필요하지 않다. 중증의 호중구감소증을 가진 환자는 고열과 심각한 감염의 위험이 따른다. 이런 경우 격리와 정맥 내 항생제 치료를 통한 입원이 필요하다.

성장인자(growth factors)는 백혈구의 생성을 촉진하는 인자로써 특히 이차성 호중구감소증을 동반한 암 치료에 도움이 되며 코르티코스테로이드는 자가면역반응으로 인한 호중구감소증에 효과가 있다.

호산구의 이상

특발성 과다호산구증후군 과다호산구증가증은 호산구의 수치가 높은 상태이다. 이는 기생충 감염 및 정상적인 면역반응에서 나타난다. 이와 같은 경우, 호산구는 감염 상태가 종결되면 정상 수준으로 돌아온다.

특발성 과다호산구증후군(idiopathic hypereosinophilic syndrome)은 주로 20~50세 남성에서 발생한다. 호산구의 지속적인 증가와 심장과 신경계의 연관은 가장 중요한 임상적 증상을 반영한다. 심장관련 질환에는 울혈성심부전, 심장판막기능부전, 전도 결함, 심근염 등이 있으며 울혈성심부전은 빈번한 사망 원인이다. 신경학적 문제로는 행동 및 인지기능의 변화, 경련, 운동실조가 있다.

특발성 과다호산구증후군의 예후는 치료 없이는 매우 나쁘며 평균 중간 생존율은 약 1년이다. 그러나 항암화학요법으로 최근 10년간 70% 생존율을 보고했다.

호산구증가 근통증증후군 **호산구증가 근통증증후군 (eosinophilia-myalgia syndrome)**은 근육통, 피로에서 피부의 변화, 신경계 이상 및 폐 고혈압이 특징인 진행적이고 잠재적으로 치명적인 질환까지 임상적 증상들의 범위를 가진 만성적이고 다계통 질환이다. 호산구의 순환 수치의 증가는 이 병의 일반적인 특징이고 L-트립토판 보조식품의 섭취와 관련이 있다.

노화 관련 질환

빈혈은 75세 이상에서 가장 흔한 혈액질환이다. 노인에서 빈혈의 원인은 출혈과 영양 결핍, 만성신부전이다. 감소된 신체적 수행 능력, 정신 상태의 변화, 사망률의 증가는 노인들이 치료받지 않은 빈혈의 결과 중 하나이다. 백혈구 질환, 혈소판 질환 그리고 면역결핍은 종종 악성 질환과 관련이 있다. 호중구감소증, 혈소판감소증, 영양학적 빈혈은 악성 질환 및 암 치료 후 이차적으로 발생되기도 한다.

자료

Centers for Disease Control: www.cdc.gov/ncbddd/hbd/default.htm

National Heart, Lung, and Blood Institute: www.nhlbi.nih.gov/ health/dci/Diseases/vwd/vwd_whatis.html

National Institutes of Medicine: www.nlm.nih.gov/medlineplus/bloodandblooddisorders.html

World Health Organization: www.who.int/nutrition/publications/anaemia_iron_pub/en

질환 한눈에 보기

혈액

질환	병인	징후와 증상
철결핍빈혈(iron–deficiency anemia)	철분 소실	피로, 운동내성 감소, 호흡곤란
만성 또는 신장질환에 의한 빈혈(anemia of chronic disease and renal disease)	적혈구 생성의 결함	피로, 운동내성 저하, 호흡곤란
비타민 B_{12} 결핍빈혈 (vitamin B_{12} – deficiency anemia)	비타민 B_{12}의 섭취나 흡수장애	복부불쾌, 오심, 구토, 타는 듯한 혀
엽산결핍빈혈 (folic acid – deficiency anemia)	섭취장애, 체내 저장 고갈	피로, 운동내성 감소, 호흡곤란
겸상적혈구빈혈 (sickle cell anemia)	유전: 비정상적인 헤모글로빈 형성	창백, 피로, 호흡곤란, 통증성 겸상 적혈구 위기
지중해빈혈(thalassemia)	유전: 결함 있는 헤모글로빈 형성	창백, 피로, 호흡곤란
진성적혈구증가증 (polycythemia vera)	특발성, 원인불명	어지러움, 두통, 시력장애
특발성 혈소판 감소성 자반증 (idiopathic thrombocytopenic purpura)	어린이의 바이러스 감염; 성인의 경우 원인불명	출혈
A형 혈우병(hemophilia A)	유전; 8번 응고인자 결함	출혈
본 빌레브란트 질환 (Von Willebrand's disease)	유전; 혈소판 응집 감소	출혈
파종성 혈관내 응고(disseminated intravascular coagulation)	폐혈증, 내피세포 손상, 쇼크	출혈
호중구감소증(neutropenia)	약물, 암, 화학요법, 면역질환	감염, 발열, 열을 동반한 피부염증
특발성 과다호산구증후군(idiopathic hypereosinophilic syndrome)	원인불명	울혈성심부전에 이르는 심장증상
호산구증가 근통증증후군 (eosiniphilia myalgia syndrome)	L–트립토판을 함유한 식이보조제의 섭취	피부변화, 신경학적 이상, 폐고혈압

진단	치료	예방
혈액검사	철분 보충	철분이 풍부한 식단, 고위험군의 철분제제 투여
혈액검사, 원발성 질환의 근거	적혈구생성인자와 철분	기저질환의 치료
혈액검사, 병력	비타민 B_{12} 보충	비타민 B_{12} 흡수 장애를 야기하는 기저상태 치료
혈액검사	엽산 보충	엽산이 풍부한 식단
유전검사, 혈액검사	겸상적혈구 위기 예방; 지지요법 및 통증치료; 수혈	예방할 수 없음
유전검사, 혈액검사	지지요법; 수혈	예방할 수 없음
혈액검사	화학요법, 출혈유도(사혈)	알 수 없음
혈액검사	코티코스테로이드 제제 투여, 비장절제술	알 수 없음
유전검사, 혈액검사	8번 혈액응고인자 주사	예방할 수 없음
유전검사, 혈액검사	데스모프레신 제제 투여	예방할 수 없음
혈액검사; 고위험군 환자에서의 임상적 징후와 증상	지지요법; 혈소판 수혈	예방할 수 없음; 예측이 어려움
혈액검사	중성구를 증가시키는 약물; 항생제	예방할 수 없음
혈액검사	화학요법	알 수 없음
혈액검사	원인물질의 지속투여 중단	알 수 없음

연습문제

비판적 사고를 위한 사례

1. 42세 여성이 지난 몇 달 동안 피로했다. 이 병의 시작은 정확하지 않으며 매우 무기력한 것을 제외하고 다른 불평은 없었다. 그녀는 계단을 오르거나 먼 거리를 걸을 때 숨이 가쁘다고 했다. 그녀는 의사에게 최근 어머니의 사망 후 다소 체중감소를 경험했다고 얘기했다. 이 환자에게 어떤 질환이나 상태가 고려되는가? 확진을 위해 어떤 추가적인 정보가 필요한가?

2. BK는 65세 남성으로 수술하기 위해 병원에 입원했다. 그는 응고장애 치료를 위해 과거에 혈액희석제를 복용했다. 그는 지난번 심한 출혈을 경험했기에 병원에 가기를 두려워했다. BK의 의사는 어떤 상태에 대해 걱정해야 하는가? 이 환자에 대해 고려해야 할 증상 및 진단학적 검사는 무엇인가?

객관식

1. 적혈구의 산소운반 성분은 __________ 이다.
   a. 비타민 B_{12}
   b. 엽산
   c. 적혈구 생성인자
   d. 헤모글로빈

2. 만성질환과 만성신부전 빈혈에서 적혈구 합성의 장애는 __________ 부족으로 일어난다.
   a. 적혈구 생성인자
   b. 철분
   c. 헤모글로빈
   d. 엽산

3. 악성빈혈은 __________ 의 부적절한 흡수 때문이다.
   a. 비타민 B_{12}
   b. 엽산
   c. 적혈구 생성인자
   d. 헤모글로빈

4. 신장은 __________ 를(을) 생성하여 적혈구 생성을 자극한다.
   a. 비타민 B_{12}
   b. 엽산
   c. 적혈구 생성인자
   d. 헤모글로빈

5. 헤모글로빈의 구조와 기능 생산에 영향을 미치는 질환은 __________ 이다.
   a. 용혈빈혈
   b. 철결핍빈혈
   c. 혈색소병증
   d. 엽산결핍성 빈혈

6. 하나 또는 그 이상의 헤모글로빈의 알파, 베타 체인의 합성 결함은 __________ 의 특징이다.
   a. 용혈빈혈
   b. 지중해빈혈
   c. 겸상적혈구빈혈
   d. 철결핍빈혈

7. 혈액의 점성증가와 함께 신경학적 증세를 나타내는 질병은 __________ 이다.
   a. 진성적혈구증가증
   b. 파종성 혈관내응고
   c. 겸상적혈구빈혈증
   d. 지중해빈혈

8. __________ 는(은) 자가면역질환으로 혈소판의 파괴를 초래하는 질환이다.
   a. 파종성 혈관내응고
   b. 진성적혈구증가증
   c. A형 혈우병
   d. 특발성 혈소판 감소성 자반증

9. ___________는(은) 8번 응고인자의 결핍을 유도하는 X 염색체 연관성 열성 유전질환이다.
   a. 파종성 혈관내응고
   b. 진성적혈구증가증
   c. A형 혈우병
   d. 특발성 혈소판 감소성 자반증

10. ___________은 백혈구 순환이 감소된 상태로 심각한 세균 및 진균 감염의 위험성을 높인다.
   a. 혈우병
   b. 호중구감소증
   c. 혈소판감소증
   d. 응고병증

참 / 거짓

______ 1. 화학요법은 특발성 호중구감소증의 치료법이다.

______ 2. 헤모글로빈은 백혈구의 가장 중요한 요소이다.

______ 3. 신장 호르몬인 적혈구 생성인자는 적혈구의 생산을 조절한다.

______ 4. 호중구감소증의 증상은 저산소증이다.

______ 5. 빈혈진단은 헤마토크릿(적혈구 용적 백분율) 검사와 말초혈액도말의 현미경적 진단이 필요하다.

______ 6. 비타민 K는 응고인자 합성에 필요하다.

______ 7. 본 빌레브란트 질환은 유전적으로 비타민 K 결핍 때문이다.

______ 8. 파종성 혈관내응고에서 혈소판 고갈은 소비성 응고병증으로 알려져 있다.

______ 9. 비장비대는 용혈에 의한 빈혈일 경우 일어난다.

______ 10. 철분보충은 가장 흔한 빈혈치료법이다.

빈칸 채우기

1. 백혈구는 ___________(이)라고 한다.
2. 성숙된 적혈구는 ___________(이)라고 한다.
3. 겸상적혈구 질환은 적혈구의 교차결합과 낫 모양을 형성하여 ___________의 형성을 일으킨다.
4. 혈소판감소증은 ___________의 순환 질환이다.
5. 지중해 빈혈의 두 가지 흔하고 심각한 형태는 _______와 ___________이다.
6. 세계에서 가장 많은 빈혈의 원인은 ___________이다.
7. 비타민 B_{12}와 엽산 결핍성 빈혈은 ___________가(이) 원인이다.
8. 정상적으로 적혈구는 순환에서 약 ___________일 동안 생존한다.
9. 백혈구와 혈소판 증가로 인한 적혈구 용적의 증가는 ___________(이)라고 한다.
10. 파종성 혈관내응고의 병인은 순환혈액으로 _____의 방출을 포함하며, 혈소판과 응고인자 소비에 따른 광범위한 응고를 유발한다.

Chapter 8

호흡기계 질환과 장애

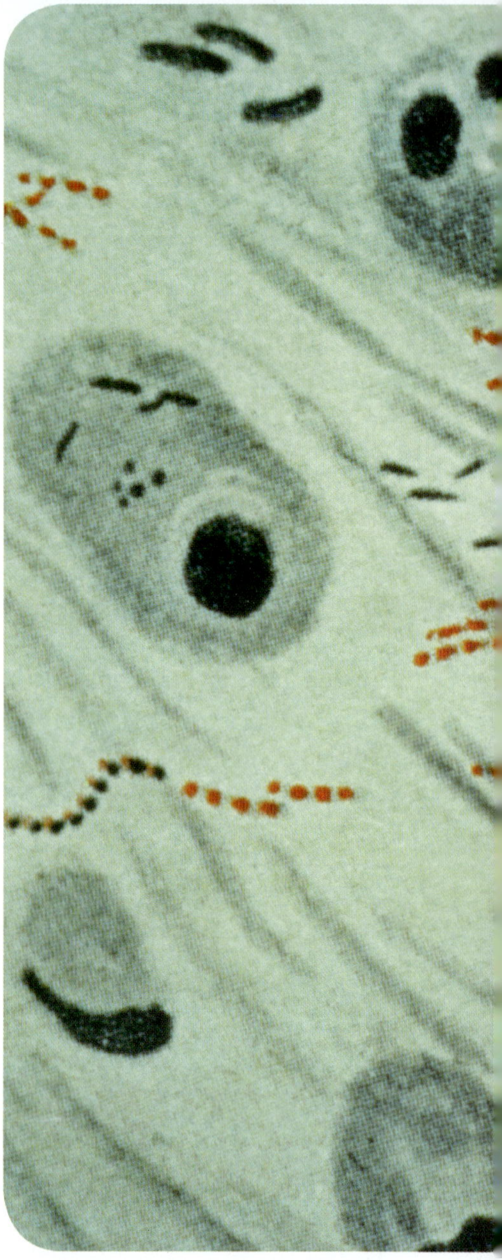

객담검체에서 Ziehlneelsen 염색에 의해 관찰되는 결핵균(Mycobacterium tuberculosis bacteria). (Courtesy of the Centers for Disease Control and Prevention, 1979)

학습목표

이 장을 공부한 후에,

- 호흡기계의 정상적인 구조와 기능을 설명할 수 있다.
- 호흡기계 질환과 관련된 일반적인 징후와 증상을 규명할 수 있다.
- 호흡기계 질환에서 활용하는 진단검사를 설명할 수 있다.
- 상부 호흡기 질환의 발생률, 위험요인, 징후와 증상, 병인, 진단, 치료와 예방을 서술할 수 있다.
- 호흡기계 질환의 발생률, 위험요인, 징후와 증상, 병인, 진단, 치료와 예방을 서술할 수 있다.
- 호흡기계에 대한 노화의 영향을 설명할 수 있다.

사실인가 허구인가?

사람의 오른쪽 폐는 왼쪽 폐보다 약간 크다.

사실: 오른쪽 폐의 크기가 큰 이유는 심장이 인체의 왼쪽에 위치하기 때문이다.

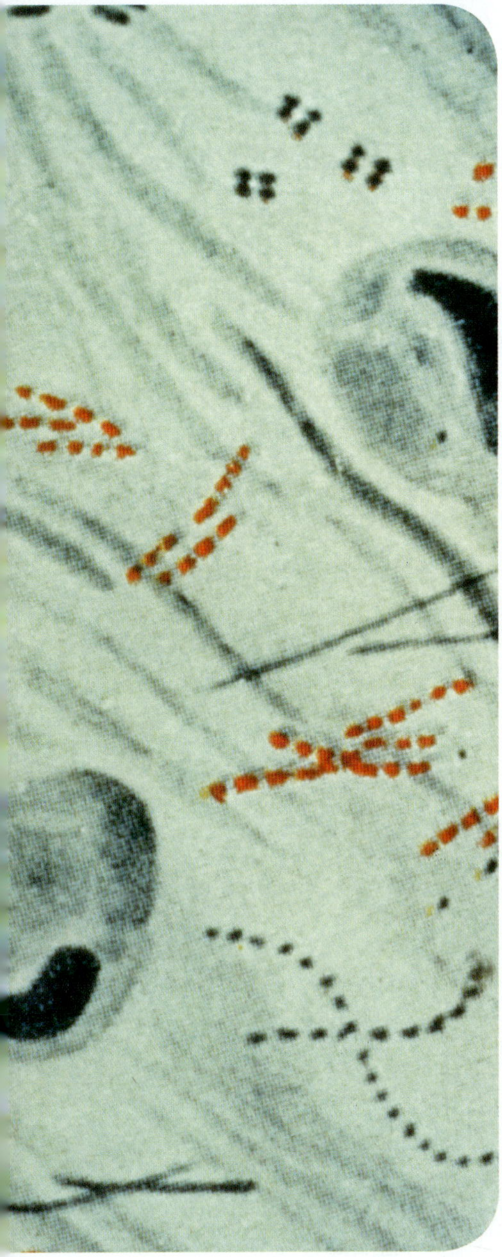

질환 이야기

결핵(Tuberculosis)의 과거와 현재

결핵(TB)은 이집트 파라오 시대에 알려진 고대 세균성 호흡기 질환이다. 확산 속도는 한때 상대적으로 느린 고대의 전파방식으로 인해 제한되었다. 항생제의 출현으로 의사들은 결핵이 이길 수 있다고 생각했다. 그러나 오늘날 여전히 전 세계적으로 매년 약 3백만 명이 결핵으로 사망한다. 이 호흡기 살인자는 HIV/AIDS, 빠른 세계 여행과 약물 내성 균주의 진화로 인해 유행이 증가하고 있기 때문에 재출현된 질환으로 간주된다. 더 나쁜 점은 의사들이 다약제내성결핵(multi-drug-resistant TB), 광범위내성결핵(extensively resistant TB)과 완전한 약물내성 결핵의 출현을 주목한 것이다. 이 결핵균이 치명적인 질병에 대한 효과적인 치료법이 없었던 파라오 시대로 세상을 되돌려 놓았다.

해부와 생리

우리의 신체 세포는 성장, 생식 및 유지를 포함한 생명기능을 수행하기 위해 지속적인 산소 공급이 필요하다. 우리 몸의 세포는 산소를 사용한 후 배출되는 노폐물인 이산화탄소를 방출한다. 호흡기계 및 심혈관계는 신체에 산소를 공급하고 이산화탄소를 폐기하는 책임을 공유한다. 호흡기계는 혈액을 산소화시키고 혈액에서 이산화탄소를 제거한다. 심혈관계는 이러한 가스를 혈류로 운반한다. 호흡기계에는 흉부(가슴, thorax), 폐(허파, lungs), 그리고 공기를 전도하는 기도가 포함된다.

호흡기관의 전체 안쪽과 **호흡기 상피(restpiratory epithelium)**는 점액필름으로 코팅되어 있다. 또한 인두와 기관의 표면에 수많은 머리카락 모양의 돌기인 섬모(cillia)가 나와 있다. 섬모는 먼지와 이물질이 폐에 도달하는 것을 막을 수 있도록 청소작용을 한다. 점막은 또한 비강에서 시작하여 흡입된 공기를 적시고 따뜻하게 하여 폐를 보호한다.

공기는 비강과 구강으로 들어가고 **인두(pharynx)**와 **후두(larynx)**를 통해 **기관(trachea)**으로 이동한다. 기관은 각 폐마다 하나씩 두 개의 1차 **기관지(bronchi)**로 분지된다. 기관과 기관지는 단단한 기관 연골 고리에 의해 개방되어 있다. 기관지 가지는 연골성 고리가 없는 **세기**

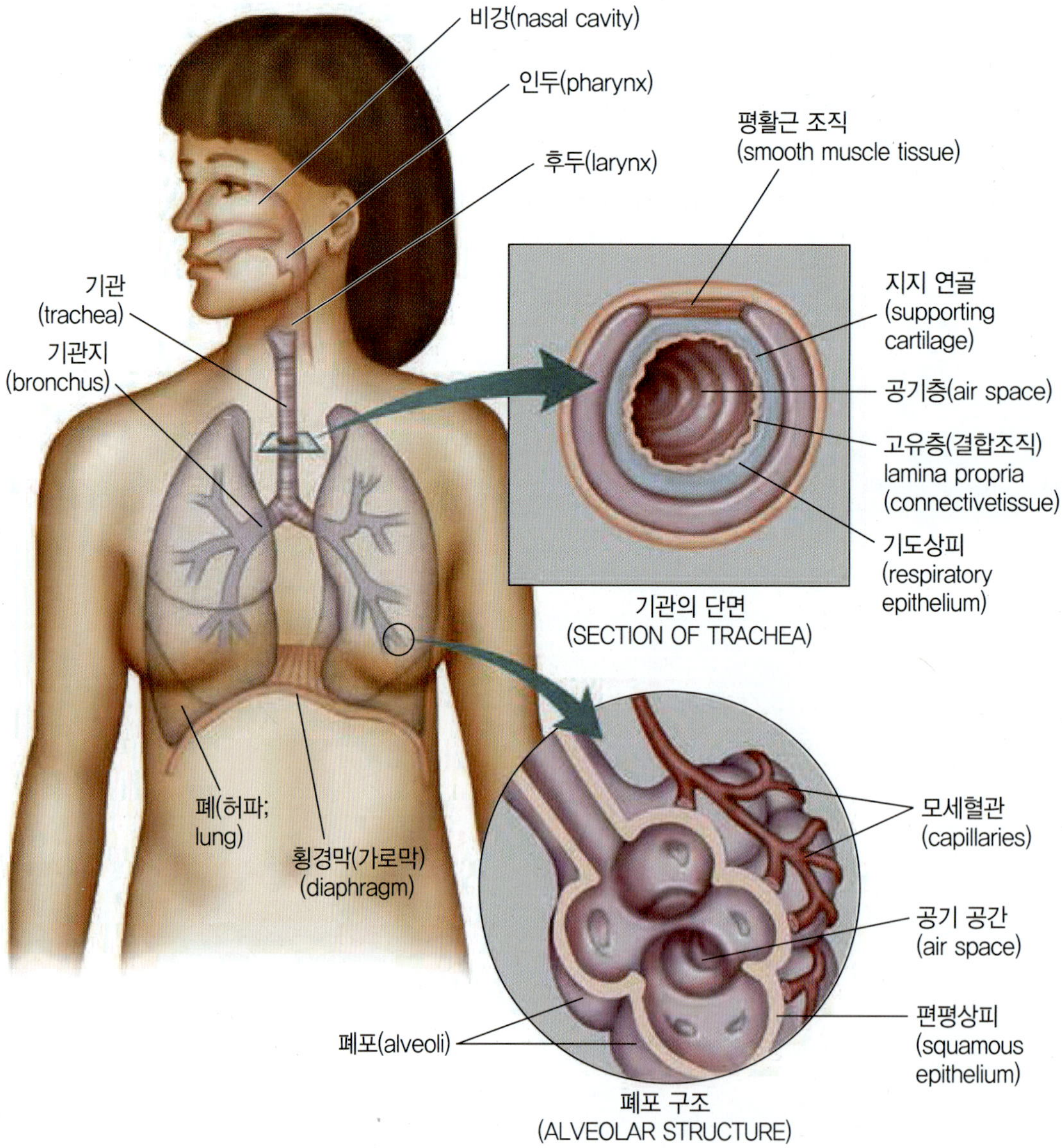

그림 8-1 ▶ 호흡기계

관지(bronchioles)라는 더 작고 작은 세관으로 나뉜다. 분지된 세관은 거꾸로 된 나무와 비슷하며 종종 기관지 나무(the bronchial tree)라고 한다. 세기관지의 끝은 **폐포(허파꽈리, alveoli)**라고 하는 작은 공기 주머니로 폐 구조의 마지막이다(그림 8-1 ▶).

폐는 **흉막(가슴막, pleura)**이라고 하는 두 겹의 이중막으로 싸여 있다. 이 얇은 막의 한 겹은 폐 표면을 감싸고, 다른 한 겹은 흉강의 안쪽을 둘러싼다. 이러한 흉막 사이에는 소량의 흉막액으로 채워진 **흉막강(pleural cavity)**이 있다. 이 액체는 폐와 흉강 표면의 윤활제 역할을 하여 폐가 확장하고 수축할 때 생기는 마찰을 줄인다. 또한 이 흉막액은 표면장력을 감소시켜 폐가 유연성을 유지하도록 돕는다. 폐와 흉벽 사이의 밀폐된 공간의 압력은 폐내 압력보다 다소 낮다. 이러한 **흉강내 압력(intrapleural pressure)**이라고 불리는 압력의 차이는 부분적 진공상태와 같은 효과를 가져와 폐의 허탈을 막는다.

폐포는 모세혈관으로 둘러싸인 얇은 벽의 주머니들이고 가스교환이 이루어지는 장소이다. 흡기 또는 흡입된 산소는 폐포에서 모세혈관의 혈액으로 확산된다. 적혈구 내의 헤모글로빈 분자는 산소와 결합하여 조직으로 운반된다. 세포에서 혈액으로 배출되는 노폐물인 이산화탄소는 주로 혈장에서 폐포로 확산되어 호기되거나 배출된다. 그림 8-2 ▶를 참조하라.

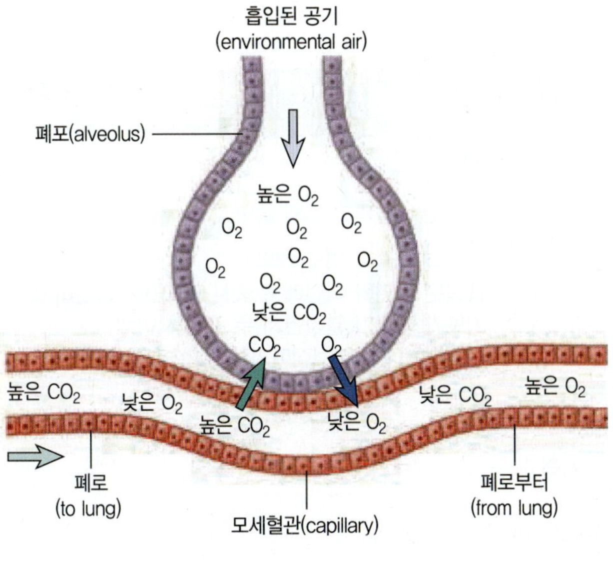

그림 8-2 ▶ 폐와 혈액 사이의 기체교환. 폐로 들어가는 모세혈관 혈액의 높은 CO_2 농도는 이산화탄소가 폐포로 확산되는 것을 촉진한다. 폐포의 높은 O_2 농도는 폐를 지나가는 모세혈관 혈액으로의 산소 확산을 촉진시킨다.

폐포로 산소를 전달하기 위해, 공기는 반드시 폐까지 흡입되어야 한다. **횡경막(가로막, diaphragm)**과 갈비뼈 사이의 근육인 외늑간근은 흡기의 주요한 근육이다. 이 근육의 수축은 흉강내 용적(volume) 또는 공간을 증가시켜 폐 내의 압력을 낮추고 폐로 공기를 끌어들인다. 이 근육이 이완되면 흉강의 용적이 감소하여 압력이 증가하고 폐 밖으로 공기가 밀어낸다. 호기를 돕는 근육으로는 운동할 때 사용하는 복근과 내늑간근이 있다. 횡경막과 외늑간근의 활동은 뇌의 연수(medulla)와 교(pons)에 의해 조절된다. 신체적 요인(말하기, 기침, 운동), 감정적 요인(두려움, 슬픔), 그리고 화학적 요인(이산화탄소와 산소의 수치)은 호흡의 횟수(rate)와 깊이(depth)에 영향을 줄 수 있다. 우리는 또한 호흡을 자발적으로 조절할 수 있다. 그러나 필수적인 상황에서 의지보다 뇌가 우선하기 때문에 한계가 있다.

호흡 기능의 세 가지 주요 장애는 질환을 유발할 수 있다: 공기 흐름의 방해, 호흡기 막의 가스 확산 방해, 폐포 모세혈관을 통한 혈류의 차단 또는 감소.

호흡기 질환은 많은 징후와 증상을 나타낸다. 표 8-1 ▶을 참조하라.

표 8-1 호흡기 질환의 일반적인 징후와 증상
흉통
호흡곤란 또는 숨쉬기가 어려움
쌕쌕거림(천명, wheezing)
기침–마른 기침, 가래섞인 기침
객혈(hemoptysis) 또는 혈액 섞인 기침
피로
발열–낮거나 또는 높은 체온
발성장애(dysphonia) 또는 쉰 목소리
청색증–피부나 손톱의 파란 빛; 저산소의 지표
부비동과 비강의 배출물
손가락 또는 발가락 곤봉증, 저산소 또는 순환 문제의 지표
빈호흡(tachypea) 또는 빠른 호흡
비정상적인 호흡음

진단검사와 절차

호흡기계의 신체검진은 청진, 즉 청진기로 가슴 소리를 듣는 것으로 시작한다. 기관지음(bronchial sounds)은 기관과 기관지를 통해 공기가 빠르게 지나가고 비어있는 관을 통해 공기가 송풍되는 것과 같은 소리에 의해 생성된다. 폐포 호흡음(vesicular breathing sounds)은 조용하고 바삭거리는 소리, 공기가 폐포를 가득 채울 때 발생한다. 호흡기 질환은 비정상적인 호흡음을 발생시킨다. 표 8-2 ▶를 참조하라.

타진 또는 가슴을 가볍게 두드리면, 제기된 음과 진동이 기저 폐와 흉막의 상태에 대한 단서를 제공한다. 타진을 통해 공기, 고체 조직 또는 해당 영역의 상대적인 비율을 사정할 수 있다. 표 8-3 ▶을 참조하라.

폐기능 검사(pumonary function tests, PFT)는 폐 내의 공기 흐름을 측정하고 폐기능을 평가하기 위해 사용된다. **폐활량측정법(spirometry)**은 가장 일반적으로 수행되는 폐기능 검사이다. 폐활량측정법은 폐의 공기 용적을 측정한다. 이 검사에서 환자는 가능한 깊이 흡입하고, 폐활량계라고 하는 장치에 부착된 튜브를 입에 넣고 최대한 빨리 힘을 내서 숨을 내쉰다(그림 8-3 ▶). 대부분의 경우, 이 테스트는 정확한 측정을 위해 세 번 반복한다. 폐활량측정법은 여러 가지 다른 값을 측정한다; 만약 이 비율이 환자의 나이, 성별, 키, 체중에 대해 예상보다 낮은 경우 폐 기능 저하를 뜻한다.

최대유량(peak flow), 즉 최대호기유량(peak expiratory flow)은 환자가 내쉬는 최대능력을 측정하기 위한 튜브와 게이지로 구성된 장치를 사용하여 측정한다(그림 8-4 ▶). 정상적인 최대 유속(peak flow rate)은 개인마다 다양하며, 낮은 유속은 폐 기능 저하를 의미한다. 최대 호기유량계(peak expiratory flow meter)는 집에서 사용하여 환자의 상태를 모니터할 수 있다. 이처럼, 작고 손쉬운 장치는 천식의 중증도를 정량화하여 치료 및 관리를 지원할 수 있다. 각 환자는 연령 및 성별의 정상 수준과 비교할 기저 수준을 설정해야 한다.

기관지 유발검사는 기도 과민증을 감지하고 정량화하는 데 사용한다. 메타콜린(methacholine)과 같은 비특이적 약물은 기도 과민을 입증하기 위해 사용된다. 환자는 메타콜린을 흡입하지 않고 폐활량 측정을 수행한 다음, 점점 메타콜린의 양을 늘려 흡입한 후 폐활량측정을 수행한다. 만약 환자에게 호흡곤란, 가슴조임, 기침, 쌕쌕거림, 또는 기도호흡 폐쇄 등이 발생한다면, 그 환자의 기도에는 과민증이 있다.

맥박산소측정법(pulse oximetry)은 혈액의 산소 수준(또는 산소포화도)을 측정하는 데 사용되는 절차이다. 이

표 8-2 비정상적인 호흡음

비정상 호흡음	설명	원인
천명(쌕쌕거림, wheezing)	고음, 연속적, 휘파람 소리.	기도 분비물과 기도의 좁아짐
악설음(마찰음, crackles)	미세한 악설음은 짧고 불연속적이며 튀는 폐음이다. 미세한 악설음은 후크 앤 루프 패스너 또는 셀로판 소리, 벽난로에서 타는 소리와 비슷하다. 거친 악설음은 불연속적, 간결하고 튀는 폐음이다. 미세한 악설음보다 굵고 고음이 낮고, 지속 시간이 짧다. 이 소리는 끓는 거품소리처럼 묘사되기도 한다. 귀 근처의 손가락 사이에 머리카락을 감아 비비면 이 소리를 시뮬레이션 할 수 있다.	기도 분비물과 기도 개방. 흡입된 공기와 이전에 수축된 기도면에 충돌하고, 기도가 갑자기 열리면서 두 구획 사이의 기체압력이 동일해짐에 따라 악설음이 발생한다.
흉막마찰음(pleural rub)	신선한 눈 위를 걷는 것과 비슷한 삐걱 거리는 소리	윤활액의 감소로 두 흉막이 서로 마찰하기 때문이다.

표 8-3 흉부의 타진음

타진음	설명
공명음(resonance)	정상적인 폐에서 들리는 저음 소리
과다공명음hyperresonance)	비정상적으로 팽창된 폐에서 들리는 정상 공명보다 소리가 큰 저음
고창음(가스팽창음, tympany)	드럼 소리와 같은 크고 시끄러운 음질. 정상적인 흉부소리가 아니다. 흉부에 과도한 공기가 있음을 나타낸다.
둔탁음(dull)	일반적으로 심장이나 간과 같은 조밀한 곳에서 들린다. 유체 또는 고형 조직이 공기 함유 폐 조직을 대체할 때 공명음이 아닌 둔탁음이 들린다.

말초산소측정법은 말초 조직으로의 산소 운반에 대한 일반적인 지표로서, 비침습적이며, 통증이 없다. 산소측정법은 맥박산소측정기(pulse oximeter)로 부르는 전기장치를 신체의 한 부분(예를 들어, 손가락 끝, 귓불, 이마)에 부착한다. 푸르스름하고 자주색을 띠는 산소가 부족한 혈액보다 산소화된 혈액은 더 밝은 붉은색을 띤다. 맥박산소측정기는 혈관(모세혈관)에 광선을 투과시키고 색의 차이를 측정하여 혈액 산소 수준을 계산하여 산소포화도(%)로 전자모니터에 표시된다. 정상적인 산소포화도는 90% 이상이다. 낮은 산소포화도는 폐기능 감소를 의미한다.

동맥혈가스분석(aterial blood gases, ABGA)은 호흡기 기능의 주요한 지표로서, 산소, 이산화탄소와 혈액 pH의 수준을 평가하기 위해 사용한다. 이 절차는 혈액샘플을 얻기 위해 동맥천자가 요구된다. 정상적인 동맥혈가스는 산소농도는 높고 이산화탄소 농도는 낮아야 한다.

가래(객담)분석(염색, 배양, 그리고 세포학검사)은 일부 호흡기 질환의 진단에 도움을 준다. 생검과 기관지 내시경(bronchoscopy; 폐까지 이어지는 공기통로에 대한

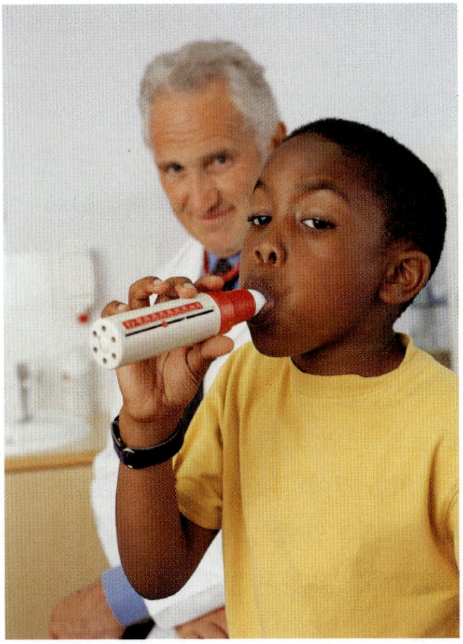

그림 8-3 ▶ 폐활량계(spirometer). (Photographer: Digital Vision. © 2013 Thinkstock. All rights reserved.)

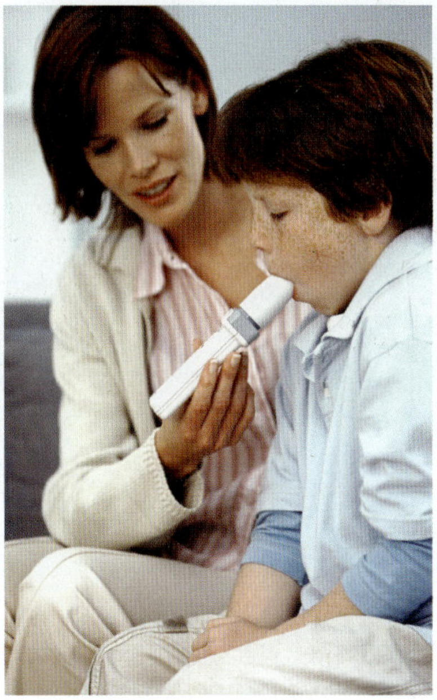

그림 8-4 ▶ 최대유량계(peak flow meter). (Photographer: Stockbyte. © 2013 Thinkstock. All rights reserved.)

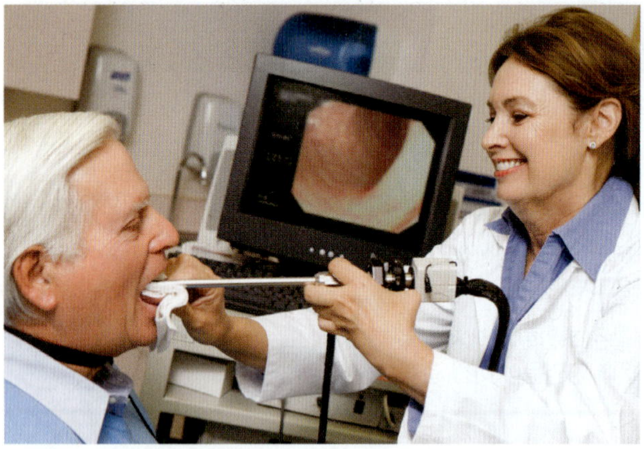

그림 8-5 ▶ 기관지내시경. (© 2013 Thinkstock. All rights reserved.)

시각적 검사)(그림 8-5 ▶), 인후경(laryngoscopy, 목구멍 뒤쪽의 시각적 검사), 흉부 X-선 촬영(x-rays)(그림 8-6 ▶), 그리고 CT와 MRI 스캔을 포함하는 영상검사는 호흡기 질환의 진단을 확인하는데 도움을 준다.

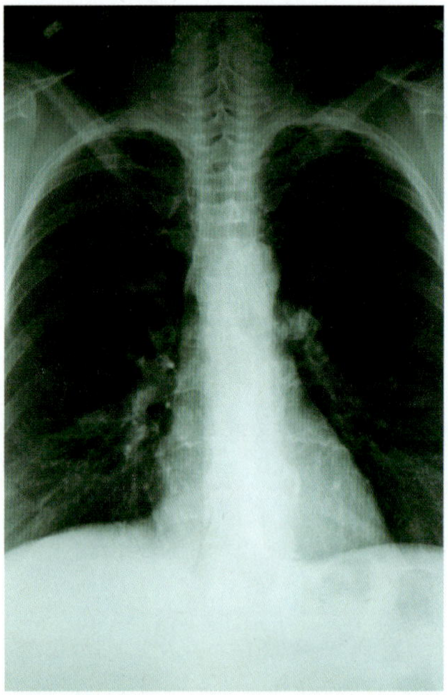

그림 8-6 ▶ 흉부 X-선 촬영. (© 2013 Thinkstock. All rights reserved. Photo credit: Medioimages/Photodisc.)

상부 호흡기 질환

감기

감기(common cold)는 상부 호흡기의 급성 접촉전염이 가능한 질환으로, 코, 목구멍, 눈 및 유스타키오관의 점막에 물이 생기거나 더 심해지면 화농성 분비물이 생기는 점막의 염증이 두드러지는 질환이다. 일반적인 감기의 평균 발병률은 미취학 아동의 경우 매년 5~7회, 성인의 경우 매년 2~3회이다. 감기의 위험요인에는 연령(유아 및 미취학 아동), 감염된 사람에 대한 노출, 면역 저하와 특정 계절(가을과 겨울)이 있다.

징후와 증상에는 인후통, 콧물, 재채기와 기침이 있다. 감기는 200가지가 넘는 바이러스로 인해 발생하며, 라이노바이러스가 가장 흔한 원인이며, 그 다음으로 코로나바이러스이다. 바이러스는 호흡기 비말(기침, 재채기) 또는 바이러스로 오염된 무생물을 만진 다음 눈이나 코를 만져 전염된다. 진단은 신체검진, 징후와 증상을 기반으로 한다.

보통 감기의 치료법은 없지만, 진통제, 충혈완화제, 항히스타민제, 그리고 기침억제제를 포함하는 증상치료가 도움이 된다. 감기를 예방하기 위해서는 감기 걸린 사람을 피하고, 손을 자주 씻으며, 적절한 호흡기 위생관리를 한다. (호흡기 위생에 대한 예방플러스!를 참조하라.)

알레르기 비염

알레르기 비염(allergic rhinitis)은 공기 중 물질에 대한 알레르기 반응으로 인한 코점막의 염증이다. 약 1,700만, 즉 7%의 미국성인이 12개월 이내에 알레르기성 비염 진단을 받았다. 위험요인은 가족력, 다른 알레르기질환들, 그리고 알레르기항원에 대한 노출을 포함한다.

징후와 증상들은 콧물, 충혈, 눈물, 그리고 재채기가 있다. 알레르기 비염의 징후와 증상은 알레르기항원에 대한 과민에 의한 것이다. IgE가 비만세포에 결합하여 알레르기 비염의 징후와 증상에 원인이 되는 히스타민과 잠재적 화학물질을 유리시킨다. 진단에는 신체검진, 병력, 그리고 알레르기 검사가 있다.

예방 플러스!

호흡기 위생

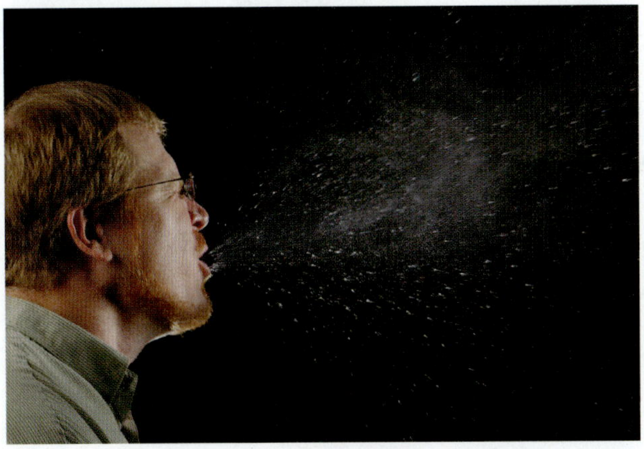

(CDC/Brian Judd/Photo credit: James Gathany)

기침과 재채기는 감염성 세균과 바이러스를 운반할 수 있는 엄청난 양의 호흡기 방울(droplet)을 생성한다. 호흡기 위생을 실천하여 이러한 감염으로부터 자신과 다른 사람들을 보호하라.

- 기침이나 재채기를 할 때는 손이 아닌 팔꿈치의 끝으로 입과 코를 가린다.
- 사용한 티슈를 휴지통에 버린다.
- 기침, 재채기 또는 코를 불고 난 후 20초 동안 비누와 따뜻한 물로 손을 씻는다.

치료에는 알레르기항원에 노출되는 것을 피하고, 가능한 경우 비강 스테로이드제를 사용할 수 있다. 어떤 사람들은 알레르기항원(알레르기 주사)에 대해 과민성을 줄이기 위해(탈감작하기, desensitize) 치료를 받는다. 탈감작하기는 알레르기항원의 양을 점진적으로 증가시켜 알레르기항원을 중화시키기 위한 항체 생산을 자극하여 알레르기항원 반응을 유발하지 않도록 하는 것이다. 알레르기 비염은 알레르기항원에 대한 노출을 피함으로써 피할 수 있지만 이 방법 외에는 예방할 수 없다.

부비동염

부비동염(sinusitis)은 부비동 점막 안쪽의 염증이다. 부비동은 안면 뼈 뒤에 공기로 채워진 공동(cavity)이다. 매년 약 3천만 명의 미국인이 부비동염 진단을 받는다. 부비동염의 위험요인에는 상기도 감염, 알레르기, 코의 폐쇄(비틀린 코중격, 코용종)와 면역계 약화가 있다.

감기는 종종 부비동염을 일으킨다. 감기에 걸리면 흔히 비강을 막는 점막이 부비동 쪽으로 확장되어 부비동으로 연결되기 때문이다(그림 8-7 ▶). 부비동염의 징후와 증상에는 안면 통증과 압박, 코 막힘, 비강 폐색, 후각 상실과 기침 또는 충혈이 있다. 부비동염은 일반적으로 바이러스 감염, 감기 바이러스에 의해 종종 발생한다. 진단에는 병력, 신체 검진, 부비동 육안검사를 위한 비내시경 검사, 영상검사, 비강 및 부비동 배양 및 알레르기 검사가 있다.

치료는 대증적인 진통제, 충혈완화제, 염증감소를 위한 비강용 코르티코스테로이드, 비강 통로를 헹구기 위한 생리식염수 비강 스프레이 사용 등이 있다. 부비동염 예방에는 상기도감염 피하기, 알레르기 관리, 오염물질과 매연 피하기, 가습기 사용 등이 있다.

편도염

편도는 목구멍의 뒤쪽과 혀 아래에 있는 림프 조직의 다육질 조각이다. 면역체계의 일부로 편도는 감염과 싸우는 데 도움이 된다. 그러나 만약 편도에 세균 또는 바이러스에 감염이 되었다면, 그 결과는 편도의 감염성 염증 즉 편도염(tonsillitis)이다(그림 8-8 ▶). 편도염의 유병률은 알 수 없다. 편도염의 위험요인에는 어린 나이와 세균이나 바이러스 감염자에 대한 빈번한 노출이 있다.

징후와 증상에는 심한 인후염이 포함될 수 있다; 붉고 부은 편도; 삼키기 어려움 또는 고통스러운 삼키기; 편도의 흰색 또는 노란색 변색; 그리고 열. 세균과 바이러스 감염은 편도염의 원인이다. 진단은 편도의 육안검사를 기본으로 한다; 신속연쇄구균항원검사 또는 인후배양도

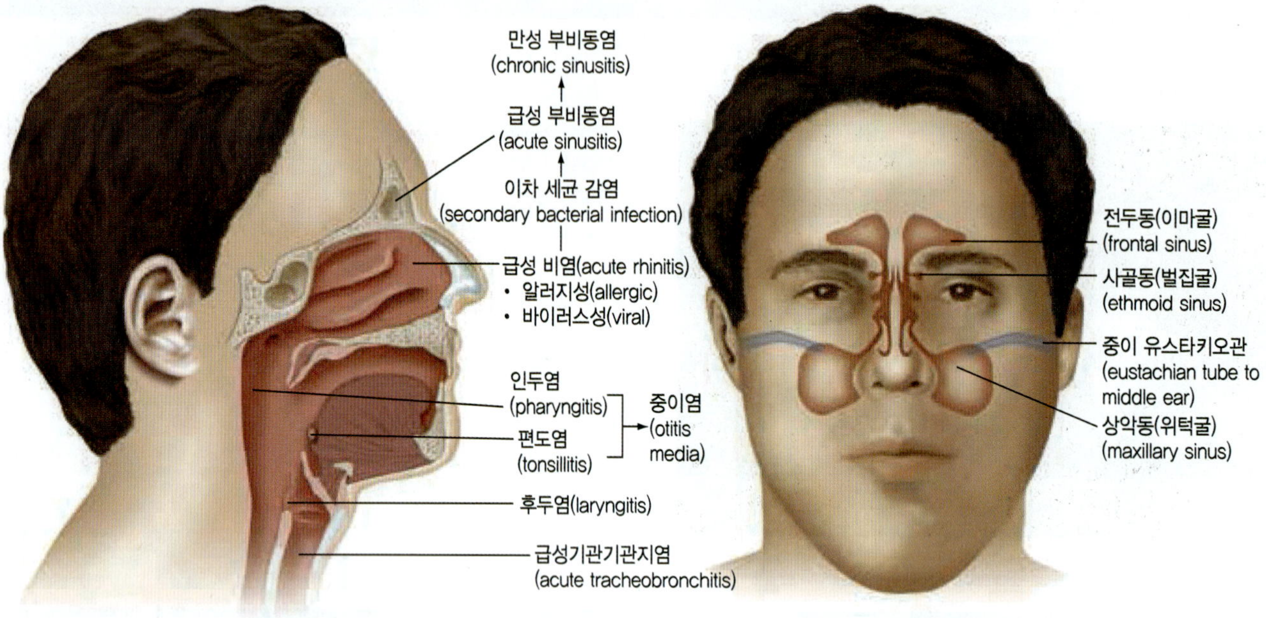

그림 8-7 ▶ 부비동은 상부 호흡기계의 일부이다. 여기에서 감염은 비인두를 통해 중이로 또는 아래쪽 기관지로 퍼질 수 있다.

수행될 수 있다.

치료는 편도의 원인에 따라 한다. 만약 세균 감염 결과라면 항생제가 적절한 치료법이다. 그리고 진통제, 휴식과 수액이 포함될 수 있다. 만약 감염이 심하고 재발한다면, 편도는 외과적으로 제거할 수 있다. 편도염은 호흡기 감염환자와의 긴밀한 접촉을 피하고, 호흡기 위생을 실천하고 자주 손을 씻는 것으로 예방할 수 있다.

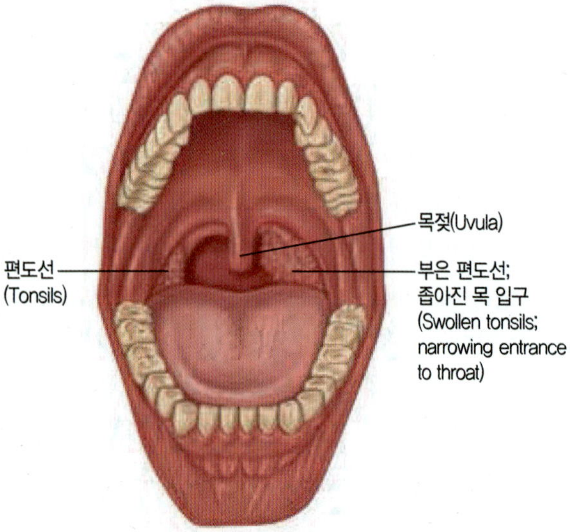

그림 8-8 ▶ 정상과 비대해진 편도

인두염

인두의 염, 즉 인두염(pharyngitis)은 인후의 통증이 특징이다. 미국에서 매년 약 3천만 건의 인두염이 진단된다. 위험요인에는 좁은 공간에서의 생활 또는 근무, 면역력 저하, 당뇨병, 흡연 또는 담배 연기 노출이 있다. 주요 증상은 인후통이다. 다른 징후 및 증상으로는 열, 두통, 목의 림프절 비대와 관절통 또는 근육통이 있다. 인두염의 가장 흔한 원인은 바이러스 감염이다; 세균 감염 또한 인두염의 원인일 수 있다. 진단에는 신체검진에 기초하고 신속 연쇄상구균항원검사 또는 인후배양이 있다.

치료는 병인에 따라 다르다. 바이러스성 인두염 치료는 대증적 치료를 하며 소금물 가글링, 항염증제 및 진통제를 포함할 수 있다. 항생제는 세균성 인두염의 치료에 적절하다. 예방은 호흡기 위생 실천하기, 자주 손씻기, 그리고 호흡기 감염 환자와의 긴밀한 접촉 피하기가 포함된다.

후두염

후두염(laryngitis)은 후두의 염증이다. 후두염의 유병률은 알 수 없다. 위험요인에는 호흡기 감염, 자극적인 물질에 노출(담배연기, 술, 위산, 근무지의 화학물질), 그리고 목소리의 과사용이 있다. 발성장애(쉰 목소리)는 후두염의 주요한 징후이다. 다른 징후와 증상으로 연하곤란, 인후통, 그리고 열이 있다.

가장 흔한 후두염의 원인은 바이러스 감염이다. 다른 원인으로 목소리의 과다사용 또는 세균 감염이 있다. 진단은 징후와 증상과 신체검진을 기초로 하고, 육안적으로 성대를 검사할 수 있는 후두경이 포함될 수 있다.

치료는 근본 원인을 치료하는 데 중점을 두고 있으며, 음성 휴식, 가슴 앓이(heart burn) 조절과 알코올이나 담배 연기에 대한 노출을 줄인다. 코르티코스테로이드는 성대의 염증을 줄이기 위해 사용될 수 있다. 예방에는 빈번한 손 씻기, 호흡기 감염자 피하기, 적절한 호흡기 위생 관리, 금연, 간접 흡연 노출을 제한하기 등이 포함된다.

하부 호흡기 질환

인플루엔자

인플루엔자(**독감**, **influenza**)는 급성이며, 전염성이 높은 호흡기 감염이다. 미국 질병통제예방센터(CDC)에 따르면 미국 인구의 5~10%가 매년 독감(flu)에 감염되고 200,000명이 입원하며 36,000명이 독감 합병증으로 사망한다. 세계보건기구(WHO)는 매년 전 세계적으로 3~5백만 명의 사람들이 독감에 감염되어 250,000~500,000명의 사망자가 발생한다고 추정한다. 독감 관련 합병증의 발병 위험이 높은 사람에는 5세 미만의 어린이, 65세 이상의 성인(노인), 임산부와 면역결핍, HIV/AIDS, 암, 당뇨병 및 천식, 기관지염, 낭성섬유증과 같은 만성 호흡기 질환, 폐기종 또는 기타 만성질환을 갖는 사람들이 포함된다.

독감의 징후와 증상은 갑자기 나타나고 열, 기침, 근육 또는 전신통, 두통, 피로와 흉부 불편감이 나타날 수 있다. 독감의 합병증은 세균성 폐렴, 귀 감염, 부비동 감염, 탈수, 그리고 만성질환의 악화를 포함할 수 있다. 바이러스는 호흡기 비말(기침, 재채기) 또는 바이러스로 오염된 무생물을 만진 다음 눈이나 코를 만져 전염된다.

독감은 인플루엔자 바이러스 감염으로 인해 발생한다. 독감은 겨울철에 더 흔하며 전 세계적으로 거의 매년 발생한다. 인플루엔자 발병의 정도와 심각성은 해마다 그리고 지역마다 상당히 다르다. 지역에서의 심각한 대유행은 일반적으로 약 1~3년마다 발생하며 전 세계적인 대유행은 약 10~15년 마다 발생한다.

진단은 일반적으로 징후와 증상을 기반으로 한다. 독감바이러스를 탐지할 수 있는 진단 테스트가 있다. 독감은 일반적으로 의료적 중재없이 2주 이내에 해결된다. 항바이러스 약물을 사용하여 독감의 중증도 및 기간을 단축하고 합병증의 위험을 줄일 수 있다. 다른 치료법으로 대증치료인 기침억제제가 있으며, 아세트아미노펜은 두통과 근육이나 신체 통증을 완화하고 열을 감소시킨다.

독감 예방을 위해 독감에 걸린 사람들과의 접촉을 피한다. 손을 자주 씻고 눈, 코 그리고 입을 만지지 않는다. 적절한 호흡기 위생을 실천한다. 독감을 예방하는 가장 좋은 방법은 매년 독감 백신을 접종하는 것이다. 알레르기, 인플루엔자 및 감기의 징후와 증상은 겹치기도 하지만 특징은 남는다(표 8-4 ▶).

폐렴

폐렴(pneumonia)은 주로 폐포에 영향을 미치는데, 하나 또는 두 개의 폐 감염이다. 폐포는 고름과 체액으로 채워져 호흡이 고통스럽고 산소 흡수가 제한된다. 미국에서는 약 300만 건의 폐렴이 진단되고 매년 60,000명이 폐렴으로 사망한다. 폐렴의 위험요인에는 연령(5세 미만 또는 65세 이상), 면역결핍, 특정 만성질환(천식, 심장질환, 만성폐쇄성폐질환), 흡연 및 기계적 인공호흡기 사용이 있다.

누군가가 지역사회(병원에서가 아닌)에서 폐렴이 발생하면 이를 지역사회성 폐렴(community-acquired pneumonia)이라고 한다. 건강관리시설(예 : 병원, 장기치료 시설 및 투석 센터)에 머무르는 동안 또는 그 이후에 발병된 폐렴은 병원감염성 폐렴(hospital-acquired pneumonia)과 인공호흡기관련 폐렴(ventilator-associated pneumonia)을 포함하는 의료서비스관련 폐렴

표 8-4 감기, 알레르기, 그리고 독감의 징후와 증상 비교

증상	알레르기	감기	독감
발병	알레르기항원에 빠른 반응	느림	빠름
지속기간	1주 이내	1주일	1~3주
계절	봄부터 늦은 여름	가을과 겨울	가을과 겨울
발열	없음	드묾. 37.8℃ 이하	보통, 38.9~40℃ 또는 고열; 3~4일간 지속
두통	보통	드묾	현저함
전신통, 통증	없음	약간	일반적; 때로 심각
코막힘, 콧물	흔함	흔함	가끔
재채기	보통	보통	가끔
인후통	가끔	흔함	가끔
기침	가끔	흔함, 헛기침	흔함, 심할 수 있음
가슴의 불편함	드묾	약간-중간	흔함
피로, 허약감	가끔	가끔	보통, 일반적으로 회복 후 몇 주 동안 지속 가능
극도의 피로	없음	없음	평소, 질병이 시작되는 시기에

(health-care-associated pneumonia)이라고 한다.

폐렴의 징후 및 증상에는 기침(사람이 점액이나 혈액을 기침할 수 있음), 발열, 오한, 호흡곤란 및 흉통이 포함된다. 청진시 감소된 호흡음과 악설음이 나타날 수 있다. 타진음은 둔탁음이다.

폐렴은 일반적으로 세균 또는 바이러스 감염에 의해 발생한다. 미국에서 세균성 폐렴의 가장 흔한 원인은 폐렴연쇄구균(*Streptococcus pneumoniae*)이고 바이러스성 폐렴의 가장 흔한 원인은 인플루엔자, 파라인플루엔자와 호흡기 세포융합 바이러스이다. 미국에서 폐렴의 다른 세균성 및 바이러스성 원인으로는 포도상구균(*Staphylococcus aureus*)과 아데노바이러스가 있다. 곰팡이균 *Pneumocystis jirovecii*는 AIDS 환자에서 폐렴의 일반적인 원인이다.

진단은 병력, 신체검진, 흉부 X-선 촬영(그림 8-9 ▶)과 가래 배양을 기반으로 한다. 치료는 병인에 따라 다르다. 세균성 폐렴은 항생제로 치료한다. 바이러스성 폐렴 치료는 대증요법인 휴식, 산소 요법, 수분섭취 증가, 진통제와 고칼로리 식이가 있다.

예방에는 예방접종(계절독감 예방주사, 폐렴구균), 빈번한 손 씻기, 적절한 호흡 위생 실천과 금연이 있다.

결핵

결핵(tuberculosis, TB)은 신체의 거의 모든 부분에 영향을 줄 수 있지만 주로 폐 감염이며 치명적인 폐 전염성 질환이다.

전 세계적으로 매년 약 770만 건의 결핵이 발생하고 140만 건이 사망한다. 위험요인에는 면역 체계 약화, 약물 남용, 담배 사용, 의료 종사자 및 거주 간호 시설에서의 생활 등이 포함된다.

결핵균(*Mycobacterium tuberculosis*)에 감염된 모든 사람이 아프지는 않다. 잠복성 결핵 감염에서 면역계는 박테리아의 성장을 막을 수 있다. 잠복성 결핵 감염환자는 증상이 없으며 다른 사람에게 전염시키지 않는다. 그

예방 플러스!

적절한 항생제 사용

항생제는 세균 감염을 치료하는 데 사용된다. 바이러스 감염에는 효과적이지 않다. 모든 항생제 처방의 절반이 부적절할 수 있다; 미국인 5명 중 4명은 매년 항생제를 처방받는다.

비판적 사고

1. 항생제가 바이러스 감염에 대한 적절한 치료입니까?
2. 감기를 치료하기 위해 항생제를 복용해야 합니까?
3. 독감 치료를 위해 항생제를 복용해야 합니까?

GET SMART

Know When Antibiotics Work

Get Smart. Take a look at this chart to find out which upper respiratory infections are usually caused by viruses — germs that are not killed by antibiotics. Talk with your doctor about ways to feel better when you are sick. Ask what you should look for at home that might mean you are developing another infection for which antibiotics might be appropriate.

Illness	Usual Cause Virus	Usual Cause Bacteria	Antibiotic Needed
Cold	✔	☐	No
Flu	✔	☐	No
Chest Cold (in otherwise healthy children and adults)	✔	☐	No
Sore Throats (except strep)	✔	☐	No
Bronchitis (in otherwise healthy children and adults)	✔	☐	No
Runny Nose (with green or yellow mucus)	✔	☐	No
Fluid in the Middle Ear (otitis media with effusion)	✔	☐	No

질병통제예방센터

예방 플러스!

인플루엔자 예방접종

왜 우리는 매년 독감 예방접종을 하라는 얘기를 들을까? 백신을 꼭 맞아야 하는 걸까? 복합적인 독감이 심각하고 치명적일 수 있다. 미국에서 매년 36,000명이 독감에 의해 사망하고 있다. 모든 사람들은 위험군이며, 6개월 이하의 어린이부터 18세까지 포함하여 백신을 맞아야 한다. 백신은 매년 다르게 만들어진다. 왜냐하면 유행하는 독감의 계통분류가 틀리기 때문이다. 그래서, 바이러스는 지속적으로 변이가 일어날 수 있으므로 각 개인의 면역력이 있다 하더라도 매년 달라지는 계통이 나타남에 따라 보호되지 않을 수 있다. 인플루엔자 백신은 반드시 플루감염을 필수적으로 예방하지 않지만 증상과 징후의 심각성을 줄인다.

건강한 노화 Healthy Aging

폐렴 예방접종

폐렴구균 다당류 백신(PPSV)은 심각한 질병을 일으킬 가능성이 높은 세균을 포함하여 23가지 종류의 폐구균 세균으로부터 보호한다. 이 백신은 65세 이상의 모든 성인에게 권장된다. 미국에서는 65세 이상의 사람들 중 약 60%만이 예방접종을 받았다.

러나 박테리아가 활동적이고 증식할 수 있으면 그 사람은 잠복 결핵에서 결핵으로 진행된다.

세균이 신체에서 활동하거나 증식할 수 있을 때, 그 사람은 결핵(TB) 질환이 있다고 한다. 결핵 질환이 있는 사람들은 증상이 있으며 세균을 다른 사람에게 전염시킬 수 있다. 결핵 질환의 징후 및 증상에는 3주 이상 지속되는 심한 기침, 흉통, 혈액 또는 가래 기침, 허약감 또는 피로, 체중감소, 식욕부진, 오한, 열과 야간 땀이 포함된다. 청진시 감소된 호흡음과 악설음이 나타날 수 있다.

결핵은 세균 *Mycobacterium tuberculosis*에 의해 발생한다. 세균은 치료되지 않고 활동적인 형태의 결핵을 가진 사람이 기침, 말하기, 재채기, 뱉음, 웃음 또는 노래를 부르면 미세한 물방울을 통해 공기 중에 퍼진다. 주변 사람들이 이 세균을 흡입하여 감염될 수 있다. 흡입된 세균은 폐를 감염시키고 괴사 또는 조직 사망을 초래하는 만성 염증 반응을 유도한다. 이 부위의 조직은 부드러우면서 치즈처럼 변하기 때문에 **치즈형(caseous)** 병변으로 묘사된다. 폐 조직은 섬유증과 석회화 또는 흉터로 치유되어 세균을 몇 개월 또는 몇 년 동안 벽으로 막아 주머니로 싼다. 엑스레이에서 볼 수 있는 이러한 병변을 **결절(tubercles)**이라고 한다.

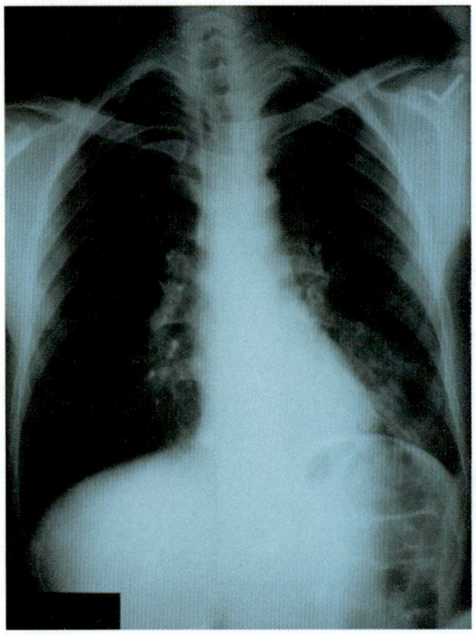

그림 8-9 ▶ 폐렴 환자의 흉부 X-선 촬영. 불규칙한 밀도영역을 유의한다.

결핵 진단은 병력, 신체검진, 결핵 감염 검사(결핵 피부검사 또는 결핵 혈액검사), 흉부 x-rays 및 가래도말에 기초한다. 결핵에 대한 망투피부검사(Mantoux skin test for TB)에서 세균의 항원이 피부 아래에 주입된다(그림 8-10 ▶). 이전에 결핵에 노출된 경우, 주사 부위에서 약간의 상승되고 피부가 부풀어 오른다. 이 검사는 팔에 대한 반응(induration)을 확인할 수 있는 숙련된 의료진이 48~72시간 내에 판독한다. 결핵 혈액검사는 결핵균에 대한 환자의 면역체계 반응을 측정한다.

결핵은 항생제로 치료된다. 정확한 약물과 치료기간은 환자의 나이, 전반적인 건강 상태, 약물 저항 가능성, 결핵 형태(잠복 또는 활동), 그리고 신체의 감염 위치에 따라 다르다. 발생률이 낮고 선별검사가 더 안정적이기 때문에 미국은 결핵에 예방접종을 하지 않는다. 유병률과 위험이 훨씬 높은 다른 국가에서는 백신이 사용된다. 예방접종 외에도 결핵 예방에는 전염성 환자의 격리, 결핵에 걸리지 않고 전염성을 없도록 잠복성 결핵 감염자

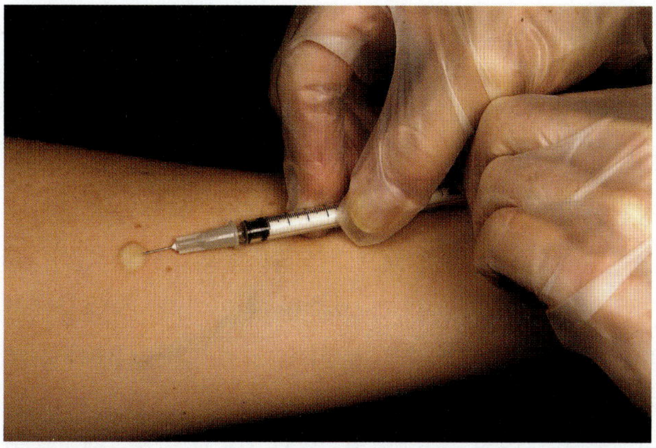

그림 8-10 ▶ 망투 튜베르쿨린(Mantoux tuberculin) 피부검사

에 대한 결핵 치료, 적절한 호흡기 위생 실천이 포함된다.

만성폐쇄성폐질환

만성폐쇄성폐질환(chronic obstructive pulmonary disease, COPD)은 예방과 치료가 가능한 질환으로서 비가역적인 공기 흐름의 제한이 특징이다. 공기 흐름의 제한은 일반적으로 진행성이며 유해 입자 또는 가스에 대한 폐의 비정상적인 염증 반응과 관련이 있다. 일반적으로 COPD의 범주에는 폐기종(emphysema)과 만성기관지염(chronic bronchitis)의 두 가지 질병이 있다. COPD는 미국에서 세 번째 주요 사망 원인이다. 미국의 약 1,200만 명의 사람들과 전 세계의 5,200만 명의 사람들이 COPD 진단을 받았다.

COPD의 위험요인에는 담배 연기 노출, 먼지와 화학물질에 대한 직업적인 노출, 그리고 유전적 요인(alpha-1-antitrypsin 결핍)이 있다. 징후와 증상은 호흡곤란, 빈번한 기침, 천명음, 빈맥과 흉부 압박감을 포함한다. 청진은 천명 또는 악설음과 호흡음 감소를 나타낼 수 있다. 타진음은 과다공명음이다. COPD의 주요 원인은 흡연이다. 간접흡연, 대기 오염 또는 환경 또는 작업장에서 발생하는 화학연기나 먼지를 호흡하는 것도 COPD에 영향을 줄 수 있다.

COPD는 병력, 신체검진, 폐기능검사(폐활량 측정), 흉부 X-선 촬영, CT 스캔, 그리고 동맥혈 가스 분석을 기반으로 진단한다. COPD 치료에는 금연, 기도 주변 근육을 이완시키는 기관지 확장제, 염증을 줄이기 위한 스테로이드 흡입, 산소 보충, 폐 재활 및 드문 경우 수술(손상된 폐 조직을 제거하기 위한 폐 절제 수술, 폐 이식)이 있다. 폐 재활 프로그램의 목표는 만성 호흡 문제가 있는 사람들의 삶의 질을 향상시키는 것이다. 폐 재활에는 의료 관리, 운동, 새로운 호흡 기술 학습, 교육, 정서적 지원 및 영양 상담 등이 포함된다.

COPD에는 명확한 원인과 예방법이 있다. 대부분의 경우는 담배 흡연과 직접 관련이 있으며 COPD를 예방하는 가장 좋은 방법은 절대로 담배를 피지 않거나 담배를 끊는 것이다.

폐기종 폐기종(empysema)은 공기와 혈류 사이의 산소 교환을 촉진하는 폐포가 파괴되는 장기간 진행되는 폐쇄성 폐질환이다. 이로 인해 파괴되지 않은 폐포벽의 호흡곤란과 탄력 손실이 증가한다. 폐기종은 미국에서 약 5백만 명의 사람들에게 영향을 미친다. 폐기종의 위험요인에는 흡연, 간접흡연, 먼지 및 화학물질에 대한 직업적 노출, 그리고 유전적 요인(alpha-1-antitrypsin 결핍)이 포함된다.

폐기종에서 폐포벽은 부서지고 인접한 폐포가 융해되며, 폐는 정상적인 가스 교환에 필요한 탄성과 표면적을 잃게 된다. 산소가 유입될 수 있도록 공기를 충분히 배출할 수 없으며, 폐에는 이산화탄소 농도가 높은 공기로 채워진다.

폐기종 징후 및 증상은 경증에서 중증에 이르기까지 다양하며 호흡곤란과 기침을 포함한다. 청진은 감소된 호흡음, 악설음과 천명음을 나타낼 수 있다. 타진음은 과다공명음이다. 다른 징후와 증상으로는 청색증, 발과 발목 부종, 피로, 두통(특히 아침), 천명음 등이 있다. 폐기종 환자는 폐와 흉벽의 확대와 호흡근육의 비효율적인 사용으로 인해 술통형 가슴(barrel chest)이 발생할 수 있다. 폐기종이 진행됨에 따라 많은 환자들이 약간의 활동이나 앉아 있는 동안에도 호흡곤란을 경험한다. 그들은 종종 pursed-lip 호흡을 하거나 입술을 오므린 채 호기를 한다. 이는 기도를 더 열어서 더 많은 공기를 내뿜을 수 있도록 하여 각 호흡을 보다 효과적으로 만드는 방법이다. 환자는 또한 몸을 앞으로 기울이는 경향을 하고 팔을 앞이나 무릎에 대고 자신을 지지한다. 이 자세는 환자가 보조 호흡근육(즉, 호흡 중에 일반적으로 사용되지 않는 등, 복부 또는 목 근육)을 보다 효과적으로 사용할 수 있도록 하여 호흡을 보다 쉽게 해준다.

대다수의 사람들에게 흡연은 폐기종의 원인이다. 흡연이 폐의 공기주머니를 파괴하는 방법은 정확하게 알지 못한다. 가족성 폐기종은 유전되며 알파-1 항트립신(alpha-1-antitrypsin)의 유전적 결함을 포함한다. 이것은 폐포 파괴에 취약한 폐를 만든다. 질병의 발병이 점진적이므로 돌이킬 수 없는 손상이 발생할 때까지 많은 경우 진단되지 않는다. 폐기종의 진단에는 병력, 신체검진, 혈액검사(전혈구 수와 동맥혈 가스), 영상검사(흉부 X-선 촬영 및 CT 스캔), 그리고 폐기능검사(폐활량 측정 및 최대 유량)가 포함될 수 있다.

폐기종은 비가역적 상태이다. 치료의 목표는 증상을 줄이고 병의 진행을 늦추는 것이다. 제일 중요한 단계는 금연이다. 치료에는 기관지 확장제, 흡입 스테로이드, 가족성 폐기종 환자를 위한 알파-1 단백분해효소 억제제, 산소 요법과 수술(손상된 조직을 제거하기 위한 폐 절제 또는 폐이식)이 포함될 수 있다. 폐기종을 예방하는 가장 효과적인 방법은 담배를 피우지 말고, 간접흡연을 피하고, 먼지와 화학물질에 직업적으로 노출되는 것을 피하는 것이다.

만성기관지염 만성기관지염(chronic bronchitis)은 기관지의 만성 염증이다. 기관지염에는 만성과 급성의 2가지 유형이 있다. 급성기관지염은 빠르게 나타나며 2~3주 지속된다. 만성기관지염은 연속적으로 2년 동안 적어도 3개월 이상 지속되는 가래가 있는 기침을 하는 상태로 정의된다. 미국의 천만명이 넘는 사람들이 매년 만성 기관지염으로 진단된다. 만성기관지염의 위험요인에는 담배 사용, 간접 담배 연기 노출, 직업에서 자극물질 노출 그리고 면역 저하가 포함된다.

점액의 과도한 분비는 기관지를 통한 공기 흐름을 차단한다. 점막부종과 과도한 점액은 충분한 산소를 확보하려는 사람의 능력을 감소시키고 조직의 산소 부족 상태인 **저산소증(hpoxia)**을 유발한다. 또한 차단된 기도는 감염되기 쉽다. 시간이 지남에 따라 치료되지 않은 만성기관지염은 흉터형성, 섬모의 파괴, 그리고 조직 사망을 초래한다.

만성기관지염의 징후 및 증상에는 점액 생성 기침, 천명, 피로, 약간의 열, 오한 및 흉부 불편감이 포함된다. 청진은 감소된 호흡음, 천명음, 그리고 악설음을 나타낼 수 있다. 타진음은 정상 또는 과다 공명음일 수 있다. 흡연은 만성기관지염의 가장 흔한 원인이다. 작업장에서 석탄 광부, 곡물 처리기 및 금속 성형기와 같은 산업 분진과 연기에 노출된 사람들도 이 질환에 걸릴 위험이 높다. 진단은 병력, 신체검진, 흉부 X-선 촬영, 폐기능검사 (폐활량 측정), 그리고 가래 분석을 기반으로 한다.

만성기관지염에 대한 치료법은 없다. 만성기관지염 치료의 목표는 증상을 완화하고 합병증을 예방하며 질병의 진행을 늦추는 것이다. 금연은 만성기관지염 환자에게 필수적이다. 치료에는 기관지 확장제, 흡입 스테로이드, 항생제, 산소 요법, 폐재활 및 수술(손상된 폐 조직을 제거하기 위한 폐절제술, 폐 이식)이 포함될 수 있다. 예방에는 절대로 흡연하지 않기 또는 금연, 폐 자극제(페인트, 페인트 제거제 또는 광택제)를 사용할 때 입과 코 위에 마스크 착용, 바이러스 및 세균에 대한 노출을 줄이기 위해 빈번한 손씻기, 계절성 독감 백신 접종이 포함된다.

천식

천식(asthma)은 폐의 기관지 관이 염증을 일으켜 특정 자극에 반응하는 상태이다(그림 8-11 ▶). 성인의 8% 이상과 어린이의 9% 이상을 포함하여 2천 5백만 이상의 미국인이 천식으로 고통받고 있다. 위험요인에는 천식의 가족력과 유발요인으로 알려진 특정 자극제에 대한 노출이 포함된다.

천식의 병인은 특발성이다. 천식을 가진 사람들은 매우 민감한 기도를 가지고 있다. 이 사람들에서 천식 증상과 증상이 시작되거나 악화시키는 여러 가지 물질, 활동들 그리고 상태에 반응하여 기도가 반응하고 좁아진다. 다음은 천식의 일반적인 유발요인이다: 실내 및 실외 알레르기항원, 담배 연기, 화학 자극제, 냉기, 극심한 감정적 각성, 특정 약물(아스피린 및 기타 비스테로이드성 항염증제와 베타 차단제) 및 운동.

천식 진단은 징후 및 증상, 병력, 신체검진, 폐기능 검

건강증진

금연

금연의 즉각적인 건강상의 이점은 다음과 같다.

- 흡연 중에 비정상적으로 높은 심박수와 혈압이 정상으로 돌아오기 시작한다.
- 몇 시간 내에 혈액 내 일산화탄소 수준이 감소하기 시작한다. 일산화탄소는 혈액의 산소 운반 능력을 감소시킨다.
- 몇 주 안에 흡연을 중단한 사람들은 혈액 순환이 개선되고 가래가 적으며 기침이나 쌕쌕거림을 자주하지 않는다.
- 몇 달이 지나면 폐 기능이 크게 개선될 수 있다.
- 또한 흡연을 중단한 사람들은 후각이 개선되고 음식의 맛이 좋아진다.

사(혈압 측정, 최대유량과 기관지 자극유발검사), 흉부 X-선 촬영과 알레르기검사를 기반으로 한다. 천식의 징후 및 증상에는 호흡곤란, 흉부 압박, 기침과 천명음이 포함된다. 청진시 감소된 호흡음과 천명음이 나타날 수 있다. 정상호흡 동안은 기도를 둘러싸고 있는 근육이 이완되고 공기가 자유롭게 움직인다. 그러나 천식 환자의 경우 알레르기 유발물질과 기타 자극물질로 인해 주변의 근육 밴드가 기도를 조여와서 공기가 자유롭게 움직일 수 없게 된다. 이것은 천식이 숨가쁨을 느끼게 하고, 조여지는 기도를 통해 움직이는 공기에 의해 천명음이 발생한다. 다행스럽게도, 이 기도의 좁아짐은 가역성이어서 기관지염이나 폐기종과 같은 다른 폐질환과 천식을 구별한다.

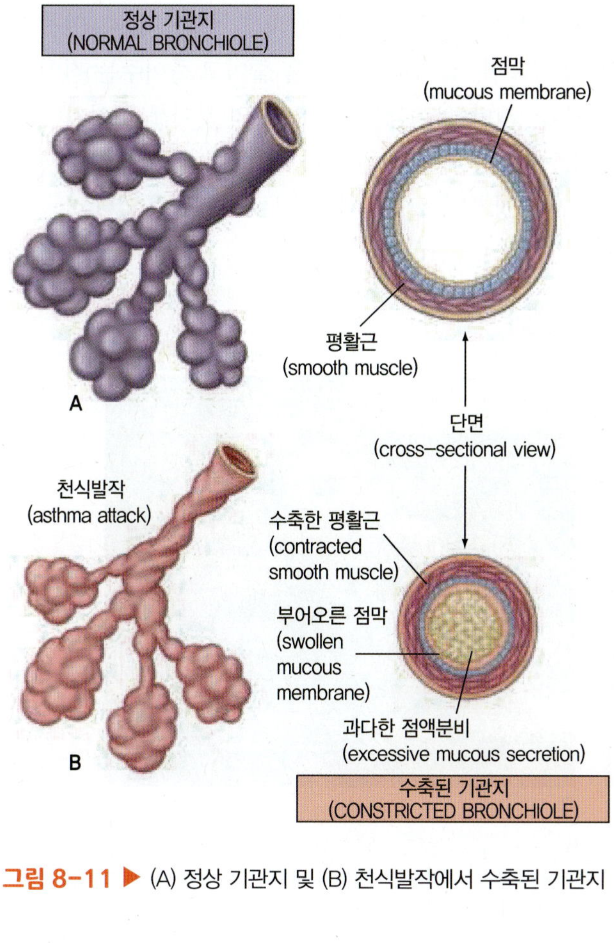

그림 8-11 ▶ (A) 정상 기관지 및 (B) 천식발작에서 수축된 기관지

천식 발작(attack)은 천식 징후와 증상이 갑작스럽게 나빠지는 것을 말한다. 치료에 반응하지 않는 지연된 천식발작은 내과적 응급상황이다.

천식 치료에 사용되는 두 가지 기본 유형의 약물이 있다: 스테로이드, 기타 항염증제와 기관지 확장제. 항염증제, 특히 흡입 스테로이드는 대부분의 천식 환자에게 가장 중요한 치료법이다. 이 약물은 기도의 붓기와 점액 생성을 줄인다. 이로 인해 기도가 덜 민감해지고 자극물질에 반응할 가능성이 줄어든다.

기관지 확장제는 기도 주위를 조일 수 있는 근육을 이완시켜 열 수 있도록 도와준다. 단기 작용 기관지 확장제 흡입기는 종종 구조 흡입기라고 하며 천식의 징후와 증상을 빠르게 완화시키는 데 사용된다. 오래 지속되는 기관지 확장제는 매일 흡입 스테로이드로 치료하더라도 천식 징후와 증상이 지속되는 경우 흡입 스테로이드와 함께 사용된다. 천식 흡입기는 천식 약물을 폐로 전달하는 가장 일반적이고 효과적인 방법이다. 분무기는 마우스 피스를 사용하고 천식 약물을 액체 형태에서 안개로 바꾸어 폐로 보다 쉽게 흡입될 수 있도록 한다(그림 8-12 ▶).

최대 유량계를 사용하여 환자의 기도가 얼마나 개방되어 있는지 평가할 수 있다. 최대 유량계는 천식 발작이 시작되는 시기를 결정하고, 천식 유발을 식별하며, 천식 발작이 조절 중인지 결정하고, 응급 치료를 받을 시기를 결정하는 데 도움이 될 수 있다.

천식을 예방할 수 없다. 그러나 천식 유발 인자를 식별하고 피하며, 처방된 대로 약물을 복용하고, 의사가 지속적으로 모니터링함으로써 천식을 관리할 수 있다.

낭성섬유증

낭성섬유증(cystic fibrosis, CF)은 폐와 췌장의 외분비샘에 영향을 미치는 유전적 질환으로,이 땀샘으로 인해 과도하고 진한 점액이 분비된다. CF는 미국의 약 30,000명의 어린이와 성인과 전 세계의 약 70,000명의 어린이와 성인에게 영향을 미친다. CF의 위험요인에는 CF의 가족력과 북유럽 또는 중유럽 출신 세대가 포함된다.

CF를 가진 사람들은 땀에 염분이 정상보다 높다. 따라서 그들은 매우 짠맛의 피부를 가지고 있다. 폐에서 분비되는 진하고 끈적끈적한 점액은 호흡곤란, 천명음, 객담이 진하고 지속적인 기침을 유발한다. 비정상적으로 두꺼운 점막 표면은 재발하는 폐 감염에 대한 감수성을 증가시킨다. **기관지확장증(bronchiectasis)**, 또는 약화되고 확장된 기관지 관은 낭성섬유증의 흔한 합병증 또는 후유증이다.

과도한 점액은 또한 췌장의 관을 막아 소화효소의 방출을 막아 체중감량과 영양실조를 유발한다. 적당한 지방 소화의 부족은 크고 거대하고 악취가 나는 대변을 초래한다. 췌장샘이 진한 점액을 포함하는 낭종으로 진행되고 확장된다. 낭성섬유증은 이러한 낭종 주위에 형성되는 섬유질 조직에서 이름을 얻었다.

CF는 상염색체 열성 유전병이다. 미국의 모든 신생아는 CF 검사를 받는다. 혈액샘플은 췌장에 의해 방출되는 정상 수준의 면역 반응성 트립시노겐(immunoreactive trypsinogen, IRT)보다 높은지 확인한다. ITR 수준이 높으면, CF는 유전자검사 또는 땀검사로 확인된다. CF 유전자 검사에서 혈액 또는 타액의 DNA 샘플은 CF를 담당하는 유전자의 특정 결함에 대해 검사한다. 땀검사에서 땀을 생성하는 화학물질은 피부의 작은 영역에 적용된다. 그런 다음 땀이 모여 정상보다 염분이 많은지 확인한다.

CF에 대한 치료법은 없지만, 치료는 징후와 증상을 완화하고 합병증을 줄일 수 있다. 치료에는 흉부 물리요법과 점액을 풀어주는 운동을 해서 기침을 할 수 있게 한다. 영양요법, 점액의 끈적임을 줄이고 풀어주는 점액 희석 약물, 재발하는 감염으로 기도의 붓기를 줄이기 위한 항염증제와 주위 근육을 이완시켜 기도를 개방하기 위한 기관지 확장제가 포함된다. CF는 예방할 수 없다.

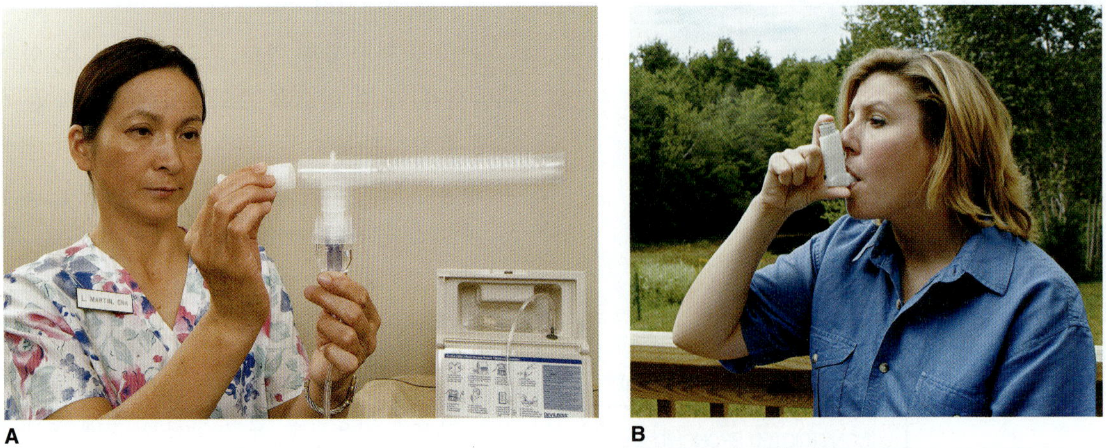

그림 8-12 ▶ (A) 천식 약물용 분무기 및 (B) 흡입기 약물 전달 장치. (http://visualsonline.cancer.gov/details.cfm? imageid = 2348)

흉막염

흉막염(pleurisy)은 흉벽을 감싸고 각 폐를 감싸는 흉막의 염증이다. 흉막염의 발병률은 알려져 있지 않다. 위험요인에는 폐 감염, 흉부외상 및 폐색전증이 포함된다. 흉막염의 주요 증상은 염증이 발생한 흉막층이 마찰이 원인이 되어 호흡이나 기침으로 악화되는 예리한 흉통이다. 흉막염은 호흡곤란과 빈맥을 유발할 수도 있다. 청진시 흉막마찰음이 들린다.

방금 언급한 위험 요인에서 알 수 있듯이 흉막염은 종종 폐 감염에 의해 발생한다. 또한, 흉부외상, 폐색전증, 또는 특발성으로 발생할 수 있다. 진단은 징후 및 증상, 신체검진, 병원체 혈액검사 및 영상검사를 기본으로 한다. 어떤 경우에는 흉막액과 조직을 검사를 위해 채취한다. 흉막염의 치료는 원인에 따라 다르다. 진통을 위해 처방전없이 또는 처방전에 의해 비스테로이드항염증제를 사용하고, 세균 감염에 의한 흉막염의 경우, 항생제를 사용할 수 있다. 예방에는 폐감염에 대해 조기에 치료를 받고 권장되는 경우 폐렴백신을 맞는 것이 좋다.

기흉

기흉(pneumothorax)은 흉부 또는 흉막 공간의 공기 또는 가스의 축적으로 폐의 일부 또는 전부가 허탈이 발생한다. 일반적으로 폐의 압력은 폐를 둘러싼 흉막 공간의 압력보다 높다. 그러나 공기가 흉막 공간으로 들어가면 그 압력이 폐의 압력보다 높아져 폐가 부분적으로 또는 완전히 허탈이 된다. 기흉의 발생률은 100,000명당 7.4~18건으로 추정된다. 기흉의 위험요인에는 남성, 흡연, 키가 크고 체중이 적거나 특정 폐질환이 있으며 기흉의 병력이 포함된다.

징후와 증상에는 영향을 받는 폐와 같은쪽에 갑작스럽고 날카로운 통증과 호흡곤란이 포함된다. 청진은 영향받은 쪽의 호흡음이 감소되거나 없어질 수 있다. 타진음은 고창음이다. 기흉은 흉부의 손상, 기저 폐질환(폐기종, 결핵, 낭성섬유증, 폐렴, 폐암)으로 인한 폐 손상 또는 키가 크고 체중이 적은 일부 사람들의 폐에서 발견되는 공기로 가득 찬 물집(수포)의 파열로 인해 발생할 수 있다. 기포는 공기 압력의 변화(예: 스쿠버 다이빙, 비행, 등산)로 파열될 수 있고, 자연적으로 파열될 수 있다. 기흉은 또한 특발성일 수 있다.

기흉은 신체검진, 동맥혈 가스 분석, 그리고 영상검사로 진단된다. 폐의 작은 부분이 허탈되었다면, 상태를 모니터링하는 것이 적절할 수 있다. 폐의 더 넓은 영역이 허탈되었다면, 바늘 또는 흉관을 흉강에 삽입하여 폐가 재팽창할 수 있도록 폐에 대한 압력을 완화시켜 준다. 경우에 따라 누출을 막기 위해 수술이 필요할 수 있다. 예방에는 금연과 호흡기 문제에 대한 의학적 치료가 포함된다.

무기폐

무기폐(atelectasis)는 폐 조직의 허탈로 폐의 일부 또는 전부에 영향을 미친다. 폐부분의 폐포가 더 이상 공기로 채워지지 않는다. 결과적으로 가스 교환에 참여할 수 없다. 무기폐의 발생률은 알려져 있지 않다. 무기폐의 위험요인에는 마취, 자세 변화가 거의 없는 장기 안정, 얕은 호흡 및 기저 폐질환이 포함된다. 폐의 작은 부위나 소수의 부위만 영향을 받은 경우, 폐의 나머지 부분이 허탈된 폐 부분을 보충하기위해 충분한 산소를 가져올 수 있기 때문에 징후나 증상이 없을 수 있다. 징후와 증상은 호흡곤란, 흉통, 청색증 및 기침을 포함한다. 청진은 영향을 받는 쪽에서 호흡음이 줄어들거나 없을 수 있다. 타진음은 둔탁음이다.

무기폐는 기관지 또는 기관지의 막힘 또는 폐의 압력에 의해 발생할 수 있다. 점액마개(plug)는 무기폐의 가장 흔한 원인이다. 수술 중 투여되는 약물은 폐를 평소보다 덜 팽창시켜 정상적인 분비물이 기도에 축적된다. 수술 중 폐를 흡인하면 이러한 분비물을 제거하는 데 도움이 되지만 나중에 계속 분비될 수 있다. 점액 마개는 또한 낭성섬유증이 있거나 심한 천식 발작이 있는 사람들에게 흔하다. 진단은 병력, 신체검진 그리고 흉부 X-선을 기반으로 한다.

치료는 기도를 개방하기 위한 에어로졸화된 호흡기 치료; 영향을 받은 폐가 재팽창 될 수 있도록 신체를 영향을 받지 않는 면에 위치시키기; 기관지내시경 검사로 장애물 제거; 호흡운동, 두드리기, 또는 점액을 풀어주기 위해 타진; 점액을 배출하기 위해 머리가 가슴보다 낮도록 몸을 기울이는 것(체위 배액); 존재하는 경우 종양 또는 기저 상태를 치료하기. 예방은 장기간 침상안정인 사람의 기상과 심호흡 장려, 작은 물건을 어린아이들의 손이 닿지 않는 곳에 보관하고 마취 후 심호흡을 유지하는 것을 포함한다.

폐색전증

폐색전증(pulmonary embolism)은 폐의 하나 또는 그 이상의 동맥의 폐색이다. 폐색전증의 발생률은 알려져 있지 않지만 추정치는 매년 300,000명에서 600,000명 사이이다. 폐색전증의 위험요인에는 장기간의 부동성, 주요 수술, 고관절 또는 다리 골절, 폐색전증의 가족력, 암, 흡연, 비만, 심장 마비 또는 뇌졸중 병력, 임신, 피임약 복용 또는 호르몬 요법 등이 있다.

징후 및 증상에는 갑작스런 호흡곤란, 빈맥, 흉통 및 피가 나거나 피가 섞인 가래가 발생하는 기침이 포함될 수 있다. 대부분의 경우 폐색전증은 다리혈관에서 빠져나가 폐로 이동하는 다리의 혈전이 원인이다. 진단에는 의학적 병력, 신체검진(폐색전증 환자의 약 절반, 청진이 색전증 부위에 악설음과 흉막 마찰음을 나타냄)과 영상검사가 포함될 수 있다.

항응고제가 가장 흔한 치료법이다; 만약 상태가 생명을 위협하는 경우 응고 용해 또는 수술이 필요할 수 있다. 예방에는 장시간 앉아 있는 것을 피하고, 수술 후 최대한 빨리 움직이고, 탄력압박 스타킹을 착용하고, 혈액응고 형성을 증가시키는 경향을 만드는 탈수를 예방하기 위해 여행할 때 수분을 충분히 섭취하는 등 다리에 혈전 형성을 예방하는 활동이 포함된다.

폐암

폐암(lung cancer)은 폐 조직에서 발생하는 악성 신생물이다. 폐암은 미국 남성과 여성의 주요 암 사망 원인이다. 미국 암학회(American Cancer Society)는 2013년 약 228,190건의 폐암이 진단되고 미국의 159,480명이 폐암으로 사망할 것으로 추정한다. 진단의 평균 연령은 70세이다. 위험요인에는 흡연, 간접흡연 노출, 65세 이상, 석면 또는 라돈 노출, 유전적 요인과 폐암 가족력 등이 포함된다.

폐암은 현미경으로 폐 조직의 모양에 따라 두 가지 기본 유형으로 분류된다. 비소세포 폐암(NSCLC)은 폐암의 80%를 차지하고, 소세포폐암(SCLC)은 나머지 20%를 차지한다. 폐암의 징후와 증상은 천천히 진행된다. 초기 폐암에는 몇 가지 증상이나 징후가 동반된다.

징후와 증상이 시작되면 일반적으로 폐쇄된 호흡경로 또는 암의 확산으로 나타난다. 징후와 증상에는 기침, 흉통 및 객혈이 포함될 수 있다. 가래의 혈액은 악성종양이 커져 혈관의 미란 때문에 발생한다. 다른 징후 및 증상으로는 종양, 점액 그리고 혈액과 같은 체액에 의한 압박으로 인한 기도 폐쇄에 의한 호흡곤란과 천명음이 있다. 식욕부진, 체중감소 그리고 허약감은 혈액의 산소 부족으로 부분적으로 원인이 되는 질환과 동반된다.

흡연은 폐암의 대부분을 유발한다. 폐암의 90%는 담배 사용의 결과이다. 담배 연기에는 4,000가지가 넘는 화학물질이 포함되어 있는데, 그 중 많은 물질이 암을 유발하거나 발암성 물질인 것으로 나타났다. 암은 병력, 신체검진, 영상검사(그림 8-13 ▶)와 가래 세포학으로 진단된다. 생검은 발생을 확인하고 폐암의 유형을 식별한다. 치료에는 수술, 화학요법, 방사선 및 종양 세포의 성장을

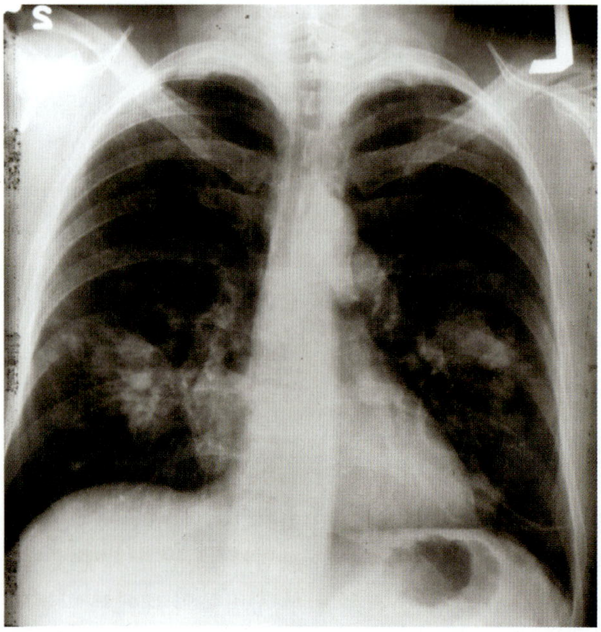

그림 8-13 ▶ 폐암의 흉부 X-선 촬영; 왼쪽에 암이 보인다.

감소시키는 표적 요법이 포함된다. 폐암은 담배를 피지 않는 것, 금연, 간접 흡연 방지, 라돈 검사 및 직장 내 발암물질 노출을 피함으로써 예방할 수 있다.

노화 관련 질환

노인의 경우 폐의 탄성 조직이 악화되고 폐 용량이 줄어든다. 약해지는 호흡기 근육과 갈비뼈와 척추의 관절의 관절염이 호흡 기능을 손상시킨다. 이는 특히 노인이 좌식생활 방식을 주로 할 경우 고령자에게 호흡곤란을 유발할 수 있다. 규칙적인 운동은 폐 용량을 유지하거나 향상시킬 수 있다. 기침 반사는 나이가 들어감에 따라 감소하여 병원체, 자극제 및 부스러기가 폐 깊이까지 도달할 수 있게 한다. 이것은 호흡기 감염에 대한 감수성을 증가시킨다. 폐렴은 다른 만성질환으로 고통받는 노인의 일반적인 사망원인이다.

50~70세의 많은 개인에서 어느 정도의 폐기종이 발생한다. 평균적으로 매년 30세 이후에 호흡기막의 1평방 피트가 없어진다. 유산소운동이나 걷기는 폐와 기도를 건강하게 유지한다. 폐암의 발병률은 나이가 들면서 증가한다. 그러나 암은 아마도 초기에 시작될 것이며, 이 발병률은 진단 시 상대적으로 늦은 나이를 반영한다. 조기 치료는 더 나은 예후와 수명을 위해 중요하다.

자료

American Cancer Society: www.cancer.org

American Lung Association: www.lung.org

American Lung Association. Trends in COPD (*Chronic Bronchitis and Emphysema*): *Morbidity and Mortality*. www.lung.org/finding-cures/our-research/trend-reports/copd-trend-report.pdf.

American Thoracic Society: www.thoracic.org

Centers for Disease Control and Prevention: www.cdc.gov

Centers for Disease Control and Prevention. *Data & tatistics*. www.cdc.gov/DataStatistics/.

Cystic Fibrosis Foundation: www.cff.org/aboutcf

Environmental Protection Agency: www.epa.gov

Lalley PM. The Aging Respiratory System-Pulmonary Structure, Function and Neural Control. *Respiratory Physiology and Neurobiology* 2013;187(3):199-210.

National Heart, Lung, and Blood Institute: www.nhlbi.nih.gov

Noppen M. Spontaneous Pneumothorax: Epidemiology, Pathophysiology and Cause. *European Respiratory Review* 2010;19(117):217-219.

Sharma G, Goodwin J. Effect of Aging on Respiratory System Physiology and Immunology. *Clinical Interventions in ging* 2006;1(3):253-260.

World Health Organization: www.who.int

질환 한눈에 보기

호흡기계

질환	병인	징후와 증상
감기 (common cold)	바이러스 감염	인후통, 콧물, 재채기, 기침
알레르기 비염 (allergic rhinitis)	알레르기성 콧물에 대한 과민성	콧물, 충혈, 눈물, 재채기
부비동염 (sinusitis)	바이러스 감염	안면 통증 및 압력, 코 막힘, 코분비물, 후각상실, 기침 또는 충혈
편도선염 (tonsillitis)	세균 또는 바이러스 감염	심한 인후염; 붉고 부은 편도선; 삼키기 어려움 또는 고통스러운 삼키기; 편도선에 흰색 또는 노란색 패치; 열
인두염 (pharyngitis)	바이러스 또는 세균 감염	인후염, 열, 두통, 목의 부은 림프절, 관절통 또는 근육통
후두염 (laryngitis)	바이러스 감염; 음성 남용, 세균 감염	쉰 목소리, 삼키기 어려움, 인후통, 열
인플루엔자 (influenza)	바이러스에 의한 감염	열, 기침, 근육 또는 신체 통증, 두통, 피로, 가슴 불편, 질병의 초기에 심한 피로
폐렴 (pneumonia)	세균 또는 바이러스 감염	기침(기침할 때 점액이나 피가 나올 수 있음), 열, 오한, 호흡 곤란, 흉통

진단	치료	예방
신체검진, 징후 및 증상	진통제, 충혈제거제, 항히스타민제, 기침억제제	감기에 걸린 사람과의 긴밀한 접촉을 피하고 정기적으로 손을 씻고 적절한 호흡 위생을 실천하기
신체검진, 병력, 알레르기 검사	알레르기항원 피하기, 코 스테로이드, 항히스타민제, 충혈 제거제, 알레르기 주사	알레르기 비염은 알레르항원에 대한 노출을 피함으로써 피할 수 있지만 그렇지 않으면 예방할 수 없다.
병력, 신체검진, 영상 검사, 비강과 부비동 배양검사, 알레르기 검사	식염수 코 스프레이, 비강 코르티코 스테로이드, 충혈제거제, 진통제 사용	상기도감염 피하기, 알레르기 관리하기, 흡연과 오염물질 피하기, 가습기 사용하기
편도의 육안검사, 빠른 스트렙 테스트, 인후 배양	세균성 감염 - 항생제 바이러스 감염 - 대증적 치료, 통증 완화제, 휴식, 체액, 편도선 제거 수술	호흡기 감염이 있는 사람과의 긴밀한 접촉을 피하기, 적절한 호흡기 위생을 유지, 손을 자주 씻는 행위
신체 검진, 빠른 스트렙 테스트 또는 인후 배양	바이러스 감염 — 염수로 양치질, 항염증제, 진통제를 포함한 대증적 치료 세균성 감염 — 항생제	호흡기 감염이있는 사람과의 긴밀한 접촉을 피하고, 손을 자주 씻는 적절한 호흡기 위생 관리
징후와 증상, 신체 검진, 후두경	음성 휴식, 가슴 앓이 조절, 알코올 또는 담배 연기에 대한 노출 감소	호흡기 감염 환자를 피하면서 잦은 손씻기, 적절한 호흡기 위생관리, 흡연을 하지 않기, 간접 흡연 노출 제한
징후와 증상	항바이러스제, 아세트아미노펜, 기침억제제	독감환자 접촉 피하기; 자주 손씻기; 눈과 코, 입의 접촉 피하기; 적절한 호흡기 위생; 독감예방접종
병력, 신체검진, 객담배양	세균 – 항생제, 바이러스성 폐렴 – 휴식, 산소요법, 수분섭취, 진통제, 고칼로리 식이	예방접종(계절성 독감, 폐렴구균), 자주 손씻기, 적절한 호흡기 위생 실천, 금연

질환	병인	징후와 증상
결핵(tuberculosis)	결핵균(*Mycobacterium tuberculosis*)	잠복성 결핵(무증상 결핵질환) – 3주 이상 지속되는 심한 기침, 흉통, 혈액 또는 가래 기침, 허약감 또는 피로, 체중감소, 식욕부진, 오한, 열, 야간 땀
만성폐쇄성폐질환(COPD)	흡연	호흡곤란, 빈번한 기침, 천명, 빈호흡, 흉부조임
만성기관지염 (chronic bronchitis)	담배 흡연 – 가장 흔한 원인. 작업장의 곡물처리기, 금속성형기에 의한 산업분진과 연기에 자주 노출되는 사람들이 만성기관지염에 걸릴 위험이 높음.	가래 생성 기침, 천명, 피로, 약간 열, 오한, 흉부 불편감
폐기종 (emphysema)	대다수의 사람들에게 흡연은 폐기종의 원인임. 알파-1 항트립신으로 알려진 효소의 유전적 결함도 원인임.	호흡곤란, 기침, 청색증, 발과 발목 부종, 피로, 두통(특히 아침), 천명음, 술통형 가슴
천식 (asthma)	특발성	숨가쁨, 흉부 압박감, 기침, 천명음
낭성섬유증 (cystic fibrosis)	상염색체 열성 유전병	짠맛이 있는 피부, 호흡곤란, 천명, 짙은 가래로 인한 지속적인 기침, 재발성 폐 감염, 체중 감량 및 영양 실조, 크고 거대한 악취가 나는 대변
흉막염 (pleurisy)	폐 감염, 흉부 외상, 폐색전증, 특발성	호흡이 심해지거나 날카로운 가슴 통증, 기침, 호흡곤란, 빈맥

진단	치료	예방
병력, 신체검진, 결핵 감염 검사(TB 피부 검사 또는 결핵 혈액 검사), 흉부 X–선 촬영, 가래도말(sputum smear)	항생제	예방접종, 전염성 환자의 격리, 잠복성 결핵 환자의 치료, 적절한 호흡기 위생 실천
병력, 신체검진, 폐활량 측정 검사, 흉부 X–선, CT 스캔, 동맥혈 가스 분석	금연, 흡입 스테로이드, 산소요법, 폐 재활, 수술	절대 흡연하지 않기 또는 금연
병력, 신체검진, 흉부 X–선 촬영, 폐활량 검사, 가래도말	금연, 기관지 확장제, 흡입 스테로이드, 항생제, 산소요법, 폐 재활, 수술	담배를 절대 피지 않기, 금연, 폐 자극제 사용 시 코와 입으로 흡입방지 마스크 쓰기, 바이러스 및 세균에 대한 노출을 줄이기 위해 빈번한 손씻기, 계절성 독감 예방접종
병력, 신체검진, 혈액검사(전혈구수 및 동맥혈가스), 영상검사(흉부 X–선 촬영과 CT 스캔), 폐기능 검사[폐활량계와 최대유량(peak flow) 검사]	금연, 기관지 확장제, 흡입 스테로이드, 알파–1 단백분해효소억제제 , 산소요법, 수술	금연, 간접 흡연, 먼지와 화학 물질에 대한 직업적 노출을 피하기
징후와 증상, 병력, 신체검진, 폐기능검사(폐활량 측정, 최대유량과 기관지 도말검사), 흉부 X–선 촬영, 알레르기 검사	스테로이드와 기타 항염증제, 기관지 확장제	예방 불가능
면역 반응성 트립시노겐 검사(신생아에서 선별검사). CF 검사는 유전자검사나 땀검사로 진단	흉부물리요법, 영양요법, 점액 희석제, 항염증제	예방 불가능
징후와 증상, 신체검진, 병원체 혈액검사, 영상검사	항생제, 처방전 없이 구입하거나 처방전에 의한 비스테로이드성 항염증성제(NSAIDs)	폐감염 조기치료, 권장하는 폐렴백신접종

질환	병인	징후와 증상
기흉(pneumothorax)	흉부손상, 기저폐질환으로 인한 폐의 손상, 공기로 가득 찬 수포의 파열, 특발성	영향을 받은 폐와 같은 쪽에 갑작스럽고 날카로운 통증, 호흡곤란
무기폐(atelectasis)	기관지 또는 폐의 압력증가에 의한 기관지 폐쇄	호흡곤란, 흉통, 청색증, 기침
폐색전증 (pulmonary embolism)	다리 혈전의 이동으로 인한 폐동맥 폐쇄	갑작스런 호흡곤란, 빈맥, 흉통, 혈액 섞이거나 묻은 기침(객혈)
폐암(lung cancer)	흡연	기침, 흉통, 객혈, 호흡곤란, 천명음, 식욕 저하, 체중감소, 허약감

진단	치료	예방
신체검진, 동맥혈 가스분석, 영상검사	적당한 상태 모니터링 폐재확장을 위한 흉강천자, 수술	금연, 호흡기 문제에 대한 주의깊은 치료
병력, 신체검진, 흉부 X–선 촬영	에어로졸화된 호흡기 치료; 영향을 받지 않는 면으로 몸지지 (체위백액); 폐색물질 제거, 호흡운동, 타진; 좌위상태에서 고개를 앞으로 기울이기(체위뱅개). 종양 또는 기저질환 치료	장기간 침상안정의 환자의 경우 심호흡과 운동 권장, 작은 물건을 어린아이들의 손이 닿지 않는 곳에 보관하고 마취 후 심호흡 운동
병력, 신체검진, 영상검사	항응고제, 혈전용해제, 수술	장기간의 앉아 있지 않기, 수술 후 가능한 빠르게 조기보행, 압박탄력스타킹 신기, 여행 중 충분한 수분 섭취
병력, 신체검진, 영상검사, 가래세포학 검사, 생검	수술, 화학요법, 방사선 치료, 타겟치료	금연, 절대 담배피지 않기, 간접흡연 피하기, 라돈검사, 작업장에서 발암물질에 대한 노출 피하기

연습문제

비판적 사고를 위한 사례

1. 쉴라(Sheila)는 방금 대학을 졸업하고 룸메이트와 함께 아파트로 이사했다. 그녀는 룸메이트와 고양이를 키우기로 결정하고 흥분했다. 쉴라는 아빠가 알레르기가 있어 자라면서 애완동물을 키울 수 없었다. 이사한 지 몇 주가 지났고, 그녀는 몸 상태가 좋지 않다고 느꼈다. 콧물이 나고 충혈되고 재채기가 나왔다. 쉴라는 어떤 질환에 걸렸을까? 그녀의 질병을 진단하기 위한 검사는 무엇인가?
2. 빌(Bill)은 다리가 심하게 부러졌다. 그는 엉덩이에서 발끝까지 캐스트를 했다. 그는 약 일주일 동안 병원에 입원했고 며칠 동안 집에 있었다. 빌은 회복되어 가는 중 갑작스런 호흡곤란과 흉통이 발생하고 기침을 하며 객혈을 하였다. 빌의 진단명은 무엇인가? 질병의 원인은 무엇인가?
3. 사라(Sara)는 달리기를 좋아했다. 그녀는 1학년 때부터 학교에서 열리는 육상 대회를 지켜보았다. 천식 환자이기 때문에 때때로 흡입기를 사용해야 했지만 그녀는 육상 선수가 되고 싶어 한다. 사라는 꿈을 포기해야 하는가? 또 그 이유는?

객관식

1. 폐는 ___________(이)라고 하는 두 개의 층으로 구성된 이중 막으로 둘러싸여 있다.
   a. 폐포
   b. 기관지
   c. 흉막
   d. 무기폐
2. 인플루엔자 원인물질은 ___________이다.
   a. 세균
   b. 바이러스
   c. 곰팡이
   d. 기생충
3. 폐포에 주로 영향을 미치는 한쪽 폐 또는 양쪽 폐의 감염은 무엇인가?
   a. 만성기관지염
   b. 폐기종
   c. 결핵
   d. 폐렴
4. 공기와 혈류 사이의 산소 교환을 촉진하는 폐포가 파괴되는 장기간의 진행성폐쇄성폐질환을 ___________이라고 한다.
   a. 폐렴
   b. 만성기관지염
   c. 폐기종
   d. 결핵
5. 폐의 기관지관이 다른 자극에 염증을 일으킴으로써 반응하는 상태를 ___________이라고 한다.
   a. 후두염
   b. 천식
   c. 부비동염
   d. 폐기종
6. 부분적 또는 전체 폐 허탈의 원인이 되는 흉막강 또는 흉부에 공기의 축적을 무엇이라고 하는가?
   a. 무기폐
   b. 폐렴
   c. 폐기종
   d. 기흉
7. 성인 남녀의 암 중에 사망원인 암은 어떤 암인가?
   a. 폐
   b. 대장
   c. 췌장
   d. 위
8. 인두염의 가장 흔한 원인은 ___________이다
   a. 바이러스
   b. 세균
   c. 곰팡이
   d. 프리온

9. 기관은 아래로 이어져 두 개의 1차 ____________(으)로 나뉜다.
   a. 기관지
   b. 세기관지
   c. 흉막
   d. 폐포

10. 폐포벽이 부서지고 인접한 폐포가 융해되며, 폐는 정상적인 가스 교환에 필요한 탄성과 표면적을 잃게 되는 질환은 무엇인가?
   a. 만성기관지염
   b. 폐기종
   c. 폐렴
   d. 낭성섬유증

참 / 거짓

_______ 1. 독감은 백신에 의해 예방할 수 있다.

_______ 2. 감기는 항생제에 의해 쉽게 치료된다.

_______ 3. 후두염은 편도제거술로 치료할 수 있다.

_______ 4. 폐는 다른 곳에서부터 암이 잘 전이되는 장기이다.

_______ 5. 강력한 항생제로 결핵의 발병률은 감소하고 있다.

_______ 6. 호흡곤란(dyspnea)은 기침하면서 피가 나오는 것이다.

_______ 7. 기관지 가지는 폐포라 불리는 더 작고 작은 세관으로 나뉜다.

_______ 8. 세기관지는 가스교환하는 곳이다.

_______ 9. 감기는 치료법이 있다.

_______ 10. 기관지 유발검사는 기도 과민성을 감지하고 정량화하는 데 사용된다.

빈칸 채우기

1. ____________ 검사로 결핵을 판별한다.
2. 정상적인 동맥혈 가스는 ____________의 농도는 높고 ____________의 농도는 낮게 나타난다.
3. 폐암의 주요 원인은 ____________이다.
4. ____________는(은) 가장 일반적으로 사용되는 폐기능검사이다.
5. 감기와 독감은 ____________에 의해 발생한다.
6. ____________는(은) 폐의 하나 이상의 동맥이 막히는 것이다.
7. 대다수의 사람들에게 ____________는(은) 폐기종의 원인이다.
8. 인두와 기관의 표면에는 ____________(이)라고 하는 수많은 머리카락 모양의 돌기가 돌출되어 있다.
9. ____________는(은) 혈액 모세관으로 둘러싸인 얇은 벽의 주머니이며 가스 교환 장소이다.
10. ____________(이)라는 유전병은 진한 점액을 과다하게 분비한다.

Chapter 9

소화기계 질환과 장애

학습목표

이 장을 공부한 후에,

- 소화관의 정상적인 구조와 기능을 설명할 수 있다.
- 주요 소화기계 질환의 특징에 대해 설명할 수 있다.
- 소화기계 질환의 진단검사에 대해 설명할 수 있다.
- 소화기계 질환의 병인을 설명할 수 있다.
- 소화기계 질환의 치료방법을 서술할 수 있다.
- 간, 담낭, 췌장의 정상 구조와 기능에 대해 설명할 수 있다.
- 간, 담낭, 췌장의 주요 질환의 특성을 설명할 수 있다.
- 간, 담낭, 췌장 질환의 진단검사명을 알 수 있다.
- 간, 담낭, 췌장 질환의 병인을 설명할 수 있다.
- 간, 담낭, 췌장 질환의 치료 방법을 설명할 수 있다.
- 소화기계에서 노화와 관련된 질환을 설명할 수 있다.

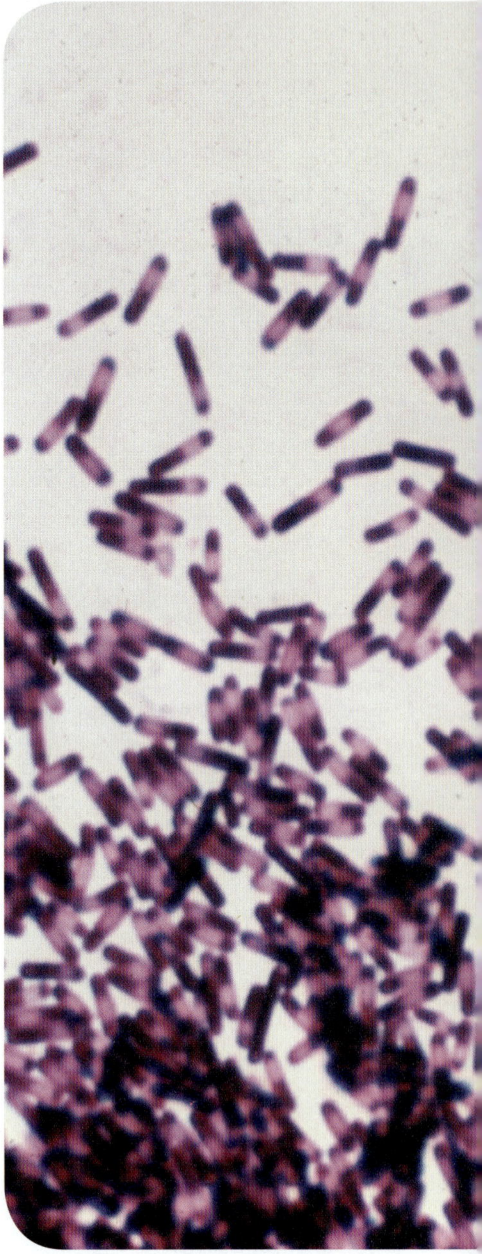

C. *difficile*은 가막성 대장염(pseudomembranous colitis)과 항생제와 연관된 설사(antibiotic-associated diarrhea)의 주요한 원인이다. (Courtesy of the CDC/Dr. Gilda Jones, 1980)

사실인가 허구인가?

매운 음식은 궤양을 유발한다.

허구: 궤양은 세균과 헬리코박터 파일로리(*Helicobacter pylori*) 감염에 의해 발생한다. 이 궤양은 항생제로 치료할 수 있다. 아스피린 및 이부프로펜과 같은 비스테로이드성 항염증제는 궤양을 유발한다.

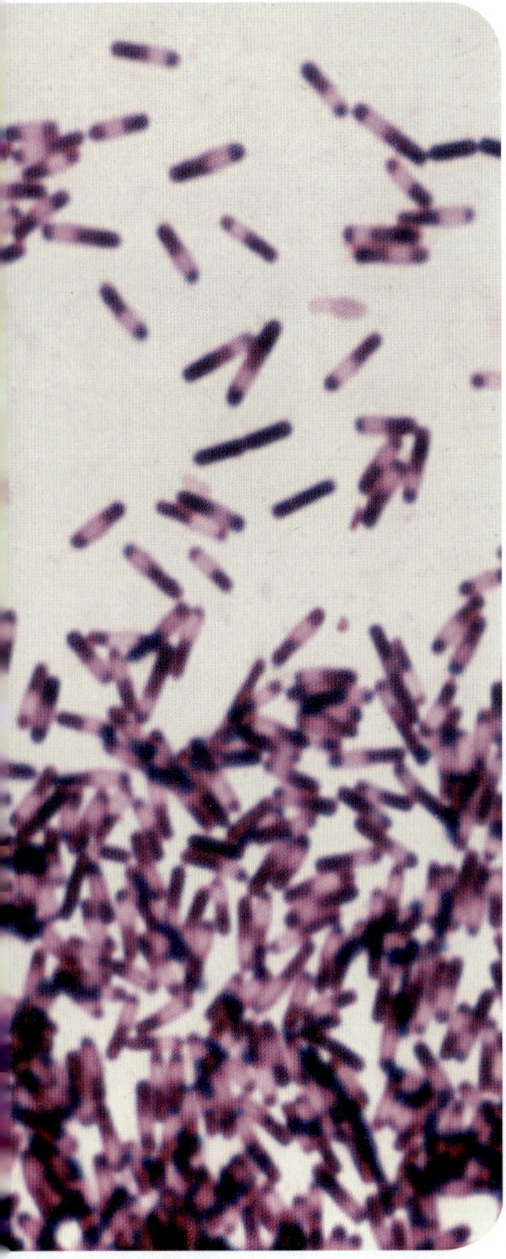

질환 이야기

이질

소화기계 질환은 거의 모든 사람에게 일반적으로 일어나는 익숙한 질환을 포함한다. 일부 질환은 사소한 불쾌한 것들이지만 어떤 질환은 생명을 위협할 수도 있는 심각한 질환이다. 소화기계 질환으로 인한 영향은 무시할 수 없다. 미국 남북전쟁 동안 93,443명이 전투 중에 죽은 반면, 81,360명의 병사들이 이질로 인해 사망했다. 심지어 오늘날까지도 매년 미국에서 18,000여 건의 세균성 이질이 발생하고 있다. 현대적인 의료 진단과 치료에도 불구하고 췌장, 대장, 간의 암은 죽음을 유발하는 질환으로 남아 있고, 세계적으로 이질은 어린이 사망의 주요 원인이다.

해부와 생리

소화기계는 음식물이 통과하는 소화관과 소화과정을 도와주는 부속기관들로 이루어져 있다. 소화관은 입에서 시작해서 인두, 식도, 위, 소장, 대장을 포함한다. 부속기관은 간, 담낭, 췌장(이자)을 포함한다(그림 9-1 ▶).

소화는 음식물을 기계적으로 부수는 입의 저작작용으로 시작된다. 침의 분비는 음식물에 수분을 더해주고 녹말의 소화가 최초로 이루어지도록 효소를 제공한다. 그

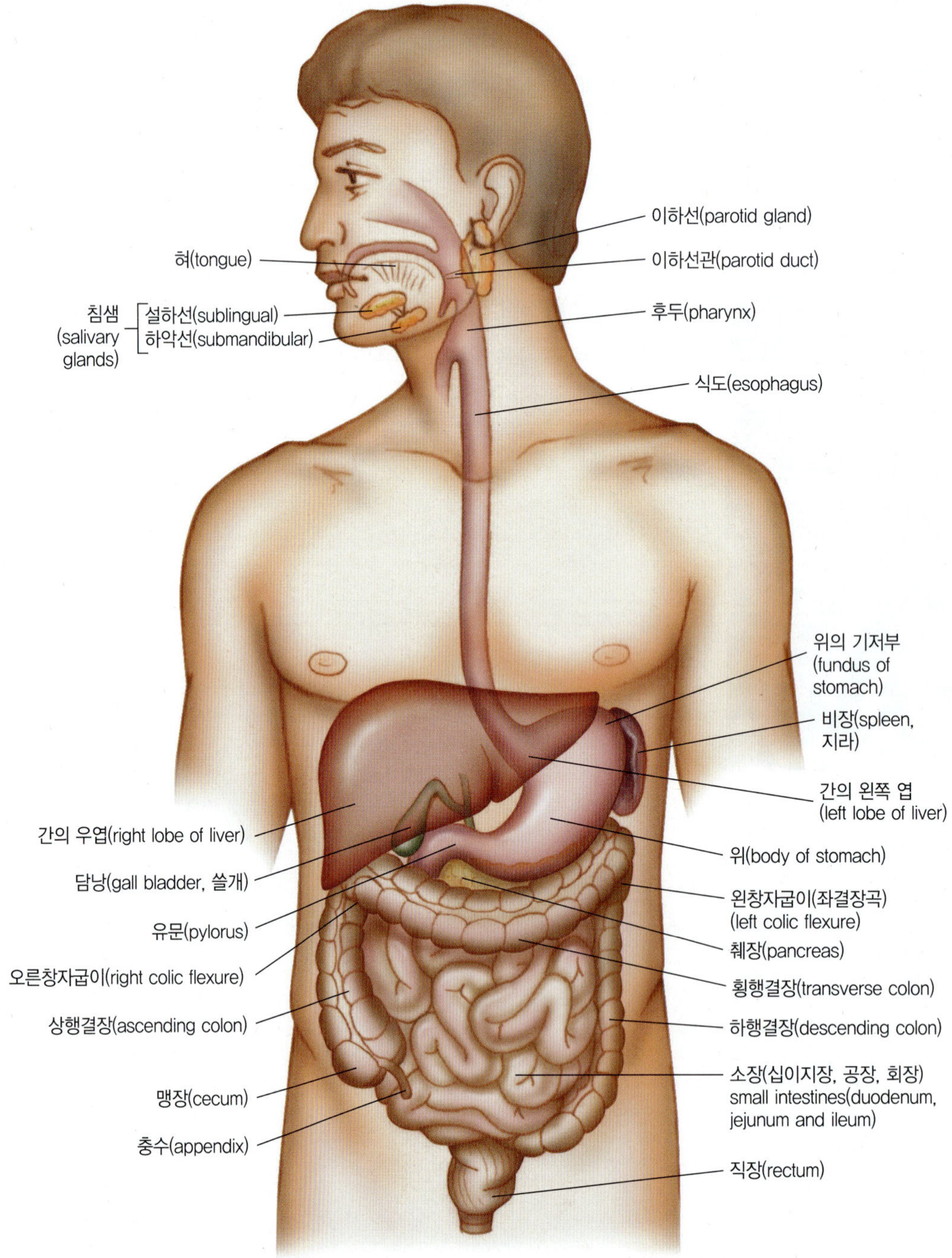

그림 9-1 ▶ 위장관계

런 다음 음식물은 삼켜져서 인두, 혹은 목구멍을 통과해서 식도로 이동한다.

수분이 더해진 음식물은 식도를 통과해서 위로 이동한다. 식도와 위가 만나는 부위에 있는 괄약근은 소화과정이 진행되는 동안 역류가 일어나는 것을 방지한다. 위는 소화액을 분비하는데, 소화액은 생물적 촉매인 효소를 포함하고 있으며 이 효소는 단백질에 작용한다. 또한 소화액에는 이 효소를 활성화시키는 염산이 들어 있다. 만약 위 내벽이 두꺼운 점액층으로 보호되고 있지 않다면 산성을 띠는 위 내용물은 위 내벽에 굉장히 자극적일 것이다. 위 안에서 많은 수분이 더해지고 내용물이 서로 섞이는 작용이 일어난다. 수분이 더해지고, 섞여지고 산성을 띤 음식물을 유미즙(chyme)이라고 한다.

유미즙은 위에서 소장으로 괄약근을 통하여 이동한다. 이 괄약근을 **유문괄약근(pyloric sphincter)**이라고 하며 보통은 닫혀 있지만 신경자극이나 호르몬의 신호를 받으면 이완되어 열린다. 유미즙은 소장 평활근의 율동적인 수축운동에 이루어지며 이러한 운동을 **연동운동(peristalsis)**에 의해 이동된다.

대부분의 소화는 소장의 처음 부분인 **십이지장(duodenum)**에서 이루어진다 소장의 분비물은 췌장에서 췌관을 통해 나온 점액과 소화효소를 포함한다(그림 9-2 ▶). 췌장의 기능은 내분비와 외분비기능을 가지고 있다. 이 내분비 기능은 인슐린과 글루카곤 분비기능과 외분비기능은 단백질, 지방, 탄수화물을 소화를 도와주는 효소 분비 기능을 역할을 한다(그림 9-3 ▶). 또한 알칼리성 용액도 분비해서 위에서 소장으로 이동된 산성물질을 중화시킨다.

담즙(bile)은 간에서 분비되고 담낭에 저장되고 총담관(common bile duct)을 통해 십이지장으로 간다(그림 9-4 ▶). 담즙은 소화효소가 아니라 유화제로서 큰 지방덩어리를 매우 작은 지방 입자로 만들어 소장에서 소화흡수 가능한 단위로 만드는 것을 도와준다.

소화가 완성되면 당류나 아미노산과 같은 영양소는 소장의 모세혈관과 림프관으로 흡수된다. 소장의 안쪽 표면은 소화와 흡수를 위해 가장 넓은 표면적을 갖도록 배열되어 있다. 이 점막표면은 수많은 손가락 같이 생긴 돌기모양의 융모를 포함하며 이 융모는 각각 흡수를 잘 하기 위한 모세혈관과 림프관들을 포함하고 있다(그림 9-5 ▶).

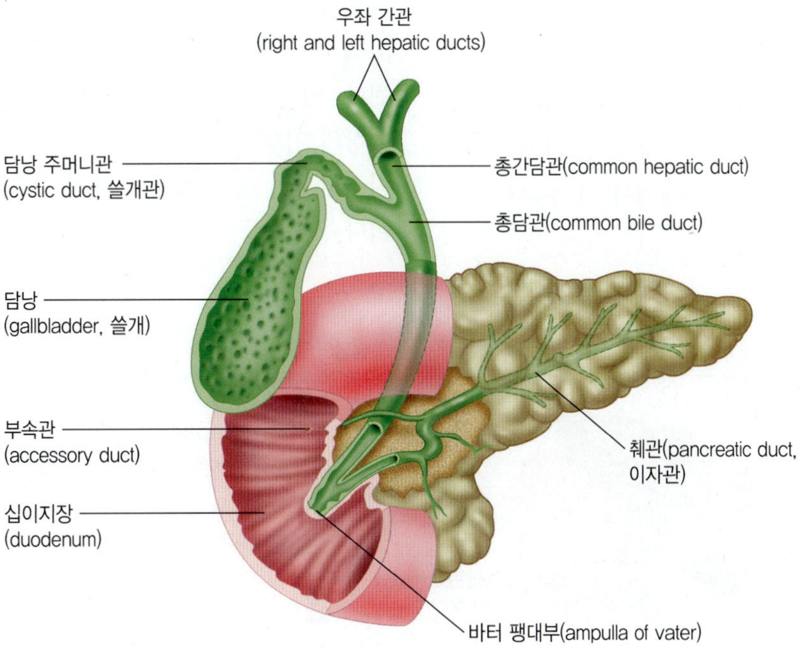

그림 9-2 ▶ 췌장(이자)과 소화계 사이의 관계

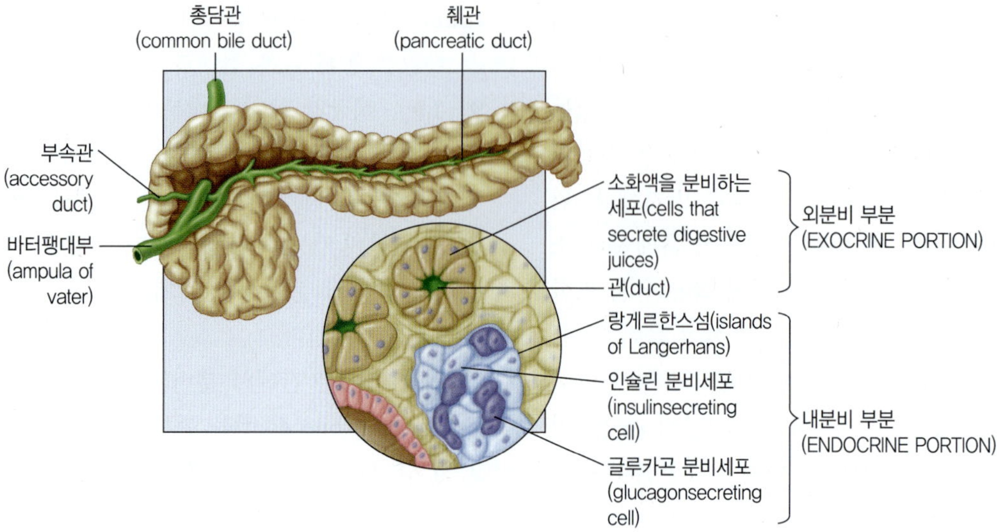

그림 9-3 ▶ 췌장: 내분비선과 외분비선

소화되지 않은 물질은 대장(결장)으로 이동한다. 대장의 첫 부분은 끝이 막힌 관인 맹장으로, 충수라는 손가락 같이 생긴 림프성 조직이 붙어 있다. 대장에서 물과 무기물이 흡수되며, 남은 물질은 대변으로 배출된다.

이 장에서는 입, 식도, 위, 소장과 대장, 췌장, 간, 쓸개의 소화기계 각 부분에서 발생할 수 있는 질환에 대하여 설명되어 있다.

진단검사와 절차

소화계에서 질환과 장애를 진단하기 위해서는 많은 다양한 혈액검사, 배양, 조직검사, 영상기술 및 절차에 의존하게 된다. 이 장에서 각 질환과 장애에서 이 부분을 각각 논의할 것이다.

소화기관의 전염병은 문화와 면역진단 방법으로 확인할 수 있다. 예를 들어, 대변배양은 대변에서 병원체의 식별이 허용된다. 혈액검사를 통해 많은 이상과 감염을 진단할 수 있다. 예를 들어, 간 효소에 대한 혈액검사는 간 이상 및 간 감염을 탐지하는 데 사용된다. 조직검사는 여러 질환을 식별하는 데 사용되는데 예로, 대장암은 생검을 식별할 수 있으며 흡수장애 증후군은 장 안쪽의 생검을 통해 확인할 수 있다. CT 스캔, X-선, 초음파 및 MRI의 영상검사로 여러 소화기계 질환과 장애가 진단된다. 여러 종류의 내시경 검사를 통해 식도, 위, 소장 및 대장의 이상을 시각화할 수 있다. 이러한 영상기술과 내시경검사의 많은 적용에 대하여 장 전체에서 논의될 것이다.

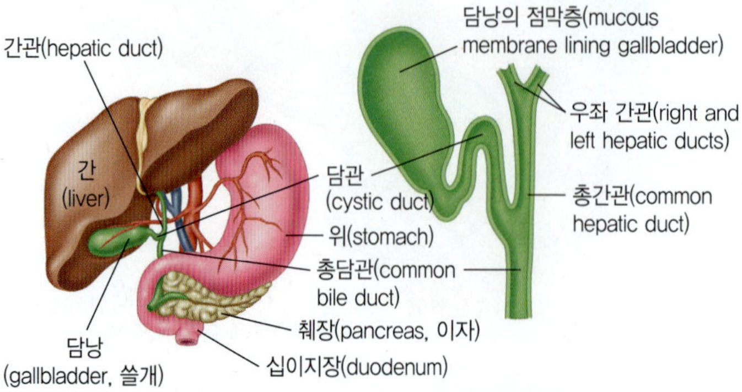

그림 9-4 ▶ 간과 담낭의 담관계

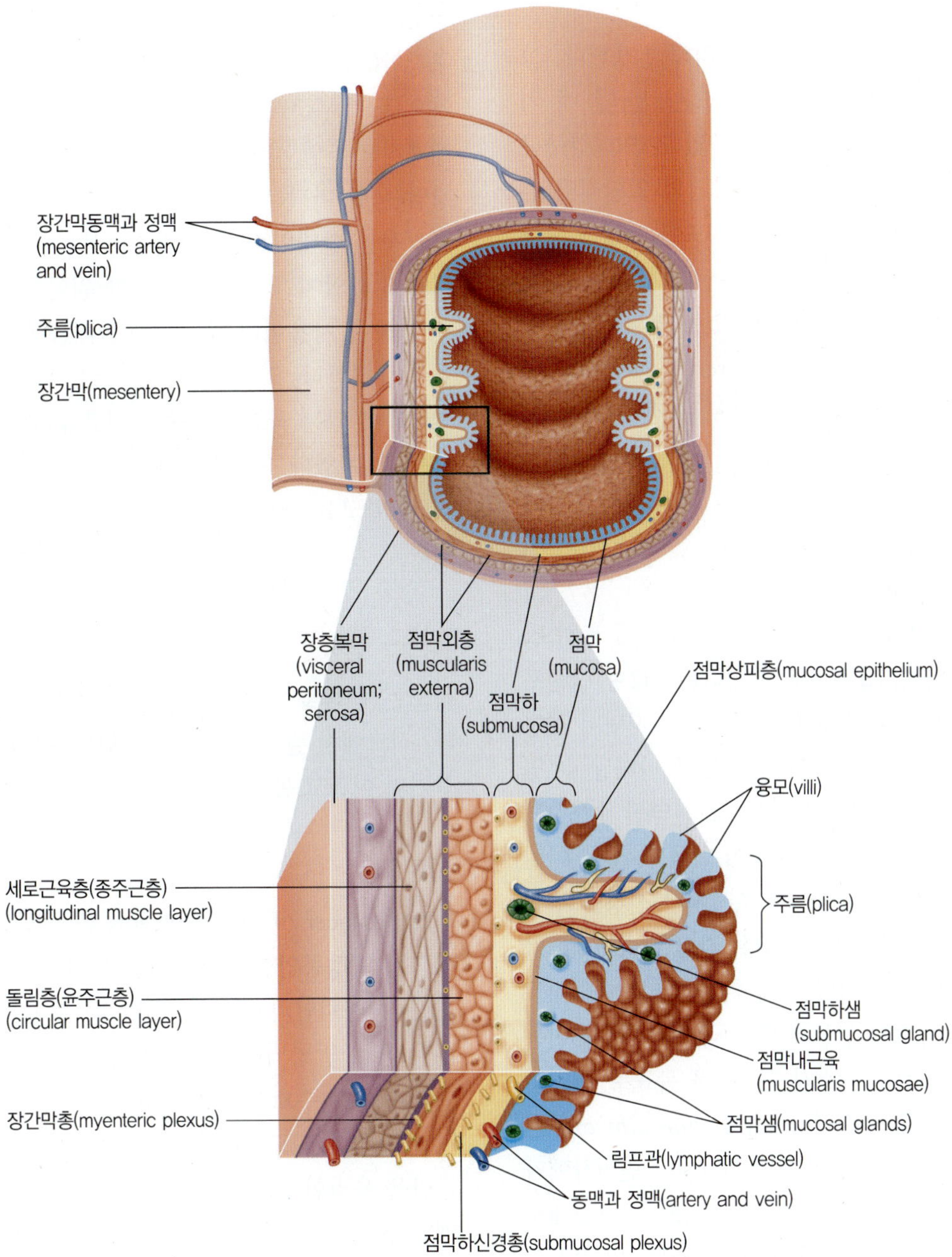

그림 9-5 ▶ 소장의 점막표면

구강 질환

이 장은 모든 구강질환을 다루지 않으며 주요 구강 감염성 질환과 종양에 대하여 초점을 맞추고 있다. 구강에서 발생하는 질환은 맛을 보는 것, 씹는 능력, 음식물을 촉촉하게 하는 것, 삼키는 능력에 악영향을 끼칠 수 있다.

구강 염증과 감염

구강 염증이나 **구내염(stomatitis)**은 구강조직에 널리 퍼진 염증을 말하며 원인에 따라 염증은 반점, 궤양, 발적, 출혈, 괴사로 나타난다. 구내염의 유병률은 알려져 있으나 면역결핍 및 장기간 항생제 사용과 같은 위험요인을 갖고 있는 사람에서 주로 발생한다.

구내염은 일반적으로 바이러스에 의해 발생한다. 그러나 구내염은 세균이나 바이러스 또는 진균류에 의해 발생하거나 전신감염의 징후일 수 있다. 연쇄상구균(streptococci)은 구강 세균에 의한 감염의 일반적인 원인이며 점막층을 붉게 붓도록 만든다. 또한 세균은 구내미란(canker sore)을 유발하는데 붉은 경계선을 가진 작고 둥근 병소가 나타난다. 이 통증이 있는 병소는 일주일 후에 흉터 없이 치료된다. 임질(*Neisseria gonorrhoeae*)은 성접촉에 의해 전염되는 질환으로 구강과 목에 고통스러운 궤양이 생긴다. 매독의 원인균인 트레포네마(*Treponema pallidum*)도 성 접촉으로 감염되며 구강에 딱딱한 융기(chancre)와 궤양(ulceration)을 유발한다. 이러한 세균 감염은 항생제로 치료된다.

단순포진은 바이러스 감염에 의해서 구강에 흔히 발생한다. 구강–생식기 접촉으로 전염되는 제2형 단순포진바이러스는 소포를 유발하며 이 소포는 터지면서 궤양을 형성한다. 이 병소는 구강의 안과 밖에 나타날 수 있다. 제1형 단순포진바이러스는 침으로 전염될 수 있다. 통증 때문에 먹고 마시고 삼키는 것이 힘들게 된다. 이런 징후들은 전형적으로 바이러스가 조직에서 신경절로 이동함에 따라 2주 내에 가라앉게 된다. 감염은 스트레스를 받거나 면역기능이 저하되었을 때 다시 나타난다. 치료는 전신적인 항염증제와 진통제 또는 국소마취제를 이용하여 염증반응과 통증을 감소시키는 것을 목표로 한다.

곰팡이균 한 종류인 칸디다균(*Candida albicans*)은 정상적으로 입 안에 적은 숫자가 존재하지만 면역장애가 있는 사람이나 신생아, 그리고 항생제나 코르티코스테로이드제를 장기간 사용한 사람에게 정상범위를 벗어나 증식할 수 있다. 칸디다증(candidiasis) 또는 아구창(thrush)이라고 하는 이 곰팡이의 이상 증상은 치즈가 응고된 것처럼 보이는데 이 곰팡이가 제거되어도 욱신거리고 손상받은 점막층이 남게 된다. 식도에 칸디다증 발생은 인후통과 음식을 삼키기 어려운 통증이 발생하게 된다. 진균류에 감염되면 항생제와 항바이러스제의 투여는 효과적인 치료법이 아니며, 구강칸디다증은 구강 항진균제로 치료된다.

구강암

구강암(oral cancer)은 구강 조직 내에서 발생하는 악성종양으로, 대부분 편평상피세포 암이다. 입과 목의 암은 전세계적으로 암 사망의 주요 원인 중 11위이다. 대부분 구강암은 입 바닥부분이나 혀 또는 아랫입술에 발생한다. 공격적인 형태의 암은 윗입술에서 발생한다. 원인은 알려지지 않았지만 분명한 주요한 원인은 흡연, 간접흡연 및 알코올 사용이며 알코올과 담배를 함께 사용하면 위험이 증가한다. 입술 및 혀 암치료는 외과적 절제 방법과 입바닥에 있는 국소적인 종양 치료에 방사선치료 방법을 사용할 수 있다. 이 암은 예방할 수 없지만 사람들은 흡연 및 알코올 사용과 같은 알려진 위험요소를 제거할 수 있다.

식도 질환

식도는 음식물이 위로 이동하는 것을 조절하는 통로이다. 식도에서 발생하는 질환은 **연하곤란(dysphagia)**, 즉 삼키기 어렵고 통증이 나타남으로써 명백해진다.

식도암

식도암(cancer of the esophagus)은 식도조직 내에서 발생하는 악성종양이다. 이 질환은 전 세계적으로 암으로 인한 사망 원인의 6위이며 일반적으로 60세 이상의 남성에서 흔히 발병되며 치명적인 질환이다. 구강암처럼 흡연과 음주가 주요 위험요인이다.

식도암은 식도 내부를 좁게 만들어 주요 증상인 연하곤란을 유발한다. 이 폐쇄는 구토를 유발하고 환자는 불쾌한 맛을 느끼거나 구취를 경험할 수 있다. 먹는 것에 곤란을 겪기 때문에 체중감소가 동반된다. 진단은 CT 또는 내시경검사가 필요하다. 종양은 미처 발견되기 전에 근접한 기관으로 전이되고 림프관을 통해 간이나 폐로 전이 되는 경우가 많으며 예후는 나쁘다.

식도정맥류

식도정맥류(esophageal varices)는 식도 안의 정맥 이상확장을 말한다. 식도정맥류의 유병률은 알려져 있지 않지만 주로 알코올을 남용하는 사람과 간경화증을 가지고 있는 사람이다.

간경변과 관련된 조직의 파괴와 흉터는 간을 통하는 혈류를 손상시켜 식도를 포함한 복부 및 다른 곳의 정맥의 압력을 상승시킨다. 정맥압이 증가하면 식도정맥이 팽창하여 결절을 만든다. 식도정맥류에서 가장 심각한 위험은 출혈이며 출혈이 있는 식도정맥류는 응급치료가 필요하다.

진단은 내시경검사, 특히 식도-위-십이지장 내시경검사(EGD)가 필요하다. 이 검사는 식도, 위, 십이지장을 보기 위해 카메라가 있는 튜브 내시경이 삽입된다. 내과적과 외과적 치료는 정맥류의 출혈을 감소시키기 위해서 노력하지만 예후는 출혈 정맥류에서는 나쁘다. 식도 정맥류는 예방할 수 없지만 알코올 섭취 및 흡연과 같은 위험요소는 피할 수 있다.

식도염과 위식도역류병

식도염(esophagitis)은 식도 내부의 염증을 말하며 유병률은 알려지지 않았지만 노년, 비만 및 임신과 같은 위험요인과 관련이 있다.

식도염은 심장질환의 통증과 유사한 흉통(속쓰림)을 유발한다. 이 통증은 음식을 먹거나 마신 후에 일어날 수 있으며 토혈이 나타날 수 있다. 식도염의 가장 흔한 원인은 **역류(reflux)**로 산성을 띠는 위의 내용물이 거꾸로 올라오는 것이다. 이러한 현상을 **위식도역류병(gastroesophageal reflux disease, GERD)**이라고 한다. 이것은 정상적으로는 위의 내용물이 식도로 올라가는 것을 막아주는 **분문괄약근(cardiac sphincter)**의 장애로 발생한다. 다른 원인으로는 식도 열공 탈장과 유문괄약근을 위태롭게 하거나 위산의 생성을 증가시키는 약제에 의한 것이다. 나이에 따라 위식도역류병이 증가하는 것은 유문괄약근의 변화로 된다. 발병 이유가 어쨌든 역류된 위산은 식도내벽에 자극을 주고 자극은 염증반응을 일으킨다.

진단은 병력, 징후, 증상을 기초하여 바륨형광투시검사, 식도 pH 측정 또는 내시경검사로 한다. 위식도역류병의 위험요소는 노인, 비만, 임신한 경우 발생하며, 치료는 저자극성 식이, 제산제와 산을 감소시키는 약물 투여를 포함한다. 고통스러운 통증은 몸의 긴장이 떨어지고 누워 있는 밤에 빈번히 발생한다. 따라서 환자는 잠자기 전 2~3시간 전에는 음식을 먹는 것을 피해야 하며 상체를 상승시키고 자는 것을 권유한다. 술은 염증성의 점막층을 자극하기 때문에 피해야 한다.

열공탈장(틈새탈장)

탈장은 기관의 한 부분이 근육층 또는 신체의 문(body opening)으로 돌출된 것이다. **열공탈장(hiatal hernia)**은 위의 한 부분이 위와 식도가 만나는 부위에서 횡격막을 통과하여 돌출된 것이다. 이와 같은 상태는 횡격막의 선천적 문제인 경우도 있고, 비만과 같이 복부 내 압력과 관련된 것도 있다. 그림 9-6 ▶은 이 상태를 보여주고 있다. 환자는 식사 후에 소화불량과 속쓰림을 경험하며 숨이 차는 것을 느낄 수도 있다. 진단은 기본적으로 흉부 X선 검사와 위내시경 검사이다. 치료의 목적은 증상을 완화하는 데 있다. 가장 효과적인 치료는 콜린성제제 사용으로 본문괄약근을 강화시켜주고 식사 후 역류를 줄여준다. 환자는 매운 음식이나 카페인처럼 자극적인 음식을 피해야 하며 조금씩 자주 먹는 것이 적절한 치료법이다. 만약 환자가 비만이라면 체중감량을 권해야 한다. 수술로 이 구조적 결함을 교정하기 위해서 수술이 필요할 수 있지만 열공탈장은 재발하는 경향이 있다. 이 탈장은 예방할 수 없다.

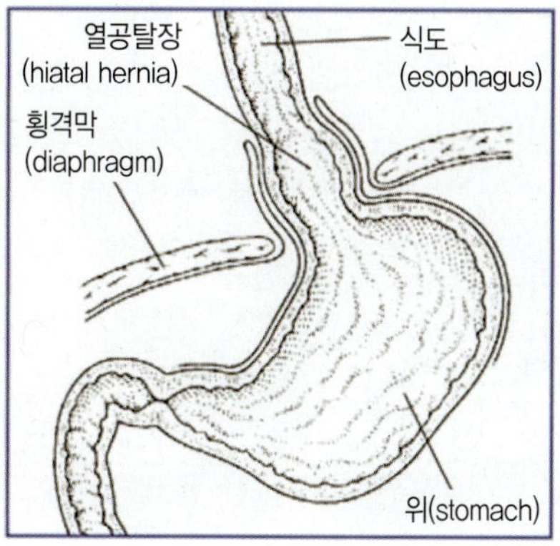

그림 9-6 ▶ 열공탈장(틈새탈장)

위 질환

위는 음식물을 저장하고 음식물이 산과 효소와 잘 섞이도록 하는 역할을 한다. 위 내벽의 악성종양의 변화는 고통스럽고 가끔은 심각한 질환을 유발할 수 있다.

위염

급성 **위염(gastritis)**은 위의 염증과 함께 빈번하게 토혈을 동반한다. 급성 위염은 아스피린, 과도한 커피, 알코올 섭취, 흡연 또는 감염과 같은 자극이 원인이 된다. 급성 알코올중독증은 출혈성 위염의 주원인이며, 만성 알코올중독은 산 분비를 촉진시키고, 점막을 자극한다. 위내시경(gastroscopy)은 생검도 시행할 수 있으며 위내시경에 부착되어 있는 카메라는 위의 내부를 촬영할 수 있어 위염을 진단하는 데 매우 유용하다. 치료에는 알려진 자극제들을 피하고 감염을 치료하고 위 분비를 억제하는 약물을 포함한다. 출혈이 발생하면 수술이 필요할 수 있다.

만성위축위염

만성위축위염(chronic atrophic gastritis)은 위 내벽이 더 이상 내인자와 염산이 분비되지 않는 퇴행성 상태이다. 내인자는 비타민 B_{12}를 흡수하는 데에 필요하고, 염산은 단백질을 소화시키는 데에 필요하다. 만성위축위염의 원인은 위암, 만성 알코올 중독, 아스피린, 자극성 음식, 술과 같은 자극성 물질의 계속적 노출에 의한다. **위축성(atrophic**, 야위는 것)이라는 이름에서 알 수 있듯이 이 질환에는 적절한 치료법이 거의 없다. 예방은 불가능하지만 근본적인 질환이나 원인은 제거해야 한다.

소화성궤양

궤양은 염증의 결과로 괴사성(죽은) 조직이 구멍을 남기는 것으로 우리 신체의 표면 어디에나 생길 수 있는 병소이다. 위와 소장의 궤양은 **소화성궤양(peptic ulcers)**이라 한다. 위의 궤양은 **위궤양(gastric ulcers)**이고, 소장에서 발생한 궤양은 **십이지장궤양(duodenal ulcers)**이다. 소화성궤양의 80%는 십이지장궤양이 차지하며 20~50세 사이에 빈번하게 발생한다. 그림 9-7▶는 소화성궤양이 주로 발생하는 부위를 보여준다.

소화성궤양의 3가지 주요 원인은 **헬리코박터 파이로리(*Helicobacter pylori*)** 감염, 비스테로이드성 소염제 사용, 선천성질환으로 인한 과도한 산 분비가 되는 경우이다. 산 분비는 신경과 호르몬의 지배를 받기 때문에 스트

나란히 함께 보기

위궤양

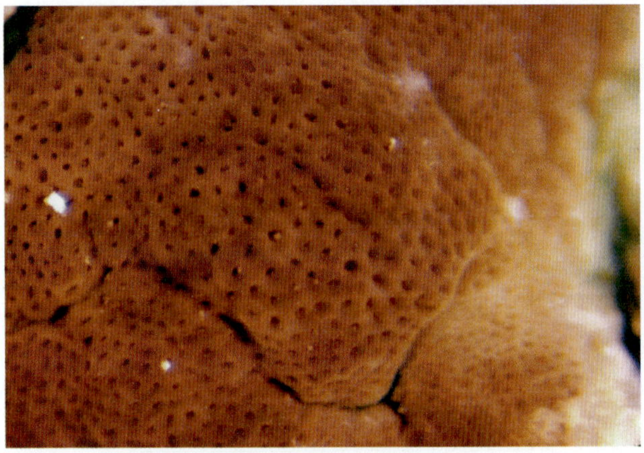

▶ 위샘의 입구에서 볼 수 있는 정상 점막. (© C. Abrahams, M.D./Custom Medical Stock Photo)

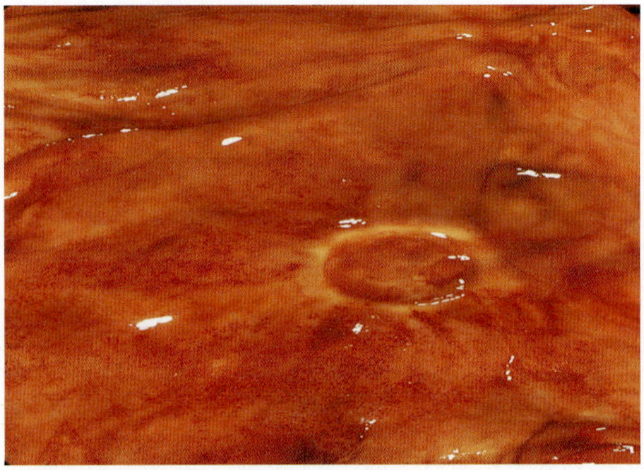

▶ 위 내벽의 표면 위궤양

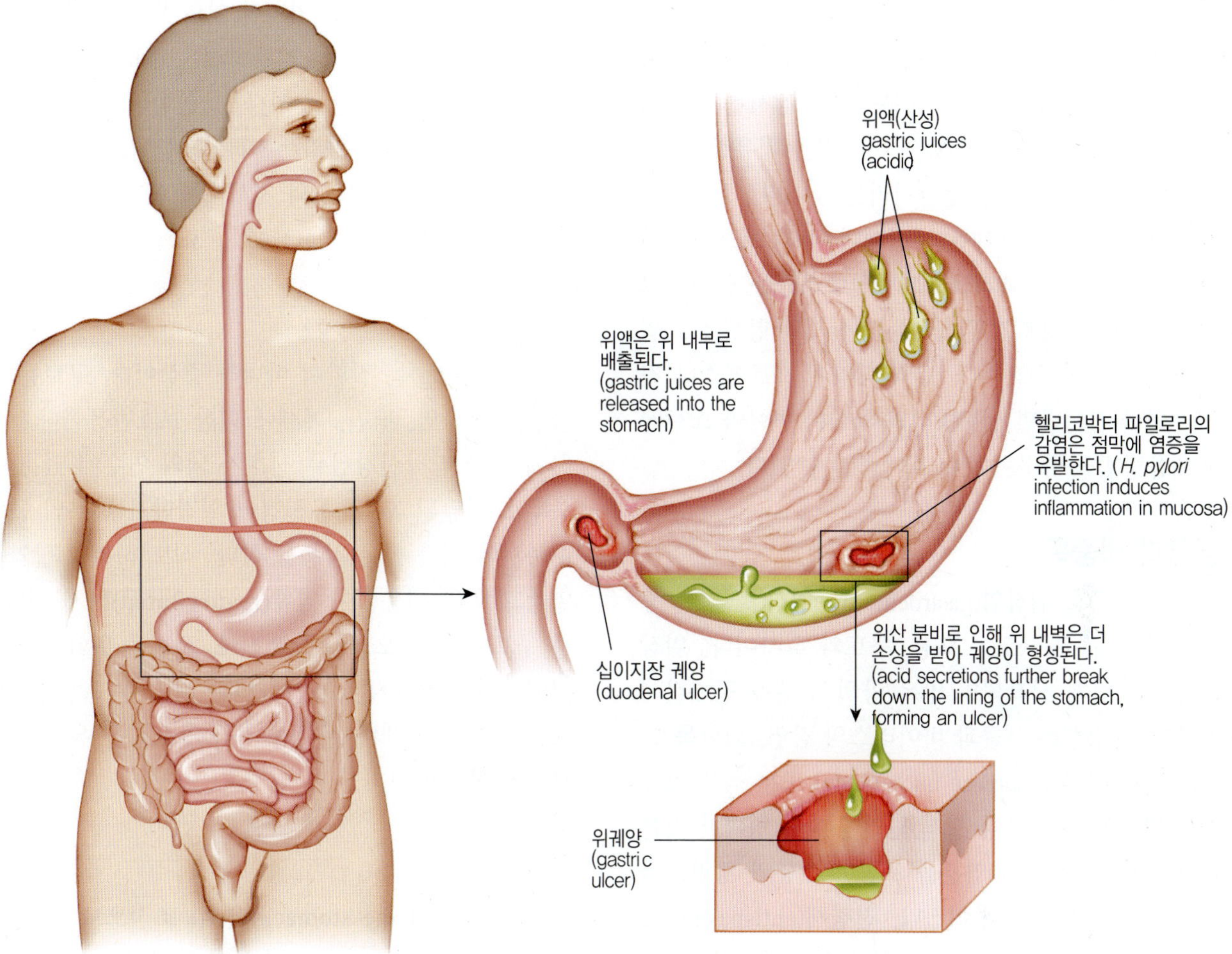

그림 9-7 ▶ 소화성궤양. (Peptic ulcer disease, PUD)

레스를 받는 상황에서는 궤양을 발생시키거나 악화시킬 수 있다. 위 내의 모든 내용물은 궤양 형성에 기여할 수 있다. 부분적으로 소화성궤양은 위에 의해서 분비된 단백질 소화효소인 펩신으로 인해 유발된다. 위산, 담즙을 포함한 장액은 위 점막을 자극한다. 위 점막은 자극을 받아 염증반응을 일으켜 괴사되고 구멍을 남긴다.

속쓰림과 소화불량은 궤양의 흔한 첫 번째 징후이다. 궤양에 의한 통증은 병변의 염산에 의한 노출로부터 생긴다. 연동운동의 근 수축은 통증을 더 강화시킬 수 있다. 위궤양의 증상은 오심, 구토, 복부통증과 때때로 다량의 위장관 출혈이 있다

위궤양의 잠재적인 후유증은 출혈이며, 심각한 출혈은 쇼크를 일으키기도 한다. 만약 궤양 밑에 큰 동맥이 지나가고 병증이 더 깊게 침식된다면 궤양에 의한 출혈은 각혈이나 **토혈(hematemesis)**로서 나타나거나 대변에 검붉은 혈액이 나오게 된다. 이 경우를 **흑색변(melena)**이라고 부른다. 궤양의 합병증 중 심각한 것은 **천공(perforation)**이다. 천공은 장이나 위의 벽에 구멍이 뚫린 것인데, 천공이 일어나면 급작스럽고 심한 복통이 생긴다. 천공으로 소화 중인 물질이 복강으로 들어가게 되고 이 물질들은 많은 세균을 함유하고 있기 때문에 복강의 내벽에 염증반응을 일으키는 **복막염(peritonitis)**을 유발시킨다. 그러므로 천공 발생 시 즉시 수술방법으로 치료해야 한다. 또한 궤양이나 반흔조직으로 인해 폐쇄가 일어날 수 있다. 폐쇄는 주로 위장관 부분에서 가깝고 좁은 유문괄약근 부분에서 주로 일어난다. 궤양으로 인한 통증은 괄약근의 경련을 유발시키고 폐쇄의 결과로 발생할 수 있다.

진단방법은 헬리코박터 파일로리(*Helicobacter pylori*)검사, 내시경검사, X-선, 대변 잠혈검사, 혈액검사에서 백혈구 수치 상승, 위 내용물 분석검사를 기초로 한다. 소화성궤양 질환의 치료의 주목적은 치유증진, 합병증 재발 예방과 통증을 경감시키는 것이다. 소화성궤양에는 위산 분비 억제제는 제산제나 점막 보호제보다 효과적이다. 그러나 헬리코박터파일로리균을 근절하고 궤양의 재발률을 낮추기 위해서는 제산제와 항생제 요법을 병행하는 것이 필요하다. 만약 궤양이 스트레스나 긴장으로 인한 것이라면 생활방식의 확실한 변화와 스트레스에 대응방법을 바꾸는 것이 효과적일 수 있다.

위장염과 식중독

위와 장의 염증을 위장염(gastroenteritis)이라고 한다. 증상은 식욕감퇴(anorexia), 오심, 구토와 설사이다. 위장염은 급작스럽게 시작되며 많은 양의 수분과 전해질이 손실된다. 위장염은 세균과 바이러스의 감염, 화학독소, 유당분해효소결핍증(lactose intolerance) 또는 식품 알레르기가 원인일 수 있으나 실제 원인이 항상 명확한 것은 아니다. 치료는 소실된 염분을 포함한 수분과 영양소를 보충해 주는 것으로 이루어진다. 진경제(antispasmodic medications)는 구토와 설사를 조절할 수 있다.

사람이나 동물의 대변에 오염된 음식물에는 위장염이나 식중독을 유발하는 미생물이 있다. 대장균(*Escherichia coli*)은 사람이나 동물의 장 속에 정상적으로 존재한다. 어떤 종은 여행자 설사(traveler's diarrhea)와 같은 질환을 유발하거나 독성으로 신장의 기능을 멈추게 하는 용혈성 요독 증후군(hemolytic uremic syndrome)과 같이 더 심각한 질환을 유발하기도 한다. 감염을 예방하기 위해서는 고기는 완전히 익혀 먹고 주방은 청결한 위생 상태를 유지해야 한다.

식중독(food poisoning)은 흔히 살모넬라(*Salmonella*)균에 의해 발생한다. 이 세균은 장 점막층에 침입하여 급작스럽고 매우 심한 복통, 오심, 구토가 나타나며 오염된 음식을 먹은 후 약 6시간에서 48시간 후에 시작되어 약 2주간 지속되는 혈액이 섞인 설사와 열을 유발하기도 한다. 분변배양을 통해 이 균을 확인할 수 있다. 살모넬라균으로 인한 식중독(살모넬라증)은 오염된 계란이나 가금류에 의해 발병할 수 있지만 거의 모든 음식에는 살모넬라균이 있을 수 있다. 치료방법은 주로 수분, 전해질, 영양소를 보충해 주는 것이다. 노인이나 어린아이 또는 면역기능이 저하된 환자는 더 심각한 감염으로 발전할 위험이 있으므로 항생제와 지사제를 단기간 투여하는 치료가 필요하다.

구토

구토(vomiting)는 질환이 아니라 증상이다. 구토는 자극물질이나 감염, 팽만, 폐쇄에 대한 보호반응이다. 이 자극에 의한 감각신경섬유 신호가 뇌의 연수에 있는 구토중추로 전달된 후, 운동신경이 횡격막과 복부의 근육을 수축시켜 위를 짜는 작용을 한다. 식도 하부의 괄약근이 열리고 위의 내용물이 **역류(regurgitated)**하게 된다. 종종 구토에 앞서 오심이 느껴진다. 오심은 위나 내장에서 기인하지 않은 다른 요소에 의한 것일 수도 있다. 멀미 또는 불쾌한 냄새나 시각적 자극도 오심을 유발하고 구토가 일어나게 한다.

위암

위암(cancer of the stomach)은 위 조직으로 기인된 악성종양을 말한다. 지난 30년 동안 미국에서 위암 발병률이 급격히 떨어졌다. 이제는 이 질환은 전체 암 중 1% 미만을 차지한다. 위암은 남성에서 암 사망의 9번째 주요 원인이며 여성보다 40세 이상의 남성에서 더 발병된다. *H. pylori* 감염은 위점막세포를 손상시키는 영향으로 위암을 증가시키는 것으로 나타났다. 안쪽으로 툭 튀어나와 있는 큰 덩어리 형태이거나, 위벽으로 침투하여 위벽을 두껍게 만든다. 종양이 커지면서 위의 내강은 좁아지다가 막힘이 일어난다. 이 막힘으로 인해 위의 나머지 부분은 극도로 팽창되고 압력으로 인해 신경말단이 자극받아 통증이 유발된다. 감염은 빈번히 암과 동반되어 추가 통증을 유발한다. 통증은 암 초기에는 유발되지 않으므로 위암이 발견되었을 시에는 많이 진전된 경우가 많다. 혈관이나 림프관을 통해 전이되어 간이나 주변 기관으로 퍼지기도 한다. 초기 징후는 명확하지 않은데 식욕을 잃고 속이 쓰리며 일반적으로 위의 불편감을 느끼며 토혈과 혈변이 보일 수도 있다. 위암에는 악성빈혈(pernicious

건강증진

섬유질의 장점

대부분의 미국인은 식이섬유를 충분히 섭취하지 않고 있다. 수용성 섬유는 부분적으로 소화되어 장으로 들어가 얼마 정도의 콜레스테롤을 결합하여 장에서 그 일부를 제거한다. 불용성 섬유는 소화될 수 없고 장에 남아 있어 장속의 폐기물(지꺼기)을 밖으로 옮길 수 있도록 부피를 크게 만드는 데 도움이 된다. 수용성 섬유는 귀리, 오트밀, 귀리, 귀리겨, 견과류, 과일, 마른 콩 및 완두콩에서 발견된다. 불용성 섬유는 보리, 현미, 거친 빵류, 통 곡물 시리얼, 야채 및 과일과 같은 통밀 빵 및 곡물에 들어 있다. 하루에 2,000칼로리가 필요한 사람은 하루에 약 28그램의 섬유질을 섭취해야 한다. 고섬유질 식이는 결장직장암, 당뇨병, 비만 및 심장질환의 위험을 감소시킨다.

anemia)이 동반되는데 이는 위의 점막에서 내인자를 분비하지 못하기 때문이다. 위암의 병태학적 원인은 밝혀지지 않았지만 최근의 연구 결과에 의하면 소금에 절인 음식, 짠 음식을 많이 먹거나 또는 신선한 채소와 과일이 부족한 식이가 위암과 연관이 있는 것으로 밝혀졌다.

진단검사는 위내시경검사와 위산분석검사는 위에 내시경을 통하여 **무위산증(achlorhydria)**이나 염산의 부재를 분석한다. 위암의 내시경적 생검은 위암 진단과정에 필수적이다. 치료는 수술 및 화학요법으로 한다. 이 질환에 대한 좋은 예후는 조기발견 및 치료에 달려 있다. 예방할 수는 없지만 위암의 위험요소는 피할 수 있다.

장 질환

소장은 소화관에서 일어나는 소화와 흡수의 대부분이 일어나는 장소인 반면, 대장은 남은 수분을 흡수하고 저장하며 대변을 형성한다. 이 부위의 질환은 설사, 변비, 대변의 특징 변화 또는 영양불량으로 인한 이차질환으로 나타난다.

충수염

충수염(appendicitis)은 급성이고 통증이 심한 충수의 염증발생을 말한다. 충수염은 어느 연령대에서 발병할 수 있으나 사춘기에서부터 25세 이하의 남성에서 더 흔하다. 충수는 벌레처럼 생긴 모양과 맹장 끝에 달려 있는 위치로 인해 분변물질이 갇히기 쉬워서 세균 특히 대장균이 들어 있다. 그림 9-8 ▶은 잠재적 감염 부위를 보여준다. 분변물질로 인한 막힘과 감염은 충수를 붓고, 빨갛게 만들고 염증성 삼출물이 충수를 둘러싸게 만든다. 충수가 붓게 되면 충수에 순환이 잘 일어나지 않게 되므로 **괴저(gangrene)**가 일어난다. 그러면 충수는 녹색 빛과 검은 빛을 띠게 된다. 충수의 벽은 얇아지고 터질 수 있고, 터지면 복막강으로 분변 물질이 흘러 들어가 이로 인하여 **복막염(peritonitis)**이 유발된다. 항생제요법이 발견되기 전에 복막염은 상당히 치명적이었다.

충수염의 진단은 신체검진이 중요하며 충수염으로 인한 통증은 항상 전형적이지는 않지만 대부분 복부의 중앙 부분에서 시작되어 우하복부로 이동한다. 환자는 걷거나 구부린 채 오른쪽 다리를 복부까지 끌어당길 경우 통증이 완화될 수 있다. 다른 진단적 징후와 증상은 구토와 오심, 37℃~39℃ 사이의 체온 상승과 백혈구 수치 증가이다. 치료되지 않는 충수염은 치명적이며 수술은 충수가 파열되기 전에 해야만 한다.

흡수장애증후군

소장에서 지방이나 다른 물질을 흡수할 수 없는 경우를 **흡수장애증후군(malabsorption syndrome)**이라고 말한다. 흡수장애증후군은 다른 여러 유형의 질환에 동반되어 나타나는 증후군이며 때문에 유병률은 알려지지 않았다. 예를 들면, 췌장에 질환이 생기거나 췌관이 막힌 경우 소장으로 **리파아제(lipase)**가 갈 수 없다. 리파아제가 없으면 지방이 소화되지 않기 때문에 지방이 흡수될 수 없다. 간에 질환이 있거나 담관이 막혀서 담즙분비가 제대로 이루어지지 않는 경우에도 지방의 소화가 제대로 이루어지지 않아 이차적으로 흡수장애증후군이 발생한다.

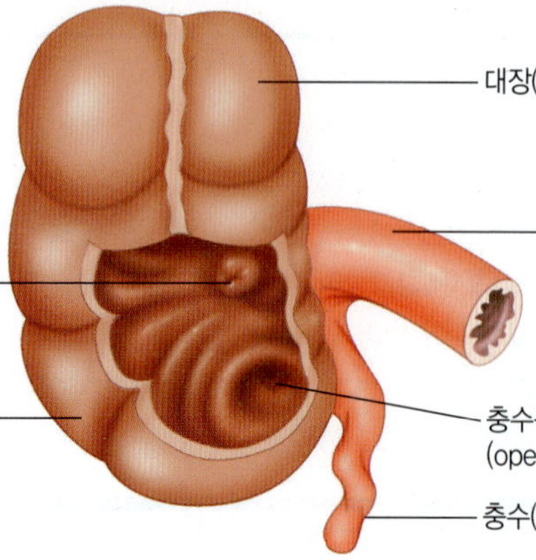

그림 9-8 ▶ 소장의 빈 공간으로 맹장에 붙어 있는 충수

증상과 징후는 영양불량 시에 나타나는 것과 같이 기운이 없고 체중이 감소된다. 소장에서 지방이 흡수되지 않기 때문에 지방이 대변으로 배출되어 대변의 모양이 없고 기름기가 많으며 색이 연하고 냄새가 많이 나게 된다. 대변의 지방성분은 대변을 물에 뜨게 만든다.

흡수장애증후군은 손상된 점막세포로 인한 것일 수도 있지만 다른 질환에 의해 이차적으로 발생한 것일 수도 있다.

흡수장애증후군의 합병증 중의 하나는 출혈경향이다. 혈액응고 과정에 중요한 지용성 비타민 K가 흡수될 수 없기 때문이다. 흡수장애증후군의 치료는 그 원인에 따라 다르고 식이조절이 중요하며 지용성 비타민 A, D, E, K의 보충제를 투여한다

예방 플러스!

세균, 냉장고와 식중독

냉장 및 냉동고는 세균을 죽이지 못한다. 낮은 온도는 세균의 성장을 방해하지만 온도가 따뜻해지면 다시 자랄 수 있다. 세균은 아주 빠르게 증식하며 최적의 환경에서 매 30분마다 두 배로 증식할 수 있다. 냉장고에서 꺼내자마자 바로 먹은 오염된 감자샐러드는 안전할 수 있지만, 나들이 갈 때 가져가거나, 상온에서 몇 시간 꺼내 둔 후에는 심각한 감염의 원인이 될 수 있다. 즉, 야외로 나갈 때는 샐러드는 냉장에 보관 유지하는 것이 좋다!

비판적 사고

1. 왜 차가운 온도는 세균을 죽이지 못합니까?
2. 따뜻한 온도에서 세균이 빠르게 자랄 수 있다면, 왜 요리를 할 경우 세균은 죽습니까?

셀리악병

셀리악병(celiac disease)은 영양흡수의 열악함에 의하여 생긴다. 이 질환은 약 2백만 명 미국인, 133명 중 1명에게 영향을 미치고 있다. 셀리악병은 유전적, 면역기능 장애와 관련이 있으며 남성보다 여성이 2배 더 발병한다. 또한 유럽 혈통의 백인에서 더 흔하게 발생한다. 이 질환은 밀의 단백질 성분인 글루텐에 대한 내성이 원인이다.

징후와 증상은 재발하는 설사, 가스, 복부 경련, 그리고 적은 칼로리 섭취와 비타민 흡수의 문제로 전신적으로 영양불량 상태를 보여준다. 일반적으로 밀 제품을 처음 먹는 1세 때 주로 발병한다. 이 병은 소장의 생검에서 소장 융모가 편평해지고 위축되어 있는 것을 발견할 수 있으며 증상과 징후를 토대로 진단한다. 치료는 식사에서 글루텐 제거하고, 체액보충과 비타민 보조제 보충을 해준다. 이 질환은 예방할 수 없다

게실염(곁주머니염)

게실(diverticula, 곁주머니)은 장의 점막층 밑에 있는 근육층을 누르면서 생성된 작은 주머니이다. 이 상태를 **게실증**(diverticulosis, 곁주머니염)이라 하며, 그 자체는 위험하지 않다. **게실염(diverticulitis)**은 게실에 발생하는 염증이다. 게실염은 주머니가 배설물과 세균으로 가

득차게 되면 영향을 받아 발생한다. 이 질환은 섬유질 소비가 가장 적은 서부 선진국에서 가장 흔한 질환이다. 노인의 약 50 %가 게실증을 앓고 있다. 환자는 약하게 쥐어짜는 듯한 통증을 느끼며 주로 복부의 좌측에서 통증을 느끼게 된다. 염증이 번져감에 따라 장의 내부가 좁아지게 되어 폐쇄가 발생할 수 있으며 농이 생성되는 경우가 많다. 진단은 CT 검사와 내시경을 통하여 할 수 있으며 치료는 항생제 투여, 식이조절을 함께해야 더 효과적이다. 그림 9-9 ▶는 게실염의 한 예를 보여주고 있다.

국소장염(크론병)

국소장염(regional enteritis, Crohn's disease)은 상부결장과 회장의 끝 부분에서 때때로 발병하는 염증성 질환이다. 크론병 유병률은 20~40세 성인에게서 흔히 발생하고 유대인에서는 2~3배 높다. 크론병의 위험요인은 알 수 없지만, 가족력 또는 면역장애질환과 연관이 있다. 가능한 원인으로는 알러지, 면역력 장애, 스트레스를 포함하지만 정확한 원인은 알 수 없다.

증상과 징후는 염증과 관련이 있다. 염증이 진행되면 장벽은 두껍고 딱딱해짐에 따라 장 내부는 좁아지고 만성적 폐쇄로 발전하게 된다. 국소적 장염은 충수염과 비슷하며 우하복부에서 발생하며 부드러운 덩어리를 느낄 수 있다. 설사, 변비, **흑색변(melena)**이 흔히 나타난다. 심한 설사로 인해 많은 양의 수분과 염분이 소실되기 때문에 전해질 불균형이 나타날 수 있다. **식욕부진(anorexia)**, 오심, 구토로 인해 체중이 감소된다. 악화기와 완화기가 있고 재발하는 것이 일반적이다. 또한 악화기에는 류마티스관절염과 같은 명백한 염증성으로 나타날 수 있다. 심각한 경우에는 출혈이나 천공을 동반할 수 있다.

크론병은 CT와 내시경에 의해서 진단될 수 있다. 그리고 백혈구 증가, 칼륨, 칼슘, 마그네슘 감소와 조직검사로 확진할 수 있다. 크론병의 일반적인 치료는 항염증제와 면역억제제를 사용한다. 수술은 장 폐색이나 천공, 대량 출혈이 없으면 필요하지 않지만 대장이 심각한 손상을 입었다면 회장루 수술이 필요하다. 크론병은 예방할 수 없지만 발병을 통제할 수 있다.

만성 궤양성대장염

만성 궤양성대장염(chronic ulcerative colitis)은 만성 궤양성대장염은 대장의 심각한 염증질환으로 결장과 직장에 광범위하게 궤양이 발생하는 특징이 있다. 궤양성대장염의 발병은 확실히 알 수 없지만 약 10만 명당 100명 정도 발생한다. 궤양성대장염은 젊은 성인, 특히 여성에서 발생하며 일반적으로 15~20세 사이에 시작된다. 정확한 원인이 밝혀지지 않았지만 궤양성대장염은 자가면역 및 대장균 감염, 스트레스, 특정 음식에 관한 과민성과 관련성이 있을 수 있다.

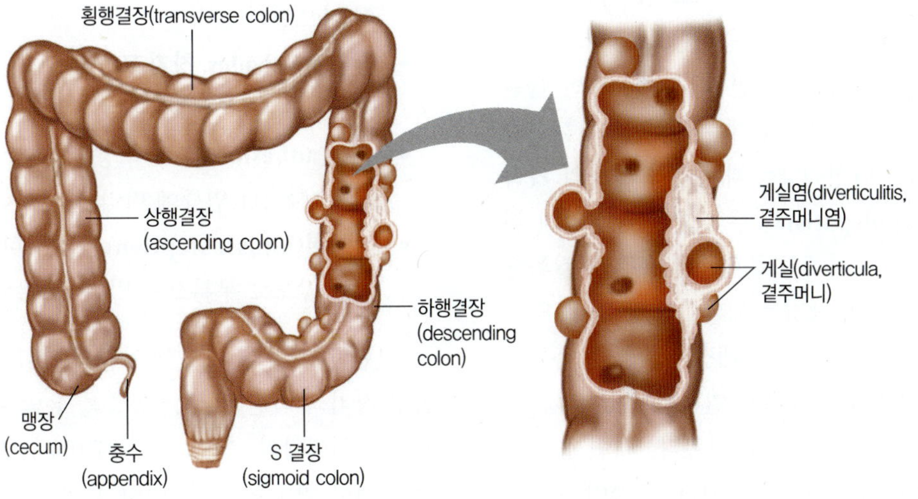

그림 9-9 ▶ 게실염(곁주머니염)

전형적인 증상은 농과 혈액이 섞인 설사를 포함한 점액성 대변과 하복부에 쥐어짜는 듯한 통증이 있다. 만성궤양성 대장염에 악화기와 완화기를 갖는 것이 일반적이다. 만성궤양성 대장염은 빈혈을 동반하는 경우가 많은데 직장으로 만성적으로 혈액이 소실되기 때문이다. 오래 지속된 궤양성 대장염은 대장암의 관련이 있다.

만성궤양성 대장염 진단은 생략 대장 내시경검사와 CT를 기반으로 한다. 이 검사를 통하여 결장에서 정상적인 주머니 모양이 적고 곧게 직선으로 뻗은 파이프 대 모양으로 보이는 것을 확인할 수 있다.

치료는 증상을 감소시키고 영양을 공급하며 혈액소실을 멈추게 하고 합병증을 예방하는 데 있다. 증상은 스트레스를 줄이고 질환을 악화시키는 음식을 피함으로 완화시킬 수 있다. 하이드로코티손, 프레디솔론과 같은 아드레날린성 코르티코이드 약물은 자가면역을 조절하기 위해 쓰인다. 만약 이러한 치료가 효과가 없다면 대장창냄술과 같은 수술요법이 필요로 한다. **대장창냄술(colostomy**, 잘룩창자창냄술)은 복벽에 대장의 일부를 연결하여 인공적으로 개구부를 만들어 주는 방법으로 분변이 이곳으로 배출되어 결장루 주머니에 모아진다. 대장창냄술은 대장 수술의 원인에 따라 영구적일 수도 있고 일시적일 수도 있다. 이 질환은 예방할 수는 없지만 증상을 관리할 수 있다.

결장암과 직장암

결장암과 직장암은 미국에서 4번째 주요 암 사망원인이며 성별간의 발병의 차이는 없다. 증상은 종양의 위치에 따라 다양하게 나타나며 설사나 변비와 같이 배변 습관에 변화가 생긴다. 종양이 성장함에 따라 복부에 불편감과 압력이 느껴진다. 만성궤양성 대장염과 대장의 **가족성 폴립증(familial polyposis)**의 두 질환은 대장암의 위험을 높이는 원인이다. 가족성 폴립증은 유전성 질환으로 장관에 수많은 용종이 생기는 질환이다. 용종은 악성으로 변하지 않으면 징후가 없다. 대장암은 붉은 육류섭취를 많이 하고 섬유소 섭취 부족과 연관성이 있다.

증상은 악성 부위에 따라 매우 다르다. 대변 습관의 변화, 설사 또는 변비의 증상이 나타난다. 종양이 자라면서 복부 불편감과 압박감이 나타날 수있으며 대변에 종종 혈액이 나타나고 악성종양으로 지속적인 혈액 손실은 빈혈의 원인이 된다. 덩어리는 결장의 내강을 부분적 또는 완전히 폐쇄시킬 수 있다. 종양이 하부 조직을 침범함에 따라 암 세포는 림프관과 혈관을 통해 전이된다.

결장직장암은 직장수지검사 CT로 진단된다. 결장직장암은 느리게 성장하고 국소화되는 경향이 있으므로 조기 진단 시 치료가 가능하다. 모든 암과 마찬가지로 조기 발견 및 치료는 암이 확산되는 것을 예방하기 위해 필수적이다. 대장의 대부분의 악성종양은 직장 또는 S자 결장에서 나타나며, 이는 다른 소화기계 부위의 악성종양보다 발견하기 쉽고 제거하기도 쉽다. 화학요법은 종양이 전이 되었을 때나 수술로 불가능하여 남겨져 있을 때 유용한 치료방법이다. 만약 대장이 부분절제 수술을 시행한다면 결장루가 필요하다.

장폐쇄

장폐쇄(intestinal obstruction)는 장관의 어느 부위에서 발생할 수 있으며 소화기계 내부의 내용물이 앞으로 나아가는 것을 방해한다. **폐쇄(obstruction)**은 어떤 물질에 의해 막힌 **기관적(organic)**인 것과 **연동운동(paralytic)**의 저하로 인해 장 내용물이 앞으로 나아갈 추진력을 잃은 **기능적(functional) 마비(paralytic)**로 분류된다.

- 종양: 물리적으로 장을 막음
- 열공탈장과 서혜부 탈장: 장벽 근육을 통해 장이 튀어 나오면서 눌림
- **장염전(volvulus, 창자꼬임)**: 장 자체가 비틀림(그림 9-10 ▶)
- **유착(adhesions)**: 섬유성 흉터에 의한 두 표면 연결; 수술이나 염증에 따라 발생
- **장중첩(intussusception)**: 장의 한 부분이 망원경처럼 앞으로 부분으로 밀려 겹치는 것

그림 9-11 ▶이 다양한 기관의 막힘을 보여주고 있다. 급성 장기의 막힘은 심한 통증을 유발하고 복부 팽만감, 구토가 일어난다. 가스, 즉 방귀(flatus)도 지나가지 못하는 완전한 변비도 있다. 가끔 흡입관으로 막힘을 치료할

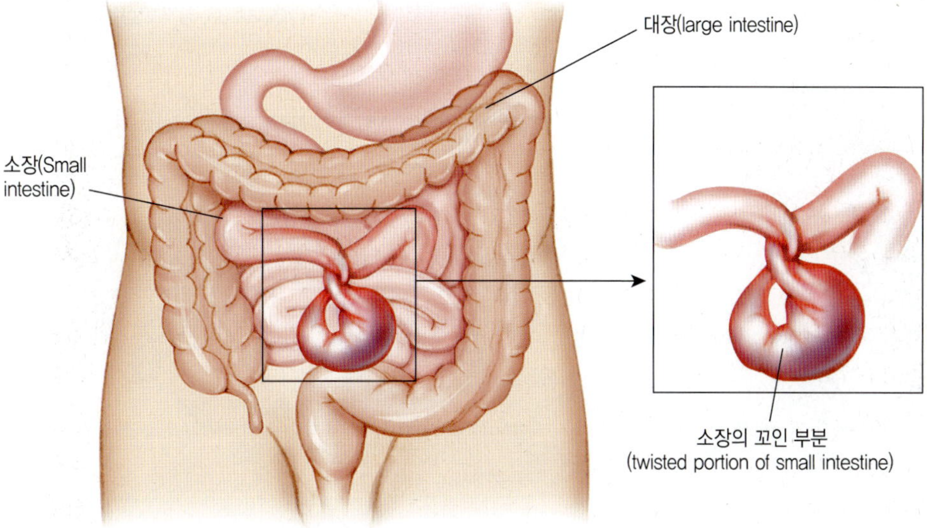

그림 9-10 ▶ 장염전(volvulus, 창자꼬임)

수도 있지만 대부분 수술이 필요하다. 만약 막힘이 장이 복벽을 통과해서 튀어나온 감돈탈장(strangulated hernia)이라면 꼬인 부분에 혈류가 차단되어 괴저가 될 수 있기 때문에 수술이 필요하다.

마비성 막힘은 복막염으로 인해 발생할 수 있다. 만약 소장의 고리가 감염으로 인한 고름으로 둘러싸이면 장벽의 평활근이 수축할 수 없다. 괄약근은 경련으로 들어가고 심한 통증의 결과 열리지 못하여 경련을 일으킨다. 이러한 막힘은 예방할 수 없다.

치질

치질(hemorrhoids)은 항문 근처 직장 안의 정맥류이다. 치질은 내부 또는 외부 일 수 있다. 의사는 내치질을 직장경(proctoscope)의 끝에 불빛을 통하여 관찰할 수 있다. 외치질은 휴대용 거울로 볼 수 있다. 치질의 원인은 유전, 나쁜 식이습관, 섬유질 부족, 완하제 과다 사용 및 운동 부족이 포함된다. 배변으로 긴장하면 출혈을 일으키거나 치질이 탈출하거나 항문 개구부를 통해 나올 수 있다. 치질은 임신 중에 확장 된 자궁의 압력으로 인해 자주 발생한다. 치료에는 섬유질과 물 섭취를 증가시키고 악화 및 후속의 염증을 감소시키 위한 대변 완화제 투여를 포함한다. 약물 종류는 좌약과 항문직장 크림을 사용함으써 통증을 완화시키고 염증을 줄인다.

경직성 결장(과민대장증후군)

과민대장증후군(irritable bowel syndrome) 또는 **경련성 대장(spastic colon)**은 미국인의 20%에서 발병하며 남성보다 여성에서 흔하다. 과민성 대장은 설사, 변비, 복통, 가스를 만들어 내는 것이 특징적이다. 지금까지 다루었던 질환들과 경련성 혹은 **과민대장증후군(irritable colon)**의 차이점은 병소, 종양, 궤양이 없다. 이 질환은 장 운동성의 기능적인 문제, 즉 결장의 움직임에 문제가 생긴 것이다. 통증은 장벽의 근육 경련 때문에 나타나는 것일 수 있다.

이 질환의 위험요인은 완하제의 남용이나 카페인, 알코올, 매운 음식, 기름진 음식, 진한 오렌지 주스와 같은 음식의 섭취에 있다. 결장의 세균에서 발효된 탄수화물을 함유한 콩류나 양배추와 같은 음식은 가스 생성을 촉진시키기 때문에 피해야 한다. 또한 완하제도 피해야 한다. 식이에 섬유소를 추가하면 변비에 도움이 될 수 있다. 정서적 스트레스는 소화기계에 악영향을 끼치는데 자율신경계의 신경이 소화에 영향을 미치기 때문이다. 만약 스트레스가 경감되면 대장은 정상적으로 활동하게 된다. 스포츠, 취미활동 또는 규칙적인 운동과 같이 긴장을 풀어주는 활동들이 도움이 된다. 비록 예방할 수는 없지만 경직결장으로 발달시키는 위험요인을 피할 수 있다.

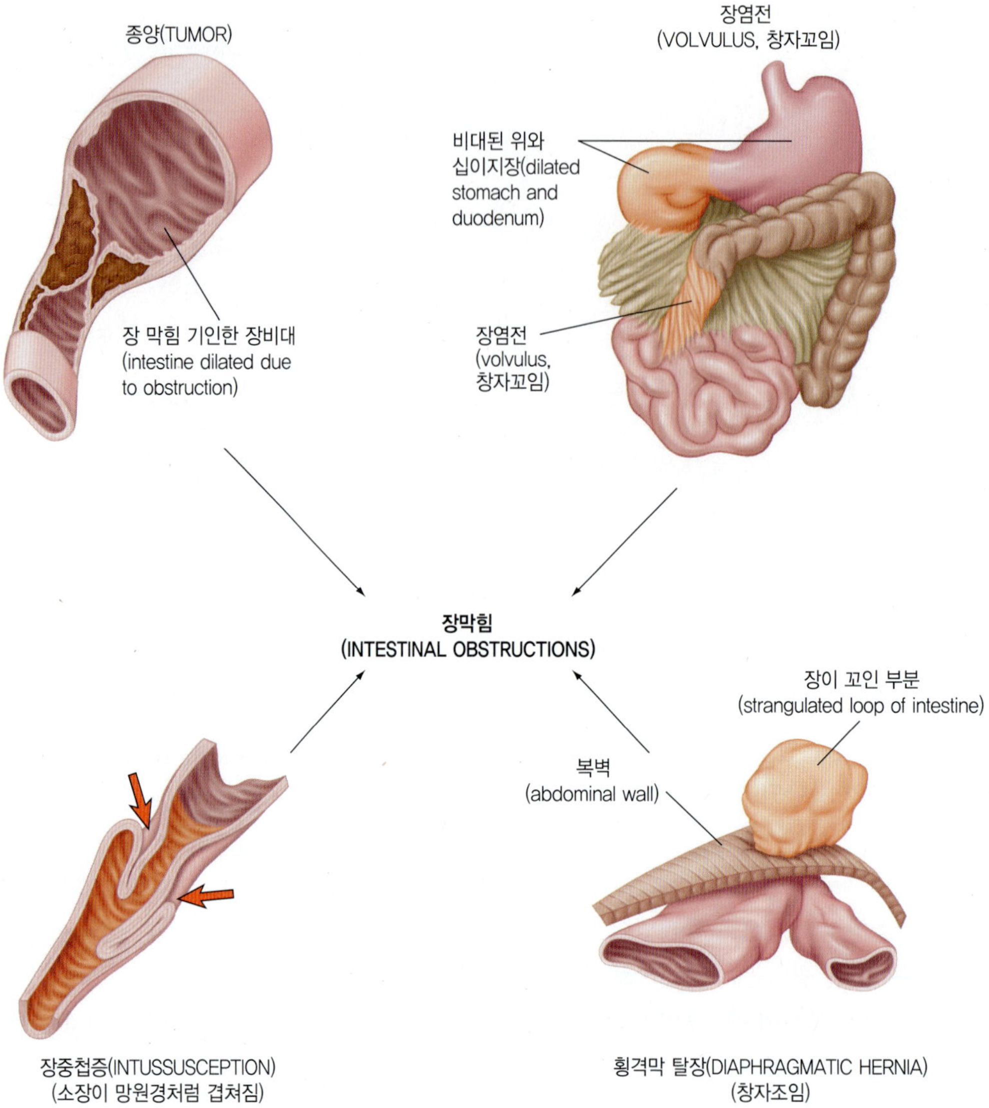

그림 9-11 ▶ 장관의 기질적 막힘

이질

이질(dysentery)은 결장의 급성염증과 함께 감염성 질환이다. 이질은 미국에서 비교적 드물게 발생하지만 식품이나 물의 위생시설이 붕괴될 때 발생한다. 전 세계적으로 이질은 어린이의 전염병으로 인한 사망의 주요 원인이다. 위험요인으로는 위생불량, 6세 미만 및 65세 이상, 면역 결핍을 포함한다. 세균, 기생충 및 기타 미생물이 이질을 일으킬 수 있는 원인이다. 대변에 의해 오염된 음식이나 물에 의해 전염되는 원생동물인 이질아메바는 아메바성 이질(amoebic dysentery)을 유발한다. 아메바성 이질은 미국에서 흔하지 않으며 수질상태와 위생절차가 열악한 국가에서 온 이민자들 사이에서 발생한다. 미국 여행자들은 오염된 물을 해외에서 마셨을 때 이질 아메바에 획득하게 된다.

이질의 주 증상은 농, 혈액 또는 점액을 포함한 설사와 심한 복통이 동반된다. 이질아메바(*Entamoeba histolytica*)는 결장 벽에 침입하여 수많은 궤양을 만들고 이로 인해 대변에는 농과 혈액이 섞여 나오게 된다. 세균성 이질은 시겔라(*Shigella*) 종류에 속하는 다양한 그람 음성간균에 의해 유발된다. 세균성 이질에는 항생제가 효과적이며 아메바성 이질에는 아메바 박멸제를 이용한

예방 플러스!

검출을 통한 암 예방

결장직장암은 조기발견이 생존의 열쇠를 쥐고 있다. 결장직장암이 조기에 발견된 경우는 5년 내에 사망률이 9%로 낮다. 그러나 암이 진전된 후에 발견되면 92%의 환자가 5년 내에 사망하게 되어 사망률이 급속히 올라간다. 정기검진의 중요성이 명백함에도 불구하고 아직 많이 시행되고 있지 않다. 50세 이상의 성인들은 반드시 정기 검진을 받아야 한다. 이것은 매년 분변잠혈검사를 받는 것을 포함해서 5년마다 S자 결장내시경, 10년마다 대장내시경을 하는 것을 포함한다. 이러한 검사들은 암이 전 단계인 폴립을 제거될 수 있도록 하고, 암이 전이되기 전에 치료할 수 있는 초기 국소 단계에서 암을 치료할 수 있는 기회를 갖게 해준다.

비판적 사고

1. 왜 50세가 될 때까지 기다려서 검진을 해야 합니까?
2. 왜 누군가는 젊은 나이에 검진을 받는 이유는 무엇입니까?

다. 위생적인 음식과 물을 유지함으로써 이질을 예방할 수 있다

설사

설사(diarrhea)는 제대로 형성되지 않은 소장의 내용물이 대장으로 급속히 이동하여 수분이 많은 변을 보게 되는 것이다. 설사는 증상이며 질환이 아니다. 대장의 주 기능인 수분과 무기물을 흡수하지 못하고 장의 연동운동이 항진되어 일어난다. 설사가 생기는 장벽의 평활근이 큰 자극을 받아서 불안이나 스트레스가 대장의 운동성을 증가시킬 수 있으며 장의 감염이나 식중독도 장의 운동성을 증가시키고 점막세포에 의한 수분흡수를 손상시킨다. 불안과 스트레스는 대장의 운동성을 증가시킬 수 있다.

변비

변비(constipation)는 분변이 대장에 너무 오랫동안 있어서 수분의 재흡수가 과도하게 일어난 결과로 대변이 딱딱하고 건조하게 된 것이다. 나쁜 배변습관, 탈수, 식이섬유 적은 음식섭취는 변비의 원인이 된다. 배변 욕구가 강할 때 배변을 해야 한다. 그렇지 않으면 장 속에 변이 너무 오래 남아 있게 되고 과다한 수분의 재흡수로 변이 건조하고 배출이 어렵게 된다. 식이를 통해 적정한 양의 섬유소를 섭취하는 것이 배변에 도움이 된다. 식이섬유

건강한 노화 Healthy Aging

식이는 차이를 만든다

질병통제예방센터(Centers for Disease Control and Prevention)에 따르면 65세 이상의 사람들 중 약 27%만이 매일 5회 이상의 신선한 과일과 야채를 섭취한다. 과일과 채소가 풍부한 식단은 결장직장암, 당뇨병, 고혈압 및 관상동맥질환을 포함한 많은 질환의 위험을 감소시킨다. 만약 당신이 젊다면, 건강에 좋은 음식을 섭취를 위한 건강한 식습관을 고려하도록 한다. 뿐만 아니라 노인들이 좋은 음식을 선택할 수 있도록 지원하고 그들이 필요한 음식을 얻을 수 있도록 도움을 줄 수 있도록 해야 한다.

는 변의 부피를 증가시켜서 장의 운동에 자극을 준다. 섬유소는 신선한 과일과 채소 그리고 곡물을 통해 얻을 수 있다.

변의 특성을 통해 알 수 있는 질환

대변의 현미경검사를 통해 식중독, 위장염, 또는 이질의 원인을 밝혀낼 수 있다. 대변을 통해서 다른 정보도 물론 얻을 수 있다. 대변에 혈액을 포함한 몇몇 질환의 증상들에 대해서는 이미 다뤘다. 그러나 출혈 부위에 따라 혈액은 다르게 나타난다.

만약 대변에 있는 혈액이 밝은 빨간색이라면 출혈은 대장의 말단부위인 직장에서 기인한 것이다. 빨간 혈액으로 줄무늬가 있다면 이것은 아마 출혈이 있는 치질로 인한 것이다. 이 징후는 직장암을 의미하기도 한다. 대변에서 어두운 색깔의 혈액이 보이고, 변이 어두운 검은 아스팔트색의 타르와 같은 색이라면 이것은 **흑색변(melena)**이다. 이 혈액은 소화계를 거치면서 변화된 것으로 출혈부위가 위나 십이지장임을 의미한다. 위의 출혈성 궤양이나 암이 있을 때 흑색변이 나타날 수 있다. 예를 들어 철분을 포함한 약물은 변을 타르같이 보이게 만든다. 혈액이 일반적으로 보는 눈에서는 보이지 않을 수도 있다. 이럴 때는 화학적 검사를 통해 혈액의 존재유무를 확인할 수 있다. 이것을 **잠혈(occult blood)**이라고 한다. 잠혈은 소화관에 출혈성 궤양이나 악성종양이 있음을 의미한다.

만약 대변이 크고, 색이 옅고, 기름기가 많아 보이며 물 위에 뜬다면, 대변이 지방을 함유하고 있는 것이다. 이것은 흡수장애증후군의 징후이다. 또한 간, 담낭, 췌장에 질환이 있는 것을 의미하기도 한다. 이 기관들의 질환은 다음에 다루도록 한다.

간 질환

간 질환(diseases of the liver)은 염증 중이거나 간세포의 만성 손상을 치료할 수 없을 때 나타난다. 섬유 조직이 간세포를 대체할 때 간의 정상적인 기능이 손상된다.

황달

황달(**jaundice** 또는 **icterus**)은 피부나 조직, 눈의 흰자위가 노란빛 또는 주황빛을 띠는 것을 말한다. 간 질환과 연관되어 흔히 나타나는 증상 중의 하나이다. 이것은 빌리루빈의 축적으로 인한 원인인데, 헤모글로빈의 파괴로부터 나오는 노란 색깔은 정상적으로는 소변과 담즙으로 배출된다. 황달은 간경변 또는 간염, 담낭 또는 담관의 염증, 담석 또는 용혈성 빈혈과 같은 간 질환에서 발생한다.

바이러스간염

간의 염증인 간염은 몇몇 바이러스를 포함한 여러 가지 원인에 의해 발병된다. A형, B형, C형, D형 간염바이러스는 간염의 중요한 원인들이며 E형 간염은 미국에서 흔하지 않다.

A형 간염바이러스는 전염성 간염으로 매우 심각한 형태로 격리되거나 전염성 질환으로 발전될 수 있다. 미국에서는 1996~1999년에 A 간염백신이 나올 때까지 매년 3만 명이 A형 간염에 걸렸으나 백신이 나온 후 놀라울 정도로 발병률이 감소하였다. 감염에 노출되어 증상이 나타나기까지의 잠복기는 2주에서 6주 정도이다. 간염 증상은 식욕부진, 오심, 미열을 포함하여 소변색은 점점 짙어지고 경우에 따라 황달이 나타나기도 한다. 진찰해 보면 간은 비대해 있고 단단함이 있다. 주로 오염된 물과 음식이 감염의 원인이며 불결한 공중위생 환경에 의해 퍼진다. 바이러스는 대변과 소변에서 배설되어 토양과 물을 감염시킨다. A형 간염바이러스는 어린이에게는 약하게 나타나고 어른에게는 더 심하게 나타나는 경우가 가끔 있다. 예후는 보통 좋으며 간에 영구적인 손상을 끼치지 않는다. A형 간염바이러스에 노출된 사람들은 **면역글로불린(immunoglulin)** 주사로 일시적으로 예방할 수 있다. 어떤 유형의 간염이든 한 번 걸렸던 사람들은 평생 그 유형의 간염에 면역이 된다.

B형 간염바이러스는 정식으로는 혈청간염이라고 하는 상당히 심각한 질환이고 미국에서 매년 6만 명 이상이 영향을 받는다. 실제적으로 미국인의 125만 명이 만성 B형 간염을 앓고 있고 이 중 25%가 간경화증으로 사망한다. 증상은 A형 간염과 비슷하지만 더 천천히 진행한다. 잠복기는 길어서 2개월에서 6개월 정도이다. 이 질환의 심각성은 매우 다양하다. 예를 들어 나쁜 영양 상태에 있는 사람은 간염에 더 많은 악영향을 받을 것이다. 가끔 발생하는 B형 간염의 **전격성** 형태(**fulminating** form)는 치명적이다. 이러한 형태의 간염은 갑자기 시작되어 빠른 속도로 진행된다. 환자는 정신착란 증세를 보이다가 혼수상태가 되고 결국 사망한다. B형 간염바이러스는 바이러스에 감염된 혈청 또는 수혈공여자에 의해 전염되고, 약물중독자는 오염된 주사기와 바늘사용을 통하여 전염된다. 그리고 성접촉을 통해서도 전염된다. 간염 시작단계에서 보이는 환자의 신체적 상태가 감염의 심각도를 결정한다. 간염에 대한 혈액이나 혈청에 대한 감염 여부를 검사하지만 병원 직원들은 간염에 대한 감염 위험을 잘 인지하고 있어야 한다. 간호사, 임상병리사, 투석실 근무자, 혈액은행 직원들은 감염이 되지 않도록 예방을 위한 방법을 반드시 알고 있어야 한다. 예방접종을 통해 바이러스에 대한 면역력을 키울 수 있으며 혈액이나 다른 체액을 가까이에서 다루는 직원들은 반드시 예방접종을 하도록 해야 한다.

C형 간염은 미국에서 매년 26,000명 정도이며 B형 간염보다 수가 적지만 여전히 바이러스에 의한 만성 간질환 및 간경화증의 주요 원인이 되고 있으며 간이식의 가장 일반적인 원인이다. 1980년대 매우 높은 감염률을 보였기 때문에 400만 명 이상이 현재 미국 내에 감염되어 있고 그 중 320만 명이 만성간염을 보이고 있다. 초기 증상은 특별하지 않고 A형 간염이나 B형 간염과 비슷하지만 이 질환은 수개월에서 심지어는 수년 동안 지속된다.

C형 간염바이러스에 감염된 사람 중 약 20%가 간경화증으로 발전하며 이 중의 많은 사람이 간질환의 말기상태까지 발전된다. C형 간염바이러스는 약물주사 투여를 위한 정맥주사 시 전염된다고 추적조사되었지만 수혈을 통해 가장 많이 전염되며 역학조사에 의하면 간염에 전염된 사람과 성접촉을 했거나 일 년에 한 명 이상의 사람과 성적접촉을 한 경우에 감염 위험성이 큰 것으로 나타났다. 치료방법은 인터페론 주사와 리바비린(ribavirin)을 경구투여한다. 간경화증 말기에는 간이식을 하기도 한다.

D형 간염바이러스는 세포가 B형 간염에 감염되지 않는 한 번식할 수 없으므로 결함 바이러스로 설명된다. D형 간염은 심각한 질환으로 만성 간질환으로 발전하는 경우가 많다. D형 간염의 조사가 체계적으로 수행한 적이 없어 발병률은 정확히 알 수 없지만 상대적으로 드물게 발병하며 B형 간염과 감염경로가 비슷하다.

E형 간염은 미국에서는 매우 드물게 발생하지만 세계적으로는 감염성 간염의 유행성 질환 중 하나이다. 주로 아프리카나 아시아 그리고 멕시코에서 유행하며 주로 대변으로 인한 오염된 식수로 인해 전염된다. 미국에서 발병하는 거의 대부분의 경우는 이러한 유행지역으로 여행을 다녀온 경우이다. 효과적인 치료법이나 백신은 없다. 다행히 E형 간염이 만성 질환으로 발전한다는 증거는 없다.

간경화증

간경화증(cirrhosis of the liver)은 간세포와 조직이 만성적으로 파괴되어 결절성의 울퉁불퉁한 조직이 재생된 상태이다. 간경병증은 매년 26,000명이 사망하는 미국 내 사망원인 12위이다. 알코올성 간경화증은 간경화증 중 가장 흔한 형태이므로 자세히 알아보도록 하자. 이 질환은 문맥성 간경화증 혹은 라에네크 간경화증(Laennec cirrhosis) 또는 지방간 경변증(fatty cirrhosis)라고도 한다(간 내부에 지방이 축적된 경우가 많기 때문). 과도한 알코올이 간에 미치는 영향은 아직 정확히 알려지지 않았지만, 아마 만성 알코올 중독에 동반되는 영양불량이나 알코올 자체의 독성과 연관이 있을 것으로 볼 수 있다. 정상적인 간에서는 세포와 혈관, 그리고 담관이 아주 잘 정렬되어 있다. 그러나 간경화증이 일어난 간에서는 이러한 질서가 무너지고 그 결과로 간이 제대로 기능할 수 없게 된다. 간세포는 죽고 섬유성 결합조직과 반흔조직으로 대체된다. 처음에는 일반적으로 재생으로 인해 간이 커지지만 점점 섬유성 결합조직이 수축함에 따라 작아지게 된다. 간의 표면은 울퉁불퉁한 모양을 하게 된다. 이것은 가끔 "구두징(hobnailed)" 간으로 불리기도 한다.

간경화증은 간을 통과하는 혈액순환의 손상을 받게 되며 그 결과로 복부와 다른 부위의 혈관 내에 높은 압력이 생기게 된다. 식도정맥이 팽만되어 식도정맥류가 생기며 비장, 췌장 그리고 위와 같은 복부의 기관들도 붓게 된다. 이러한 기관과 혈관들은 출혈을 일으켜, 출혈성 쇼크를 유발하기도 한다. 위와 장에서의 정맥류의 출혈은 혈액 구토를 유발하고 이를 **토혈(hematemesis)**이라 한다.

간경화증의 특징적인 증상은 복막강에 체액의 축적으로 복부가 팽만되는 것이다. 이 체액은 **복수(ascites)**라 하며 간기능부전으로 인해 생긴다. 막힌 혈관 내의 압력이 혈장을 복강으로 강하게 밀어낸다. 이러한 복수는 종종 배출시켜야만 한다.

간 부전으로 알부민을 생산이 부적절하여 알부민 결핍을 만들며 **저알부민혈증(hypoalbuminemia)**이 발생되며 이 경우 수분이 혈관 밖으로 새어나가 부종을 유발시킨다. 간경화증 환자의 괴사된 간세포는 알부민 생산을 잘 하지 못하기 때문에 복수액을 더 생성시키고, 특히 발목과 다리에 부종이 더 많이 발생된다.

혈관이 막히는 것과 같이 담관이 막히게 되면 간의 기능이 비정상적이 된다. 담즙이 혈액 내에 축적되면 황달이 생기고, 담즙이 십이지장으로 방출되지 못하기 때문에 대변은 찰흙색이 된다. 과도한 담즙은 혈류에 의해 신장으로 운반되어 소변의 색을 어둡게 만든다.

다른 증상들은 손상된 간이 정상적인 생화학 활동을 하지 못하기 때문에 발생한다. 정상적으로 남녀 모두에서 간은 부신에서 생성되는 여성 성호르몬의 일부를 불활성화시킨다. 따라서 에스트로겐이 남성에게 영향을 끼치지 않게 되는데 간경화증이 일어난 간은 에스트로겐을 불활성화시키지 못하여 에스트로겐이 축적되어 남성을

나란히 함께 보기

간경변

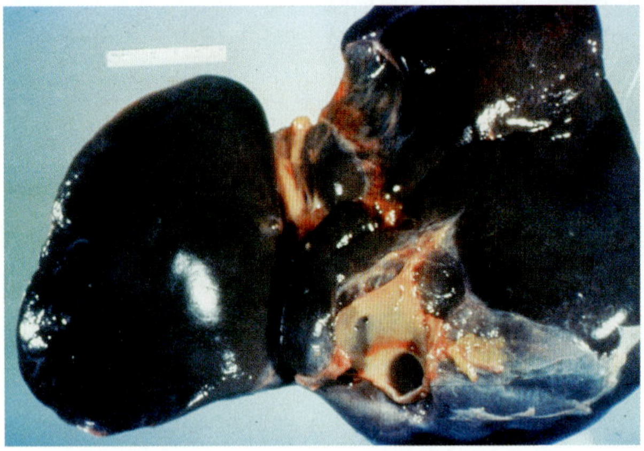

▶ 사람의 정상 간

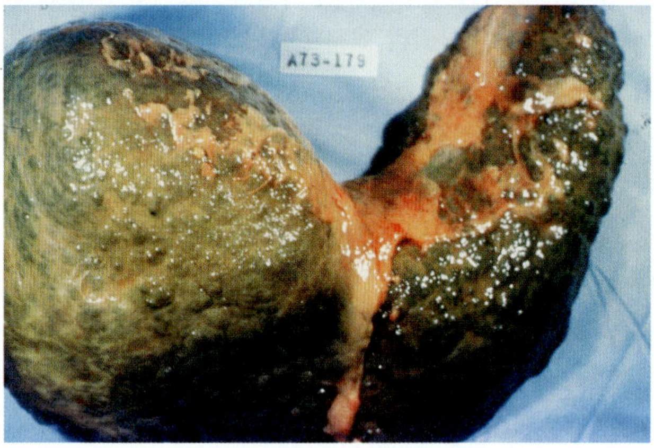

▶ 만성 알코올 중독 환자의 간

여성화시키게 된다. 이러한 이유로 남성의 가슴이 커지는 **여성형유방증(gynecomastia)**이라는 현상이 일어나고 손바닥이 붉어지게 된다. 가슴에 있는 털이 빠지고 여성과 같은 체모의 분포를 갖게 되고 고환이 위축되는 현상도 일어난다.

손상받은 간세포는 정상적인 해독작용을 수행할 수 없고 이로 인해 암모니아와 다른 독성물질이 혈류에 축적되어 뇌에 영향을 끼쳐 다양한 신경적 손상을 일으킨다. 환자는 혼란스러워하고 지남력(disoriented)을 잃고

예방 플러스!

바이러스에 대해 알자

바이러스가 어떻게 전염되는지 더 많이 알수록, 감염을 예방하는데 더 잘 준비할 수 있다. A형 간염은 주로 오염된 음식과 물에 의해 전염된다. B형 간염과 C형 간염은 수혈, 오염된 주사기와 주사바늘사용, 성적접촉을 통해 전염된다. 혈액은 바이러스를 선별하기 때문에 B형 간염과 C형 간염은 수혈로 거의 전염되지 않는다.

비판적 사고

1. 좋은 손씻기 수행을 통해 어떤 유형의 간염을 조절할 수 있습니까?
2. 오염된 혈액은 어떤 유형의 간염을 전파합니까?

심지어 혼수상태가 되기도 하고 특징적인 떨림이 나타난다. 이 떨림을 "자세고정불능(liver flap)"이라고 한다. 의식이 혼돈스럽고 비정상적으로 졸린 것도 간경화증의 증상이다. 이러한 간경화증으로 인한 **간성혼수(hepatic coma)**는 사망을 초래할 수 있다.

만성 알코올 중독은 간경화증의 주요 원인이긴 하지만 다른 질환들도 간경화증을 일으킬 수 있다. 심한 만성간염과 담낭관의 만성염증, 특정 약물이나 독소 또한 간세포의 괴사를 일으켜 간경화증의 발병요인이 될 수 있다.

간경화증에는 어떠한 효과적인 치료도 없다. 간 손상은 되돌릴 수 없으며 간경병증의 원인인 간 감염이나 알코올 중독 등을 치료하는 것이 간 손상의 진행을 막을 수 있다. 간경화증의 증상은 치료될 수 있다. 예를 들어 부종은 이뇨제로 치료하며 베타차단제 투여는 간문맥고혈압의 혈압을 감소시킬 수 있다. 간 이식은 간 기능을 되돌릴 수 있는 유일한 방법이다.

간암

간암종(hepatocarcinoma) 또는 간의 악성종양은 드물게 발생하지만 사망률이 높은 주요한 암이다. 간암(cancer of the liver)은 미국 내 암의 1% 정도 차지한다. 남성의 경우 6%, 여성의 경우 2%가 간암에 의해 사망한다. 60세 이상의 남성에게서 간암의 발병이 우세하고 나이가 들어감에 따라 발생률이 증가한다. 대부분의 간암은 속발성 간암으로 다른 기관 특히 대장, 직장, 위, 췌장, 식도, 폐, 가슴으로부터 전이로 발생한다. 원발성 간암은 간염과 간경화증이 주요 원인이다. 간암의 다른 원인은 땅콩이나 쌀에서 자라는 곰팡이의 독소인 아플라톡신에 의해 발병하기도 한다.

간암의 증상은 종양의 위치에 따라 다양하게 나타난다. 만약 종양이 문맥을 막고 있으면, 간경화증에 걸렸을 때와 같이 복강에 복수가 찬다. 만약 체액이 혈액을 포함하고 있으면 악성종양을 의미한다. 종양이 담관을 막고 있으면 황달이 나타난다. 일반적인 증상은 체중이 감소하고 우상복부에 덩어리가 만져지고 통증을 느낀다.

간암의 진단은 간 조직의 손상 때문에 혈청의 효소 농도의 상승을 통해 진단하지만 정확한 진단을 위해 바늘생검과 개방성 생검이 필요하다. 간암의 예후는 좋지 않은데 이는 종양이 다른 곳에서 발생해서 간으로 전이된 경우가 많기 때문이다.

담낭 질환

담석증

담석증(gallstones, cholelithiasis)은 담즙 성분이 담낭이나 담관에 침전된 것이다. 담석과 담낭 장애는 매년 100만 명의 미국인들에게 발생하는 흔한 질환이다(담낭염, 다음 단락에서 논의됨). 담석증은 남자에 비해 여자에서 두 배나 많이 발생한다. 담석의 위험요인은 성별(여성이 더 많이 발생), 비만, 나이. 가족력을 포함한다.

담석은 임신 중, 경구 피임약복용, 당뇨병, 비만, 간경변 및 췌장염으로 담낭 근육의 활동성의 감소 또는 담즙의 구성의 변화에 의해서 발생한다. 담석은 기본적으로 콜레스테롤, 빌리루빈, 칼슘이 초과되었을 때 발생한다. 담석(gallstones)은 또한 **담결석(biliary calculi)**이라 불리는데 담낭 내에 있을 때는 아무런 증상이 없다. 담석은 작거나 크거나 또는 수백 개의 다양한 모습을 보인다(그림 9-12▶). 작은 담석은 담관(쓸개주머니)으로 들어

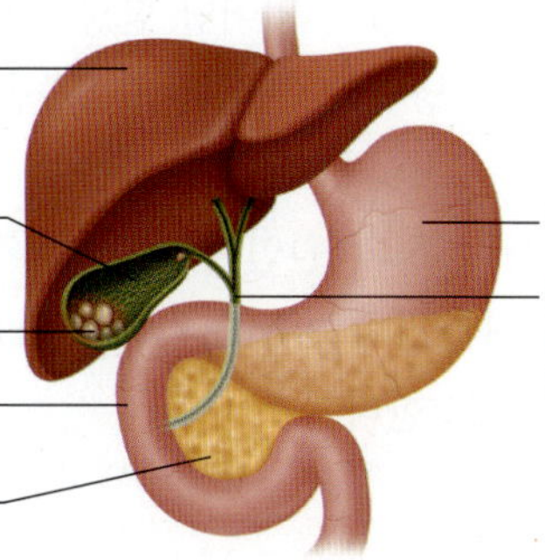

그림 9-12 ▶ 담낭에서 보여주는 담석

가서 폐쇄의 원인이되며 매우 심한 통증을 유발한다.

담석은 초음파검사나 X-선 영상검사를 통하여 위치를 알 수 있다. 일반적인 치료방법은 담낭염과 담석증이 있으면 보통 담낭을 수술로 제거하는 **담낭절제술(cholecystectomy)**을 시행한다. 담관을 잡아매고 총담관에 담석이 있는지 검사한다. 가끔씩 수술 후에도 담석이 총담관에 남아 있기도 한다. 담관으로 카테터를 통해 용해물질을 넣어 남아 있는 담석을 녹임으로써 반복되는 수술을 하지 않아도 된다.

담낭염

담낭염(cholecystitis)은 담낭에 염증이 생긴 것으로 보통 담석증과 관련이 있다. 급성 담낭염은 중년에 가장 흔하다. 위험요인은 나이, 여성, 담석증을 가진 사람 등을 포함한다.

담석증의 증상은 담낭의 부종과 관련이 있다. 통증은 오른쪽 흉곽에서 오른쪽 어깨로 방사된다. 이때 담낭은 보통 촉진(palpated)된다. 환자는 오한과 발열을 경험하며 오심, 구토, 트림 그리고 소화불량 등이 나타난다. 만성 담낭염을 가진 환자는 특히 기름진 식사를 한 후에 이런 징후를 경험한다. 십이지장의 지방은 담낭을 수축시켜 담즙을 분비하도록 자극하는 데 반해서 염증이 있는 담낭이 수축하면 통증이 유발된다. 염증이 지속되면 담즙을 농축시키는 담낭의 기능을 잃게 된다. 담낭의 벽은 두꺼워지고 이것은 담낭이 제대로 수축하는 것을 불가능하게 만든다. 담낭염으로 인해 심각한 합병증이 유발될 수 있다. 담낭이 부어올라 혈류의 공급이 원활하지 않게 되면 경색이 일어나서 조직이 죽고 괴저가 일어날 수 있

다. 급성 염증반응이 일어난 담낭은 수술적 제거가 필요하다. 만성 담낭염으로 인한 합병증은 간의 담관에 담즙이 축적되는 것이다. 이것은 관을 둘러싼 간세포를 괴사와 섬유세포생성의 원인이 된다. 이것은 간경변의 다른 형태로 **담관간경화증**[**Biliary(bile) cirrhosis**, 쓸개관간경화증]이라고 한다.

췌장 질환

췌장염

급성 췌장염(pancreatitis)은 췌장의 심각하고 고통스러운 염증이다. 췌장염은 보통 40세 이상에서 발병하고 남성보다 여성에서 우세하게 나타난다. 남성의 경우 알코올 중독이나 소화성궤양과 관련이 있고 여성은 일반적으로 담낭질환과 관련이 있다. 진단시 췌장염이 담낭질환과 관련이 있다면 예후가 좋으나 알코올 중독과 관련이 있을 경우 예후가 좋지 못하다. 췌장염은 췌장의 국소적 부종, 괴사, 출혈, 외상의 발생 원인이 된다.

췌장염의 첫 번째 징후는 갑자기 시작되며 매우 심하고 지속적인 복통이 나타난다. 심한 통증은 등으로 방사되며 궤양 천공이 있을 때 나타나는 날카로운 통증과 유사하다. 무릎을 구부리거나 앉은 자세를 취하는 것이 고통을 경감시키는 데에 도움이 되며 또한 오심과 구토가 나타나기도 한다. 만약 부은 췌장이 총담관을 막게 되면 황달이 일어난다. 만약 췌장의 많은 부분이 영향을 받으면 췌장의 내분비 기능과 소화기능 모두가 손상을 받는다. 췌장에서 지방소화효소가 나오지 않으면 지방은 소화되지 못하게 되고 대변은 기름지고 냄새나게 된다. 소화되지 않은 지방이 흡수되지 못하기 때문에 이차성 흡수장애증후군이 발생한다. 췌장염에서 단백질 및 지질 소화효소는 췌장 내에서 활성화되어 장기 자체를 소화하기 시작한다. 이로 인한 췌장에 심각한 괴사와 부종이 발생하게 된다. 이 소화는 혈관으로 확장되어 심한 내출혈과 쇼크를 유발할 수 있다. 이 정도로 심각한 상태를 출혈성 췌장염이라고 한다.

췌장염에 가장 중요한 진단적 검사는 혈액과 소변검사에서 아밀라아제와 리파아제의 상승이다. 대변에서 지방수준을 검사하고 복부CT 또는 초음파검사를 통하여 췌장의 염증 정도를 시각화할 수 있다. 치료는 입원이 요구되며 며칠간의 금식, 정맥주입, 진통제 투여가 필요하다. 췌장염의 근본 원인의 치료가 필요하며 췌장염의 위험을 감소하기 위해서는 금연, 알코올 섭취 중단, 수분을 충분히 섭취해야 한다.

췌장암

췌장암(cancer of the pancreas)은 선암(adenocarcinoma)으로 높은 사망률을 나타낸다. 여성보다 35~70세 사이의 남성에서 더 호발하고 빈도가 높다. 췌장암은 흡연, 고단백식이, 고지방식이, 음식중독, 베타나프탈렌, 벤젠, 요소와 같은 산업화합물 노출과 연관이 있다. 만성적 알코올 남용, 만성 췌장염, 당뇨병은 췌장암의 위험률을 높인다.

췌장의 머리 부분에 종양이 있으면 종양이 담관을 막을 수 있다(그림 9-13 ▶). 췌장의 몸통 또는 꼬리부분의 종양은 많이 진전된 후에 발견되지만 머리 부분의 종양은 보다 더 일찍 증상이 나타난다. 담관의 폐쇄되면 황달이 발생되고 췌장효소와 담즙이 십이지장으로 들어가지 못하기 때문에 소화장애가 발생된다. 이것은 지방의 흡수불량을 유발하고 대변이 찰흙 색깔을 띠도록 한다. 충

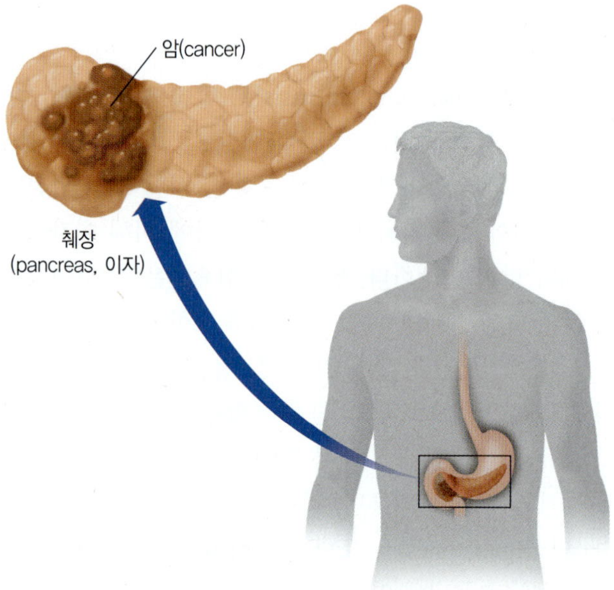

그림 9-13 ▶ 췌장암. 췌장암은 췌관 내부의 체두부에서 일반적으로 발생한다.

분한 영양소와 칼로리를 흡수할 수 없기 때문에 체중감소의 원인이 된다. 종양이 자라면서 상당한 통증을 느끼게 되며 종양은 주로 십이지장, 위, 간과 같은 주변 기관으로 전이된다.

진단은 복강경 생검과 초음파검사로 한다. 췌장의 예후는 나쁘며 단시간에 사망할 수 있다. 치료는 수술, 화학요법, 방사선요법이 있지만 성공적인 치료는 드물다.

노화 관련 질환

유아나 어린이들은 특히나 소화계 장애와 질환을 앓기 쉽다. 왜냐하면 이시기는 신체가 성장하고 자라기 위해 상당한 양의 칼로리, 수액, 영양소를 필요로 하기 때문이다. 예를 들면 확인되지 않는 구토와 설사는 성인보다 유아와 어린이에서는 탈수와 영양부족이 쉽게 발생될 수 있다. 연령과 관련해 정상적으로 소화기계의 점막이 얇아지고 근육의 운동성이 감소됨에도 불구하고 건강한 노인들은 상당히 좋은 기능을 발휘한다. 그러나 암과 같은 일부 질환들은 나이가 증가함에 따라 발병률 빈도가 높아져 노인들에게 큰 영향을 미친다.

구강과 식도

충치는 성인보다 어린이들에게 흔하다. 청소년기를 지난 후, 충치의 발생률은 적어지고 치은염과 치주질환은 증가한다. 나이 든 사람의 치주질환과 골다공증은 이빨의 소실에 기여한다. 혀의 미뢰(taste buds)의 수가 줄어들고 침의 분비도 감소되어 식욕이 감퇴된다. 식도암의 위험률은 60세 이상에서 최고로 높고 알코올과 흡연과 밀접한 관계가 있다.

위장관

감염성 설사질환은 전 세계 어린이들의 사망의 원인이 된다. 어린이들은 설사로 인한 대량의 수분손실과 전해질 및 영양소 소실을 견딜 수 없다. 노인들에게 열공탈장(hiatal hernia)은 흔한 질환이다. 소화성궤양은 노년층이 중년층보다 더 흔하게 발생하지는 않지만 출혈의 위험은 노년층에서 더 크다. 대장암은 45세 이후에 발병률이 증가한다. 이것은 정기건강검진과 빠른 진단이 중요하다는 것을 말해준다. 게실은 노인들에게 흔하다. 따라서 게실염의 발생률이 증가한다. 설사는 탈수와 영양소실의 위험이 크다. 따라서 위장관 감염과 같은 식중독이나 세균성이질은 심각한 질환을 초래할 수 있다. 비록 장의 움직임이 약간 줄어들지라도 전반적으로 장의 기능은 정상으로 남아 있다. 따라서 장 운동에 영향을 미치는 식이요법이나 새로운 약물의 변화는 변비 또는 설사로 이어질 수 있다.

간과 담낭

어린이에게 간(liver)과 담낭(gallbladder)의 질환은 매우 드물다. 성인에서 나이가 들어감에 따라 간 기능의 감소는 혈액 내에 유독물질이나 약물의 농도를 높게 유지하게 만든다. 노인에게서는 응고인자의 감소로 출혈의 위험성이 증가한다. 80세 이상에서 담석증의 발생률이 가장 높다.

췌장

소아에서 췌장장애는 드물지만, 인슐린 의존성 당뇨병(1형 또는 청소년)이 어린시절에 시작한다. 이전에 성인발병 당뇨병이라고 했던 제2형은 현재 비만으로 인해 어린이(성인뿐만 아니라)에서도 점차 발생되고 있다. 췌장암의 발병률은 60대에서 가장 높다. 급성췌장염은 노인들에게 흔하게 나타난다. 젊은 사람들에게는 급성췌장염은 알코올 중독과 관련이 있는 반면 노인의 급성췌장염은 췌관을 막는 담석으로 인한 경우가 많다.

자료

American Cancer Societ: www.cancer.org
American Gastroenterological Association: www.gastro.org
American Liver Society: www.liversociety.org
National Institute of Health, National Digestive Diseases Information Clearinghouse: www.digestive.niddk.nih.gov

질환 한눈에 보기

소화기계

질환	병인	징후와 증상
구내염(stomatitis)	세균, 바이러스, 곰팡이	발적, 궤양, 반, 출혈, 원인에 따라 다름
구강암(cancer of the mouth)	담배제품 사용, 알코올 섭취 병용사용 시 증가	비정상적인 성장, 종기, 낫지 않는 병소
식도암 (cancer of the esophagus)	흡연과 알코올 섭취	연하곤란, 구토, 체중감소
식도염(esophagitis)	들문 괄약근(cardiac sphincter)의 약화로 인한 위산 역류	속쓰림, 특히 먹는 동안이나 누워 있을 때
식도정맥류 (esophageal varices)	정맥압 상승; 진전된 간경화증과 동반됨	팽창된 식도 정맥, 출혈
열공탈장(hiatal hernia)	약해진 횡격막으로 위가 통과되는 경우	소화불량, 식후에 속쓰림, 위산 역류, 식도염
위염(gastritis)	아스피린, 커피, 담배, 알코올, 감염	위통, 토혈
만성위축위염 (chronic atrophic gastritis)	위 점막의 퇴화로 염산과 내인인자가 분비되지 않음	위염, 소화불량과 영양소의 흡수불량, 체중감소
소화성궤양(Peptic ulcer)	헬리코박터 파일로리의 감염과 위산으로 점막의 미란이 발생함	상복통, 출혈, 대변에 혈액
위장염(gastroenteritis)	세균, 바이러스, 원생동물에 의한 음식과 수질오염	우심, 구토, 설사, 복부에 불편감이나 통증
위암(cancer of the stomach)	특발성; 짜고 절인 식품섭취와 채소와 과일이 부족한 식이; 헬리코박터 파일로리의 감염경력과 연관	식욕감퇴, 위에 불편감, 토혈, 혈변, 말기에는 통증

진단	치료	예방
신체검진, 면역진단검사, 병원체 배양	항생제, 항바이러스제, 항진균제, 병원체에 따라 다름	구강청결상태유지; 필요치 않으면 항생제 사용금지
신체검진, 생검	종양의 수술적 제거, 방사선치료	담배제품을 피하고; 음주는 적당히
내시경, 식도세척	수술적 제거, 방사선치료, 화학요법	담배제품을 피하고; 음주는 적당히
신체검진	저자극식이, 제산제, 산을 줄여주는 약물	소식; 자극적인 음식 피함
내시경, 신체검진, 알코올 중독의 병력	출혈 시에는 바소프레신을 투여하거나 정맥을 압박하기 위해 튜브를 삽입; 정맥압 감소를 위해 수술로 측로를 만들어 줌	알코올 중독과 간질환의 치료
CT, 위내시경검사	자극적인 음식을 피하고, 소량의 식사를 자주하고 횡격막 복원을 위해 수술을 함	자극적인 음식 금함, 카페인; 소식함
위내시경	자극제는 피하고 얼음물을 마심, 제산제, 출혈 조절을 위한 수술	자극물을 피함
위 내용물 분석 시에 낮은 염산과 내인자 수치	위에 자극을 주는 물질을 피하고 비타민 B_{12} 보충제 복용	자극물을 피함
위내시경, 위세척	항생제	스트레스 감소
분변 배양, 병력	체액과 전해질 보충; 지사제; 건강한 사람은 자가 조절	안전한 음식만 취급
위내시경, 생체검사, 위액분석 (낮은 염산 수치), 바륨 X-선	수술, 화학요법	육식과 소금의 섭취 줄임

질환	병인	징후와 증상
충수염(appendicitis)	분변물질로 인한 막힘으로 인한 감염, 염증, 괴사	우하복부에 급성 통증, 오심, 발열
흡수장애증후군 (malabsorption syndrome)	췌장, 담낭의 질환에서 이차적인 흡수장애 또는 장 점막의 선천성 비정상인 상태	영양불량, 지방과 지용성 비타민이 흡수되지 않음, 어린이게는 성장불량, 어른에게는 체중감소, 흡수불량
게실염(diverticulitis)	대장의 곁주머니가 분변물질로 막히거나 감염되어 염증이 일어난 것	하복부에 쥐어짜는 듯한 통증
국소장염(크론병) [regional enteritis (Crohn's disease)]	특발성; 자가면역질환과 연관되었을 수 있음	우하복통, 설사와 변비, 악화기와 완화기
만성궤양성 대장염 (chronic ulcerative colitis)	특발성; 자가면역, 스트레스성, 알레르기와 연관이 있을 수 있음	설사; 고름, 혈액, 점액이 있는 대변; 하복부에 쥐어짜는 듯한 통증
결장암과 직장암 (cancer of colon and rectum)	유전성; 가족성 용종증과 만성 궤양성 대장염	배변 습관에 변화, 설사 또는 변비, 대변에 혈액
경직성 결장/과민대장증후군 (spastic colon/irritable bowel syndrome)	완하제 남용; 자극적인 음식; 스트레스	설사, 통증, 가스, 변비
이질(dysentery)	세균이나 원생동물 감염된 음식과 물 섭취	복통, 고름과 점액이 섞인 혈액성의 설사
바이러스성 A형 간염[viral hepatitis A (infectious hepatitis)]	전염성 음식이나 물로 인한 A형 간염 바이러스의 감염	식욕감퇴, 오심, 미열, 황달, 비대된 압통이 있는 간
B형 간염(혈청간염) (hepatitis B)	혈액이나 성 접촉으로 인한 B형 간염 바이러스의 감염	식욕감퇴, 오심, 미열, 황달, 비대되고 압통이 있는 간과 함께 2~6개월의 잠복기; 만성 간염이나 간경화로 발전 가능
C형 간염(hepatitis C)	혈액이나 성 접촉으로 인한 C형 간염 바이러스의 감염	몇 달에서 수십 년간의 잠복기 후에 A형 간염, B형 간염과 같은 징후를 보임; 보통 간경화증이나 간질환의 말기 형태로 발전함
D형 간염(hepatitis D)	B형 간염바이러스와 D형 간염바이러스와 함께 혈액, 성적 접촉으로 드물게 감염됨	B형 간염과 같음; 더 심각하고 만성 간질환으로 자주 진전됨
E형 간염(hepatitis E)	물을 통한 E형 간염바이러스의 감염으로 미국에서는 드묾	A형 간염과 같음

진단	치료	예방
혈구수 측정, 신체검진	수술	좋은 장상태 유지
분변 분석, 내시경, 병력	식이조절과 비타민 보충제	근원적 병치료
내시경	항생제, 식이조절	좋은 대장상태 유지
분변분석, 내시경, 내장 벽이 부분적으로 두껍게 됨	코르티코스테로이드, 가끔씩 수술	없음
분변분석, 내시경, 대장의 미만성 비대 (파이프관 모양 결장)	코르티코스테로이드, 스트레스 감소, 식이조절, 대장절개술	스트레스 감소
내시경, 생체검사, 바륨 X-선, 분변분석	수술, 방사선치료, 화학요법	위험성이 있다면 내시경 또는 생검
병력과 신체검진; 병소가 존재하지 않음	카페인, 알코올, 매운 음식; 지방을 피하고 식이에 섬유소를 늘림; 스트레스를 줄여줌	완하제의 피함
분변배양과 병력	세균성에는 항생제, 아메바성에는 아메바 구제제	안전한 물과 음식 다룸
신체검진, 분변분석, 면역진단	면역글로불린 주사	백신; 안전한 물과 음식 다룸
신체검진, 분변분석, 면역진단	면역글로불린 주사, 항바이러스제, 예방을 위한 백신	백신
신체검진, 분변분석, 면역진단	리바비린(ribavirin), 인터페론, 간 이식	안전한 성관계, 약물남용을 피함
신체검진, 분변분석, 면역진단	면역글로불린 주사, 항바이러스제	안전한 성관계, 약물남용을 피함
신체검진, 분변분석, 면역진단	치료법 없음, 백신 없음	안전한 물과 음식 취급

질환	병인	징후와 증상
간경화증(liver cirrhosis)	알코올로 인한 간의 손상; 간염	황달, 복부팽만, 복수, 출혈, 부종, 지방의 흡수불량, 여성형유방, 정신착란, 간성 혼수
간암(cancer of the liver)	원발성의 간경화증의 합병증; 더 흔한 것은 전이로 인한 속발성	담관 막힘, 황달, 혈액응고과정의 손상, 복수, 체중감소
담낭염(cholecystitis)	감염/염증 또는 종양으로 인한 막힘	우상복부의 통증(특히 지방이 많은 음식을 먹은 후); 오심, 소화불량, 트림
담석(cholelithiasis)	비만과 연관됨; 여성에게 임신 중에 높은 발병률을 보임	없거나 우상복부의 통증(특히 식사 후에)
췌장염(pancreatitis)	특발성, 보통 과도한 알코올 섭취나 담석과 연관됨	급성적이고 심하고 찌르는 듯하며 반사되는 복통; 출혈 위험; 황달; 구토; 흡수불량
췌장암 (cancer of the pancreas)	흡연, 알코올 남용, 발암원, 만성 췌장염, 진성 당뇨와 연관	흡수불량, 황달, 상복통

진단	치료	예방
환자 병력, 신체검진, 혈청 간효소 수치	특별한 치료법 없음; 부종 및 문맥 고혈압 또는 출혈에 대한 증후치료; 식이 개선, 간 이식	원인이 되는 알코올 중독이나 간질환 치료
초음파, CT 스캔, 생체검사	화학요법(예후가 나쁨)	없음
초음파, CT 스캔, 분변지방검사	담낭절제술	없음
초음파, CT 스캔, 분변지방검사	담낭절제술, 담관으로 담석을 용해시키는 물질을 투여	체중 감소
초음파, CT 스캔, 혈청췌장효소	특별한 치료법 없음; 진통제, 체액 교환, IV 영양	알코올 중독 치료
초음파, CT 스캔, 생검	화학요법(예후가 나쁨)	흡연, 음주, 당뇨병을 치료

연습문제

비판적 사고를 위한 사례

1. 45세의 여성이 자주 속쓰림과 연하곤란, 흉골 아래쪽에 날카로운 통증을 느꼈다. 가끔씩은 밤에 위산이 역류되기도 하며 식도로 위산이 역류되어 아주 고통스럽다. 무엇이 이 징후를 유발할 수 있는가? 어떤 진단적 절차를 이용하여야 하는가? 치료법은 무엇인가?

2. T. W.는 기름진 식사를 한 후에, 우상복부에 날카로운 통증을 느꼈다. 또한 대변이 갈색이 아닌 흰 빛을 띠고 기름기가 많다고 말했다. 그의 징후로 볼 때 어떤 질환을 갖고 있는가? 각 징후가 이 질환에서 왜 나타나는지 설명하시오.

3. 간경화로 인해 다음 증상과 징후들이 나타나게 되는 이유를 설명하라: 황달, 영양불량, 출혈, 식도정맥류

객관식

1. 다음 중 위염의 증상은?
   a. 변비
   b. 위 점막 염증
   c. 무산증
   d. 설사

2. 반복되는 혈액성의 설사는 ___________의 징후일 것이다.
   a. 위궤양
   b. 궤양성 대장염
   c. 열공탈장
   d. 식도염

3. 융모의 파괴, 지방이나 다른 영양소의 흡수 불량이 특징인 질환은 무엇인가?
   a. 궤양성 대장염
   b. 셀리악병
   c. 크론병
   d. 소화성궤양

4. 대장의 작은 주머니들은 어떤 질환에 걸렸을 때 염증이 나타나는가?
   a. 크론병
   b. 위염
   c. 치질
   d. 곁주머니염

5. 다음 췌장암에 대한 설명 중 틀린 것은?
   a. 복통, 허약감, 체중감소가 특징이다.
   b. 나이가 많을수록 발병률이 높아진다.
   c. 대부분은 암이 전이된 후에 진단된다.
   d. 예후는 좋아서 85%가 치료된다.

6. 다음 간경화증에 관한 설명 중 틀린 것은?
   a. 간에 불가역적인 퇴행성 변화가 일어난다.
   b. 정상 간세포가 섬유성 반흔 조직으로 대체된다.
   c. 당뇨로 인한 경우가 많다.
   d. 식도 정맥류와 연관되어 있다.

7. 급성 췌장염은 _________________과 밀접한 연관이 있다.
   a. C형 간염바이러스 감염
   b. 만성 알코올 중독
   c. 담관 막힘
   d. 간경화증으로 인한 합병증

8. 어떤 질환에서 식도정맥류가 발생하는가?
   a. 간경화증
   b. 췌장암
   c. 담낭염
   d. 담석증

9. 아구창은 __________에 의해 유발된다.
   a. 칸디다알비칸(*Candida albicans*)
   b. 제1형 단순포진바이러스(herpes simplex virus type 1)
   c. 트레포나 팔리덤(*Treponema pallidum*)
   d. 화농 연쇄상구균(*Streptococcus pyogens*)

10. 우상복부에 통증이 있고, 특히 식후에 나타난다면 이것은 __________의 증상일 수 있다.
   a. 충수염
   b. 췌장염
   c. 담석증
   d. 대장염

참 / 거짓

_______ 1. 대장균의 감염으로 인해 출혈이 유발될 수 있다.

_______ 2. 구강암과 식도암은 흡연과 알코올 섭취와 연관이 있다.

_______ 3. 너무 많은 물을 마시면 설사가 유발된다.

_______ 4. 어두운 빛을 띠는 대변은 흑색변(melana)으로 알려져 있다.

_______ 5. 간질환으로 인해 신경적 장애가 동반될 수 있다.

_______ 6. A형 간염은 혈액 산물로 전염된다.

_______ 7. 간암 중 대부분은 원발성이다.

_______ 8. 담석은 너무 커서 지나가기 힘든 소화되지 않은 음식물로 만들어진다.

_______ 9. B형 간염은 백신이 없다.

_______ 10. 위궤양은 헬리코박터 파일로리(*Helicobacter pylori*)의 감염으로 유발된다.

빈칸 채우기

1. 이질아메바(*Entamoeba histolytica*)는 ____________의 원인이다.
2. 내장벽이 두터워져 장이 막히고 통증을 유발하는 증상은 ____________________________에서 발견된다.
3. 복부 _________________________는(은) 복부 근육을 통과해서 기관이 튀어나온 것이다.
4. _______________________(이)라고 불리는 기구는 식도와 소화관의 다른 기관의 내부를 보기 위한 것이다.
5. _______________________형 간염은 바이러스로 인한 간경화의 주요한 원인이다.
6. 담낭절제술은 _____________________를(을) 치료하기 위해 이용한다.
7. 담즙성 간경변은 ___________________가(이) 막혔을 때 발병할 수 있다.
8. 복부에 체액이 축적되는 것을 _________________(이)라고 한다.
9. 구내염은 _________________의 염증을 말한다.
10. _____________________의 주 기능은 물을 흡수하는 것이다.

Chapter 10

비뇨기계 질환과 장애

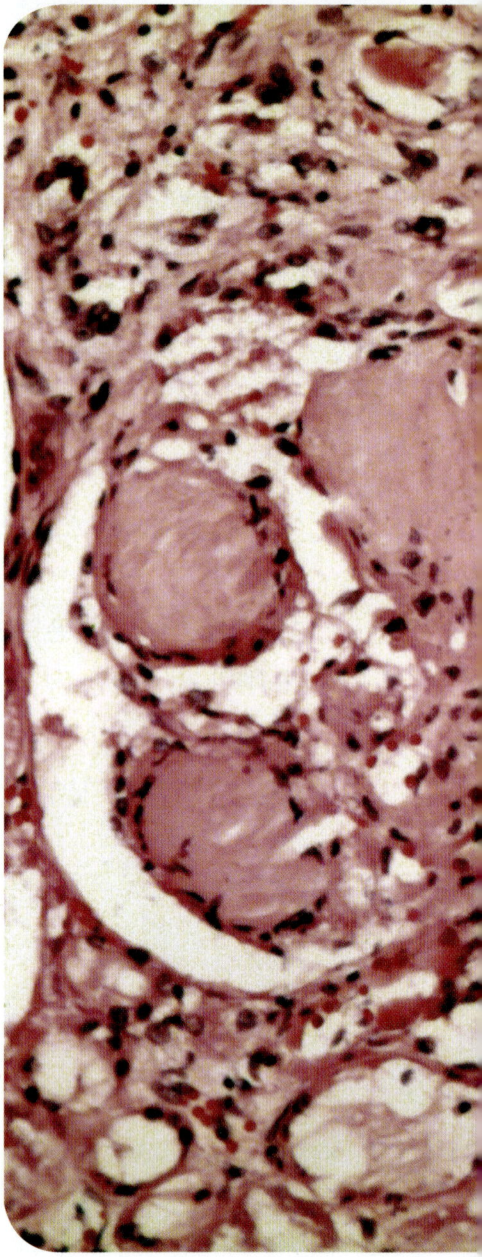

당뇨병의 결절성 사구체 경화증을 나타내는 신장의 조직 병리학. (질병통제예방센터/Dr. Edwin P. Wing, Jr., 1974)

학습목표

이 장을 공부한 후에,

- 신장의 해부학적 특징과 신장, 요관, 방광, 요도, 네프론의 기능에 대해 설명할 수 있다.
- 급성 신질환과 다른 비뇨기계의 급성 또는 면역성 질환의 징후와 증상, 진단검사, 치료에 대해 설명할 수 있다.
- 요로감염의 진단검사와 치료법을 알고, 징후와 증상을 설명할 수 있다.
- 만성 신장질환, 고혈압성 신장질환, 당뇨신장질환, 신증후군, 말기신질환 및 기타 만성 질환 병인, 징후와 증상, 진단검사를 설명할 수 있다.
- 신장 투석을 설명할 수 있다.
- 신장세포암종, 윌름스 종양, 방광암에 대하여 병인, 징후와 증상, 치료 방법을 설명할 수 있다.
- 일반적인 비뇨기계의 선천성 장애를 설명할 수 있다.
- 일반적인 비뇨기계의 노화 관련 질환을 설명할 수 있다.

사실인가 허구인가?

신장 결석은 신장에서만 발생한다.

허구: 신장 결석은 보통 요관이나 신장 골반, 또는 신배 안에서 형성된다.

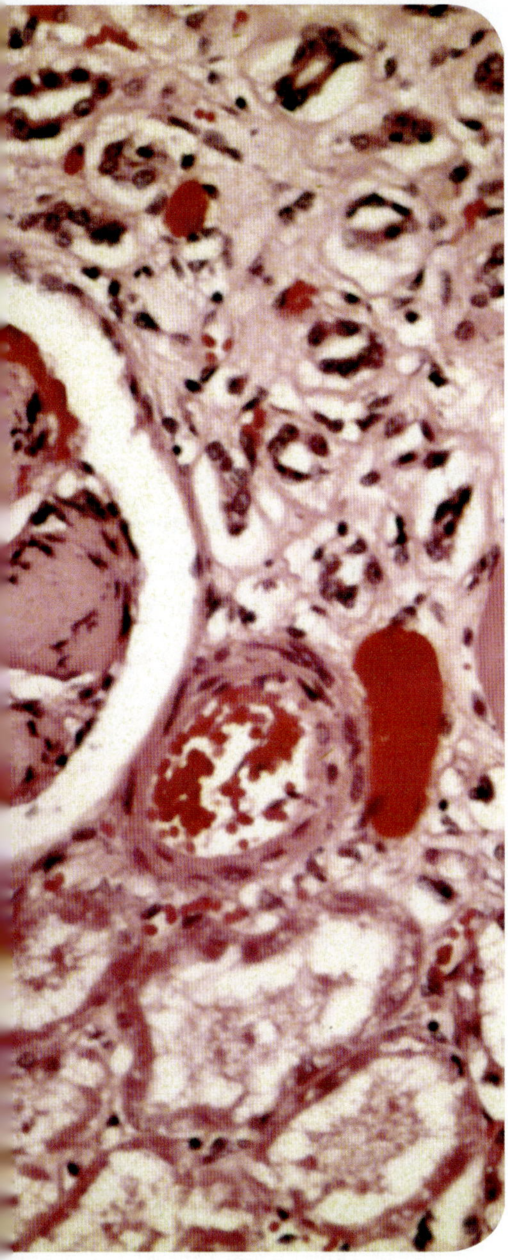

질환 이야기

이름이 뭐야?

많은 해부학적 구조들은 한때 처음 발견한 과학자들의 이름을 따랐다. 최근에 해부학자들은 더 이상 공식적으로 장기의 이름을 과학자들의 이름을 따서 짓지 않는다. 대신, 우리는 구조물에 서술적인 해부학 용어를 적용한다. 사구체 또는 신장 소체는 이전에 말피기소체(malpighian corpuscle)로 알려졌다. 이탈리아 해부학자 마르셀로 말피기(Marcello Malpighi)의 이름을 딴 소체로 최초로 사구체에 대한 기술을 하였다(1628～1694). 지금은 신장고리로 불리는 미세구조인 여과 세관 중 하나는 1862년에 이를 기술한 Friedrich Gustav Jakob Henle의 이름을 따서 수년 동안 헨레고리로 불렸다.

해부와 생리

비뇨기계의 장기는 혈액을 여과하고, 소변을 형성하여 저장하고, 배설한다. 비뇨기계는 두 개의 신장과 요관, 방광, 그리고 요도로 구성되어 있다. 신장은 후방의 복막 뒤에 위치하고 각 신장으로부터 소변을 배출하는 요관은 골반강의 바닥에 위치한다. 요도는 방광에서 외부로 소변을 배출한다.

신장은 항상성이 매우 중요하다. 신장은 지속적으로 노폐물과 독소를 제거한다. 혈액으로부터 물과 전해질 균형을 유지하고 pH와 혈압을 조절한다. 또한 레닌의 생산과 조절을 한다. 적혈구 생성인자인 에리트로포이에틴(erythropoietin)을 생산하며, 1분당 약 1밀리리터의 소변을 여과하고 신체의 혈액량의 20~25%가 신장 내에서 흐른다

신장의 단위

신장의 기능적 단위는 **네프론(nephron)**이다. 각각의 신장에는 약 100만 개의 신장단위가 존재한다. 혈액이 신장단위를 통과할 때 대사의 결과로 생성된 노폐물은 혈장으로부터 여과된다. 동시에 대부분의 물(99%)은 포도당이나 아미노산과 같은 영양분과 함께 재흡수된다. 여분의 물, 전해질, 약물, 대사로 인해 생성된 불필요한 물질들은 분비된다. 신장단위를 통과한 결과 생성되는 물질이 소변이다. **알도스테론(aldosterone)**과 **항이뇨호르몬(antidiuretic hormone, ADH)**은 물과 염분을 재흡수하는 중요한 역할을 한다.

각각의 신장단위는 한 쌍의 세동맥(arteriole)과 사구체(glomerulus), 사구체주머니(glomerular capsule), 근위곡세뇨관(proximal convoluted tubule), 헨레고리(a loop of Henle), 원위곡세뇨관(distal convoluted tubule) 그리고 집합관(collecting duct)으로 이루어진다(그림 10-1 ▶).

신동맥으로 들어간 혈액은 신장단위와 사구체라고 불리는 선택적 투과성을 가진 모세혈관으로 들어간다. 모세혈관으로 들어간 혈액은 사구체주머니로 여과된다. 여과된 혈액은 혈장과 구성하고 있는 성분이 비슷하다. 근위곡세뇨관에서 대부분의 영양소와 많은 양의 수분이 재흡수되어 세뇨관을 둘러싸고 있는 모세혈관으로 돌아간다. 요소(urea)와 크레아티닌(creatinine)과 같이 단백질 대사산물로 질소를 함유하는 노폐물은 재흡수되지 않고 세뇨관을 통과하여 소변으로 배출된다. 체액을 산성화하는 수소이온처럼 체내에 과다하게 존재하는 물질은 원위세뇨관으로 분비되어 배출된다. 혈액세포, 혈장 단백질, 또는 포도당은 정상 소변에는 포함되지 않는다.

소변은 결국 모든 집합관에서 신장과 요관 사이의 접합점인 **신우(renal pelvis)**로 이동하고 **요관(ureter)**을 따라 내려와 방광에 저장된다. **배뇨(micturition)** 과정에 의한 신경 자극이 주어지면 방광은 단일한 관인 요도(urethra)를 통해 소변을 밖으로 배출한다(그림 10-2 ▶).

진단검사와 절차

비뇨기 계통 질환의 진단은 환자 병력 평가가 중요한 요소이다. 다른 질환의 유무, 특히 당뇨병, 고혈압 및 요로감염증을 확인한다. 다른 약물복용, 항생제 및 신장 독이 되는 아세트아미노펜과 같은 진통제 남용 등을 수집한다. 진단 정보는 열, 통증 및 소변량과 소변색이다. 신장질환의 가족력은 특정 질환의 유전적 소인을 나타낼 수 있다

신장질환은 몸 전체가 영향을 받기 때문을 신체검진로 알아낼 수 있다. 예를 들어 피부, 눈 주위, 발목에 부종은 독소가 혈액, 신경계 이상을 포함하여 방향 감각 상실과 의식의 변화 그리고 자극에 대한 반응을 나타낸다. 전해질의 변화는 신장질환으로 강하고 불규칙한 맥박과 고혈압을 유발하는 수준이다. pH 수치변화로 과호흡을 유발하여 산증을 나타난다.

소변검사

신장질환은 크레아티닌, 요산 및 혈액요소성질소 분석을 통해 발견될 수 있다. 소변 검체는 물리적, 화학적, 현미경 검사로 중요한 진단 정보를 얻을 수 있다. 소변을 현미경으로 관찰하여 소변의 색, 선명도, 냄새, pH 및 비중 등 검사표본은 물리적, 화학적 중요한 진단 정보이다. 정상적인 소변의 색은 옅은 노란색에서 호박색 소변이다.

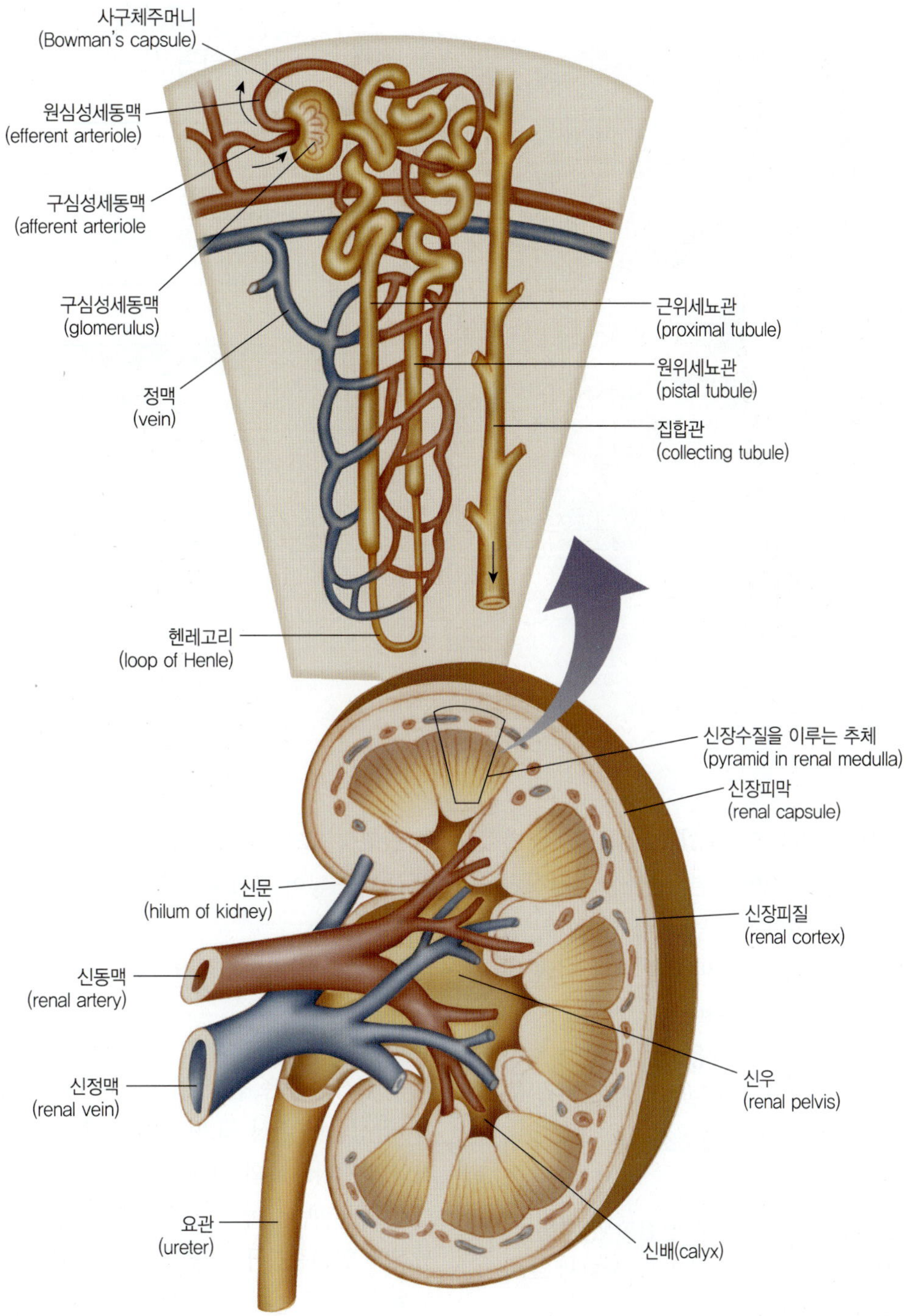

그림 10-1 ▶ 네프론을 확대한 신장

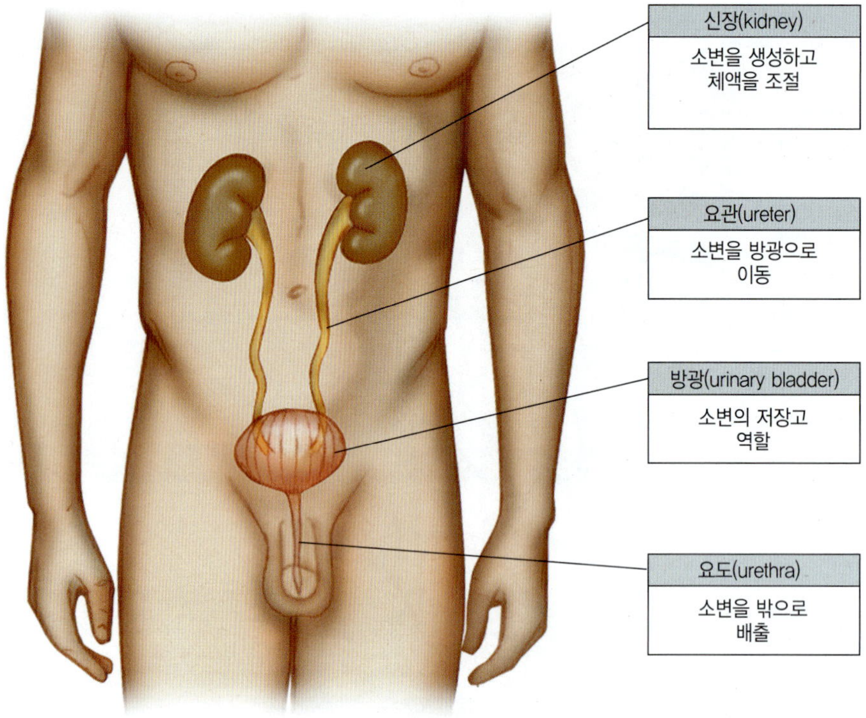

그림 10-2 ▶ 비뇨기계

소변의 색과 부피로 질환을 알 수 있다. 예를 들어, 당뇨병 환자는 묽고 많은 양의 소변을 본다. 만성 신장질환은 신장 세뇨관의 능력이 떨어져 소변 농축 안 된다. 결과적으로 소변은 희석되고 묽으며 비중은 낮다. 소변내 적혈구의 배출은 붉은 갈색으로 보인다.

화학검사는 소변검사 스틱을 사용하여 다양한 화학물질을 감지한다. 예를 들어 소변의 알부민(알부민뇨)은 사구체의 요로의 염증, 포도당의 배출소변은 당뇨병의 징후 중 하나다.

소변을 원심 분리하여 현미경으로 관찰하면 적혈구, 백혈구, 세균, 응고된 단백질, 혈액 세포 및 상피세 포와 같은 고형물질을 검사할 수 있다.

영상기법

초음파 및 CT는 신장, 요관 및 방광을 확인한다. 방광경 검사는 방광과 요도 내부의 시각화가 가능하다. 방광경은 좁고 긴 조명기구로 방광과 요도를 통해 삽입된 속이 빈 튜브를 넣어 직접 육안으로 본다.

급성 질환과 장애

급성 신장손상

급성 신장손상은 신장 기능 장애가 갑작스럽게 발병한다. 급성 신장손상 세 가지 주요 원인이 있다. 하나는 충격인데 신장으로의 혈류를 방해한다. 두 번째는 관성 괴사로 전신홍반성 루푸스와 같은 질환, 겸상 적혈구 질환, 신정맥 혈전증, 급성 발작 후 사구체신염, 또는 독소에 노출이다. 세 번째는 신장 결석으로 염증이 있는 전립선 또는 종양이 소변의 흐름을 방해한다.

급성 신장손상의 중요한 징후는 다음과 같다. 핍뇨(oliguria), 소변량의 갑작스런 감소, **무뇨(anuria)**라는 소변 생산의 완전한 중단 상태. 신체에 이상이 생기면 전신 증상이 나타난다. 혈액에서 독소와 산을 제거하려는 증상으로 오심, 구토, 설사, 그리고 호흡에서 암모니아 냄새, 질소 함유 혈액의 축적 화합물이 나타난다. 두통, 졸음, 혼란, 신경증, 발작, 혼수상태는 처음에는 저혈압이 발생하지만 그 다음 고혈압, 심부전, 호흡기부종을 유발한다. **고칼륨혈증(hyperkalemia)**은 혈중 칼륨이 높아지는 것으로 심장마비를 일으킬 수 있다.

진단은 다른 질환의 유무, 독소에의 노출, 또는 급성 신장질환을 유발하는 것으로 알려진 의약품의 기록이 포함되어야 한다. 혈액검사에서 요소, 질소, 혈청 크레아티닌, 칼륨 및 낮은 pH는 혈액의 이물질과 산을 제거하기 위한 신장장애의 징후이다. 소변검사에서 낮은 비중과, 단백뇨가 나타난다. 초음파검사로는 신장손상을 시각화할 수 있다.

치료는 저단백질 식이요법, 저나트륨 및 저칼륨식이, 제한된 수분 섭취와 필요한 경우 투석을 해야 한다. 고칼륨혈증은 칼륨을 제거하는 투석 및 정맥을 통한 약물치료를 일찍 시작할수록 예후가 좋고 급성 신장손상을 예방할 수 있다. 또한 원인이 되는 질환을 치료하고 알려진 신장 독소는 피해야 한다.

요로감염

요로감염(urinary tract infections, UTI)은 피부나 결장의 세균에 의해 주로 발생한다. 세균의 요도 번식은 소변을 규칙적으로 보는 것으로 제거된다. 요도에서 세균이 배출되지 않으면 요도를 타고 올라와 방광과 신장을 감염시킨다. 소변 흐름이 감소하면 요로감염이 발생할 수 있다. 여성은 요도가 짧기 때문에 카테터를 삽입 중이거나 위생 상태가 좋지 않은 경우 요로감염의 유병률이 더 높다.

하부 요로감염: 요도염 및 방광 **요도염(urethritis)**, **방광염(cystitis)**은 상당히 흔한 요로감염이다. 요도염은 요도의 염증이고 방광염은 방광의 염증이다. 위험요소는 여성, 여러 명의 성 파트너를 갖는 것, 성병 감염이다. 요도염의 증상은 가려움, 요도에서 분비물, 배뇨 시 작열감이다. 방광염은 배뇨 빈도 증가, 배뇨시 긴박감 및 배뇨 장애와 배뇨 중 고통스럽고 타는 듯한 느낌이 특징이다. 다른 증상으로는 미열과 하복부의 통증이다. 하부 요로감염의 주요 원인은 세균 감염으로 치료는 항생제를 사용한다. 수분섭취를 권장하고 배뇨 후 앞에서 뒤로 닦는 것을 연습하고 안전한 성관계로 하부 요로감염을 예방할 수 있다.

상부 요로감염 **신우신염(pyelonephritis)**은 신장의 염증이다. 위험요인은 여성, 요도 카테터, 결석 또는 면역 결핍이다. 신우신염은 감염된 고름집, 고름집의 파열, 이로 인해 고름이 소변으로 배출된다. 고름이 나오는 소변을 **고름뇨(pyuria)**라고 하는데, 소변 샘플을 탁하거나 흐릿하게 만든다. 신우신염의 증상은 오한, 고열, 복부에서 퍼지는 갑작스러운 요통, **배뇨장애(dysuria)** 및 혈뇨이다. 소변의 현미경검사로 수많은 고름 세포와 세균이 밝혀졌다. 농양으로 전체 신장을 채울 수 있다. 그림 10.3 ▶은 신우신염이 어떻게 나타나는지 보여준다. 신우신염은 장균, 연쇄상구균 및 포도상구균으로 인해 종종 화농성으로 발생한다.

이때 치료하지 않고 방치하면 신우신염이 요독증, 신부전을 유발할 수 있다. 덜 심각한 감염은 치유되며 흉터 조직을 형성한다. 항생제 치료가 필요하다. 상부 요로감염의 예방은 방광 및 하부 요로감염의 신속한 치료이다.

염증성 신장질환

염증성 신장질환(inflammatory kidney diseases)은 면역체계에서 신장에 감염이 없을 때도 발생할 수 있다. 여기서 우리는 이러한 염증성 신장을 자가면역질환으로 간주하는데 이는 면역 체계가 신장에 염증과 손상을 유발하기 때문이다.

루푸스신장염 루푸스신염(lupus nephritis)은 염증성 신장질환이다. 신장염은 전신홍반성 루푸스 환자의 약 45%에서 나타난다. 증상 및 징후는 혈뇨, 고혈압 및 관절통이다.

루푸스신염의 진단은 환자 병력, 신체검진 및 증상 평가이다. 검사로는 소변검사, 혈액검사, 초음파 및 신장손

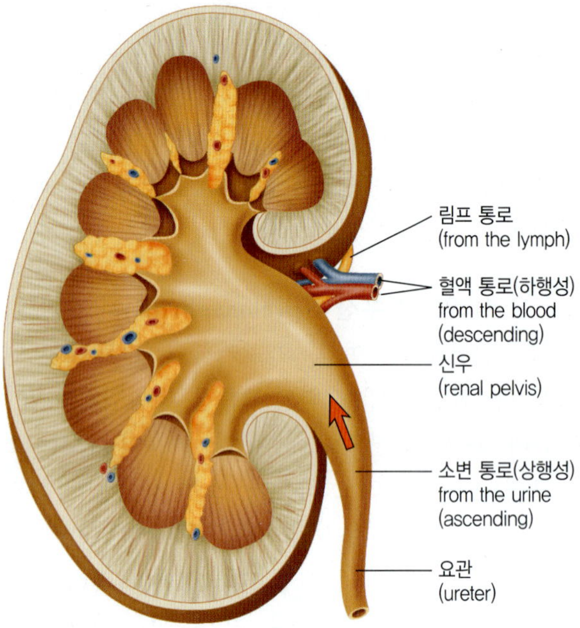

그림 10-3 ▶ 신우신염의 감염 경로

상의 유형을 결정하는 생검이 포함된다. 치료는 항염증제, 면역억제제를 사용한다. 고혈압은 혈액내 콜레스테롤 억제제 또는 ACE 억제제로 치료하고 저지방 및 저염식이를 한다. 그래도 신장 기능을 하지 못하면 신장을 이식한다. 예방은 불가능하지만 적절한 전신 치료로 홍반성 루푸스 위험은 감소된다.

IgA 신장질환 IgA 신장질환(IgA nephropathy)은 사구체에서의 면역글로불린 A(IgA)가 침착하는 염증성 신장질환이다. 특히 10대 후반에서 30대 초반의 남성에게 IgA 신장질환이 더 흔하지만 모든 연령대에 영향을 미친다. IgA 신장질환은 사구체신염의 흔한 원인이다. 젊은 사람들은 증상이 나타나지 않아 진단이 내려지기까지 몇 년이 걸리고 합병증이 나타난다. 가장 흔한 초기 증상은 혈뇨와 손발 부종이다

진단은 혈액요소질소검사, 소변검사 및 신장 생검이 포함된다. 정상혈압과 단백뇨가 경증인 경우 치료하지 않지만 혈압이 올라가면 약물요법이 필요하다. 예방은 불가능하다.

사구체신염 **사구체신염(glomerulonephritis)**은 사구체의 염증성 질환이다. 사구체신염은 다양하게 발생하는 질환과 장애인데 전염력은 잘 알려져 있지 않다. 그러나 신부전의 두 번째 주요 원인이다. 사구체신염은 대부분 염증으로 인한 사구체 손상이다. 급성 사구체신염은 보통 어린이에게 연쇄상구균 감염 후 1~4주 피부 또는 목에 영향을 미친다. 대조적으로 만성 사구체신염은 만성 신장질환을 야기한다. 사구체신염의 위험요소는 당뇨병, 고혈압 및 연쇄상구균 감염이다.

급성 연쇄상구균 감염 후 사구체신염 급성 연쇄상구균 감염 후 사구체신염(acute post-streptococcal glomerulonephritis)은 연쇄상구균 피부 감염 또는 인후감염 약 1~4주 후에 항원 항체 반응으로 발생한다. 혈류에서 연쇄상구균과 항체가 복합체를 형성함으로 사구체 안에 갇혀서 염증 반응 및 여과 기능을 손상시킨다(그림 10.4 ▶ 및 그림 10.5 ▶). 증상은 오한과 열, 식욕 부진, 얼굴과 발목의 부종 그리고 일반적인 무력감이 있다.

급성 연쇄상구균 감염 후 사구체신염은 환자 병력, 소변검사, 신체검진, 신장 생검으로 진단한다. 치료는 항염증제 약물 및 면역억제제이고 고혈압 치료도 필요하다. 즉시 치료를 시행하는 경우 예후는 좋다. 예방은 연쇄상구균 감염의 치료를 하는 것이 필요하다.

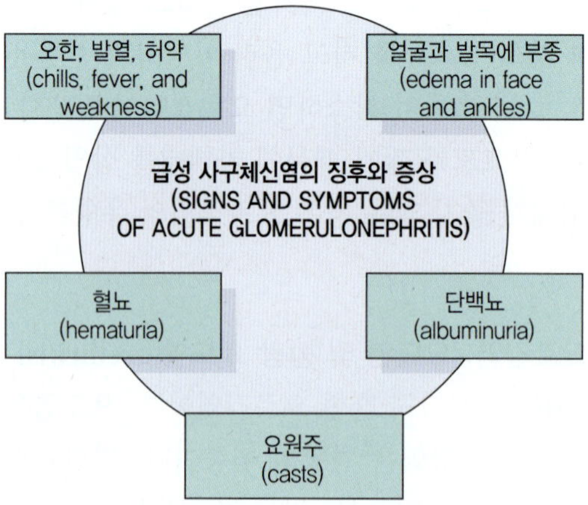

그림 10-4 ▶ 급성 사구체신염의 징후 및 증상

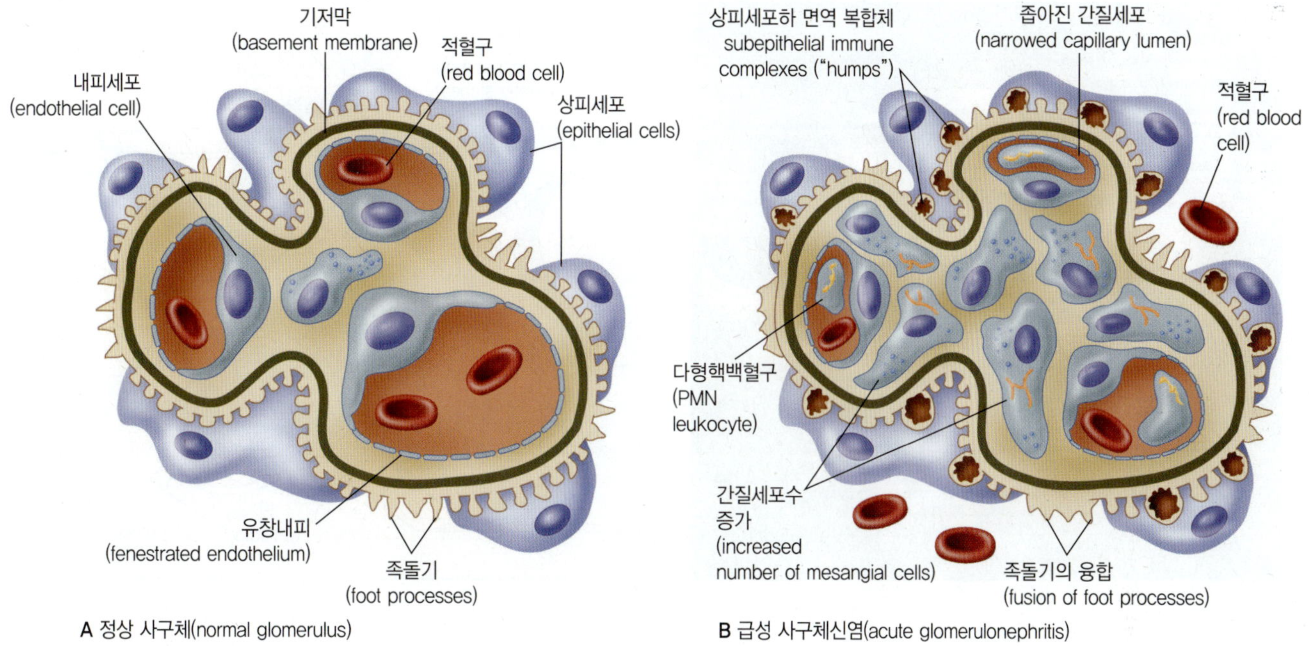

그림 10-5 ▶ (A) 정상 사구체 (B) 급성 사구체신염

신장결석

신장결석(kidney stones)은 신장 안에서 생성된다. 결석은 요로결석이라고 불리고 미국에서 어른에게 9% 정도 발병한다. 남자의 발병이 여자보다 4배 높고 첫 발병이 20~40세 사이이다.

요로결석은 지름이 1/4인치보다 큰 결석이 요로를 통과할 때를 제외하고 증상을 유발하지 않는다. 요도에 쌓인 결석은 심한 통증을 유발한다. 신장에서 사타구니 부위로 퍼지는 심한 통증 외에도 혈뇨, 오심, 구토 및 설사의 증상이 있다.

신장결석은 소변 흐름을 차단하고 세균 감염으로 요로감염을 일으킬 수 있다(그림 10-6 ▶). 결석은 방광에서 형성되어 요로부위가 손상된다. 방광 결석은 소변의 흐름을 방해하기 때문에 요로 감염을 유발한다.

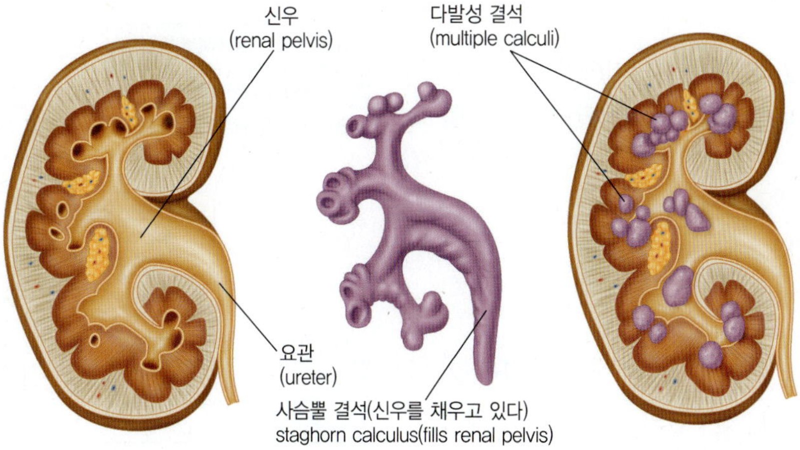

그림 10-6 ▶ 요로결석

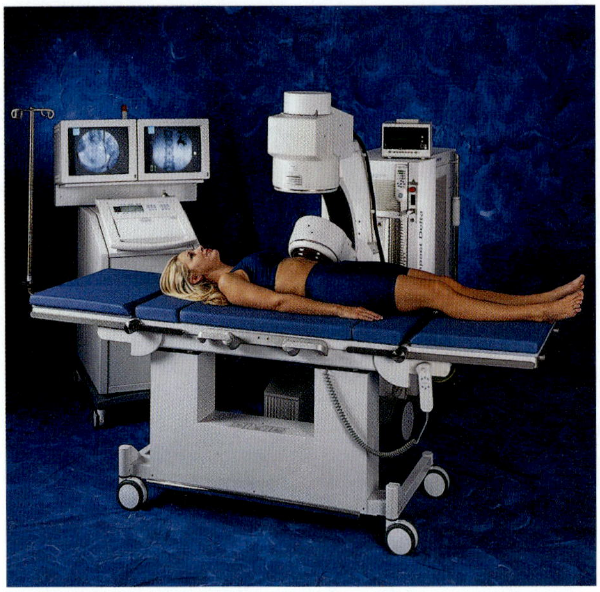

A

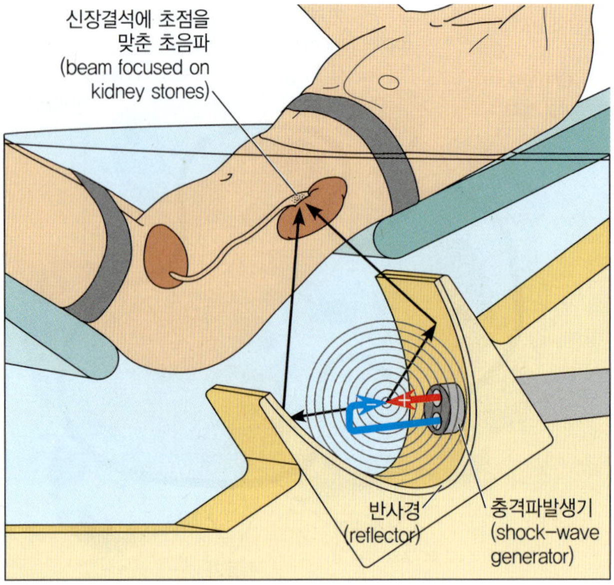

B

그림 10-7 ▶ 체외 충격파 쇄석술. 충격파 발생기로 생성된 음향 충격파는 연조직을 통과하여 신장 결석을 조각 내서 소변에서 제거함. (A) 침수가 필요 없는 충격파 발생기. (B) 침수 쇄석술 절차

진단은 CT와 신장 초음파로 한다. 요로결석은 결석을 부분적으로 용해하여 소변으로 배출하는 약으로 치료한다. **쇄석술(lithotripsy)**은 스스로 나오지 못하는 20%의 신장결석을 부순다. 환자가 탱크의 물속에 들어간 채로 쇄석술이 시행될 경우에 이것을 **수압쇄석술(hydrolithotripsy)**이라고 부른다(그림 10.7 ▶). 이때 체내에 있는 단단한 결석에 음파가 가해지고, 작은 모래만 한 크기의 입자로 부서지면 소변으로 배출한다. 회복은 빠르지만 약간의 멍이 있고 환자는 입원이 필요할 수 있다.

재발되지만 예후는 좋다. 재발을 방지하기 위해 수분 섭취량을 늘려 소변을 희석하고 칼슘 및 단백질 식이를 줄여야 한다.

만성 질환과 장애

신부전

신부전(renal Failure)은 신장의 시간이 지남에 따라 기능이 점진적으로 손상된다. 신부전의 원인은 여러 가지라 근본 원인은 알 수가 없으나, 당뇨병, 사구체신염, 또는 다른 만성 신장질환, 허혈, 출혈, 충격, 독소 및 대형 신장결석 또는 종양은 신부전을 일으킬 수 있다. 신부전은 신장 단백질의 대사산물인 요소와 요산을 혈액에서 제거할 수 없다. 대사산물이 혈액에 축적되면 요독증(*uremia*)이라고 한다. 요독증은 신부전말기 징후이다(그림 10.8 ▶).

진단검사로 혈중 요소 질소(blood urea nitrogen, BUN)는 신부전의 정도를 반영한다. 사구체여과율

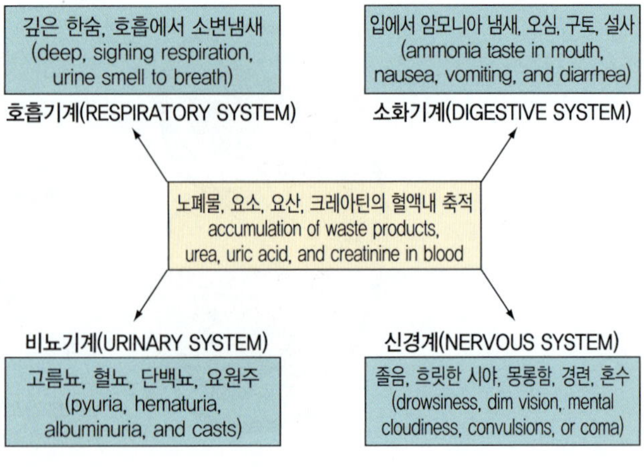

그림 10-8 ▶ 만성 신부전의 증상

건강증진

수분 유지

비뇨기계 건강을 증진시키는 간단한 방법은 수분을 유지하는 것이다. 수분이 충분하면 신장에서 소변이 배출된다. 소변을 규칙적으로 보면 방광과 요도에서 미생물을 씻어내어 UTI를 예방한다. 수분유지는 신장 및 방광 결석에 빈도를 감소시킨다. 가장 좋은 음료는 식수에 소금, 설탕, 또는 카페인을 첨가하지 않은 일반 물이다.

(glomerular filtration rate, GFR) 또한 신부전의 심각성 정도를 평가하거나 신부전이 진행된 정도를 알아내는 데 이용할 수 있다. 사구체여과율은 신장이 크레아티닌을 제거하는 정도를 검사함으로써 평가된다. 사구체여과율이 손상되었을 때, 혈청 크레아티닌의 양은 증가하고 크레아티닌 제거율이 떨어진다. 치료는 신부전의 근본 원인에 따라 일반적으로 신장 투석을 한다.

만성 신장질환

만성 신장질환(chronic kidney disease)은 생명을 위협하고 급성 신장질환보다 예후가 훨씬 나쁘다. 만성 신장질환의 위험요인은 만성 사구체신염, 고혈압, **당뇨병성 신장병증(diabetic nephropathy)**, 당뇨병으로 인한 신장질환이다. 만성 신장질환은 이부프로펜 또는 아스피린의 장기 사용과 관련된 질환이다. 만성 신장질환의 발달로 인한 관련 질환을 논의해보자.

당뇨병성 신장병증 오늘날 미국에서 당뇨병성 신장병증(diabetic nephropathy)의 가장 일반적인 원인은 만성 신장질환 및 말기 신장질환으로 인식한다. 당뇨병성 신장병증은 사구체의 염증으로 인해 소변에 높은 수준의 알부민 및 기타 혈장이 누출된다. 당뇨병 환자의 혈당과 고혈압이 조절되지 않은 경우 신증의 위험에 처해 있다. 증상은 5~10년 병세 후 피로, 두통, 가려움증, 거품이 나는 소변, 잦은 딸꾹질, 특히 다리에 부종이 발생한다. 신장 생검으로 진단을 확진하고 질환의 경과를 결정한다.

고혈압 신장질환 고혈압성 신장질환(hypertensive kidney disease)은 신장손상으로 인해 발생한다. 또한 신장혈관 고혈압(*renovascular hypertension*)이라고 불리는 신장질환은 10명 중 약 1명에서 발견된다. 고혈압성 신장질환은 주로 50세 이상의 사람들에게서 발생한다.

고혈압성 신장질환은 신장 동맥의 죽상동맥경화증과 신장 내의 가지가 좁아져 전신 혈압이 증가한다. 신장에 혈액이 감소하면 혈장 단백질을 전환시키는 방출 레닌-안지오텐신은 안지오텐신 I로 전환되고, 간과 폐의 혈관 수축과 알도스테론 분비로 인해 고혈압을 유발하는 발생인자 안지오텐신 I은 안지오텐신 II로 전환된다.

징후 및 증상에는 두통과 같은 전신성 고혈압, 심장박동 및 빈맥, 불안 등이 나타나고, 망막손상이 관찰될 수 있다. 지속성 고혈압은 경색, 뇌졸중, 심부전, 심근경색의 위험을 높인다.

진단은 환자 병력청취로 시작된다. 수술이 도움이 될 수 있기 때문에 신장상태를 확인하기 위해 검사한다. 초음파와 신장 동맥 조영술은 혈류에 방해되는 곳을 확인할 수 있다. 신장 정맥의 혈액은 레닌의 상승으로 신장이 어떤 영향을 받는지 알 수 있다.

건강한 노화 Healthy Aging

당뇨병 관리

성인은 수년간의 당뇨병 후 당뇨병성 신장병증에 걸릴 위험이 있다. 당뇨병성 신장병증의 위험을 줄이려면 가장 좋은 방법은 당뇨병이 진단된 첫날부터 시작된다. 그만큼 당뇨병성 신장병증으로 신장손상은 증가된다. 결과는 돌이킬 수 없으므로 질병을 예방하는 것이 좋다.

근본적인 신장혈관이상의 치료는 수술이다. 신장 동맥 우회술, 혈관 절제술, 또는 혈관 성형술을 한다. 증상에 따라 이뇨제 투여 및 나트륨 조절과 고혈압 치료제 섭취로 관리한다. 신장 고혈압은 예방이 쉽지 않을 수 있으나 운동, 저지방 다이어트, 금연 및 고혈압 치료로 죽상경화증 위험을 정기적으로 낮출 수 있다.

신증후군 신증후군(nephrotic syndrome)은 단백뇨, 저알부민혈증(낮은 혈장 알부민), 고지혈증(고혈장 지질) 및 부종이 있는 만성 질환이다. 신증후군은 발생 위치에 따라 여러 모집단에 영향을 미치는 여러 형태의 징후, 증상 및 예후가 다르다. 신증후군은 다른 과정에서 발생하는 신장질환, 사구체손상으로 발생한다. 신증후군의 대부분의 경우는 사구체신염 및 당뇨병에 의하여 생긴다.

신증후군의 주요 징후는 발목 부종과 눈 주위와 흉막 및 생식기 부종이다. 저혈압, 무기력증, 식욕 부진 증상도 있다. 높은 지질 수치는 죽상경화증 및 관련 합병증을 조기에 발생할 수 있다. 신증후군은 혈전과 감염 위험을 높인다.

소변검사에 의한 진단은 고단백뇨이고, 혈액검사 결과는 고지질과 저알부민이다. 신장 생검은 신증후군의 특정 병변을 확인하기 위해 수행한다.

신증후군의 치료는 근본 원인을 치료한다. 신증후군은 고혈압 약물, 이뇨제, 면역억제제, 콜레스테롤 저하제 및 혈액 희석제로 치료할 수 있다. 예후는 신증후군의 원인에 따라 다양하다. 신증후군은 예방할 수 없지만 당뇨병 또는 사구체신염의 발생의 위험은 줄일 수 있다.

만성 신장질환 치료 만성 신장질환(chronic kidney disease)은 항고혈압제, 이뇨제 및 신장 투석으로 치료된다. 체중조절, 혈액 내 지질, 나트륨과 설탕 섭취량을 조절하고, 규칙적인 운동을 하면 신장질환으로 이환되는 것을 막을 수 있다.

신장 투석은 신장이식을 고려하기 전 일반적인 치료 방법이다. 신장 투석은 혈액의 독성물질을 제거한다. **혈액투석(hemodialysis)**은 투석막을 통과하여 혈액에서 독성물질이 제거되고 혈액은 몸으로 되돌아간다(그림 10.9 ▶). 혈액투석의 경우 환자는 일반적으로 투석 치료를 위해 클리닉 또는 병원에서 3~6시간 동안 보낸다. 그러나 주거투석 장치로 환자가 개인 공간에서 편리하게 치료할 수 있다. 소형 휴대용 투석 장치는 비용이 더욱 적게 들고 많은 환자의 기동성을 향상시킨다.

복막투석(peritoneal dialysis)에서 투석액은 복강에 삽입되어 복막 또는 공동 내벽은 투석 여과막 역할을 한다. 체강을 둘러싼 모세혈관 내에 있는 독성물질들이 투석액 쪽으로 빠져나오고, 몇 시간 후에 독성물질이 녹아 있는 복막액을 제거한다. 복막투석하는 동안 환자가 움직이고 이동하는 것을 자유롭게 할 수 있도록 수집을 위해 액체를 모으는 주머니를 외부에 부착할 수 있다. 투석은 몇 년 동안 필요할 수 있다.

만성 신장질환에서 투석은 더 이상 효과적인 치료법이 아니다. 이 사람들 중 신장이식이 가능한 경우는 일부

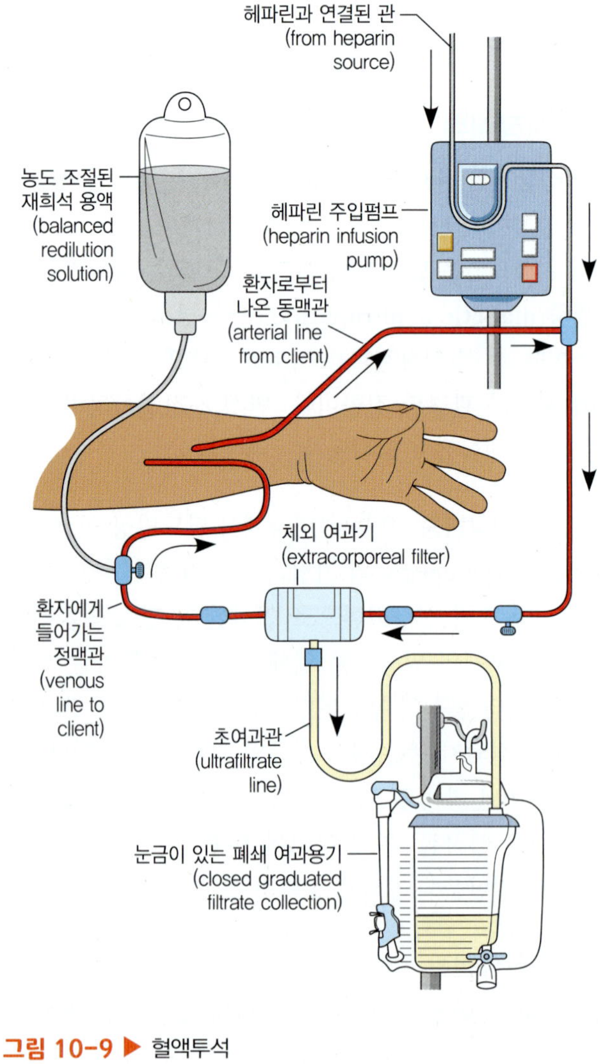

그림 10-9 ▶ 혈액투석

이다. 이식된 신장 한 개는 기능부전인 두 개의 신장 기능을 대체할 수 있다. 그러나 모든 사람을 위한 것이 아니다. 대상자는 수술의 위험을 감수하고 평생 면역억제제 사용과 오랜 회복을 견딜만큼 충분히 건강해야 한다. 조직이 일치하는 유효한 신장은 드물고 대기자 명단이 길어 대기 중 잠재적 기증자 신장을 1년 이상 기다려야 한다. 신장은 살아 있는 기증자 또는 사망한 기증자 어느 쪽이든 거부반응억제제 투여 후 이식될 수 있다. 이러한 약으로 인해 신장 수혜자의 약 90%가 이식 후 5년 이상 생존한다(그림 10-10 ▶).

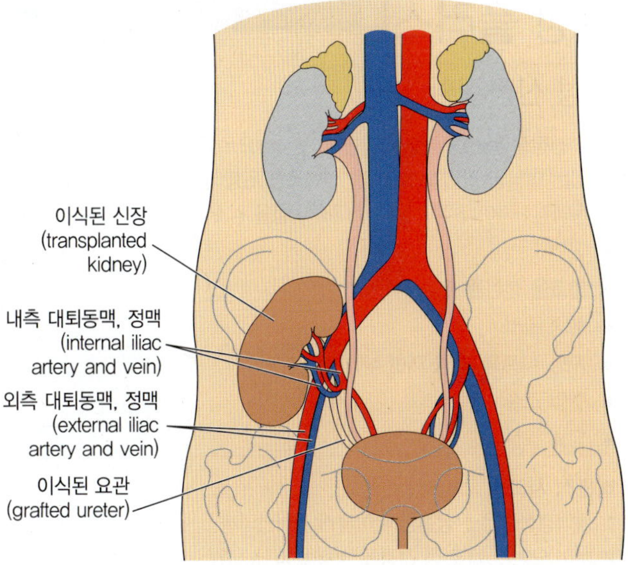

그림 10-10 ▶ 신장이식

말기 신질환

말기 신질환(end-stage renal disease, ESRD)은 신장 기능 장애와 사망으로 이른다. 말기 신질환은 만성 신장의 투석 또는 신장이식시 성공하지 못했을 때 발생한다. 말기 신질환의 위험은 다음과 같은 조치를 취함으로써 감소했다.

1. 혈압과 혈당 조절
2. 당뇨병 또는 고혈압인 경우 총 소변 단백질 수치 모니터링
3. 말기 신질환 위험이 높은 경우 저단백질 식이
4. 금연

기타 만성 신장 장애

수신증 **수신증(hydronephrosis)**은 확장된 신장 세뇨관 내 소변을 보유한다. 100명 중 약 1명에서 발생한다. 주로 한쪽 신장에 영향을 미친다(그림 10-11 ▶). 이 상태는 비뇨기결석에서 선천성 결손, 종양, 확대, 전립선 또는 신장의 다른 방해 골반 또는 요관. 요관은 또한 위에

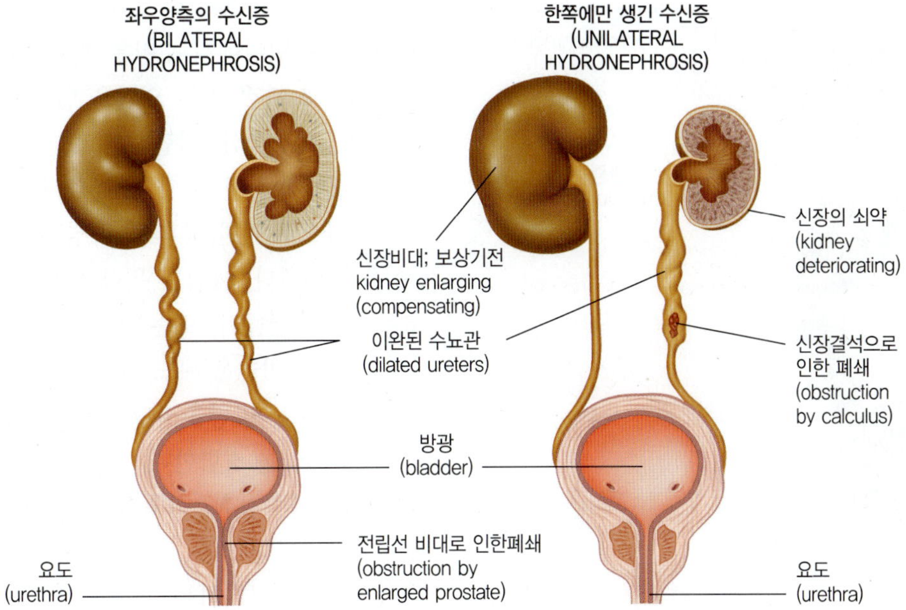

그림 10-11 ▶ 수신증: 양측(왼쪽), 단측(오른쪽)

예방 플러스!

만성 신장질환

만성 신장질환은 생명을 위협한다. 잠재적으로 만성 신장질환을 예방할 수 있는 다양한 라이프스타일을 선택하면 위험이 감소한다. 이러한 행동이 동맥경화증이나 심장질환에 대해 위험을 감소시킨다는 점에 주목하라.

- 금연
- 알코올 섭취를 줄이거나 제한
- 체중 관리
- 지방, 나트륨, 설탕 제한 식이
- 혈압 조절
- 당뇨 조절

비판적 사고

1. 동맥경화증은 신장질환에 어떻게 기여합니까?
2. 식이 요인은 왜 신장 건강에 영향을 미칩니까?

확장될 수 있다. 수뇨관증(hydroureters)(그림 10-12 ▶)의 징후 및 증상에는 혈뇨와 통증이 포함된다. 소변 흐름이 감소되어 감염이 발생하면 농뇨(pyuria)와 고열이 일어난다.

수신증은 신체검진, CT 또는 초음파로 진단된다. 치료는 항생제, 진통제, 카테터 삽입 및 수술이 포함된다. 예방은 불가능하지만 위험은 소변 흐름을 막는 결석이나 종양을 치료함으로써 감소된다.

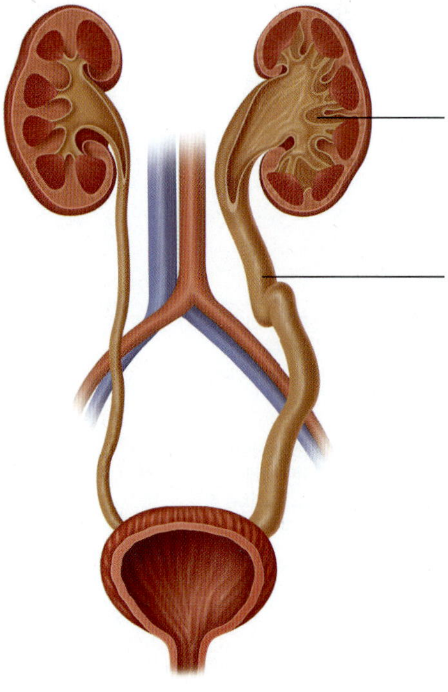

그림 10-12 ▶ 수뇨관증. (Courtesy of Dr. David R. Duffell)

만성 사구체신염 만성 사구체신염(chronic glomerulonephritis)은 천천히 진행되는 염증이다. 사구체의 괴사, 만성 신장질환 및 신부전이 나타난다. 만성 사구체신염의 원인은 만성 신장 및 사구체 질환, 전신성 홍반성 루푸스, 신장 자가면역, 용혈성 요독증 등 여러 가지로 인해 발생한다. 증상이 점진적으로 진행되어 결국에는 신증후군에 전형적인 특징인 만성 신장질환 및 신부전증이 된다. 진단은 병력, 소변검사, 혈액 요소 질소 및 혈청 크레아티닌 수준을 확인한다. 초음파 또는 CT는 신장 위축을 보이고 생검은 특징적인 사구체 손상을 보여준다. 만성 사구체신염은 일반적으로 돌이킬 수 없으며 증상에 따라 항고혈압제로 치료받고 저 나트륨식이, 이뇨 및 투석 또는 이식을 한다. 만성 사구체신염의 위험은 신장질환 및 고혈압 치료로 막지 못할 수도 있다.

요실금 요실금(urinary incontinence)의 특징은 방광 조절 상실이 일반적이다. 요실금은 연령이 증가할수록 유병률이 증가하지만 다른 정확한 원인은 알 수 없다. 연령 외의 위험요소는 여성, 과체중, 흡연 및 전립선염이 포함된다. 요실금은 알코올, 카페인, 과도한 수분 섭취 및 약물 같은 원인으로 발생할 수 있다. 요로감염 및 변비는 방광을 자극하여 방광에서 소변을 배출시킬 수 있다. 지속적인 요실금과 관련 있는 요인은 임신과 출산, 방광염증, 감염, 암, 신장결석, 전립선염 또는 전립선암이다. 요실금은 신경학적 질환, 종양 및 척추 손상도 원인이 된다.

요실금으로 인한 징후 및 증상은 소변 흐름에 통제력 상실을 경험한다. 예상치 못한 요실금은 재채기, 웃음이나 무거운 물건들기, 또는 기침으로 발생하는 소변의 흐름이다. 다른 이들은 배뇨 후 뒤 따르는 소변의 긴급함을 경험한다. 또는 방광을 비울 수 없어서 배뇨 후 계속 누출되는 요실금을 경험한다.

진단은 병력청취, 신체검진, 혈액검사를 한다. 환자에게 요실금의 일기를 쓰도록 하면 이는 요실금의 유형 및 촉발원인을 구분하는 데 도움이 된다. 초음파 및 방광경으로 방광을 검사한다.

요실금 근본 원인의 유형에 따라 치료해야 한다. 행동 변화와 관련된 치료법은 골반운동, 약물치료, 카테터 삽입 수술 또는 기타 중재이다. 예방은 근본적인 질병의 치료가 필요하다.

악성종양

신장세포암종 신장세포암종(renal cell carcinoma)은 모든 성인 암의 3%로 비교적 드문 유형의 암이다. 신장암의 유병률은 남성이 여성의 두 배이며 보통 50~60세 사이에 발생한다. 흡연자는 신장암 발생이 비흡연자에 비해 두 배나 높다. 주된 원인은 유전, 흡연, 비만이다.

종양은 몇 년 동안 천천히 자란다. 무통성 혈뇨가 주된 증상이다. 종양이 커지면 복부에서 만져질 수 있다. 이때 신장 종양은 방사선검사로 감지된다. 악성종양(malignancies)은 종종 폐, 간, 뼈 및 뇌로 전이된다. 다른 장기의 전이는 종종 신장암인지 알려지기 전에 발생한다.

통증 외에 전형적인 증상에는 식욕감소, 체중저하, 빈혈 및 백혈구 수 증가 또는 백혈구증가증이 있다. 외과적으로 신장이나 종양을 제거하는 것이 효과적인 치료법이다.

윌름즈 종양 **윌름즈 종양(Wilms' tumor)**은 소아에게 발생하는 신장의 악성종양으로 보통 2세에서 5세 사이에 진단된다. 샘 육종이 자라면서 혈액과 림프관에 전이된다. 증상과 징후에는 혈뇨, 통증, 구토 및 복부종괴와 고혈압이 있다.

윌름즈 종양은 10,000명 중 1명에서 발견되는 유전적 소인이 있다. 적어도 세 가지 유전자는 이 질병의 발생에 영향을 미친다. 윌름즈 종양 유전자 1(WT-1)이 확인되었다. 윌름즈의 종양의 중요한 유전자 표식이다. 이 유전자가 없어지거나 변성되면 선천적 결함이 나타나고, 이 비정상적인 조직이 나중에 암의 발생지가 된다.

진단은 CT와 초음파로 이루어지며 신장 생검으로 확진된다. 조기 진단 치료는 윌름즈 종양의 예후를 향상시킨다. 예방은 불가능하다.

방광의 암종 방광의 암종(carcinoma of the bladder)은 비뇨계에서 발생하는 악성종양이다. 방광암은 미국 여성의 암 1% 이상, 남성 암의 3% 이상 발생한다. 흡연자는 비흡연자보다 2½배 높은 위험이 있다. 방광암 발병 증상은 출혈, 작열감, 경련으로 소변을 볼 수 없다. 진단은 신체검진, 소변검사, 생검, 혈액분석으로 한다. 암종은 **방광경(cystoscope)**으로 감지하고 외과적으로 수술한다. 방광을 외과적 수술하는 경우 회장 도관(그림 10-13 ▶)에 소변을 저장시키도록 한다. 예방이 불가능하다.

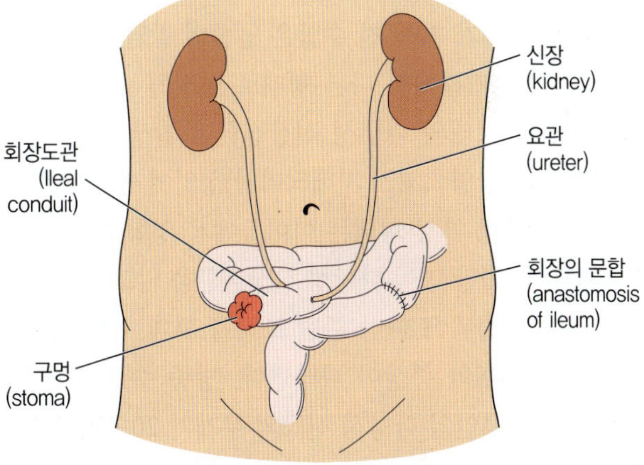

그림 10-13 ▶ 이상적 도관. 회장의 일부는 소장에서 분리되고 관형 파우치로 형성되며, 개방 단부는 피부 표면으로 가져와 기공을 형성하고, 요관은 파우치에 연결됨

나란히 함께 보기

다낭성 신장

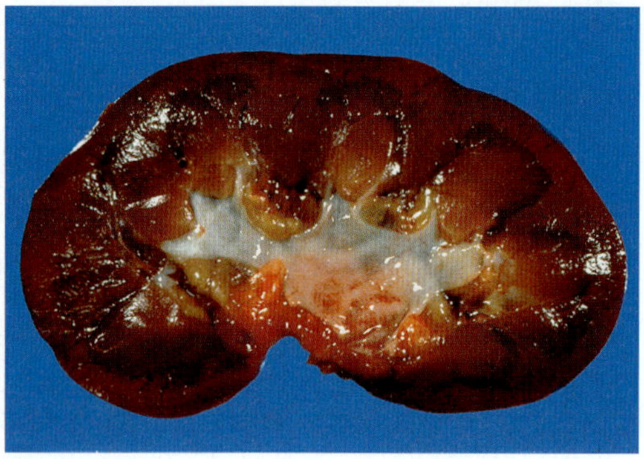

A
정상적인 신장. (© Logical Images/Custom Medical Stock Photo)

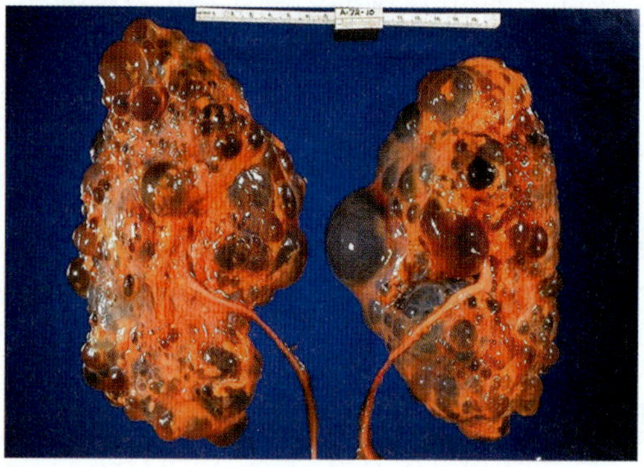

B
다낭성 신장. (Courtesy of the Centers for Disease Control and Prevention/Dr. Edwin P. Ewing, Jr., 1972)

선천성 장애

다낭성 신장질환

다낭성 신장질환(polycystic kidney disease, PKD)은 신장 내에서 액체가 가득 찬 수많은 낭종의 발달이다. 낭종은 간과 같은 기관에서 다른 형태로 형성될 수 있다. 두 가지 유전자 형태의 다낭성 신장질환이 발생한다. 사례의 약 90%가 상염색체가 지배적이며 성인에게 영향을 미친다. 상염색체 열성 형태는 아이들에게 영향을 미친다. 미국에서 약 60만 명이 다낭성 신장질환을 앓고 있다.

낭종이 융합됨에 따라 주변 조직을 확대, 압축, 신장 기능 장애 징후와 증상이 나타난다. 낭종 수는 수백 또는 수천에서 성인의 다낭성 신장의 무게가 20~30파운드(9~13kg)가 될 수 있다. 주요 증상은 통증, 고혈압 및 혈뇨이다. 다낭성 신장질환은 신장 초음파 또는 CT, 신체 검진으로 진단 내린다.

다낭성 신장질환에 대한 치료법은 없으나 고혈압, 통증 및 낭종에서 발생하는 감염 치료를 목표로 한다. 수술은 일시적으로 고통있는 낭종을 배출하는 데 사용될 수 있다. 결국 투석과 신장이식이 필요할 수 있고 다낭성 신장질환의 유전적 특성으로 인해 예방 불가능하다.

기타 선천성 장애

수질해면신장 수질해면신장(medullary sponge kidney)은 신장의 내부의 모양에 영향을 받아 명명되었다. 미국의 5,000~20,000명 중 1명은 수질해면신장을 가지고 태어나지만 일반적으로 성인이 될 때까지 증상이 없다. 때때로 신장결석, 혈뇨 및 통증 등이 재발된다. 초음파검사나 정맥 내 신우촬영으로 진단할 수 있다. 결석 형성의 위험과 합병증 증가를 줄이기 위한 방법을 제외하고는 치료법은 없다. 수질해면신장은 예방할 수 없지만, 신장결석의 위험을 줄임으로 합병증 관리는 할 수 있다.

요관, 방광 및 요도의 선천성 장애 요관, 방광, 요도 선천성 이상은 출생의 약 5%에서 발생되는 비교적 흔한 질환이다. 이러한 장애 중 다수는 즉시 감지되는 반면, 나중에 증상과 징후가 나타날 때 다른 장애가 발견된다. 요관 장애에는 비정상적인 확장 또는 수축, 비정상적인 개구부, 위치이상 등이다. 방광 장애는 방광벽의 기형을 포함하고 선천성 이상요도에는 요도 개구부가 등쪽으로 열리는 요도상열(epispadias)과 음경의 배쪽으로 열리는 요도하열(hypospadias)이 있다. 이들 중 다수는 출생시 비뇨기 기능의 평가를 통해 발견될 수 있다. 대부분 정상적인 요도의 기능을 위해서는 외과적 치료가 필요하다.

노화 관련 질환

몇 가지 변화는 비뇨계 노화와 관련이 있다. 나이가 들면 요도 괄약근이 배뇨조절의 통제력이 떨어진다.

나이가 들수록 네프론의 총수가 줄어든다. 최대 30~40%의 네프론은 25~85세 사이에서 퇴화될 수 있다. 또한 신장은 ADH의 감수성이 떨어진다. 레닌과 알도스테론 활동 감소로, 더 많은 소변을 배출하고 이로 인해 나트륨과 수분은 부족하게 된다.

방광의 근육감소로 소변을 완전히 비우기 어렵다. 소변 흐름의 방해는 전립선 비대증이 있는 남성에서 일반적이다. 이로 인해 결석과 요로감염 위험이 증가된다. 신장암은 60세 이후 크게 증가하고 방광암 발생률은 70세 이후에 증가한다.

자료

National Kidney and Urologic Diseases Information Clearinghouse(NKUDIC): www.kidney.niddk.nih.gov

질환 한눈에 보기

비뇨기계

질환	병인	징후와 증상
급성 질환		
급성 신장손상(acute kidney injury)	충격, 관상 괴사, 독소. 약물	갑작스런 빈뇨 또는 무뇨증, 두통, 졸음, 발작, 혼수 상태
신우신염(pyelonephritis)	화농성 세균	고름뇨, 오한, 고열, 갑작스런 등 통증, 배뇨곤란, 혈뇨, 최종적으로 신부전, 요독증
요도염(urethritis)과 방광염(cystitis)	세균 감염	빈뇨, 긴박뇨, 배뇨시 타는 듯한 통증(작열감), 혈뇨
루프스신염(lupus nephritis)	염증	혈뇨, 고혈압, 관절통
IgA 신장질환(IgA nephropathy)	염증,자가 면역	혈종, 부종
급성 연쇄상구균 감염 후 사구체신염 (acute post-streptococcal glomerulonephritis)	연쇄상 구균 감염 후 자가면역질환, 염증	오한, 발열, 식욕부진, 쇠약감, 부종, 알부민뇨, 혈뇨
요로결석; 신장결석 (urinary calculi; kidney stones)	비뇨계 협착, 성별	통증, 혈뇨, 오심, 구토, 비뇨계 감염
만성 신장질환		
당뇨성 신장염 (diabetic nephropathy)	당뇨병 관련 고혈압, 혈당	피로, 두통, 가려움증, 소변거품, 딸꾹질, 부종
고혈압성 신장질환 (hypertensive kidney disease)	신장 동맥경화증	두통, 심장 두근거림, 심근경색, 불안감
신증후군 (nephrotic syndrome)	만성사구체신염, 당뇨병	부종, 식욕 부진, 저혈압, 고지혈
만성 사구체신염 (chronic glomerulonephritis)	사구체 염증 상태, 급성 신장손상, 용혈요독증후군, 루푸스	고혈압, 요독증

진단	치료	예방
환자병력청취, 혈액검사, 소변검사	나트륨과 단백질 섭취 제한, 수분 섭취 제한, 고칼륨혈증 시 투석	신장질환을 치료하고 신장 독소 예방
소변검사, 농뇨와 혈액검사	항생제	요로감염 및 신장 결석 치료
소변 현미경검사, 환자병력청취	항생제	규칙적인 배뇨 습관, 좋은 위생 유지
환자병력청취, 소변검사, 혈액검사, 신장생검	항염증제, 면역억제제, 항고혈압제, 저염 및 저지방 식이	전신성 홍반성 루푸스 치료를 통한 위험 감소
혈액검사, 소변검사, 신장생검	고혈압치료	예방할 수 없음
소변검사, 환자병력청취	항염증제, 면역억제제, 항고혈압제	연쇄상구균 감염을 치료하여 위험 감소
환자병력청취, 혈액검사, 소변검사, CT, 초음파	쇄석술, 수술	탈수 예방
환자병력청취, 신장생검	항고혈압제, 투석	당뇨조절
환자병력청취, 초음파, 신장혈관 레닌 수치, 신장동맥조영술	혈관절제술, 혈관성형술, 신장동맥 우회, 고혈압 관리	저지방식, 저나트륨식, 금연, 운동
환자병력청취, 소변검사, 혈액검사, 신장생검	근본적인 질환 치료, 증상관리	사구체신염과 당뇨치료
소변검사, 혈액검사, 초음파, CT	항고혈압제, 투석 이식	급성 신장손상 또는 루푸스 치료

질환	병인	징후와 증상
수신증(hydronephrosis)	신장폐쇄, 선천적 결함	통증, 혈뇨,
요실금(incontinence)	습관, 출산, 임신, 노화, 식이, 신경학적 손상	긴급뇨, 요실금
선천적 장애		
다낭성신장 (polycystic kidney)	유전	통증, 고혈압, 혈뇨
수질해면신장 (medullary sponge kidney)	선천적	신결석, 혈뇨, 통증
선천적인 방광, 요관, 요도의 장애	출생 시 바이러스 감염	바이러스 증상은 기관의 기형과 연관
악성		
신세포암 (renal cell carcinoma)	특발성, 흡연자 위험 증가	무통성 혈뇨, 통증, 식욕부진, 체중감소, 빈혈, 백혈구 증가
윌름즈 종양(wilms' tumor)	특발성, 유전	성인의 수신증과 유사
방광암(bladder cancer)	특발성, 흡연, 해로운 화학물질	혈뇨, 배뇨통, 허약감, 거식증

진단	치료	예방
소변검사, CT, 초음파	진통제, 도관 수술	신장결석 예방 및 치료
환자병력, 방광경검사	습관과 식이요법, 골반운동, 수술	가능한 위험인자를 줄임
초음파, CT	증상 치료, 이식	예방할 수 없음
병력청취, 초음파, CT	증상 치료, 수분공급	예방할 수 없음
검진, 초음파	수술	
CT, 초음파	수술	불확실
CT, 초음파	수술, 방사선치료	예방할 수 없음
방광경검사, 생검, CT	방사선요법, 수술	불확실; 금연,

연습문제

비판적 사고를 위한 사례

1. 대학교 2학년인 Jane은 배뇨시 통증을 느꼈고 소변에 혈액이 있다는 것을 알게 되었다. 그녀의 증상과 혈뇨에 대해 어떻게 설명할 수 있겠는가?
2. 또래에 비해 마른 편인 4학년 Britany는 2주 동안 체중이 상당히 증가되었다. 휴일이 되기 직전에 심각한 인후통을 호소하였지만, 병원에 다녀온 후 증상은 완화되었다. 그녀의 복부는 팽창되어 있었고 사지에 부종이 있었다. 그녀는 복부의 불편감과 몸살을 호소하였다. 소변검사를 통해 단백뇨와 혈뇨가 확인되었다. 또한 혈액검사로 연쇄상구균의 독성물질에 대한 항체를 찾아내었다. Britany의 증상을 어떻게 설명할 수 있겠는가?
3. 엄마가 4개월 된 아기를 씻으면서 아기의 오른쪽 복부에서 덩어리가 만져지는 것을 느꼈다. 아기는 쉽게 짜증을 냈고 무기력했다. 이 덩어리를 무엇이라고 설명할 수 있겠는가? 또한 어떠한 진단 기술로 병의 상태를 파악할 수 있겠는가?
4. 소변검사로 52세 할아버지의 소변에 혈액(혈뇨)이 있음을 알아내었다. X-선 촬영을 통해 오른쪽 신장에 덩어리가 있는 것을 확인했다. 혈뇨의 가능한 원인은 무엇이며 어떠한 치료법이 권장되는가?

객관식

1. 무뇨(anuria)의 설명은?
   a. 오줌 속의 피
   b. 통제되지 않는 소변
   c. 고통스러운 배뇨
   d. 소변 생산의 완전 부족
2. 신장의 염증성 질환은?
   a. 신우신염
   b. 다낭성 신장질환
   c. 수신증
   d. 고혈압성 신장질환
3. 연쇄상구균 감염 후 1~4주가 지났다. 어떤 염증성 질환이 발생하는가?
   a. 신증후군
   b. 급성 사구체신염
   c. 방광염
   d. 다낭성 신장
4. 혈액 내 암모니아 수치가 높은 질환은?
   a. 사구체신염
   b. 신우신염
   c. 결핵
   d. 요독증
5. 요로감염에 관한 다음 중 옳은 것은?
   a. 남성에게 더 흔함
   b. 증상은 배뇨장애와 긴급뇨
   c. 일반적으로 바이러스에 의해 발생
   d. 항생제에 반응 없음
6. 기동성을 유지하기 위한 신장 투석의 형태는?
   a. 복막투석
   b. 혈액투석
   c. 용혈
   d. 회장분로
7. 고통스런 배뇨란?
   a. micturation
   b. dysuria
   c. anuria
   d. hematuria
8. 만성 신장질환의 흔한 원인은?
   a. 당뇨병성 신경증
   b. 세균성 감염
   c. 자가면역질환
   d. 신장 결석

9. 고혈압 신장질환의 원인은?
   a. 세균 감염
   b. 고 알부민뇨증
   c. 신장 동맥 죽상경화증
   d. 사구체여과율(GFR) 감소

10. 세균의 원인이 아닌 것은?
    a. 신우신염
    b. 방광염
    c. 요도염
    d. 만성 사구체신염

참 / 거짓

______ 1. 소변량의 급격한 감소는 급성 신장질환을 나타낸다.

______ 2. 방광염은 종종 세균에 의해 발생한다.

______ 3. 신장 결석은 치료 후 보통 재발하지 않는다.

______ 4. 알부민뇨는 소변에 단백질이 낮은 상태이다.

______ 5. 윌름즈 종양은 주로 성인에게 걸린다.

______ 6. 세균은 급성 사구체신염을 일으키지 않는다.

______ 7. 신우신염은 세균 감염으로 고름을 형성한다.

______ 8. 당뇨병성 신장병증은 만성 신장질환의 원인으로 흔하다.

______ 9. 소변의 백혈구는 세균 감염을 나타낸다.

______ 10. 신장은 혈압 조절을 돕는다.

빈칸 채우기

1. 고름이 있는 소변을 ____________(이)라고 한다.
2. ____________는(은) 당뇨병에 의해 나타나는 신장질환이다.
3. ____________는(은) 결석이 있다 하더라도 결석이 요관에 머무르지 않으면 통증이 없다.
4. 외부에서 신장결석을 부수는 방법인 ____________는(은) 외과적 수술을 대체하여 신장결석을 제거하는 데 선호되는 방법이다.
5. ____________는(은) 양쪽 신장에 나타나는 선천적인 기형이다.
6. ____________는(은) 적은 양의 소변(또는 적은 양의 소변 형성)을 의미한다.
7. 통제되지 않은 소변 통과는 ____________(이)라 불린다.
8. 확장된 요관 내 소변 보유는 ____________(으)로 알려져 있다.
9. 성인에서 다낭성 신장은 상염색체에 의해 특별히 발생하는 ____________유전자 유전질환입니다
10. ____________는(은) 소변의 혈액 존재를 설명한다.

Chapter 11

생식계 질환과 장애

학습목표

이 장을 공부한 후에,

- 생식계의 정상 구조와 기능을 설명할 수 있다.
- 생식계 질환과 장애의 발생률, 위험요인, 징후와 증상, 원인, 진단, 치료방법과 예방법을 설명할 수 있다.
- 임신 장애에 대하여 설명할 수 있다.
- 성매개 감염의 발생률, 위험요인, 징후와 증상, 원인, 진단, 치료방법과 예방법을 설명할 수 있다.
- 노화관련 생식계 질환과 장애의 발생률, 위험요인, 징후와 증상, 원인, 진단, 치료방법과 예방법을 설명할 수 있다.

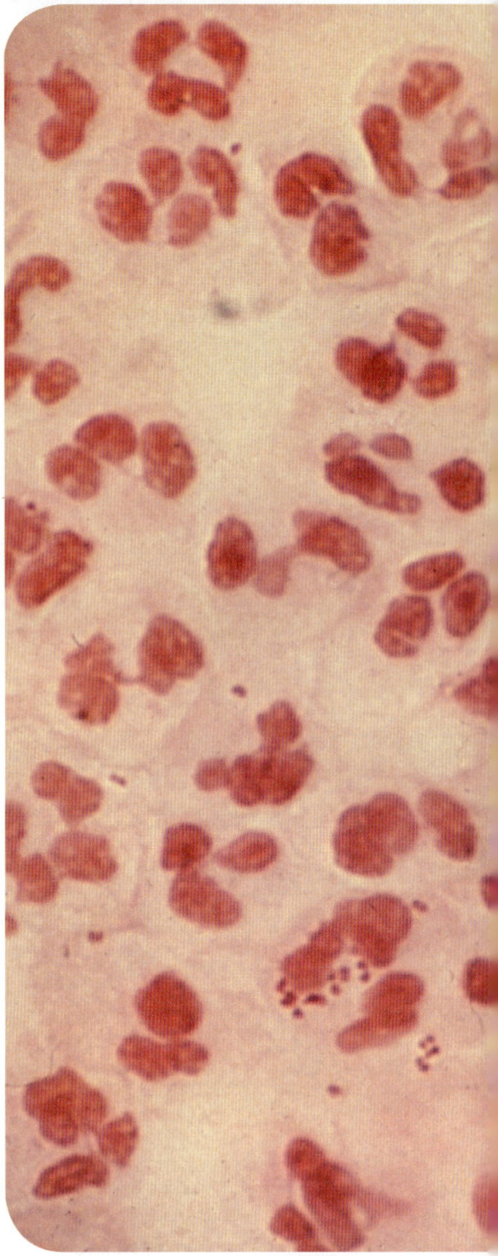

급성 임균성요도염 진단을 받은 환자의 (백혈구 내부에 있는) 임균(*N. gonorrhoeae*)–(Courtesy of the Centers for Disease Control and Prevention/Joe Miller, 1979)

사실인가 허구인가?

라텍스 콘돔이 모든 성매개성 병원체의 전파를 막아 주지는 않는다. 왜냐하면, 라텍스에는 미세한 구멍이 있어서 이 구멍을 통과하는 병원체도 있기 때문이다.

허구: 미국 질병통제예방센터(Centers for Disease Control and Prevention, CDC)에서는 실험실 연구 결과 라텍스 콘돔은 가장 작은 성매개 병원체도 효과적으로 차단했다고 발표했다.

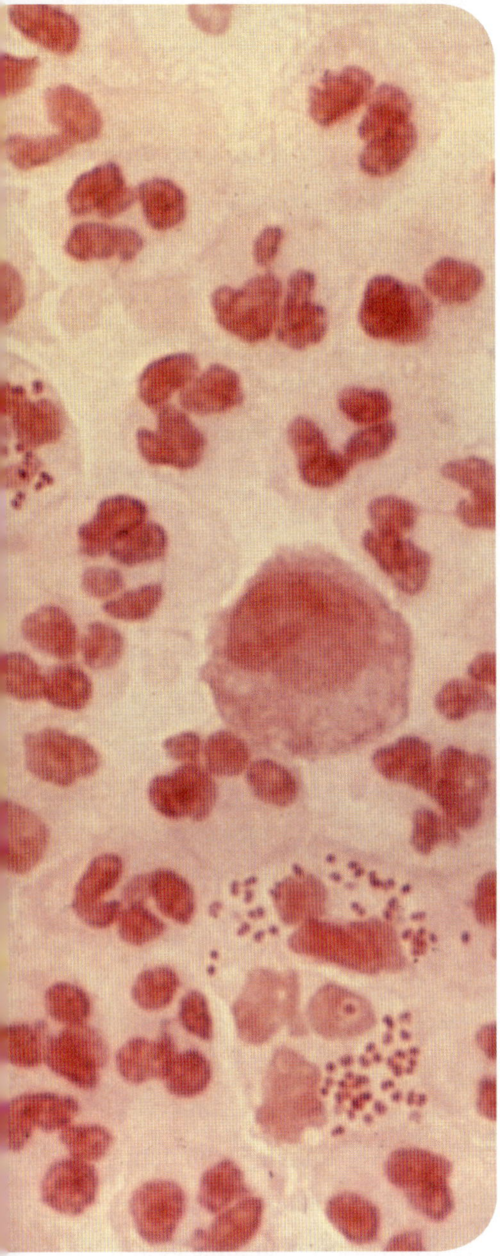

질환 이야기

자궁경부암

자궁경부암은 아주 오래전부터 있었다. B.C. 400년 그리스의 의사였던 히포크라테스도 자궁경부암을 치료하려고 했었다. 그러나 수 세기 동안 자궁경부암의 원인은 밝혀지지 않았다. 1840년대에는 자궁경부암이 꽉 조이는 코르셋 때문이라고 생각했다. 1940년대와 1950년대 의사들은 포피 아래 피지선에서 분비하는 스메그마(smegma)가 자궁경부암을 일으킨다고 생각했다. 1960년대와 1970년대가 돼서야 돌파구가 생겼다. 미생물학자들이 자궁경부암의 원인으로 인유두종바이러스를 의심했다. 1980년대에 하랄트 추어 하우젠 박사가 자궁경부암의 가장 강력한 원인이 인유두종바이러스라고 결론 내렸다. 2006년에는 미국 식품의약국(Food and Drug Administration, FDA)이 백신인 가다실을 승인하여 커다란 공중보건의 성과가 이루어졌다. 가다실(gardasil)은 네 가지 유형의 인유두종바이러스를 막아준다.

여성생식계 해부와 생리

여성생식계에서는 난자(ova)를 만들어 운반하고 태아를 길러서 낳는다. 외부생식기(external genitalia)인 외음부(vulva)에는 **치구(mons pubis, 불두덩)**, 음순(labia), **음핵(clitoris)**, 요도구(urethral opening), **회음(perineum, 샅)**, **대전정선(greater vestibular gland, 큰질어귀샘)**이 있다. 치구는 치골결합(치골 두 개가 결합한 관절 부위)을 덮고 있는 지방조직으로 사춘기가 되면 음모로 덮인다. **대음순(labia majora)**이나 바깥쪽 질 가장자리가 외부생식기관들을 에워싸고 보호한다. 그리고 **소음순(labia minora)**이나 안쪽 질 가장자리가 질(vaginal)과 요도구를 보호한다. 음핵은 발기성 조직으로 되어 있는 돌기로 성적 흥분 기능이 있다. 요도구는 방광에서 소변을 배출하는 작은 관이다. 회음은 직장 개구부와 질 개구부 사이에 있는 공간을 의미한다. 회음부는 비뇨기, 질, 항문 개구부를 조이고 골반 내 기관들을 지지한다. 대전정선은 바르톨린선(Bartholin's gland)이라고도 하며 질 입구 양쪽에서 성교 시에 윤활액을 분비한다.

내부 생식기관에는 난소(ovaries), 난관(fallopian tubes, 자궁관), 자궁(uterus), 질(vagina)이 있다. 난소는 두 개의 작은 타원 모양 기관으로 각각 자궁의 양 끝에 있다. 난소는 난자, 에스트로겐(estrogen), 프로게스테론(progesterone)을 만든다. 여성은 태어날 때부터 난소 안에 일정량의 미성숙한 난자들이 들어 있는 수천 개의 난포를 가지고 있다.

난관은 자궁에서 양측으로 약 10cm 정도 뻗어 있다. 난관을 통해 난자가 난소에서 자궁으로 이동한다. 말단의 총채 같은 돌기인 **난관술(fimbriae)**은 난자를 난관 내로 끌어들인다. 난자는 배란(ovulation) 후에 약 24시간 정도 살아 있으며 난관에서 수정이 일어난다.

자궁은 방광과 직장 사이에 있으며 서양배처럼 생기고 안쪽이 비어 있는 기관이다. 자궁의 주요 부분을 자궁체(body, 자궁몸통)라고 한다. **자궁경부(cervix)**는 질 쪽으로 뻗어 있는 좁은 부분을 말한다. 자궁 안쪽에는 자궁내막(endometrium, 자궁속막)이라고 하는 막이 있으며 에스트로겐과 프로게스테론이 작용하면 두꺼워진다. 수정란은 자궁내막 안으로 들어가 발달한다. 여성이 임신하지 않았을 때는 에스트로겐과 프로게스테론 농도 변화에 반응하여 28일마다 내막이 떨어져 나오는 월경(menstruation)을 해서 질 출혈이 일어난다.

질은 자궁에서 외부생식기로 이어지는 근육으로 되어 있는 15cm 정도의 얇은 관이다. 질은 방광과 직장 사이에 있다. 질은 출산이 이루어지는 통로이며 월경으로 인한 분비물이 통과하고 성교 시에는 음경(penis)이 들어오는 곳이다. 그림 11-1 ▶과 그림 11-2 ▶는 여성생식계를 보여준다.

유방(breasts)은 흉부 근육 앞에 있다. 유방은 각각 15~20개 정도의 엽(lobules)으로 되어 있다. 각각의 엽은 작은 주머니처럼 생긴 선포(acini, 샘꽈리)들이 있어서 수유 시에 모유를 분비한다. 선포에서 나오는 작은 관들은 유두(nipple, 젖꼭지) 쪽으로 이동하면서 합쳐져 점점 큰 관을 만든다. 유두는 유륜(areola, 젖꽃판)이라고 하는 착색된 부분이 둘러싸고 있다. 유륜 표면에는 수많은 피지선이 분포해 있다. 이 피지선에서 분비하는 피지는 유륜을 매끄럽게 해서 모유 수유를 하는 동안 마르거나 갈라지지 않게 해준다.

성선자극호르몬분비호르몬(gonadotropin-releasing hormone, GnRH, 생식샘자극호르몬분비호르몬)의 농도가 높아지면서 사춘기가 시작된다. GnRH는 뇌하수체 전엽에서 분비되어 난포자극호르몬(follicle-stimulating hormone, FSH)과 황체형성호르몬(luteinizing hormone, LH) 분비를 자극한다. FHS는 난포(ovarian follicle)가 발달하도록 자극한다. 난포는 에스트로겐과 프로게스테론을 분비한다. 에스트로겐은 사춘기에 유방 발달과 피부와 허벅지 및 엉덩이에 지방을 축적, 그리고 골반이 넓어지는 변화가 일어나게 한다. 여성은 사춘기가 대략 9-10세 정도에 시작하여 남성보다 이른 경향이 있다. 여자아이에게 나타나는 사춘기의 첫 번째 징후는 유방이 발달하고 치골과 겨드랑이 부분에 털이 자라는 것이다. 대략 12살 정도가 되면 첫 번째 월경기(**menarche**, **초경**)가 나타난다.

청소년기의 시작부터 폐경(menopause)이 될 때까지 여성의 생식계는 임신 가능성을 대비하기 위해 매달 생식주기(reproductive cycle)의 변화를 겪는다. 생식주기

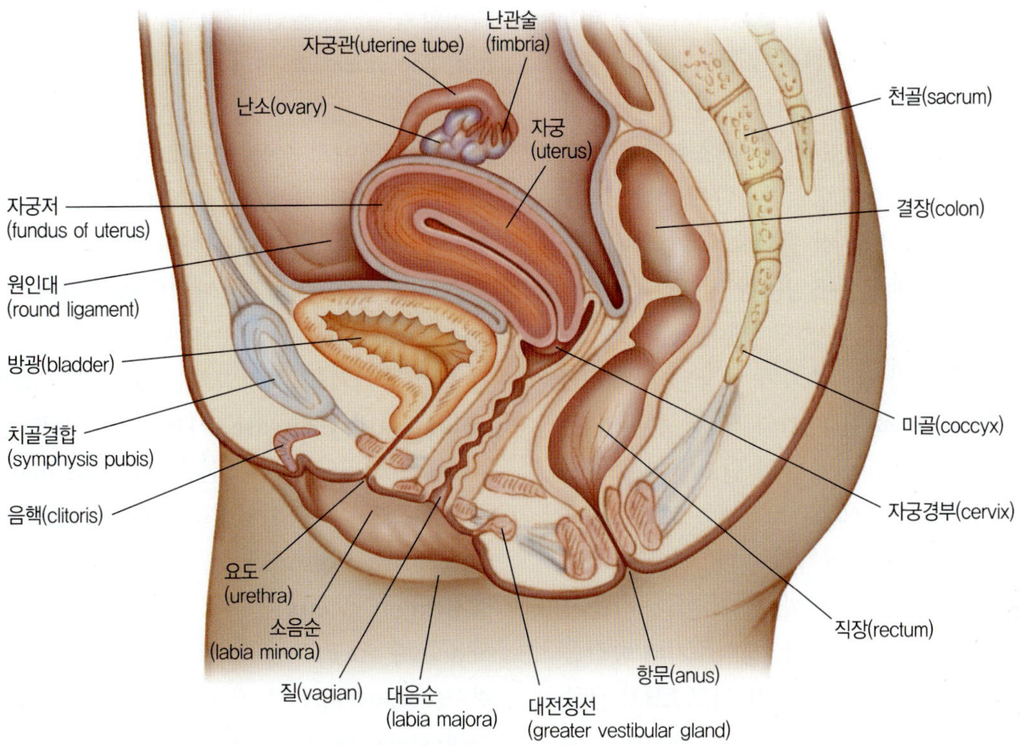

그림 11-1 ▶ 여성생식계의 골반 시상면

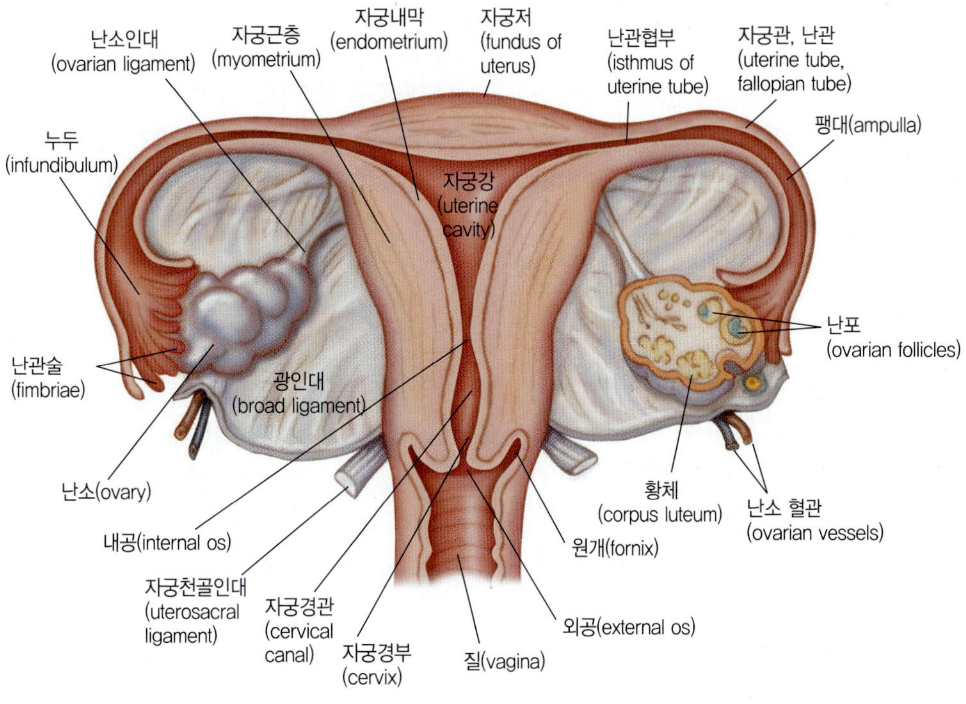

그림 11-2 ▶ 여성의 내부 생식기관

는 평균 28일 정도이며 난소주기와 월경주기를 포함한다. 난소와 월경주기는 서로 관련되어 있으면서 동시에 일어난다. 뇌하수체 전엽에서는 FSH와 LH를 만들어서 난소주기가 나타나게 한다. 난소에서는 에스트로겐과 프로게스테론을 분비해서 월경주기가 나타나게 한다.

생식주기의 첫날은 뚜렷한 질 출혈로 확인되는 월경으로 시작한다. 월경은 대개 3~5일가량 지속한다. 에스트로겐과 프로게스테론 농도가 낮아지면 시상하부를 자극해서 GnRH가 분비되며 생식주기가 시작된다. GnRH는 뇌하수체 전엽을 자극해서 FSH와 LH를 분비한다. FSH는 혈액을 통해 이동하여 하나의 난포만 성숙하도록 자극한다. 성숙한 난포는 에스트로겐과 프로게스테론을 분비하여 자궁내막이 두꺼워지게 한다. 난소도 에스트로겐을 분비하여 자궁내막이 두꺼워지게 한다. 난포가 성숙하면 난소의 표면으로 이동한다. 생식주기의 중간쯤이 되면 에스트로겐의 농도가 최고치가 되고 LH가 급증한다. LH는 난포가 터지면서 난자(ovum)를 내보내는 배란(ovulation)이 일어나게 한다. 난자는 난관술을 통해 난관으로 들어간다. 배란이 일어나면 에스트로겐의 농도는 빠르게 감소한다. 난자가 빠져나간 난포는 **황체(corpus luteum)**가 되어 다량의 프로게스테론을 분비한다. 프로게스테론은 자궁내막을 두껍게 만든다. 난자가 수정되지 않으면 황체는 퇴화한다. 그러면 에스트로겐과 프로게스테론 농도가 극적으로 떨어지고 자궁내막이 떨어져 나오면서 월경이 일어난다. 이렇게 에스트로겐과 프로게스테론 농도가 낮아지면 생식주기가 다시 시작한다.

진단검사와 절차

여성 생식기관의 검사는 골반검진(pelvic examination)으로 시작한다. 골반검진으로 초기 단계의 암, 감염 그리고 다른 생식계 질환들을 찾을 수 있다. 골반검진으로 외부생식기를 시진(inspection)하고 검경(speculum, 질을 벌려 열린 상태로 잡아주는 기구)으로 질과 자궁경부를 시진하며, 내진(bimanual examination)으로 여성의 내부생식기관을 촉진(palpation)할 수 있다. 의료인은 내진할 때 한 손은 복부 위에 두고 다른 손의 손가락을 질에 넣어 두 손 사이의 여성 기관들을 감지할 수 있다. 내진 직장검사(bimanual rectal examination)로 직장과 자궁의 뒤쪽을 촉진할 수 있다. 골반검진 중에 팝도말검사(Papanicolaou test, Pap smear)를 위한 시료를 채취하여 자궁경부 세포의 변화를 관찰할 수 있다. CA125는 단백질 종양표지자로 종양세포에서 높은 농도로 존재하며 자궁내막암, 난소암의 진단에 사용한다. D&C(dilation&curettage)는 자궁경부를 확장(dilation)하여 자궁의 막들을 제거한다(curettage). D&C는 자궁내막암을 진단하거나 월경과다(menorrhagia)를 치료하는 데 사용한다.

여성생식계를 시각화하는 초음파가 **골반염(pelvic inflammatory disease, PID)**, 양성 유방 종양(benign breast conditions), 자궁섬유종(uterine fibroid tumors), 기타 종양들, **자궁외임신(ectopic pregnancy)**, 월경장애(menstrual disorder)를 진단하는데 도움이 된다. **복강경(laparoscopy)**은 여성 생식기관을 검사하기 위해 사용할 수 있고(그림 11-3 ▶, 그림 11-4 ▶), **질확대경검사(colposcopy)**로 자궁경부를 영상화하고 **자궁경검사(hysteroscopy)**로 자궁의 막을 볼 수 있다. 이런 영상화 방법들은 암, 월경통(dysmenorrhea), 자궁내막증(endometriosis) 진단하는 데에 사용한다. 유방촬영(mammography)은 유방조직에 X-선 검사를 하는 것이다. 이상이 있거나 종양을 발견하면 생검(biopsy)을 한다. 암의 병기를 결정하기 위해 X-선, MRI, CT 스캔(컴퓨터단층촬영스캔), PET 스캔(양전자방출단층촬영스캔)을 추가로 할 수 있다. 소변검사, 혈액검사(전체혈구계산, 혈액화학검사, 호르몬검사)와 같은 검사실 검사도 할 수 있다.

여성생식계 질환

골반염증질환

미국 질병통제예방센터(CDC)는 매년 미국에서 750,000명의 여성이 급성 골반염(pelvic inflammatory disease, PID)을 경험한다고 본다. 골반염은 나이와 상관없이 생길 수 있지만, 성생활을 하는 25세 이하의 여성과 가임기 여성이 질환에 걸릴 위험이 가장 크다. 골반염의 위험인자는 성 파트너가 여러 명이거나 성매개감염(STIs)이 있거나 25세 이하 또는 활발한 성생활을 하는 것이다.

골반염의 징후와 증상은 가벼울 수도 있고 심각할

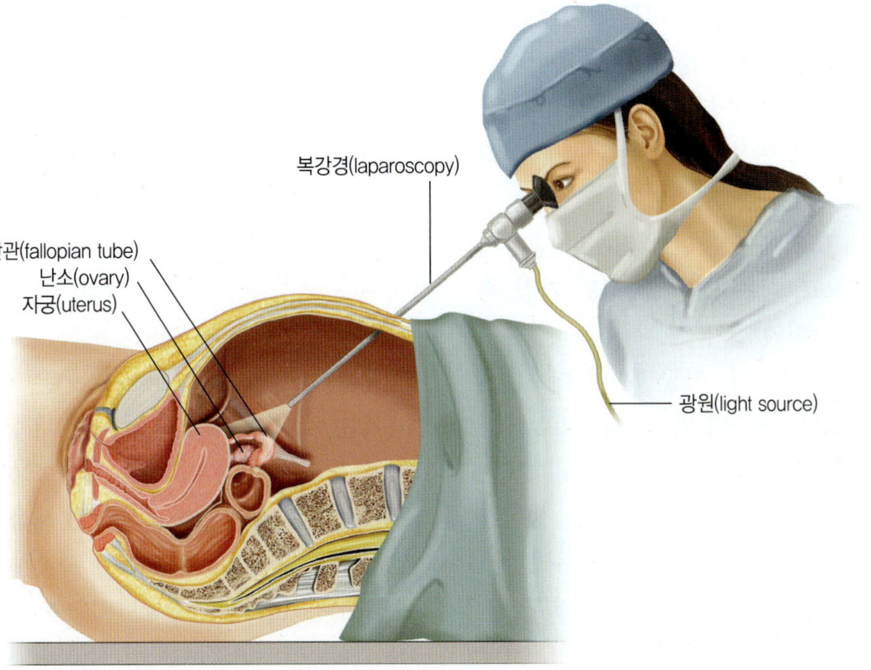

그림 11-3 ▶ 복강경(laparoscopy). 복강경은 생식기관을 보기 위해 사용한다.

수도 있다. 가장 흔한 증상은 하복부 통증이며 그 외의 징후나 증상은 열, 악취가 나는 특이한 질 분비물, 성교 시 통증, 배뇨 시 통증, 불규칙한 월경이 있다. 임질(gonorrhea)이나 클라미디아(chlamydia) 같은 성매개감염의 심각한 합병증으로 골반염이 나타나기도 한다.

골반염의 진단을 위해 신체검진, 골반검진, 성매개감염 검사, 초음파를 할 수 있다. 여성이 골반염을 제때 치

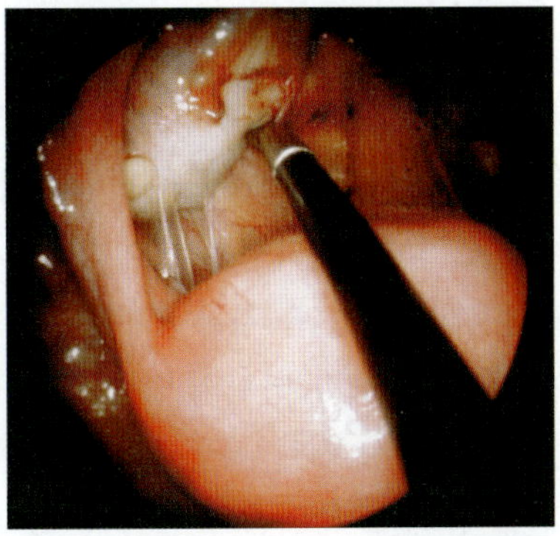

그림 11-4 ▶ 복강경을 사용 중인 사진. 탐침(probe) 아래쪽에 자궁이 보이고 탐침의 끝부분에 난소가 보인다. 난관은 사진에서 왼쪽으로 뻗어 있다.

료하지 않고 지체할수록 합병증이 생길 가능성이 커진다. 골반염의 합병증은 불임(infertility), 자궁외임신, 농양(abscess), 만성 골반 통증 등이 있다. 골반염의 치료는 항생제를 사용한다. 그러나 항생제를 사용해도 이미 손상된 생식기관을 복구할 수 없다. 골반염을 예방하기 위한 방법은 금욕, 한 명의 성 파트너, 라텍스 콘돔을 사용하는 것, 성매개감염을 초기에 진단하고 치료하는 것이 있다. 미국 질병통제예방센터는 25세 이하의 성 활동을 하는 여성과 클라미디어 감염 위험이 있는 여성(새로운 성 파트너가 있거나 여러 명의 성 파트너가 있는 사람), 그리고 임신부에게 매년 클라미디아 검사를 하도록 권고한다.

자궁경부암

자궁경부암(cervical cancer)은 자궁경부 조직에 생기는 악성 신생물을 말한다. 미국 암학회(American Cancer Society, ACS)는 2013년에 약 12,340명의 여성이 침윤성 자궁경부암을 진단받고 4,030명이 자궁경부암으로 사망할 것으로 추정했다. 전 세계적으로 2012년에 528,000명이 자궁경부암을 진단받고 266,000명이 자궁경부암으

로 사망한 것으로 추정된다. 진단받는 평균 나이는 48세이다. 자궁경부암의 가장 큰 위험요인은 인유두종바이러스(human papillomavirus, HPV)에 감염되는 것이다. 흡연하는 여성도 그렇지 않은 여성과 비교했을 때 자궁경부암에 걸릴 확률이 두 배가량 높다.

자궁경부암은 대개 초기에는 특별한 징후나 증상이 없다. 암이 주변 조직으로 침윤하기 시작하면 가장 흔한 징후나 증상은 비정상적인 질 출혈, 특이한 질 분비물, 골반 통증, 성교 시 통증이다. 자궁경부암 대부분은 성 접촉으로 전파되는 HPV 때문에 발생한다. HPV에는 여러 유형이 있지만 모든 자궁경부암의 대략 2/3 정도는 HPV 16과 18이 원인이다. 어떤 계통의 HPV는 생식기 사마귀(genital warts, 이 장 뒤쪽에 나온다)를 유발하기도 하지만 다른 계통들은 징후나 증상이 없을 수 있다.

자궁경부암 진단을 위해 골반검진, 팝도말검사, HPV DNA 검사, 질 확대경검사, 자궁경부 생검을 할 수 있다. 암의 병기를 결정하기 위해서 영상검사를 사용할 수 있다. 다른 곳으로 침윤되지 않은 자궁경부암의 5년 상대생존율은 91%로 일찍 진단받을수록 생존율이 높다. 모든 병기를 포함한 5년 상대생존율은 70%이다. 전암단계의 병변은 냉동수술(cryosurgery, 얼리기), 소작술(cauterization, 태우기), 또는 레이저 시술를 이용해 치료한다. 자궁경부암은 수술, 방사선요법, 화학요법(chemotherapy)으로 치료한다. 자궁경부암 예방을 위해 정기적인 팝도말검사로 전암단계의 병변이 침윤성 암으로 변하기 전에 빠르게 찾아낼 수 있다. 팝도말검사는 효과적인 검사 방법이다. 침윤성 자궁경부암을 새로 진단받은 미국 여성 중에서 60에서 80% 정도가 최근 5년간 팝도말검사를 받지 않았다.

미국 암학회, 미국 질병예방특별위원회(U.S. Preventative Services Task Force, USPSTF), 미국 산부인과학회에서 나온 자궁경부암 검진에 대한 정보는 미국 질병통제예방센터(www.cdc.gov/cancer/cervical/pdf/guidelines.pdf)에서 찾을 수 있다. 미국 소아과학회에서는 11살에서 12살이 되는 모든 소년과 소녀들이 HPV 예방접종을 3회 하도록 권고하고 있다. HPV 백신은 두 가지가 가능하다. 가다실®(Gardasil®)과 서바릭스®(Cervarix®) 모두 HPV 16과 HPV 18을 예방할 수 있다. 가다실은 성기 사마귀의 90%를 유발하는 HPV 6과 HPV 11도 예방할 수 있다. 자궁경부암은 금욕을 통해서 예방할 수 있다.

자궁내막암

자궁내막암(endometrial cancer)은 자궁 막 조직에 암이 생기는 것이다. 자궁에서 다른 유형의 암이 생길 수도 있지만, 자궁내막암보다는 훨씬 드물다. 미국 암학회는 2013년에 미국에서 49,560명이 새롭게 자궁암으로 진단받고 대략 8,910명의 여성이 자궁암으로 사망할 것으로 추정한다. 진단받는 평균나이는 60세이다. 에스트로겐이 자궁내막 증식을 자극하기 때문에 에스트로겐 노출이 평생에 걸쳐 축적된 것이 자궁내막암의 큰 위험요인이다. 위험요인으로는 비정상적인 자궁내막 증식(자궁내막증식증, endometrial hyperplasia), 이른 사춘기, 늦은 폐경, 에스트로겐만 이용하는 호르몬 대체요법, 출산력이 없거나 자궁암 가족력, 린치 증후군(Lynch syndrome), 비만이 있다.

징후나 증상으로는 폐경 후의 질 출혈, 비정상적 출혈, 비정상적 질 분비물, 골반 통증, 성교 시 통증 등이 있다. 자궁내막암의 원인은 알려지지 않았다. 대부분의 자궁내막암 세포는 종양세포 분열을 자극하는 에스트로겐 수용체를 가지고 있다.

진단을 위해 병력, 골반검사, 자궁경검사, 자궁내막 조직 제거(자궁내막 생검 또는 D&C), 전체혈구계산, CA 125 혈액검사가 필요하다. 암의 병기를 결정하기 위해서 영상검사를 사용할 수 있다. 자궁내막암의 가장 흔한 치료방법은 수술로 암을 제거하는 것이다. 방사선요법과 화학요법도 사용할 수 있다. 자궁내막암의 5년 상대생존율은 83%이다. 만약 초기 병기의 암을 빨리 발견하면 5년 생존율은 96% 이상이다. 자궁내막암을 예방할 수는 없지만, 검진을 통해 일찍 암을 발견할 수 있다.

자궁섬유종

평활근종(leiomyomas)라고 하는 섬유종(fibroid tumor)은 자궁평활근에 생기는 양성종양이다. 섬유종은 여성 생식계에 가장 흔한 종양으로 35세 여성의 20~40%에 영향을 준다. 자궁섬유종은 대개 30세 이상에서 생겼다가 폐경 이후에 크기가 줄어들거나 없어진다. 현재 알려진 자궁섬유종의 위험요인은 생식이 가능한 나이의 여성이라는 것뿐이다.

징후와 증상은 섬유종의 위치와 크기에 달려 있다. 자궁섬유종의 크기는 0.5mm에서 작은 멜론 크기까지 다양하다. 자궁섬유종이 있는 여성 대부분은 증상이 없다. 징후나 증상이 생긴다면 대량의 질 출혈, 골반 압박, 복부 통증, 복부가 커진다거나 성교 시 통증 등이 있다. 자궁섬유종의 원인은 알려지지 않았다.

진단을 위해 골반검진과 초음파가 필요하다. 자궁섬유종의 치료는 징후와 증상의 심각성이나 출산계획에 따라 달려 있다. 징후나 증상이 없다면 지켜볼 수도 있다. 자궁섬유종으로 인한 출혈은 경구피임약으로 줄어들 수도 있다. 자궁 동맥 색전술을 하면 자궁섬유종으로 가는 혈액을 줄여 크기를 줄어들게 할 수 있다. 병소 초음파 수술은 고주파를 사용하여 섬유종을 파괴할 수 있다. 자궁내막절제로 자궁의 내층을 파괴하고 월경 동안 출혈량을 줄일 수 있다. 근종적출술은 자궁섬유종을 외과적으로 제거하는 방법이다. 미국에서 하는 자궁적출술의 1/3은 자궁섬유종 때문이다. 안타깝게도 이 흔한 종양을 예방할 방법은 없다.

난소암

난소암(ovarian cancer)은 난소 조직에서 생기는 악성 신생물이다. 미국 암학회는 2013년에 미국에서 대략 22,240명이 난소암으로 진단받고 14,230명이 난소암으로 사망할 것으로 추정한다. 진단받는 평균나이는 63세이다. 난소암의 위험요인은 나이, 출산경험이 없거나 혹은 난소암, 유방암, 직장결장암 등의 가족력이 있는 것이다.

징후와 증상으로 팽만감(bloating), 골반이나 복부 통증, 식사 곤란이나 포만감을 빨리 느끼거나 긴박뇨나 배뇨 빈도 변화가 있을 수 있다. 난소암의 원인은 알려지지 않았다.

효과적인 난소암 검사는 없다. 난소암의 20% 정도는 초기에 발견하지만, 난소가 골반 깊숙이 있어서 의사가 검진으로 확인하기 힘들어 대부분 초기에 발견하기 힘들다. 종괴는 CT나 MRI, 또는 초음파로 확인할 수 있다. 복강경, 생검, CA125 혈액검사를 할 수 있다. 치료로 수술, 방사선요법, 화학요법을 선택할 수 있다. 난소암을 일찍 발견한다면 5년 생존율은 대략 90% 정도이다. 불행히도, 난소암의 80% 정도는 진행되고 발견하는데 5년 생존율은 대략 30% 정도이다. 난소암은 효과적인 검진 방법이 없고 원인을 알 수 없어서 예방할 수 없다.

유방암

유방암(breast cancer)은 유방조직, 관, 선에 생기는 악성 종양이다. 유방암은 대부분 여성에게 생기지만 남성에게도 생길 수 있다. 미국 암학회는 2013년에 미국에서 대략 232,340명이 침윤성 유방암으로 진단받고 39,620명이 유방암으로 사망할 것으로 추정한다. 전 세계적으로 2012년에 1,670,000명이 유방암을 진단받고 522,000명이 유방암으로 사망한 것으로 추정된다. 유방암으로 진단받는 평균 나이는 61세이지만 모든 나이의 여성이 유방암에 걸릴 수 있다. 위험요인은 나이, 출산경험이 없거나 첫 아이를 35세 이후에 출산, 55세 이후 폐경, 유전요인, 과체중이나 폐경 후 비만, 적은 신체 활동, 알코올섭취, 유방 밀도, 백인, 유방암에 대한 가족력이나 병력이 있다.

유방암의 가장 흔한 징후는 유방에 있는 경계가 불규칙한 덩어리나 종괴이다. 유방암의 다른 징후와 증상으로는 유방 전체의 부기(sweling), 유방 피부가 가렵거나 쏙 들어감, 유방이나 유두 통증, 유두뒤당김(nipple retraction), 유방 피부나 유두의 발적이나 비늘모양 변화나 두꺼워짐, 모유와는 다른 유두 분비물이 있을 수 있다. 유방암의 5~10% 정도는 유전적인 것으로 생각한다. BRCA1이나 BRCA2 변형 유전자가 있는 여성은 70세 이전까지 유방암이 생길 확률이 50~85% 정도이다. 유방암의 원인은 아직 알려지지 않았다. 유방암 세포의 75% 정도가 에스트로겐이나 프로게스테론 수용체를 가지고 있거나 두 수용체 모두 가지고 있다. 호르몬이 수용체에 결합하면 세포 분열을 자극한다. 유방암 세포의 20~25%는 사람상피세포증식인자(human epidermal growth factor)의 수용체인 HER2가 과발현해 있다. 사람상피세포증식인자는 세포 성장 신호를 전달하기 때문에 HER2가 과발현해 있으면 정상 세포보다 빠르게 분열한다.

유방암을 확인하고 치료하기 위해 정기검진과 빠른 진단이 중요하다. 여성은 20대부터 매달 암의 징후를 확인하기 위한 유방검진을 해야 한다고 강력하게 권고된다. 20대와 30대 여성은 3년마다 의료진에게 유방검진을 받아야 하고 40대 이후에는 매년 받아야 한다. 유방촬영(mammography)은 초기의 작은 암도 찾을 수 있다. 미국암학회는 50세 이상 여성이 매년 유방촬영을 하도록 권고한다(그림 11-5 ▶). 유방촬영으로 의심스러운 부분을 발견하면 초음파로 특정 부위를 확인할 수 있다. 악성으로 의심되면 생검을 해서 확진하거나 종양이 양성이라는 것을 확인한다. 암의 병기를 결정하기 위해서 영상검사를 사용할 수 있다. 유방암 치료를 위해 수술, 방사선요법, 화학요법, 약물 표적 치료(종양 성장이나 진행에 관련된 특정 분자에게 영향을 주어 암이 더 자라거나 퍼지는 것을 막는 방법)를 할 수 있다. 에스트로겐 수용체를 차단하거나 에스트로겐 생성을 막는 호르몬요법을 사용할 수도 있다. 유방암의 전체 5년 생존율은 90% 정도이지만 발견 시기에 따라 차이가 있다. 유방암은 예방할 수 없으므로 빨리 발견하는 것이 중요하다.

양성 유방종양

양성 유방종양은 매우 흔하다. 유방암과 달리 양성이면 생명에 지장을 주지 않는다. 세 가지 유형의 양성 유방종양, 즉 **섬유선종(fibroadenoma)**, 유방낭(breast cyst) 그리고 섬유낭성 유방변화(fibrocystic breast change)에 대해서 살펴보겠다.

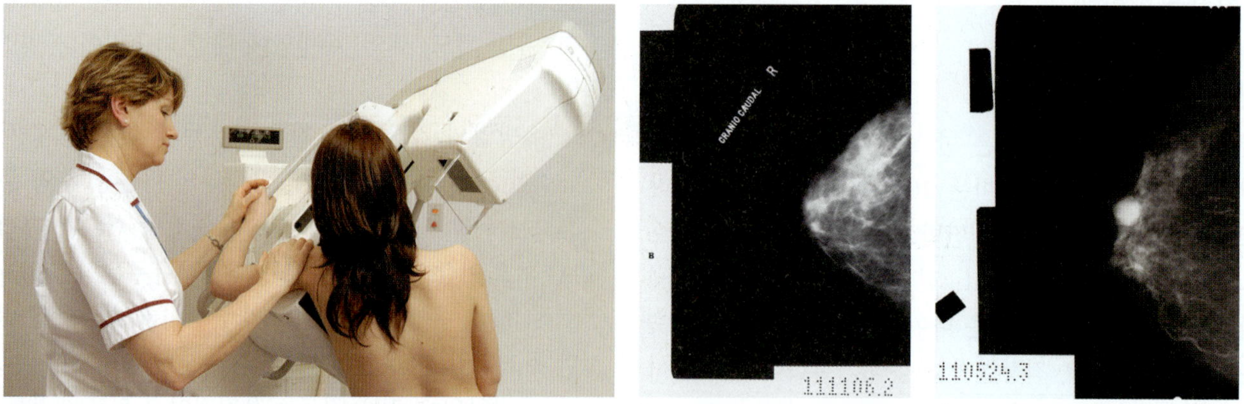

A B C

그림 11-5 ▶ 유방촬영(mammograms). (A) 유방촬영 절차 (B) 정상 유방 필름 (C) 종양이 있는 유방 필름

예방 플러스!

유방암 자가검진

유방암 자가검진의 5단계

여성은 20대부터 매달 유방 자가검진(breast self-examinations, BSE)을 해야 한다. 월경을 하고 있다면 월경이 끝나고 며칠 후에 해야 한다. 월경 중이 아니라면 매달 같은 날짜에 유방암 자가검진을 하자.

1단계: 거울 앞에서 어깨를 똑바로 하고 팔을 엉덩이 위에 올린 다음 거울로 유방을 살펴보자.

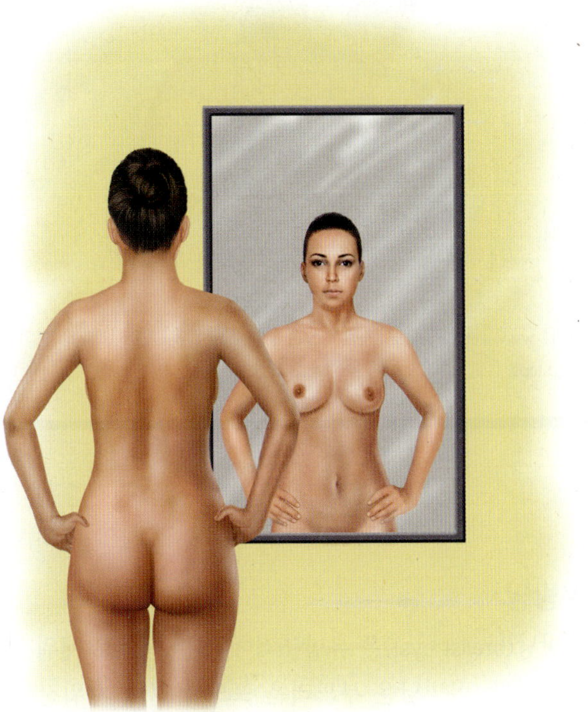

다음에 나오는 내용을 살펴보자.

- 평상시 유방의 크기, 모양, 색깔
- 눈에 띄는 왜곡이나 붓기 없이 고른 모양의 유방

다음에 나오는 변화가 있다면 의사와 상담하라.

- 피부가 쑥 들어감, 주름짐, 튀어나옴.
- 유두의 위치가 바뀌거나 함몰유두(튀어나오지 않고 안쪽으로 들어감)
- 발적, 쓰림, 발진, 붓기

2단계: 팔을 들고 같은 내용을 살펴보자.

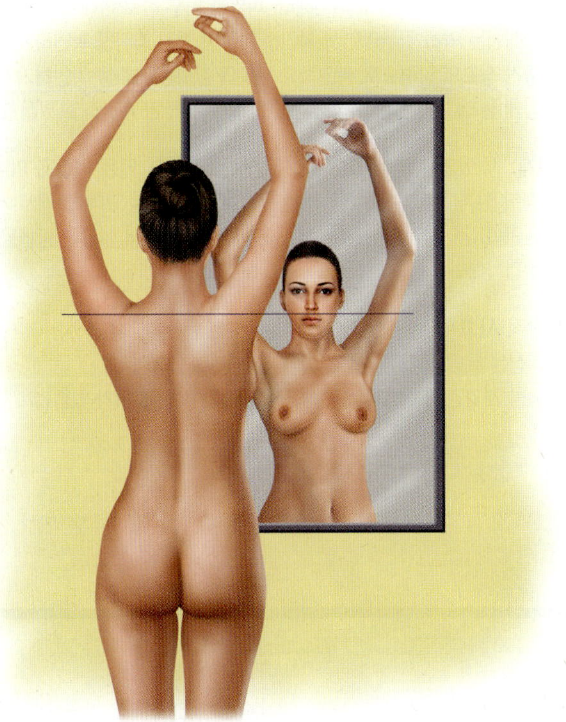

3단계: 거울을 보며 한쪽 유두나 양쪽 유두에서 액체가 나온 흔적이 있는지 확인하자(묽을 수도 있고 희부옇거나 노란색일 수도 있고 혈액처럼 보일 수도 있다).

4단계: 누워서 유방을 만져보자. 오른손으로는 왼쪽 유방을 검사하고 왼손으로는 오른쪽 유방을 검사한다. 손가락들을 평평하게 만들어 부드럽게 촉진한다. 동전 크기의 원을 그리는 동작을 사용한다. 가장 위에서부터 아래

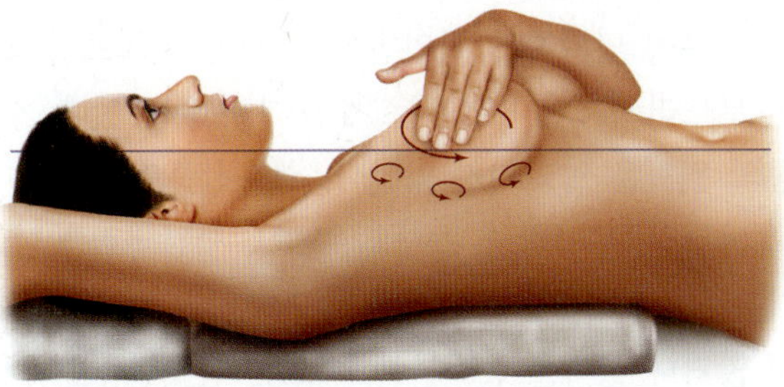

까지 그리고 양옆 쪽까지 유방 전체를 확인해라(즉, 쇄골에서부터 복부의 위쪽까지 확인하고 유방 사이에서부터 겨드랑이까지 확인해라).

일정한 패턴으로 유방 전체를 확인해라. 예를 들어 유두에서부터 시작해서 원을 그리면서 유방 끝까지 확인해라. 또 잔디를 깎는 것처럼 한 줄씩 손가락을 수직으로 위아래로 움직이면서 검사해라. 이런 식으로 위아래로 확인하는 것은 거의 모든 여자에게 좋은 방법이다. 유방의 앞에서 뒤까지 모든 조직을 확실하게 촉진해라. 피부와 피부 바로 아래 조직을 확인하기 위해서는 약하게 누르면서 확인하고 유방 중간 조직을 확인하기 위해서는 중간 정도의 압력으로 확인하고 뒤쪽의 깊숙한 조직을 확인하기 위해서는 깊게 눌러 확인해라. 가장 깊은 조직을 촉진하면 흉곽이 느껴질 것이다.

5단계: 서 있거나 앉아 있으면서 유방을 촉진해라. 많은 여성은 피부표면이 젖어 있거나 미끄러울 때 쉽게 유방을 촉진할 수 있다. 그래서 샤워하는 동안 이 검사를 하기 좋다. 유방 전체를 4단계에서 설명한 방법을 이용해서 검사해라.

비판적 사고

1. 여성은 유방 자가검진을 얼마나 자주 해야 합니까?
2. 유방 자가검진과 병원에서 하는 검진에는 어떤 차이가 있습니까?

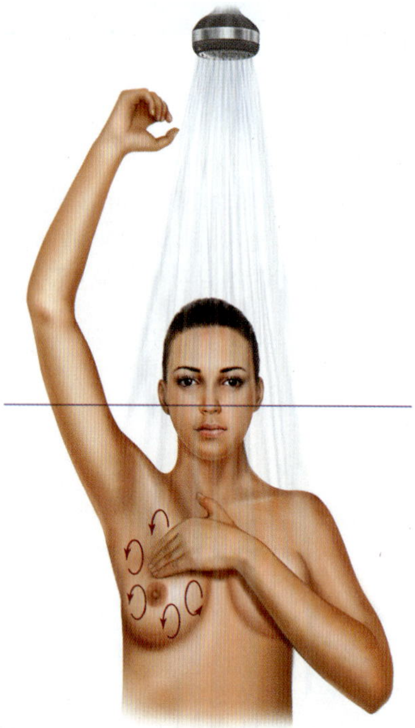

출처: www.breastcancer.org/symptoms/testing/types/self_exam/bse_steps

섬유선종

섬유선종(fibroadenoma)은 유방에서 가장 흔하게 발생하는 양성종양으로 전체 여성의 10% 정도에 영향을 준다. 섬유선종은 15~30세 여성이나 임신한 여성에서 가장 흔하다. 섬유선종의 위험요인은 알려지지 않았다. 유방 자가검진을 하면 보통 섬유선종이 단단하고, 둥그렇고, 매끈하고, 고무 같은 느낌으로 촉진되며 잘 움직이고 가장자리 부분이 명확하게 확인된다. 호르몬 변화로 섬유선종이 부드러워지거나 부푸는 게 느껴질 수도 있다. 섬유선종의 원인은 알려지지 않았다. 섬유선종의 진단을 위해 유방검진, 유방촬영, 초음파, MRI, 세침생검을 할 수 있다. 섬유선종은 보통 아무런 치료를 하지 않아도 더 자라지 않거나 줄어들기도 한다. 치료는 섬유선종을 수술, 레이저 절제, 동결절제를 통해서 제거하는 것이다. 섬유선종은 예방할 수 없다.

유방낭

유방낭(breast cyst)은 유방조직에 있는 액체로 채워진 주머니이다. 유방낭은 부드러운 포도나 물이 채워진 풍선처럼 느껴지거나 혹은 단단하게 느껴진다. 유방낭은 특히 30대나 40대에서 더 흔하게 나타나지만, 유병률은 알려지지 않았다. 유방낭의 위험요인은 알려지지 않았다. 유방낭의 징후와 증상은 부드럽고 잘 움직이는 둥글거나 타원형이면서 가장자리가 명확한 덩어리, 유방통증이나 유방낭이 있는 부분이 압통이 있거나 생리주기 동안에 주머니의 크기가 변화하는 것 등이 있다. 유방낭의 원인은 알려지지 않았다. 유방낭의 진단을 위해 유방검진, 유방촬영, 초음파, 세침흡입, 생검을 할 수 있다. 유방낭의 크기가 크거나 통증이 있는 것이 아니라면 치료할 필요가 없다. 유방낭은 폐경 후에 호르몬 대체요법을 사용하지 않으면 사라진다.

경구피임약을 사용하면 유방낭 재발이 줄어든다. 세침흡입으로 유방낭 안의 액체를 빼내서 진단을 확인하고 통증을 줄일 수 있다. 폐경 후에 호르몬 대체요법을 중단하는 것도 유방낭이 만들어지는 것을 줄일 수 있다. 유방낭을 외과적으로 제거할 필요는 거의 없다. 유방낭은 예방할 수 없다.

섬유낭병 유방변화

섬유낭병 유방변화(fibrocystic breast change, FBC)은 흔한 유방 양성종양의 상태이다. 섬유낭병 유방변화는 섬유화(섬유결합조직이 더 두드러짐)와 유방낭이 함께 생긴 것이다. 섬유낭병 유방변화의 유병률은 알려지지 않았다. 모든 여성 중 절반 이상은 살면서 유방에서 섬유낭병 유방변화를 알아챈다. 섬유낭병 유방변화는 가임기에서 가장 흔하지만, 어느 나이에서도 생길 수 있다. 섬유낭병 유방변화의 위험요인은 알려지지 않았다. 섬유낭병 유방변화의 징후와 증상으로는 유방이 붓거나 비후하거나 유방에 있는 크기나 질감이 다양한 덩어리, 유방 통증이나 압통이 있을 수 있다. 월경주기나 임신 중에는 징후와 증상이 바뀔 수 있다. 섬유낭병 유방변화의 원인은 알려지지 않았다. 섬유낭병 유방변화의 진단을 위해 유방검진, 유방촬영, 초음파, 세침흡입과 생검을 할 수 있다. 섬유낭병 유방변화는 대부분 치료가 필요하지 않다. 불편감이 있는 여성은 보정 속옷을 입거나 진통제를 먹거나 커피, 차, 초콜릿, 청량음료에 있는 카페인을 줄이는 것이 도움이 된다. 심각한 징후와 증상은 경구피임약이 도움이 될 수 있다. 섬유낭병 유방변화는 예방할 수 없다.

월경장애

월경불순

무월경(amenorrhea)은 월경주기가 없는 것이다. 만약 16세까지 월경이 시작하지 않으면 원발성 무월경이다. 미국 여자 청소년에서 원발성 무월경(primary amenorrhea)은 1% 미만이다. 무월경의 위험요인은 섭식장애, 운동 훈련, 무월경의 가족력이 있다. 원발성 무월경의 원인은 염색체 이상, 시상하부 문제, 뇌하수체 질환, 생식기관의 결핍, 또는 질의 구조적 이상이다.

월경을 하다가 3~6개월 이상 월경주기가 중단되면 속발성 무월경(secondary amenorrhea)이라고 한다. 미국에서는 매년 월경을 하는 여성 중 대략 5~7% 정도가 3개월 이상의 속발성 무월경을 경험한다. 속발성 무월경의 원인은 임신, 피임, 모유 수유, 스트레스, 약물, 만성 질환, 호르몬 불균형, 저체중, 과도한 운동, 갑상선 질환, 뇌하수체 종양, 자궁내 흉터, 조기 폐경이다. 진단을 위해 병력, 임신검사, 골반검진, 호르몬 농도를 확인하기 위한 혈액검사와 프로게스틴 부하검사(progestin challenge test, 프로게스틴이 월경을 유발하는지 확인하기 위해)를 할 수 있다.

치료는 무월경의 원인에 따라 다르다. 체중, 신체 활동이나 스트레스 수준과 관련이 있다면 생활방식을 변화시키고 갑상선이나 뇌하수체 질환이 원인이면 약물로 치료한다. 무월경을 예방하기 위해 적절한 운동 프로그램을 하고 건강 체중을 유지하고 건강한 음식을 먹고 지나친 음주를 피하고 흡연하지 않고 스트레스를 해소할 건강한 방법을 찾는 것을 할 수 있다.

월경통(dysmenorrhea)은 고통스럽거나 힘든 월경을 말한다. 원발성 월경통(primary dysmenorrhea)은 신체적인 이상은 없으면서 보통 월경이 시작하고 6개월에서 1년 후에 시작한다. 속발성 월경통(secondary dysmenorrhea)은 자궁내막증(endometriosis)이나 자궁섬유성 종양 같은 신체적인 문제가 원인이다. 미국에서 월경하는 여성 중 절반 이상이 월경통을 경험한다. 월경통의 위험요인은 20세 이하의 나이, 이른 사춘기의 시작, 월경기간 동안 많은 출혈, 불규칙한 월경 출혈, 출산경험이 없음, 가족력, 흡연이 있다. 징후와 증상은 골반에서 허리에 이르는 쥐어짜는 듯하고 둔한 통증으로 다른 부위까지 퍼질 수 있다.

원발성 월경통의 원인은 프로스타글란딘(prostaglandin)이다. 속발성 월경통의 원인으로 골반염, 자궁섬유성 종양, 자궁내막증이 있을 수 있다. 진단은 골반검진, 초음파, 복강경, 자궁경검사를 기반으로 할 수 있다. 치료는 항생제, 경구피임약을 사용해서 월경량을 조절하고 진통제를 복용하고, 자궁섬유성 종양이나 자궁내막증을 치료하는 것으로 할 수 있다. 월경통을 예방하는 방법은 금욕, 한 명의 성 파트너, 라텍스 콘돔 사용, 성매개감염(STI)을 일찍 진단하는 것이 있다.

월경과다(menorrhagia)는 월경하는 동안 과도하거나 지연된 출혈이 있는 것을 말한다. 임상적으로 7일 이상 월경하면서 80ml 이상 혈액을 손실하는 것으로 정의한다. 월경과다는 미국에서 흔하게 발생하는 부인과적 문제로 폐경전 여성의 30%에 영향을 준다. 미국에서는 과도한 월경 출혈을 완화하려고 하는 자궁절제술(hysterectomy)이 전체의 30% 정도이다. 월경과다의 위험요인은 최근에 월경을 시작한 청소년 여성, 폐경에 가까운 나이든 여성이다. 과다월경의 징후와 증상은 몇 시간 연속으로 시간당 하나 이상의 위생패드나 탐폰이 흠뻑 젖음, 월경으로 나오는 분비물 때문에 두 개의 위생패드를 한꺼번에 사용해야 함, 밤 동안에 위생패드를 바꿔야 하거나 일주일 이상의 출혈, 월경분비물로 인한 일상생활의 제한, 빈혈이다.

월경과다의 원인은 호르몬 불균형, 자궁섬유종, 무배란, 자궁경부나 내막의 폴립, 비호르몬성 자궁 내 장치(intrauterine device, IUD) 사용, 임신 합병증, 약물(소염제와 항응고제), 골반염, 갑상선 질환, 자궁내막증, 간이나 신장 질환이 있다. 진단을 위해 골반검진, 팝도말검사, 혈액검사(빈혈, 갑상선, 혈액 응고), 생검, 초음파를 할 수 있다.

치료는 원인질환에 따라 다를 수 있는데 철 보충, 진통제 복용, 배란을 막기 위한 경구 피임약 복용, 월경 분비물을 줄이기 위한 프로게스틴 요법, 프로게스테론을 분비하는 자궁내 장치(IUD) 사용이 있다. 외과적으로 D&C나 자궁내막절제(endometrial ablation), 자궁절제술을 고려할 수 있다. 월경과다를 예방하는 방법은 비호르몬성 자궁 내 장치사용을 하지 않기, 금욕, 한 명의 성 파트너, 라텍스 콘돔 사용, 성매개감염(STI)을 일찍 진단하는 것 등이 있다.

자궁출혈(metrorrhagia)은 월경주기 사이에 출혈이 있거나 월경주기가 지나치게 불규칙한 것이다. 월경과다는 흔하지만 실제로 얼마나 발생하는지는 알려지지 않았다. 자궁출혈의 위험요인은 호르몬 불균형, 골반염, 경구피임약, 난소낭(ovarian cyst), 자궁섬유종, 자궁내막암, 자궁내막증이 있다. 자궁출혈의 징후와 증상은 월경주기 중간에 생기는 출혈, 불규칙한 월경주기, 출혈과 함께 생기는 쥐어짜는 듯한 복부 통증이 있다.

자궁출혈의 원인은 호르몬 불균형, 자궁섬유종, 자궁경부나 내막의 폴립, 임신 합병증, 감염, 자궁내막증, 유산, 자궁외임신, 암, 자궁 내 장치, 갑상선 질환, 당뇨, 혈액응고장애가 있다. 진단은 월경주기 기록, 신체검진, 골반검진, 혈액검사(전체혈구계산, 혈액화학검사, 호르몬검사), 배양, 팝도말검사, 임신검사 결과, 초음파, 생검을 기반으로 할 수 있다. 자궁출혈의 치료는 원인과 상태에 따라 다르다. 자궁출혈을 예방하기 위해서 감염을 빨리 진단하고 치료하는 것과 자궁내 장치를 사용하지 않는 것이 있다.

월경전증후군과 월경전불쾌장애

월경전증후군(premenstrual syndrome, PMS)는 월경 전 1~2주 전에 시작하는 증상들을 말하며 이런 증상들은 월경이 시작하면 사라진다. 월경전증후군에 영향받는 여성의 추정치는 미국 내에서도 매우 다양하다. 미국 산부인과 협회에 따르면 적어도 생리를 하는 85% 이상의 여성이 한 번 이상의 월경전증후군을 겪은 적이 있다고 한다. 월경전증후군의 위험요인은 나이, 가족력, 이전 불안, 우울, 또는 기타 정신건강 문제들이다. 월경전증후군의 징후와 증상은 유방 부기와 압통, 여드름, 더부룩함, 체중증가, 두통이나 관절 통증, 음식 갈망, 불안, 기분의 두드러진 변화, 눈물, 피로, 불면, 불안, 우울함이다.

월경전증후군의 원인은 알려지지 않았다. 진단은 병력, 징후와 증상, 징후와 증상이 생기는 시기와 징후와 증상이 일상생활에 얼마나 영향을 주는가를 기반으로 할 수 있다. 월경전증후군에 딱 맞는 하나의 치료법은 없다. 경련, 두통, 요통, 유방 압통에는 진통제 복용이 도움이 될 수 있다. 경구피임약이 월경전증후군의 징후와 증상을 줄일 수 있다. 월경전증후군을 관리하는데 다음과 같은 것들이 도움이 될 수 있다.

- 염분, 카페인, 알코올 줄이기
- 규칙적인 운동
- 건강한 음식 먹기
- 충분히 자기
- 칼슘과 비타민 B_6 복용
- 스트레스 관리
- 진통제 복용
- 경구 피임약 복용

월경전증후군의 증상이 심한 여성은 일상생활에 심각한 지장이 있는 예도 있다. 이런 유형의 월경전증후군을 월경전불쾌장애(premenstrual dysphoric disorder, PMDD)라고 한다. 월경하는 여성 중에 3~8%가 월경전불쾌장애를 겪는다. 월경전불쾌장애의 위험요인은 월경전증후군이나 월경전불쾌장애의 가족력, 우울증에 대한 가족력이나 병력, 산후 우울증, 기분 장애, 성폭행이나 신체학대, 만성 스트레스이다. 월경전불쾌장애의 진단기준 목록은 표 11-1 ▶에 있다. 월경전불쾌장애의 원인은 알려지지 않았다. 진단은 병력, 신체검진, 골반검진, 정신평가에 기반하여 한다. 월경전불쾌장애가 있는 여성은 월경전증후군의 치료에 더불어 항우울제를 사용하는 것이 도움이 될 수 있다. 불행히도, 월경전불쾌장애는 예방할 수 없다.

자궁내막증

자궁내막증(endometriosis)은 자궁내막조직이 자궁 외로 이동하는 것을 말한다. 월경할 때 이 조직 난관(fallopian tube)으로 밀리거나 혈액이나 림프를 통해 이동한다. 자궁내막조직은 난소나 자궁의 바깥 표면, 장, 또른 다른 복부 기관에 들어가고 드물게는 신체의 다른 구조나 기관에서 발견할 수도 있다. 북미에서는 8,500,000명의 여성이 자궁내막증을 겪고 전 세계적으로는 176,000,000명이 겪는다. 자궁내막증의 위험요인

표 11-1 미국 정신의학회(American Psychiatric Association)의 월경전불쾌장애(PMDD) 진단기준

A. 지난 몇 년간의 대부분의 월경주기에서 아래의 증상이 5개(혹은 그 이상)가 황체기(luteal phase) 마지막 주에 지속해서 나타나고 월경이 시작되고 며칠 이내에 사라지기 시작하면서 월경이 있었던 다음 주에는 사라진다. 1, 2, 3, 4번 중에 최소한 하나는 진단을 위한 5가지 증상에 포함되어야 한다.
  1. 뚜렷이 우울한 기분, 절망감이나 자기 비하적인 생각
  2. 뚜렷한 불안, 긴장, 긴장되거나 곤두서 있는 느낌
  3. 유연성이 뚜렷하게 영향받음(예: 갑자기 슬픔을 느끼거나 울먹이거나 거절에 대한 민감도가 증가함)
  4. 분노나 불안이 뚜렷하고 지속하여 나타나거나 대인갈등이 증가함
  5. 일상 활동에 대한 흥미가 떨어짐(예: 일, 학교, 친구, 취미)
  6. 집중하기 힘들다는 주관적인 감각
  7. 무기력, 쉽게 피로함, 눈에 띄게 에너지가 부족함
  8. 입맛이 뚜렷하게 변하거나 과식, 또는 특정 음식에 대한 갈망
  9. 과다수면 또는 불면
  10. 압도되거나 통제가 안 된다는 주관적인 감각
  11. 기타 신체 증상, 예를 들면 유방 압통이나 부기, 두통, 관절이나 근육 통증, 더부룩한 느낌, 체중증가

B. 직장이나 학교 또는 사회활동이나 다른 사람과 관계를 맺는 것에 뚜렷하게 방해된다(예: 사회활동을 피함, 직장이나 학교에서 생산력이나 효율성이 떨어짐).

C. 이런 증상이 단지 주요우울장애, 공황장애, 기분장애, 인격장애와 같은 다른 장애의 증상에 대한 분노로 나타나는 것이 아니다(이런 장애와 중첩될 수는 있다).

D. A, B, C 항목은 반드시 연속으로 증상이 있는 두 주기 이상 매일 평가해서 확인해야 한다.

은 나이, 가족력, 출산경험 없음, 월경 이력(짧거나, 힘들거나 긴 주기)이다. 자궁내막증의 가장 흔한 증상은 골반통증이다. 그 외의 징후와 증상으로는 설사 또는 변비, 더부룩함, 월경과다, 자궁출혈, 피로가 있다. 자궁내막증이 있는 여성 중 30~40% 정도를 불임으로 추정하고 있다.

자궁내막증의 원인은 알려지지 않았다. 자궁내막증의 진단은 복강경을 통해 확인하는 것이다. 자궁내막증의 치료를 위해 진통제 복용, 자궁내막조직이 확산하는 것을 늦추거나 멈추기 위해 에스트로겐을 줄이는 호르몬요법, 수술을 할 수 있다. 자궁내막증은 예방할 수 없다.

임신장애

자궁외임신

자궁외임신(ectopic pregnancy)은 수정된 난자가 자궁 이외 다른 조직에 착상하여 임신하는 것이다. 자궁외임신이 발생하는 가장 흔한 위치는 난관이다. 드물게 자궁외임신이 난소, 자궁경부, 위(stomach)에 일어난다. 미국에서는 전체 임신의 대략 1~2% 정도가 자궁외임신이다. 자궁외임신의 위험요인은 골반염, 이전 자궁외임신, 자궁내막증, 이전 난관이나 골반 수술, 불임과 불임 시술, 흡연, 자궁이나 난관의 구조 이상이다.

자궁외임신은 임신 초기 징후와 증상을 반영하기 때문에 진단하기 힘들다. 자궁외임신의 전형적인 징후와 증상은 한쪽 하복부 통증, 질 출혈, 임신검사 결과 양성이다. 만약 비정상적으로 임신한 부분이 파열되고 출혈이 생기면 징후와 증상이 악화되면서 하복부의 심각하고 찌르는 듯하고 갑작스러운 통증, 기절할 것 같은 느낌이 들거나 기절, 어깨 부위의 연관통증, 파열로 인해 쇼크를 유발할 수 있는 내출혈이 생길 수 있다. 자궁외임신은 보통 수정란이 난관에서 자궁으로 가는 움직임이 느리거나 막히는 조건으로 발생한다. 가장 흔하게는 이전 감염으로 난관에 흉터가 있거나 난관 수술을 했거나 이전에 자궁외임신을 했을 때 생긴다. 자궁외임신을 한 여성 중 최대 50%는 골반염이 있다. 난관의 결함(선천), 자궁내막증, 충수 파열의 합병증 또는 이전 골반 수술로 인한 흉터로도 자궁외임신이 생길 수 있다.

자궁외임신의 진단은 징후와 증상, 골반검진, 초음파, 임신검사 양성을 기반으로 할 수 있다. 자궁외임신은 임신을 지속할 수 없으므로 반드시 임신중절을 해야 한다. 파열이 일어날 수 있는 사례에서는 여성에게 태아 세포가 빠르게 분열하고 체내에 재흡수될 수 있도록 약물을 준다. 파열이 일어나면 혈액 손실을 막고 임신중절을 하기 위해 개복술(laparotomy)을 한다. 난관 외에서 일어나는 자궁외임신 대부분은 예방할 수 없다. 난관의 자궁외임신을 예방은 금욕, 한 명의 성 파트너, 라텍스 콘돔 사용, 성매개감염(STI)을 일찍 진단하고 치료하는 것으로 할 수 있다.

자연유산

자연유산(spontaneous abortion)은 일반적으로 유산(miscarriage)이라고 하며, 임신 20주 전에 태아를 잃는 것을 말한다. 수정란의 최대 50%까지 사라지거나 자연유산하는데 보통은 여성이 임신을 알아채기 전에 일어난다. 임신한 사실을 확인한 경우의 약 15~20%에서 자연유산이 일어나며 보통 7주에서 12주 사이에 발생한다. 자연유산의 위험요인에는 나이, 이전 유산이 있다. 자연유산에서 나타날 수 있는 징후와 증상에는 둔하거나 날카롭거나 쥐어짜는 듯한 요통이나 복통, 질 출혈, 질에서 조직이나 덩어리 같은 분비물이 나오는 것이 있다. 임신한 여성 중 약 20% 정도가 임신 초기 3개월 동안 질 출혈이 있고 이 중에서 절반 정도가 유산한다.

자연유산 대부분은 태아의 유전 이상으로 발생한다. 자연유산의 다른 원인으로 감염, 산모의 신체적 문제, 호르몬 요인, 면역반응, 당뇨나 갑상선 질환과 같은 심각한 전신 질환이 있다. 자연유산의 진단은 골반검진, 초음파, 임신검사를 기반으로 할 수 있다. 임신조직이 몸 밖으로 나오지 않으면 약물로 배아세포가 분열하거나 증식하는 것을 중단하기 위해 약물을 주사하거나 남아 있는 조직을 제거하기 위해 수술이 필요할 수 있다. 위험요인을 피하는 것 외에는 자연유산을 예방할 수 없다.

전자간증

전자간증(preeclampsia)은 임신 전에 정상 혈압이었던 여성이 임신 20주 이후에 혈압이 높아지고 소변내 단백질이 검출되는 것으로 정의한다. 미국에서 임신한 여성의 약 6~10%에서 전자간증이 나타나고 대부분은 첫 임신, 10대 임신, 40세 이상에서 임신일 때 나타난다. 위험요인은 이전 임신에서 고혈압 이력, 이전 전자간증 이력, 임신 전 비만, 두 명 이상의 태아, 당뇨력, 신장 질환, 루푸스(lupus), 피부경화증(scleroderma), 류마티스관절염(rheumatoid arthritis)이 있다. 경한 전자간증에서는 혈압상승과 소변 내 단백질이 나타난다. 중증 전자간증에서는 두통, 흐릿한 시각(blurred vision), 밝은 빛에 적응 못함, 상복부 통증, 오심, 구토, 어지러움, 소변량 감소, 갑작스러운 체중증가가 나타날 수 있다.

전자간증의 원인은 알려지지 않았다. 전자간증의 진단은 혈압증가와 소변내 단백질 농도를 기반으로 할 수 있다. 출산이 임박했다면 출산할 수 있다. 하지만 경한 전자간증이 있는 여성이 아직 출산하기에 이른 시점이라면 휴식하고 혈압과 소변을 자주 확인하고 염분 섭취를 줄이고 수분 섭취를 늘리는 것을 권고한다. 중증 전자간증은 혈압약으로 치료할 수 있다. 전자간증은 예방할 수 없지만, 위험요인이 있다면 임신 초기부터 의료진의 관리를 받으며 대비할 수 있다.

임신당뇨병

임신당뇨병(gestational diabetes)은 임신과 관련된 당뇨이다. 임신당뇨병은 전체 임신의 2~10% 정도로 알려져 있다. 임신 기간에 대사 요구량이 증가하여 더 많은 인슐린이 필요하지만, 임신 중에는 정상적으로 일어나는 생리적인 변화 때문에 인슐린이 부족하여 교정되지 않으면 당뇨가 된다. 예를 들어 에스트로겐과 프로게스테론 농도가 증가해서 인슐린의 작용을 방해하기도 한다. 또 태반은 인슐린을 비활성시킨다. 임신은 스트레스 호르몬(코르티솔, 에피네프린, 글루카곤)을 증가시키기 때문에 혈당이 높아진다. 인슐린 요구량은 임신이 끝날 때까지 계속해서 증가한다. 정상 임신에서는 이런 변화에 대한 보상으로 더 많은 인슐린을 분비하지만, 일부 임산부들은 혈당이 올라가도 인슐린 농도가 낮게 유지된다.

임신당뇨병의 원인은 알려지지 않았다. 위험요인은 제2형 당뇨병의 가족력, 나이, 이전 임신에서 임신당뇨병이나 전당뇨 단계를 진단받음, 비만이다. 임신당뇨병의 위험이 있는 여성은 초기부터 검진을 받고 임신 기간 내내 상태를 확인해야 한다.

임신당뇨병이 있는 여성은 대부분 증상이 없다. 드물게, 임신당뇨병이 있을 때 심한 갈증이나 소변량의 증가가 나타날 수 있다. 진단은 포도당을 사용할 수 있는지 확인하기 위해 당부하검사를 해서 이루어진다. 치료를 위해 정기적으로 혈당을 확인하고 혈당 조절을 위한 식이를 하고 체중조절과 운동을 하며 필요하다면 인슐린 요법을 사용한다. 임신당뇨병이 조절되지 않으면 조산, 호흡곤란증후군(respiratiory distress syndrome), 과체중, 저혈당, 황달이 생길 위험이 있고 제2형 당뇨병의 위험이 증가할 수 있다. 임신당뇨병의 예방을 위해 건강한 식이와 건강 체중을 유지하고 임신 시 체중이 너무 늘지 않도록 하며 규칙적으로 운동한다.

여성 노화 관련 질환

여성이 나이 들면 음모가 얇아지고 회색이 되며 외부생식기의 탄력성이 떨어지면서 주름지고 늘어진다. 노화로 생기는 신체변화에는 내부생식기관도 위축되고 질 분비와 탄력성이 감소하며 유방조직의 양이 감소한다. 질 분비물의 pH는 전보다 알칼리성으로 변해서 나이든 여성은 질 감염의 위험이 증가한다. 성교할 때 자극을 늘리고 더 매끄럽게 하는 것이 필요할 수 있다.

폐경(menopause)은 월경주기가 중단되는 것으로 질환은 아니지만, 노화와 관련된 신체변화이다. 폐경은 보통 45세에서 55세 사이에 나타난다. 여성이 나이가 들면 난소에서 에스트로겐과 프로게스테론 생성이 줄어들어 배란과 월경이 중단된다. 난소를 제거해도 폐경이 일어난다. 폐경의 일반적인 징후와 증상은 일과성 열감(hot flash), 야간 발한, 불면, 기분의 두드러진 변화(mood swing), 집중력 저하, 머리카락 빠짐 혹은 얇아짐, 얼굴 털 자람, 건조한 질이다. 폐경은 징후와 증상, 높은 FSH, 낮은 에스트로겐으로 진단한다. 호르몬요법이 폐경 징후와 증상에 효과가 있을 수 있다. 하지만 여성은 의사와 함께 호르몬요법의 득과 실을 따져보아야 한다.

자궁탈출(uterine prolapse)은 자궁이 골반 내의 정상 위치에서 벗어나 질이 있는 곳으로 떨어지거나 미끄러지는 것을 말한다. 자궁탈출의 유병률은 알려지지 않았다. 위험요인은 나이, 한 번 이상의 자연분만과 거대아 분만이다. 징후와 증상으로 골반 부위에 무거운 느낌, 배뇨곤란, 작은 공 위에 앉아 있는 듯한 느낌이 있을 수 있다. 자궁탈출은 임신과 출산 시에 근막(fascia), 근육, 골반 인대가 손상되거나 노화로 골반 저부 근육이 위축되어서 생길 수 있다. 인대와 근육이 너무 늘어나서 자궁을 제자리에 유지하기 어려워 자궁이 아래쪽으로 떨어지거나 처진다. 자궁탈출의 진단을 위해 골반검진, 초음파, MRI를 할 수 있다. 치료를 위해 골반 저부 근육 강화(케겔 운동, Kegel exercises), 질 페서리 삽입(질 안쪽에 넣어 골반 기관이 탈출하지 않도록 지지하도록 고안한 장치로 제거 가능함)으로 자궁을 지지하거나 수술을 할 수 있다.

방광류(cystocele)는 방광이 질 쪽으로 내려와 잘못 위치한 것을 의미한다. 방광류의 유병률은 알려지지 않았다. 방광류의 위험요인은 나이, 한 번 이상의 자연분만, 자궁절제술이 있다. 징후와 증상으로 골반 압박, 긴박뇨, 배뇨빈도 증가, 요실금이 있을 수 있다. 방광류의 원인은 임신과 출산시 근막, 근육, 골반 인대의 손상 또는 노화로 골반 저부 근육이 위축되어 생길 수 있다. 진단은 골반검진으로 한다. 치료를 위해 케겔 운동, 질 페서리, 또는 수술을 할 수 있다. 방광류는 예방할 수 없다.

직장류(rectocele)는 직장의 앞쪽 벽이 질 쪽으로 돌출된 것을 말한다. 직장류의 유병률은 알려지지 않았다. 직장류의 위험요인은 노화, 한 번 이상의 자연분만, 비만이 있다. 징후와 증상으로 불편감, 변비, 변실금이 있을 수 있다. 직장류는 임신과 출산 시에 근막, 근육, 골반 인대의 손상 또는 노화로 골반 저부 근육이 위축되어 생길 수 있다. 진단은 골반검진, MRI, X-선으로 할 수 있다. 치료를 위해 케겔 운동, 질 페서리, 수술을 할 수 있다. 직장류는 예방할 수 없다.

남성생식계 해부와 생리

남성생식계에서는 정자(sperm)를 생산하고 이동시키고 여성생식기의 관으로 전달한다. 외부생식기(external genitalia)에는 음경(penis)과 음낭(scrotum)이 있다. 음경은 정자를 여성생식기 안으로 넣는다. 음경의 몸통을 줄기(shaft)라고 한다. 앞쪽에 살짝 팽창된 부분을 음경귀두(glans penis)라고 한다. 느슨한 피부가 음경과 음경귀두를 덮어 포피(prepuce, foreskin)을 만든다. 포피(foreskin)는 포피절제술(circumcision)을 할 때 제거된다. 포피에 있는 선(gland)은 스메그마(smegma)라고 하는 왁스 같은 물질을 분비한다. 스메그마는 음경귀두와 포피 사이에 쌓인다. 음경의 줄기에는 발기조직의 실린더 3개로 채워져 있다. 성적 흥분이 있으면 이 조직은 혈액으로 채워져 음경을 확대하고 사정하게 만든다. 음낭은 주머니처럼 생긴 구조로 음경 옆에 있다.

고환(testis)은 음낭 안에 있고 정자를 만든다. 몸 안에 있는 다른 곳의 온도보다 낮아야 정자를 만들 수 있으므로 고환은 바깥쪽에 있다. 남성은 사춘기부터 평생 정자를 만든다. 고환 안쪽에 단단히 감겨 있는 **정세관(seminiferous tubule)**에서 정자를 만든다. 정자는 정세관에서 만들어지고 남성 생식기의 관—부고환(epididymis), 정관(ductus deferens), 요도(urethra)—을 따라 몸 밖으로 나간다. 그림 11-6 ▶은 남성생식계를 보여준다.

정액(semen)은 정자와 부선(accessory gland)의 분비물이 들어 있는 점성 있는 흰색 분비물로 약알칼리성이다. 전형적으로 한 번 사정할 때 대략 찻숟갈 하나 정도의 정액이 나오고 여기에는 40,000,000개에서 100,000,000개의 정자가 들어 있다. 사정하고 나서 정자는 여성생식기 관 안에서 24~72시간 정도 살아 있다.

부선에는 **정낭(seminal vesicle)**, **전립선(prostate gland)** **요도구선(bulbourethral gland)**이 이 있으며 정액의 대부분을 만든다. 정낭은 방광 아래쪽에 있는 한 쌍의 주머니로 대략 정액의 65%를 만든다. 정낭은 정자에

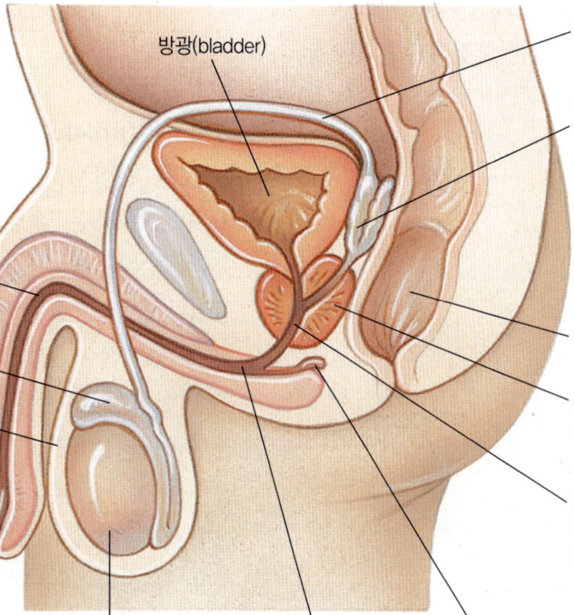

그림 11-6 ▶ 남성생식계

영양을 공급하고 활성화하는 걸쭉하고 노르스름한 액체를 분비한다. 요도구선은 전립선 뒤쪽으로 작게 있으며 대략 정액의 5%를 만든다. 요도구선은 성적 자극이 있을 때 요도로 투명한 액체를 분비해서 성교 시 윤활이 되게 하고 요도에 남아 있는 소변의 산도를 중화한다. 전립선은 방광 바로 뒤에서 요도를 둘러싸고 있으며 대략 정액의 30%를 만든다. 전립선에서는 묽은 우윳빛의 액체를 분비하여 정자의 운동성을 높이고 남성 요도와 여성 질의 산도를 중화한다.

수정이 일어나고 2달 정도 지나면 테스토스테론(testosterone)이 분비된다. 임신 마지막 2달 동안 테스토스테론은 고환이 음낭으로 정상적으로 내려오도록 만든다. 4~6개월의 남자아기에게서는 테스토스테론을 찾기 힘들다. 13살 정도에 사춘기가 시작하면 시상하부에서 GnRH가 뚜렷하게 분비되면서 뇌하수체 전엽에서 FSH와 LH를 분비하도록 자극한다. FSH와 LH는 남성 사춘기의 첫 번째 징후로 고환이 커지도록 자극한다. LH는 고환이 테스토스테론을 분비하도록 하고 FSH는 정자 생성을 자극한다. 테스토스테론 생성이 증가하면 제2차 성징으로 음부, 겨드랑이, 얼굴에 털이 자라남, 피부가 검어지고 두꺼워짐, 지방과 땀선 활동 증가, 목소리가 낮아짐, 골격근 증가, 뼈 성장과 밀도 증가가 나타난다.

진단검사와 절차

남성 생식기관의 신체검진으로 외부생식기의 시진을 한다. 종양을 확인하기 위해 고환을 촉진한다. 의료진은 직장수지검사(digital rectal exam, DRE)로 전립선을 촉진한다(그림 11-7 ▶). 전립선 세포에서 만들어지는 전립선특이항원(prostate-specific antigen, PSA)으로 전립선비대(benign prostatic hyperplasia) 위험을 평가할 수 있다. 방광과 요도가 소변을 얼마나 잘 저장하고 배설하는지 사정하기 위해 **요역동학 검사(urodynamic testing)**를 한다. **방광경(cystoscope)**으로 요도와 방광을 관찰한다(그림 11-8 ▶). 비정상이나 종양을 발견하면 생검을 한다.

암의 병기를 결정하기 위해 영상검사인 X-선, MRI, CT 스캔(컴퓨터단층촬영스캔), PET 스캔(양전자방출단층촬영스캔)을 할 수 있다. 소변검사, 호르몬검사와 같은 검사실 검사도 할 수 있다.

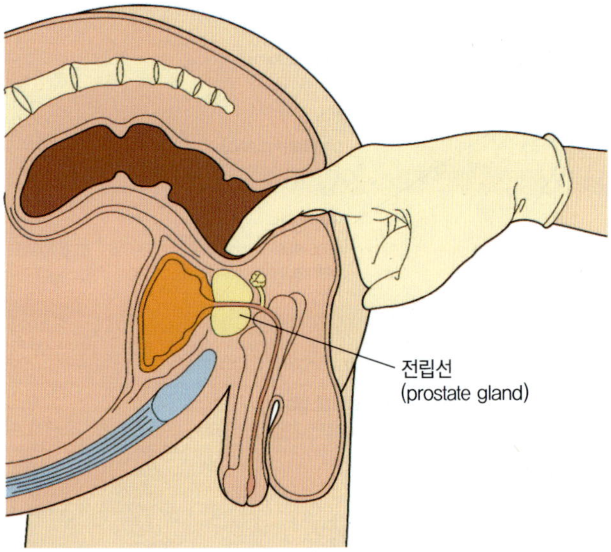

그림 11-7 ▶ 전립선 이상을 찾기 위한 직장수지검사(digital rectal examination)

남성생식계 질환

전립선염

전립선염(prostatitis)은 전립선에 염증이나 감염이 있는 것을 말한다. 미국국립보건원(National Institutes of Health, NIH)은 남성 중 10~12% 정도가 전립선염과 비슷한 증상을 겪는다고 본다. 전립선염은 대부분 젊은 남성이나 중년 남성이 겪는다. 미국국립보건원은 전립선염을 다음과 같이 4개의 범주로 분류했다: 분류1은 급성 세균성 전립선염, 분류2는 만성 세균성 전립선염, 분류3은 만성 전립선염(만성 골반 통증 증후군), 분류4는 무증상 염증성 전립선염. 전립선염의 위험요인은 이전 전립선염 경험, 방광이나 요도 감염, 골반 손상, 탈수, 요도 카테터 사용, 콘돔을 사용하지 않은 성교, HIV/AIDS가 있다. 징후와 증상은 전립선염의 범주에 따라 다양하다.

- 급성 세균성 전립선염: 갑작스러운 열과 오한, 인플루엔자와 유사한 증상, 전립선이나 허리 또는 서혜부 통증, 배뇨 문제, 긴박뇨, 배뇨빈도 증가, 배뇨곤란 또는 통증, 방광을 완전히 비우지 못함, 혈액이 약간 섞인(blood-tinged) 소변, 사정 시 통증

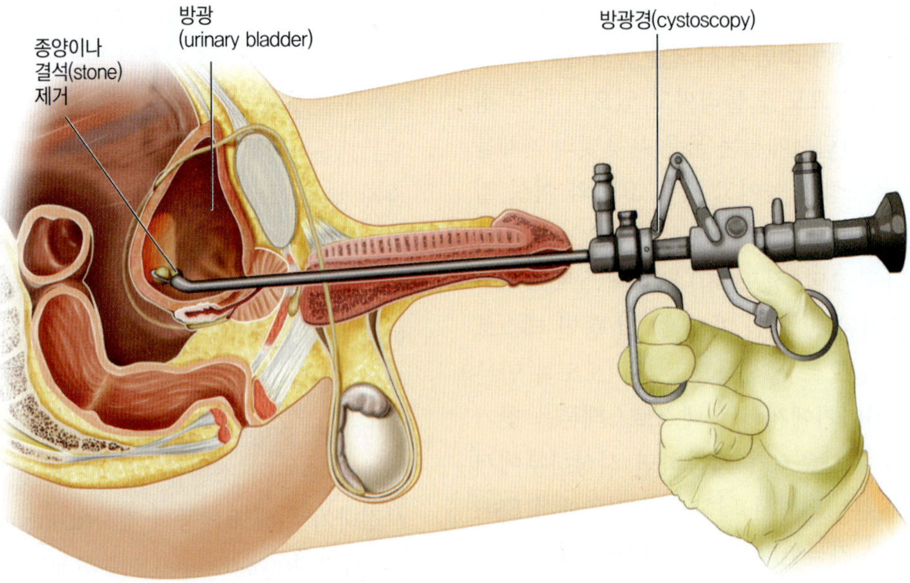

그림 11-8 ▶ 방광경(cystoscopy). 방광을 확인하기 위한 방광경

- 만성 세균성 전립선염: 급성 세균성 전립선염과 비슷하지만 징후와 증상이 느리게 나타나며 강도가 오르락내리락함.
- 만성 전립선염: 만성 세균성 전립선염과 비슷하지만 열이 없음.
- 무증상 염증성 전립선염: 보통 다른 이유로 검진을 하다가 발견하며 치료가 필요하지 않을 수 있음

진단을 위해 병력, 신체검진, 직장수지검사, 배양, 방광경, 요역동학검사가 필요하다. 진통제로 통증 완화를 할 수 있고 세균성 전립선염이 심한 주에는 항생제를 사용한다. 만성 전립선염에서 배뇨를 돕기 위해 근이완제를 사용할 수 있다. 좋은 위생을 유지, 적당한 수분공급, 감염을 빠르게 진단하고 치료하는 것으로 예방할 수 있다.

부고환염

부고환염(epididymitis)은 부고환의 염증을 말한다. 미국국립보건원은 미국의 18세에서 35세 사이 남성 부고환염 사례가 600,000건 정도로 보고 있다. 위험요인은 여러 명의 성 파트너, 성매개감염 이력, 이전에 전립선이나 요도 감염이 있었거나 포피절제술을 하지 않음, 요도의 해부학적 이상, 전립선 비대, 요도에 영향을 줄 수 있는 시술(수술, 카테터, 방광경)이 있다. 징후와 증상으로 압통, 부음, 빨갛거나 열감이 있는 음낭, 고환 통증이나 압통(보통 한쪽만), 배뇨 시 통증이나 긴박뇨, 배뇨빈도 증가, 성교나 사정 시 통증, 오한이나 열, 고환의 덩어리, 서혜부 림프절 확대, 하복부나 골반 부위의 통증이나 불편감, 음경 분비물, 혈액이 있는 정액이 있을 수 있다. 부고환염의 원인으로 성매개감염, 다른 감염, 부정맥치료제 아미오다론(amiodarone), 결핵(tuberculosis), 부고환 내 소변이 있다. 진단은 신체검진, 직장수지검사, 성매개감염 검사, 초음파, 고환의 PET scan으로 할 수 있다. 항생제, 진통제를 치료로 사용할 수 있고 증상과 부기를 완화하기 위해 침상 휴식과 높이를 올리거나 얼음팩을 적용할 수 있다. 금욕, 한 명의 성 파트너, 라텍스 콘돔 사용, 감염의 이른 진단과 치료를 통해 예방할 수 있다.

고환염

고환염(orchitis)은 고환에 생긴 염증을 말한다. 고환염의 유병률은 알려지지 않았다. 볼거리(mumps)를 앓은 남성 중 20~35%가 고환염이 생기고 이 중에서 10%는 양쪽 고환에 나타난다. 고환염의 위험요인은 볼거리 예방접종을 하지 않음, 요도의 반복적인 감염, 생식기나 요도의 수술, 요도 기형으로 태어남, 여러 명의 성 파트너, 성매개감염이 있는 파트너와 성교, 콘돔을 사용하지 않은 성교, 성매개감염의 이력이다. 징후와 증상으로는 한쪽이나 양쪽 고환이 붓거나 경도에서 중등도의 통증, 한쪽이나 양쪽 고환의 압통, 오심, 구토, 열, 음경분비물이 있다. 고환염은 바이러스나 세균 감염으로 일어난다. 진단을 위해 신체검진, 성매개감염 검사, 소변검사, 초음파, 고환의 PET scan을 할 수 있다. 바이러스성 고환염은 증상에 따라 할 수 있으며 통증 완화를 위한 진통제, 침상휴식, 음낭을 올려두거나 차가운팩을 적용하는 것이다. 세균성 고환염은 항생제를 사용한다. 볼거리 예방접종, 금욕, 한 명의 성 파트너, 라텍스 콘돔 사용, 성매개감염의 이른 진단과 치료를 통해 고환염 예방을 할 수 있다.

잠복고환

잠복고환(cryptorchidism)은 태아기 때 복강에서 음낭으로 고환이 내려오지 못한 것으로 질환은 아니다. 만삭으로 태어난 남자아이 중 3% 정도에 나타나고 만삭 전 태어난 아기 중 최대 30%가 최소한 하나의 잠복고환이 나타난다. 고환은 전형적으로 임신 8개월인 태아발달 후기에 내려오기 때문에, 이 시기 이전에 태어나면 잠복고환이 생길 확률이 높다. 잠복고환이 있는 아기 중 50% 이상이 생후 3개월 안에 내려오고 80%는 1살이 되기 전에 내려온다. 잠복고환의 위험요인은 저체중아와 미숙아이다. 가장 큰 잠복고환의 징후는 하나나 두 개의 고환이 음낭에서 느껴지지 않는 것이다. 잠복고환의 원인은 보통 비정상적인 고환발달이다. 잠복고환이 있는 고환은 정계동맥(spermatic artery)이 짧거나 혈액 공급이 원활하지 않

은 경우가 많다. 잠복고환의 진단은 음낭에서 복부까지 고환이 있는 곳을 촉진, 초음파, MRI, 복강경, 호르몬과 유전검사로 할 수 있다.

고환암

고환암(testicular cancer)은 한쪽 또는 양쪽 고환에서 암이 생긴 것을 말한다. 고환암은 20~35세 남성에게 가장 흔하다. 미국 암학회(ACS)는 2013년 미국에서 약 7,920명이 고환암을 진단받고 370명이 고환암으로 사망할 것으로 추정한다. 고환암 진단 시기는 평균 33세로 어린 편이다. 고환암의 위험요인은 잠복고환, 고환의 비정상 발달, 고환암의 가족력이나 병력이 있다. 징후와 증상에는 통증 없는 고환 안의 덩어리, 고환이 커지거나 붓는 것과 하복부나 음낭에서 무거운 느낌이나 휘어진 느낌이 있다. 고환암의 원인은 알려지지 않았다. 진단을 위해 병력, 신체검진, 초음파, 혈청 종양표지자 검사—알파태아단백(alpha-fetoprotein), 젖산탈수소효소(lactate dehydrogenase, LDH), 베타 사람융모성 생식샘자극호르몬(beta human chorionic gonadotropin)—, 근치적 고환절제술(radical inguinal orchiectomy, 외과적으로 고환제거), 생검을 할 수 있다. 암의 병기를 결정하기 위해 영상검사가 도움이 된다. 치료는 수술, 방사선요법, 화학요법, 줄기세포 이식이 가능하다. 5년 상대 생존율은 95%이며, 만약 암이 다른 곳으로 전이하지 않았다면 99%이다. 고환암은 예방할 수 없다.

남성 노화 관련 질환

남성이 나이 들면 음모가 얇아지고 회색이 되며 외부생식기의 탄력성이 떨어지면서 주름지고 늘어진다. 서서히 테스토스테론 농도가 줄어들고 고환 크기가 작아진다. 정자량이 약간 감소하고 전립선 분비량이 줄어든다. 사정할 때 자극이 더 필요할 수 있다.

나이든 남성에서 나타나는 흔한 문제로 전립선이 커지거나 **양성전립선비대(benign prostatic hyperplasia, BPH)**가 생기는 것이다. BPH는 아주 흔해서 60대 남성의 60%, 70대와 80대 남성은 80~90%가 있는 것으로 추정한다. BPH의 위험요인은 나이, 전립선 확대 가족력이다. BPH가 있는 남성 중 절반 이상이 증상이 없다. 징후와 증상으로는 배뇨 끝에 흘림, 배뇨 불가능, 방광이 완전히 비워지지 않음, 밤 동안 2회 이상 배뇨, 배뇨 시 통증, 혈액이 섞인 소변, 배뇨 시 힘주기, 갑작스럽고 강한 배뇨 충동, 소변 흐름이 약함이 있다. BPH의 원인은 알려지지 않았지만, 남성의 정상 노화 과정으로 보인다. 테스토스테론의 대사산물은 디히드로테스토스테론(dihydrotestosterone, DHT)이다. BPH는 직접적으로 DHT와 관련이 있다. BPH 진단은 병력, 직장수지검사, 소변검사, 배양, 전립선특이항원검사, 초음파, 요역동학검사, 방광경으로 할 수 있다. 치료를 위해 지켜보거나 전립선의 근육을 이완시키고 소변 흐름을 늘리기 위해 알파차단제(alpha blocker) 사용, 테스토스테론이 DHT로 전환하는 것을 막기 위한 호르몬요법, 수술을 할 수 있다.

전립선암

전립선암(prostate cancer)은 전립선에 생기는 악성종양이다. 미국 암학회(ACS)는 2013년 미국에서 약 238,590명이 전립선암을 진단받고 29,720명이 전립선암으로 사망할 것으로 추정한다. 전 세계적으로 2012년에 1,100,000명이 전립선암을 진단받고 307,000명이 전립선암으로 사망한 것으로 추정된다. 전립선암의 평균 진단 나이는 67세로 보통 나이든 남성이 걸린다. 남성 암 사망의 가장 큰 원인은 폐암이고 두 번째는 전립선암이다.

전립선암의 위험요인은 나이(전립선암은 대부분 65세 이상에게 있음), 전립선암 가족력, 인종(전립선암은 다른 인종보다 아프리카계 미국인에게 흔하다), 특정한 전립선 변화(전립선상피내종양, prostatic intraepithelial neoplasia), 특정 유전체 변화이다. 전립선암은 증상이 없을 수 있다. 징후와 증상은 소변을 볼 수 없거나 소변을 시작하거나 중간에 멈추는 것이 어려움, 소변을 자주 봐야 함(특히 밤에), 소변 흐름이 약함, 배뇨 시작과 끝에 소변을 흘림, 배뇨 시 통증이나 타는 듯한 감각, 발기가 어려움, 혈액이 있는 정액이나 소변, 하복부와 엉덩이 그리고 위쪽 허벅지의 잦은 통증이 있을 수 있다.

전립선암의 원인은 알려지지 않았다. 테스토스테론이 전립선 종양세포 증식을 자극한다. 진단은 직장수지검사, 전립선특이항원 혈액검사, 초음파, 생검을 기초로 한다. 전립선암은 아주 천천히 자라기 때문에, 어떤 남성은(특히 나이가 많거나 다른 중요한 건강문제가 있는 경우) 암을 치료할 필요가 없을 수도 있다. 이런 방법을 '적극적 감시(active surveillance)'라고 한다. 적극적 감시를 할 때는 암을 계속 주의 깊게 관찰한다(직장수지검사, 전립선특이항원 검사, 초음파, 생검). 암의 병기를 결정하기 위해서 영상검사를 사용할 수 있다. 전립선암의 치료를 위해 수술, 방사선요법, 화학요법을 할 수 있다. 고환제거술(orchiectomy)을 하거나 고환을 제거하면 테스토스테론이 감소할 수 있다. 약물을 이용해서 고환에서 테스토스테론이 생성되는 것을 줄일 수도 있고 종양세포에서 테스토스테론을 이용하는 것을 막거나, 부신(adrenal gland)에서 테스토스테론 생성을 막을 수도 있다. 전립선에 국한된 암이라면 5년 상대생존율은 100% 가까이 되며 전이암은 31%이다. 전립선암은 예방할 수 없지만, 일찍 진단하는 것이 도움이 된다.

전립선검진에 대해서는 여러 의견이 있다. 2010년 결과에 의하면 직장수지검사와 전립선특이항원 정기검사 둘 다 검진으로 사망률이 줄어들지 않는다는 근거는 없다고 하였다. 미국 예방서비스 테스크포스(USPSTF)는 2011년 10월에 건강한 남성이 전립선특이항원 검사를 하는 것은 잠재적인 이득보다 위험이 크다고 하였다. 미국암학회는 전립선암 정기검진을 권고하지 않는다. 미국암학회는 기대 수명이 10년 이상 남은 50세 이상의 남성(고위험군이라면 40세 이상)이라면 직장수지검사와 전립선특이항원검사를 받았을 때의 장단점을 의사와 의논하도록 권고한다.

발기장애

발기장애(erectile dysfunction, ED)은 성교 시에 충분히 발기를 유지하지 못하는 것으로 발기부전(impotence)이라고도 한다. 남성이 성교를 한 번도 성공하지 못하면 원발성이라고 하고 최소한 한 번 이상 성공했다면 속발성이라고 한다. 20세 이상의 미국 남성 중 18,000,000명 이상이 발기장애로 고통받고 있다. 남성이 나이가 들면 발기장애가 생길 확률이 극적으로 높아진다. 20~40세 남성의 5%가 사정에 문제가 있고 70세 이상 남성의 70%가 사정에 문제가 있다.

발기장애는 신체적 혹은 정신적 요인으로 생긴다. 음경동맥(penile artery)이 이완해야 음경의 발기조직이 확대하고 스트레스 불안, 공포에 영향을 받는 자율신경계의 조절로 사정을 한다. 당뇨, 신장질환, 신경성 질환, 혈관질환, 전립선암 치료 때문에 생길 수도 있다.

발기장애의 진단은 병력, 신체검진, 혈액검사(전체혈구계산, 간기능검사, 신장기능검사, 지질검사, 갑상선기능검사, 호르몬검사), 소변검사, 초음파, 야간발기검사(overnight erection test), 심리검사로 할 수 있다. 치료를 위해 음경의 평활근을 이완해서 발기조직에 혈류를 증가시키는 약물을 사용할 수 있다. 그 외에 수술, 음경에 삽입물 넣기, 기저 조건에 대한 치료와 요법이 있다. 발기장애를 예방할 수 있는 특별한 방법은 없지만 건강한 생활습관을 갖고 현재 있는 건강문제를 관리하는 것이 도움이 될 것이다.

성매개감염

성매개감염(sexually transmitted infection, STI)은 성 접촉으로 퍼지는 감염을 말한다. 성 접촉에는 콘돔을 사용하지 않은, 구강, 항문, 또는 질 성교가 있다. 성매개감염은 세균, 바이러스, 원충으로 생긴다. WHO는 매년 15~49세 성인 중 치료 가능한 성매개감염—매독(syphilis), 임질(gonorrhoea), 클라미디아(chlamydia), 트리코모나스증(trichomoniasis)—의 새로운 사례가 448,000,000건 생긴다고 추정한다. 미국 질병통제예방센터는 미국에서 매해 20,000,000명이 새로 성매개감염이 생기고 이 중에 거의 절반이 15~24세라고 추정한다. 표 11-2 ▶은 각 세균성 성매개감염에 대한 상위 10개의 주를 보여주고 있다. 미국에서는 매년 건강관리 예산 중 성매개감염에 160억 달러를 사용한다. 어떤 성매개감염은 징후나 증상이 전혀 없거나 상대적으로 경할 수 있지만 발견하지 못한 감염도 불임, 골반염, 자궁경부암, 부정적인 임신결과와 같은 심각한 결과를 초래할 수 있다.

성매개감염의 위험요인은 콘돔을 사용하지 않은 성교, 여러명의 성 파트너, 성매개감염의 이력, 25세 이하의 나이, 약물이나 알코올의 영향이 있는 상태로 성 접촉을 하는 것이다. 성매개감염의 예방을 위해 금욕, 한 명의 성 파트너, 콘돔 사용을 할 수 있다. 성매개감염의 진단은 염색, 배양, DNA 검사, 항원 또는 항체검사로 한다.

인간면역결핍바이러스/후천성면역결핍증

인간면역결핍바이러스/후천성면역결핍증(HIV/AIDS)은 이 책의 다른 부분에서 논의하였다.

임질

미국 질병통제예방센터는 미국에서 매년 임질(gonorrhea)에 걸리는 사람이 700,000명 이상이라고 추정한다. 추정치보다 절반 이하만 미국 질병통제예방센터에 보고한다(2012년 334,826명). WHO는 전 세계적으로 매년 62,000,000명이 임질에 걸린다고 추정한다. 임질은 성 접촉과 출산으로 전파된다. 임질에 걸린 남성은 무

건강한 노화 Healthy Aging

HIV/AIDS

HIV/AIDS가 있는 노인의 수가 해마다 증가하고 있다. 그 이유 중 하나는 항바이러스 요법이 효과적이어서 HIV/AIDS가 있는 사람이 더 오래 살게 되었기 때문이다.

최근 새로 발생하는 HIV/AIDS 중 15%가 50대 이상에서 나타난다.

미국 사람의 나이가 전반적으로 증가하면서 더 많은 사람이 건강하고 활동적이고 오래 살게 되었으며 나이 든 사람의 HIV/AIDS도 증가했다. 노인은 HIV/AIDS와 성매개감염을 예방하기 위해 안전한 성교를 해야 한다.

예방 플러스!

성매개감염 예방

- **성교를 하지 않는다.** 성매개감염을 예방하는 가장 좋은 방법은 금욕하거나 질, 구강, 항문 성교를 하지 않는 것이다.
- **한 명의 성 파트너를 둔다.** 성매개감염 검사 결과 음성인 사람 한 명과 성적 관계를 갖는다.
- **콘돔을 사용한다.** 질, 항문, 구강성교할 때마다 자신을 보호하기 위해 콘돔을 사용한다. 콘돔은 어떤 파트너와 어떤 유형의 성교를 하더라도 사용해야 한다. 질 성교에는 남성용 라텍스 콘돔이나 여성용 폴리우레탄 콘돔을 사용한다. 항문 성교 시에는 남성 라텍스 콘돔을 사용한다. 구강 성교 시에는 덴탈 댐(얇은 고무막)을 사용한다. 덴탈 댐은 고무로 된 물질로 성 접촉을 하기 전에 항문이나 질 위에 둘 수 있다.
- **경구피임약, 주사, 임플란트, 살정제, 페서리는 성매개감염을 막을 수 없다는 것을 안다.** 이 중에서 하나를 사용하더라도 항상 라텍스 콘돔이나 덴탈 댐을 올바르게 사용해라.
- **성 파트너와 성매개감염에 대해 이야기하고 콘돔을 사용한다.** 스스로를 확실하게 보호하는 것은 자기 자신에게 달렸다. 기억해라, 네 몸이다!
- **약물이나 술을 남용하지 않는다.** 술이나 약물을 많이 사용하는 것은 성매개감염의 위험을 높인다. 술이나 약물을 지나치게 사용하는 것은 한 명 이상의 성 파트너가 생길 가능성이나 콘돔을 사용하지 않을 위험부담이 있다.
- **성매개감염 검사를 받는다.** 당신이나 당신의 파트너가 과거에 다른 성 파트너가 있었다면 성 행위를 하기 전에 성매개감염 검사를 받아라. 의사에게 검사에 관해 묻는 것을 미루지 마라. 의사에게 문의하라!
- **정기적으로 골반검진을 받는다.** 성매개감염 검사를 했던 의료진에게 문의하라.

비판적 사고

1. 성매개감염을 예방하는 가장 좋은 방법은 무엇입니까?
2. 언제 새로운 성 파트너와 성매개감염 검사를 받아야 합니까?

출처: www.womenshealth.gov

표 11-2 2011년 세균성 성매개 감염 발생률(10만 명당) 상위 10개 주

순위	선천매독과 이차매독	클라미디아	임질
1	Louisiana	Alaska	Louisiana
2	Maryland	Mississippi	Mississippi
3	Georgia	Louisiana	Alabama
4	Illinois	South Carolina	North Carolina
5	Florida	Alabama	South Carolina
6	California	North Carolina	Georgia
7	Mississippi	Georgia	Arkansas
8	Arkansas	New Mexico	Ohio
9	New York	Arkansas	Alaska
10	Nevada	New York	Illinois

출처: www.cdc.gov/std/stats11/default.htm

증상일 수 있다. 징후나 증상이 있다면 남성에게 배뇨 시 타는 듯한 느낌, 음경에서 흰색 또는 노란색 또는 연두색 분비물, 또는 고환 통증이나 붓기가 나타날 수 있다. 임질에 걸린 여성 대부분도 증상이 없다. 만약 징후나 증상이 있다면 여성에게 배뇨 시 통증이나 타는 듯한 감각, 질 분비물 증가 또는 월경주기 사이의 질 출혈이 나타날 수 있다. 임질의 원인은 그람음성 구균인 임균(*Neiserria gonorrhoeae*)이다(그림 11-9 ▶, 그림 11-10 ▶).

임질을 치료하지 않으면 남성과 여성 모두에게 심각하고 영구적인 건강문제가 생길 수 있다. 여성에게는 임질이 골반염의 흔한 원인이다. 남성이 임질을 치료하지 않으면 부고환염으로 불임이 생길 수 있다. 신생아는 임질 감염으로 실명, 관절 감염, 또는 치명적인 혈액 감염이 생길 수 있다. 이런 감염을 예방하기 위해 신생아 눈에 관례로 에리트로마이신(erythromycin)을 넣는다. 따라서 임신한 여성에게 임질을 발견하면 최대한 빠르게 치료를 해서 이러한 합병증의 위험을 줄여야 한다.

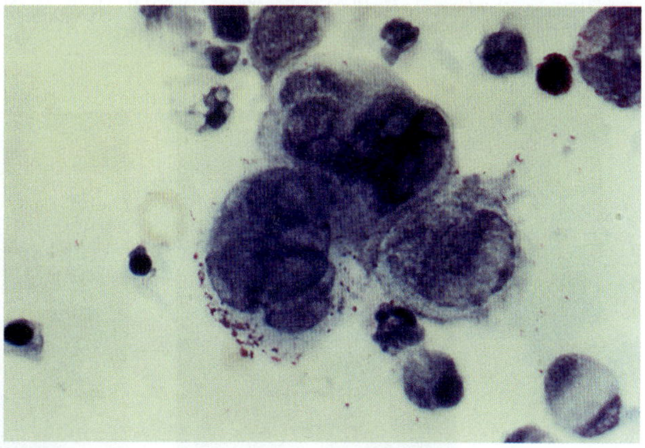

그림 11-9 ▶ 그람염색한 자궁경부 도말. 그람음성 쌍구균인 임균(*Neisseria gonorrhoeae*)을 주목하라. (Centers for Disease Control and Prevention/Joe Miller)

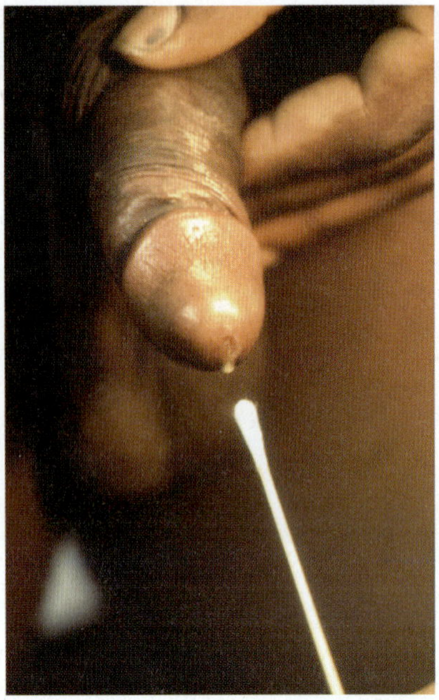

그림 11-10 ▶ 임균(*Neisseria gonorrhoeae*) 감염이 의심되는 남성에게서 표본 채취. (Centers for Disease Control and Prevention/Renelle Woodall)

임질은 DNA 검사—핵산 증폭(nucleic acid amplification), 핵산 부합화(nucleic acid hybridization)—, 배양, 효소 면역법(enzyme-linked immunosorbent assay, ELISA), 그람염색(gram stain)으로 진단할 수 있다. 임질은 항생제 주사에 경구 항생제를 같이 사용하여 치료한다. 미국을 포함하여 세계적으로 약제 내성이 있는 임질균주가 늘어나고 있어 임질을 성공적으로 치료하는 것이 어려워지고 있다.

매독

2012년, 미국 질병통제예방센터에 15,667건의 선천매독과 이차매독이 보고되었다. 미국에서 전체 매독 사례의 75%는 남성과 성교하는 남성으로 설명된다. WHO는 전세계적으로 매년 12,000,000명이 매독에 걸린다고 추정한다. 매독에 걸린 많은 사람이 수년간 어떤 징후나 증상이 없지만 치료하지 않으면 합병증의 위험이 있다. **매독(syphilis)**은 매독 **경성하감(굳은 궤양, chancre)**에 직접 닿는 성 접촉과 출산하는 동안 전파된다.

초기매독(1기매독)은 매독균(*Treponema pallidum*)이 몸 안으로 들어간 부분에 하나 이상의 경성하감이 보이면서 시작한다(그림 11-11 ▶). 경성하감은 작고, 통증이 없고, 단단하고, 동그란 병변으로 3~6주 정도 후에 치료 없이 치유된다. 만약 치료하지 않으면 감염이 다음 단계로 진행한다.

이차매독(2기매독)은 가렵지 않은 발진이 퍼지는 특징이 있다. 발진은 거칠고 붉게 보일 수도 있고 적갈색 점으로 보일 수도 있다(그림 11-12 ▶). 이차매독의 다른 징후와 증상으로는 열, 피로, 두통, 인후통, 군데군데 머리카락 빠짐, 체중감소, 근육통, 피로, 림프절 부음이 있다. 이차매독의 징후와 증상은 치료하거나 하지 않거나 해결될 수 있다.

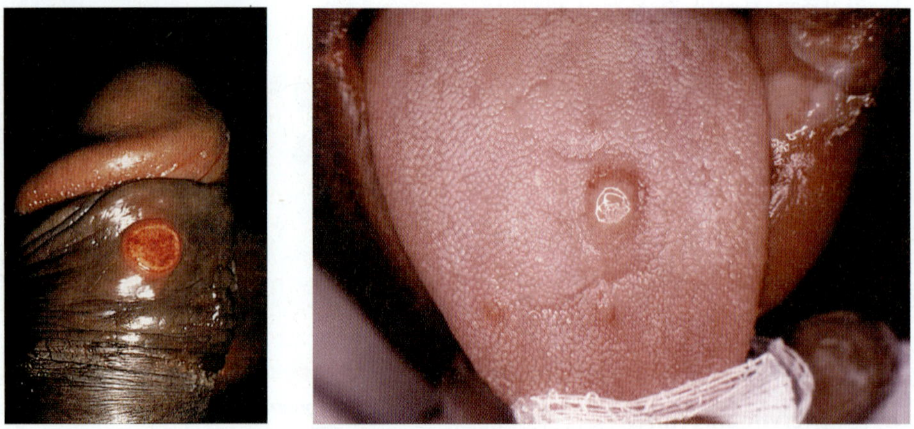

A B

그림 11-11 ▶ 초기매독의 경성하감. (A) 음경 (B) 혀. (사진 B: Centers for Disease Control and Prevention/Robert E. Sumpter)

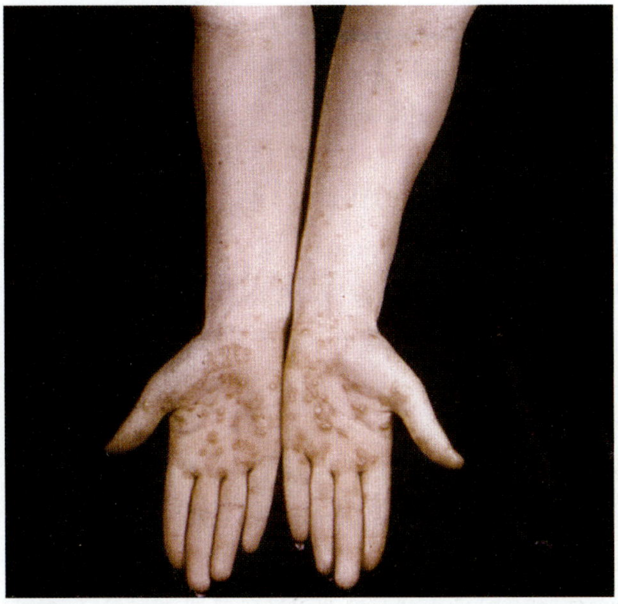

그림 11-12 ▶ 이차매독의 발진. (Centers for Disease Control and Prevention/Robert E. Sumpter)

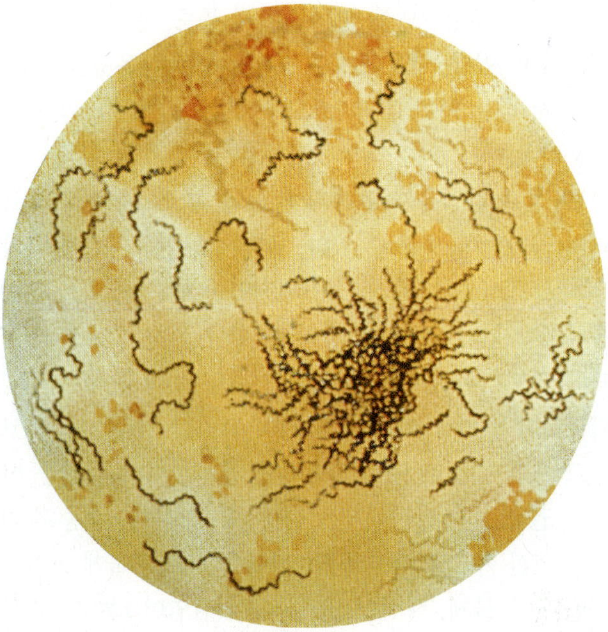

그림 11-13 ▶ *Treponema pallidum*

만약 치료하지 않으면 감염은 아무 징후와 증상이 없는 잠복기(latent stage)로 진행할 수 있다. 이 시기는 몇 년 지속할 수 있다. 어떤 치료도 하지 않는 잠복매독 환자의 약 15% 정도는 질환이 계속 진행하여 후발매독(late syphilis, 3기매독)이 된다. 후발매독은 첫 감염이 발생하고 10~15년이 지나고 나타난다. 내부기관의 후발매독 단계에는 뇌, 신경, 눈, 심장, 혈관, 간, 뼈와 관절이 손상된다. 후발매독의 징후와 증상은 근육 움직임 조절의 어려움, 마비(paralysis), 무감각(numbness), 점진적인 실명, 치매이다. 이런 손상은 사망을 초래할 수 있을 만큼 치명적이다.

매독은 태반으로 태아에게 전파될 수 있다(선천매독). 이런 임신은 대략 50% 정도가 사산하거나 신생아 사망으로 이어진다. 전 세계에서 선천매독으로 1,000,000명 이상의 아기가 사망한다. 신생아의 징후와 증상은 발진, 열, 불안, 잘 자라지 못함, 안장코(saddle nose, 콧대가 무너짐)이 있다. 미국 예방서비스 테스크포스(USPSTF)에서는 임신한 여성에게 임신 12~16주에 매독 검진을 받는 것을 권고한다.

매독의 원인은 나선상균인 매독균(*Treponema pallidum*)이라는 세균이다(그림 11-13 ▶). 진단을 위해 경성하감에서 긁어낸 세균을 암시야현미경 영상과 항체 검사—VDRL(venereal disease research laboratory test), RPR 검사(rapid plasma regain test), 효소면역검사, 형광매독항체흡수검사(fuorescent treponemal antibody absorption test, FTA-ABS 검사), 매독균 응집검사—로 한다. 매독은 항생제를 사용한다. 하지만 항생제 내성 균주가 심각한 문제이다. 치료를 통해 매독균을 죽이고 추가 손상을 막는다. 하지만 이미 일어난 손상을 되돌릴 수는 없다.

클라미디아

2012년, 미국 질병통제예방센터에 1,422,976건의 클라미디아(chlamydia)가 보고되었다. 하지만 대부분 사람은 감염을 알아채지 못하고 있었다. WHO는 전 세계적으로 매년 92,000,000명 이상이 클라미디아에 감염된다고 추정한다. 클라미디아는 성 접촉과 자연분만으로 전파한다. 클라미디아는 감염된 사람들 대부분이 증상이 없어서 '조용한' 질환으로 알려져 있다. 여성에게서 징후와 증상은 비정상적인 질 분비물, 배뇨 시 타는 듯한 감각, 하복부 통증, 요통, 오심, 열, 성교 시 통증, 월경주기 사이에 출혈이 있다. 남성에게서 징후와 증상은 음경 분비물, 배뇨 시 타는 듯한 감각, 요도구 주위의 타는 느낌과 가려움이 있다.

여성은 감염을 치료하지 않으면 자궁이나 난관으로 퍼져 골반염이 생길 수 있다. 클라미디아를 치료하지 않은 여성 중 10~15% 정도가 이런 일이 생긴다. 미국 질병통제예방센터는 25세 이하의 성 활동을 하는 모든 여성과 클라미디아 감염의 위험요인이 있는 여성(새로운 성 파트너가 있거나 여러 명의 성 파트너가 있는 사람), 그리고 모든 임신한 여성에게 매년 클라미디아 검진을 하도록 권고한다. 남성에게는 합병증이 드물다. 종종 감염이 부고환 쪽으로 퍼져 통증, 열이 생기고 드물게 불임이 생긴다. 드물게, 생식기 클라미디아 감염이 라이터 증후군(Reiter's syndrome)이라고 알려진 피부병변과 눈과 요도에 염증을 동반하는 관절염을 초래하기도 한다. 임신 여성이 클라미디아 감염을 치료하지 않으면 조산할 위험이 있다는 근거도 있다. 감염된 산모에게 출생한 아기는 눈과 호흡기에 클라미디아 감염이 생길 수 있다. 클라미디아는 유아 폐렴과 신생아 결막염의 주요 원인이다. 클라미디아의 원인은 그람음성 구균인 클라미디아 트라코마티스균(*Chlamydia trachomatis*)이다.

클라미디아 진단은 배양, DNA 검사—핵산 증폭(nucleic acid amplification), 핵산 혼성화(nucleic acid hybridization)—, 항원 검사—직접형광항체검사(direct fluorescent antibody)—로 한다. 클라미디아 치료는 항생제를 이용한다.

트리코모나스증

미국에서는 해마다 대략 7,400,000명이 트라코모나스증(trichomoniasis)을 보고하며 전 세계적으로는 180,000,000건이 보고된다. 이 중에서 30%만 트라코모나스증으로 징후와 증상이 나타난다. 남성에게서 징후와 증상은 음경 안쪽 가려움이나 자극, 배뇨 혹은 사정 후 타는 감각, 또는 음경 분비물이다. 여성에게서 징후와 증상은 생식기의 가려움, 타는 느낌, 발적, 쓰림 또는 투명하거나 희거나 노르스름하거나 연둣빛의 특이한 냄새가 나는 묽은 분비물이다. 트라코모나스증의 원인은 원충인 트리코모나스균(*Trichomonas vaginalis*)이다. 트라코모나스증의 진단을 위해 수산화칼륨휘프검사(potassium hydroxide whiff test, 질 분비물에 KOH를 떨어뜨렸을 때 생선 냄새가 나면 양성 결과), 습식표본 현미경 영상, 팝도말검사, 배양, DNA 검사—핵산 증폭(nucleic acid amplification), 핵산 혼성화(nucleic acid hybridization)—, 트라코모나스 항원 검사를 할 수 있다. 파트너와 함께 항기생충제 치료를 받아야 한다.

생식기헤르페스

생식기헤르페스(genital herpes)는 단순헤르페스바이러스(herpes simplex virus, HSV)로 생기는 성매개감염이다. HSV-2가 가장 흔하게 생식기 헤르페스를 일으킨다. HSV-2는 입이나 생식기 분비물을 통해 전파할 수 있다. HSV-1은 보통 구강이나 입술에 나타나서 입술 헤르페스(cold sore)나 열성수포(fever blister)를 만든다. 하지만 HSV-1는 구강성교를 통해 입에서 생식기로 퍼질 수 있다. 미국 질병통제예방센터는 미국의 14~49세 나이의 사람 중 약 1/6 또는 16.2% 정도는 HSV-2에 감염되었다고 추정한다. WHO는 전 세계적으로 15~49세 사람 중 536,000,000명이 HSV-2에 감염되었다고 추정한다. 생식기 HSV-2 감염은 여성(14~49세 여성 중 대략 1/5)이 남성(14~49세 남성 중 대략 1/9)보다 흔하다. 여성이 남성에게 전파하기보다는 남성이 여성에게 전파하기 때문일 것이다.

HSV-2에 감염된 사람 대부분은 증상이 없다. HSV-2의 징후는 생식기 주위에 하나 이상의 통증이 있는 수포가 있는 것이다(그림 11-14 ▶). 수포가 파열하면 궤양이 생기며 4주 정도 지나면 치유된다. 헤르페스바이러스는 잠복기에 들어갔다가 때때로 활성화되면서 수포를 만든다. 시간이 지나면 보통 재발 빈도가 줄어든다. 감염된 산모가 출산하는 과정에서 아기는 바이러스에 노출되어 감염될 수 있으며 뇌 손상, 실명, 혹은 신생아 사망을 초래할 수 있다. 그래서 만약 산모가 출산 시 활성 생식기 헤르페스가 있으면 보통 제왕절개를 한다.

HSV-2는 병력, 신체검진, 배양, 핵산 증폭, 항체검사로 진단한다. 헤르페스를 치료할 방법은 없지만, 항바이러스 약물로 수포 발생 기간을 줄이거나 덜 심하게 할

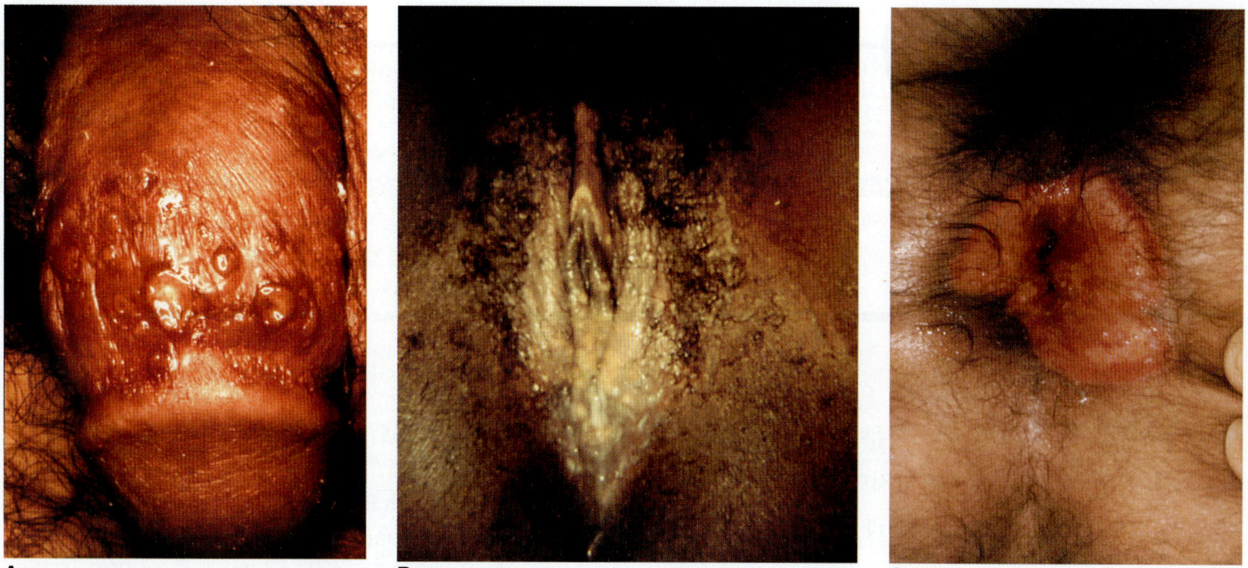

A B C

그림 11-14 ▶ 생식기 헤르페스 수포. (A) 음경, (B) 질 입구, (C) 항문

수 있다. 매일 항바이러스 약물을 사용하면 헤르페스 발생을 줄이고 바이러스 전파를 줄일 수 있을 것이다.

생식기 사마귀

생식기 사마귀(genital warts)는 생식기 표피에 자라는 양성 신생물이다. 미국 질병통제예방센터는 미국에서 해마다 성 접촉으로 전파하는 인유두종바이러스(human papilloma-virus, HPV) 감염이 대략 6,200,000건이라고 보고 있다. 미국에서는 최소한 20,000,000명이 이미 HPV에 감염되었다. 성 활동을 하는 남성과 여성은 어느 시점에서 생식기 HPV 감염이 생긴다. 여성은 50세가 되면 최소한 80%는 생식기 HPV 감염이 되어 있다. WHO는 전 세계적으로 생식기 HPV 감염의 유병률이 440,000,000명은 될 것이라고 보고 있다.

생식기 사마귀는 꽃양배추처럼 보이기도 하는 하나 이상의 덩어리로 생식기 부위에서 자란다(그림 11-15 ▶).

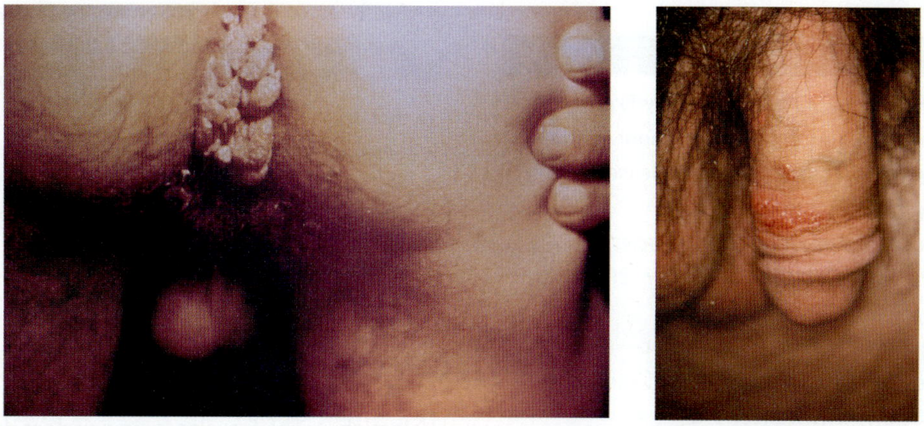

A B

그림 11-15 ▶ 생식기 사마귀. (사진 A: Courtesy of Centers for Disease Control and Prevention/Dr.Wiesner, 1972, 사진 B: Centers for Disease Control and Prevention/Susan Lindsley)

건강증진

성매개감염 검사

당신의 성매개감염 상태를 아는 것은 성매개감염 전파를 막는 중요한 단계이다. 만약 당신이 감염되었다는 것을 알게 된다면 당신과 파트너를 보호할 조치를 할 수 있다.

의료진에게 성매개감염 검사를 한다고 확실하게 요청해라. 요청하는 것이 정확한 검사를 받는 유일한 방법이다. 그리고 파트너에게도 의료진에게 성매개감염 검사를 하도록 요청하라고 말해라.

생식기 사마귀는 외음부, 질이나 항문 안쪽이나 주위, 자궁경부, 음경, 음낭, 서혜부, 허벅지에 나타날 수 있다. 성기 사마귀의 대략 90%는 HPV 6과 HPV 11이 원인이다.

HPV에 감염된 사람 대부분이 증상이 없고 면역체계를 통해서 90%는 2년 안에 괜찮아진다. 성기 사마귀는 감염된 파트너와 성 접촉을 하고 몇 주안에 나타나거나 몇 달 동안 나타나지 않을 수도 있다. 성기 사마귀는 신체검진을 통해 진단할 수 있으며 약물로 사마귀 조직이 줄어들게 할 수 있다. 사마귀는 전기소작, 냉동수술, 레이저 시술을 통해서 제거할 수 있다.

HPV나 생식기 사마귀를 치료할 수는 없다. 미국소아과학회(American Academy of Pediatrics)는 11살에서 12살이 되는 모든 소년과 소녀들이 HPV 예방접종을 3회 하도록 권고하고 있다. 가다실®(Gardasil®)은 HPV 16, HPV 18, HPV 6과 HPV 11을 예방할 수 있다.

자료

18 *Million Men in the United States Affected by Erectile Dysfunction.* Johns Hopkins Bloomberg School of Public Health, n.d. www.jhsph.edu/news/news-releases/2007/selvin-erectile-dysfunction.html

American Cancer Society. *American Cancer Society Guidelines for the Early Detection of Cancer.* 2013, May. www.cancer.org/healthy/findcancerearly/cancerscreeningguidelines/american-cancer-society-guidelines-for-the-early-detection-of-cancer

American Cancer Society: www.cancer.org

Backes CH, Markham K, Moorehead P, Lordero L, Nankervis CA, Giannone PJ. Maternal Preeclampsia and Neonatal Outcomes. *Journal of Pregnancy* 2011: Article ID 214365. www.hindawi.com/journals/jp/2011/214365/

Campbell MF, Walsh PC, Retik AB. *Campbell's Urology.* Philadelphia: Saunders, 2002.

Centers for Disease Control and Prevention. *CDC - Cervical Cancer Prevention.* 2013, September. www.cdc.gov/cancer/cervical/basic_info/prevention.htm

Centers for Disease Control and Prevention. *Pelvic Inflammatory Disease - CDC Fact Sheet.* 2011, September. www.cdc.gov/std/pid/stdfact-pid.htm

Centers for Disease Control and Prevention: www.cdc.gov

Chou R, Croswell JM, Dana T, Bougatsos C, Blazina I, Fu R, et al. Screening for Prostate Cancer: A Review of the Evidence for the U.S. Preventive Services Task Force. *Annals of Internal Medicine* 2011;155(11):762-771.

Cryptochordism. http://emedicine.medscape.com/article/438378-overview

Dawood M. Nonsteroidal Anti-inflammatory Drugs and Changing Attitudes toward Dysmenorrhea. *American Journal of Medicine* 1988;84(5):23-29.

Djulbegovic M, Beyth RJ, Neuberger MM, Stoffs TL, Vieweg J, Djulbegovic B, et al. Screening for Prostate Cancer: Systematic Review and Meta-analysis of Randomised Controlled Trials. *British Medical Journal* 2010;341:c4543.

Fraser I. Estimating Menstrual Blood Loss in Women with Normal and Excessive Menstrual Fluid Volume. *Obstetrics and Gynecology* 2001;98.5: 806-814.

GLOBOCAN: Country Fast Stat. *GLOBOCAN 2008.* http://globocan.iarc.fr/factsheets/populations/factsheet.asp?uno=900.

GLOBOCAN 2012: http://globocan.iarc.fr/Pages/fact_sheets_cancer.aspx

Halbreich U. The Prevalence, Impairment, Impact, and Burden of Premenstrual Dysphoric Disorder (PMS/PMDD). *Psychoneuroendocrinology* 2003;28:1-23.

Hallberg L, Nilsson L. Determination of Menstrual Blood Loss. *Scandinavian Journal of Clinical and Laboratory Investigation* 1964;16(2):244-248.

Looker KJ, Garnett, GP, Schmid GP. An Estimate of the Global Prevalence and Incidence of Herpes Simplex Virus Type 2 Infection. *Bulletin of the World Health Organization* 2008;86(10):737-816. www.who.int/bulletin/volumes/86/10/07-046128/en/

Marchione M. Prostate Testing's Dark Side: Men Who Were Harmed. *Excite News.* 2013, October 12. http://apnews.excite.com/article/20111012/D9QAUS2O0.html

McNaughton-Collins M, Joyce GF, Wise M, Pontari MA. Prostatitis. In: Litwin MS, Saigal CS, eds. *Urologic Diseases in America.* Washington, DC: U.S. Government Publishing Office, 2007; NIH Publication No. 07-5512, pp. 9-42.

MedlinePlus. *Miscarriage.* 2012, November. www.nlm.nih.gov/medlineplus/ency/article/001488.htm

National Cancer Institute: www.cancer.gov

National Diabetes Information Clearinghouse (NDIC). *National Diabetes Statistics*, 2011. http://diabetes.niddk.nih.gov/dm/pubs/statistics/DM_Statistics_508.pdf

PMDD Information & Answers: PMDD Diagnostic Criteria. n.d. www.pmddinformation.com/pmdd-diagnostic-criteria.html

Recommendations of the U.S. Preventative Services Task Force: www.ahrq.gov/clinic/pocketgd1011/

Society of Interventional Radiology. *Uterine Fibroid Symptoms, Diagnosis and Treatment.* www.sirweb.org/patients/uterine-fibroids/

Tenore, JL. Ectopic Pregnancy. *American Family Physician* 2000;61(4):1080-.1088.

Timmreck L, Reindollar R. Contemporary Issues in Primary Amenorrhea. *Obstetrics and Gynecology Clinics of North America* 2003;30(2):287-.302.

Trojian TH. Epididymitis and Orchitis: An Overview. *American Family Physician* 2009;79(7):583-.587.

Warner P. Menorrhagia I. Measured Blood Loss, Clinical Features, and Outcome in Women with Heavy Periods: A Survey with Follow-up Data*1. *American Journal of Obstetrics and Gynecology* 2004;190(5):1216-.1223.

Weinstock H, Berman S, Cates W. Sexually Transmitted Diseases Among American Youth: Incidence and Prevalence Estimates, 2000. *Perspectives on Sexual and Reproductive Health* 2004;36(1):6-.10.

World Health Organization. *Sexually Transmitted Infections.* n.d. www.who.int/topics/exually_transmitted_infections/en/

World Health Organization: www.who.org

질환 한눈에 보기

생식계

질환	병인	징후와 증상
골반염(pelvic inflammatory disease, PID)	감염	하복부 통증, 열, 악취가 나는 특이한 질 분비물, 성교 시 통증, 배뇨 시 통증, 불규칙한 월경
자궁경부암 (cervical cancer)	인유두종바이러스 (human papillomavirus, HPV)	비정상적인 질 출혈, 특이한 질 분비물, 골반 통증, 성교 시 통증
자궁내막암 (endometrial cancer)	특발성	폐경 후의 질 출혈, 비정상적 출혈, 비정상적 질 분비물, 골반 통증, 성교 시 통증
자궁섬유종 (fibroid tumors of the uterus)		무증상; 대량의 질 출혈, 골반 압박, 복부 통증, 복부가 커짐, 성교 시 통증
난소암(ovarian cancer)	특발성	팽만감(bloating), 골반이나 복부 통증, 식사 곤란이나 포만감을 빨리 느끼거나 긴박뇨나 배뇨 빈도 변화
유방암(breast cancer)	특발성	유방의 경계가 불규칙한 덩어리나 종괴; 유방 전체의 부기(sweling); 유방 피부가 가렵거나 쏙 들어감; 유방이나 유두 통증; 유두뒤당김(nipple retraction); 유방 피부나 유두의 발적이나 비늘모양 변화나 두꺼워짐; 모유와는 다른 유두 분비물
섬유선종(fibroadenoma)	특발성	단단하고, 둥그렇고, 매끈하고, 고무 같은 느낌으로 촉진되며 잘 움직이고 가장자리 부분이 명확하게 확인되는 덩어리
유방낭(breast cyst)	특발성	부드럽고 잘 움직이는 둥글거나 타원형이면서 가장자리가 명확한 덩어리, 유방통증이나 유방낭이 있는 부분이 압통, 생리주기 동안에 주머니의 크기 변화
섬유낭성 유방변화 (fibrocystic breast change)	특발성	유방이 붓거나 비후, 유방에 있는 크기나 질감이 다양한 덩어리, 유방 통증이나 압통

진단	치료	예방
신체검진, 골반검진, 성매개감염 검사, 초음파	항생제	금욕, 한 명의 성 파트너, 라텍스 콘돔 사용, 성매개감염을 초기에 진단하고 치료
골반검진, 팝도말검사, HPV DNA 검사, 질 확대경검사, 자궁경부 생검	수술, 방사선요법, 화학요법	금욕, HPV 예방접종
병력, 골반검사, 자궁경검사, 자궁내막조직 제거, 전체혈구계산, CA125 혈액검사	수술, 방사선요법, 화학요법, 호르몬요법	예방할 수 없음
골반검진, 초음파	감시대기(지켜보기), 경구피임약, 자궁 동맥 색전술, 병소 초음파 수술, 자궁내막절제, 피임약, 자궁적출술	예방할 수 없음
CT, MRI, 초음파, 복강경, 생검, CA125 혈액검사	수술, 방사선요법, 화학요법	예방할 수 없음
유방검진, 유방촬영, 초음파, 생검	수술, 방사선요법, 화학요법, 표적 치료, 호르몬요법	예방할 수 없음
유방검진, 유방촬영, 초음파, MRI, 세침생검	없음, 수술을 통해 제거, 레이저 절제, 동결절제	예방할 수 없음
유방검진, 유방촬영, 초음파, 세침흡입, 생검	없음, 경구피임약, 폐경 후에 하던 호르몬 대체요법 중단, 수술	예방할 수 없음
유방검진, 유방촬영, 초음파, 세침흡입, 생검	없음, 보정 속옷, 진통제, 경구피임약	예방할 수 없음

질환	병인	징후와 증상
무월경(amenorrhea)	원발성 — 염색체 이상, 시상하부 문제, 뇌하수체 질환, 생식기관의 결핍, 또는 질의 구조적 이상 속발성 — 임신, 피임, 모유 수유, 스트레스, 약물, 만성 질환, 호르몬 불균형, 저체중, 과도한 운동, 갑상선 질환, 뇌하수체 종양, 자궁내 흉터, 조기 폐경	월경주기가 없음
월경통(dysmenorrhea)	원발성 — 프로스타글란딘 속발성 — 골반염, 자궁내 장치 사용, 자궁섬유성 종양, 자궁내막증	골반에서 허리에 이르는 쥐어짜는 듯하고 둔한 통증, 다른 부위까지 퍼질 수도 있음
월경과다(menorrhagia)	호르몬 불균형, 자궁섬유종, 무배란, 자궁경부나 내막의 폴립, 비호르몬성 자궁 내 장치(intrauterine device, IUD) 사용, 임신 합병증, 약물, 골반염, 갑상선 질환, 자궁내막증, 간이나 신장 질환, 원인불명	월경주기 동안 과도하거나 지연된 출혈. 몇 시간 연속으로 시간당 하나 이상의 위생패드나 탐폰이 흠뻑 젖음, 월경으로 나오는 분비물 때문에 두 개의 위생패드를 한꺼번에 사용해야 함, 밤 동안에 위생패드를 바꿔야 함, 일주일 이상의 출혈, 월경 분비물에 커다란 혈액 덩어리가 나옴, 월경 분비물로 인한 일상생활의 제한, 빈혈
자궁출혈(metrorrhagia)	호르몬 불균형, 자궁섬유종, 자궁경부나 내막의 폴립, 임신 합병증, 감염, 자궁내막증, 유산, 자궁외임신, 암, 자궁 내 장치, 갑상선 질환, 당뇨, 혈액응고장애	월경주기 중간에 생기는 출혈, 불규칙한 월경주기, 출혈과 함께 생기는 쥐어짜는 듯한 복부 통증
월경전증후군(premenstrual syndrome)	특발성	유방 부기와 압통, 여드름, 더부룩함, 체중증가, 두통이나 관절 통증, 음식 갈망, 불안, 기분의 두드러진 변화, 눈물, 피로, 불면, 불안, 우울함
월경전불쾌장애(premenstrual dysphoric disorder)	특발성	표 11-1 참조
자궁내막증(endometriosis)	특발성	골반 통증, 설사 또는 변비, 더부룩함, 월경과다, 자궁출혈, 피로

진단	치료	예방
임신검사, 골반검진, 호르몬 농도를 확인하기 위한 혈액검사, 프로게스틴 부하검사	필요하다면 — 체중, 신체활동이나 스트레스 수준과 관련된 생활양식 변화; 상선이나 뇌하수체 질환이 원인이면 약물 치료	적절한 운동 프로그램, 건강 체중을 유지, 건강한 음식을 먹기, 지나친 음주를 피하기, 흡연하지 않기, 스트레스를 해소할 건강한 방법을 찾기
골반검진, 초음파, 복강경, 자궁경	항생제, 경구피임약을 사용해서 월경량을 조절, 진통제를 복용, 자궁섬유성 종양 혹은 자궁내막증 치료	금욕, 한 명의 성 파트너, 라텍스 콘돔 사용, 성매개감염(STI)을 일찍 진단하는 것
골반검진, 팝도말검사, 혈액검사(빈혈, 갑상선, 혈액 응고), 생검, 초음파	철 보충, 진통제 복용, 경구 피임약 복용, 프로게스테론을 분비하는 자궁내 장치(IUD) 사용, D&C, 자궁내막절제(endometrial ablation), 자궁절제술	비호르몬성 자궁내 장치 사용을 하지 않기, 금욕, 한 명의 성 파트너, 라텍스 콘돔 사용, 성매개감염(STI)을 일찍 진단하는 것
월경주기 기록, 신체검진, 골반검진, 혈액검사(전체혈구계산, 혈액화학검사, 호르몬검사), 배양, 팝도말검사, 임신검사 결과, 초음파, 생검	기저 조건의 치료	감염을 빨리 진단하고 치료하는 것, 자궁내 장치를 사용하지 않는 것
병력, 징후와 증상, 징후와 증상이 생기는 시기와 징후와 증상이 일상생활에 얼마나 영향을 주는지 확인	진통제, 경구피임약; 염분, 카페인, 알코올 줄이기; 운동; 건강한 음식 먹기; 충분히 자기; 칼슘과 비타민 B_6 복용; 스트레스 관리	예방할 수 없음
병력, 신체검진, 골반검진, 정신평가	월경전증후군 치료에 덧붙여 항우울제	예방할 수 없음
복강경	진통제 복용	예방할 수 없음

질환	병인	징후와 증상
자궁외임신(ectopic pregnancy)	골반염, 난관 수술, 이전 자궁외임신, 난관의 결함(선천), 자궁내막증, 충수 파열의 합병증 , 이전 골반 수술로 인한 흉터	하복부 통증, 질 출혈, 임신검사 결과 양성; 하복부의 심각하고 찌르는 듯하고 갑작스러운 통증, 기절할 것 같은 느낌이 들거나 기절, 어깨 부위의 연관통증, 쇼크
자연유산(spontaneous abortion, miscarriage)	태아의 유전 이상, 감염, 산모의 신체적 문제, 호르몬 요인, 면역반응, 당뇨나 갑상선 질환	둔하거나 날카롭거나 쥐어짜는 듯한 요통이나 복통; 질 출혈; 질에서 조직이나 덩어리 같은 분비물
전자간증(preeclampsia)	특발성	경한 전자간증 — 고혈압, 소변에서 단백질 검출 중증 전자간증 — 두통, 흐릿한 시각(blurred vision), 밝은 빛에 적응 못함, 상복부 통증, 오심, 구토, 어지러움, 소변량 감소, 갑작스러운 체중증가가 포함
임신당뇨병(gestational diabetes mellitus)	임신	없음, 심한 갈증, 소변량 증가
전립선염(prostatitis)	특발성, 감염	급성 세균성 전립선염 — 열과 오한, 인플루엔자와 유사한 증상, 전립선이나 허리 또는 서혜부 통증, 배뇨 문제, 긴박뇨, 배뇨빈도 증가, 배뇨 곤란 또는 통증, 방광을 완전히 비우지 못함, 혈액이 약간 섞인(blood-tinged) 소변, 사정 시 통증 만성 세균성 전립선염 — 긴박뇨, 배뇨빈도 증가, 배뇨 시 통증이나 타는 듯한 감각, 골반 통증, 밤에 과다한 배뇨, 허리와 생식기 부위의 통증, 배뇨를 시작하거나 멈추는 것이 어려움, 종종 정액이나 소변에 혈액이 나옴, 사정 시 통증, 미열, 반복적인 방광 감염 만성 전립선염 — 만성 세균성 전립선염과 비슷하지만 열이 없음.
부고환염(epididymitis)	성매개감염, 다른 감염, 순환계약 아미오다론(Pacerone®), 결핵, 부고환의 소변	압통, 부음, 빨갛거나 열감이 있는 음낭; 고환 통증이나 압통(보통 한쪽만); 배뇨 시 통증이나 긴박뇨, 배뇨빈도 증가; 성교나 사정 시 통증; 오한이나 열; 고환의 덩어리; 서혜부 림프절 확대; 하복부나 골반 부위의 통증이나 불편감; 음경 분비물; 혈액이 있는 정액

진단	치료	예방
징후와 증상, 골반검진, 초음파, 임신검사 양성	수술, 약물	난관 — 금욕, 한 명의 성 파트너, 라텍스 콘돔 사용, 성매개감염(STI)을 일찍 진단하는 것 난관 외 — 예방 불가능
골반검진, 초음파, 임신검사 양성	약물	예방할 수 없음
혈압, 요중 단백질 양	출산, 휴식, 혈압과 소변을 자주 확인, 염분제한, 물 마시기, 혈압약	예방할 수 없음
당부하검사	정기적으로 혈당을 확인, 혈당 조절을 위한 식이, 체중조절, 운동, 인슐린 요법	건강한 식이, 건강 체중, 임신 시 체중이 너무 늘지 않도록 하기, 규칙적으로 운동
병력, 신체검진, 직장수지검사, 배양, 방광경, 요역동학검사	분류1,2 — 진통제 분류3 — 근이완을 위한 약물, 진통제 분류4 — 치료가 필요하지 않음	좋은 위생을 유지, 적당한 수분공급, 감염을 빠르게 진단하고 치료
골반검진, 직장수지검사, 성매개감염 검사, 초음파, 고환의 PET scan	항생제, 진통제, 침상안전, 정낭을 올려두고 아이스팩을 적용	금욕, 한 명의 성 파트너, 라텍스 콘돔 사용, 감염을 일찍 진단하고 치료하는 것

질환	병인	징후와 증상
고환염(orchitis)	바이러스나 세균 감염	한쪽이나 양쪽 고환이 부음, 경도에서 중등도의 통증, 한쪽이나 양쪽 고환의 압통, 오심, 구토, 열, 음경분비물
잠복고환(cryptorchidism)	비정상적인 고환발달	하나나 두 개의 고환이 음낭에서 느껴지지 않는 것
고환암(testicular cancer)	특발성	통증 없는 고환 안의 덩어리, 고환이 커지거나 붓는 것, 하복부나 음낭에서 무거운 느낌이나 휘어진 느낌
임질(gonorrhea)	임균(*Neiserria gonorrhoeae*)	남성 — 무증상; 배뇨 시 타는 듯한 느낌; 음경에서 흰색 또는 노란색 또는 연두색 분비물; 또는 고환 통증이나 붓기 여성 — 무증상; 배뇨 시 통증이나 타는 듯한 감각, 질 분비물 증가 또는 월경주기 사이의 질 출혈
매독(syphilis)	매독균(*Treponema pallidum*)	초기(1기) — 경성하감 이차(2기) — 발진, 열, 피로, 두통, 인후통, 군데군데 머리카락 빠짐, 체중감소, 근육통, 피로, 림프절 부음 잠복기 — 징후나 증상이 없음 후발(3기) — 근육 움직임 조절의 어려움, 마비, 무감각, 점진적인 실명, 치매 선천 — 무증상; 발진, 난청, 치아 변형, 안장코
클라미디아(chlamydia)	클라미디아 트라코마티스균(*Chlamydia trachomatis*)	대부분 무증상 여성 — 비정상적인 질 분비물, 배뇨 시 타는 듯한 감각, 하복부 통증, 요통, 오심, 열, 성교 시 통증, 월경주기 사이에 출혈 남성 — 음경 분비물, 배뇨 시 타는 듯한 감각, 요도구 주위의 타는 느낌과 가려움
트라코모나스증(trichomoniasis)	트리코모나스균(*Trichomonas vaginalis*)	무증상 남성 — 음경 안쪽 가려움이나 자극, 배뇨 혹은 사정 후 타는 감각, 또는 음경 분비물 여성 — 식기의 가려움, 타는 느낌, 발적, 쓰림 또는 투명하거나 희거나 노르스름하거나 연둣빛의 특이한 냄새가 나는 묽은 분비물

진단	치료	예방
신체검진, 성매개감염 검사, 소변검사, 초음파, 고환의 PET 스캔	바이러스성 고환염 — 진통제, 침상안정, 음낭을 올려두거나 차가운팩을 적용 세균성 고환염 — 항생제	볼거리 예방접종, 금욕, 한 명의 성 파트너, 라텍스 콘돔 사용, 성매개감염의 이른 진단과 치료
음낭에서 복부까지 고환이 있는 곳을 촉진, 초음파, MRI, 복강경, 호르몬과 유전검사	호르몬요법, 수술	예방할 수 없음
병력, 신체검진, 초음파, 혈청 종양 표지자 검사, 근치적 고환절제술, 생검	수술, 방사선요법, 화학요법, 고용량 화학요법, 줄기세포 이식	예방할 수 없음
DNA 검사, 배양, 효소결합면역흡착제 검정법, 그람염색	항생제	금욕, 한 명의 성파트너, 콘돔 사용
암시야현미경 영상, 항체검사	항생제	금욕, 한 명의 성파트너, 콘돔 사용
배양, DNA 검사, 항원검사	항생제	금욕, 한 명의 성파트너, 콘돔 사용
수산화칼륨휘프검사, 습식표본 현미경 영상, 팝도말검사, 배양, DNA 검사, 항원검사	항기생충제	금욕, 한 명의 성파트너, 콘돔 사용

질환	병인	징후와 증상
생식기 헤르페스 (genital herpes)	헤르페스 단순 바이러스 유형 I과 II	무증상; 생식기 위 혹은 주변에 통증이 있는 수포
성기 사마귀 (genital warts)	인유두종바이러스	무증상; 꽃양배추처럼 보이기도 하는 생식기 부위에서 자라는 하나 이상의 덩어리
폐경(menopause)	노화	일과성 열감, 야간 발한, 불면, 기분의 두드러진 변화, 집중력 저하, 머리카락 빠짐 혹은 얇아짐, 얼굴 털 자람, 건조한 질
자궁탈출(uterine prolapse)	임신, 출산, 노화	골반 부위에 무거운 느낌, 배뇨곤란, 작은 공 위에 앉아 있는 듯한 느낌
방광류(cystocele)	임신, 출산, 노화	골반 압박, 긴박뇨, 배뇨빈도 증가, 요실금
직장류(rectocele)	임신, 출산, 노화	불편감, 변비, 변실금
양성전립선비대 (benign prostatic hyperplasia, BPH)	특발성	배뇨 끝에 흘림, 배뇨 불가능, 방광이 완전히 비워지지 않음, 밤 동안 2회 이상 배뇨, 배뇨 시 통증, 혈액이 섞인 소변, 배뇨 시 힘주기, 갑작스럽고 강한 배뇨 충동, 소변 흐름이 약함
전립선암 (prostate cancer)	특발성	무증상; 소변을 볼 수 없거나 소변을 시작하거나 중간에 멈추는 것이 어려움, 소변을 자주 봐야 함(특히 밤에), 소변 흐름이 약함, 배뇨 시작과 끝에 소변을 흘림, 배뇨 시 통증이나 타는 듯한 감각, 발기가 어려움, 혈액이 있는 정액이나 소변, 하복부와 엉덩이 그리고 위쪽 허벅지의 잦은 통증
발기장애 (Erectile dysfunction)	노화, 심리적, 당뇨, 신장질환, 신경질환, 혈관질환, 전립선암 치료	성교 시에 충분히 발기를 유지하지 못함

진단	치료	예방
신체검진과 병력, 배양, 핵산 증폭, 항체검사	항바이러스 약물	금욕, 한 명의 성파트너, 콘돔 사용
사마귀 — 신체검진 HPV — 팝도말검사 비정상, HPV DNA 검사	전기소작, 냉동수술, 레이저 시술	금욕, 한 명의 성파트너, 콘돔 사용
징후와 증상, 높은 FSH, 낮은 에스트로겐	호르몬요법	예방할 수 없음
골반검진, 영상검사(초음파, MRI)	케겔 운동, 질 페서리, 수술	예방할 수 없음
골반검진	케겔 운동, 질 페서리, 수술	예방할 수 없음
골반검진, 영상검사(초음파, MRI)	케겔 운동, 질 페서리, 수술	예방할 수 없음
병력, 직장수지검사, 소변검사, 배양, 전립선특이항원검사, 초음파, 요역동학 검사, 방광경	지켜보기, 평활근 이완을 위한 약물, 호르몬요법, 수술	예방할 수 없음
직장수지검사, 전립선특이항원 혈액검사, 초음파, 생검	적극적 감시, 수술, 방사선요법, 호르몬요법	예방할 수 없음
병력, 신체검진, 혈액검사, 소변검사, 초음파, 야간발기검사, 심리검사	평활근 이완을 위한 약물, 수술, 음경에 삽입물 넣기, 테라피	예방할 수 없음

연습문제

비판적 사고를 위한 사례

1. 젊은 여성이 심한 골반 통증을 호소한다. 복강경검사 결과 자궁 외의 자궁벽과 난소에 자궁내막조직이 발견되었다. 이 질환의 이름은 무엇인가? 원인은 무엇인가? 어떤 치료를 할 것인가?
2. 성적 활동을 하는 16세 여성이 녹색의 거품이 나고 비린내가 나는 질 분비물이 나온다고 호소한다. 어떤 진단을 내릴 수 있는가? 어떤 검사를 수행해야 하는가? 어떤 치료가 가능한가?
3. 63세 남성이 밤에 소변을 보기 위해 여러 번 깨어나지만 소변을 보기가 어렵다고 한다. 직장수지검사 결과 전립선이 커져 있는 것을 발견하였다. 어떤 진단을 내릴 수 있는가? 어떤 검사를 수행해야 하는가? 어떤 치료가 가능한가?
4. 어떤 여성이 제2형 생식기헤르페스에 감염되었다. 어떻게 하면 성 파트너에게 전염될 위험성을 줄일 수 있는지 논하시오.
5. 왜 많은 의사들이 전립선암에 대한 적극적인 감시를 권장하는가?
6. 크리스토퍼는 태어날 때 소아과 의사는 아기의 왼쪽 고환이 음낭으로 하강하지 않았다는 것을 알게 되었다. 진단명은 무엇인가? 어떤 합병증이 나타날 수 있는가? 어떤 치료가 가능한가?

객관식

1. 다음 중 여성에게 생길 수 있는 가장 흔한 종양은 어느 것인가?
   a. 난소낭
   b. 유방암
   c. 자궁섬유종
   d. 자궁경부암
2. 매독은 ________에 의해 발생한다.
   a. 인유두종바이러스
   b. 헤르페스바이러스
   c. 트리코모나스균
   d. 매독균
3. 매독에 대한 설명 중 옳지 않은 것은?
   a. 원발성 매독의 궤양은 수 주 후에 치유된다.
   b. 선천 매독은 태아 사망을 초래할 수 있다.
   c. 매독은 성 접촉을 통해서만 전염된다.
   d. 속발성 매독은 가려움증이 없는 발진이 특징이다.
4. 다음 중 골반염을 초래하는 것은 어느 질환인가?
   a. 클라미디아
   b. 방광염
   c. 전립선염
   d. 헤르페스
5. 월경기간 동안 지나치거나 지속적인 출혈을 ________(이)라 한다.
   a. 월경통
   b. 무월경
   c. 자궁출혈
   d. 월경과다
6. 질 뒤쪽 벽에 직장이 돌출되는 것을 ________(이)라 한다.
   a. 자궁탈출
   b. 방광류
   c. 직장류
   d. 패혈증
7. 월경시 통증이 있거나 어려움이 있는 것은 ________이다.
   a. 무월경
   b. 월경통
   c. 월경과다
   d. 자궁출혈

8. 고환이 복강에서 아래로 내려오지 못한 것을 ________이라 한다.
   a. 고환염
   b. 전립선염
   c. 잠복고환
   d. 부고환염

9. 난관의 바깥쪽 끝에 손가락 같은 돌기를 ________(이)라 한다.
   a. 처녀막
   b. 난관술
   c. 난포
   d. 대전정선

10. 어떤 호르몬의 급격한 증가가 배란을 유도하는가?
   a. 프로게스테론
   b. 에스트로겐
   c. 성선호르몬
   d. 황체형성호르몬

참 / 거짓

______ 1. 골반염은 불임을 초래할 수 있다.

______ 2. 팝도말검사로 자궁내막증을 검사할 수 있다.

______ 3. 자궁경부암에 대한 가장 위험한 요인은 인유두종바이러스에 감염되는 것이다.

______ 4. HSV-2는 매독을 일으킨다.

______ 5. 양성 전립선 비대증이 있는 남성은 모두 증상이 있다.

______ 6. 양성 유방 질환은 흔하게 일어난다.

______ 7. 전자간증은 임신 동안 일어나는 질병이다.

______ 8. 자궁내막증을 진단하는 방법으로 의미 있는 것은 복강경검사뿐이다.

______ 9. 자궁외임신이 가장 잘 일어나는 장소는 난소이다.

______ 10. 월경전증후군의 원인은 알려져 있지 않다.

빈칸 채우기

1. 정자가 발생하는 장소는 고환의 ___________이다.
2. ________는(은) 고환의 염증을 말한다.
3. 미국에서 자주 보고되는 세균성 성매개 감염질환은 ___________이다.
4. ________는(은) 요도를 둘러싸고 있다.
5. ________는(은) 전립선의 염증을 말한다.
6. ________는(은) 원생동물에 의해 발병하는 성매개 감염질환이다.
7. 헤르페스 유형 ________ 바이러스는 생식기 헤르페스를 일으킨다.
8. ________는(은) 방광이 질쪽으로 내려와서 위치하는 것을 말한다.
9. ______는(은) 월경주기가 중단되는 것을 말한다.
10. ________는(은) 성교를 위해 발기가 되지 않고 발기가 지속되지 못하는 것을 말한다.

Chapter 12

내분비계 질환과 장애

학습목표

이 장을 공부한 후에,

- 내분비선과 시상하부의 기능을 설명할 수 있다.
- 다양한 호르몬과 이 호르몬들의 기능을 알 수 있다.
- 호르몬의 분비저하와 분비과다의 효과를 설명할 수 있다.
- 내분비계 질환과 장애의 유병률, 위험인자, 징후와 증상, 병인, 진단, 치료, 예방에 대해 설명할 수 있다.
- 노화와 연관된 내분비계 변화를 알 수 있다.

사실인가 허구인가?

당뇨병 환자의 하루 소변량은 20ℓ에 가깝다.

사실: 당뇨병의 특징은 지나친 소변량이다. 심한 경우 체액소실은 하루에 20ℓ가 될 수 있다. 치료하지 않으면 치명적인 탈수가 일어난다.

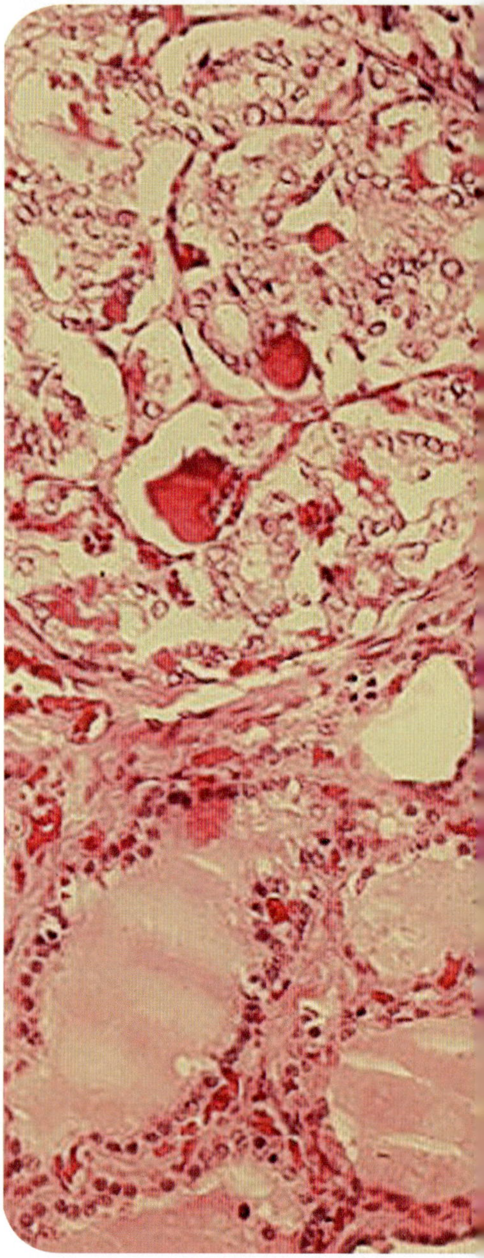

뇌하수체 암종의 현미경 사진. (Centers for Disease Control and Prevention/Edwin P. Ewing, Jr.)

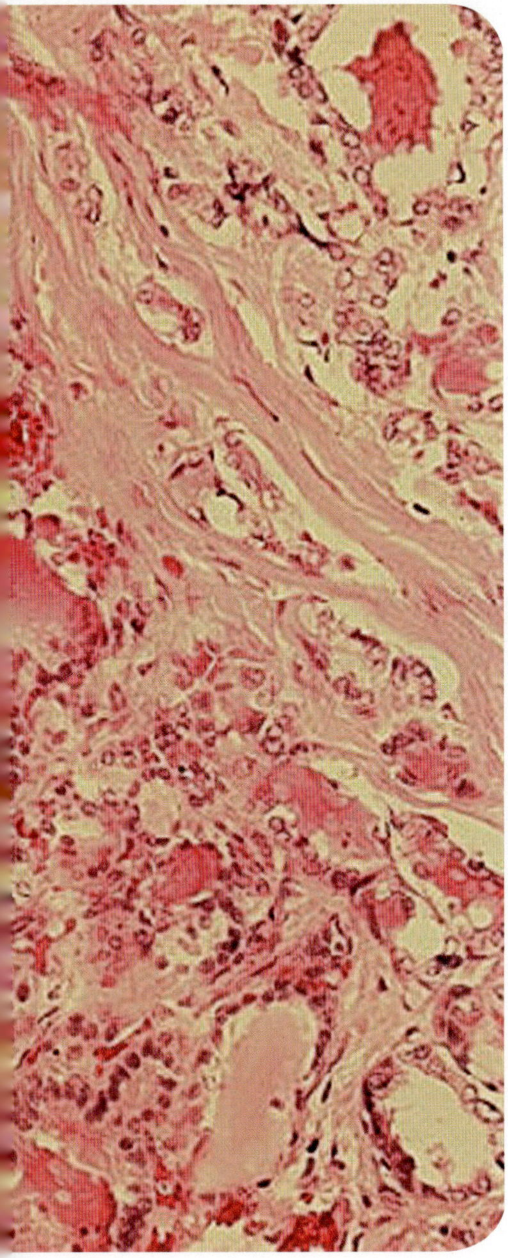

질환 이야기

당뇨병(Diabetes)

수천 년 전의 고대 힌두 문서에는 개미나 파리를 끌어드리게 하는 소변, 심한 갈증, 신체가 쇠약해지는 당뇨병의 특징적인 징후에 대해 기록되어 있다. 이 불가사의한 병의 치료 방법은 없어, 아이들은 죽거나, 합병증으로 불구가 되었다. 19세기 말이 되어서야 실험적으로 췌장이 제거된 개에서 당뇨병이 발병한다는 것을 관찰함으로써 이 병이 특정한 기관과 관련되어 있다는 것을 알게 되었다. 마침내 췌장의 주요 성분을 분리하여 이것이 단백질 호르몬인 인슐린임이 밝혀졌다. 지금은 개의 췌장에서 추출한 인슐린으로 환자를 치료하지 않고 DNA 재조합 기술로 사람의 인슐린을 합성한다. 조기 진단, 치료 그리고 효과적인 관리를 통해서 당뇨병 환자들의 생명을 연장시키고 개선하고 있다. 하지만 아직도 당뇨병의 완전한 치료 방법은 없다.

해부와 생리

내분비계는 호르몬이라는 화학 전달물질을 혈액으로 분비하는 수많은 내분비선과 내분비 조직으로 구성되어 있다. 내분비선에는 뇌하수체, 흉선(가슴샘, thymus), 부갑상선, 부신, 내분비 췌장, 성선(난소, 고환)이 있다(그림 12-1 ▶). 내분비 조직은 심장, 위, 작은창자, 신장, 흉선에도 있다. 내분비 호르몬은 성장, 발달, 에너지 대사, 근육과 지방의 분포, 성발달, 체액과 전해질의 균형, 염증 그리고 면역반응과 같은 신체기능의 많은 측면에 영향을 끼친다. 표 12-1 ▶에 내분비선, 각 내분비선에서 생산하는 호르몬, 이들 호르몬의 기능을 열거하였다.

호르몬은 내분비선에서 혈액으로 방출되어 먼 곳에 있는 세포의 활동에 영향을 미친다. 어떤 호르몬은 신체 전체에 영향을 미치고 또 다른 호르몬은 표적기관에만 영향을 미친다. 대부분의 호르몬은 단백질(예: 인슐린)이나 아미노산 고리(예: 에피네프린)로 구성되어 있으며, 이외의 호르몬은 콜레스테롤에서 파생된 스테로이드나 지방물질(예: 에스트로겐)로 구성되어 있다. 뇌하수체는 대부분의 분비선 활동을 조절하여 '주 분비선(master gland)'이라고도 한다. 뇌하수체는 시상하부에 의해 조절되는데, 시상하부는 항상성 중추이며, 중추신경계의 일부분이다.

신체는 필요할 때만 호르몬을 분비한다. 예를 들어 인슐린은 혈당량이 증가할 때 분비된다. 또 다른 호르몬인

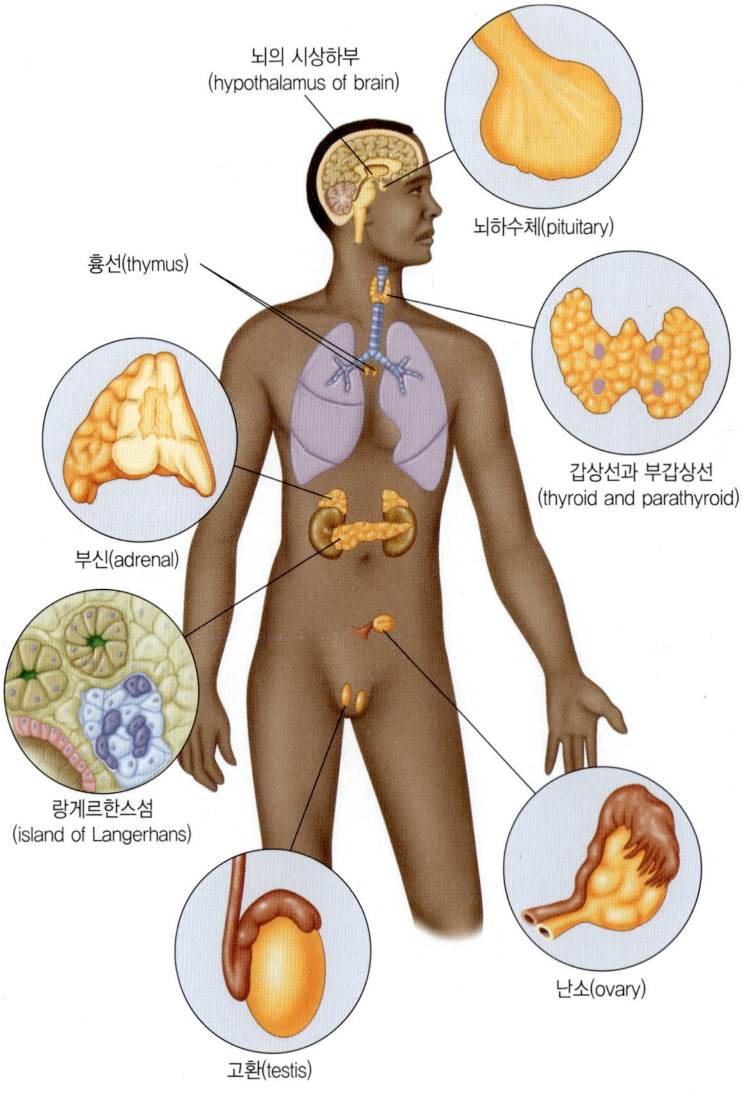

그림 12-1 ▶ 내분비선

표 12-1 내분비선 호르몬과 기능

내분비선	호르몬	기능
뇌하수체 전엽	난포자극호르몬(FSH)	난자와 정자 생산 자극
	황체형성호르몬(LH)	성호르몬 생산 자극: 황체형성호르몬은 배란을 일으킴
	프로락틴	유방 발달과 유즙 생산 자극
	성장호르몬(GH)	단백질 합성을 증가, 뼈와 조직의 성장을 증진.
	부신피질자극호르몬(ACTH)	부신피질호르몬 방출 자극
	갑상선자극호르몬(TSH)	갑상선호르몬의 생산 자극
뇌하수체 후엽	바소프레신(항이뇨호르몬, ADH)	신장에서 수분 재흡수 자극
	옥시토신	자궁 수축, 유즙 방출, 전립선 분비 배출 자극
갑상선	갑상선 호르몬(T_4, T_3)	대사와 체온 증가, 조직 성장과 발달 조절
	칼시토닌	혈중 칼슘 농도 감소
부갑상선	부갑상선호르몬	혈중 칼슘 농도 증가
부신피질	광물코르티코이드	염분 균형 조절
	글루코코티코이드	탄수화물, 지방, 단백질 대사 조절
	성호르몬(에스트로겐, 테스토스테론)	이차성징 발달
부신수질	에피네프린	혈관확장, 심박동수, 혈압, 호흡 증가
	노르에프린	일반적인 혈관 수축
췌장-알파세포	글루카곤	혈중 포도당 농도 증가
췌장-베타세포	인슐린	혈중 포도당 농도 감소
췌장-델타세포	소마토스타틴	글루카곤과 인슐린 분비 억제
난소	에스트로겐, 프로게스테론	여성에서 성발달, 이차성징, 생식주기 조절
고환	테스토스테론	남성에서 성발달, 이차성징 조절

글루카곤은 인슐린에 길항적으로 작용하고 혈당량이 정상치 아래로 떨어질 때만 분비된다. 호르몬은 강력한 화학물질이므로 호르몬의 체내 순환농도는 조심스럽게 조절되어야 한다. 어떤 호르몬의 농도가 적절할 때 그 호르몬의 분비는 중지된다. 이러한 조절 유형을 **음성되먹임 기전(negative-feedback mechanism)**이라 한다. 내분비계의 특정 질환을 다룰 때 음성되먹임의 중요성을 실감할 것이다.

뇌하수체

뇌하수체는 뇌 바닥부에 있는 콩알크기의 기관이다. 뇌하수체는 선하수체라고도 하며, **선뇌하수(adenohypohysis, 샘하수체)**라는 전엽과 **신경하수체(neurohypohysis)**라는 후엽으로 구성되어 있다. 줄기(stalk)로 불리는 깔때기(infundibulum)에 의해서 시상하부 아래쪽과 연결되어 있는 분비선이다. 뇌하수체는 시상하부의 직접적인 조절과 혈중 호르몬 농도에 따른 피드백 작용으로 조절을 받는다(그림 12-2 ▶).

뇌하수체의 전엽은 **프로락틴**, **성장호르몬(GH)**, **부신피질자극호르몬(adrenocorticotrophic hormone, ACTH)**, **황체형성호르몬(LH)**, **난포자극호르몬(FSH)**, **갑상선자극호르몬(thyroid stimulating hormone)**을 포함한 6가지 주요 호르몬을 분비한다. 이 6개의 호르몬은 다른 내분비선의 기능을 조절한다는 의미에서 **자극호르몬(tropic hormone)**이라 한다(그림 12-3 ▶). **항이뇨호르몬(antidiuretic hormone, ADH)**와 **옥시토신(oxytocin)**은 시상하부에서 생산되어 뇌하수체후엽에 저장된다.

뇌하수체전엽 호르몬

성장호르몬 성장호르몬(growth hormone, GH; somatotropin이라고도 함)은 성장과 조직 발달을 촉진함으로써 온몸에 영향을 미친다. 사춘기 이전에 성장호르몬은 어린이의 키를 크게 하는 장골(long bone)의 성장을 자극한다. 간, 심장 그리고 신장과 같은 연조직 기관은 성장호르몬의 영향을 받아서 크기가 커지고 발달한다. 청소년기 이후에 성장호르몬은 적은 양이 분비되지만 조직의 교체와 복구를 촉진하는 기능을 지속적으로 한다.

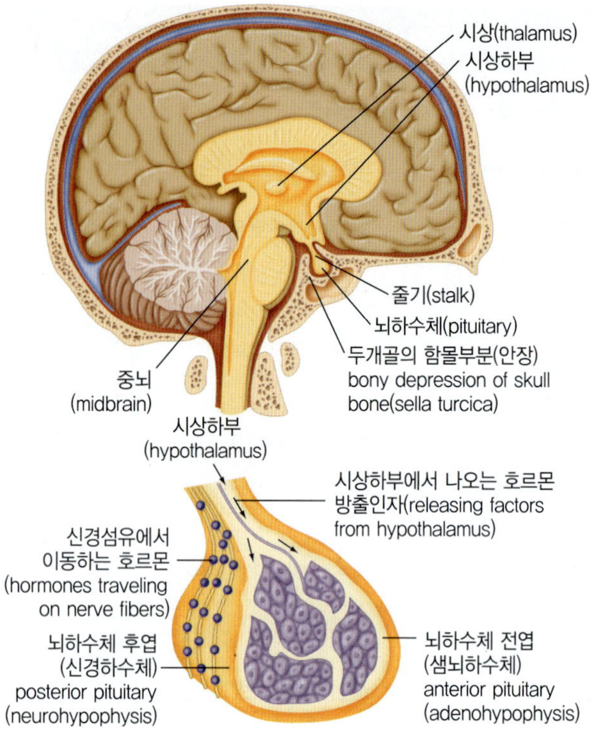

그림 12-2 ▶ 뇌하수체

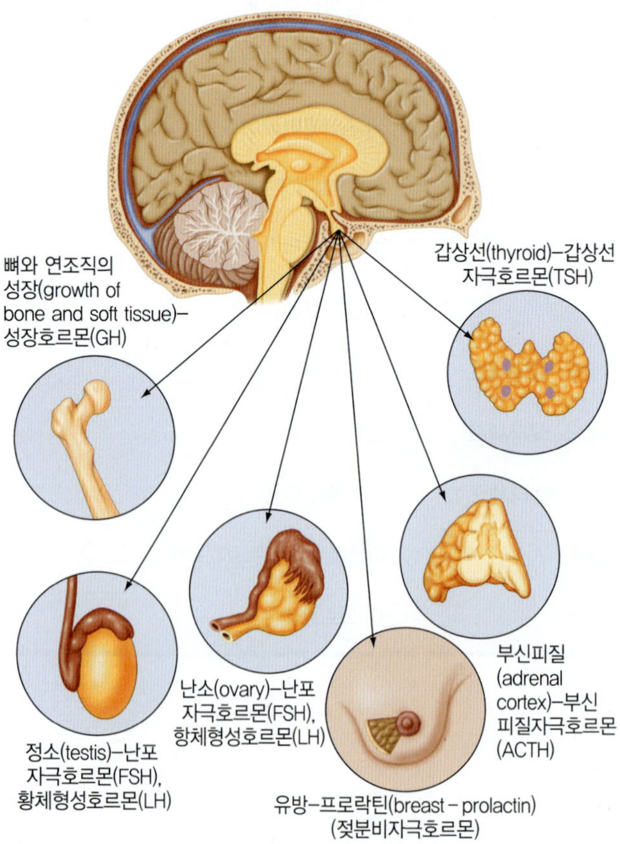

그림 12-3 ▶ 뇌하수체 전엽과 목표기관

갑상선자극호르몬 뇌하수체 전엽은 갑상선자극호르몬(thyroid stimulating hormone, TSH; thyrotropin이라고도 함)을 생산하여 갑상선호르몬 분비를 조절한다. 갑상선자극호르몬이 없으면 갑상선은 기능을 멈춘다.

부신피질자극호르몬 뇌하수체 전엽은 또한 부신을 조절한다. 부신은 안쪽 부분의 부신수질과 바깥쪽 부분의 부신피질로 구분할 수 있다. 뇌하수체 전엽에서 생산되는 부신피질자극호르몬(adrenocorticotropic hormone, ACTH)은 부신피질호르몬 분비를 자극한다.

성선자극호르몬 뇌하수체 전엽은 **성선자극호르몬(gonadotropins)**이라는 호르몬을 이용하여 성 발달과 성 기능을 조절한다. 성선자극호르몬에는 난포자극호르몬(FSH)과 황체형성호르몬(LH)이 있다. 난포자극호르몬은 난자와 정자 생산을 자극한다. 황체형성호르몬은 난소에서 에스트로겐과 프로게스테론을, 고환에서는 테스토스테론을 생산하도록 한다. 황체형성호르몬의 급격한 증가는 배란 신호이다.

프로락틴 프로락틴(prolactin)은 뇌하수체 전엽에서 생산되어 임신 중과 분만 후에 유방의 발달과 모유 생산을 자극한다.

뇌하수체후엽 호르몬

항이뇨호르몬 항이뇨호르몬(antidiuretic hormone, ADH)은 **바소프레신(vasopressin)**이라고도 하며, 신장에서 수분 흡수를 자극하여 항이뇨효과(소변 형성을 억제)가 있다. 그림 12-4 ▶는 항이뇨호르몬의 정상적인 작용을 보여주며, 그림 12-5 ▶는 항이뇨호르몬이 결핍(소변 형성의 증가)되었을 때의 효과를 나타낸 것이다.

옥시토신 옥시토신(oxytocin)의 표적기관에는 자궁수축을 촉진하는 자궁의 평활근, 그리고 애기가 빨았을 때 반응하여 모유를 분비하는 젖샘, 전립선액을 분비하는 전립선이 있다.

갑상선

갑상선은 목 부위에 위치하며, 기관(trachea)의 갑상선연골(Adam's apple, 후두융기) 바로 밑에 위치해 있으며 기관의 양옆에 각각의 엽이 있다. 연결조각인 협부(isthmus)는 기관의 전면에 있고 두 개의 엽을 연결한다(그림 12-6 ▶). 갑상선은 갑상선호르몬(thyroid hormone, TH)을 분비하는데, 갑상선호르몬에는 요오드 두 개를 함유한 호르몬인 **티록신(thyroxine, T_4)**과 **삼요**

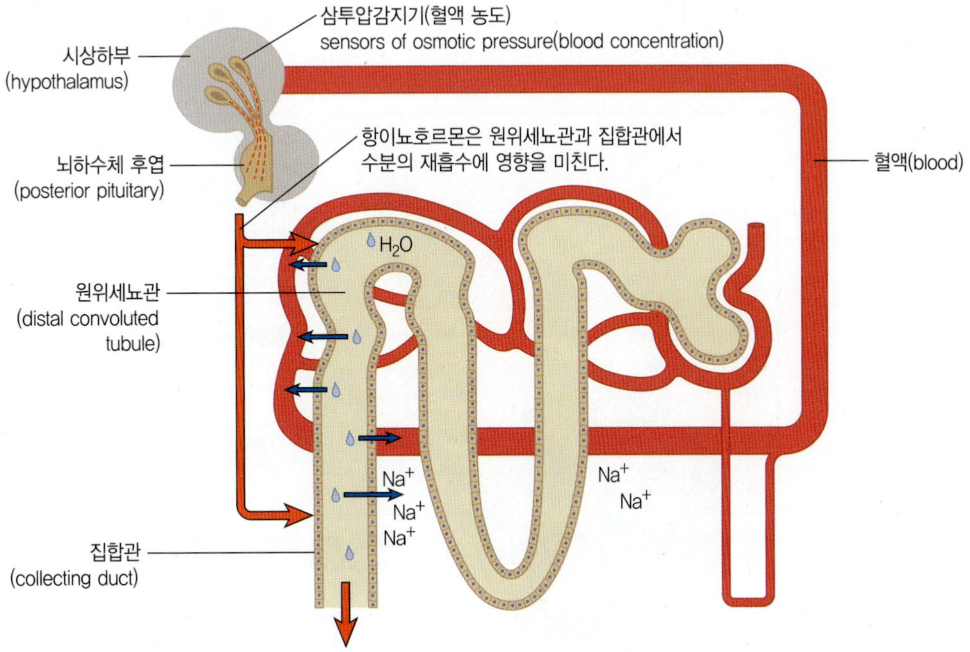

그림 12-4 ▶ 항이뇨호르몬(ADH)의 정상 기전

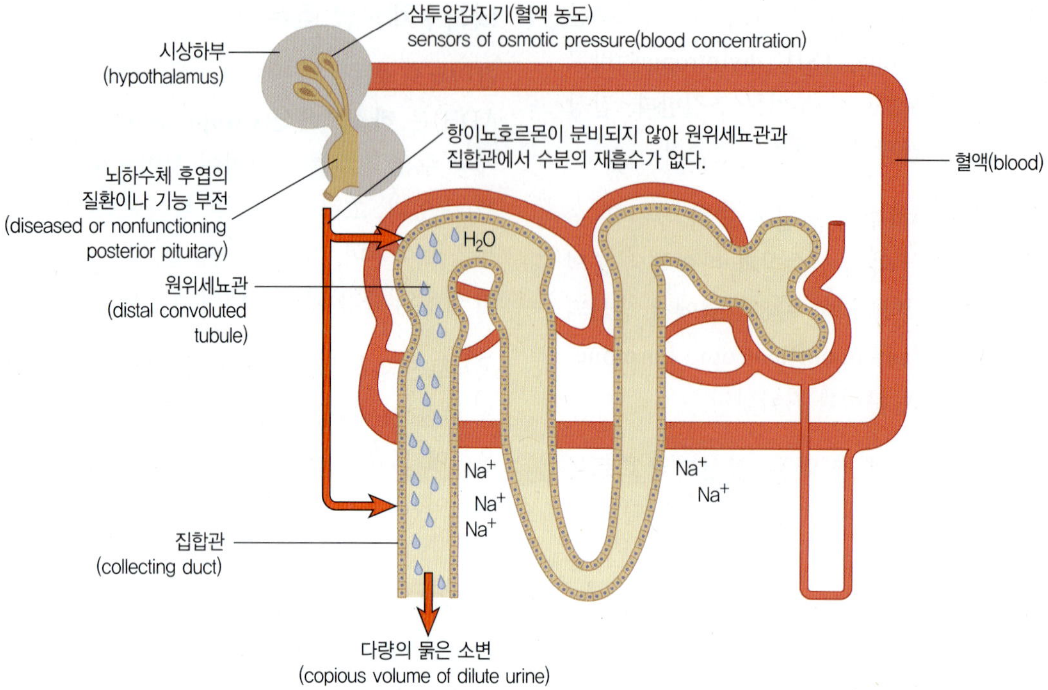

그림 12-5 ▶ 항이뇨호르몬(ADH) 결핍 효과

드티로닌(tri-iodothyronine, T_3)이 있다. T_4가 주 갑상선호르몬이다. 적은 양의 T_3가 갑상선에서 생산되나, 대부분의 T_3는 T_4에서 전환되어 생성된다. 갑상선호르몬은 사실상 신체 전체에 있는 모든 세포에 영향을 미친다. 갑상선호르몬의 주요 효과를 표 12-2 ▶에 나타내었다.

앞에서 언급하였듯이 뇌하수체 전엽은 갑상선자극호르몬을 분비하여 갑상선을 자극한다. 자극을 받은 갑상선은 갑상선호르몬을 혈액으로 분비하여 모든 세포와 조직을 순환한다. 순환하는 갑상선호르몬 농도가 높아지면, 뇌하수체 전엽이 억제되어 갑상선자극호르몬 분비를

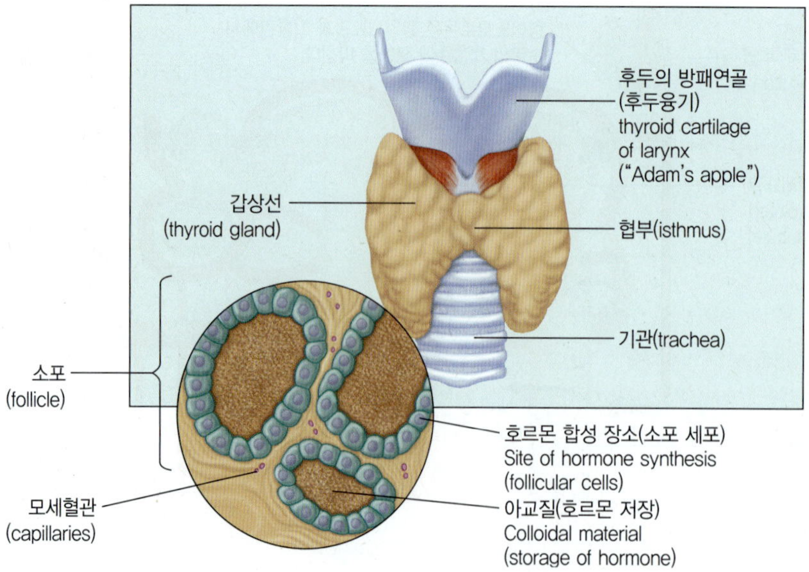

그림 12-6 ▶ 갑상선

표 12-2 갑상선호르몬의 주요 효과

영향을 미치는 과정 및 기관계	갑상선호르몬의 효과
기초대사율/체온 조절	기초대사율과 체온 증가
탄수화물/지방/ 단백질 대사	포도당의 이화 촉진; 지방 동원; 단백질 합성에 필수적임; 간에서 콜레스테롤 합성을 증진
신경계	태아와 유아의 신경계 발달을 촉진; 성인의 신경계 기능 촉진
심혈관계	심장의 기능 촉진
근육계	근육발달과 기능 촉진
골격계	골격의 성장과 성숙 촉진
소화기계	위장관계의 운동성 촉진; 소화액 분비 증가
생식계	여성에서 생식기능 촉진
피부외피계	피부의 수화(hydration)와 분비 활동 촉진

멈춘다. 이것은 음성되먹임의 예이다. 갑상선호르몬 농도가 충분해지면 호르몬이 더 이상 합성되지 않는다. 갑상선호르몬 농도가 떨어지면, 뇌하수체 전엽은 억제에서 풀려나 다시 갑상선자극호르몬를 분비한다. 이 되먹임 기전을 그림 12-7 ▶에 나타내었다.

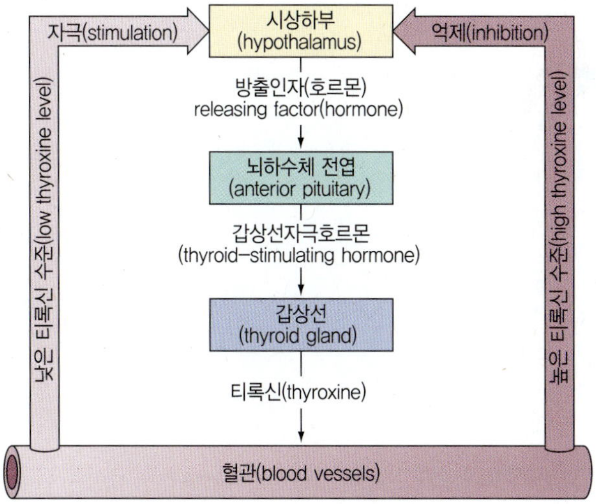

그림 12-7 ▶ 음섬되먹임을 통한 티록신 분비의 조절

부갑상선

부갑상선은 갑상선의 뒤쪽에 위치한 네 개의 작은 샘이다. 부갑상선의 기능이 밝혀지지 않았던 시대에는 갑상선 절제 때 부갑상선도 같이 제거되기도 하였다. 부갑상선이 분비하는 호르몬은 **부갑상선호르몬(parathyroid hormone, PTH)**이며, 파라트호르몬(parathormone)이라고도 한다(그림 12-8 ▶).

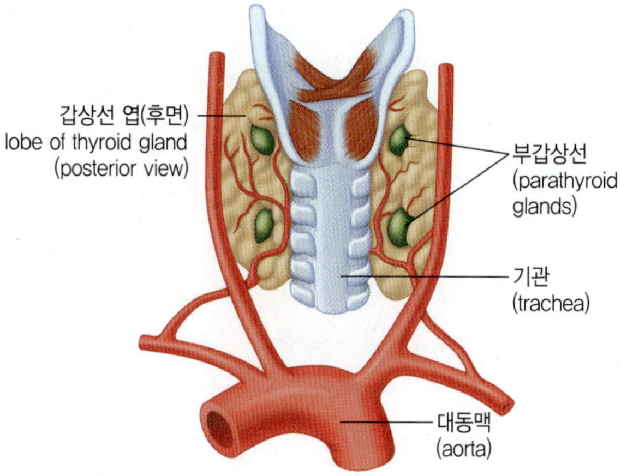

그림 12-8 ▶ 부갑상선

부갑상선은 혈중 칼슘과 인산염의 농도를 조절한다. 체내의 칼슘 중 99%는 뼈에 있지만 나머지 1%는 매우 중요한 기능을 한다. 칼슘은 혈액 응고 기전과 신경 전도에 필수요소이다. 칼슘은 심장 근육의 긴장을 증가시키고 근육 수축에 중요한 역할을 한다.

부갑상선호르몬은 신장에서 칼슘을 재흡수하여 소변으로 분비되지 않도록 한다. 부갑상선호르몬은 소장에서도 칼슘 재흡수를 증가시키며, 파골세포(osteoclasts)의 활성을 증가시켜 뼈를 분해하여 칼슘을 혈류로 분비하게 한다.

부신

부신은 각 신장의 가장 위쪽에 위치하고 있다. 각각의 샘은 바깥부분인 부신피질과 안쪽부분인 부신수질인 두 부분으로 구성되어 있다. 이들 피질과 수질은 다른 호르몬을 분비한다. 부신은 그림 12-9 ▶에 나타나 있다.

부신피질은 뇌하수체 전엽에서 분비되는 부신피질자극호르몬(ACTH)의 자극을 받아야, 많은 스테로이드호르몬들을 분비하는데 이 호르몬들은 세 개의 범주, 즉 광물코르티코이드, 글루코코르티코이드, 성호르몬으로 분류할 수 있다. **광물코르티코이드(mineralocorticoids)**는 염분 균형을 조절한다. 이 그룹의 대표적인 호르몬은 알도스테론이다. **알도스테론(aldosterone)**은 신장에서 나트륨 흡수와 칼륨 분비를 조절한다. 또 다른 그룹인 **글루코코르티코이드(glucocorticoids)**는 탄수화물, 지질, 단백질 대사를 조절하는 작용을 한다. 대표적인 호르몬은 **코티솔(cortisol)** 혹은 **히드로코르티손(hydrocortisone)**이다. 세 번째 그룹은 남성호르몬인 **안드로겐**

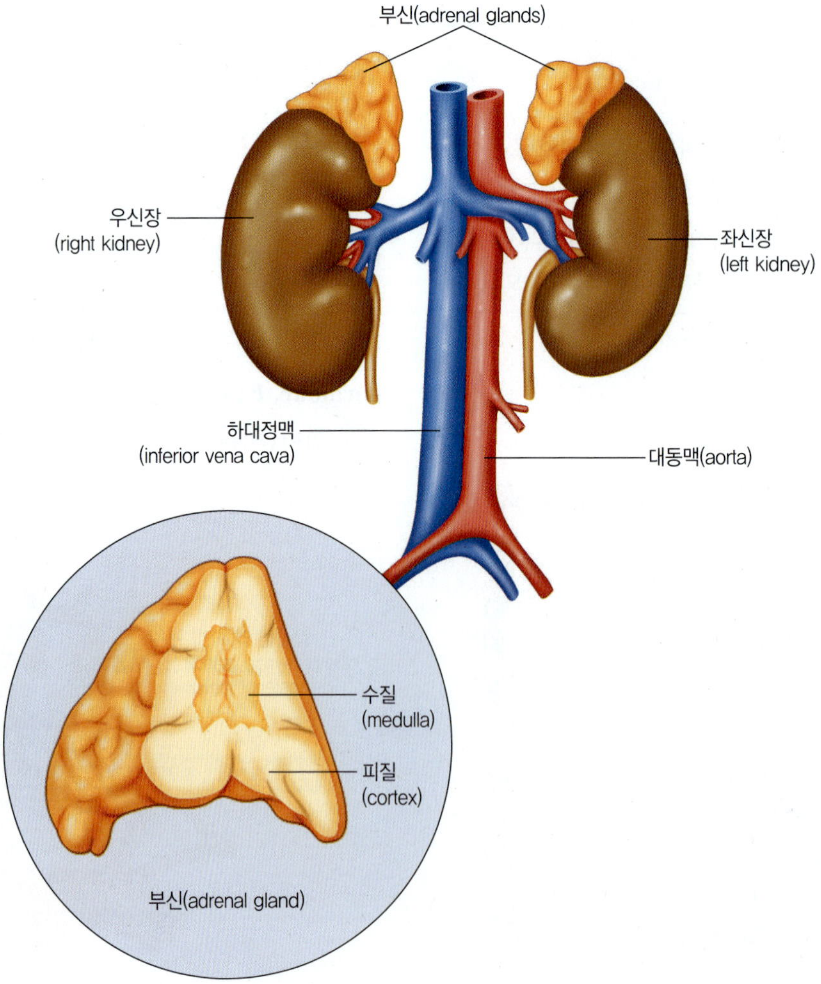

그림 12-9 ▶ 부신

(androgens), 여성호르몬인 **에스트로겐(estrogens)**인 성호르몬들이다.

부신수질은 주로 아드레날린으로 불리는 **에피네프린(epinephrine)**과 **노르에피네프린(norepinephrine)**을 분비한다. 이 호르몬들은 추가적인 에너지와 힘을 필요로 하는 스트레스 상황에서 분비된다. 에피네프린은 혈관을 이완시키고 심장 박동, 혈압 그리고 호흡을 증가시킨다. 노르에피네프린은 전반적인 혈관수축을 유발한다. 이들 에피네프린과 노르에피네프린은 필요 시 주요 장기의 혈관에 혈류를 촉진시킨다.

내분비 췌장

췌장은 복강 내의 중심부에 있으며, 위(stomach) 밑에 있는 긴 장기이다. 머리, 몸통 그리고 꼬리 부분으로 나뉜다. 머리 부분은 십이지장과 가깝게 위치한 부분으로 췌장관(pancreatic duct)이 십이지장으로 열리는 부분이다. 췌장의 내분비 기능으로 **인슐린(insulin)**, **글루카곤(glucagon)**, **소마토스타틴(somatostatin)**의 합성과 저장 그리고 분비가 있다. **베타세포(beta cells)**라는 췌장의 특정 세포에서 인슐린이 분비된다. 베타세포는 랑게르한스섬, 즉 **췌장섬(pancreatic islets)**이라는 조직의 일부에 분포되어 있다. 글루카곤은 랑게르한스섬의 **알파세포(alpha cells)**에서 분비된다. 소마토스타틴은 **델타세포(delta cells)**에서 분비되며, 글루카곤과 인슐린 분비를 억제한다.

인슐린과 글루카곤은 서로 길항적(antagonistically)으로 작용한다. 인슐린은 혈당량을 낮추고 글루카곤은 혈당량을 높인다. 이 상호작용으로 혈당의 정상 수치(80~120mg/dl)가 유지된다. 인슐린은 식사 후 혈당이 높을 때 분비된다. 인슐린은 포도당이 혈액에서 세포로 들어가는 것을 촉진하여 혈당을 낮춘다. 세포가 바로 에너지를 필요치 않으면, 탄수화물은 주로 간에서 당원(glucogen) 형태로 저장된다. 굶거나 수면 후에 혈당이 떨어지면 글루카곤이 분비된다. 글루카곤은 간에서 당원을 포도당 형태로 분비하여 혈당량을 올린다. 포도당의

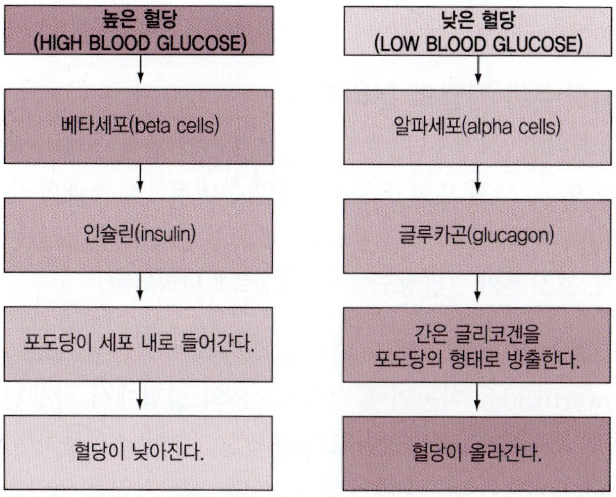

그림 12-10 ▶ 혈당의 조절

조절은 그림 12-10 ▶에 나타나 있다.

난소와 고환

성선(난소와 정소)은 난자와 정자의 근원지인 동시에 내분비선이다. 난자는 에스트로겐과 프로게스테론을 분비하며, 고환은 테스토스테론을 분비한다. 여성에서 에스트로겐과 프로게스테론은 성발달, 이차성징, 생식주기를 조절한다. 남성에서 성발달, 이차성징은 테스토스테론이 조절한다.

진단검사와 절차

갑상선과 고환만 신체검진으로 살펴볼 수 있다. 효소면역측정법(enzyme-linked immunosorbant assay, ELISA)과 방사면역측정법(radioimmunoassay, RIA)을 통해 혈중이나 소변 검체에서 호르몬수치를 측정한다. 이들 측정에서 검체의 표지 호르몬(항원)은 한정된 항체의 결합장소에 결합하기 위해 미표지 호르몬과 경쟁을 한다. 혈액이나 소변 검체에서 호르몬 농도가 매우 높으면 항원-항체 복합체의 대부분은 표지가 되지 않은 호르몬일 것이다. 검체의 호르몬 농도가 매우 낮으면 항원-항체 복합체의 대부분은 표지가 된 호르몬일 것이다. 영상검사로 샘 종양의 위치를 알아낼 수 있다. 생검으로 종양이 악성인지를 결정할 수 있다.

뇌하수체 질환

뇌하수체 전엽의 분비저하

유전질환, 악성종양, 호르몬의 불충분한 분비, 뇌하수체의 염증, 혈관 변화가 뇌하수체의 분비저하를 초래할 수 있다. 뇌하수체저하증은 어떤 호르몬이 결여되어 있는지, 호르몬의 결핍정도에 따라 다르게 나타난다.

뇌하수체난쟁이증 뇌하수체난쟁이증(pituitary dwarfism)은 아동기에 성장호르몬의 결핍에서 발생된다. 미국에서 14,000명~27,000명당 1명이 소인증이며, 200,000명이 뇌하수체난쟁이증이다. 성장지연은 영아기 때 뚜렷했다가 아동기 때까지 지속될 수 있다. 뇌하수체가 성장호르몬 외의 다른 호르몬을 얼마나 충분하게 생성하느냐의 여부에 따라 정상적인 사춘기가 발생할 수도 못할 수도 있다.

뇌하수체 손상이나 외상만이 뇌하수체난쟁이증의 위험인자로 알려져 있다. 뇌하수체난쟁이증 아동은 비교적 작다. 이 병의 징후와 증상으로 5세가 되기 전까지 성장지연, 성기능발달지연 그리고 나이에 비해 작은 체구와 키를 들 수 있다. 대부분의 뇌하수체난쟁이증의 원인은 특발성이며, 기타 원인으로 유전, 호르몬 생산을 방해하는 뇌하수체의 종양, 외상, 두부의 방사선 치료가 있다.

성장호르몬 수치 저하를 확인하기 위한 혈액검사와 영상검사로 진단을 한다. 성장호르몬 주사 대치요법(replacement therapy)으로 이 질환을 가지고 있는 아동을 치료할 수 있다. 뇌하수체가 손상이나 외상을 받지 않도록 하는 것이 유일한 예방법이다.

뇌하수체 전엽 과다분비

거인증 거인증(gigantism)은 아동기에 성장호르몬이 과다하게 분비된 결과로 나타난다. 지금까지 100건의 사례가 보고되었다. 거인증에 대한 위험인자는 알려지지 않았다. 거인증 환자는 얼굴 윤곽이 전체적으로 두꺼워지고 손발이 비정상적으로 커지게 되며, 지나친 땀 분비와 늦은 사춘기의 시작과 더불어 두통이 발생할 수도 있다. 시간이 흐르면서 관절 문제가 일어나고, 심혈관 약화와 근질환이 발생하며 기대수명은 짧다.

이 장애의 가장 흔한 원인은 지나친 성장호르몬을 분비케 하는 뇌하수체의 양성종양이다. 진단에는 신체검진, 영상검사, 생검이 있으며, 혈액검사에서 성장호르몬의 수치가 높은 경우 거인증으로 확진한다. 거인증의 치료는 성장호르몬 과잉분비의 원인에 따라 다르다. 윤곽이 분명한 종양의 경우 종양 제거로 치료할 수 있다. 방사선요법을 수술요법과 병행하여 사용하거나 수술이 불가능한 경우 사용할 수 있다. 외과적 수술이 불가능한 경우 성장호르몬 분비를 줄이는 약물처치를 할 수도 있다. 예방은 가능하지 않다.

말단비대증 말단비대증(acromegaly)은 성인기에 성장호르몬이 지나치게 분비된 결과로 나타나는 질환이다. 말단비대증의 발생률은 100만 명당 4,676명 정도이다. 말단비대증의 위험인자는 알려지지 않았다. 말단비대증은 서서히 시작되어 수년 동안 징후와 증상이 나타난 후에 진단된다. 장골의 성장판이 닫혀 있기 때문에 장골은 길이가 증가하지 않는다. 징후와 증상으로는 손, 발, 얼굴, 이마, 혀가 커지고, 턱이 커져 치아가 벌어지고, 손바닥과 발바닥의 연조직이 두꺼워지며, 관절염이 발생하는 것 등이 있다.

말단비대증은 성장호르몬을 지나치게 분비케 하는 뇌하수체 양성종양에 의해 나타난다. 병력, 신체검진, 성장호르몬 농도를 알 수 있는 혈액검사, 영상검사, 생검으로 진단한다. 말단비대증의 치료는 대사이상을 바로 잡고 부정적인 임상 양상을 개선시키고 또 병의 주된 원인을 치료하는 데에 초점을 둔다. 뇌하수체나 시상하부의 종양을 수술로 제거하는 것이 방편이 될 수 있다. 성장호르몬의 분비를 감소시키는 약물을 수술 전이나 수술이 가능하지 않은 경우에 투여할 수 있다. 약물요법이 실패하거나 수술이 가능하지 않은 경우 종양을 축소시키기 위해 방사선요법을 사용할 수 있다. 예방은 가능하지 않지만 조기치료가 이 질환의 합병증을 감소시키거나 악화되는 것을 막을 수 있다.

뇌하수체 후엽의 분비저하

요붕증 항이뇨호르몬(vasopression, ADH)의 분비와 작용 저하로 요붕증(diabetes insipidus)이 발생한다. 요붕

건강증진

어린이의 성장을 모니터하라

여러 가지 내분비 장애로 신체발달, 정신발달, 성장에 문제가 생길 수 있다. 호르몬 치료와 더불어 조기 중재로 이들 장애들의 영향을 줄일 수 있다. 규칙적으로 진료를 받고, 문제를 조기에 발견하기 위해 신생아, 유아, 어린이들의 성장을 모니터하라.

증의 발생률은 100,000명당 3명꼴이다. 위험인자로 머리손상, 뇌수술, 신장질환, 임신, 약물(리튬, 암포테리신 B, 데메클로사이클린) 복용 등이 있다. 요붕증의 주요 증상은 비정상적으로 많은 양의 소변 생산, 즉 **다뇨증(polyuria)**이다. 지나친 배뇨로 인해 지나친 갈증과 수분섭취의 증가, 즉 **다음다갈증(polydipsia)**이 동반된다. 다뇨증으로 인해 빈뇨증, 수면장애, 낮 동안 피로, 열, 두통, 체중감소, 혈압감소와 같은 징후와 증상도 나타날 수 있다.

요붕증에는 중추성 요붕증(central diabetes)과 신장성 요붕증(nephrogenic diabetes) 이 두 형태가 있다. 중추성 요붕증은 주로 수술, 외상, (수막염과 같은) 질환, 염증, 두부손상으로 인해 뇌하수체가 손상되어 나타난다. 신장성 요붕증은 신장의 세뇨관에 결함이 있어 항이뇨호르몬에 적절히 반응하지 못할 때 발생한다. 세뇨관 결함은 유전 장애나 만성신장 질환일 수 있다. 리튬이나 데메클로사이클린(demeclocycline)과 같은 특정 약물도 신장성 요붕증을 유발할 수 있다.

요붕증의 진단은 환자의 병력, 신체검진, 소변분석, 수분제한 검사를 통해 이루어진다. 수분제한 검사는 환자의 수분 섭취를 제한한 후 소변량, 혈압, 소변 농도를 측정하는 것이다. 수 시간 후 환자에게 바소프레신을 처치한다. 이 약물로 소변량이 줄어들고 소변농도가 증가하면 요붕증이 확실하다. 영상검사로 병인의 위치를 찾을 수 있다.

요붕증의 치료는 주요 원인을 제거하고 탈수를 예방할 수 있도록 증상을 치료하는 것이다. 바소프레신을 통하여 중추성 요붕증을 조절할 수 있다. 코분무기를 이용하거나 알약을 통하여 바소프레신을 투여할 수 있다. 바소프레신은 신장성 요붕증에는 효과가 없다. 신장성 요붕증의 치료는 병인을 제거하는 데에 중점을 두면서 탈수를 보충하는 수분섭취가 있어야 한다. 투석이 불충분하거나 문제를 일으키는 경우 신장이식이 대안이 될 수 있다. 예방은 가능하지 않다.

갑상선의 질환

갑상선기능저하증

갑상선기능저하증(hypothyrodism)은 갑상선의 T_4 생산이 정상이하로 떨어진 결과로 나타난다. 갑상선기능저하증의 유병률은 전체 인구의 1~2%이다. 갑상선기능저하증의 위험인자에는 여성, 50세 이상, 자가면역질환, 갑상선 질환이나 자가면역질환이 있는 가까운 친척, 방사선 요오드의 사용, 갑상선의 제거, 머리와 목부위 방사선, 항갑상선 약물치료, 임신, 일부 약물(리튬, 인터페론) 등이 있다.

갑상선기능저하증의 징후와 증상은 호르몬 결핍정도에 따라 다양하다. 일반적인 징후와 증상으로 체중증가; 피부건조; 탈모; 얼굴, 손, 다리, 발목, 발의 부기; 추위에 대한 민감성 증가; 근육과 관절의 쑤심과 통증; 쉰 목소리; 변비; 월경과다 또는 불규칙; 피로; 사고의 느림; 근심; 말이 느림; 우울; 갑상선의 커짐; 혈중 콜레스테론 수치의 변화; 심박동수 감소; 불임 등이 있다.

다양한 원인에 의해 갑상선기능저하증이 발생한다. 일반적인 갑상선기능저하증의 원인으로 자가면역질환(하시모토병), 갑상선의 일부 또는 완전 제거, 방사선치료, 갑상선기능항진증 치료, 일부 약물(리튬, 인터페론) 등이 있다. 진단은 병력, 징후와 증상, T_4와 T_3의 저하와 TSH의 증가를 알게끔 해주는 혈액검사, 자가면역검사; 영상검사 등을 통해 이루어진다. 환자의 생명을 연장시키기 위해 갑상선호르몬 대체치료를 한다. 예방은 가능하지 않다.

선천성 갑상선기능저하증

크레틴병(cretinism)으로도 알려져 있는 신생아 갑상선기능저하증(hypothyroid)은 신생아 4000명 중 1명꼴로 발생한다. 선천성 갑상선기능저하증에 대한 위험인자는 알려지지 않았다. 징후와 증상으로 배꼽탈장, 복부돌출, 활동성 감소, 졸음증, 섭취량이 적음에도 불구하고 늘어나는 체중, 작은 키, 신체 성장 지연, 발달 지연, 눈꺼풀의 부기, 혀 비대, 거친 얼굴형 등이 있다.

선천성 갑상선기능저하증은 **형성저하증(hypoplasia)**, **무형성(aplasia)** 그리고 갑상선이 정상적인 해부학적 위치로 이동하지 못한 결과로 주로 생긴다. 임신 중 요오드 결핍과 항갑상선 약물 같은 모성 요인에 의해 어머니와 태아 모두에서 갑성선저하증이 나타날 수 있다.

선천성 갑상선기능저하증은 혈액검사에서 T_3, T_4 수치 저하, TSH의 수치 증가를 확인하여 진단할 수 있으며, 생후 10일 이내에 일반적으로 진단된다. 갑상선호르몬 대체요법과 더불어 적절한 치료를 가능한 빨리 시작하는 것이 지적 발달과 기능에 대한 예후를 좋게 할 수 있다. 선천성 갑상선기능저하증은 예방할 수 없다.

갑상선기능항진증

갑상선기능항진증(hyperthyroidism)은 갑상선호르몬의 과도한 양에 따른 대사과다증이다. **그레이브스병(Graves' disease)**은 갑상선기능항진증의 가장 흔한 형태이다. 그레이브스병의 유병률은 인구의 0.4%이다. 그레이브스병은 남성보다 여성에서 더 많이 발생한다. 보통 20세에서 40세 사이에 많이 발생하며 당뇨병, 류마티스관절염과 같은 자가면역질환들과 관련하여 나타나는 경우가 많다. 위험인자로 여성, 가족력, 스트레스, 흡연이 있다.

그레이브스병의 징후와 증상으로 갑상선 비대, 신경질(nervousness), 과민증, 열못견딤증, 발한증가, 불면, 심박동수의 증가 및 불규칙, 피로, 설사, 체중감소가 있다. 그레이브스병 환자의 절반 정도가 갑상선눈병(Graves' ophthalmopathy)이나 안구돌출이 있다. 징후와 증상의 심각성이 갑작스럽게 증가하는 것은 갑상선호르몬 농도가 매우 높아진 결과 나타나는 갑상선중독증(thyrotoxicosis, 갑상선 폭풍)을 의미하는 것으로 치명적일 수 있다. 가족력, 신체검진, 징후와 증상, 혈액검사(T_3, T_4의 증가와 TSH 감소), 영상검사 등을 통해 진단한다.

그레이브스병은 면역계가 비정상적으로 반응하여 갑상선에서 지나치게 많은 갑상선호르몬을 생산하여 나타난다. 면역계는 TSH와 유사한 항체를 비정상적으로 방출하여 갑상선호르몬 생산을 증가시킨다. 갑상선기능항진증의 치료는 중증도, 병인 그리고 합병증의 유무에 따라 달라진다. 치료의 목적은 대사율을 정상으로 돌려놓아 합병증을 최소화하는 것이다. 갑상선기능항진증을 치료하기 위해 약물, 방사선 요오드 그리고 수술이 필요하다. 갑상선의 기능이 정상적으로 작동할 때까지 갑상선호르몬 형성 억제제를 투여한다. 만약 갑상선호르몬 농도가 정상치를 되찾지 못하면 방사선치료나 수술이 행해지게 된다. 심박수, 혈압을 조절하는 약제들이 갑상선중독증의 합병증을 막기 위해 투여된다. 예방은 가능하지 않다.

단순 갑상선종

갑상선종(goiter)은 갑상선이 커지는 것을 말한다(그림 12-11 ▶). 단순 갑상선종 환자의 수는 알려지지 않았다. 단순 갑상선종의 위험인자는 여성, 40세 이상, 단순 갑상선종에 대한 가족력이다. 갑상선 비대의 정도는 다양하게 나타난다. 갑상선 비대로 인해 기관과 식도가 압박되어 호흡과 삼키기 곤란, 어지러움, 실신을 일으킬 수 있다. 단순 갑상선종은 요오드 결핍, 갑상선호르몬 생산을 억제하여 갑상선종을 유발하는 음식(콩, 땅콩, 복숭아, 시금치, 순무, 양배추, 방울다다기양배추, 해초)의 과다섭취, 일부 약물(면역억제제, 항바이러스제, 리튬), 또는 특발성으로 발생할 수 있다. 진단은 병력, 신체검진, 갑상선호르몬과 갑상선자극호르몬을 측정하기 위한 혈액검사, 영상검사 등을 통해 이루어진다. 갑상선종이 활성저하이면 갑상선호르몬 대체 알약 처치, 갑상선종이 요오드 부족인 경우에 기인하면 소량의 요오드 처치, 갑상선이 너무 많은 갑상선호르몬을 생산하는 경우에는 갑상선을 위축시키기 위해 방사선요법, 갑상선을 일부 또는 전부 제거가 갑상선 비대를 치료하기 위해 사용된다. 예

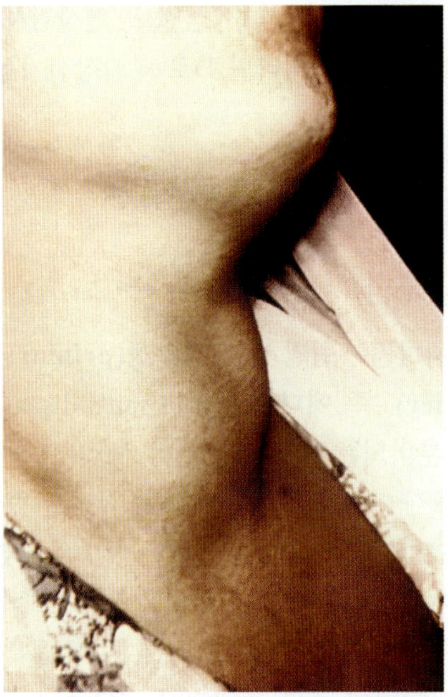

그림 12-11 ▶ 요오드 결핍으로 인한 갑상선종 환자. (질병통제예방센터)

방은 적절한 양의 요오드 섭취, 갑상선종 유발 음식이나 약물을 모니터링하는 것이다.

갑상선암

갑상선암은 갑상선에서 시작되는 암이다. 미국 암학회는 2013년에 60,220건의 갑상선 암환자가 새로 발생되고 1,850명이 사망할 것으로 추정하였다. 대부분의 성인 암에 비해 갑상선암은 젊은 나이에 진단되는 것이 일반적이다. 세 건 중에 두 건이 55세 이하에서 발생한다. 갑상선암에 대한 위험인자에는 여성, 낮은 요오드량 섭취, 방사선 노출이 있다. 갑상선암은 일발전으로 징후나 증상을 나타내지 않는다. 종양이 커지면서 목에 덩어리, 거친 목소리, 삼키기 곤란, 목과 목구멍의 통증이 징후와 증상으로 나타날 수 있다. 갑상선암의 원인은 알려지지 않았다. 진단으로 병력, 신체검진, TSH와 TH 수치를 측정하기 위한 혈액검사, 영상검사, 생검 등이 있다. 처치에는 수술, 방사선 요오드 처치, 갑상선호르몬 치료, 화학치료, 표적치료 등이 있다.

부갑상선 질환

부갑상선기능항진증

부갑상선기능항진증(hyperparathroidism)은 부갑상선호르몬이 지나치게 많이 분비된 결과로 나타난다. 전체 유병률은 약 1000명당 3명 정도이지만 폐경여성인 경우 1000명당 21명 정도로 올라간다. 부갑상선기능항진증은 50세 이상에서 많이 발생하며, 남성보다 여성에서 3배 높게 발생한다. 위험인자로 폐경기, 만성 비타민 D 결핍, 목 부위 방사선, 리튬요법이 있다.

과다한 부갑상선호르몬은 순환하는 칼슘 농도를 정상 수치 이상으로 올리는데 이러한 상태를 **고칼슘혈증(hypercalcemia)**이라 한다. 칼슘의 대부분은 부갑상선호르몬이 조절하는 뼈의 재흡수과정에서 나온다. 칼슘 농도가 올라감에 따라 인산염의 농도는 떨어지며, 여러 위험한 상황이 발생한다. 칼슘의 소실로, 뼈는 약해져 구부러지기 쉽고 자발적으로 부러지기도 한다. 거대한 세포 종양과, 뼈에 주머니가 나타날 수 있다. 칼슘은 불용성 화합물을 형성하기 때문에 칼슘이 과다하면 신장담석을 형성할 수 있다. 혈관벽 내에 침전된 칼슘은 혈관벽을 딱딱하게 한다. 칼슘 침전은 위나 폐에서도 나타날 수 있다.

과다한 칼슘을 수반하는 부갑상선기능항진증은 전신적인 징후와 증상들을 야기한다. 종종 관절염으로 오인하기 쉬운 뼈의 통증이 있다. 신경계는 억제되고 근육은 긴장도를 잃고 약해진다. 심장근육도 영향을 받아 맥박이 느려진다. 위장계의 불편감, 복부의 통증, 구토 그리고 변비 등의 징후와 증상이 나타날 수 있다. 이러한 징후와 증상들은 소화계의 점막에 칼슘이 침전되어 생긴다. 때때로 눈에도 칼슘이 침전되어 눈을 과민상태로 만들어 과도한 양의 눈물을 흘리게 한다. 부갑상선기능항진증은 부갑상선의 양성종양으로 인해 발생하는 경우가 많은데, 양성종양은 부갑상선호르몬을 과다 분비하게 한다. 종양의 크기는 혈액으로 분비되는 부갑상선호르몬의 양과 상관되는 경우가 많다. 진단은 부갑상선호르몬과 칼슘의 증가, 인산염의 감소를 측정하기 위한 혈액검사, 칼슘 증가를 확인하기 위한 소변분석, 그리고 영상 검사를 통해 이루어진다.

부갑상선기능항진증의 치료는 병인에 따라 다르다. 종양이나 부갑상선을 제거하기 위한 수술이 필요하다. 다른 처치로 소변량을 증가시켜 칼슘 배출을 증가하기 위한 이뇨제, 칼슘 섭취 제한이 있다. 치료는 혈청 칼슘 농도를 낮추는 데에 목적이 있다. 부갑상선기능항진증에 대한 예방법은 알려지지 않았다.

부갑상선기능저하증

부갑상선기능저하증(hypoparathyroidism)은 부갑상선에서 분비되는 부갑상선호르몬의 감소로 인해 나타난다. 미국에서 유병률은 1000명당 1명 정도이다. 위험인자로 중금속(구리, 철)이나 면역질환(Addison 병)에 의한 부갑상선의 손상, 부갑상선기능저하증의 가족력, 감염이 있다.

부갑상선기능저하증의 주요 징후는 지속적으로 근육이 수축하는 근육 강직, 즉 **강직(tetany)**이다. 부갑상선기능저하증 환자의 손과 발의 근육은 특징적인 방식으로 수축한다. 전형적인 손의 강직성 수축은 그림 12-12▶에서 볼 수 있다. 다른 만성적인 징후와 증상으로 졸음증(lethargy), 성격 변화, 불안, 흐려 보임과 사지의 떨림(trembling of the limbs) 등이 있다.

부갑상선기능저하증은 갑상선을 수술로 제거한 환자에서 주로 발생하는 일시적 병이다. 진단은 신체검진, 부갑상선호르몬과 칼슘 농도의 감소, 인산염 농도의 증가를 측정하기 위한 혈액검사, 심전도, 영상검사를 통해서 이루어진다. 칼슘과 비타민 D로 부갑상선기능저하증을 치료한다.

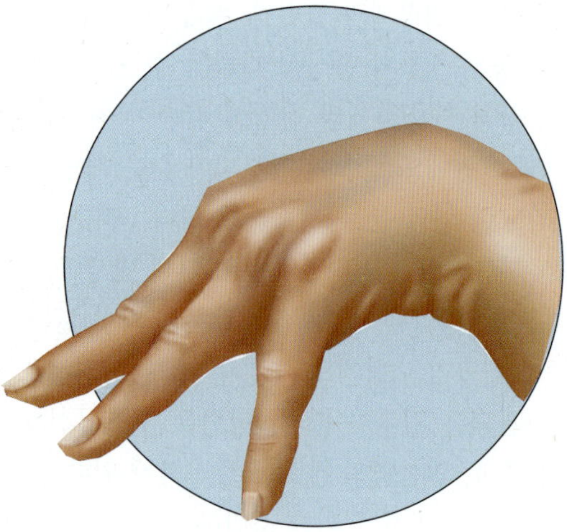

그림 12-12 ▶ 부갑상선기능저하증 환자의 손 근육 강직

부신 질환

부신피질 질환

부신기능저하증 **원발성 부신부전(primary adrenal insufficiency)**, 즉 **애디슨병(Addison's disease)**은 부신피질에서 분비되는 호르몬의 분비저하의 결과로 발생한다. 토마스 애디슨이 부신의 파괴와 관련된 증상을 1855년에 처음으로 기술하면서 애디슨병이 알려졌다. 애디슨병의 유병률은 1000명당 1명 정도로 드물게 발생한다. 여성과 남성에서 유병률은 2:1로 여성에서 주로 나타나며, 30~50대에 주로 진단된다. 그레이스병(Graves's disease)과 같은 자가면역질환, 뇌하수체기능저하증, 백반증이 애디슨병의 위험인자이다.

코티솔(cortisol), 알도스테론(aldosterone) 그리고 부신 안드로겐의 결핍이 애디슨병의 증상을 나타나게 한다. 체중감소, 피로 그리고 식욕부진(anorexia)은 코티솔의 결핍으로 일어난다. 가장 특징적인 징후로는 과다색소침착(hyperpigmentation)이 햇빛에 자주 노출되지 않는 잇몸 조직, 손바닥의 손금 등의 부위에서 일어난다. 위장관계의 징후와 증상으로 식욕부진, 복부 불쾌감, 구토, 설사가 있다. 이런 증상들로 인한 탈수로 저혈압이 초래되어, 현기증, 혈중 나트륨 농도 저하, **실신(syncope)** 혹은 기절(fainting)이 일어나기도 한다.

애디슨병은 부신피질 손상을 일으키는 모든 병 때문에 일어날 수 있지만, 75~80%는 자가면역질환에 의해서 발생이 된다. 다른 부신부전의 흔한 원인으로는 결핵, 진균질환(fungal disease)과 같은 감염, AIDS와 연관된 기회감염, 특정 암, 항응고제에 의한 부신의 출혈 등이 있다.

애디슨병의 진단은 병력, 신체검진, 낮은 코티솔 농도와 높은 부신피질자극호르몬 농도를 확인하기 위한 혈액검사, 합성 ACTH 주사전후 코티솔 농도를 측정하기 위한 부신피질자극호르몬 자극검사, 영상검사 등을 통해 이루어진다.

애디슨병은 생명을 위협할 수 있는 급성 부신부전을 일으킬 수 있다. 특히 만성 부신부전을 앓고 있는 환자들이 감염, 외상, 수술과 같은 신체적 스트레스와 같은 급성 질환이 있을 때 생길 수 있다. 구역질, 구토, 복통, 중증 저혈압 증상이 빠르게 나타난다. 쇼크와 심혈관허탈(cardiovascular collapse)로 사망할 수 있다. 소금을 포함한 즉각적인 수분보충과 정맥으로의 글루코코르티코이드 대치(gluticorticoid replacement)치료를 해야 한다.

애디슨병을 치료하기 위해 평생 동안 글루코코르티코이드와 광물코르티코이드 대치가 필요하다. 스트레스를 받게 되면 이 환자들은 내인성 코티솔 생산이 불가능하기 때문에 하이드로코티손 같은 추가적인 약물 복용이 필요하다. 애디슨병은 예방할 수 없다.

부신기능항진증 부신피질의 항진(hyperadrenalism)은 코티솔의 과잉생산(**쿠싱증후군, Cushing's syndrome**)이나 알도스테론의 과잉생산(**콘증후군, Conn's syndrome**) 때문이다.

쿠싱증후군의 유병률은 미국에서 인구 50만 명당 1명으로 추정된다. 위험인자로 부신 종양이나 코티코스테로이드 치료를 받는 것이 있다. 쿠싱증후군의 전형적인 징후는 들소형육봉(buffalo hump)으로 알려진 어깨 뒤쪽의 지방 축적과 달덩이 얼굴(그림 12-13 ▶)이다. 다른 징후와 증상으로 피로, 쇠약, 상처회복 손상, 복부 돌출, 고혈압, 체중 증가, 튼 살 등이 있다.

쿠싱증후군의 병인은 대부분 양성 뇌하수체선종(benign pituitary adenoma)이다. 다른 원인으로 과도한 코티솔 분비를 야기하는 부신종양이 있다. 높은 용량의 코르티손을 지속적으로 투여하면 쿠싱증후군을 일으킨다. 진단에는 높은 코티솔 수치를 확인하기 위한 혈액과 소변검사, 영상검사가 있다.

쿠싱증후군 치료의 목적은 부신호르몬의 과다분비를 조정하는 데에 있다. 수술이나 방사선요법으로 뇌하수체 종양을 제거한다. 수술이 불가능한 환자에게는 코르티코스테로이드 합성을 억제하는 약물의 복용이 매우 효과적이다. 쿠싱증후군은 예방할 수 없지만 코르티손 치료와 관계있는 쿠싱증후군은 징후와 증상을 신중하게 모니터링하면 예방할 수 있다.

콘증후군의 유병률은 0.05~2.0%이다. 여성이 남성보다 2배 높게 콘증후군을 앓고 있으며 발병률은 나이에 따라 증가한다. 콘증후군에 대한 위험인자는 알려지지 않았다. 고혈압이 흔히 나타나는 징후이다. 고혈압으로 두통, 시야 흐림, 졸림증이 나타날 수 있다. 알도스테

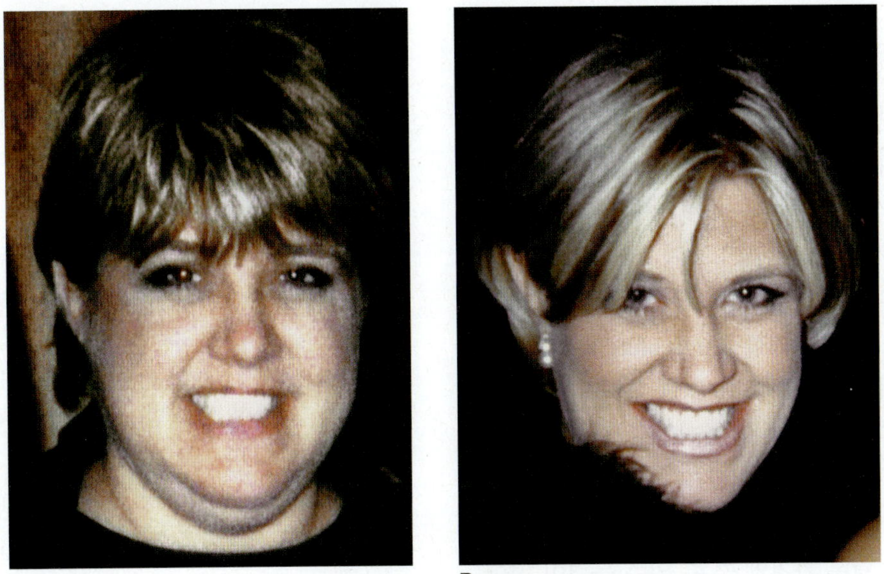

A B

그림 12-13 ▶ 치료 전(A)과 치료 후(B)의 쿠싱증후군 환자. (Sharmyn McGraw)

론과잉증이 있는 환자는 칼륨 수치가 정상일 수 있지만 많은 환자들에서 칼륨수치는 낮다. 저칼륨혈증으로 피로, 저림, 소변 증가, 갈증, 근경련, 근육 약화가 나타날 수 있다. 알도스테론과잉증으로 심방 마비, 심부전, 뇌졸중, 신부전, 조기사망에 대한 위험이 증가한다. 콘증후군은 부신피질의 종양으로 야기되는 경우가 많다. 진단으로 알도스테론 수치 증가, 신장에서 분비되는 레닌 수치 감소를 확인하기 위한 혈액검사, 영상검사가 있다. 치료로 수술, 항고혈압제, 알도스테론 차단제가 있다. 콘증후군은 예방할 수 없다.

췌장의 분비저하

당뇨병

당뇨병(diabetes mellitus)은 유전, 환경적 요인, 생활습관 등 많은 요소들의 복합적인 상호작용에 의해서 포도당 조절 문제와 고혈당증(hyperglycemia)을 보이는 내분비 질환이다. 당뇨병의 병인에 따라 다르지만 고혈당증을 초래하는 요인에는 절대적인 인슐린 결핍, 인슐린 분비 감소, 당 활용의 감소 그리고 당 생성의 증가가 있다. 당뇨병의 유병률은 인구의 8.3%이다.

1형 당뇨병 1형 당뇨병(type I diabetes mellitus, T1DM)은 인슐린 생성이 아예 되지 않거나 조금 생성되는 것이 특징이다. 1형 당뇨병은 전체 당뇨병의 5~10%를 차지한다. 이런 종류의 당뇨병은 10~14세의 어린아이에서 최고로 발생하기 때문에 소아 당뇨병(juvenile-onset diabetes)이라 한다. 1형 당뇨병의 위험 인자에는 유전, 1형 당뇨병에 대한 가족력, 특정 바이러스 감염, 코카시안, 북부기후, 자가면역질환이 있다.

1형 당뇨병의 징후와 증상으로는 **다뇨증(polyuria)**, **다음증(polydipsia)** 그리고 **다식증(polyphagia)**이 있다. 혈당 농도가 높아지면 수분이 신장을 통해 더 빠져나가게 되는데 이는 물이 농도구배에 따라 이동하기 때문이다. 높은 수분손실을 보충하기 위해 환자는 심한 갈증을 느끼게 된다. 또한 혈당이 높아도 인슐린의 부족으로 인하여 몸의 조직들이 당을 가져와 쓸 수 있는 능력이 떨어지기 때문에 효과적으로 당을 에너지원으로 쓸 수 없게 된다. 환자는 고혈당증과 더불어 심한 배고픔을 느끼고 많이 먹게 되지만 체중은 오히려 감소하게 된다. 환자는 음식 섭취 증가에도 불구하고 체중 감소를 겪게 된다.

1형 당뇨병은 유전적으로 취약한 사람이 알려지지 않은 환경인자에 노출되어 자가면역 과정이 진행될 때 발생한다. 1형 당뇨병에서 면역계는 베타세포를 적으로 인식하여 파괴시킨다. 이러한 파괴는 빠르게 진행되거나 수년에 걸쳐서 일어날 수 있지만 주로 수개월에 걸쳐서 일어난다. 베타세포의 기능이 80% 이상 손상이 되면 환자는 혈당을 조절할 수 있을 충분한 양의 인슐린 생성이 불가능해져 고혈당증에 걸리게 된다. 결과적으로 환자는 인슐린 생성 능력이 없어지고 인슐린 투여에 의존하여 살게 된다.

1형 당뇨병을 진단하기 위해 많은 검사를 할 수 있다. 소변검사로 포도당 존재 여부를 확인할 수 있다. 당뇨병을 모니터링하고 진단하기 위해 공복혈당검사, 포도당 내성검사, 당화혈색소 검사를 한다. 공복혈당검사를 위해 8시간 동안 공복 후에 혈액을 채취한다. 포도당 내성검사는 몸에서 인슐린 분비 능력과 인슐린 사용 능력을 보기 위한 것이다. 이 검사는 10시간 공복 후에 한다. 환자에게 표준 포도당액을 마시게 한 후 3시간 동안 혈액과 소변 샘플을 취하여 분석한다. 인슐린이 생산되고 사용된다면, 소변에 포도당이 나타나지 않고 혈중 포도당 수치가 170mg/dL를 초과하지 않는다. 당화혈색소 평가는 장기적인 당뇨병 조절능력을 모니터링하기 위한 단순한 혈액검사이다. 이것은 지난 90일 동안 평균 혈당 수치를 의미한다. 정상 수치는 6% 이하이며, 당뇨병은 6.5% 이상인 경우이다.

치료에는 인슐린 투여, 규칙적인 운동, 체중 조절, 식이 조절, 혈당 모니터링 등이 있다. 1형 당뇨병을 예방하는 것은 알려지지 않았다.

2형 당뇨병 **2형 당뇨병(type 2 diabetes, T2DM)**은 신체가 인슐린에 반응하지 않거나 정상 포도당 수준을 유지하기 위한 충분한 양의 인슐린이 생산되지 않아서 발생한다. 2형 당뇨병은 당뇨병의 90~95%를 차지한다. 2형 당뇨병의 위험인자에는 가족력, 45세 이상, 비만, 임신중 당뇨병력, 오래 앉아 있는 생활습관, 고혈압력, 고콜레스테롤, 고지혈증이 있다. 2형 당뇨병의 징후와 증상으로 다뇨증, 다음증, 다식증, 체중감소, 피로, 시야 흐림, 손발의 무감각이나 저림, 상처 회복 지연 등이 있다.

과도한 체중과 신체활동 부족이 2형 당뇨병을 유발할 수 있지만 그 원인은 알려지지 않았다. 진단에는 소변검사와 혈당검사가 있다. 2형 당뇨병의 치료에는 혈당 감시, 건강식이, 규칙적인 운동, 항당뇨제, 인슐린요법이 있다. 항당뇨제는 인슐린에 대한 민감성을 증가시키고, 간에서 포도당 생산을 낮추고, 췌장에서 인슐린 생산을 자극하거나 더 많은 인슐린을 분비하도록 한다. 2형 당뇨병에 위험성이 있는 사람은 체중을 감소시키거나 운동을 하여 이 병을 예방하거나 지연시킬 수 있다. 표 12-3은 1형 당뇨병과 2형 당뇨병을 비교한 것이다.

임신당뇨병 임신 중에 당뇨병이 발생할 수 있는데 이것을 **임신당뇨병(gestational diabetes)**이라 한다. 인슐린 저항성은 임신 중에 인슐린 필요성이 증가하는 것과 관련이 있다. 임신당뇨병은 임신부의 4%에서 나타난다. 임신당뇨병의 위험인자에는 25세 이상, 2형 당뇨병에 대한 가족력, 개인력(당뇨병 전증, 임신당뇨병, 4kg 이상의 신생아 출산, 예기치 않은 사산), 과체중 등이 있다.

대부분의 여성에서 임신당뇨병은 징후와 증상을 일으키지 않는다. 지나친 갈증과 소변을 드물게 유발할 수 있다. 임신당뇨병의 병인은 알려지지 않았다. 임신 중 태반에서 생산되는 호르몬으로 인해 혈당이 높아지게 된다. 임신부의 췌장에서는 혈당에 미치는 임신호르몬의 효과를 극복할 수 있도록 보다 많은 인슐린을 분비한다. 그러나 임신 중에 호르몬 증가 효과를 극복할 정도로 췌장에서 충분한 양의 인슐린이 생산되지 않으면 혈당은 증가하여 임신당뇨병이 발생한다. 임신당뇨병은 경구 포도당부하 검사를 통하여 진단한다. 임신당뇨병의 치료에는 혈당 감시, 건강 식이, 규칙적인 신체 활동, 당뇨 약제, 인슐린요법 등이 있다. 대부분의 여성은 임신 후에 정상으로 돌아오지만 이후에 당뇨병의 발생 위험성이 상당히 있다. 임신당뇨병을 예방하기는 힘들지만 건강식이, 신체 활동, 임신 전 체중으로 되돌리는 것이 도움이 된다.

당뇨병의 합병증 세포에서 당은 주요 에너지 원천이다. 세포는 당이 이용가능하지 않게 되면 에너지원으로 단백질과 지방을 사용하게 되며, 그 결과 케톤이라는 노폐물을 생산한다. 혈액, 호흡, 소변에 케톤이 존재하는 것을 케톤증(ketosis)이라 한다. 케톤은 산성으로서 조직에서 산증을 유발한다. 이 때문에 케톤증을 흔히 케토산증이라고 한다. 케톤으로 인해 호흡 때 과일냄새가 난다.

생명을 위협하는 1형 당뇨병의 합병증에는 당뇨병 혼수와 인슐린 쇼크가 있다. 이 합병증들은 인슐린을 너무 많이 투여하거나 불충분하게 투여한 결과로 나타난다. 당뇨병 혼수는 인슐린을 충분히 투여하지 않거나 탄수화물 섭취를 지나치게 한 경우 나타난다. 다뇨증, 다음증, 탈수, 케톤산증과 같은 징후와 증상이 느리게 나타나게 된다. 치료하지 않으면 기면증을 보이며 혼수상태에

표 12-3 1형 당뇨병과 2형 당뇨병의 비교

	1형 당뇨병	2형 당뇨병
발병 시기	보통 아동/십대	대부분 어른이지만 어린 환자 수가 증가하고 있음
유병률	미국에서 당뇨병의 5~10%	미국에서 당뇨병의 90~95%
병인	환자의 면연계가 췌장 베타세포를 공격한다. 환자들은 더 이상 혈당을 조절할 수 없다.	환자는 인슐린에 대한 민감성이 떨어진다.
예방	예방할 수 없다.	체중 조절, 건강식이, 규칙적인 운동과 같은 건강한 생활습관

빠지게 된다. 호흡을 느리고 깊게 하며 과일냄새가 난다. 인슐린과 더불어 응급처치가 필요하다.

인슐린 쇼크는 너무 많은 인슐린 투여, 충분하지 않은 음식 섭취, 지나친 운동의 결과로 나타난다. 저혈당, 발한, 어지러움, 떨기 같은 징후와 증상이 빠르게 나타난다. 치료하지 않으면 혼돈스러워하다가 혼수에 빠지게 된다. 정맥내 포도당 투여를 포함한 응급 치료가 필요하다.

늙고 쇠약해진 2형 당뇨병 환자에서 고삼투압성 과혈당증이 잘 나타난다. 과혈당증은 당뇨병케톤산증과 유사하게 감염, 질환, 수술과 같은 급성 스트레스와 연관되어 있다. 2형 당뇨병 환자는 인슐린 기능이 어느 정도 있기 때문에 케톤체가 형성되지 않지만 250~400mg/dL 정도의 과혈당증이 자주 발생한다. 고삼투압성 과혈당증은 재수화(rehydration), 과혈당과 전해질 교정을 목적으로 치료한다. 이 환자들은 10리터의 수분을 짧은 시간 안에 잃을 수 있기 때문에 지속적인 전해질, 수분 보충이 필요하다. 인슐린의 정맥내 투여가 당 사용을 증가시키고 고혈당증을 교정하기 위해 필수적이다.

만성적인 당뇨병 합병증은 미세혈관에서부터 큰 혈관에 이르기까지 모든 혈관에 가해지는 병리적 손상 때문에 나타난다. 미세혈관 질환은 눈, 신장 그리고 신경에서 주로 일어난다. 고혈당증은 혈관의 내피세포층을 손상시켜 혈관이 점점 좁아져 막히게 된다. 혈관이 혈액을 공급하지 못하면 세포는 죽게 된다. 대혈관계(macrovasculature)의 손상은 당뇨병 환자의 주요 사망 원인인 심혈관계 질환을 일으킨다.

당뇨병의 미세혈관계 질환으로는 망막증(retinopathy), 신장병증(nephropathy), 신경병증(neuropathy)이 있다. 당뇨병성 망막증은 20~74세의 성인에서 일어나는 실명의 주요 원인이다. 당뇨병 신장병증은 당뇨병 환자의 20~30% 정도에서 발생하며 말기 신장질환의 주요 원인이다. 약 60~70% 정도의 당뇨병 환자는 신경 손상이나 신경병증을 앓게 된다. 신경병증의 증상은 손발의 저림, 극심한 근육통이 있다. 발에서 감각손실이 발생되고 혈액 순환의 부족으로 감염을 일으켜 절단이 필요하다. 미국에서 비외상 사지 절단의 60%가 당뇨병 환자들에게서 일어나고 있다.

당뇨병 환자의 교육 미국 당뇨 협회, 의사, 간호사 그리고 영양사들은 당뇨병 환자가 정상적인 삶을 영위할 수 있도록 하기 위해 부단한 노력을 하고 있다. 당뇨병을 이해하는 당뇨병 환자들은 정상적인 삶을 위해서 체중 조절, 식단, 운동, 인슐린과 경구용 약물이 중요하다는 것을 알고 있다. 미국 당뇨 협회가 제안하는 안전수칙에 인슐린을 투약하는 사람은 누구든지 저혈당증이 발생했을 시 응급 치료가 필요함을 설명하는 신분증을 지니고 다닐 것을 권고하고 있다.

연구에 의하면 체중감소 수술이 2형 당뇨병을 호전시키고 치료할 수 있다고 한다. 미국에서 비만인의 3분 1 이상과 당뇨병이 있는 환자의 8% 이상이 심장, 혈관, 신장 질환을 앓을 가능성이 있는데 이 체중감소 수술법은 수백만 환자들에게 희망이 될 것이다.

성호르몬 분비 이상

생식선항진증

생식선항진증(hypergonadism)은 사춘기 이전에 성선에서 호르몬 생성 증가의 결과로 나타나며, 남성과 여성 모두에서 성조숙증을 유발한다. 남자아이의 경우 9세 이전에 사춘기가 시작되는 것으로 정의하고 있으며, 여자 아이의 경우는 8세 이전에 사춘기가 시작되는 것으로 정의하고 있다.

성조숙증은 5,000명당 1명 정도로 나타나며, 남아보다 여아에서 10배 이상으로 나타난다. 위험인자에는 여성, 비만, 성호르몬 노출, 다른 질환(선천성 부신 비대, 갑상선기능저하증)을 앓고 있는 것 등이 있다. 소년과 소녀에서 성조숙증의 징후와 증상으로 음모, 겨드랑이 털, 빠른 성장, 여드름, 성인 체취 등이 있다. 소녀에서의 징후와 증상으로 유방 발달, 첫 생리가 있다. 소년에서 징후와 증상으로 고환과 음경 발달, 수염, 저음 등이 있다.

대부분의 소녀에서 성조숙증의 병인은 특발성이다. 흔치 않은 원인으로 난소와 부신의 종양이 있지만, 성선자극호르몬의 음성되먹임 자극으로 난소 호르몬 분비를 멈추기 때문에 여성에서 난소 호르몬의 과다분비는 드물

예방 플러스!

비만한 어린이와 2형 당뇨병

미국에서는 과체중 어린이들의 수가 늘어나고 있다. 비만한 어린이는 성인기에 들어 2형 당뇨병에 걸릴 확률이 더 높다. 그들은 심장질환과 암에 걸릴 위험성도 더 크다. 이와 같은 만성적인 질환은 적절한 식이, 체중관리와 충분한 운동을 통해 대부분 예방 가능하다. "아이들을 위한 MyPyramid" 참조.

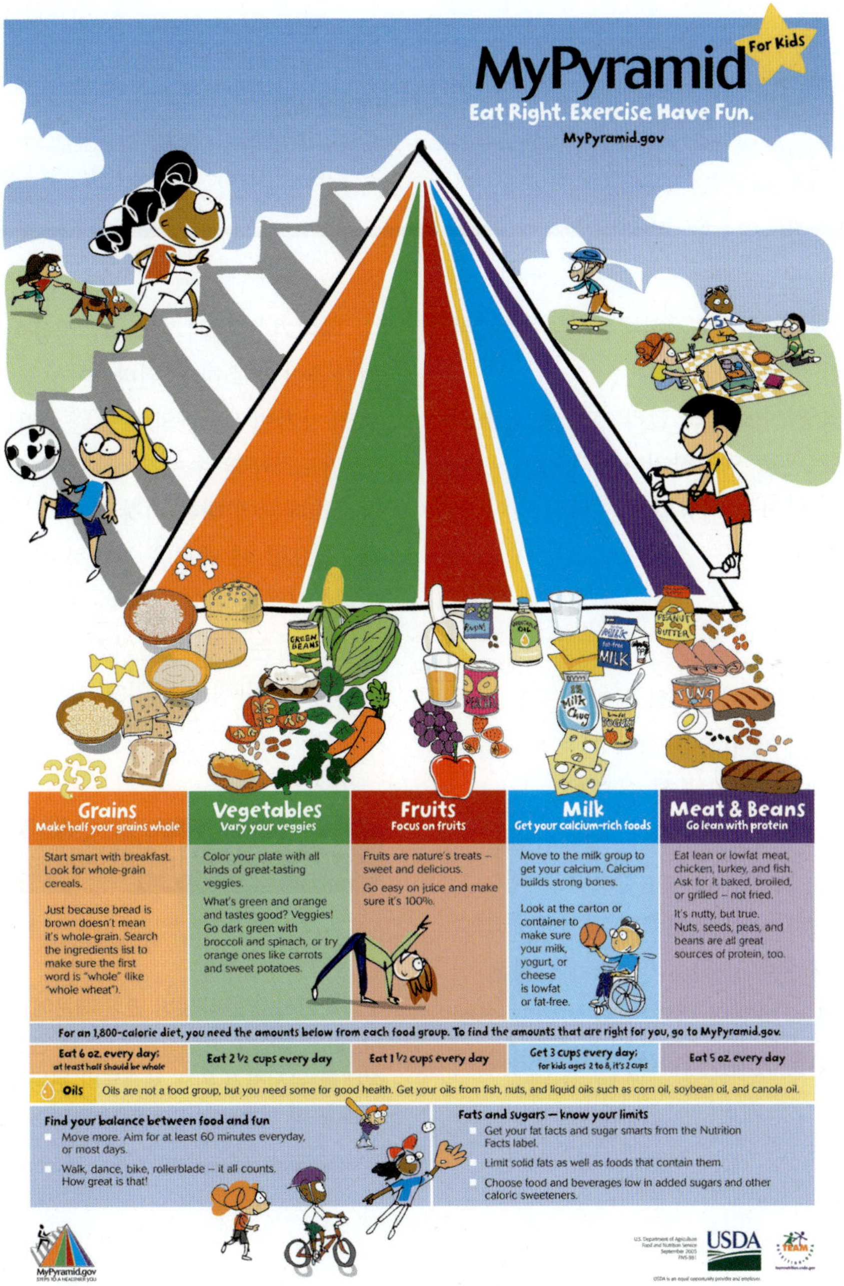

출처: http://teamnutrition.usda.gov/resources/mpk_poster2.pdf

예방 플러스!

당뇨병 조절

혈당을 조절하면 당뇨병 합병증의 발생 위험성을 낮출 수 있다. 당뇨병이 있는 성인의 3/4은 당뇨병을 조절하는 데 유용한 기초적 지식을 모르고 있다. 여러 연구 결과를 통해 당뇨병을 적절하게 조절하면 훗날 심각한 합병증의 발생을 예방하는 데 유용하다는 것을 알 수 있다. 아래는 혈당을 조절하기 위한 몇 가지 팁이다.

가능하면 혈당을 목표치 범위 내에 유지하도록 하라. 계획을 세우고 유지하기 위해 당뇨병 팀과 함께 하라.

처방받은 대로 당뇨병 약제를 복용하라. 인슐린 처방을 받고 있다면 약물 용량을 조절하기 위해 당뇨병 교육자에게 문의하라.

신체 활동을 많이 하라. 신체 활동을 하지 않는다면 주위 보건 의료자와 함께 적합한 활동에 대해 논의하라. 오랫동안 운동을 하지 않았다면 매일 5~10 분 동안 신체 활동을 하고 점차 증가시켜 적어도 30 분 동안 신체 활동을 하라.

건강한 체중에 도달하고 유지하라. 5~7% 정도만 체중감소를 하여도 적절한 혈당을 유지하는 데 도움이 된다.

비판적 사고

1. 하루 몇 분 정도 신체 활동이 필요합니까?
2. 참 또는 거짓: 5% 체중감소가 혈당을 조절하는 데 도움이 됩니까?

다. 진단으로 아이와 가족의 병력, 신체검진, 성호르몬 수치 증가를 알기 위한 혈액검사가 있다.

치료는 성조숙증의 원인에 따라 달라지며, 종양 제거나 방사선치료, 성호르몬을 억제하거나 대항하기 위한 약물이 있다. 성선기능항진증 예방법은 알려진 것이 없다.

노화 관련 질환

노화되면서 일부 내분비계의 기능변화가 일어난다. 이러한 변화가 질환의 원인은 아니다. 그러나 어떤 변화들은 나이든 사람이 질환에 더 잘 걸리게 할 수 있다.

성장호르몬 수치는 나이가 들어감에 따라 감소한다. 이것은 제지방체중(lean body mass)이 감소하고 뼈 기질의 두께와 강도가 감소하는 30세 이후의 남성에서 두드러진다. 체지방이 증가하면 성장호르몬 수치가 더욱 떨어진다. 체지방의 증가는 당뇨병, 심장질환 그리고 암의 발병률 증가와 관련 있다. 골 밀도가 감소하면 뼈가 쉽게 골절될 수 있다.

나이가 들면서 T_3와 T_4 비율이 약간 감소하며, 결국 대사율이 감소하게 된다. 여성의 경우 노화되면서 갑상선의 자가면역질환의 발병은 증가한다.

알도스테론 수치가 상대적으로 일정함에도 불구하고 알도스테론에 대한 신장의 감수성은 나이가 들면서 감소해, 필요할 때 레닌을 분비하는 신장의 능력도 감소하게 된다. 신체는 혈압의 변화, 탈수, 질환과 같은 스트레스에 대처하는 능력이 떨어진다. 혈압, 나트륨과 칼륨의 농도, 산-염기 평형 그리고 삼투압의 이상 소견이 증가한다.

건강한 노화 Healthy Aging

뼈 건강

노화하면서 많은 내분비 변화 때문에 자연스런 뼈 손실이 일어난다. 칼슘 섭취를 확실하게 하면 뼈 손실을 늦출 수 있다. 강한 뼈 상태를 유지하기 위해 체중부하 운동을 지속적으로 하고 골다공증과 골절 위험성을 감소하기 위해 노력하라.

나이가 들어도 췌장은 정상 수치의 인슐린을 분비하는 능력을 계속 유지하지만 인슐린에 대한 조직의 반응성은 감소한다. 인슐린 저항성으로 인해 2형 당뇨병의 발병률은 높게 된다. 2형 당뇨병은 56세 이상에서는 10%, 45~76세는 20% 그리고 85세 이상은 40% 정도 발생하는 것으로 추정된다. 1형 당뇨병은 2형 당뇨병보다 다소 드물지만 발생빈도는 연령과 관계없고 65세 이상 사람들 사이에서 10 대 사망 원인으로 알려져 있다.

안드로겐과 에스트로겐 수치는 나이가 들면서 떨어지지만, 이것은 노화의 정상적인 과정으로 생각된다.

자료

Acromegaly: www.acromegaly.org

American Diabetes Association, Diabetes Facts and Figures: www.diabetes.org/diabetes-statistics.jsp

Cesario SK, Hughes LA. Precocious Puberty: A Comprehensive Review of Literature. *Journal of Obstetrics and Gynecology Neonatal Nursing* 2007;36(3):263-274.

Congenital hypothyroidism: www.congenitalhypothyroidism.net

Eugster EA. Gigantism. *Journal of Clinical Endocrinology and Metabolism* 1999;84(12):4379-4384.

Human Growth Foundation: www.hgfound.org

National Diabetes Information Clearinghouse (NDIC): www.diabetes.niddk.nih.govFoun

Rastogi MV, LaFranchi SH. Congenital Hypothyroidism. *Journal of Rare Diseases* 2010;5:17.

Saborio P, Tipton GA, Chan JCM. Diabetes Insipidus. *Pediatrics in Review* 2000;21(4):122-129.

Staii A, Mirocha S, Todorova-Koteva K, Glinberg S, Jaume JC. Hashimoto Thyroiditis Is More Frequent than Expected When Diagnosed by Cytology Which Uncovers a Pre-clinical State. *Thyroid Research* 2010;5:17

Stewart PM, Vance M. *Hypopituitarism: Your Questions Answered.* n.d. www.pituitarysociety.org/public/specific/hypopituitarism/PituitarySociety_HypopituitarismEnglish.pdf

질환 한눈에 보기

내분비계

질환	병인	징후와 증상
뇌하수체난쟁이증 (pituitary dwarfism)	특발성, 유전, 뇌하수체 종양 및 외상, 두부 방사선 치료	5세 이전 성장 지연, 성발달 지체 또는 부재, 나이에 비해 작은 체구와 키
거인증 (gigantism)	뇌하수체 양성종양	얼굴 형태가 두꺼워짐, 손발이 비정상적으로 커짐, 과도한 땀분비로 인한 두통, 사춘기 지연. 관절 문제, 심혈관계 약화, 근육병 발생
말단비대증 (acromegaly)	뇌하수체 양성종양	손, 발, 머리의 비대; 손바닥과 발바닥의 연조직이 두터워짐; 이마, 턱 비대로 치열이 벌어짐, 혀 비대; 관절염
요붕중 (diabetes insipidus)	중추성: 수술, 종양, 병, 염증, 외상으로 인한 뇌하수체 종양 신장성: 유전 장애, 만성 신장질환, 특정 약물	다뇨증, 다음증, 빈뇨, 야뇨증으로 인한 수면 장애, 낮 피로, 열, 두통, 체중 감소, 저혈압
갑상선기능저하증 (hypothyroidism)	자가면역질환(하시모토병), 갑상선의 일부 혹은 전체 제거 수술; 방사선 치료, 갑상선 항진증 치료, 특정 약물	체중 증가, 피부건조, 탈모, 얼굴, 손, 다리, 발목, 발 부종, 차가움에 대한 민감성 증가, 근육과 관절의 극심한 통증, 쉰 목소리, 변비, 생리량 증가 및 불규칙, 피로, 느린 사고, 기억 장애, 느린 말, 우울, 갑상선 비대, 혈중 콜레스테롤 수치의 변화, 서맥, 불임
선천성 갑상선기능저하증 (congenital hypothyroidism)	갑상선의 발육부전이나 부재, 갑상선이 비정상 위치로 이동, 임신 중 요오드 결핍, 임신 중 항갑상선호르몬 섭취	제대 탈장과 복부돌출, 활동 감소와 전반적인 기면증, 영양섭취가 부족한 상태에서도 체중증가, 작은 체구, 신체 성장 지연, 발달지연, 눈꺼풀 부종, 혀 비대, 거친 얼굴

진단	치료	예방
성장호르몬 수치 증가를 확인하기 위한 혈액검사, 영상검사	성장호르몬 대치요법	뇌하수체 외상을 막는 것 이외에는 예방할 수 없음
신체검진, 영상검사, 높은 성장호르몬 농도를 알기 위한 혈액검사, 생검	수술, 방사선 치료, 성장호르몬 분비를 줄이는 약물	예방할 수 없음
병력, 신체검진, 성장호르몬 증가를 확인하기 위한 혈액검사, 생검, 영상검사	수술, 방사선 치료, 성장호르몬 분비를 줄이는 약물	예방할 수 없음
병력, 신체검진, 소변분석, 수분제한 검사	ADH 투여	예방할 수 없음
병력, 징후와 증상, T4, T3, 저하와 TSH 증가를 확인하기 위한 혈액검사, 자가항체 검사, 영상검사	갑상선호르몬 대치	예방할 수 없음
T3, T4 수치 감소와 TSH 증가를 확인하기 위한 혈액검사	갑상선호르몬 대치	예방할 수 없음

질환	병인	징후와 증상
그레이브스병 (Graves' disease)	비정상적인 면역반응	갑상선 비대, 신경질, 과민증, 열못견딤증, 발한 증가, 불면증, 빠르거나 불규칙적인 심박동, 피로, 설사, 체중감소, 눈병
단순 갑상선종 (simple goiter)	요오드 결핍, 갑상선종 유발 음식의 과량 섭취, 특정 약물, 특발성	갑상선 비대, 호흡과 삼키기 곤란, 졸음, 혼수
갑상선암 (thyroid cancer)	원인불명	질환 초기에는 징후와 증상이 나타나지 않음, 목 덩어리, 쉰소리, 연하곤란, 목과 목구멍의 통증, 목 림프절 부종
부갑상선기능항진증 (hyperparathyroidism)	부갑상선 양성 종양	뼈의 통증, 신경계 약화, 근육긴장도 소실 및 약화, 맥박 느려짐, 위장관 장애, 복부통, 구토, 변비, 눈 과민 및 지나친 눈물 분비
부갑상선기능저하증 (hypoparathyroidism)	갑상선 제거 이후에 주로 나타나는 일시적인 병	손과 발의 강직, 기면증, 성격 변화, 불안, 시야 흐림, 팔다리 떨림
애디슨병 (Addison's disease)	자가면역, 특정 감염 질환, 암, 부신 출혈	체중 감소, 피로, 식욕부진, 햇빛을 받지 않은 부위의 과다색소 침착, 복부 불쾌, 구토, 설사, 저혈압, 졸음, 나트륨 결여, 창백
쿠싱증후군 (Cushing's syndrome)	양성 뇌하수체 종양, 부신 종양, 높은 용량의 코티손의 장기 투여	어깨뒤 지방 축적(들소혹), 달 형태의 둥근 얼굴, 피로, 쇠약, 상처회복 지연, 복부 돌출, 고혈압, 체중 증가, 피부 틈
콘증후군 (Conn's syndrome)	부신 피질의 양성 종양	고혈압, 두통, 시야 흐림, 졸림, 피로, 무감각, 배뇨 증가, 갈증, 근육 경직, 근육 약화

진단	치료	예방
T_3, T_4 수치 증가와 TSH 감소를 확인하기 위한 혈액 검사	약물, 방사선 요오드, 수술	예방할 수 없음
병력, 신체검진, TH와 TSH 수치를 알기 위한 혈액검사, 영상검사	갑상선호르몬 대치, 낮은 용량의 요오드, 방사선요법, 수술	적당한 양의 요오드 섭취, 갑상선종 유발 음식 섭취 모니터링, 약물
병력, 신체검진, TH와 TSH 수치를 알기 위한 혈액검사, 영상검사	수술, 방사선 요오드 처치, 갑상선호르몬 요법, 방사선요법, 화학요법, 표적치료	예방할 수 없음
PTH와 칼슘 증가, 인산염 감소를 확인하기 위한 혈액검사, 영상검사	수술, 이뇨제, 칼슘 섭취 제한	예방할 수 없음
신체검진, PTH와 칼슘 감소, 인산염 증가를 확인하기 위한 혈액검사, 심전도, 영상검사	비타민 D와 칼슘 투여	예방할 수 없음
병력, 신체검진, 코티솔 감소와 ACTH 증가를 확인하기 위한 혈액검사, ACTH 자극검사, 영상검사	글루코코르티코이드와 광물코르티코이드 대치	예방할 수 없음
코티솔 증가를 확인하기 위한 혈액과 소변검사, 영상검사	수술, 방사선요법, 코르티코스테로이드 합성을 차단하는 약물	예방할 수 없음
알도스테론 증가와 레닌 감소를 확인하기 위한 혈액검사	수술, 항고혈압 약물, 알도스테론 차단제	예방할 수 없음

질환	병인	징후와 증상
1형 당뇨병 (type 1 diabetes mellitus)	췌장 베타세포의 자가면역 손상	다뇨증, 다음증, 다식증, 체중감소
2형 당뇨병 (type 2 diabetes mellitus)	과체중과 신체활동 저하	다뇨증, 다음증, 다식증, 체중감소, 피로, 시야 흐림, 손발의 무감각이나 저림, 상처회복 지연
생식선항진증 (hypergonadism)	소녀 – 특발성; 난소와 부신의 종양 소년 – 특발성; 고환과 뇌하수체의 종양	소년과 소녀 모두에서 음모, 겨드랑이 털, 빠른 성장, 여드름, 성인 체취 소녀 – 유방 발달, 첫 생리 소년 – 고환과 음경 비대, 수염, 저음

진단	치료	예방
소변검사, 혈당검사	인슐린, 규칙적인 운동, 건강 체중 유지, 건강식, 혈당 모니터링	예방할 수 없음
소변검사, 혈당검사	혈당 모니터링, 건강식, 규칙적인 운동, 당뇨 약물, 인슐린 요법	체중 감소, 운동
아동과 가족의 병력, 신체검진, 성호르몬 증가를 확인하기 위한 혈액검사	종양 제거나 방사선 치료, 성호르몬 억제 약물	예방할 수 없음

연습문제

비판적 사고를 위한 사례

1. 한 여성은 5살 난 아들을 소아과 의사에게 데려가 아들이 자면서 오줌을 계속 지리는 것을 호소했다. 어머니의 말에 따르면 아이는 식욕이 왕성하고 많은 양의 물을 마시며 높은 대사작용이 있다고 한다. 의사는 검진에서 아이가 6개월 전의 신체검진 시보다 4.5 kg의 체중이 감소한 것에 주목했다. 어떤 질환들을 배제하여야 하는가?
2. 59세의 여성은 두통, 특히 두 눈 사이에 지독한 두통이 있다고 의사에게 호소했다. 그녀의 혈압, 혈당량, 콜레스테롤 수치는 높다. 의사는 2달 전의 신체검진 시에 다리의 심각한 멍이 아직도 있음에 주목했다. 어떤 질환들이 배제되어야 하는가?
3. 45세의 한 남성은 응급실에서 심각한 탈수증상을 보였다. 남자는 노란 빛을 띠었고 부축 없이는 일어서기조차 어렵다. 그의 혈액내 칼슘 수치는 극도로 높았고 다리가 아리는 감각을 느낀다. 맥박은 매우 빠르고 호흡은 얕다. 이 남성이 가지고 있을 가능성이 있는 질환은 무엇인가?

객관식

1. 어떤 분비선의 과다활동으로 말단비대증이 나타나는가?
   a. 갑상선
   b. 부갑상선
   c. 뇌하수체 전엽
   d. 뇌하수체 후엽
2. 다음 중 혈액내 칼슘 수치를 높이는 호르몬은?
   a. 글루카곤
   b. 부갑상선호르몬
   c. 안드로겐
   d. 인슐린
3. 고혈당증은 어떤 질환의 징후인가?
   a. 쿠싱증후군
   b. 애디슨병
   c. 당뇨병
   d. 그레이브스병
4. 어깨 뒤 지방 축척은 어떤 질환을 의미하는가?
   a. 그레이브스병
   b. 쿠싱증후군
   c. 애디슨병
   d. 콘증후군
5. 항이뇨호르몬의 결핍으로 어떤 질환이 발생하는가?
   a. 인슐린 의존성 당뇨병
   b. 인슐린 비의존성 당뇨병
   c. 요붕증
   d. 케톤산증
6. 다음 중 티록신의 과분비와 관련 있는 것은?
   a. 그레이브스병
   b. 거인증
   c. 크레틴병
   d. 말단비대
7. 어떤 분비선이 에피네프린과 노르에피네프린을 분비하는가?
   a. 췌장
   b. 부갑상선
   c. 정소
   d. 부신
8. 코르티코스테로이드의 결핍에 의해 생기는 병은?
   a. 애디슨병
   b. 콘증후군
   c. 요붕증
   d. 쿠싱증후군

9. 절대적인 인슐린 결핍은 ____________의 특징이다.
   a. 1형 당뇨병
   b. 임신성 당뇨병
   c. 2형 당뇨병
   d. 모두 해당됨

10. 신체에서 요오드는 무엇을 만들 때 필요한가?
   a. 인슐린
   b. 아드레날린
   c. 티록신
   d. 포도당

참 / 거짓

_______ 1. 신장 결석은 부갑상선기능부전증에서 형성되기 쉽다.

_______ 2. 고칼슘혈증은 근육 강직을 일으킨다.

_______ 3. 글루카곤은 고혈당증을 막는다.

_______ 4. 관절염 같은 염증반응을 억제하는 스테로이드는 갑상선에 의해 만들어진다.

_______ 5. 제대탈장과 복부돌울은 애디슨병이 있는 경우 나타난다.

_______ 6. 인슐린은 알파세포에서 분비된다.

_______ 7. 그레이브스병을 앓는 환자는 추위에 매우 민감하다.

_______ 8. 당뇨병의 경우 탈수가 생길 수 있다.

_______ 9. 쿠싱증후군은 당질코르티코이드 과다로 나타난다.

_______ 10. 글루카곤은 혈당수치를 높인다.

빈칸 채우기

1. 아동에서 성장호르몬의 과다생성은 __________를(을) 유발한다.
2. 성인기에 성장호르몬의 과다생성은 __________를(을) 유발한다.
3. 뇌하수체 후엽은 _________과(와) __________를(을) 분비한다.
4. 미세혈관 질환은 만성 ___________의 합병증이다.
5. 갑상선기능항진증의 가장 흔한 형태는 __________이다.
6. 인슐린은 ____________(이)라 불리는 췌장세포에서 분비된다.
7. ____________는(은) 양쪽 신장 바로 위에 있다.
8. 자극호르몬(tropic hormone)은 ____________에서 분비된다.
9. 뇌하수체 난쟁이증은 ____________의 저분비와 관련 있다.
10. ____________당뇨병의 경우 인슐린에 반응하지 않거나 정상 혈당을 유지하기 위해 충분한 양의 인슐린을 생산하지 못한다.

Chapter 13

신경계 질환과 장애

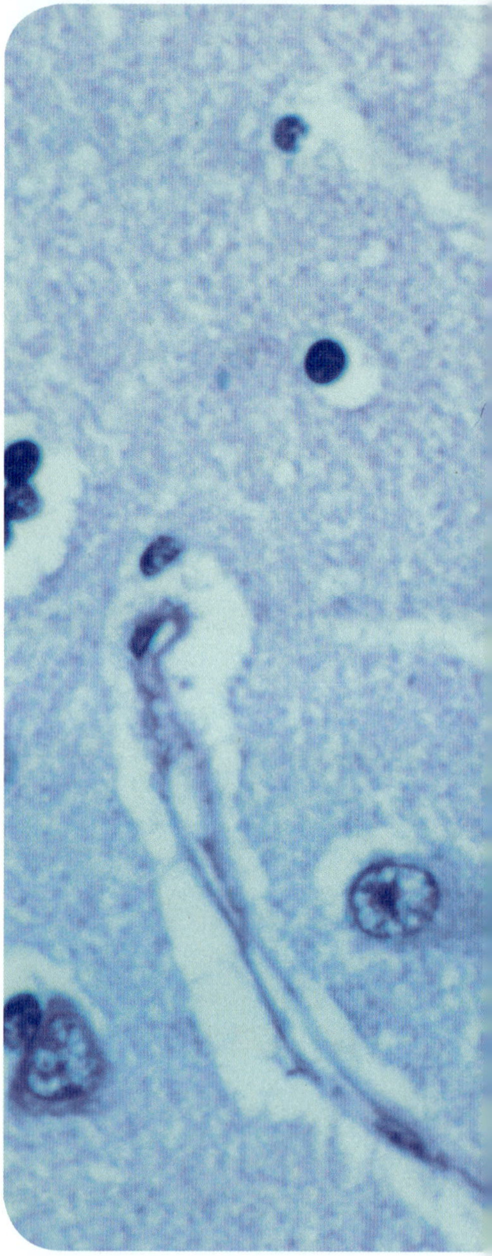

신경원섬유매듭. (neurofibrillary tangle)의 현미경 사진. (© O.J. Staats/Custom Medical Stock Photo)

학습목표

이 장을 공부한 후에,

- 신경계의 기본적인 구조와 기능, 주요 감각 과정을 알 수 있다.
- 뇌 외상 손상과 척수 외상 손상의 병인, 징후, 증상, 치료에 대해 설명할 수 있다.
- 여러 가지 종류의 뇌전증의 징후와 증상을 구별할 수 있어야 하며, 각 뇌전증의 병인, 위험요인, 치료에 대해 설명할 수 있다.
- 뇌졸중의 병인, 징후와 증상, 진단검사, 치료법을 논의할 수 있다.
- 뇌신경 장애의 병인, 징후와 증상, 예후를 설명할 수 있다.
- 신경계의 감염성 질환의 병인, 징후와 증상, 진단검사, 치료에 대해 설명할 수 있다.
- 알츠하이머병, 다발성 경화증, 헌팅톤병, 파킨슨병, 근위축성 측삭경화증을 포함한 신경계의 퇴행성 질환에 대해 설명할 수 있다.
- 신경계 발달 질환의 병인, 증상, 치료, 예후를 이해할 수 있다.
- 뇌의 양성종양과 악성종양의 차이점을 이해할 수 있다.
- 신경계의 노화 관련 질환을 개괄할 수 있다.

사실인가 허구인가?

녹슨 못은 파상풍(tetanus)을 유발한다.

허구: 파상풍은 클로스트리움 테타니(*Clostridium tetani*) 세균의 독에 의해 발생하는데, 이 세균은 동물 분변에 오염된 흙에 서식한다. 이 세균은 무산소 조건에서 번식한다. 못과 같은 날카로운 것에 의해 생긴 깊고 오염된 자창으로 이 세균이 침입하여 파상풍을 유발한다. 못이 아니라 세균이 파상풍을 유발한다!

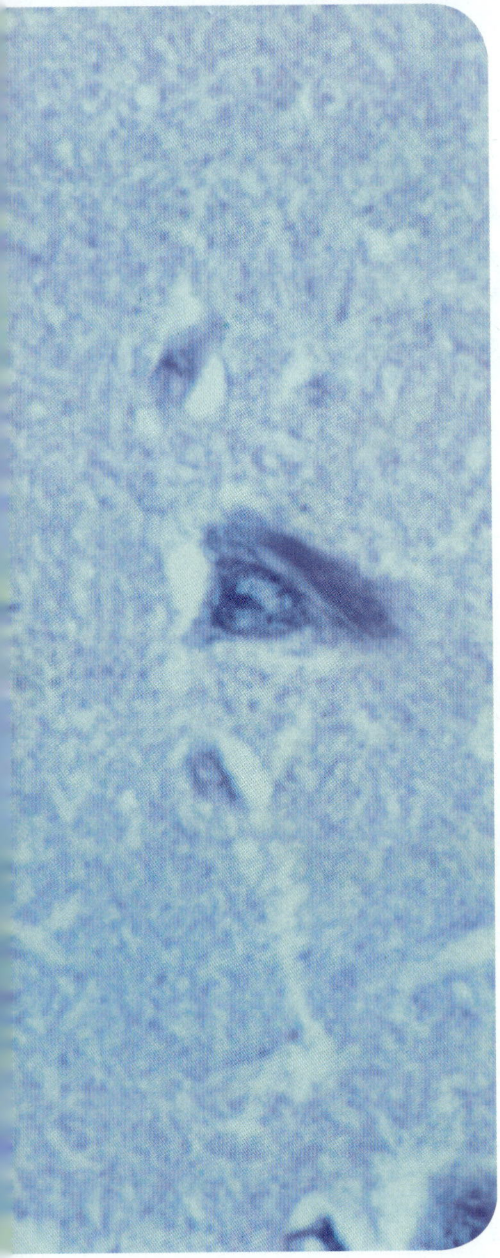

질환 이야기

살인자에게 죽음을

당신의 증조부모는 이 병에 걸리면 마비가 되는 비극적인 감염성 질환에 두려움을 떨며 살았다. 당신의 부모세대는 이 질환의 아귀에서 벗어나기 시작했고 현재 세대에서 이 질환은 거의 근절되었다. 이 무서운 질환의 이름은 무엇일까? 폴리오(회색질척수염, polio)이다.

폴리오는 미국과 전 세계에 창궐한 적이 있었다. 특히, 1940년대와 1950년대에, 전쟁 전 대공황 세대와 전쟁 후의 '베이비붐' 세대가 가장 큰 영향을 받았다. 1955년에 들어서 조나스 솔크(Jonas Salk) 박사와 앨버트 사빈(Albert Sabin) 박사가 백신을 만들게 되면서 이 질환의 위험으로부터 완전히 벗어나게 되었다. 그렇다면 어떻게 이 대단한 공적을 세운 것일까?

솔크 박사의 백신은 불활성화된 폴리오바이러스로 이루어져 있었으며 근육주사 형태로 접종되었는데, 이 백신은 바이러스에 대한 항체형성을 자극한다. 대규모의 면역프로그램들이 시행되면서 폴리오 감염 환자들은 급감하게 되었다. 사빈 박사는 매우 효과적인 경구 백신을 개발하여 많은 사람들이 더욱 쉽게 투여받을 수 있었다. 사빈의 백신은 경구로 섭취되어 소화기계에 서식하는 폴리오바이러스에 대한 항체형성을 자극한다. 솔크 백신과는 달리, 사빈 백신은 소화기계에 있는 바이러스를 근본적으로 파괴하여 이 바이러스의 전파를 차단하고 전파 매개체를 제거한다. 하지만 많은 과학자들은 솔크 백신이 죽은 바이러스를 이용하고 백신 자체가 폴리오를 전파하지 못하기 때문에 더 효과적이라 믿는다. 2000년에 미 질병통제예방센터는 살아 있는 바이러스에 대한 접촉을 완전히 차단하기 위하여 솔크 백신만을 추천하였다.

세계보건기구(World Health Organization)는 가까운 미래에 세계적으로 폴리오바이러스가 완전히 없어질 것으로 전망하고 있다. 1988년과 1998년 사이에 폴리오가 세계적으로 85%가 감소하고, 오늘날에는 미국을 포함한 대부분의 나라들에서 사멸되었다. 미국에서 가장 최근의 폴리오 환자사례는 1979년에 있었다. 2003년에는 지구에서 700건의 감염사례만이 있었으며, 이 중에 4분의 3이 백신접종이 잘 이루어지지 않는 나라들인 나이지리아, 인도 그리고 파키스탄에서 발병하였다. 이 무서운 질환을 소멸시키기 위해서 지역적으로 그리고 전 세계적으로 면역화 작업을 계속하는 것이 중요하다.

해부와 생리

개요

신경계는 모든 신체 기능 조율과 제어를 하고, 항상성을 유지하는 데 중심 역할을 한다. 신체 외부와 내부 환경을 감시하고, 내분비계와 함께 신체기능을 조절한다. 신경계는 중추신경계(central nervous system, CNS)와 말초신경계(peripheral nervous system, PNS)로 구성된다. 중추신경계는 뇌(brain)와 척수(spinal cord)로 이루어져 있다. 중추신경계는 정보를 통합하고 말초신경계를 조절한다. 말초신경계는 중추신경계 밖에 있는 12쌍의 뇌신경과 31쌍의 척수신경으로 구성되어 있다. 이들 신경은 중추신경계로 정보를 전달하거나 중추신경계로부터 전달받는다. 신경은 중추의 정보를 근육과 샘세포로 전달하는 운동신경(motor nerves)과 수용기의 감각정보를 전달하는 감각신경(sensory nerves)으로 이루어져 있다.

뉴런

신경계의 가장 기본적인 단위는 **뉴런(neuron)**, 즉 신경세포이다. 뉴런은 세포체로 정보를 전달하는 **수상돌기**(가지돌기, *dendrites*)라는 실처럼 뻗은 확장체가 부착된 세포체와 세포체로부터 정보를 먼 곳으로 전달하는 섬유 형태의 축삭으로 구성되어 있다(그림 13-1 ▶). 대부분의 감각신경과 운동신경섬유는 **수초(myelin, 말이집)**라는 지질단백질(lipoprotein)로 둘러싸여 있는데, 이 수초는 절연체 역할과 뉴런 보호 기능을 한다. 수초의 손상되면 흥분전도속도가 감소하고 뉴런 기능이 손상된다. 세 가지 형태의 뉴런이 있다. 첫째는 사이뉴런으로서 뉴런 간의 신경 흥분을 전달한다. 두 번째 뉴런은 감각뉴런으로서 촉각, 빛, 통각과 같은 환경 변화를 탐지하여 이 정보를 뇌나 척수에 보낸다. 세 번째 행태는 운동뉴런으로서 중추신경계에서 신호를 근육이나 선(gland)으로 전달해서 수축이 일어나게 하거나 분비가 일어나게 한다.

중추신경계

뇌와 척수는 중추신경계를 구성하는 기관이다. 뇌와 척수는 감각 입력을 통합하고 해석하여 모든 신체 행동을 조절한다.

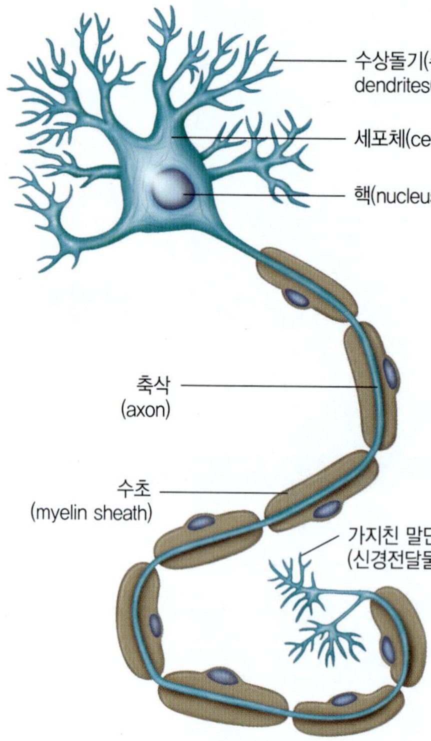

그림 13-1 ▶ 전형적인 뉴런

뇌 뇌는 정보를 통합하고 저장하며, 감각입력을 해석하며, 모든 신체 기능을 조절한다(그림 13-2 ▶). 뇌는 두개골에 의해 잘 보호되고 있을 뿐만 아니라, 뇌와 척수의 섬세한 신경조직을 보호하는 **뇌척수막(meninges)**이라는 세 겹의 막으로 덮여 있다. 가장 안쪽의 막은 연막(pia mater), 중간막은 거미막(arachnoid), 가장 단단하고 바깥에 위치한 막은 경막(dura mater)이다. 지주막과 연막 사이의 지주막하강은 뇌척수액으로 채워져 있으며, 이 뇌척수액은 이곳과 뇌실, 그리고 척수 주위의 지주막하강을 순환한다. 뇌척수액은 수분, 단백질, 포도당, 미네랄로 이루어진 투명한 액체이다.

뇌의 가장 큰 부분을 차치하는 것은 대뇌로서 감각 정보를 통합하고, 운동 활동을 지시하고, 지능과 성격을 맡고 있다. 대뇌는 두 개의 반구로 나누어져 있으며 중간부분에서 뇌량의 신경섬유로 연결되어 있다. 뇌량을 통해 두 개의 반구는 서로 소통하고 정보를 공유한다. 대뇌의 바깥쪽 영역은 뚜렷하게 주름진 영역인 대뇌피질인데, 이 대뇌피질은 회색으로 보이는 뉴런 세포체로 구성되어 있어 회색질(gray matter)이라고 한다. 안쪽 영역은

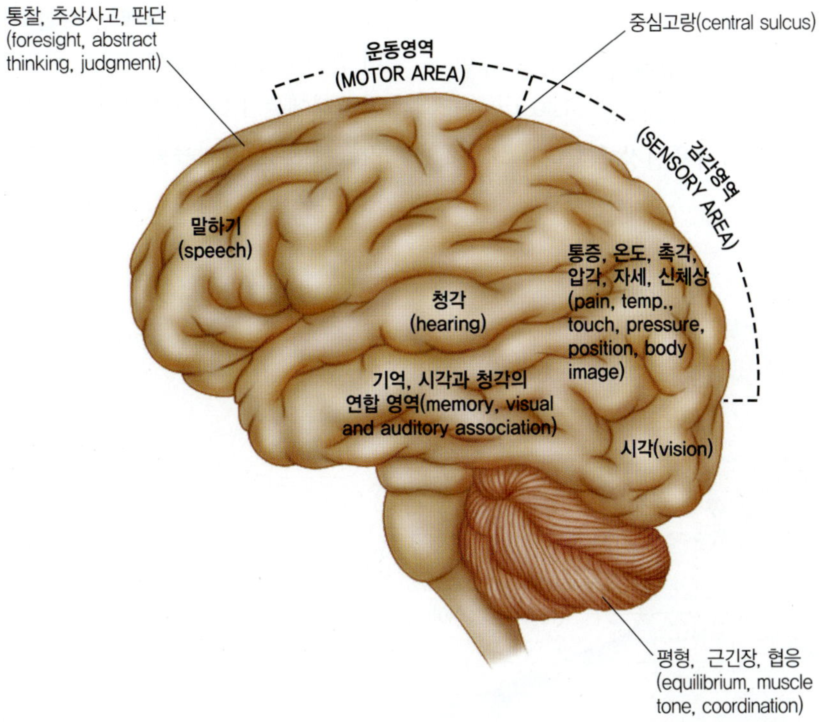

그림 13-2 ▶ 특화된 뇌영역

축삭의 수초로 인해 흰색을 띠고 있는 신경섬유들로 구성된 백색질(white matter)로 이루어져 있다. 대뇌의 안쪽 영역에는 근육 조정과 정적 움직임을 조절하는 **기저핵(basal ganglia, 바닥핵)**도 있다.

대뇌피질은 열(틈, fissures)에 의해 특화된 기능을 처리하는 엽(lobe)으로 더 세분할 수 있다. 전두엽은 자발적인 근육활동과 말하기 근육을 조절한다. 전두엽에는 성격, 판단, 기억, 그리고 다른 인지적 기능을 담당하는 영역도 있다. 측두엽(관자엽)은 청각, 미각, 후각과 같은 감각을 처리하고, 들은 말을 해석한다. 두정엽(마루엽)은 신체 반대편에서 오는 감각 신호의 의미를 해석한다. 후두엽(뒤통수엽)은 시각입력을 해석한다. 두 반구의 각 엽에서는 신체 반대편에서 오는 신호를 받아들이고 신체 반대편으로 정보를 전달한다.

시상은 대뇌 아래 있다. 시상은 감각 정보를 대뇌피질의 담당 영역으로 전달한다. 시상 아래 있는 시상하부는 체온, 혈압, 호흡, 미각, 수면/각성 주기와 같은 생명 기능을 조절한다. 시상하부는 일부 호르몬을 분비하고, 뇌하수체의 일부분을 조절하며, 신경계와 내분비계 사이 매개체 역할을 한다.

뇌의 바닥 쪽에는 소뇌, 교, 연수가 있다. 소뇌는 후두엽 아래 있으며, 감각입력과 근육 활동을 조율하여 부드러운 수의운동을 조절한다. 소뇌로 인해 평형감각과 근긴장도를 조절할 수 있다. 연수는 뇌와 척수를 연결시킨다. 연수는 심박률과 호흡률을 조절하며, 혈관 평활근을 조절한다. 특화된 뇌영역을 그림 13-2 ▶를 보며 복습하라.

척수 척수는 뇌와 신체 사이의 신경 흥분을 전달한다. 척수는 연수와 연결되어 있으며, 두개골 바닥부의 개구부인 대공(foramen magnum)에서부터 제1요추나 제2요추까지 확장되어 있다. 척추뼈, 뇌척수막, 뇌척수액이 척수를 보호한다(그림 13-3 ▶). 31쌍의 척수신경이 척수에서 시작하여 감각과 운동 신경의 신경다발을 몸 전체로 연결한다. 척수는 또한 감각 입력에 대한 반응으로 일부 근육 반사를 일어나게 한다.

말초신경계

말초신경계는 신경, 신경절(중추신경계 밖에 있는 뉴런 세포체 집합체), 감각수용기, 감각기관으로 이루어져 있다. 말초신경계는 체성신경계와 자율신경계로 나눈다.

체성신경계 체성신경계는 자발적인 근육활동을 조절하며 감각수용기와 감각기관으로부터 입력을 받는다. 체성신경계에는 12쌍의 뇌신경과 31쌍의 척수신경이 있다. 이들 신경은 감각뉴런이나 운동뉴런, 또는 둘 다로 구성되어 있다.

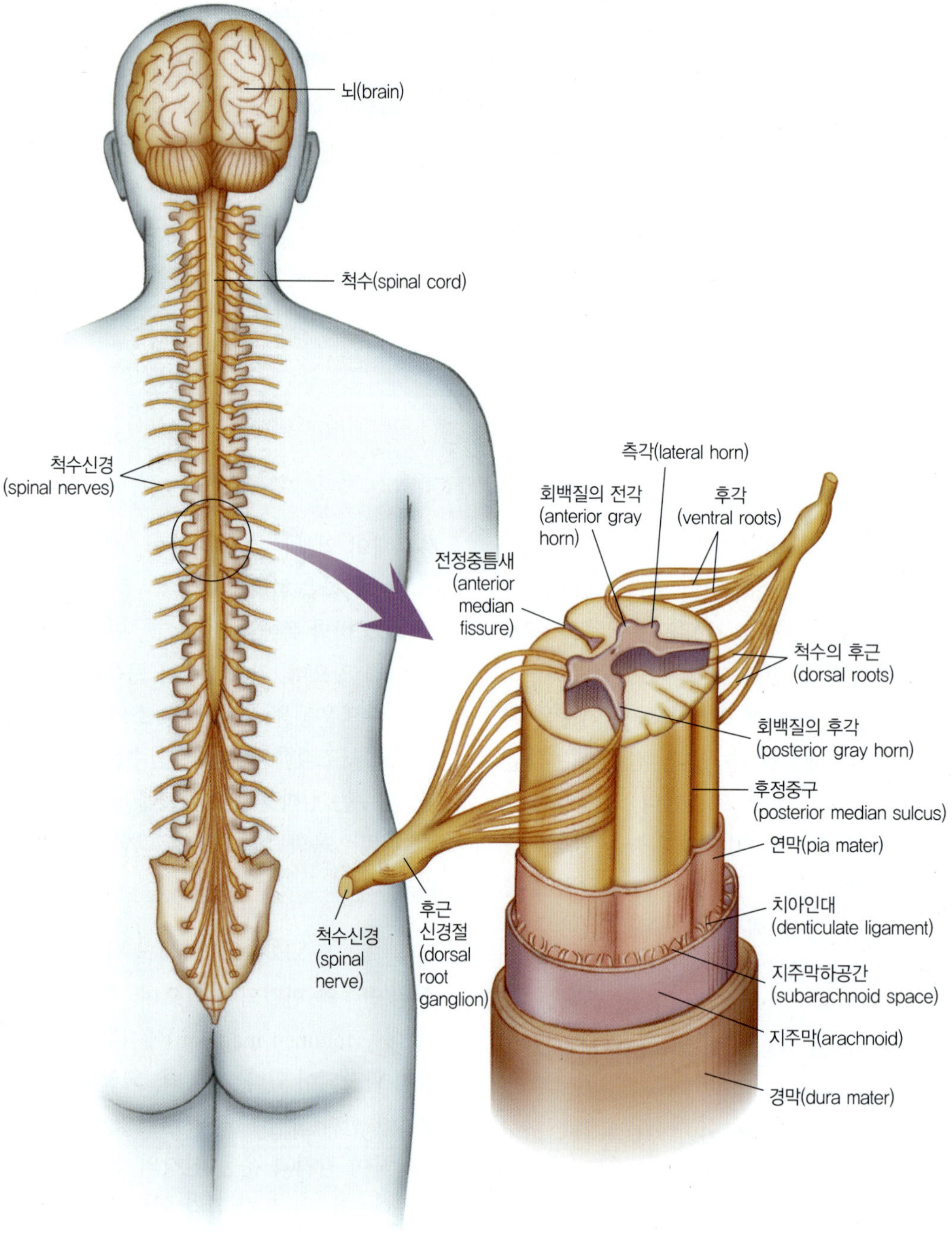

그림 13-3 ▶ 뇌, 척수, 척수신경. 척수를 확대한 모습

자율신경계 자율신경계는 분비샘과 심근, 혈관 벽, 기관지, 소장, 기타 복부 기관에 있는 평활근과 같은 불수의근을 조절한다. 자율신경계는 교감, 부교감, 그리고 장관신경계, 이 세 개의 하위 영역으로 나눌 수 있다. 교감신경계는 척수 흉부와 요부에서 시작하는 신경으로 구성되어 있다. 교감신경계는 기관과 샘(gland)이 "싸우거나 도망가기"와 같은 상황을 대비할 수 있도록, 즉 기관지를 확장하게 하고 심박율과 혈압을 높이도록 한다. 부교감신경계는 뇌영역과 천수영역에서 시작한다. 이들 신경은 신체의 휴식 기능을 조절한다. 장관신경계는 복부에 있는 신경 그물망으로서 위장관을 조절한다.

진단검사와 절차

신경계 질환과 장애의 진단에는 환자의 병력과 대뇌, 소뇌, 신경 기능, 정신 상태, 지적 기능, 행동, 의식 수준을 평가하기 위한 신경학적 검사가 있다.

비침습적 진단 영상검사에는 X-선, CT, 초음파, MRI가 있다. **뇌파(electroencephalography, EEG)**는 뇌의 전기적 활동을 기록한다. 침습적 검사로 뇌척수액을 살펴보기 위한 요추천자(허리천자)가 있다(그림 13-4 ▶). 척추조영술(myelography)은 지주막하강(거미막밑공간, subarachnoid space)에 방사선 비투과제를 주입한 후 척수의 구조를 시각화하는 방법이다. 혈관조영술(angiography) 또한 뇌에서의 순환을 볼 수 있게 해준다.

뇌와 척수 외상

뇌나 척수 외상에 의한 손상 정도에 따라 장애가 가벼울 수도 심각할 수도 있다. 손상 효과는 일시적 또는 영구적

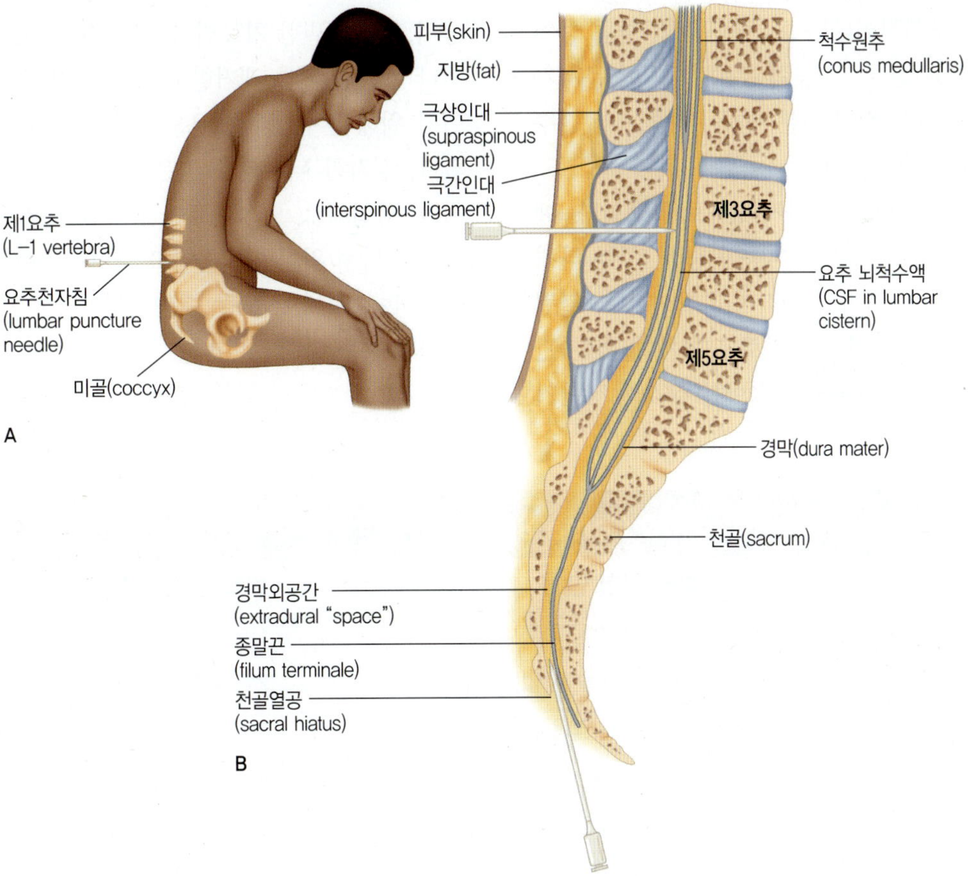

그림 13-4 ▶ (A) 요추천자. (B) 척수와 척수막들을 보여주는 척주부위. 요추천자침은 제3요추와 제4요추 사이 천골열공(엉치뼈틈새, sacral hiatus)으로 삽입한다.

일 수 있다.

외상성 뇌손상

외상성 손상은 외부 물리적 힘에 의해 생기는 뇌손상이다. 미국에서 매년 약 170만 명의 사람들이 외상성 뇌손상을 입고 있다. 낙상(falls)이 외상성 뇌손상의 주요 원인이며, 그 다음이 자동차 사고이다. 다른 중요한 원인으로 스포츠와 신체 폭력이 있다. 넘어져서 외상성 뇌손상에 걸릴 위험성은 65세 이상과 5세 이하에서 가장 높다. 20세에서 24세 사이에서는 자동차 사고가 외상성 뇌손상의 가장 높은 위험요인이다.

징후와 증상은 뇌손상 정도에 따라 다르다. 뇌진탕(concussion)은 흔히 일어나는 가벼운 형태의 뇌손상이다. 뇌진탕은 신체 접촉이 있는 스포츠, 낙상, 자동차 사고에서 많이 발생하듯이, 머리에 강한 타격을 받거나 갑작스럽게 흔들려서 일어난다. 신체 증상으로 잠깐 동안 의식 소실, 두통, 구역질이나 구토, 광민감성, 졸림 등이 있다. 인지 증상으로 혼돈, 집중력 부족, 기억력 문제가 있을 수 있다. 뇌진탕은 또한 기분, 슬픔, 짜증, 피로, 수면 장애의 변화와 관련이 있다.

심각한 외상성 뇌손상은 두 가지 형태로 발생한다. 폐쇄 부상(closed injuries)은 낙상, 자동차 충돌, 두부 타격과 같은 두개골의 뇌가 갑자기 움직여서 발생한다. 열린 부상(open injuries)은 총기와 날카로운 물체에 의한 관통상으로부터 발생한다. 징후와 증상에는 심각한 장단기 뇌 기능 손상이다. 심각한 뇌손상으로 의식 소실, 기억 상실, 근육 약화와 협조불능, 그리고 정서, 성격, 기분의 변화가 나타난다. 이러한 변화들은 영구적이고 심각하며, 장애를 일으키고 일상생활 기능에 문제를 초래한다. 미국에서 부상 관련 사망자의 약 3분의 1이 심각한 외상성 뇌손상이 있다.

뇌손상을 진단하기 위해서 뇌기능 평가, 부상 원인에 대한 정보, 뇌영상 등이 필요하다. 글래스고 혼수 척도(Glasgow Coma Scale, GCS)로 정신 기능, 감각 반응성 및 운동 능력을 측정한다(표 13-1 ▶). GCS에서 높은 점수는 뇌기능이 좋다는 것을 의미한다. MRI나 CT 스캔을 이용하여 뇌손상을 평가하고, 손상 위치를 알 수 있다.

치료는 부상 정도에 따라 달라진다. 대부분의 가벼운 뇌손상과 뇌진탕은 시간이 흐르면서 휴식을 취하면 해결된다. 뇌진탕 후에는 완전히 회복될 때까지 육체적으로나 정신적으로 격렬한 활동을 피해야 한다. 심각한 뇌 손상의 경우 특별한 치료법이 없을 수 있다. 수술로 이물질이나 부러진 뼈를 제거할 수 있다. 뇌 대사나 염증을 줄이기 위해 혼수상태를 유도하기 위한 약물을 사용할 수 있다. 심각한 뇌손상을 입은 생존자들은 집중적인 물리치료, 작업치료, 언어치료가 필요한 경우가 많다. 예방은 집에서 낙상 위험성을 줄이고, 신체 접촉이 있는 스포츠, 자전거, 오토바이를 탈 때 안전벨트를 착용하고 안전모를 착용하는 데 달려 있다.

표 13-1 글래스고 혼수 척도(Glasgow Coma Scale)

최적 눈 반응	최적 언어 반응	최적 운동 반응
1 = 눈을 못 뜸	1 = 언어 반응 없음	1 = 운동 반응 없음
2 = 통증자극에 눈을 뜸	2 = 알아들을 수 없는 말	2 = 통증 자극에 대한 신전 반응
3 = 지시에 의해 눈을 뜸	3 = 적절치 않은 단어	3 = 통증 자극에 대한 굴곤 반응
4 = 자발적으로 눈을 뜸	4 = 혼돈스런 말	4 = 통증으로부터 회피
	5 = 정향적 언어	5 = 통증 위치 파악
		6 = 지시에 따름

점수: 15–13, 경미; 9–12, 중등도; 3–8, 심각; 3점 이상, 식물상태

예방 플러스!

머리와 목 손상은 예방할 수 있다

뇌와 척수 손상 아래 주의사항을 잘 지키면 예방할 수 있다.

- 오토바이를 탈 때 항상 안전모를 착용하라. 자전거를 탈 때나 스노우보드나 스케이트보드를 탈 때도 항상 안전모를 착용하라.
- 얕은 물이나 깊이를 알 수 없는 물에는 절대로 뛰어들지 말라.
- 집에서는 낙성 위험요소를 제거하여 낙성을 줄인다.
- 지침에 따라 사다리를 사용하고 사다리를 잡을 수 있는 파트너와 함께 작업하라.

비판적 사고

1. 일부 주에서는 오토바이 운전자에게 안전모를 착용할 것을 요구하지 않습니다. 만약 법이 요구하지 않는다면 어떻게 운전자들에게 안전모를 쓰도록 설득할 수 있습니까?
2. 머리와 목 보호가 필요한 다른 오락 활동이나 직업 활동은 무엇입니까?
3. 척추손상을 치료할 수 없다면, 왜 일부 사람은 외상 후 근육과 신경 기능을 회복합니까?

척수손상

척추손상은 척수의 압박, 타박상, 골절, 부종으로 발생할 수 있다. 손상 원인은 낙상, 자동차와 오토바이 사고, 스포츠 관련 부상, 칼과 화기 부상, 얕은 물에서 수영하는 것 등이다.

척수손상의 징후와 증상은 손상 부위에 따라 다르다. 운동, 감각 및 내부 장기 기능은 부분적으로 또는 완전히 상실될 수 있다(표 13-2 ▶).

척수손상을 진단하기 위해서 병력과 운동과 감각 기능의 평가가 필요하다. CT, X-선, MRI 검사로 척수손상 여부를 알 수 있다. 붓기가 가라앉은 후 운동기능과 감각기능을 다시 검사한다.

치료는 추가 손상의 위험을 줄이고 치유를 촉진하는 것을 목표로 한다. 부상 직후 머리와 목을 움직이지 않도

표 13-2 척추기둥 부위별 신경손상과 관련된 증상 및 징후

척수 위치	증상과 징후
경부(목 손상); 7개의 경추 뼈가 있다.	호흡근 마비로 인한 호흡불능 대소변 통제 불능 무감각 쇠약, 마비 통증 통제되지 않은 강직성 근육 움직임
흉부(위쪽 중간부위 등); 12개의 흉추 뼈가 있다.	대소변 통제 불능 무감각 감각 변화 통증 쇠약과 마비 다리에 증상
요부 및 천수부(아래 등); 5개의 요추 뼈, 4개의 천추뼈, 4개의 미추 뼈가 있다.	대소변 통제 불능 무감각 감각 변화 통증 쇠약과 마비

표 13-3 뇌전증 분류 및 증상

국소 발작	
단순 초점 발작	의식 소실 없음; 경미한 감각 및 운동 장애; 저림과 섬광 빛, 불수의적 움직임
인지불능 초점 발작	각성이나 의식 소실; 멍함과 의도 없는 움직임
전반성 발작	
의식소실 발작	소발작; 허공을 응시하거나 "백일몽"
긴장성 발작	근육 강직
간대성 발작	신체 양쪽 근육의 핵 움직임의 반복
근간대성 발작	상체, 팔, 다리의 핵 움직임이나 비꼬기
탈력 발작	정상 근긴장의 소실
긴장성-간대성 발작	대발작; 모든 증상의 혼합

록 고정하는 경우도 있다. 유체나 뼛조각을 제거하거나 부러진 디스크를 융합하기 위해 수술이 필요할 수 있다. 척추의 코드 손상은 본질적으로 되돌릴 수 없으며 회복의 정도는 손상 정도에 따라 달라진다.

뇌전증

뇌전증(epilepsy, 간질)은 뇌의 비정상적인 전기적 활동이 특징인 중추신경계 질환이다. 뇌전증은 의식 소실, 운동 조절 소실, 감각 장애를 포함한 발작을 일으킬 수 있다. 뇌전증은 미국에서 비교적 흔한 장애로, 250만 명 이상의 사람들에게 영향을 미친다. 위험요인에는 뇌전증에 대한 가족력, 뇌졸중, 뇌손상, 뇌수막염 같은 감염이 있다. 뇌전증은 보통 어린 시절과 60세 이후에 처음 나타나는 등 나이도 위험요인이다. 뇌전증의 원인은 뇌의 비정상적인 전기 활동과 관련이 있지만 잘 밝혀지지는 않았다.

뇌전증의 징후와 증상은 매우 다양하며, 발작의 위치와 특징에 따라 분류하고 있다. 예를 들어, 뇌전증은 뇌의 특정 부분에만 영향을 미치는 초점성일 수 있다. 이와는 대조적으로, 전반성 발작은 뇌의 양쪽과 많은 부분에서 비정상적인 전기 활동이 일어난다. 발작 특성은 멍하게 응시하는 것(staring spells)부터 완전한 운동 기능 소실과 의식 소실까지 다양하다(표 13-3 ▶).

뇌전증 진단은 뇌전기 활동을 기록한 뇌파(EEG), 뇌 구조를 시각화한 MRI와 CT를 통해 이루어진다. 항발작 약물을 사용하여 치료한다. 치료는 가능하지 않지만 대부분의 사람들이 약물로 발작활동을 통제할 수 있다. 뇌전증은 예방할 수 없다.

뇌졸중

뇌졸중(stroke)은 뇌의 혈전이나 혈관 파열로 인해 뇌의 일부에 혈류가 갑자기 중단되어 나타난다. 산소가 부족하면 뇌세포가 뇌졸중 발병 후 몇 분 이내에 죽게 된다. 매년 뇌졸중은 80만 명에게 영향을 미치고 미국에서 13만 명의 목숨을 앗아간다. 뇌졸중은 혈관질환이기 때문에 뇌졸중과 심장질환은 많은 위험인자를 공유한다(표 13-4 ▶). 대부분의 뇌졸중은 혈전에 의해 발생하며 허혈성 뇌졸중으로 분류된다. 약 15%의 뇌졸중은 혈관 파열로 발생하는데 이를 출혈성 뇌졸중이라 한다. 이들은 뇌동맥류 때문일 수 있다(그림 13-5 ▶).

징후와 증상은 갑자기 나타나며, 무감각, 시력 상실, 얼굴이나 몸 한쪽의 근육 약화, 혼돈, 걷기, 말하기, 이해의 어려움 등이 있다. 진단으로 뇌졸중의 정도와 위치를 알기 위하여 인지, 운동, 감각 기능 평가가 있다. CT, MRI, 뇌혈관조영술은 뇌졸중의 위치를 정확히 파악하고 뇌졸중이 허혈성인지 출혈성인지를 판단할 수 있으며, 이는 적절한 치료법을 선택하는 데 중요하다.

표 13-4 뇌졸중 위험요인

통제가능 위험요인	통제불가능 위험요인
고혈압	나이
심방세동	성
고콜레스테롤	가족력
당뇨병	뇌졸중이나 일시적 허혈 발작 경력
죽상경화증	동맥관개존증(열린타원구멍)
흡연	
음주	
무활동	
비만	

허혈성 뇌졸중은 정맥이나 도관을 사용하여 혈전 근처의 뇌혈관에 직접 혈전 용해약물로 치료한다. 출혈성 뇌졸중은 혈압을 낮추고, 두개내압을 조절하거나, 묽어진 혈액에 대항하는 약물로 치료한다. 뇌의 혈관을 바로잡기 위해 수술을 할 수 있다. 뇌졸중으로 인한 신체적, 언어적, 인지적, 감정적 합병증을 치료하기 위해 집중적인 재활이 필요할 수 있다.

일과성 허혈성 발작(transient ischemic attack, TIA)은 '경미한 뇌졸중'으로, 뇌로 가는 혈류가 일시적으로 막힌 경우이다. 일과성 허혈성 발작은 징후와 증상이 경미하지만 뇌졸중의 전조이기 때문에 즉각적인 의료 조치를 해야 한다. 뇌졸중 발생 가능성을 줄이기 위해 일과성 허혈성 발작의 근본적인 위험요인이나 원인을 해결해야 한다.

뇌신경 장애

뇌신경 장애는 눈, 청각, 균형 그리고 얼굴이나 어깨의 근육에 영향을 미칠 수 있다. 뇌신경 염증은 일반적으로 안면 통증뿐만 아니라 안면 마비와 관련이 있다.

뇌신경 염증의 병인은 그리 잘 알려져 있지 않지만 바이러스나 세균 감염 또는 뇌졸중이 원인이 될 수 있다. 가장 흔히 알려진 뇌신경 질환 중 두 가지는 삼차신경통과 벨마비(Bell's palsy)이다.

삼차신경통

삼차신경통은 얼굴과 턱의 감각정보를 전달하는 삼차신경(제5 뇌신경)의 기능장애로 인한 심한 만성통증이다. 삼차신경통은 안면경련통(*tic douloureux*)이라고도 하며, 50세 이후에 주로 발생하는 드문 질환이지만, 젊은 성인

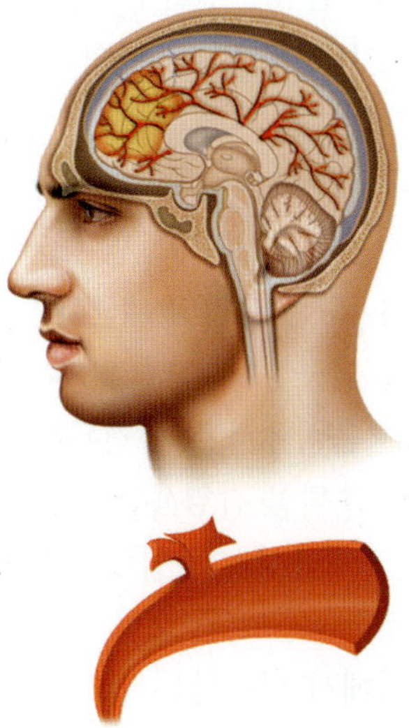

출혈성 뇌졸중은 뇌에서 혈관이 터져서 발생한다.

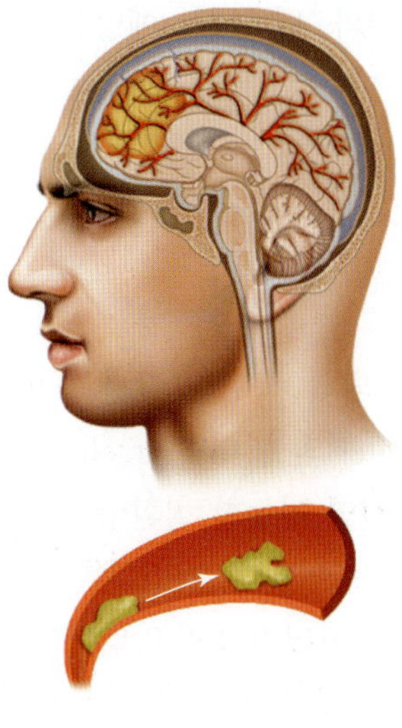

허혈성 뇌졸중은 혈전이 뇌의 동맥 내의 혈류를 차단할 때 발생한다.

그림 13-5 ▶ 출혈성 뇌졸중과 허혈성 뇌졸중

이나 아이들에게도 영향을 미칠 수 있다. 증상으로는 입술, 잇몸, 턱에 갑자기 전기충격을 받은 것처럼 쑤시는 통증이 있다. 얼굴을 만지거나, 씹거나, 마시거나, 말함으로써 통증이 유발될 수 있다. 삼차신경통은 지금까지 보고된 것 중 가장 통증이 심한 병으로 알려졌다.

삼차신경통의 원인은 알 수 없으나 삼차신경의 탈수초화와 관련이 있을 수 있다. 진단을 위해 신체검진과 병력이 필요하다. 삼차신경통은 항뇌전증제, 항우울제, 진통제로 치료한다. 삼차신경통은 예방할 수 없다.

벨마비

벨마비(Bell's palsy)는 안면신경의 염증으로 인한 안면근육의 마비다. 벨마비의 유병률은 알 수 없지만, 위험요인으로 최근의 호흡기 감염과 임신이 있다. 벨마비를 일으키는 신경 염증은 바이러스 감염이나 면역장애에 의해 유발된다. 징후와 증상은 얼굴 한쪽에서 갑자기 일어나며, 침 분비, 눈물 분비, 눈 깜박임, 얼굴 근육을 움직이는데 문제가 생겨, 눈꺼풀과 입술이 한쪽으로 치우쳐지고 무표정한 얼굴이 된다(그림 13-6 ▶). 뇌졸중, 라임병(Lyme disease), 종양 가능성을 배제하기 위해 얼굴 부위의 신체검진과 병력을 토대로 진단한다. 필요한 경우 MRI나 CT를 통해 확진할 수 있으며, 염증 부위를 살펴볼 수 있다. 마비가 바이러스 감염과 관련이 있을 경우 항염증제 및 항바이러스제를 사용하여 치료한다. 대부분의 사람들은 몇 주 안에 회복된다. 벨마비는 예방할 수 없다.

신경계의 감염성 질환

수막염

수막염(meningitis, 뇌막염)은 뇌와 척수를 감싸고 있는 처음 두 뇌막인 연막(pia mater)과 거미막(arachnoid mater)에 염증이 생긴 것이다. 전염 가능한 질환이며 주로 어린이와 젊은 성인에게 영향을 미친다. 가장 흔한 수막염은 급성 세균성 수막염과 바이러스성 수막염이다. 최근 몇 년 동안 세균성 수막염은 미국에서 매년 4,000건 이상 발생하고, 약 500건의 사망을 초래했다.

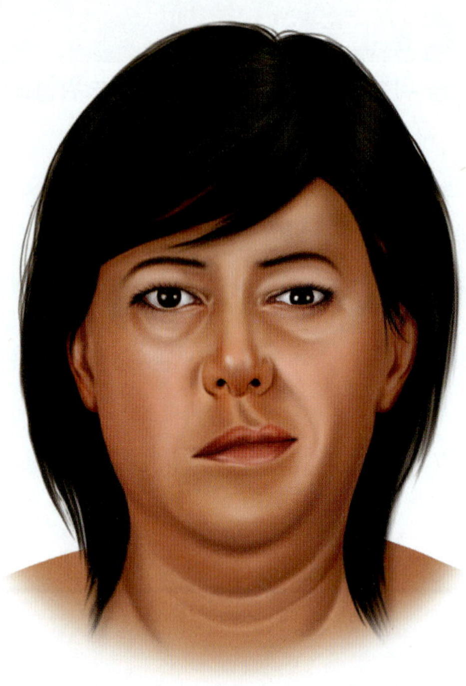

그림 13-6 ▶ 한쪽 얼굴의 쳐짐을 보여주는 전형적인 벨마비

세균성 수막염 세균성 수막염은 심각한 합병증이나 사망을 막기 위해 즉각적인 의료 중재가 필요한 중증 감염이다. 가장 흔한 원인 세균은 연쇄상구균(사슬알균, *Streptococcus pneumoniae*)이다. 다른 원인 세균으로 그룹 B 연쇄상구균인 수막염균(*Neisseria meningitides*)과 헤모필루스 인플루엔자 b형(*Haemophilus influenzae* type b, Hib)이 있다. 유아 예방접종이 Hib에 의해 발생하는 수막염을 크게 줄였다.

대부분의 경우, 세균은 호흡 비말과 분비물을 통해 퍼지는데, 보통 키스할 때와 같이 가까이 접촉할 때 발생한다. 다른 수막염 세균과 달리 리스테리아모노사이토게네스(단구성 리스테리아균, *Listeria monocytogenes*)는 상한 음식에서 잘 발견된다. 세균은 보통 혈액에 들어간 후에 수막을 감염시킨다.

세균성 수막염의 징후와 증상으로는 심한 두통과 뻣뻣한 목, 고열, 오한, 구토, 혼돈, 광과민성 등이 있다. 유아에서 나타나는 징후와 증상으로 숫구멍 돌출(bulging fontanel), 짜증, 반사 불량이 있다. 수막알균수막염(meningococcal meningitis)은 피부 발진도 일으킨다. 모든 경우에 응급치료가 필요하다.

진단을 위해 신체검진, 병력, 요추천자를 통해 얻은 뇌척수액의 세균 분석이 필요하다(그림 13-4 ▶ 참조). 세균성 수막염의 경우 뇌척수액은 포도당이 낮고 백혈구와 단백질이 높다. 뇌척수액과 혈액 분석으로 원인 세균을 밝혀낼 수 있다. CT 또는 MRI를 사용하여 부종 위치와 정도를 시각화할 수 있다.

세균성 수막염은 항생제를 정맥으로 투여하여 치료한다. 코티코스테로이드는 부종을 조절하기 위해 사용한다. 즉각적인 치료로 사망과 장애의 위험성을 크게 줄일 수 있다. 치료에도 불구하고 청력 손실, 뇌신경 손상, 정신 장애 또는 마비 등이 합병증으로 나타날 수 있다. 헤모필루스 인플루엔자 b형 수막염, 폐렴알균수막염, 수막알균수막염은 백신으로 예방할 수 있다.

바이러스성 수막염 바이러스성 수막염은 세균성 수막염보다 더 흔하게 발생한다. 엔테로바이러스(장바이러스, enterovirus)가 대부분의 바이러스성 수막염을 유발한다. 다른 원인 바이러스로는 단순 헤르페스 바이러스, HIV, 웨스트 나일 바이러스(West Nile virus), 유행성이하선염(유행귀밑샘염) 바이러스 등이 있다. 바이러스성 수막염의 대부분은 경미하고 저절로 낫는다. 특정 치료법은 없다. 휴식, 진통제, 소염제 등으로 증상을 치료할 수 있다. 곰팡이와 암이 드물게 수막염을 일으킬 수 있다.

뇌염

뇌염(encephalitis)은 뇌의 염증을 뜻하며, 대부분 바이러스 감염에 의해 발생한다. 미국에서는 중증 뇌염은 드물다. 대부분의 뇌염은 경미하지만 심해지면 매우 위험하고 심각한 합병증과 높은 사망률을 가져온다. 원인 바이러스로는 모기에 의해 전염되는 아르보비루스, 엔테로바이러스, 단순 포진, 수두, 대상포진을 일으키는 바이러스가 있다. 웨스트 나일 바이러스는 모기에 의해 전염되는 뇌염을 유발한다(그림 13-7 ▶).

뇌염의 증상으로 두통, 고열, 근육통과 관절통, 허약 등이 있다. 드물게 심한 두통, 혼돈, 지각장애, 허약, 발작 등의 증상이 심한 경우에 나타난다. 그러나 대부분의 뇌염은 경미하여 특별한 치료가 필요하지 않다.

뇌염의 진단은 뇌척수액 분석을 위한 요추천자에 의해 이루어진다. 분석을 위해 혈액을 채취할 수 있다. CT나 MRI로 뇌의 부종을 시각화할 수 있다. 특정 치료법은 없다. 휴식, 진통제, 소염제 등으로 증상을 치료할 수 있다. 뇌염은 모기를 피하는 방법 외에는 예방할 수 없다. 대부분의 경우 예후는 좋은 편이다.

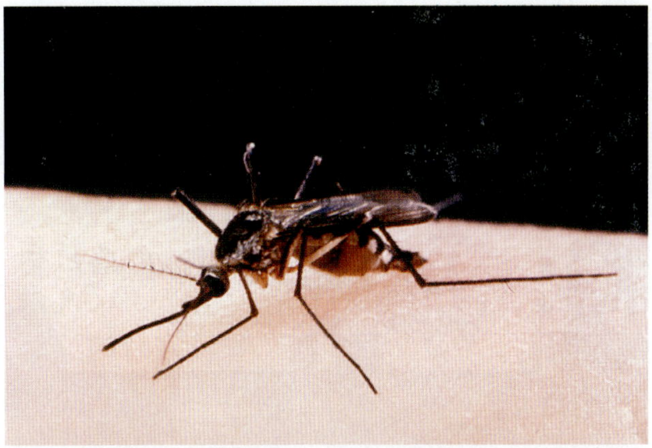

그림 13-7 ▶ 웨스트 나일 바이러스 뇌염의 매개체인 에데스(*Aedes*) 모기. (질병통제예방센터/Robert S. Craig)

회색질척수염

회색질척수염(**poliomelitis**, polio, 소아마비)은 불구와 사망을 초래할 수 있는 바이러스 감염이다. 소아마비는 백신 접종에 의해 전 세계적으로 거의 근절되었고, 미국에서 1979년에 마지막으로 발생했다(그림 13-8 ▶). 소아마비는 예방접종 프로그램이 불완전한 나이지리아, 파키스탄, 인도, 아프가니스탄에서 산발적으로 발생한다. 따라서 소아마비의 위험요인에는 예방접종 부재와 풍토성 소아마비가 있는 지역으로의 여행이 있다.

소아마비 바이러스는 입으로 전염되어 운동뉴런을 감염시킨다. 따라서 근육이 약해지고 위축되어 마비될 수도 있다. 호흡부전과 심장부전으로 사망하게 된다.

폴리오 모두가 마비를 일으키는 것은 아니다. 비마비 소아마비의 증상과 증상으로 발열, 인후통, 두통, 쇠약, 구토, 목 경직, 등통증 등이 있다. 초기 감염 후 수년이 지난 후 증상이 재발되는 것을 폴리오후증후군(post polio syndrome, PPS)이라고 한다. 다행히 예방접종은 소아마비를 예방할 수 있으며, 미국에서는 더 이상 발생하지 않는다.

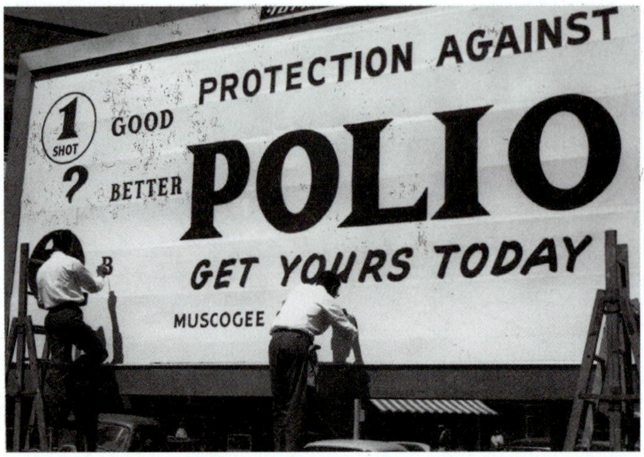
PROTECTION AGAINST
1 SHOT
GOOD
?
BETTER
POLIO
GET YOURS TODAY
MUSCOGEE

그림 13-8 ▶ 1950년대 조지아주에서 벌어진 소아마비 근절 캠페인. 1950년대에는 매년 2만 건의 소아마비가 발생했다. 예방접종이 시작된 뒤 1979년에는 10건으로 급감했다. (질병통제예방센터)

광견병

광견병(rabies)은 주로 박쥐, 너구리, 코요테, 여우, 스컹크 같은 야생 포유류에서 발생하는 바이러스성 뇌 감염이다. 예방접종을 받지 않은 애완견과 고양이들도 광견병에 감염될 수 있다. 광견병은 감염된 동물에게 물리거나 긁힘, 감염된 동물의 침 또는 오줌을 통해 사람에게 전염될 수 있다. 동물과 사람에게 예방접종을 하면서 광견병은 미국에서 드물게 되었다. 매년 한 사람 정도가 광견병에 걸린다. 광견병에 걸릴 위험은 수의사, 동물관리사, 야생생물학자 등과 같은 동물과 함께 일하는 사람들에서 가장 높다.

광견병 바이러스는 주로 물리거나 긁힌 곳을 통해 인체 조직으로 들어간 후 척수와 뇌로 이동한다. 광견병의 잠복기는 1개월에서 1년 정도일 수 있으며, 상처 부위에 따라 달라진다. 광견병이 중추신경계로 전달되는 방식을 그림 13-9 ▶에 나타내었다.

광견병의 징후와 증상은 보통 사망하기 며칠 전에 늦게 발생한다. 열, 두통, 초조, 혼동, 환각, 연하곤란과 침분비 과다, 물에 대한 두려움, 불면증, 부분 마비 등이 그것이다. 일단 증상이 나타나면 광견병은 거의 치명적이다.

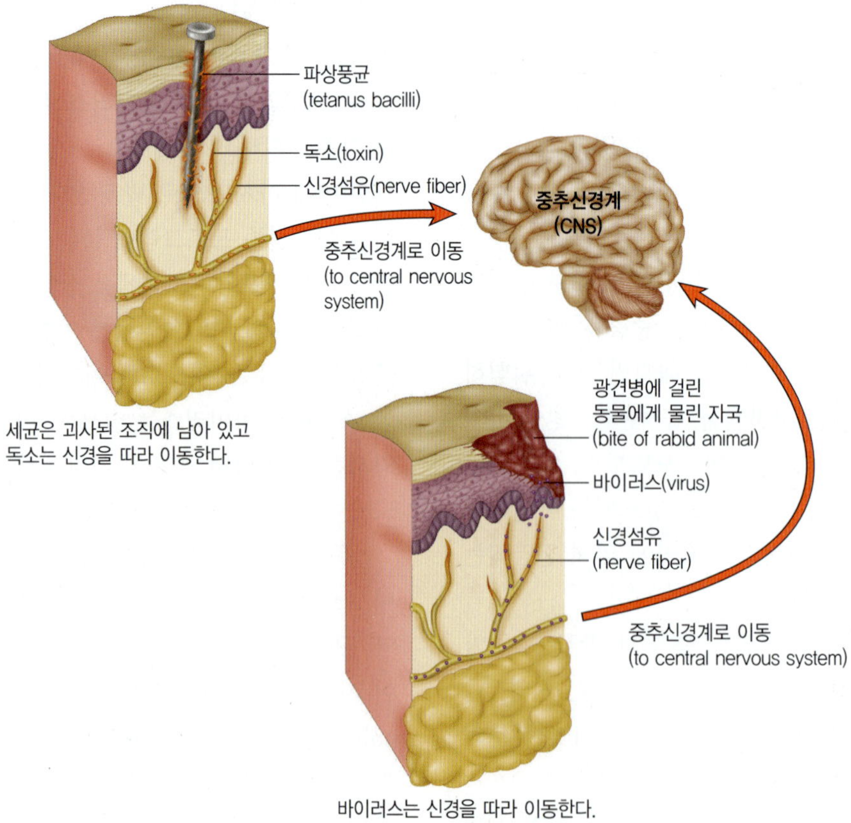

그림 13-9 ▶ 파상풍 및 광견병에서 신경의 역할

광견병 바이러스에 대한 노출이 의심되면 치료를 시작해야 한다. 상처 근처에 면역글로불린 주사가 필요하다. 이 주사는 바이러스가 신경계로 이동하기 전에 바이러스를 중화시키기 위해 투여된다. 또 인체의 면역체계를 자극하여 바이러스에 대항하기 위해 팔에 5차례의 예방접종을 한다.

집에서 기르는 개와 고양이에게 예방접종을 하면 예방할 수 있다. 이 바이러스에 노출될 위험이 있는 사람들은 광견병 백신을 받아야 한다.

대상포진

대상포진(shingles, *Herpes zoster*)은 잠복 수두바이러스(chicken pox virus), 즉 대상포진바이러스(varicella zoster virus)의 재활성화로 인해 감각신경세포(sensory neuron)에 급성 염증이 일어나 통증을 유발한다. 매년 미국에서 거의 100만 명의 사람들이 대상포진에 걸린다. 대상포진은 주로 50세 이상의 사람들과 면역력이 약화된 사람들에게 발생한다. 대상포진에 걸릴 가능성은 수두 감염 경험과 나이와 관련이 있다. 대상포진의 징후 및 증상에는 몸통 주위, 주로 몸의 한쪽에 통증이 있고 붉은 물집이 줄무늬 형태로 나타난다. 물집은 얼굴, 눈 주변 또는 다른 부위에도 발생할 수 있다(그림 13-10 ▶). 경우에 따라서는 발진이 사라진 후에도 통증이 지속되는 경우도 있는데, 이것을 대상포진후신경통(*postherpetic neuralgia*)이라고 한다.

대상포진에 대한 특정 치료법은 없다. 항바이러스제, 얼음, 로션, 항염증제 등으로 치료한다. 어린이는 수두 백신으로, 어른은 대상포진 백신으로 대상포진을 예방할 수 있다.

파상풍

파상풍(tetanus)은 세균성 신경 독소로 인한 급성 근육 강직과 마비를 일으키는 질환이다. 최근 미국에서 파상풍은 매년 30명 정도가 걸리는 드문 질환이다. 반면에 백만 건이 세계적으로 발생하는데, 주로 백신 접종을 할 수 없는 후진국에서 발생한다. 치명적인 파상풍에 걸릴 위험이 가장 높은 사람들은 예방접종을 받지 않는 사람들이다.

파상풍은 클로스트리듐테타니(*Clostridium tetani*) 세균에 의해 생성되는 신경 독소인 파상풍 독소에 의해 발생한다. 파상풍 독소는 운동뉴런에 결합 한 후 운동뉴런을 자극하여 근육이 지속적으로 수축하도록 한다. 이런 이유로 파상풍은 보통 개구장애(입벌림장애, lockjaw)라고 불린다. 파상풍의 특징적인 근육 강직, 고통스러운 근육경련(그림 13-11 ▶), 연하곤란, 호흡부전의 징후와 증상이 이 때문에 일어난다. 경직되고 고정되어 있는 턱을 **입벌림장애(trismus)**라고 한다.

파상풍 세균은 동물과 인간의 장에서 산다. 파상풍 세

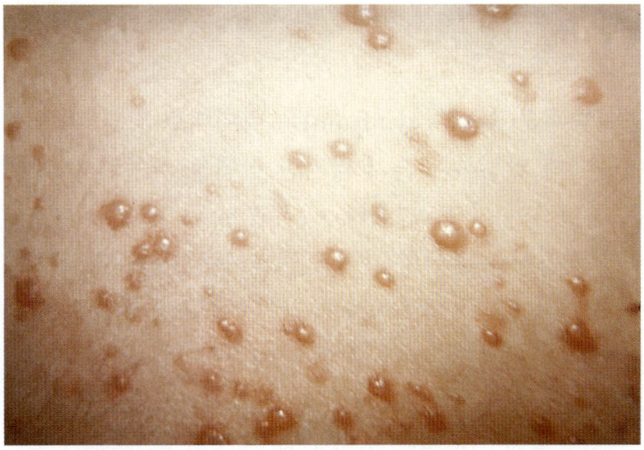

그림 13-10 ▶ 몸통의 대상포진 발진. (질병통제예방센터/Joe Miller)

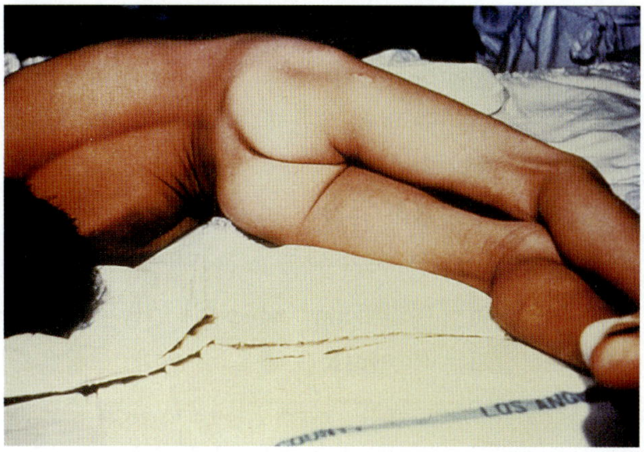

그림 13-11 ▶ 파상풍 독소로 인한 활모양 강직과 전반적인 근육 수축을 보이는 환자. (질병통제예방센터)

균은 동물의 분변을 통해 나와 토양에서 계속 생존할 수 있기 때문에, 거름이나 거름을 섞은 토양에서 발견된다. 깊고 관통하는 상처에 오염된 토양이 묻으면 세균이 조직으로 들어올 수 있다. 파상풍 세균은 혐기성(산소가 필요 없음)이기 때문에 산소가 부족한 깊은 상처에서 잘 자란다.

파상풍의 진단은 환자의 병력을 통해서 이루어진다. 파상풍은 치료할 수 없다. 상처의 세척과 소독 같은 처치가 필요하다. 예방접종을 받지 않은 사람은 독소를 중화시키기 위해 면역글로불린 주사를 맞아야 한다. 만약 마지막 파상풍 예방접종을 10년 이상 전에 받은 사람은 독소에 대한 면역 반응을 증가시키기 위해 불활성 독소를 이용한 면역접종이 필요하다.

보툴리눔독소증

보툴리눔독소증(botulism)은 세균성 신경독소에 의한 근육 약화 및 마비 상태를 말한다. 미국에서는 최근 몇 년간 매년 약 145명의 사람들이 이 병에 걸리는 정도로 드문 병이다. 보툴리눔독소증은 세 가지 형태로 일어난다. 유아 보툴리눔독소증이 가장 흔하고, 그 다음이 식품매개성과 상처성 보툴리눔독소증이다. 영유아의 위험요인에는 꿀을 먹는 것도 포함된다. 보툴리눔독소증의 다른 위험요인으로 통조림 음식 섭취, 약물 주사(특히 헤로인)가 있다.

보툴리눔독소증은 보툴리눔 독소, 즉 클로스트리듐 보툴리눔(*Clostridium botulinum*) 세균에 의해 만들어지는 신경독소가 운동뉴런과 결합하여 운동뉴런의 근육수축 신호를 차단하여 발생한다. 그 결과 근육이 약해지고 마비되어 수축할 수 없게 되는데, 이를 이완마비(*flaccid paralysis*)라고 한다.

유아들에서 징후와 증상은 변비의 시작으로 나타난다. 감염된 유아들은 머리를 들고 근육을 움직일 수 없기 때문에 '늘어진 아기(floppy babies)'로 언급된다. 유아들은 울고 삼키는 데 어려움을 겪을 수 있다. 그들은 침을 흘릴 수도 있고, 빨고 먹는데 어려움을 겪을 수도 있다. 식품매개성 보툴리눔독소증은 얼굴 근육과 눈 근육의 처짐, 연하곤란과 말하기 곤란, 구역질, 복시(겹보임, double vision), 구토와 경련, 호흡곤란 등이 특징이다. 상처성 보툴리눔독소증은 식품매개성 보툴리눔독소증의 징후와 증상과 유사하다.

보툴리누스균은 혐기성 환경에서 자란다. 이 세균은 흙에서 발견되며 음식과 상처를 오염시킬 수 있다. 유아들은 토양이나 꿀을 통해 세균이나 세균포자(spores)를 섭취할 수 있다. 식품매개성 보툴리눔독소증은 보통 녹두, 사탕무우(beets), 옥수수와 같은 저산성의(low-acid) 통조림 식품을 섭취함으로써 전염된다. 마늘 성분의 기름도 보툴리눔독소증과 관련이 있다. 상처성 보툴리눔독소증은 혐기성 환경에서 자랄 수 있는 세균이 깊고 오염된 상처를 침투하여 발생한다. 미국에서 상처성 보툴리눔독소증의 대부분은 헤로인을 매일 주사하는 헤로인 사용자들이 걸린다.

보툴리눔독소증은 신체검진과 병력으로 진단한다. 유아 보툴리눔독소증은 독소를 중화시키기 위해 보툴리누스 면역글로불린으로 치료한다. 식품매개성 보툴리눔독소증은 구토와 배변을 촉진시켜 세균과 그 포자를 제거해 주는 약으로 치료할 수 있다. 보툴리눔독소증은 또한 항독소 주사로 치료한다. 모든 경우에, 호흡기 보조가 필요할 수 있다. 조기 치료로 회복 가능성을 가장 높일 수 있다. 신경과 근육 기능의 회복은 느릴 수 있으며 물리치료가 필요하다. 유아 보툴리눔독소증은 영아에게 꿀을 먹이지 않으면 예방할 수 있다. 통조림 식품을 121°C에서 30분 동안 끓이는 것이 식품매개성 보툴리눔독소증을 예방할 수 있다. 상처성 보툴리눔독소증은 헤로인과 같은 주사약을 사용하지 않으면 예방할 수 있다.

라이증후군

라이증후군(Reye's syndrom)은 바이러스 감염 후 어린이들에게 발생하는 흔치 않지만 장애를 일으킬 수도 있는 치명적인 신경질환이다. 독감과 수두 감염 시 아스피린을 사용하는 유아와 아이들은 라이증후군에 걸릴 위험이 있다. 다행히 아스피린과 라이증후군의 연관성이 널리 알려지게 되었고, 그 결과 라이증후군의 발생률이 현저히 감소했다.

라이증후군의 경우 간과 뇌에 염증이 발생한다. 징후와 증상으로 바이러스 감염 후 약 1주일 후에 계속되는 구토, 발진, 졸음증(lethargy) 등이 있다. 심각한 경우 발작과 혼수상태로 이어진다.

라이증후군 진단을 위해 병력이 필요하다. 간 조직에 있는 미세혈관의 지방화를 볼 수 있는 간 조직검사로 확진할 수 있다. 혈액검사로 지방산의 증가를 확인할 수 있다.

특정 치료는 없다. 치료는 두개내압을 낮추는 것을 목표로 한다. 많은 어린이들이 회복되지만, 지적장애, 발작장애, 뇌신경 손상, 운동신경 손상과 같은 신경 합병증이 있다.

신경계의 퇴행성 질환

퇴행성 질환은 신경계의 기관에 점진적인 기능 상실을 초래한다. 따라서 이러한 질환은 운동, 감각, 인지, 정서 과정에 여러 가지 문제를 일으킨다. 이 질환은 만성적이고 치료가 불가능하다.

알츠하이머병

치매의 가장 흔한 형태는 알츠하이머병(Alzheimer's disease, AD)이다. 알츠하이머병은 기억과 다른 중요한 뇌기능의 점진적 파괴를 초래한다. 알츠하이머병 발병 위험은 나이와 연관되어 있다. 85세 이상의 사람들 중 약 절반이 알츠하이머병을 앓고 있다. 알츠하이머병에 걸릴 위험은 알츠하이머병이 있는 부모 또는 형제자매가 있는 사람들에게 증가한다.

알츠하이머병의 원인은 알려지지 않았다. 5%의 사례만이 알려진 유전자와 관련이 있고 유전성인 것으로 간주된다. 알츠하이머병 뇌 조직을 관찰한 결과 이상이 있음을 알 수 있었다. 알츠하이머병에서 뉴런 자체와 마찬가지로 뉴런 간의 연결도 파괴된다(그림 13-12 ▶). 게다가 알츠하이머병의 뇌는 플라크(*plaques*)라고 하는 단백질의 침전이 밀집되어 있다. 신경섬유매듭(*neurofibrillary tangles*)이라고 하는 단백질의 매듭은 뉴런 내에서 발생한다. 이러한 플라크와 단백질 매듭은 알츠하이머병 발생 병리와 관련이 있을 수 있다.

알츠하이머병의 징후와 증상은 종종 기억 상실과 혼돈으로 시작한다. 유전성 알츠하이머병은 40대나 50대 초반에 징후와 증상이 나타나기 시작한다. 다른 알츠하이머병 형태는 더 나이가 들어서 징후와 증상이 나타난다. 시간이 흐르면서 환자들은 기억력과 공간과 시간 지남력을 잃고, 더 혼란스러워지며, 감정 기복이 심해지고 성격이 변화한다. 결국 환자들은 자신을 돌볼 수 없게 된다. 폐렴, 감염, 낙상과 사고로 사망한다.

알츠하이머병은 반드시 신체검진과 병력으로 진단하여야 한다. 다른 원인을 배제하기 위해 신경학 검사, 혈액검사, CT, MRI를 사용한다. 부검으로 알츠하이머병을 확진할 수 있다. 치료법은 없으며, 현재의 치료법은 기능을 회복시키지 못하고 병의 진행도 지연시킬 수 없다.

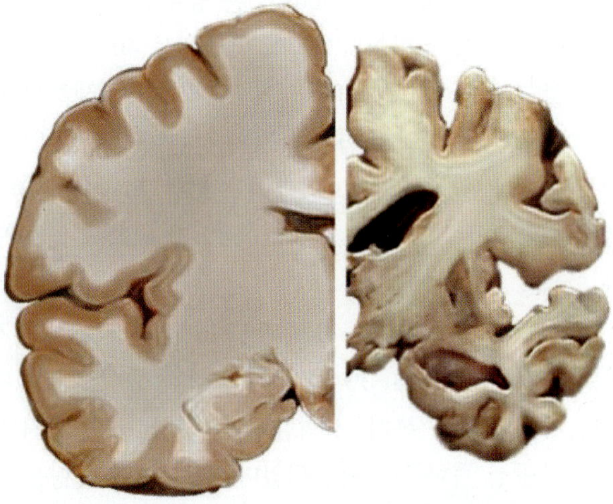

그림 13-12 ▶ 알츠하이머병은 많은 뉴런의 죽음을 초래한다. 이것은 부검시 미시적(현미경) 방법과 거시적 방법 모두로 확인할 수 있다.

건강한 노화 Healthy Aging

운동은 뇌를 지킨다

운동의 정신적, 인지적 이점을 잊지 말라. 활동적인 노인들은 더 나은 인지 능력과 더 나은 정신적, 정서적 건강을 누린다. 운동은 치매와 알츠하이머병에 걸릴 위험도 줄일 수 있다. 나이가 들면서 평생 습관이 되도록 운동 프로그램을 시작하라. 당신의 뇌는 그것에 대해 고마워할 것이다.

다발성 경화증

다발성 경화증(multiple sclerosis)은 중추신경계의 만성, 진행성, 퇴행성 질환이다. 현재 미국에선 40만 명이 이 병을 앓고 있으며, 매년 1만 명의 신환자가 발생하고 있다. 다발성 경화증의 위험은 나이와 관련이 있는데, 거의 항상 15세에서 50세 사이에, 그리고 보통 20세에서 40세 사이에 발생한다. 여성은 남성보다 더 큰 위험에 처해 있다.

다발성 경화증은 신경 염증과 수초 파괴가 특징인 자가면역 장애(그림 13-13 ▶)이다. 증상과 증상으로는 무감각, 허약, 피로, 복시, 시력감퇴 등이 있다. 몇 가지 유형의 다발성 경화증이 확인되었다. 대부분의 유형은 완화(remission)와 악화 기간이 나타난다. 이 병은 예측할 수 없는 속도로 진행하여 더 심각한 징후와 증상을 초래한다. 질환이 진행됨에 따라 운동기능 소실, 방광과 장 조절의 소실, 인지력 저하 등이 발생한다.

다른 질환 가능성을 배제하기 위해 병력과 신경학적 검사로 진단을 한다. MRI는 다발성 경화증에서 발생하는 신경조직 손상을 시각화하는 데 사용된다. 치료에는 물리치료와 작업요법이 있다. 의학적 치료에는 근육 경련을 조절하기 위한 진경제(antispasmodics), 염증을 억제하기 위한 코티코스테로이드, 저림과 무감각을 억제하는 항발작제, 면역매개 악화를 적제하기 위한 면역계 조절제 등이 있다.

불행히도 악화, 진행, 증상을 통제할 수는 있지만 다발성 경화증는 예방할 수 없다.

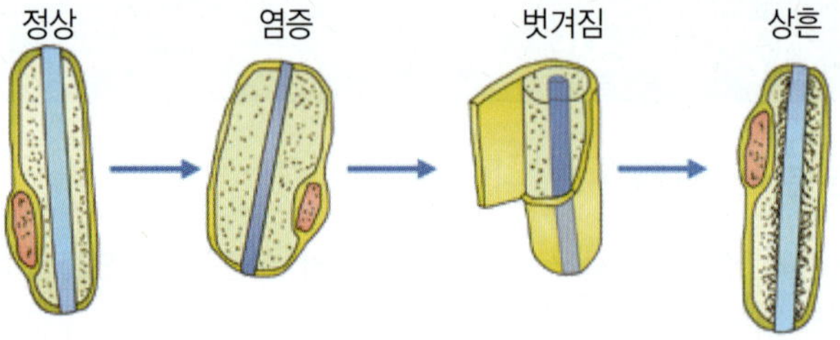

그림 13-13 ▶ 다발성 경화증은 운동뉴런의 축삭을 둘러싸고 있는 수초가 손상되는 것이 특징이다. 수초가 손상되고 상흔이 생기면서, 축삭은 더 이상 효율적으로 신경흥분을 전달하지 못하게 된다.

근위축성 측삭경화증

루게릭병(*Lou Gehrig's disease*)으로 알려져 있는 근위축성 측삭경화증(amyotrophic lateral sclerosis, ALS)은 점진적인 운동기능 상실이 특징인 심각한 말기 질환이다. 미국에서 약 3만 명의 사람들이 근위축성 측삭경화증이다. 근위축성 측삭경화증에 걸릴 위험성은 나이와 관련되며, 30세 이후에 위험성은 더 커진다. 근위축성 측삭경화증은 성과 연관되어 있으며, 여성보다 남성에서 더 많이 발병한다.

근위축성 측삭경화증의 원인은 알려지지 않았다. 근위축성 측삭경화증은 운동영역과 운동신경의 파괴가 특징이며, 이 결과 특징적인 징후와 증상들이 나타난다. 보통 사지의 움찔거림과 쇠약, 그리고 불분명한 발음 증상으로 발병한다. 질환 진행과 함께 마비가 와서, 씹고 삼키고 말하는 데 문제가 오며, 숨도 쉴 수 없게 된다. 질환 진행은 사람마다 다르며, 대체로 발병 후 3~5년 후 폐부전이나 폐렴으로 사망한다.

진단은 병력 조사로 시작한다. 근전도로 근육활동성을 측정할 수 있다. 신경전도검사로 운동신경의 기능을 측정할 수 있으며, MRI로 근위축성 측삭경화증과 관련된 신경계 변화와 손상을 시각화할 수 있다.

근위축성 측삭경화증은 완치되지 않는다. 신경전달물질인 글루타메이트 수치를 낮추는 약물이 근위축성 측삭경화증의 진행을 늦출 수 있다. 다른 약들은 다양한 증상들을 치료할 수 있다. 물리치료, 작업치료, 언어치료가 환자가 적응하는 데 도움을 줄 수 있다. 근위축성 측삭경화증은 예방할 수 없다.

파킨슨병

파킨슨병(Parkinson's disease)은 근육 협동과 움직임 조절 상실이 점차적으로 일어나는 것이 특징인 퇴행성 질환이다. 미국에서 약 50만 명이 사람들이 파킨슨병에 영향을 미치지만, 전문가들은 진단되지 않은 사람들이 많기 때문에 실제 환자 수는 더 많은 것으로 추정한다.

파킨슨병의 위험요인으로 연령과 성별이 있다. 발병하는 평균 연령은 60세이고 발병위험성은 나이가 들수록 증가한다. 50세 이전에 발병하는 초기발병 파킨슨병은 파킨슨병 사례의 약 5%를 차지한다. 남자가 여자보다 더 잘 걸린다.

파킨슨병의 원인은 신경전달물질인 도파민과 노르에피네프린의 감소와 관련이 있다. 도파민의 소실은 **흑질**(*substantia nigra*)이라는 뇌 부위에서 도파민을 생산하는 뉴런이 죽기 때문이다. 도파민이 없으면, 흑질은 자연스러운 근육 운동을 하게끔 하는 뇌운동 영역과 소통을 할 수 없게 된다. 노르에피네프린의 소실은 이 전달물질을 생산하는 뉴런이 죽기 때문이다. 노르에피네프린은 교감기능을 조절하기 때문에 노르에피네프린의 감소는 심박동과 혈압에 영향을 미친다. 파킨슨병의 증상으로 피로, 불규칙한 심장박동, 저혈압, 그리고 특히 서 있을 때 현기증이 있다. 무엇이 이 중요 뉴런들의 사멸을 초래하는지는 알려지지 않았다. 과학자들은 그 원인으로 환경독소, 바이러스, 유전자를 조사하고 있다.

눈에 띄는 손의 떨림과 경직된 마스크 같은 얼굴 근육 같은 징후와 증상이 나타나면서 시작한다. 시간이 지남에 따라 진전(떨림), 경직, 움직임을 개시할 수 없음, 조정되지 않고 흔들거리는 걸음걸이, 반사 실조 등의 징후와 증상으로 진행된다. 다른 징후와 증상으로 삼키고 씹는 문제, 말하기 곤란, 구부린 자세, 인지장애, 성기능장애 등이 있다. 파킨슨병이 있는 많은 사람들이 우울증을 보인다. 그림 13-14 ▶에 파킨슨병에서 나타나는 징후와 증상을 요약하였다.

파킨슨병을 진단하기 위해 신체검진, 신경학적 검사, 병력 등이 필요하다. 혈액검사로 파킨슨병을 진단할 수 없다. MRI나 CT가 파킨슨병에서 정상적으로 보이기 때문에 영상검사는 진단에 도움이 되지 않는다.

치료는 가능한 한 빨리 시작해야 한다. 파킨슨병의 주요 치료법은 레보도파(L-dopa) 약물 사용이다. 도파민 자체는 혈액-뇌 장벽을 통과할 수 없지만 L-도파는 통과할 수 있다. L-도파는 뇌 안에 들어가면 도파민으로 전환된다. L-도파 수치는 카비도파(carbidopa) 투여로 길어질 수 있다. L-도파로 파킨슨병을 완치시킬 수는 없지만 경직과 협응불능과 같은 운동 문제를 크게 줄일 수

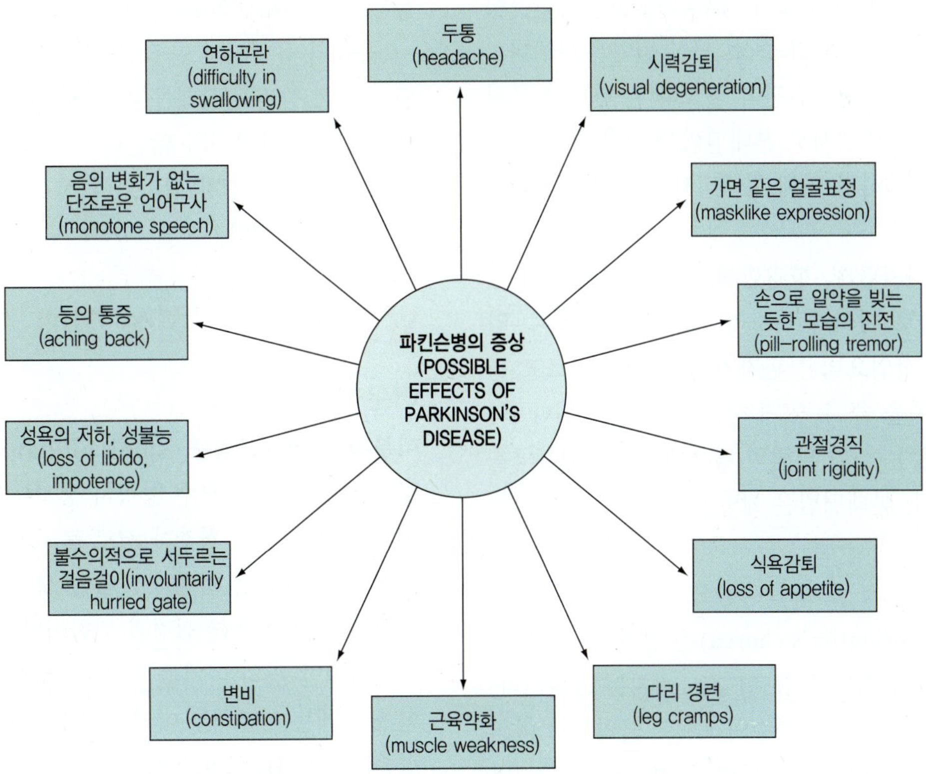

그림 13-14 ▶ 파킨슨병의 징후와 증상

있다. 시간이 흐르면서 신체가 약물에 적응하고 파킨슨병이 진행함에 따라 L–도파 약물을 조절해야 한다. 많이 진전된 파킨슨병의 경우 심각한 증상을 치료하기 위해 흑질을 전기자극하기 위한 심부 뇌 자극을 해야 한다. 상담과 약물치료가 파킨슨병 환자에서 흔히 나타나는 우울증을 치료하는 데 중요하다. 안타깝게도 파킨슨병의 원인을 알 수 없기 때문에 예방할 수 없다.

본태떨림

본태떨림(essential tremor)은 특히 자발적인 움직임 중에 손과 머리가 흔들리는 것이 특징인 장애다. 미국에서는 5백만 명 이상의 사람들이 본태떨림 환자이지만, 많은 사람들이 진단받지 않아 그 이상일 것으로 추정된다. 본태떨림을 앓을 위험성은 나이와 유전과 관련이 있다. 40세 이후에는 본태떨림의 유병률이 크게 증가한다. 환자들의 약 절반이 상염색체 열성 유전자에 의해 발생한다.

징후와 증상으로는 "예" 또는 "아니오" 패턴으로 손과 머리를 흔드는 것을 들 수 있다. 본태떨림 때문에 먹고 마시기가 어렵고, 글을 쓰고, 사물을 잡는 것도 어렵다. 음성 떨림도 나타난다. 초기 징후와 증상은 파킨슨병과 혼동될 수 있지만, 징후와 증상, 근본 원인은 다르다.

진단에는 병력 및 신체검진이 필요하다. 간단한 움직임검사와 그리기 능력검사로 본태떨림을 진단한다. 다른 질환 가능성을 배제하기 위해 혈액검사와 영상검사를 할 수 있다.

치료에는 베타차단제, 항경련제, 신경안정제 등이 있다. 보톡스 주사로 머리와 목소리 떨림을 완화할 수 있다. 물리치료와 작업요법은 환자가 적응력을 기르고 근육이 조화롭게 힘을 쓸 수 있게 하는 데 도움이 된다. 약물에 반응하지 않는 심한 떨림의 경우에는 심부뇌자극을 사용할 수도 있다. 본태떨림은 예방할 수 없다.

헌팅톤병

헌팅톤무도병(Huntington's chorea)은 점진적으로 뇌가 퇴행하여 운동과 인지 기능에 영향을 미치는 질환이다. 무도병(*chorea*)이라는 말은 불수의적으로 끊임없이 빠른 경련성 움직임을 보이는 것을 말한다. 미국에서 약 3만 명의 사람들이 헌팅톤병을 앓고 있다. 가장 큰 위험요소는 헌팅톤병 부모가 있는 것이다. 이것은 상염색체 우성 질환이기 때문에, 부모가 헌팅톤병일 경우 아이들에서 발생할 수 있는 확률은 50%이다. 헌팅톤병은 4번 염색체의 유전자에 결함이 있어 뇌의 특정 뉴런이 사멸한 결과로 나타난다.

징후와 증상은 보통 40대에 시작된다. 운동기능은 퇴화하며, 갑작스런 움직임, 비틀림, 비자발인 근육수축의 지속, 그리고 걷기, 말하기, 삼키기, 그리고 눈을 움직이는 데 어려움을 겪는 것이 특징이다. 인지적, 정신적 퇴화로 계획을 세우기 어려움, 시지각 소실, 융통성 없는 사고, 기억력 저하가 나타난다. 헌팅톤병은 판단력 소실과 충동 조절 소실을 야기한다. 분노 폭발과 성격 변화가 병이 진행하면서 나타난다. 환자는 독립적으로 일하거나 살 수 없다. 헌팅톤병 환자는 우울증과 자살 위험이 높다. 증상 발생 후 약 10~30년 후에 사망한다.

진단을 위해 병력, 환자 면담, 신경학적 검사, 정신감정이 필요하다. 질환 초기에는 MRI와 같은 영상검사에서 정상으로 나타날 수 있다. 뇌파(EEG)검사로 헌팅톤병의 특징적인 변화를 알 수 있고, 유전자 검사로 유전자의 결함 여부를 확인할 수 있다.

근육의 유연성과 움직임을 회복하고, 우울증과 관련된 정신적 심리적 상태를 치료하는 데 목적을 둔다. 헌팅톤무도병은 완치되지 않는다. 헌팅톤병을 예방할 수도 없다. 그러나 유전자 검사로 유전자 결함이 있는 전달자를 식별할 수 있다.

발달장애와 선천성 장애

이분척추

이분척추(척추갈림증, spina bifida), 즉 신경관결손의 일종으로, 척추와 척수 형성시 생기는 구조적 발달 이상이다. 이분척추는 척추가 서로 붙지 않아서 척추가 약해지거나 열려져서, 척수가 노출된 상태이다. 미국에서 이분척추는 가장 흔한 신경관 결함이다. 매년 미국에서 태어난 4백만 명의 아기들 중 약 1,500명이 발병한다. 위험 요인에는 이분척추 아기의 출산 경력이 있다. 엽산 결핍증(비타민 B_9)도 이분척추의 발생 위험과 관련이 있다. 발병 위험을 높이는 다른 조건들로 모성 비만과 당뇨병이 있다. 그러나 이분척추의 원인은 아직 밝혀지지 않고 있다. 임신 28주까지는 척수와 척추골이 정상적으로 형성되므로 임신 전 위험인자를 해결해야 한다.

이분척추의 징후, 증상, 효과는 신경관 결함의 정도에 따라 달라진다. 다양한 이분척추의 유형은 그림 13-15 ▶에 나타나 있으며, 여기에는 잠재이분척추(숨은척추갈림증, spina bifida occulta), 수막탈출증(meninggocele), 수막척수류(수막척수탈출증, meningomyelocele), 척수류(척수탈출증, myelocele) 등이 있다. 잠재이분척추는 출생 시 드러나지 않을 수 있으며, 병변이 있는 곳에 피부가 약간 움푹 들어가고 털이 있는 것이 특징이다. 수막탈출증은 드물며, 작은 구멍을 통해 수막이 돌출되는 것이 특징이다. 이것은 수술로 고칠 수 있다. 잠재이분척추와 수막탈출증은 신경학적 문제를 일으키지 않는다. 수막척수류와 척수류는 척수가 노출되는 가장 흔하고 더 심각한 결함이다. 징후와 증상에는 운동 약화, 마비, 장과 방광 조절 상실 등이 있다.

이분척추는 신체검진으로 진단할 수 있다. 이분척추 여부를 알 수 있는 알파-페토(alpha-feto) 단백질의 모성 수치를 측정하여 태아를 진단할 수 있다. 초음파와 양수천자(amniocentesis)로 태아의 결함을 시각화할 수도 있다.

수막탈출증, 수막척수류, 척수류는 수술로 치료한다. 태아 수술도 할 수 있다. 물리치료, 작업요법 및 상담은 어린이가 교실에 있을 때와 이동할 때, 화장실을 사용할 때 필요한 기술을 익히고 적응하는 데 도움이 된다. 임신 전과 임신 중에 엽산을 보충하면 이분척추를 예방할 수 있다.

수두증

수두증(hydrocephalus)은 뇌 주위에 뇌척수액이 축적되는 질환이다. 수두증은 미국에서 500명 중 1명 정도가 걸리는 가장 흔한 선천성 결손증이다. 이분척추인 아이들의 약 70~90%가 수두증도 앓고 있다. 위험요인으로는 임신 중 이분척추, 뇌 외상, 뇌수막염, 유행성 이하선염, 홍역, 매독 등의 감염이 있다. 원인은 뇌척수액 생산과 배수의 불균형으로 인해 뇌실에 뇌척수액이 축적되었기 때문이다. 뇌척수액 축적은 뇌실 및 혈관 구조의 선천적 결함, 염증, 감염 또는 외상 등에 의해 유발될 수 있다.

유아에게 나타나는 징후와 증상은 불룩한 천문(fontanel), 큰 머리, 아래를 향한 눈, 구토, 발작, 영양 불량, 그리고 조절되지 않은 움직임 등이 있다. 수두증은 영구적인 운동과 인지 장애를 초래할 수 있다.

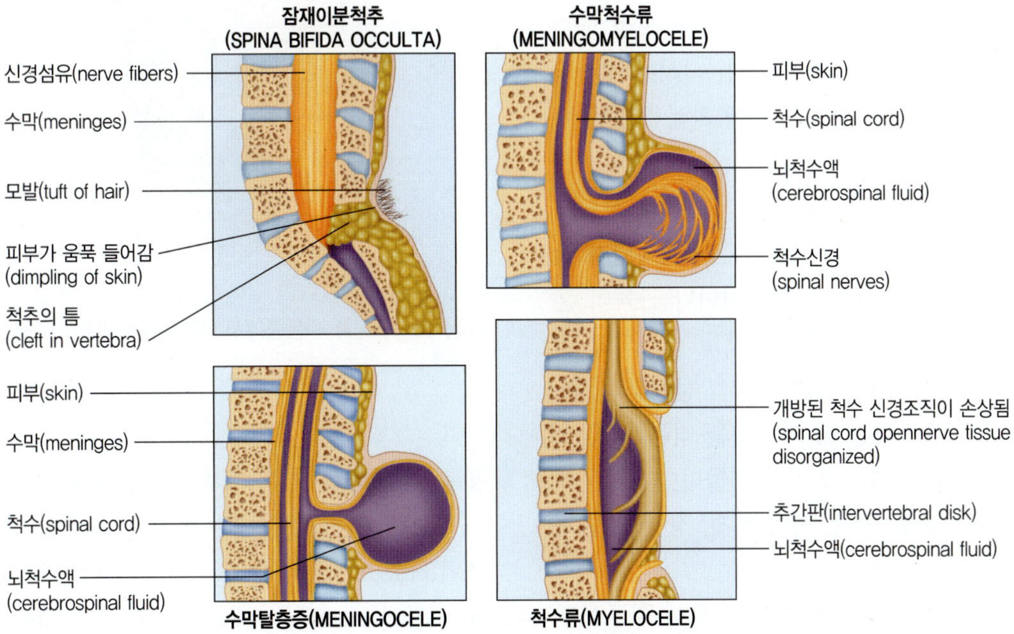

그림 13-15 ▶ 이분척추의 유형

건강증진

신경계의 선천성 결함 예방

이분척추의 유병률은 엽산(비타민 B_9) 보충제 도입 이후 현저하게 감소했다. 임신을 고려하고 있는 여성들은 임신을 알 때까지 기다리지 말고 엽산을 섭취해야 한다. 이분척추 척수 결함은 본인이 임신 사실을 알아차리기도 전, 매우 이른 임신 초기에 발생하기 때문이다.

진단을 위해 신체검진과 MRI나 CT를 사용한 영상촬영이 필요하다. 치료에는 뇌척수액의 이동과 배출에 도움이 되도록 이식된 우회로(shunt)가 있다(그림 13-16 ▶). 뇌척수액은 목정맥 또는 복막강으로 배출될 수 있다. 우회로는 평생 사용될 것이다. 수두증은 예방할 수 없다.

뇌성마비

뇌성마비(cerebral palsy)는 근육의 움직임, 어조(tone), 자세에 장애가 있는 선천성 질환이다. 뇌성마비는 태어날 때부터 증상이 나타나며, 300명 중 1명꼴로 영향을 미친다. 뇌성마비는 보통 3세 이전에 나타난다. 위험요인에는 조기출산, 둔위(볼기, breech) 출산, 저체중 출산 등이 있다. 수막염, 뇌염, 황달과 같은 유아 질환은 뇌성마비의 위험을 높인다. 다른 위험요인으로는 풍진, 수두, 거대세포바이러스, 톡소포자충증(toxoplasmosis) 매독과 같은 모성 감염, 메틸 수은 같은 독소에 대한 모성 노출 등이 있다. 원인은 아직 밝혀지지 않았다. 뇌성마비는 뇌의 감염, 염증 및/또는 낮은 산소 공급에 의해 유발될 수 있다.

징후와 증상은 뇌성마비의 종류와 뇌손상의 정도에 따라 다양하다. 장애는 시간이 지남에 따라 진행되지 않는다. 근육 문제에는 비정상적인 경직성이나 근육의 흔들림이 있다. 근육은 갑작스럽게 움직이고, 경직되고 비틀림을 보인다. 뇌성마비 사람들은 걷고, 물체를 잡고, 부드럽고 미세하게 움직이는 데 어려움을 겪는다. 침을 지나치게 많이 흘리고 삼키고 씹기가 힘들다. 다른 문제들로는 청력과 시각 장애, 발작, 치아 문제, 정신적, 인지적 문제, 그리고 요실금 등이 있다.

진단은 신체검진과 신경학적 검사를 통해 이루어진다. CT, MRI 또는 뇌초음파는 뇌손상을 관찰하는 데 사용될 수 있다. 치료는 징후와 증상의 특성과 심각성에 따라 달라진다. 항경련제는 발작을 줄이고 석고붕대나 보조기(brace)는 보행에 도움이 될 수 있다. 또 근육 이완제는 견인(traction)이나 수술과 함께 경직을 완화시킬 수 있다. 수술이 필요한 경우도 있다. 물리치료, 작업요법,

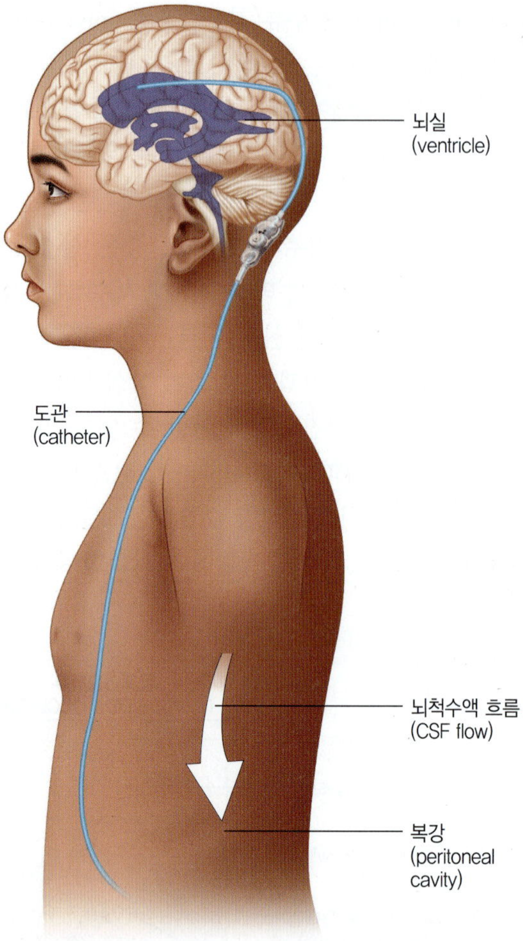

그림 13-16 ▶ 수두증에서 뇌척수액을 배출하기 위한 우회로(shunt)의 위치

언어치료는 장애에 적응하는 것을 돕기 위해 필요하다. 뇌성마비는 불치병이고, 뇌성마비인 사람은 생존을 위해 어떤 형태로든 도움을 필요로 할 것이다.

뇌성마비는 예방할 수 없지만 위험요인을 줄이거나 제거할 수 있다. 산전 관리를 잘하면 뇌성마비의 위험을 줄일 수 있다. 예비 엄마들은 건강한 식사를 하고, 환경 독소를 피하고, 모든 감염을 치료해야 한다.

뇌종양

뇌종양(brain tumors)은 뇌에서 자라는 비정상적인 조직 덩어리이다. 미국에서 매년 2만3천 명의 새로운 환자가 발생하고 약 1만4천 명의 사람들이 뇌종양으로 죽는다. 악성종양과 양성종양이 발생한다. 대부분은 양성종양이지만, 양성과 악성 종양 모두 매우 중요한 조직을 손상시킬 수 있기 때문에 심각하다. 1차 뇌종양과 전이성 뇌종양이 생길 수 있다. 1차 뇌종양은 뇌 안에서 발생한다. 전이성 뇌종양은 폐암, 유방암, 대장암과 같은 다른 암에서 발생한다.

위험요인에는 나이 증가, 인종이 있는데, 백인들 사이에서 더 많은 사례가 발생한다. 화학물질과 방사선에 노출되면 종양의 위험이 증가할 수 있다. 뇌종양이 머리 위의 (고압) 전선이나 휴대전화에서 나오는 전자기 방사선과 연관된다는 증거는 없다. 가족력은 뇌종양의 위험을 높이는 것으로 생각된다. 원인은 결국 유전자 손상이다.

징후와 증상은 다양하며, 영향을 받는 뇌 영역에 따라 달라진다. 빈번하고 심한 두통, 시력 상실과 복시, 혼돈, 어지럼증, 알 수 없는 구토, 조정력 상실 등은 모두 뇌종양일 가능성이 있는 징후와 증상이다. 말하기와 듣기 문제, 성격 변화도 일어날 수 있다.

진단을 위해 신경학적 검사와 MRI와 CT를 통한 영상 검사가 필요하다(그림 13-17 ▶). 의학적 처치에는 화학요법이나 면역요법이 있다. 수술과 방사선을 사용할 수 있다. 처치 후 환자들은 재활, 물리치료, 작업요법, 언어치료가 필요할 수도 있다.

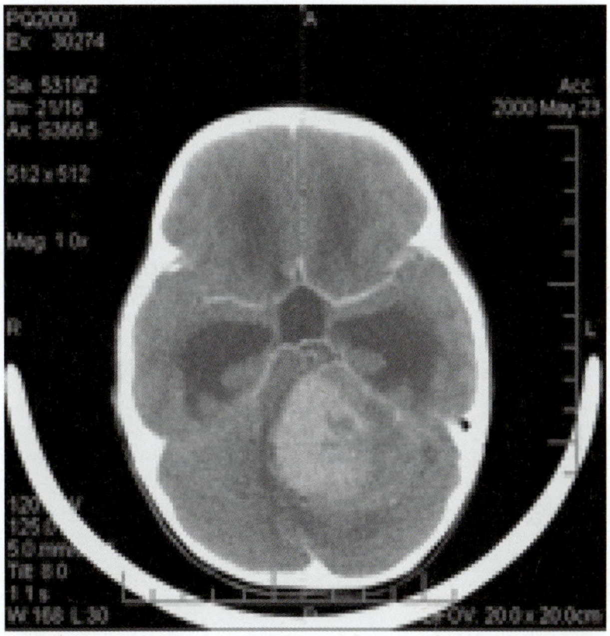

그림 13-17 ▶ 6세 여자아이의 아교모세포종(glioblastomas) CT 영상. (국립암연구소)

노화 관련 질환

나이가 들수록 반사작용은 느려지고 감각은 둔감해진다. 대부분의 사람들은 기억력이 어느 정도 감소한다. 일반적으로 나이가 들수록 퇴행성 질환의 유병률은 높아지고, 감염성 질환도 더 심해진다. 노화와 관련된 질환으로 알츠하이머병, 파킨슨병, 본태떨림, 뇌졸중, 매독이 있다. 중년은 전형적인 알츠하이머병, 다발성 경화증, 헌팅톤병, 그리고 파킨슨병이 발병하는 시기이다. 유전성인 조기 발병 알츠하이머병은 더 어린 나이에 발병한다.

자료

ALS Association: www.alsa.org
Alzheimer's Foundation of America www.alzfdn.org
Mayo Clinic: www.mayoclinic.com
National Institute of Health: www.nih.gov
National Parkinson Foundation: www.parkinson.org
National Stroke Association: www.stroke.org

질환 한눈에 보기

신경계

질환	병인	징후와 증상
뇌종양(brain tumor)	특발성	시력 장애, 심한 두통, 성격 변화, 언어장애, 불안정한 움직임, 발작, 혼수
수막염(meningitis)	세균, 바이러스	고열, 오한, 심한 두통, 목 뻣뻣함, 구역질, 구토, 발진, 섬망, 경련, 혼수
뇌염(encephalitis)	바이러스	두통, 열, 뇌기능이상, 사고장애, 발작, 지속적인 졸음, 섬망, 혼수
회색질척수염(poliomyelitis)	바이러스	목 뻣뻣함, 열, 두통, 인두통, 소화불량, 마비
파상풍(tetanus)	*Clostridium tetani*	근경직, 통증이 있는 경직과 경련, 목 뻣뻣함, 연하곤란, 개구장애
보툴리눔독소증 (botulism)	클로스트리듐보툴리눔	근육 쇠약; 처진 눈꺼풀; 삼키기, 말하기, 호흡곤란
광견병(rabies)	바이러스	초기 증상 없음; 후기에 열, 통증, 화, 경련, 마비, 끈적한 타액 분비, 목 근육 경련으로 인한 공수병
대상포진(shingles)	수두, 대상포진	빨간색으로 둘러싸인 작은 물집성 발진; 감각신경의 병변, 신체 한 쪽에 한정되어 발생; 심한 가려움; 상흔
레이증후군(Reye's syndrome)	특발성, 바이러스; 엡스타인–바(Eptein–Barr), 인플루엔자 B, 대상포진 바이러스	지속적인 구토, 발진, 졸음, 바이러스 감염 1주 후 졸음증, 혼수로 진행될 수 있음; 아스피린 사용과 관련

진단	치료	예방
CT 스캔, MRI	수술, 화학요법, 방사선치료	예방할 수 없음
요추천자	항생제	수막알균수막염, 폐렴알균 수막염, 헤모필루수 인플루엔자 b형 수막염에 대한 예방접종
요추천자	열치료, 수분 전해질 균형 조절, 호흡기능과 신장기능 관리	웨스트 나일 바이러스 뇌염인 경우 모기접촉을 피함, 기타 예방 불가능
신체검진	지지요법; 예방백신	백신
신체검진, 병력	항독소제, 증상완화	백신
신체검진, 병력	항독소	올바른 통조림 식품 섭취; 신생아에게 꿀을 먹이지 않음
신체검진, 물린 경험	증상이 나타나기 전 예방접종; 중추신경계가 영향을 받으면 치명적임	백신
신체검진	증상과 통증 완화, 스테로이드	대상포진 백신, 최근 수두 백신을 받은 사람과 접촉 피함
병력, 간비대, 저혈당증, 혈중 암모니아	지지요법; 면밀한 모니터링 필요	감염되었을 때 아스피린 복용 금지

질환	병인	징후와 증상
다발성 경화증 (multiple sclerosis, MS)	특발성, 바이러스 감염이나 자가면역	근육 손상, 복시, 평형감각 소실, 운동협조 부전, 저림과 무감각, 떨림, 근육 약화, 감정 변화, 재발과 악화
근위축성 측삭경화증 (amyotrophic lateral sclerosis, ALS) 또는 루게릭병(Lou Gehrig's disease)	특발성	움직임 장애; 근섬유다발수축, 손, 전완, 다리의 근 위축; 언어 장애, 삼킴 불가; 3~4년 안에 폐부전으로 사망
헌팅톤 무도병(Huntington's disease, Huntington's chorea)	유전성	불수의적, 갑작스런 뒤틀림, 말하기 장애; 연하곤란; 성격 변화; 부주의; 판단력 결여; 기억 손상; 정신기능 부전
뇌전증(epilepsy)	외상, 화학물질, 특발성	불수의적 수축이나 일련의 수축, 멍하게 응시
이분척추(spina bifida)	선천성, 엽산 결핍	척추 canal의 구멍, 신경손상의 정도와 장애는 다양하게 나타남
수두증(hydrocephalus)	선천성, 특발성	머리 비대
뇌성마비(cerebral palsy)	출산 시 외상, 풍진바이러스 감염	근수축 운동협응 부조, 떨림, 발작, 시청각 장애, 말하기 결함
일과성 허혈성 발작 (transient ischemic attack)	허혈, 동맥류, 고혈압	시력장애, 신체 한쪽에 일과성 근육 약화, 신체 한쪽 부분의 감각 소실, 부정확한 발음; 증상은 수분에서 수시간(평균 15분) 지속
뇌졸중(stroke)	외상	갑작스럽게 나타나는 심한 두통, 신체 한쪽의 근육 약화나 마비, 말하기 장애, 의식소실
알츠하이머병 (Alzheimer's disease)	특발성, 일부는 유전	기억소실, 인지 결함, 정서 변화, 혼돈
파킨슨병(Parkin's disease)	알려지지 않음, 도파민과 노르에피네프린을 생산하는 중추신경계의 뉴런 사멸	떨림, 경직, 통제되지 않은 근육 움직임, 말하기 곤란

진단	치료	예방
신체검진, 병력, MRI	효과적이지 않음; 물리치료와 근이완제, 스테로이드, 상담	예방할 수 없음
근전도검사, 신경전도검사, MRI	지지요법	예방할 수 없음
병력(유전성 질환), 신체검진	완치불가; 우울증 관련 치료, 유전에 대한 가족상담	예방할 수 없음, 유전검사와 (자녀 계획) 의사결정을 위한 상담
발작 관찰, 뇌파, 가족력, CT, MRT	항경련제	뇌 외상 피함; 헬멧 착용
신체검진, CT 스캔, MRI, EEG	수술, 물리치료	임신 동안 엽산 보충제 복용
신체검진, CT 스캔, MRI, 척수천자	뇌척수액 배출을 위한 우회로 설치	두부 외상을 피하고 감염 치료
신체검진	근이완제, 항경련제, 석고붕대, 보조기, 견인, 수술, 물리치료	알려지지 않음; 출생전 주의
뇌혈관조영술, CT 스캔	원인에 따라 다름; 막힌 혈관 수술치료	혈압 관리, 중증 뇌졸중을 피하기 위한 즉각적인 치료
혈관조영술, CT 스캔, MRI	응혈을 녹이는 약물, 수술, 동맥내막절제술	당뇨병, 고혈압, 고콜레스테롤 조절, 체중 감소, 금연, 규칙적인 운동
병력, 신체검진	지지적 돌봄, 우울증 치료	예방할 수 없음
병력, 신체검진	L-dopa, carbidopa, 우울증 치료	예방할 수 없음

연습문제

비판적 사고를 위한 사례

1. J. A.는 12시간 동안 심한 두통을 느꼈고 섭씨 39도의 열과 함께 목이 경직되는 증상이 나타났다. 요추천자를 통해 배양을 해봤더니 *Streptococcus pneumoniae*가 발견되었고 낮은 혈당치와 높은 단백질 수치를 볼 수 있었다. 이 결과를 설명하는 가장 적합한 질환은 무엇인가? 예후와 치료 방법은 무엇인가?

2. J.L.은 65세쯤에 자주 까먹고 지남력이 약해졌다. 이전에는 지적이고 일을 하며, 활동적인 할아버지였다. 자신의 손자들의 이름을 기억하지 못하고 집으로 찾아오는 것도 힘들었다. J.L.에게 어떤 질환이 있을 가능성이 큰가?

객관식

1. 광견병의 원인은 무엇인가?
   a. 세균
   b. 바이러스
   c. 진균
   d. 진드기

2. 다음 중 뇌전증을 유발하는 것은?
   a. 출생시 외상
   b. 뇌의 상해
   c. 두부를 관통한 상처
   d. 모두

3. 다음 중 뇌간에 의해 조절되는 기능은?
   a. 감각기능
   b. 근육활동
   c. 기억
   d. 심박동수와 호흡

4. 뇌와 척수를 싸고 있는 안쪽의 두 개의 수막인 연막과 지주막에 급성 염증이 발생한 질환은?
   a. 혈전성 정맥염
   b. 수막염
   c. 전립선염
   d. 뇌염

5. 다음 중 소아마비에 관한 것으로 옳은 것은?
   a. 바이러스에 의해 발생한다.
   b. 감각뉴런에 영향을 준다.
   c. 80세 이상의 대부분의 사람들에게 찾아볼 수 있다.
   d. 1976년에 박멸되었다.

6. 다음 중 다발성 경화증에 해당하는 것은?
   a. 남성만 걸린다.
   b. 동유럽에서 주로 발견된다.
   c. 수초의 손상으로 발생한다.
   d. 젊은 성인에서 발생한다.

7. 혈전용해제로 치료하는 질환은?
   a. 허혈성 뇌졸중
   b. 레이증후군
   c. 수막염
   d. 보톡스증

8. 다음 중 상염색체 우성 유전자에 의해 전달되는 치명적인 질환은?
   a. 알츠하이머병
   b. 루게릭병
   c. 헌팅톤무도병
   d. 파킨슨병

9. 파킨슨병에 내재되어 있는 비정상성은 무엇인가?
   a. 도파민 결핍
   b. 수초가 없음
   c. 자가면역
   d. 뇌의 혈전형성

10. 평상시에는 건강한 아이인 Paul은 꿈을 꾸는 듯한 상태에서 멍하게 응시하는 행동을 보였다. 이 행동과 관련된 질환은?
    a. 다발성 경화증
    b. 근위축성 측삭경화증
    c. 뇌전증
    d. 수막염

참 / 거짓

_______ 1. 광견병은 바이러스 감염이다.

_______ 2. 소아마비는 백신으로 막을 수 있다.

_______ 3. 광견병은 증상이 일단 나타나면 치명적이다.

_______ 4. 정상 뇌척수액에는 혈액이 발견되지 않는다.

_______ 5. 도파민 결핍으로 뇌전증이 발생한다.

_______ 6. 허혈성 뇌졸중은 뇌출혈이나 뇌혈관 파열로 일어난다.

_______ 7. 파상풍은 백신으로 예방할 수 있다.

_______ 8. 바이러스성 수막염은 전염성이 높다.

_______ 9. 대부분의 파킨슨병은 유전된다.

_______ 10. 성인에서 대상포진은 수두바이러스에 의해 발생한다.

빈칸 채우기

1. ____________는(은) 보통 개구장애라고 불리며 동물이나 사람의 장 속에 사는 tetanus bacillus에 의해 신경조직이 감염되는 것이다.
2. 수막염은 ____________(으)로 진단할 수 있다.
3. ____________는(은) 수초가 파괴되는 중추신경계 질환으로 만성적이고 진행성인 질환이다.
4. 뇌의 퇴행성 질환인 ____________는(은) 진동 마비(shaking palsy)로도 알려져 있으며 점진적으로 나타나고 천천히 진행된다.
5. 파킨슨병에 걸린 환자들에게 가장 많이 처방되는 약물은 ____________이다.
6. ____________는(은) 바이러스에 의해 발생하는 뇌염이다.
7. 이분척추는 임신 동안 ____________를(을) 복용하면 막을 수 있다.
8. ____________는(은) 안면신경의 염증에 의해 발생한다.
9. ____________는(은) 루게릭병이라고도 한다.
10. ____________는(은) 수막알균수막염을 치료한다.

Chapter 14

눈과 귀의 질환과 장애

학습목표

이 장을 공부한 후에,

- 눈과 귀의 기본 구조와 기능을 이해할 수 있다.
- 근시와 원시와 같은 흔한 시각적 문제를 기술할 수 있다.
- 눈꺼풀, 결막, 공막, 포도막, 망막, 각막, 황반, 수정체 등의 질병에 관한 병인과 증상과 치료와 예후를 논의할 수 있다.
- 외이, 중이, 내이 장애에 관한 병인, 증상, 치료, 예후를 기술할 수 있다.
- 노화되면서 나타나는 시각과 청각의 변화를 이해할 수 있다.

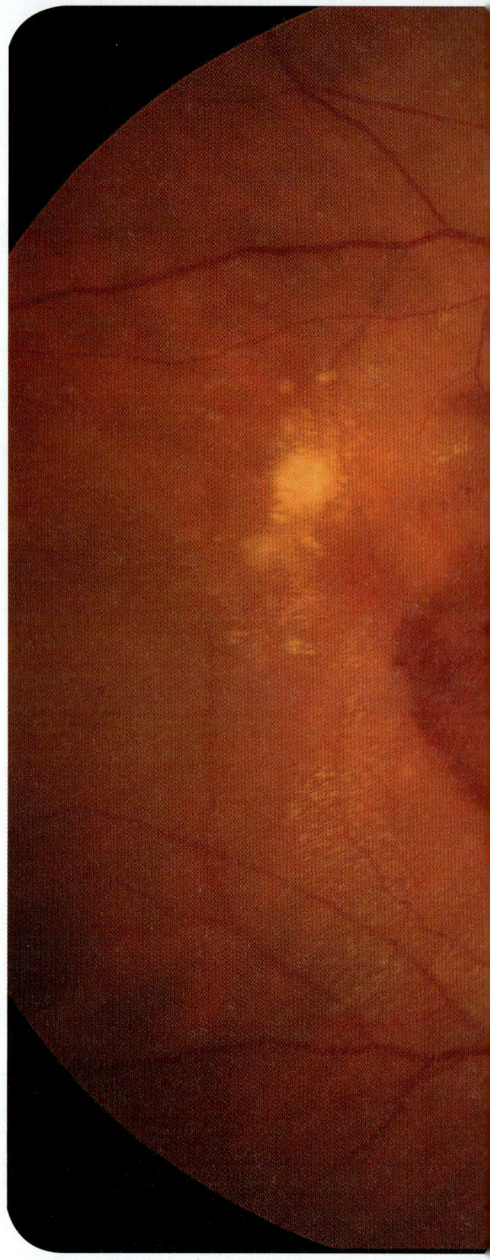

검안경(ophthalmoscope)을 통해서 본 안구의 뒤쪽부분. 이 영상은 노화와 연관된 황반변성(mascular degeneration)에서 비정상적으로 성장하는 새로운 혈관들을 보여주고 있다. (미국 국립안과 연구소, 미국 국립보건원)

사실인가 허구인가?

실명은 당뇨병과 관련이 있다.

사실: 당뇨병은 혈관질환과 관련이 있으며, 혈관질환은 당뇨성 망막병증(diabetic retinopathy)과 실명을 유발한다. 망막병증은 눈 혈관질환으로 1형 당뇨병 환자 거의 전부에서, 2형 당뇨병 환자들의 약 70%에서 발생한다.

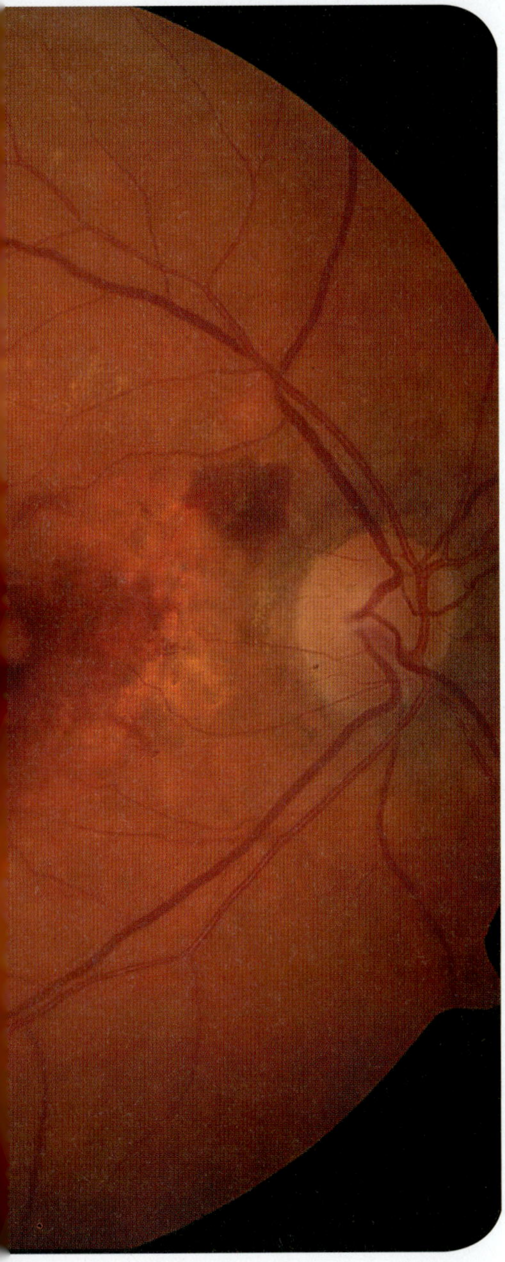

질환 이야기

헬렌 켈러(Helen Keller; 1880. 6. 27~1968. 6. 1)

미국의 작가이며 운동가이고 강사인 헨렌 켈러는 대학을 졸업한 최초의 청각 장애인에 장님인 사람이었다. 켈러는 약 두 살 때 고열을 동반한 감염증에 걸리게 되었다. 그 병 이후에 켈러는 시각과 청각을 잃게 되었다. 그녀의 선생인 앤 설리번(Anne Sullivan)의 도움으로 헬렌은 입술을 만짐으로써 상대의 말을 이해하는 방법(touch-lip reading), 점자(Braille), 말하기, 타이핑 등 다양한 의사소통 방법을 배웠고, 청각장애인을 위한 호레이스 맨 학교(Horace Mann School)와 라이트 휴메이슨 학교(Wright-Humason School) 등을 다녔으며 Cambridge School for Young Ladies와 래드클리프 대학(Radcliffe College)에도 다녔다. 대학을 졸업한 헬렌 켈러는 타인의 삶을 개선시키기로 결심했다. 12권의 책을 출간한 그녀는 미국시민자유연합(American Civil Liberties Union)의 창립 멤버였으며 장애우를 위한 열정적인 옹호자였다.

해부와 생리: 눈

눈은 빛에 민감한 수용기에 상이 맺히도록 초점을 맞추고, 정보를 해석해서 이미지를 형성하는 뇌로 신경흥분을 전달한다. 눈은 내부와 주변에 있는 여러 구조들을 통해서 작용한다(그림 14-1 ▶).

안구는 원형에 가깝고 두개골에 의해서 보호된다. 안구는 공막(sclera), 포도막(uvea), 망막(retina)의 3겹으로 되어 있다. 공막은 섬유연결조직으로 안구의 모양을 형성하고 안구가 지지되도록 해준다. 눈의 흰색 부분이 공막을 구성하고 있다. 공막 아래에 혈관층인 포도막이 있다. 포도막은 안구의 가장 내부에 있는 망막에 산소와 영양분을 공급한다. 망막은 내부의 뒤쪽 층으로 광수용기로 알려진 광민감성 신경종말(light-sensitive nerve endings)을 포함하고 있다. 망막의 중심 부분으로 광수용기가 매우 조밀한 부분이 황반(macula)이다. 황반은 정밀한 시각을 담당한다.

유리체액(vitreous humor)이라 하는 진한 유체가 안구의 뒷부분부터 수정체까지 가득 채워져 있다. 이 진한 유체는 안구의 모양을 유지할 수 있게 해준다. 또 다른 유체인 방수(aqueous fluid)가 수정체 앞부분에 채워져 있다.

안구의 앞부분 표면은 각막으로 덮여져 있다. 각막은 수정체 앞부분에 있는 곡선형의 투명한 구조물질이다. 눈에 들어 온 빛은 최초로 이 각막을 통과하게 된다. 각막의 뒷부분에 수정체가 있는데 수정체는 단백질로 구성된 투명하며 양면이 오목한 구조물질이다. 수정체는 빛이 망막에 초점을 맞추도록 해준다. 수정체 앞에 동공(pupil)이라 하는 중심부에는 구멍이 있는 평평한 디스크인 홍채가 있다. 빛은 동공을 지나 수정체에 이르게 된다. 홍채는 눈으로 들어온 빛의 양을 조절할 수 있도록 동공의 직경을 변화시킬 수 있다. 동공이 크게 열린 것을 동공 확장이라 하며, 더 많은 빛이 눈으로 들어갈 수 있게 한다. 동공이 좁아진 것을 수축되었다고 하며, 눈으로 빛이 적게 들어가게 한다.

안구운동을 조절하며, 외부로부터 이어진 여러 개의 눈 근육들이 안구에 연결되어 있다. 안구의 앞부분에는 눈을 감을 수 있게 하고 눈을 보호하며 피부로 된 눈꺼풀이 있다. 눈물샘은 눈의 표면 바깥쪽으로 흐르게 하는 매끄러운 용액을 분비한다.

진단검사와 절차: 눈

눈 질환과 장애의 진단은 기구를 사용한 신체검진을 통해서 이루어진다. 눈의 내부는 검안경(ophthalmoscope)을 통해서 관찰할 수 있는데 망막, 황반, 수정체, 각막의 상태를 알 수 있다. 동공은 눈의 내부를 잘 볼 수 있게 하는 약물을 통해서 확장시킬 수 있다. 외부 신체검진을 통해서 염증과 감염상태를 알 수 있다. 안압계로 안구의 압력을 측정해서 녹내장(glaucoma) 여부를 알 수 있다. 스

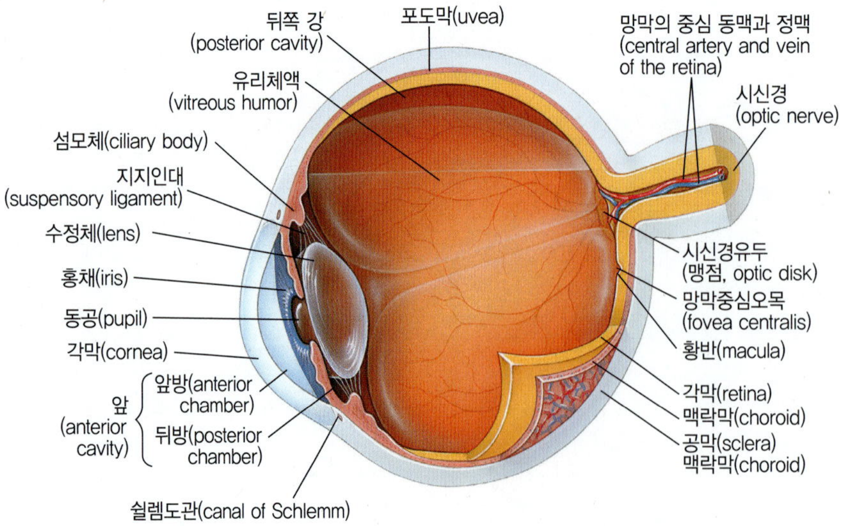

그림 14-1 ▶ 인체의 눈 해부도

넬렌 시력표(Snellen eye chart)를 이용해서 시력을 평가할 수 있다.

눈 질환과 장애

눈 질환과 장애는 시각을 손상시킬 수 있고 삶의 질에 상당한 영향을 미칠 수 있다.

굴절이상

굴절이상은 망막에 부적절하게 초점을 맺게 함으로써 결과적으로 흐린 이미지를 만든다. 굴절이상은 미국 내에서 가장 흔한 시각문제이다. 3천4백만 명 이상의 미국 성인이 근시이며, 1천4백만 명 이상의 미국 성인이 원시이다. 굴절이상에는 근시, 원시, 노안, 난시 등이 포함된다(그림 14-2 ▶).

근시와 원시 근시(myopia, nearsightedness)는 눈이 가까운 사물에는 초점을 맞출 수 있지만 먼 거리의 사물에는 초점이 맞는 이미지를 형성하지 못하는 상태이다. 원시(hyperopia, farsightedness)는 먼 거리의 시력은 좋은 상태를 유지하지만 눈은 가까운 거리에 있는 사물에 초점이 맞는 이미지를 형성할 수가 없다. 이러한 질환은 유전되기 때문에 가장 중요한 위험요인은 가족력이다. 그 원인은 안구 형태와 관련이 있다. 근시의 경우에는 안구가 너무 길게 성장해서 먼 거리의 이미지는 망막 앞에 맺게 된다. 원시의 경우에는 안구가 너무 짧아서 가까운 이미지는 망막에 초점을 맺지 못하는 반면에 먼 거리의 이미지는 망막 뒤에 초점을 맺게 된다.

진단은 시력검사인 스넬렌 시력표(Snellen eye chart)와 눈에 대한 신체검진을 통해 이루어진다. 근시는 오목

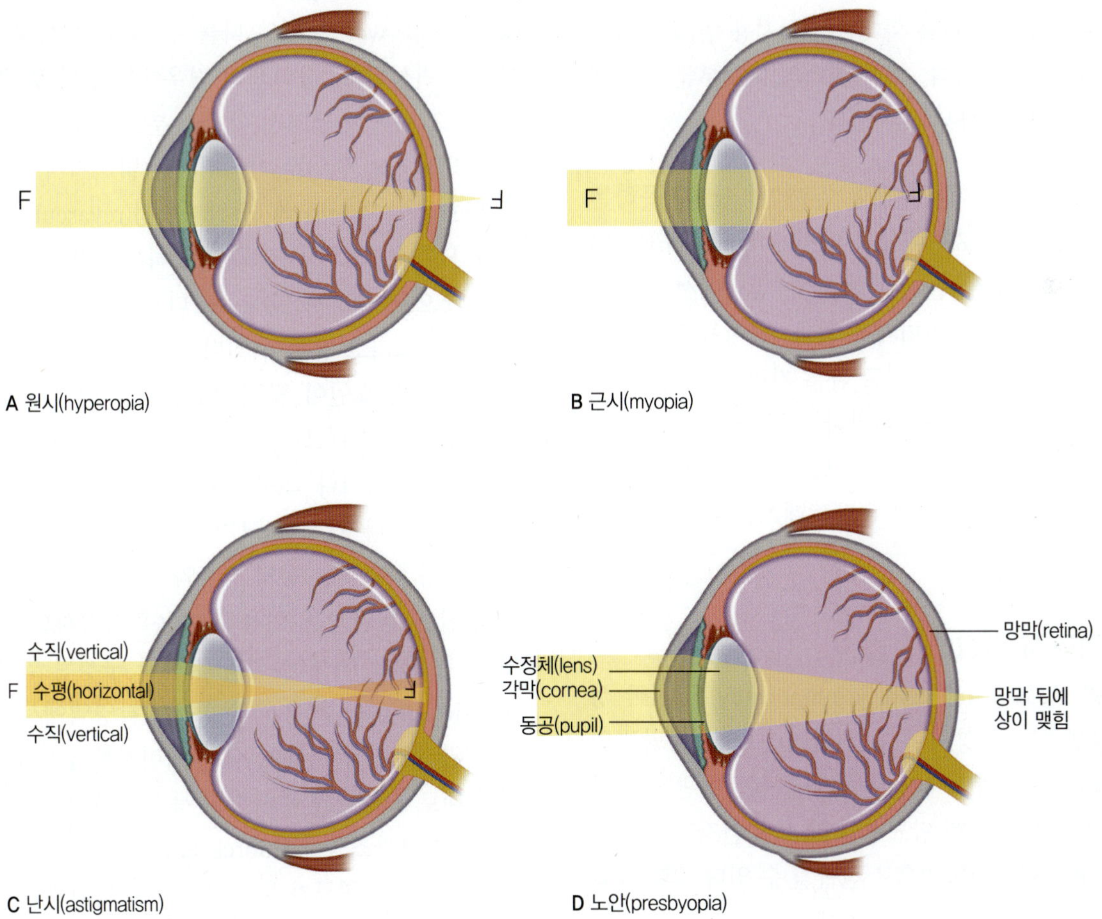

그림 14-2 ▶ (A) 원시의 경우, 빛은 망막 뒤에 초점이 맺혀져서 가까운 거리에 있는 사물에 초점을 맞추는 것이 어렵다. (B) 근시의 경우, 빛은 망막 앞에 초점이 맺혀져서 먼 거리에 있는 사물에 초점을 맞추는 것이 어렵다. (C) 난시의 경우, 빛은 수정체나 각막의 비정상적인 굴곡 때문에 일정하게 눈에 초점을 맞추기가 어렵다. (D) 노안의 경우, 노화한 수정체는 경직되어서 가까운 거리에 있는 사물에 초점을 맞출 수가 없다.

렌즈로 교정할 수 있고 원시는 볼록 렌즈로 교정할 수 있다. 또한 각막의 모양을 바로 잡기 위해서 각막에 대한 레이저 수술을 시행할 수 있고 근시와 원시를 교정할 수 있다.

노안 노안(presbyopia)은 노화와 관련된 굴절장애로 가까운 물체에 초점을 맞출 수가 없다. 노안은 단독으로 나타날 수 있고 근시, 원시 또는 난시 등과 같이 나타날 수도 있다. 미국인의 약 9%가 노안을 갖고 있다. 위험요인으로 나이와 가족력이 있다. 35세 이후 일부 사람들이 약한 노안이 나타나며 보통 40대 후반에 두드러진다. 노안은 나이와 관련되어서 렌즈의 유연성이 떨어져서 나타나게 된다. 작은 활자를 읽지 못하고 가까운 물체에 초점을 맞추지 못하는 증상이 나타난다.

산동(dilated) 눈검사와 스넬렌 시력표를 이용해서 진단할 수 있다. 대부분의 경우 노안은 처방전 없이 비교적 저렴하고 단순하게 사물을 확대하는 독서용 안경을 착용함으로써 해결할 수 있다. 또한 렌즈의 아랫부분에 확대렌즈가 있는 안경을 사용할 수 있다.

난시 각막이 비대칭이거나 또는 두께가 고르지 못하는 등의 불규칙한 각막 표면이상이 난시(astigmatism)를 일으킨다. 불규칙한 부분을 통과한 빛이 망막에서 초점을 맞추지 못하여 흐릿한 이미지가 된다. 난시는 가족력이 위험요인이라 할 수 있다. 서로 다른 거리에서 흐릿하지만 인지할 수 있는 이미지가 나타나는 증상을 보여준다.

난시는 눈검사와 스넬렌 시력표를 통해 진단할 수 있다. 대부분의 난시는 안경과 콘텍트렌즈를 이용해서 교정할 수 있다.

망막의 이미지 결함

당뇨망막병 당뇨망막병(diabetic retinopathy)은 미국 성인에서 발생하는 실명의 주요 원인이다. 당뇨망막병의 주된 원인은 눈의 망막에 양분을 공급하는 혈관을 손상시키는 당뇨병이다. 1형 당뇨병의 약 40% 환자가 당뇨병 진단 3년 내에 당뇨망막병으로 진단될 수 있다. 2형 당뇨병의 약 20%의 환자가 진단 시점에서 어느 정도의 망막장애를 나타나기도 한다. 임신한 여성이 임신성 당뇨병에 걸리면 당뇨망막병이 나타날 위험이 높다.

징후와 증상으로 망막에서의 혈관변화, 시력 상실, 야간 시력 장애 등이 있다. 당뇨망막병은 망막을 검사하는 검안경을 이용한 눈검사를 통해 진단할 수 있다. 치료는 제한적이지만 혈관출혈 등은 레이저수술로 어느 정도 제어할 수 있다. 예방을 위해 매년 눈검사와 당뇨병과 고혈압의 치료가 필요하다.

황반변성 황반변성(macular degeneration)은 예민한 시력의 감소 또는 상실을 초래한다. 황반변성은 매우 흔하며, 성인에서 시력 상실의 주요 원인이다. 황반변성은 정확하게 이미지를 형성케 하는 광수용기가 가장 높은 밀도로 위치한 망막의 중심영역에 영향을 미친다. 결과적으로 황반변성은 중심영역시력에는 영향을 미치지만 주변영역시력은 손상시키지 않는다. 황반변성에는 두 가지의 형태가 있는데 그 하나는 병의 약 90% 이상을 차지하는 위축성(건성, dry) 형태와 더 심각한 병변인 삼출성(습성, 출혈성, wet) 형태로 나눌 수 있다. 건성의 경우에는 황반이 변성된다. 습식성의 경우에는 황반 밑에 있는 모세혈관의 출혈이 생겨서 황반을 분열시킨다.

황반변성의 원인은 아직까지는 밝혀지지 않았지만 혈류의 흐름이 차단된 후 혈관재형성(revascularization)이 나타나면서 정교한 시력을 담당하는 망막영역을 손상시키는 것으로 알려져 있다. 또 다른 요인으로는 부상, 염증, 감염 그리고 유전이 있다. 나이와 가족력 그리고 흡연 등이 위험요인이 될 수 있다. 황반변성은 보통 50세 이후에 나타난다(그림 14-3 ▶ 참조). 얼굴을 분명하게 인식하지 못하거나 독서를 하는 데 어려움을 느끼고 바느질을 하거나 기계를 고치는 등의 근접작업을 수행할 때 문제가 나타나는 등의 징후와 증상을 보인다.

진단은 검안경을 이용해서 눈확장검사를 통해 이루어질 수 있다. 미세한 선의 격자로 구성된 암슬러 격자(Amsler grid)를 이용해서 중심시각영역에서의 왜곡되고 불완전하거나 기복이 심한 이미지를 검출할 수 있다. 정맥 내로 조영제를 주사하고 특수한 카메라를 이용하는 형광안저혈관조영술(fluorescein angiogrphy)을 통해서 망막 근저에서 혈류가 누출되는 것을 확인할 수 있다.

황반변성은 완치되지 않는다. 습식성황반변성의 경우에 레이저수술을 이용해서 어느 정도의 효과를 볼 수는 있다. 비타민 보조제는 건성황반변성의 악화속도를 줄이

건강증진

황반변성

황반변성은 심각한 질환이지만 진행속도를 늦출 수 있고 조절할 수 있다. 효과적인 중재를 위해서 조기검진이 중요하다. 특히, 가까운 가족이 황반변성을 앓고 있다면 노인의 헬스케어를 위해서 규칙적으로 안과의사의 검진을 받아야 한다.

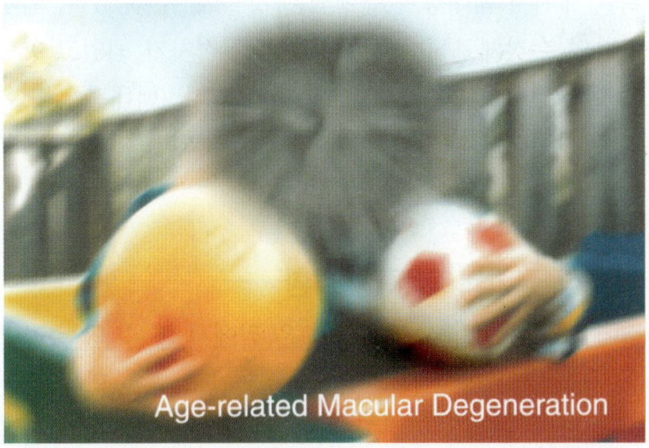

그림 14-3 ▶ 황반변성 환자의 가상 시각. (국립 안과 연구소, 국립 보건원)

는 데 어느 정도 도움이 될 수는 있지만 이는 의사의 지시 하에서 행해져야 한다. 몇몇의 환자에게는 망원 수정체를 특수하게 끼워 넣는 수술을 통해 중심시각영역이 개선되는 효과를 볼 수 있다. 비록 흡연과 같은 위험요인을 통제할 수 있더라도 황반변성을 예방할 수는 없다.

망막박리 망막박리(retinal detachment)는 안구의 뒷면에서 망막이 분리되는 긴급 상황이다. 안구의 기저층이 망막에 산소와 영양분을 공급하기 때문에 망막이 박리되면 실명을 일으킬 수 있다. 나이, 고도 근시, 당뇨병 악화, 그리고 눈의 외상 등이 위험요인이다.

손상된 눈에 부유체(떠다니는 파편)가 갑자기 나타나는 징후와 증상이 나타난다. 또한 빛이 갑작스럽게 번쩍이거나 커튼이 쳐지듯이 갑작스러운 어둠도 망막박리 현상이라고 할 수 있다. 병력과 눈에 대한 검안경검사를 통해 진단할 수 있고 눈에 대한 초음파검사로 진단할 수 있다. 치료법은 통상 레이저수술을 하거나 가스나 용액을 눈에 주입해서 망막을 뒤쪽으로 압박하여 제자리를 잡게 하는 것이다. 망막박리의 예방법은 없다.

녹내장

녹내장(glaucoma)은 눈 내부의 압력이 증가하는 질환을 말한다(그림 14-4 ▶). 고통이 없는 이 질환은 시신경을 손상시키며 미국에서는 실명의 주된 원인이기도 하다. 2백만 명 이상의 미국인들이 녹내장에 걸려 있다. 녹내장에 걸릴 위험성은 60세 이상의 멕스코계 미국인과 40세 이상의 아프리카계 미국인에서 특히 높다. 가족력 또한 녹내장의 위험을 증가시킨다. 그 원인은 아직까지도 밝혀지고 있지 않지만 안구 내부의 체액 압력과 관련이 있다.

시력손실이 일어나기 전에는 징후와 증상이 나타나지 않는다. 안구내압을 측정하는 안압계(tonometry)를 이용해서 녹내장을 진단할 수 있다. 시야검사를 통해서 시야 주변시력을 측정할 수 있다. 각막의 두께로 인해 녹내장이 없는 사람에서도 높은 혈압이 나타날 수 있다. 각막의 두께를 측정하는 각막 측정계(pachymetry)는 이런 종류의 오진을 막아준다.

녹내장의 치료는 약물치료와 레이저수술을 이용하여

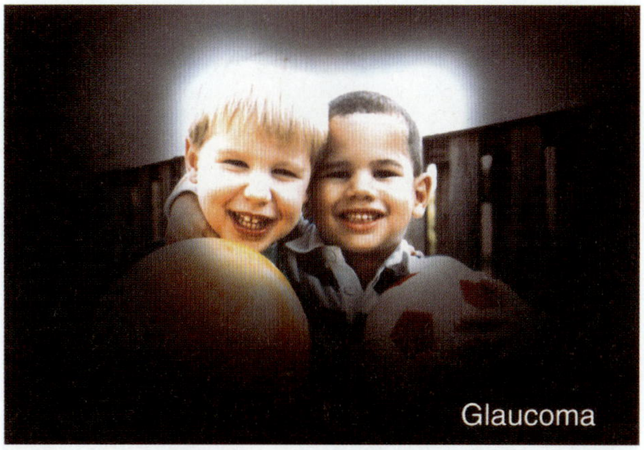

그림 14-4 ▶ 녹내장 환자의 가상 시각. (국립 안과 연구소, 국립보건원)

안압을 감소시키는 것을 목적으로 한다. 처방 점안액은 체액 생성을 줄이고 배출을 촉진한다. 레이저수술은 레이저 빔으로 앞방(anterior chamber)을 뚫어 체액배출을 증가시키고 압력을 낮춘다. 녹내장은 완치되지 않으며, 손상된 상태를 원상태로 만들 수는 없다.

녹내장은 예방할 수는 없지만 조기검진과 치료로 심각한 손상을 막을 수 있다. 안구내압을 측정하는 정기적인 안과검사로 질환 발생 여부를 확인할 수 있다. 혈당과 고혈압을 조절하고 정기적인 안과검사를 통해서 녹내장의 위험을 줄일 수는 있다.

백내장

백내장(catarcts)은 렌즈가 흐릿해지는 질환이다. 대부분의 백내장은 노화와 관련이 있다(그림 14-5▶). 65세 정도가 되면 미국인의 거의 절반이 어느 정도의 백내장이 형성되어 있고 결과적으로 시력이 손상되어 있다. 75세 이후가 되면 그 숫자는 70%에 이른다. 백내장의 위험요인으로 외상, 흡연, 알코올 남용, 방사선이나 자외선 노출, 당뇨병이나 고혈압과 같은 전신 질환, 영양부족 그리고 자궁내 감염 등을 들 수 있다.

백내장의 증상은 렌즈의 불투명 정도와 한쪽 눈이나 두 눈 다 영향을 받았는지에 따라 달라진다. 노화와 관련된 백내장은 두 눈 다 나타날 수 있는 반면에 선천적인 백내장은 한쪽 눈에만 나타난다. 시각 손상으로 시각 왜곡, 흐릿한 시야 그리고 특히 밝은 빛이나 밤에 운전할 때 눈부심 등이 나타난다. 초기 단계의 백내장은 검안경 또는 세극등(slit lamp)으로 확대된 동공을 통해서 확인할 수 있다. 백내장이 계속 진행되면 망막은 더욱 가시화하기가 어려워지고 동공은 희게 변색되게 된다.

진단은 검안경을 이용한 안과검사를 통해서 쉽게 확인할 수 있다. 조기검진으로 치료나 예방조치를 위한 계획을 세워서 백내장이 진행되는 것을 줄일 수 있다. 외래 환자의 수정체교체수술은 일상적인 절차가 되었고 95%의 환자에서 시력이 정상으로 회복된다. 백내장은 노화와 관련된 질환이기 때문에 예방은 거의 불가능하다(그림 14-4▶ 참조).

감염성 질환과 염증성 질환

결막염 결막염(conjunctivitis)은 겉에서 볼 수 있는 공막(sclera, 눈의 흰 부분)과 눈꺼풀의 안쪽 면을 덮는 부분인 결막의 염증을 말한다(그림 14-6▶). 모든 안과질환의 약 30%의 환자들은 흔히 "충혈안(pink eye)"이라고 하는 결막염이지만 많은 사례는 보고조차 되지 않는다. 위험요인은 나이와 관련이 있는데 대부분의 사례는 아이들에게 나타나기 때문이다. 증상에는 분비물, 붉고 부은 눈이 있다.

세균, 바이러스, 염증을 유발하는 화학물질 등이 결막염을 일으킨다. 바이러스나 세균 감염은 전염성이 있어서 결막염에 걸린 아이들은 학교나 사회적인 활동을 하지 않고 집에서 머물도록 권고한다.

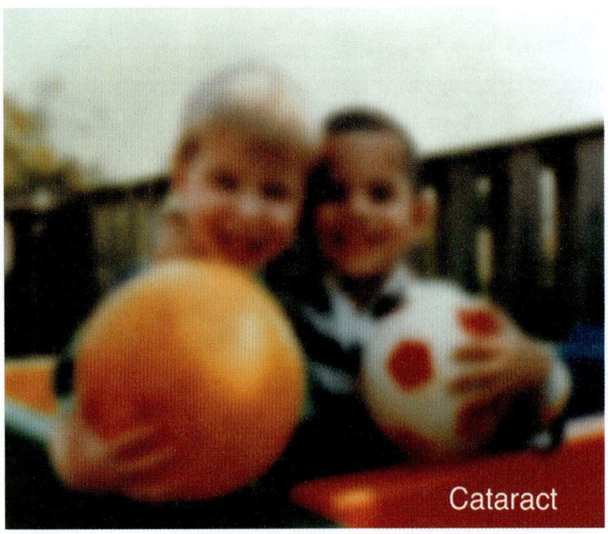

그림 14-5 ▶ 백내장의 시야. (국립 안과 연구소, 국립보건원)

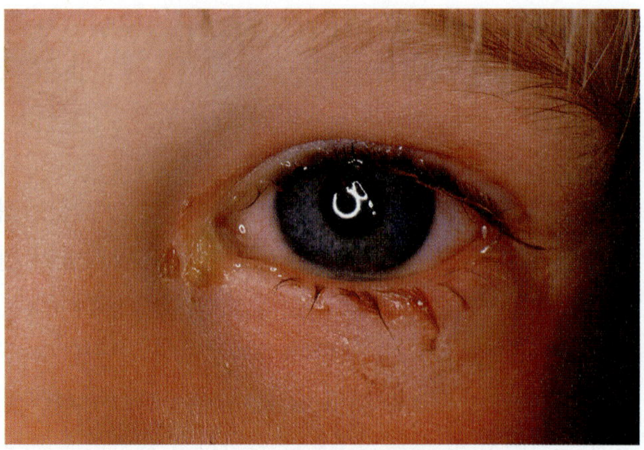

그림 14-6 ▶ 결막염. (© Dorling Kindersley)

세균성 결막염의 징후와 증상은 가렵고 빛에 예민하며 하얗거나 노란색의 분비물 낀 붉은 눈이 나타난다. 바이러스성 결막염은 물 같은 유출물이 나오기도 한다. 감염된 손으로 눈을 만지거나 비빔으로써 재감염이 나타날 수 있다. 염증은 2주 이내에 보통 해소된다. 봉입체결막염(inclusion conjunctivitis)이라는 결막염이 가끔 신생아에게서 나타난다. 이것은 클라미디아 트라코마티스(*Chlamydia trachomatis*)에 의해 발병하는데 어머니가 질 내 클라미디아 감염이 있을 때 출산하는 동안 주로 전염된다.

결막염은 검사와 병력으로 진단한다. 치료는 세균성 결막염일 경우에는 항생제를 점안한다. 바이러스성 결막염은 치료할 수 없다.

결막염의 예방은 눈과 손의 접촉을 줄이는 게 최선의 방법이며, 콘텍트렌즈와 미용품(예: 마스카라) 등과 같은 오염된 물건을 버리고, 유해한 화학물질을 피하는 것이 좋다.

각막염 각막염(keratitis)은 세균, 바이러스, 진균 또는 기생충에 의한 감염으로 일어나는 각막의 염증질환이다. 각막염의 유병률은 알려지지 않았지만 흔한 질환은 아니다. 위험요인으로 (눈의) 찰과상과 같은 손상, 면역결핍, 생식기 헤르페스 감염 등이 있다. 징후와 증상은 통증과 염증반응이다.

진단을 위해 각막검사, 병원체(pathogen) 배양검사가 필요하다. 항생제와 항진균제 또는 항바이러스제를 사용할 수 있다. 신속한 치료로 각막 손상과 시력상실을 예방할 수 있다. 전동도구를 사용하는 작업을 할 때처럼 보호안경을 착용하는 것도 예방이 될 수 있다. 콘택트렌즈는 청결한 상태를 유지해야 하며 만일 손상이 되었다면 버려야 한다. 렌즈 케이스는 정기적으로 살균해야 하며 주기적으로 교체해야 한다. 헤르페스의 감염에 의한 것이라면 각막까지 퍼지지 않도록 치료해야 한다.

포도막염 포도막염(uveitis)은 안구의 혈관층인 포도막의 염증질환이다. 포도막염은 희귀하지 않은 질환으로 미국에서는 매년 약 38,000명의 환자가 발생한다. 위험요인으로 면역결핍이 있다. HIV/AIDS의 경우, 포도막염은 거대세포바이러스(cytomegalovirus), 단순포진바이러스(herpes simplex), 톡소프라즈마(*Toxoplasma*)와 칸디다균(*Candida*)에 의해 발생한다.

징후와 증상으로 통증, 피부 발적(redness), 눈부심(photophobia) 그리고 흐릿한 시각 등이 있다. 포도막염은 코르티코스테로이드(corticosteroids)로 치료될 수 있고 병원체의 위치와 종류에 따라서 전신성 혹은 국소성 약물치료를 할 수 있다. 후부 포도막염(posterior uveitis)인 경우에는 전신성 약물을 투여하거나 안구 내부에 코르티코스테로이드를 주사해서 치료한다. 포도막염은 면역결핍의 상태를 조절하는 경우를 제외하고는 예방하기가 힘들다.

눈꺼풀 감염 눈꺼풀에서 발견되는 가장 눈에 띄는 병변 중 하나는 일반적인 **맥립종(stye)** 또는 **다래끼(hordeolum)**이다. 많은 사람들이 이 병변에 대한 치료를 하지 않기 때문에 가장 흔한 맥립종의 정확한 유병률을 알기는 어렵다. 다래끼의 원인은 윗눈꺼풀과 아래눈꺼풀에 농양을 형성하게 하는 포도상구균(staphylococcus) 세균이다. 증상은 일반적으로 피부 발적과 통증 그리고 눈에 이물감을 느끼게 하며 부풀어 오르는 것이다. 작은 다래끼는 눈꺼풀 바깥쪽 표피나 가장자리에 생기는 경향이 있다. 내부 다래끼는 눈의 표면 쪽으로 진행된다. 다래끼는 자연적으로 파열되고 분해된다. 큰 범위의 손상은 시야를 감소시킬 수 있어서 외과적 절개가 필요할 수 있다. 부드러운 수건으로 조심스럽게 다래끼를 닦아낼 수 있다. 항생제 안약으로 치료할 수 있다. 예방은 손을 청결하게 하고 손으로 눈을 만지지 않는 것이다.

색각 이상과 색맹

색각은 아마도 **원뿔**(*cones*)이라는 망막의 광수용기에 의해 가능하다. 원뿔은 각 색과 연관된 빛의 특정 파장에 민감하다. 이들 원뿔의 유전적 결함으로 다양한 색각 문제가 발생한다. 색각 이상이 있는 대부분의 사람들은 적색과 초록색을 구분하지 못한다. 이러한 유형의 발생빈도는 북유럽계 민족에서는 남성 약 12명당 1명이지만 다른 민족 집단에서는 조금 더 낮다. 색각 이상이 있는 일부 사람들은 파란색과 노란색을 구분하지 못한다. 이것은 전 세계적으로 1만 명당 1명꼴로 나타난다. 색각이 완전히 소실된 것을 색맹(*color blindness*)라고 하고 매우 드물어서 전 세계적으로는 3만 명당 1명꼴로 발병한다. 색맹인 사람은 회색으로만 본다. 색각 이상과 색맹은 X 염색체의 문제여서 남성에서 흔히 발생하지만, 여성도 이 질환을 유전받을 수 있다. 색맹은 색깔로 된 숫자가 들어있고 정상적인 시력을 갖은 사람들에게는 보이는 다양한 색깔의 점들로 구성된 시력검사표로 진단할 수 있다. 색각 이상은 치료법이 없고 예방할 수도 없다.

안구 종양

망막모세포종 망막모세포종(retinoblastoma)은 매우 드물며 열성으로 유전되는 소아의 망막 종양이다. 위험요인은 가족력이다. 망막모세포종은 망막모세포종의 발생을 1만 배 증가시키는 돌연변이 유전자를 갖고 있으며 약 40%는 유전된다. 망막모세포종은 6세 미만의 아이들에게서 발병하며 생후 2년 내에 주로 진단을 한다.

증상은 사시(crossed eye), 안구 통증, 피부 발적 그리고 **백색동공(leukocoria)** 또는 "고양이 눈 반사(cat's-eye reflex)"라고 하는 동공의 백색 반사(white reflex)가 나타난다. 진단을 위해 초음파, MRI, CT 그리고 눈검사가 필요하다. 망막모세포종의 치료는 시력을 보존하고 종양을 파괴하며 전이 여부를 관찰하는 데 그 목적이 있다. 화학요법이나 수술로 작고 국부적인 종양을 감소시키거나 제거할 수 있다. 큰 종양은 필요한 만큼의 시신경과 손상된 안구를 제거하여 치료한다. 안구 내 종양의 약 90%는 치료할 수 있다. 반면에 전이성 망막모세포종은 뇌와 척수로 전이되는 경향이 있고 예후도 좋지 않다.

발병확률이 높은 아동에게는 다른 종양의 발생 여부를 확인하기 위해 2년 동안 2~4개월마다 검사하여 예방한다. 유전의학적인 상담을 통해서 가족들이 망막모세포종의 유전적 결과를 이해하고 가족구성원의 질환 위험을 추정하도록 한다.

해부와 생리: 귀

귀는 청각과 균형의 기관이다. 귀는 외이, 중이, 내이 세 부분으로 구성되어 있다. 두개골 외부에 있는 외이의 부분을 귓바퀴(pinnae)라고 하며, 이것은 피부로 감싸져 있고 연골로 지지되어 있다. 귓바퀴는 소리를 피부로 된 관인 이도(auditory canal)로 보내며, 이도는 중이와 연결되어 있다. 이도의 가장 안쪽 부분에는 고막(tympanic membrane)이 부드럽고 유연하게 유지될 수 있도록 밀납물질, 즉 귀지(cerumen)를 분비하는 많은 선(glands)이 있다.

중이는 이도에 걸쳐 있는 섬유조직인 고막에서 시작한다. 음파는 고막의 진동을 촉발시켜서 세 개의 중수골, 즉 이소골(auditory occicles)에 진동을 전달한다. 이소골은 추골(망치뼈, malleus), 침골(모루뼈, incus), 등골(등자뼈, stapes)로 구성된다. 등골은 내이 안쪽에 있는 달팽이 모양의 기관인 달팽이관(cochlea)에 있는 열린 구멍 쪽으로 진동을 전달한다. 달팽이관 내부의 액체를 통해 전달되는 진동은 **유모세포(털세포, *hair cells*)**라는 특수한 기관을 자극하며, 유모세포는 정보해석을 위해 진동에 대한 정보를 뇌로 전달한다.

내이 내부에는 머리의 위치와 움직임에 민감하게 반응하여 뇌에게 균형 유지를 위한 정보를 제공하는 전정기관과 반고리관이 있다(그림 14-7 ▶).

진단검사와 절차: 귀

외형 검사를 통해 외이와 외이도의 상태를 파악할 수 있다. 이경(귀보개, otoscope)으로 이도를 볼 수 있으며 고막의 상태를 알 수 있다. 청력검사는 헤드폰을 이용하거나 소리굽쇠를 이용해서 청각과 청력소실의 원인을 평가할 수 있다.

귀의 질환과 장애

외이의 질환과 장애

귀지매복 앞에서 언급했듯이 귀지로 인해 고막은 부드럽고 유연하게 유지된다. 그러나 귀지매복(cerumen impaction, 과도한 귀지 형성)이 나타날 수 있다. 대부분의 사람들에게서 느리게 분비되는 귀지는 외이 쪽으로 이동해서 박편이 되어 떨어져 나간다. 어떤 사람들에게는 지나치게 귀지가 생성되어서 귀 내부에 쌓이게 된다. 귀지매복의 징후와 증상으로 귀에서의 울림(tinnitus, 이명), 귀의 통증(earache), 청력 저하 등이 나타난다. 고막은 매우 섬세하고, 귀지를 제거할 때 쉽게 손상되기 때문

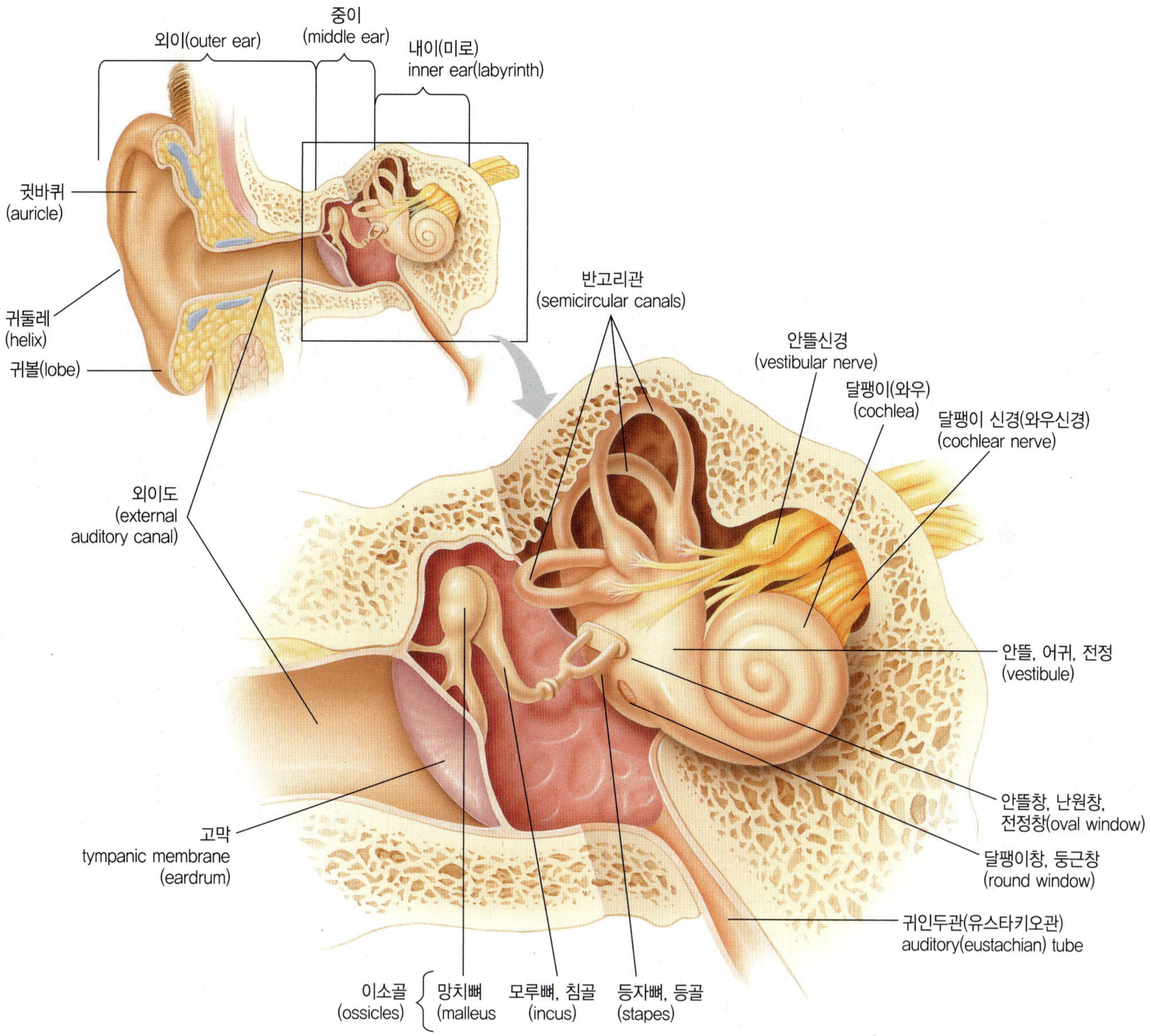

그림 14-7 ▶ 귀 해부도

에 의사가 치료를 해야 한다.

귀지매복을 예방하려고 면봉으로 귀를 닦지 말아야 하는데, 이는 귀지를 고막 쪽으로 더 깊게 밀게 되기 때문이다. 만일 축적이 과도하다면 의사는 베이비오일이나 과산화수소를 사용하여 귀지를 부드럽게 한 다음에 따뜻한 물로 씻어 내도록 권장한다.

외이도염 외이도염(external otitis, “swimmer's ear)은 세균과 진균(fungi)에 의해 발병하는 외이도 감염증이다. 유병률은 알려지지 않았지만 주요 위험요인은 수영이다. 외이도염은 수영 후에 외이에 남아 있는 물에 의해서 발생한다. 또한 외이도의 마찰에 의해서도 발병할 수 있다. 징후와 증상으로 통증, 가려움, 피부 발적, 분비물 등이 있다. 더욱 심해지면 열이 심해지고 일시적인 청력소실이 나타날 수 있다. 귀의 신체검진을 통해서 외이도염을 진단할 수 있다. 진단에서 최선의 치료법을 결정하기 위해 병원체 배양이 필요하다. 항생제 또는 항진균성 약물과 진통제로 외이도염을 치료한다.

외이도염은 목욕이나 수영 후에 귀 외부를 잘 건조하면 예방할 수 있다. 외이도에 이물질을 삽입해서는 안 된다. 헤드폰과 귀마개는 정기적으로 청소를 해주어야 한다.

중이의 질환과 장애

중이염 중이염(otitis media)은 중이의 감염질환이다. 미국에서 매년 5백만 건 이상의 급성 중이염이 아동들에서 발병한다. 주로 영아나 아동들이 감염되는 것으로 보아 나이가 중이염의 주요 위험요인이다. 거의 수평상태인 이관(auditory tube)으로 인해 적절한 배수가 이루어지지 않기 때문에 아동들이 성인들보다 더 취약하다. 중이염의 대부분은 세균과 바이러스에 의해 유발된다.

징후와 증상으로 통증, 부어오름, 부종, 고름 등이 나타난다. 심하게 부어오르면 고막이 뚫릴 수 있다. 불거진 고막과 삼출액(고름과 체액)의 관찰을 근거로 해서 진단할 수 있다. 건강한 아동인 경우 중이염은 자연스럽게 치유된다. 세균 감염증인 경우 항생제를 처방한다. 통증이 심하면 아세트아미노펜(acetaminnophen)이나 이부프로펜(ibuprofen)과 같은 진통제로 통증을 조절한다. 아스피린은 아이들에게 결코 주어서는 안 된다. 재발하거나 만성 감염인 경우에는 배수를 용이하게 하고 재발을 방지하기 위해서 고막에 작은 이관(중이환기관삽입, tympanostomy tube)을 사용할 수도 있다.

예방하기는 어렵지만 흡연이나 대기오염을 피함으로써 중이염의 위험을 줄일 수는 있다. 생후 6개월까지 모유수유를 받은 영아들이 중이염의 발병률이 줄어드는 것을 볼 수 있다.

내이의 질환과 장애

청력소실 노인성 난청(presbycusis)은 노화와 관련된 청력소실이며 성인에 있어서 청력소실의 가장 흔한 원인이 된다. 노인성 난청은 65~75세 사이 성인들의 3분에 1 정도 발병하고 75세 넘으면 절반 정도로 발병한다. 위험요인으로 연령의 증가, 노인성 난청의 가족력, 큰 소리에 반복 노출, 흡연, 특정 의학적 상태 등을 들 수 있다. 징후와 증상으로 특히 시끄러운 공간에서 대화를 이해하는 데 어려움을 보인다. 청력소실이 있는 사람들은 청력에 문제가 있다는 것을 보이기 싫어서 사회적인 상황을 피하려 한다. 이명과 높은 음조를 듣지 못하는 것도 노인성 난청의 증상이다. 노인성 난청은 일반적인 청력검사와 소리굽쇠로 진단할 수 있다. 치료는 청각신경과 달팽이관이 기능을 유지하고 있다면 보청기를 사용하는 것이다.

큰 소음에 노출되지 않도록 하거나 큰 소음에 노출되는 경우 귀마개나 다른 귀 보호 장치를 사용하여 노화와 관련된 청력소실을 어느 정도 예방할 수 있다. 청력소실의 다른 원인으로 외상, 고열, 독소, 특정 항생제 그리고 감염 등이 있다. 청각 장애나 난청의 유전적인 원인을 신생아에서 볼 수 있다.

예방 플러스!

소리 줄이기

가정, 직장 그리고 놀 때에 소음의 볼륨을 낮추라. 잔디 깎는 기계, 나뭇잎 청소기 그리고 기계톱은 손상 수준의 소음을 유발한다. 이러한 큰 소음에 노출될 때마다 당신의 귀는 손상을 입는다. 소음을 통제할 수 없거나 제거할 수 없는 장소에서 청각 보호 장비로 위험한 소음을 줄일 수 있다.

비판적 사고

1. 큰 소음이 어떻게 청각손실을 유발합니까?
2. 신경의 문제로 혹은 내이 이소골의 문제로 청력소실이 유발되었는지를 당신은 어떻게 말할 수 있습니까?

메니에르병 **메니에르병(Meniere's disease)**은 간헐적 청각장애, 이명 그리고 현기증(vertigo, 어지러움)을 나타내는 질환이다. 메니에르병은 드문 병이 아니다. 미국에서는 매년 600,000명 이상의 사람들에서 발병하고 주로 40세에서 60세 사이의 사람들이지만 어떤 연령대에서도 발병할 수 있다. 이 질환이 자가면역질환이나 염증성 질환일 수 있지만 정확한 원인은 밝혀지지 않았다. 내이에 체액이 축적되어 이 질환의 징후와 증상이 나타난다.

메니에르병의 주요 증상으로 20여 분 지속되는 갑작스런 일련의 현기증, 간헐적 청력소실, 이명과 내이압 증가 등이 있다. 진단은 신체검진, 청력검사 그리고 현기증에 특화된 검사 등을 통해서 할 수 있다. 메니에르병은 완치되지 않는다. 치료는 대증요법이며, 여기에는 현기증에 대한 약물이 포함된다. 일부 경우는 이뇨제와 항염증성 약물로 치료한다. 메니에르병은 예방할 수 없다.

노화 관련 질환과 장애

노화와 관련된 시각에서의 변화에는 시각 예민성 소실과 빛에 대한 민감성 감소가 있다. 나이가 들면서 각막의 곡률이 감소하여 굴절이 손상되고 빛에 초점을 맞추는 능력이 손상된다. 나이가 들면서 수정체는 점점 두꺼워지고 유연성이 감소해서, 가까이 있는 물체에 초점을 맞추고 조절하는 것이 점점 더 어렵게 된다. 두꺼워진 수정체는 혼탁해져서 눈으로 빛이 덜 들어오게 된다.

노화 관련 청각소실은 특히 고주파에서 분명하게 들어난다. 청각 수용기, 뉴런, 내이로 공급하는 혈류의 변화 등이 노화와 관련된 변화이다.

시각과 청각의 변화는 외과수술, 안경, 보청기로 어느 정도 조절할 수 있다. 노인들은 비용 문제와 나이가 들었다는 표시로 보이는 거북함 때문에 보청기나 안경을 사용하는 것을 좋아하지 않는다. 시각과 청각 손상, 균형 문제, 근력과 조절능력 감소로 노인들은 잘 넘어진다. 낙상은 노인들에서 발생하는 부상의 주요 원인이다. 가능한 시각과 청각을 예민하게 유지하는 것이 낙상이나 다른 이유로 인한 손상을 방지하는 데 도움이 된다.

질환 한눈에 보기

눈과 귀

질환	병인	징후와 증상
눈		
근시 (myopia)	수정체가 두꺼움	먼 시야가 흐림
원시 (hyperopia)	눈의 수정체가 탄력이지 않음	먼 시야는 온전하지만 가까운 시야는 흐림
노안 (presbyopia)	망막에 이미지의 초점을 맞추는 능력 감소	가까운 시야가 흐림
맥립종 (styes)	세균	피부발적, 통증, 부어오름, 이물감
결막염 (conjunctivitis)	바이러스, 세균, 진균	부어오른 염증, 발적
각막염 (keratitis)	세균, 바이러스, 진균	통증, 부어오름, 염증
녹내장 (glaucoma)	안구내압 증가	초기단계는 통증 없음. 이후 시신경 손상과 시야 축소됨
백내장 (cataracts)	수정체의 혼탁	시각왜곡, 흐려보임, 눈부심
포도막염 (uveitis)	안구 내 염증, 면역 과정, 바이러스, 세균	통증, 발적, 눈부심, 흐려보임
황반변성 (macular degeneration)	알려지지 않음; 혈류 손상, 감염 또는 눈의 상처	시야 중심부의 시력손상; 얼굴인식과 독서의 어려움
당뇨망막병증 (diabetic retinopathy)	1형과 2형 당뇨병	시각 장애, 시력 소실

진단	치료	예방
시력검사	교정안경, 콘택트렌즈, 라식수술	없음
시력검사	교정안경, 콘택트렌즈, 라식수술	없음
시력검사	교정렌즈, 이중초점렌즈 혹은 삼중초점렌즈	없음
신체검진	따스한 압박붕대, 국소 항균 연고	없음; 눈으로의 세균 침입을 막기 위한 위생관리
검안경검사	세균성 감염에 대한 항생제 안약	손 위생, 눈 만지는 것을 피함
검안경검사	국소 항균 안약 또는 연고 또는 항바이러스성 또는 항진균성 약물	콘택트렌즈 소독
안압계, 시야검사, 검안경검사	체액 생성을 감소하거나 눈에서 체액 배수가 잘 되도록 하는 안약	안구내압 증가를 확인하는 정기적 눈 검사; 당뇨의 혈당과 고혈압 같은 위험 요인 통제
검안경검사	외래환자 수술	백내장이 되기 쉬운 노화관련 변화를 관리하기 위한 정기적인 눈검사
검안경검사	병인에 따라 다름; 후방포도막염인 경우 항바이러스성 안약이나 코르티코스테로이드 제제	거대세포바이러스, HSV, 톡소플라즈마와 같은 HIV 연관 병인질환 제어
검안경검사	광응고를 유발하는 레이저치료	병의 진행상태를 감시하고 보조조치를 계획하기 위한 정기적인 눈검사
검안경검사	광응고를 유발하는 레이저치료	병의 진행상태를 감시하고 보조조치를 계획하기 위한 정기적인 눈검사

질환	병인	징후와 증상
망막모세포종 (retinoblastoma)	유전	사시, 안구통증
귀		
중이염 (otitis media)	세균, 바이러스	귀의 통증, 고름, 귀안 분비물
노인성 난청 (presbycusis)	노화 관련 청력소실, 소음에 지속적 노출	청력정확도 감소와 높은 음조의 소리를 구별하지 못함
메니에르병 (Meniere's disease)	특발성	현기증, 간헐적 청력상실, 이명

진단	치료	예방
마취하에 검안경, CT, MRI 스캔	화학요법, 방사선, 수술	감염된 구성원과 함께 가족 내 유전 상담
불거지는 고막관찰, 내이의 분비물과 고름	대부분 자연소멸; 일부 경우 항생제 필요	없음; 6개월간 모유수유가 위험을 감소시킴
청각검사	청각보조기구	큰 소음 노출을 피함, 귀마개나 청각 보호 장치 사용
현기증이나 이명의 다른 원인을 배제하기 위한 청각검사, MRI 또는 CT 스캔	염증을 줄여주는 약물로 현기증과 같은 증상 치료	외상이나 자가면역질환의 효과를 최소화

연습문제

비판적 사고를 위한 사례

1. J.R.은 당뇨병 병력이 있는 28세의 남성이다. 그는 5살 때 당뇨병 진단을 받았고 혈당 조절을 위해 인슐린 주사를 사용하고 있다. 당뇨는 현재는 잘 조절되고 있지만 10대에는 혈당을 조절하는데 애를 먹었다고 한다. J.R.은 현재는 먼 거리를 보려면 안경을 껴야 한다. 의사는 최근 눈검사를 할 때 안압검사를 하였고 그의 안압이 조금 높아졌다고 하였다. J.R.은 혈압 변화와 혈전도 모니터링하고 있다. J.R.의 시력 문제가 당뇨병과 연관이 있을까? 어떤 문제가 높아진 안압과 관련이 있을까?
2. A.S.는 "충혈안" 때문에 보건소에 온 20세의 대학생이다. 그녀는 현재 기숙사에 살고 있고 다른 세 명의 여자와 방을 나누어 쓰고 있다. 그 기숙사에 사는 다른 여자들은 충혈안 증상을 보이지 않지만 충혈안이 전염성이 매우 높은 거라고 믿기 때문에 A.S.가 치료를 받기를 권했다. A.S.는 현재 콘택트렌즈를 끼고 있는데 콘택트렌즈를 버리고 안경을 끼라는 권고를 받았다. 현재 새로운 콘택트렌즈를 살 만큼 충분한 돈이 없기 때문에 장기간 쓸 수 있는 콘택트렌즈로 바꾸려고 하고 있다. A.S.는 충혈안이 재발되지 않기 위해 무엇을 해야 하는가? A.S.는 어떤 치료를 받아야 하는가?
3. T.C.는 귀가 아프다고 툴툴거렸고 최근에 심한 감기로 한바탕 고생을 한 후에 더욱 예민해졌다. 한쪽 귀는 "홍당무처럼 빨개(beet red)"졌고 뜨겁게 느껴졌다. 그는 그 귀로는 거의 들을 수 없었으며, 의도적으로나 우연히 귀를 찌른 적이 없다고 하였다. 어떤 질환이 이러한 증상을 가장 잘 설명할 수 있을까? 치료법을 몇 가지 추천해 보라.

객관식

1. 불거진 고막과 중이에서의 고름은 __________ 징후이다.
   a. 외이염
   b. 이명
   c. 중이염
   d. 메니에르병
2. 각막 감염은 __________으로 알려져 있다.
   a. 망막염
   b. 결막염
   c. 포도막염
   d. 각막염
3. 수정체 교체수술은 __________를(을) 치료하기 위한 것이다.
   a. 난시
   b. 녹내장
   c. 백내장
   d. 망막모세포종
4. 가까이 있는 사물은 분명하고 명확하게 보이지만 멀리 있는 물체는 흐릿하게 보이는 상태를 __________(이)라 한다.
   a. 녹내장
   b. 원시
   c. 근시
   d. 노안
5. 안구내압 증가는 __________의 주요 징후이다.
   a. 각막염
   b. 포도막염
   c. 녹내장
   d. 백내장

6. 전정와우신경(속귀신경)의 손상으로 ____________이 발생한다.
   a. 실명
   b. 색약
   c. 청력소실
   d. 메니에르병
7. 노화 관련 청력 손실을 __________이라 한다.
   a. 노인성난청
   b. 중이염
   c. 현기증
   d. 이명
8. 다음 중 녹내장을 조사하는 데 사용하는 검사는?
   a. CT
   b. 세극등
   c. 안압계
   d. 검안경
9. 다음 중 현기증과 이명과 관련된 장애는?
   a. 외이염
   b. 노인성난청
   c. 메니에르병
   d. 유양돌기염
10. 각막 레이저수술은 어떤 눈 문제를 교정하기 위해 사용되는가?
   a. 근시
   b. 백내장
   c. 녹내장
   d. 황반변성

참 / 거짓

_______ 1. 근시는 원거리보기(farsightedness)라고도 한다.

_______ 2. 흔한 맥립종(다래끼)은 결막염이라고 한다.

_______ 3. 백내장은 흐릿한 수정체를 의미한다.

_______ 4. 녹내장은 초기 단계에는 통증이 없다.

_______ 5. 결막염은 주로 세균에 의해 발생한다.

_______ 6. 세균성 각막염은 소독이 제대로 되지 않은 콘택트렌즈에 의해 유발될 수 있다.

_______ 7. 안구내압 증가는 녹내장의 원인이다.

_______ 8. 레이저수술은 녹내장을 치료하는 데 사용할 수 있다.

_______ 9. 거대세포바이러스는 HIV 환자에게 포도막염을 일으킬 수 있다.

_______ 10. 베이비오일은 귀지매복을 부드럽게 하는데 사용된다.

빈칸 채우기

1. 달팽이관은 ___________감각을 담당하고 있다.
2. ___________는(은) 소뇌와 함께 균형을 유지하기 위하여 내이에 위치하고 있다.
3. 청각을 증강시키는 귀의 바깥쪽 부분을_________(이)라고 한다.
4. 귀 울림을 ___________(이)라고 한다.
5. 생후 2년 안 되는 영아들에게서 흔하게 진단되는 눈의 유전적 종양을 ___________(이)라고 한다.
6. 각막염은 ___________가(이)가 감염된 것이다.
7. ___________는(은) 눈을 덮고 있는 투명한 막이고 빛의 굴절에 관여한다.
8. ___________는(은) 어지러운 감각을 말한다.
9. 수정체의 흐릿함은 또한 ____________(으)로 알려져 있다.
10. 망막의 중심부에서 나타나는 이미지 손상을 ___________(이)라고 한다.

Chapter 15

정신장애

학습목표

이 장을 공부한 후에,

- 정신장애를 유발하는 위험요소를 확인할 수 있다.
- 정신장애의 초기 경고 징후와 증상을 나열할 수 있다.
- 정신장애 원인을 확인할 수 있다.
- 정신장애가 어떻게 진단되는지 설명할 수 있다.
- 정신장애의 선택치료들을 설명할 수 있다.
- 주요 정신장애의 발병률, 징후와 증상, 병인, 진단, 치료와 예방법을 설명할 수 있다.

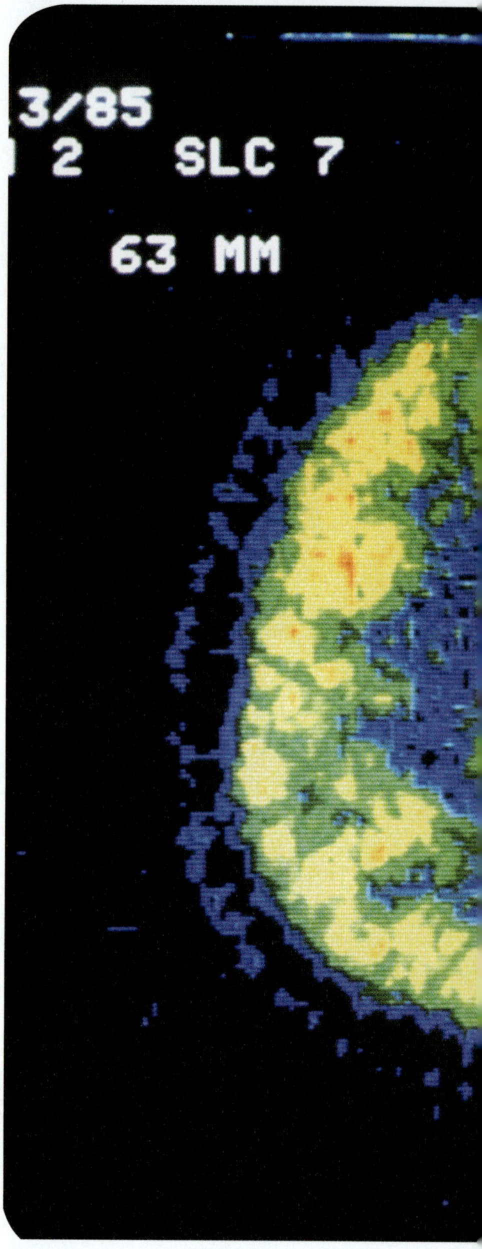

정상 뇌의 PET 스캔 소견. (지오반니 디치로 박사, 국립 정신질환 뇌졸중 연구기관, 신경영상학부)

사실인가 허구인가?

우울증은 전 세계적으로 장애의 주요 원인이다.

사실: 세계보건기구(WHO)는 모든 연령대에 걸쳐 약 3억 5천만 명 이상이 우울증으로 고통받고 있다고 추측하였다. 우울증은 전 세계적으로 장애를 일으키는 주요 원인이며, 질병부담에 많은 부분을 차지하고 있다.

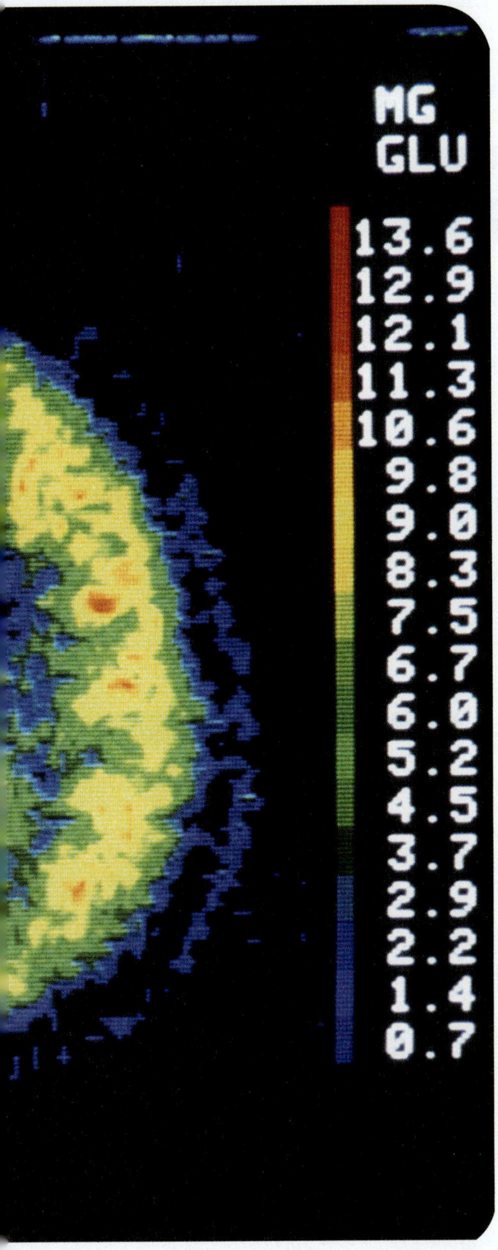

질환 이야기

항우울제(antidepressants)

1951년 뉴욕주 스태튼 섬의 씨 뷰 병원(Sea View Hospital)에서 새 결핵치료제인 이프로니아지드(iproniazid)의 임상실험이 시작되었다. 말기환자도 이 약을 먹으면 기분이 좋아지거나 더 긍정적이 되며, 신체적으로도 활발해짐이 보고되었다. 1954년에 고혈압을 조절하기 위한 라우딕신(raudixin)을 투여한 몇몇 환자들이 울음이 터져나오거나, 무기력함, 절망감 및 자살생각 등의 불편감을 호소하였다. 어떻게 이런 간단하고도 관련없어 보이는 약물들이 그렇게 감정에 특이하거나 상반된 영향을 미치는 것일까? 더불어 이 시기에 과학자들은 뇌의 신경전달물질에 대해 알아가고 있었다. 이프로니아지드나 라우딕신 같은 약물이 뇌의 신경전달물질 농도를 변화시킬 수 있던 것일까? 이프로니아지드는 신경전달물질인 세로토닌의 농도를 높이는 반면에, 라우딕신은 농도를 급격하게 감소시켰다. 스웨덴의 연구자 아르비드 칼손(Arvid Carlsson)은 세로토닌 농도를 측정하여 세로토닌을 증가시키는 첫 번째 약물인 지멜리딘(zimelidine)을 만들어냈다. 제약회사들은 칼손의 연구를 이어 세로토닌을 증가시키는 약물을 발견하였고, 1970년대에 이르러 세로토닌 재흡수 억제제인 항우울제가 개발되었다. 미국 내 항우울제의 처방은 1988년으로부터 400% 가까이 증가하였으며, 12세 이상 미국인구 10명 중 한 명이 항우울제를 복용하고 있다.

"행복은 외부의 환경보다는 내부의 기질에 더 영향을 받는다."

– 벤자민 프랭클린

서론

신체건강이 중요한 것처럼 정신건강 또한 중요하다. **정신건강(mental health)**은 정신장애가 없고 자기 스스로를 편안하게 느끼고, 남에 대해 긍정적 생각을 가지며 스스로의 삶의 요구조건을 충족시킬 수 있는 조절능력을 특징으로 하는 정신적 · 정서적으로 건전한 상태이다.

미국 건강관련 전문가들뿐만 아니라 세계적으로 정신건강 문제를 진단하는 기관들은 미국 정신의학회가 발행하는 DSM(*Diagnostic and Statistical Manual of Mental Disorder*)을 사용하고 있다. DSM의 다섯 번째 개정판은 정신장애를 임상적으로 유의미한 개인의 인지, 감정조절의 어긋남 혹은 정신기능을 기반으로 한 심리학적, 생리적, 혹은 발생학적 과정의 기능 결함을 반영하는 행동으로 정의한다. 정신장애는 사회적, 직업적, 혹은 다른 주요 활동에서 중대한 사고와 관련이 있다.

정신장애는 흔하다. 한 해에 미국 내 18세 이상의 대략 26.2%(4명 중 1명 정도)가 진단가능한 정신장애를 앓고 있다(표 15-1 ▶). 미국 아동의 거의 5명 중 1명이 정신장애를 가지고 있다. 2010년 미국에서 자살은 10대 사망요인이었다. WHO에 따르면, 전 세계적으로 4.5억명 이상이 장애를 앓고 있다고 한다. 정신질환은 어느 연령, 인종, 종교 및 경제상태도 개인에게 영향을 미칠 수 있다.

표 15-1 가장 흔한 정신장애

1. 기분장애
2. 성격장애
3. 식사장애
4. 주의력결핍/과다활동장애
5. 공포증
6. 불안장애
7. 공황장애
8. 조울증
9. 정신분열증
10. 자폐스펙트럼 장애

예방 플러스!

운동과 정신장애

운동은 전반적인 신체건강상태를 증진시켜 정신장애를 예방할 수 있다. 신체적 건강상태는 긍정적 에너지 레벨을 높이고 마음을 맑게 해준다. 운동은;

- 엔돌핀을 분비시킨다. 엔돌핀은 운동이나 신체적 활동을 할 때 뇌에서 분비되는 물질로써, 행복감과 만족감을 형성하고 전반적인 행복을 증진시킨다.
- 자존감을 고취시킨다. 몇몇 정신장애는 스스로에 대해 신체적으로나 감정적으로 좋다고 생각하지 않는 데서 비롯된다. 운동을 통해 스스로가 매일 목표를 성취하도록 밀어붙이며, 성취에 수반한 여러 긍정적 효과를 얻을 수 있다.

비판적 사고

1. 운동 중 뇌에서 분비되는 화학물질은 무엇입니까?
2. 그 화학물질은 당신을 어떻게 느끼게 합니까?
3. 뇌에서의 화학물질 분비 외에 운동이 정신건강에 도움을 주는 다른 이유를 말해봅시다.

건강증진

정신건강 팁

신체건강처럼 정신건강을 증진시킬 수 있는 여러 행위가 있다;

1. 자신을 지지하고 삶을 풍부하게 만들어주는 사람들과 밀접한 관계를 구축하고 유지한다.
2. 식이요법은 신체건강뿐만 아니라 정신건강에도 좋다.
3. 타인을 돕는 것이 자신의 문제에서 거리를 두게 하고 스스로를 가치있다고 느끼게 한다.
4. 좋아하는 활동이나 취미를 위한 시간을 따로 갖는다.
5. 스트레스를 관리해보자; 요가나 명상을 고려해본다.
6. 도움을 청한다.

위험요인

다양한 위험요인이 정신건강에 영향을 미칠 수 있다; 잠재적 위험요인을 숙지하고 있는 것이 좋은 정신건강 유지에 도움이 될 수 있다.

몇몇 정신장애 발달에는 유전자의 영향이 있을 수 있다; 정신장애를 앓는 부모나 형제가 있는 경우 정신장애가 발발할 위험률이 높아진다. 알코올 섭취로 인한 손상, 불법약물, 감염, 독극물, 뇌 손상, 산소결핍 및 영양결핍 등의 환경요인이 태아 형성에 부정적 영향을 미치고 정신장애 발병에 기여할 수 있다. 아동들은 가난, 학대 및 무시로부터 스트레스를 받을 수 있으며, 정신질환 및 장애 발달에 취약하다. 심각한 뇌 부상으로 인한 뇌의 손상 또한 정신장애 발병 위험성을 높일 수 있다. 부모의 사망, 전쟁, 혹은 비극적인 사고 등의 외상적 사건들이 정서적 건강에 영향을 미칠 수 있다. 만성적인 장애를 일으키는 질환은 고립을 가져오고 가족과 친구로부터 필요한 지지를 받지 못하게 할 수 있다. 알코올이나 약물남용이 이미 존재하고 있던 정신장애를 유발하거나 악화시킬 수 있다.

표 15-2 정신장애의 초기 경고징후와 증상
친구나 가족으로부터 철회
섭식, 수면 습관의 극적인 변화
개인위생 악화
혼돈된 사고
지연된 슬픔
집중력 저하
학교나 직장 내 업무능력 감소
동기부여 감소
주의산만
변덕스러움
불안감이나 초조 증가
평범하지 않은 생각이나 믿음
의심감이 많거나 불신감

정신장애의 초기 경고 징후와 증상

정신장애가 급작스럽게 발병하는 일은 매우 드물다. 거의 대부분의 경우 가족, 친구, 선생님, 혹은 직장동료나 환자 스스로가 자신의 사고, 감정, 행동에 무언가 문제가 있음을 자각하고 있다. 정신장애의 초기 경고징후에 익숙해져 질환을 늦추거나, 가능하다면 예방할 수 있는 중재를 가능케 한다. 표 15-2 ▶에 있는 몇몇 징후 증상이 발생한다면 정신장애가 발병 중일 수 있다.

정신장애의 원인

정신장애의 원인을 밝혀내는 것은 매우 어렵다. 정신장애는 일반적으로 생물학적, 심리학적 및 환경적 요인의 상호작용으로 발병되기 때문이다.

몇몇 정신장애는 유전자를 통해 한 세대에서 다음 세대로 전달된다; 그렇기 때문에 정신장애 가족력이 있는 개인이 정신장애 발병에 더 취약하다. 정신장애는 몇몇 유전자의 비정상과 관련이 있다 여겨진다. 이는 왜 개인이 정신장애 그 자체가 아닌 정신장애 발병이 쉬운 여러 취약성을 물려받는지를 설명해준다. 뇌의 결함, 뇌 특정 부위의 손상, 출생 시 뇌의 외상성 손상은 정신장애로 이어질 수 있다. 알코올이나 약물사용 또는 특정 감염으로 인한 태아 뇌의 발달장애는 정신장애로의 발달에 한 요인이 될 수 있다. 뇌세포의 의사소통을 돕는 화학적 신호인 신경전달물질의 불균형은 일부 정신장애에 연루될 수 있다.

심각한 심리적 외상은 정신장애에 기여할 수 있다. 감정적, 신체적, 성적 학대, 무시, 괴롭힘 또는 가정폭력을 겪은 사람들은 그들의 정신적 충격적 과거에 대처하지 못할 수도 있다. 가난, 어렵고 안전하지 않은 환경에서 사는 것, 문제 있는 가정생활, 죽음, 이혼, 낮은 자존감, 사회적 또는 문화적 기대와 같은 특정한 환경적 스트레스 요인은 민감한 사람에게 정신장애를 일으킬 수 있다.

정신장애 진단

정신장애 진단은 완벽한 과거력 조사에서 시작된다. 신체검진과 검사실 결과는 징후와 증상의 원인적 근원으로서 기본적인 의학적 상태를 배제한다. 검사실 결과에는 혈액검사, 영상검사, 소변검사, 호르몬검사 및 뇌의 전기적 활동을 측정하고 기록하는 뇌파검사가 포함될 수 있다. 기질적인 원인이 발견되지 않으면 정신장애의 진단과 치료를 위해 특별히 훈련된 정신건강전문가에게 의뢰된다.

정신장애 진단에는 종합정신과평가(comprehensive psychiatric evaluation, CSE)가 사용된다. 각 CSE는 다르다. CSE의 가장 일반적인 구성요소는 여기에서 논의된다. 정신건강 전문가가 환자를 진찰할 것이다. 그 인터뷰는 광범위한 주제를 다룰 것이다. 그들은 정신장애를 진단하기 위해 DSM (diagnostic and statistical manual of mental disorder)을 사용할 것이다. DSM에 포함된 각 장애에 대해, 진단기준은 어떤 징후와 증상이 존재해야 하며 얼마나 오랫동안 존재해야 하는지를 나타낸다. DSM은 평가를 위해 환자를 병원에 데려온 징후와 증상, 의료 및 정신건강 문제의 가족력, 약물남용, 발달이력, 의료이력, 정신이력을 검토하는 등 전문교육을 받은 정신건강 전문가만 사용해야 한다.

정신상태 검사(mental state examination, MSE)는 정신건강 전문가가 사용하는 평가도구(표 15.3 ▶)이다. MSE 데이터는 환자 인터뷰 중 및 환자에게 질문하는 것에서 비공식적으로 얻을 수 있다. MSE는 추가 평가가 필요한 사항에 대한 통찰력을 제공한다. 추가 평가에는 성격, 추리, 적성 및 지능지수 테스트가 포함될 수 있다.

정신장애 치료

정신치료 중 정신장애 대상자는 자격증을 소지하고 훈련된 정신건강관리 전문가와 대화를 나눈다. 정신치료는 대상자의 정신장애를 일으키는 행동, 감정, 생각을 이해하는 데 도움을 준다. 정신치료 중에 얻은 지식과 병식은 대상자가 정신장애의 징후와 증상을 관리하는데 도움을 준다.

약물은 정신장애를 치료하지는 않지만, 징후와 증상을 현저하게 개선시킬 수 있다. 일반적으로 처방되는 정신과 약물로는 항우울제, 기분안정제, 항불안제, 각성제, 항정신병 약물 등이 있다. **정신병(psychosis)**이란 일반적으로 **망상**(**delusion**, 무엇이 일어나고 있는가, 또는 누구인가에 대한 거짓 믿음)과 **환각**(**hallucination**, 현실에 없는 것을 보거나 듣는 것)을 포함하는 현실과의 접촉의 상실이다.

뇌자극치료는 일반적으로 약물치료와 정신치료가 효과가 없는 상황에서 선택된다. 뇌자극요법은 전기, 자석 또는 이식용 조직편(implants)으로 뇌를 직접 활성화시키거나 만져서 뇌의 화학작용과 기능에 변화를 일으키는 것을 포함한다. 환자가 자신을 돌볼 수 없거나 자신이나 다른 사람을 해칠 위험이 있을 때는 입원시키는 것이 좋다.

특정 정신장애

주요우울장애

주요우울장애(major depressive disorder, MDD) 대상자들은 지속적인 희망없음과 절망감을 가지고 있는데, 이것은 그들이 정상적인 기능을 하지 못하게 하고 있다. 매년 미국 성인의 약 7%가 MDD를 경험한다. 이 장애는 남성보다 여성들에게 더 많이 나타난다. MDD는 어느 연령에서나 발병할 수 있지만, 시작 시 평균 연령은 32세이다.

MDD의 징후와 증상에는 슬픔, 죄책감, 무가치함, 절망감, 주의산만, 흥미상실, 불면증 또는 과도한 수면, 식욕변화, 집중과 사고 또는 결정의 어려움, 죽음 또는 자살에 대한 빈번한 생각이 포함될 수 있다. MDD의 병인은 특이하지만 유전학, 신경전달물질, 환경 및 심리학적 요인들이 영향을 미칠 수 있다. MDD 진단은 완벽한 과거력, 신체검진, 검사실 결과 및 종합적인 정신과 평가를 포함할 수 있다. 치료에는 항우울제 약물, 정신치료, 전기경련요법 및 기타 뇌자극요법이 포함될 수 있다. MDD는 예방할 수 없다.

성격장애

고통이나 기능장애를 일으킬 정도로 심각한 관련, 지각, 사고의 깊게 뿌리박고 융통성 없는 패턴은 성격장애를 나타낸다. **성격장애(personality disorders)**는 미국 성인의 약 9%에서 발생한다. 일반적인 성격장애는 다음에 설

표 15-3 정신상태 검사

범위	관찰/질문
외모	관찰: 환자는 어떻게 보이나? 옷을 잘 입었나? 잘 차려입었나? 제철에 어울리는 옷을 입었나?
행동	관찰: 기행증, 표현, 눈맞춤
태도	관찰: 쾌활한, 협조적, 초조한, 적대적, 개방적, 비밀스럽고, 회피적, 의심스럽고, 무감동적, 주의산만, 집중적, 방어적
의식수준	관찰: 환자는 의식이 있는가? 또는 각성될 수 있을까?
지남력	질문: 당신의 풀네임은? 우리가 어디에 있지요? 월, 일, 년은?
말과 언어	관찰: 음색, 음조, 양이 정상인가?
기분	질문: 기분이 어떠세요? 최근에 우울해 지셨어요? 요즘 화났어요? 요즘 통제가 안 된다고 느끼셨나요?
정동	관찰: 환자가 눈을 마주치나? 흥분할 수 있는가? 목소리 톤이 달라지는가?
사고과정	관찰/질문: 일반적인 질문에 대한 환자의 반응은 논리적이고 적절하며 체계적인가?
사고내용	관찰/질문: 요즘 무슨 생각하고 있었는지? 머리에서 벗어나기 정말 힘든 생각이나 이미지가 있는가? 남들이 공유하지 않는 개인적인 믿음을 가지고 있는가? 사람들이 생각을 훔치거나 머리에 생각을 집어넣는 것처럼 보인 적이 있는가? 본인 생각이 크게 방송되는 것 같은지?
자살경향성과 타살경향성	질문: 삶이 살 가치가 없다고 느끼는가? 자신을 버릴 생각을 해본 적 있는가? 만약 그렇다면, 어떻게? 다른 사람을 해칠까, 아니면 당신을 부당하게 해친 사람들에게 복수할 생각을 하는가?
병식과 판단력	관찰/질문: 오늘 무슨 일로 오셨어요? 무엇이 당신의 문제를 야기한다고 생각하는가? 이런 생각이나 기분, 지각이 비정상이라고 생각하는가? 만약 당신이 길거리에서 주소가 적힌 우표를 발견한다면, 당신은 그것으로 무엇을 할 것인가?
주의력 범위	관찰/질문: 내가 당신에게 일련의 숫자를 암송하고, 다음에 먼저 앞으로 나아가게 하고, 그 다음에 뒤로 하여 나에게 반복해 달라고 부탁할 것이다. 100부터 시작해서, 100에서 7을 뺀 다음, 가능한 한 그 숫자에서 7을 빼라.
기억	관찰/질문: 오늘 몇 시에 나와 약속하셨나요? 언제 어디서 결혼하셨어요? 나는 당신에게 세 단어를 기억해 달라고 부탁할 것이고 5분 후에 나에게 그것을 반복해 줄 것을 부탁할 것이다.
지적 기능	관찰/질문: 현직 대통령과 부통령의 이름을 말해보시오. 사과와 오렌지는 어떻게 비슷한가? "두 개의 머리가 하나보다 낫다"는 격언의 의미를 어떻게 표현하겠는가?

건강한 노화 Healthy Aging

우울증(depression)

우울증은 65세 이상의 3,500만 미국인들 중 650만 명 이상이 영향을 받는다. 우울증이 노화 과정의 일부라는 것은 신화다. 우울증에 시달리는 것은 어느 연령대나 일어날 수 있다. 많은 노인들은 우울증이 성격상의 결함이라고 생각한다. 그들은 우울증에 대해 스스로를 탓할 수도 있고 도움을 받기엔 너무 부끄러워 할 수도 있다. 도움을 받는 것은 가치가 있다; 우울증은 성공적인 치료율이 높다.

명되어 있다.

- **반사회성 성격장애(antisocial personality disorder)**—체포 근거가 되는 행위를 반복한다. 그들은 그들 자신이나 다른 사람들의 안전을 고려하지 않는다. 또 자신의 행동에 대한 회한이 부족하고, 매우 무책임하고 기만적이다. 반사회적 성격장애의 추정 유병률은 미국 성인의 1%이다.
- **회피성 성격장애(avoidant personality disorder)**—그들은 비판이나 거부에 지나치게 민감하며 불적절하다고 느낀다. 또 사회적 상황에서 극도로 수줍고 소심하다. 또 다른 사람들과 교제하거나 교류하는 것을 포함하는 일 또는 사회활동을 피한다. 미국의 성인의 5%는 유병률로 추정된다.
- **경계성 성격장애(borderline personality disorder)**—그들은 대인관계가 매우 불안정하며 매우 충동적이다. 또 불안정하고 변덕스러운 자아상을 가지고 있고 갑작스럽고 극단적인 기분변화를 경험한다. 그들은 반복되는 자살행위에 가담한다. 경계성 성격장애의 유병률은 미국 성인의 2%이다.
- **편집성 성격장애(paranoid personality disorder)**—그들은 다른 사람들을 매우 불신하고 의심한다. 또 다른 사람들의 동기가 의심스럽거나 악의적이라고 생각한다. 그들은 사람들이 자신들을 착취하거나 해하거나 속일 것이라고 믿는다. 이런 장애를 가진 사람은 사귀기 어렵다. 편집성 성격장애의 유병률은 미국 성인의 2%이다.
- **조현성 성격장애(schizoid personality disorder)**—그들은 혼자 하는 것을 더 좋아하는 외로운 사람들이다. 종종 사람들로부터 멀리 있거나, 소외되거나, 사회적 관계에 무관심하다. 미국 성인의 5%는 조현성 성격인 것으로 추정된다.
- **조현형 성격장애(schizotypal personality disorder)**—그들은 밀접한 관계를 형성하고 유지하는데 어려움을 겪고 있다. 이 장애를 가진 사람들은 보통 인지적 또는 지각적 왜곡과 함께 그들의 일상적 행동에 기이함을 가지고 있다. 조현형 성격에 대한 추정 유병률은 미국 성인의 5%이다.
- **강박성 성격장애(obsessive-compulsive personality disorder)**—그들은 질서정연함과 규칙에 집착한다. 항상 완벽을 위해 노력한다. 그들의 융통성은 종종 그들이 변화에 적응하지 못하게 만든다. 또한 결코 그들의 업적에 만족하지 않는다. 그들은 문제의 모든 측면을 따져보고, 종종 이것이 그들이 결정을 내리거나 임무를 완성하는 것을 어렵게 만든다. 강박성 성격장애는 미국 성인의 1%로 추정된다.
- **의존성 성격장애(dependent personality disorder)**—그들은 돌봄을 받아야 할 광범위하고 과도한 욕구를 가지고 있다. 소극적이고, 궁핍하며, 집착하는 행동을 한다. 그들은 다른 사람의 조언 없이는 결정을 내릴 수 없고 혼자 있을 때 불편하고 무력감을 느낀다. 의존적인 성격장애에 대한 추정 유병률은 미국 성인의 1% 미만이다.
- **연극성 성격장애(histrionic personality disorder)**—그들은 항상 관심의 중심이 되어야 하고 그렇지 않을 때 불편함을 느끼는 주의력 추구자들이다. 그들은 종종 피상적이라고 여겨진다. 그들은 자신에게 관심을 끌기 위해 유혹적이거나 도발적인 행동을 할 수도 있다. 연극성 성격장애는 미국 성인의 2%이다.
- **자기애성 성격장애(narcissistic personality disorder)**—그들은 자신들이 특별하고 독특하다고 믿는다. 그들은 자신의 업적이나 재능을 과장한다. 그들은 종종 다른 사람들을 이용한다. 그들의 행동은 거만하며 감정이입이 부족하다. 자기애성 성격

장애의 유병률은 미국 성인의 1%이다.

성격장애의 일반적인 징후와 증상은 감정의 잦은 변화, 변덕스러운 관계, 사회적 고립, 의심과 타인에 대한 불신, 밀접한 관계를 형성하는 어려움, 충동성을 포함할 수 있다. 성격장애의 병인은 특발적이지만, 유전적 요인과 환경적 요인이 성격장애의 발달에 역할을 할 수 있다. 진단에는 완벽한 과거력, 신체검진, 실험실 검사 및 종합적인 정신과 평가가 포함될 수 있다. 치료는 특정 성격장애에 따라 달라지며, 징후와 증상(항우울제, 기분안정제, 항불안제, 항정신병 약물)을 줄이기 위한 정신치료와 약물 등이 포함될 수 있다. 성격장애는 예방할 수 없다.

식사장애

식사장애(eating disorders)는 음식과의 건강하지 못한 관계로 특징지어지는 질환의 집단이다. 800만 명의 미국인들이 섭식장애를 가지고 있는 것으로 추정된다: 7백만 명의 여성과 1백만 명의 남성. 식이장애의 주요 유형은 신경성 식욕부진증, 신경성 폭식증, 폭식장애이다.

- **신경성 식욕부진증(anorexia nervosa)**—신경성 식욕부진증 대상자는 자신이 분명히 저체중일 때조차도 스스로를 과체중으로 본다. 식사, 음식, 체중조절은 강박관념이 된다. 징후와 증상으로는 극도의 날씬함, 살찌는 것에 대한 강렬한 두려움, 극도로 제한된 식사, 왜곡된 신체 이미지가 포함될 수 있다. 미국 성인인구의 약 0.6%가 신경성 식욕부진증을 앓고 있다. 여성은 남성보다 신경성 식욕부진증을 경험할 가능성이 3배 더 높다.
- **신경성 폭식증(bulimia nervosa)**—이 장애는 심한 과식에 이어 구토, 설사약 사용, 단식, 지나친 운동 등 과식을 보상하는 행동이 뒤따르는 순환으로 특징지어진다. 보상행위는 은밀히 행해지고 혐오감이나 수치심을 동반하는 경우가 많다. 신경성 폭식증 대상자들은 보통 평균 체중을 유지한다. 신경성 폭식증의 징후와 증상으로는 치아와 잇몸의 손상, 탈수, 장 디스트레스 및 자극, 식사 후 또는 식사 중에 화장실에 가고, 목과 입에 염증이 있을 수 있다. 미국 성인인구의 약 1%가 영향을 받고 있으며, 여성이 3배 더 높게 이환된다.
- **폭식장애(binge eating disorder)**—이 장애는 행동을 보상하려 하지 않고 극단적인 과식의 정기적인 삽화로 특징지어진다. 폭식장애 대상자들은 종종 과체중이거나 비만이다. 폭식장애 대상자들은 그들의 폭식에 대해 죄책감과 수치심 및 고통을 경험한다. 이것은 더 많은 폭식을 야기할 수 있다. 징후와 증상으로는 단시간에 다량의 음식이 사라지는 것, 0 칼로리 음식 포장지나 용기를 많이 찾고, 음식을 사재기하며, 낯선 장소에 많은 양의 음식을 숨기고, 끊임없이 다이어트를 하지만 좀처럼 살이 빠지지 않는다. 미국 성인인구의 약 3%가 폭식장애를 겪고 있다. 여성은 남성보다 폭식장애를 가질 확률이 75% 더 높다.

섭식장애의 식습관은 특이하지만 생물학적, 사회적, 심리적, 대인관계 요인은 섭식장애의 발달에 기여할 수 있다. 진단에는 완벽한 과거력, 신체검진, 검사실 결과 및 종합적인 정신과 평가가 포함될 수 있다. 치료에는 의료 및 모니터링, 정신치료, 체중회복, 영양상담, 약물(항우울제, 항불안제, 기분안정제), 입원 등이 포함될 수 있다. 섭식장애는 예방할 수 없다.

주의력결핍/과다활동장애

주의력결핍/과다활동장애(attention-deficit/hyperactivity disorder, ADHD)는 부주의/과잉 행동의 지속적인 패턴으로 특징 지워진다. ADHD는 미국의 학령기 아동 중 5%와 성인의 2.5%에서 발생하는 것으로 추정된다. ADHD는 보통 학령 전기나 초등학교 초년에 명백해진다. ADHD의 시작의 중간 나이는 7세지만 장애는 청소년기까지, 때로는 성인기까지 지속될 수 있다. 어른의 ADHD의 징후와 증상으로는 무관심(집중된 상태를 유지하는 데 어려움이 있고, 사물을 기억하고 지침을 따르는 데 어려움이 있음), 과민성(결국 안절부절못함 및 꿈틀댐, 끊임없이 움직이며, 과도하게 말함), 충동성(흔히 다른 사람을 방해하고, 생각하지 않고 행동하며, 자신의 차례를 기다리지 않음)이 있다. ADHD의 병인은 특발적이다. 진단에는 완벽한 과거력, 신체검진, 검사실 결과, 교육적 평가 및 종합적인 정신평가가 포함될 수 있다. 2013년 7월 미국식품의약국(FDA)은 ADHD 진단을 돕기 위한 뇌파검사를 승인했다. 이 테스트는 세타 및 베타 뇌파를 측정하기 위해 전기로그래프를 사용한다. 이러한 뇌파의 특정한 조합은 ADHD를 가진 아이들에게 더 일반적인 경향이 있다.

ADHD에 대한 치료법은 없다. 치료는 팀 접근법을 사용할 때 가장 성공적이며, 교사, 부모, 치료사 또는 의사는 함께 일한다. 치료에는 신경전달물질인 도파민과 노르에피네프린의 수치를 증가시켜 과민증과 충동적인 행동을 조절하고 주의력을 높이는 자극제가 포함될 수 있다. ADHD 환자는 구조화된 환경과 정례화된 일상을 포함하는 특수교육을 통해 혜택을 받는다. 행동수정은 건강한 행동을 지원하고 문제행동을 감소시키기 위해 사용될 수 있다. 사회기술 훈련과 상담은 ADHD 환자에게도 도움이 될 수 있다. 양육기술 훈련과 가족 정신치료도 치료의 일부일 수 있다. ADHD는 예방할 수 없다.

불안장애

많은 사람들이 불안하거나 초조해 한다. 직장에서, 시험을 치르기 전에, 또는 중요한 결정을 내리기 전에 문제에 직면한다. 그러나 어떤 사람들에게는 불안이 과도하게 높을 수 있다. **불안장애(anxiety disorders)**는 두려움과 불안이 과도하게 높은 것이 특징이다. 불안장애가 인구집단에서 나타나고 있는 일반적인 정신질환 중 가장 많다. 불안장애의 유병률은 미국 성인의 18%로 추정된다. 불안장애가 있는 사람들의 대부분이 첫 발병은 21세였다. 알려진 불안장애의 유형은 아래에 묘사된다.

- **공황장애(panic disorder)**—갑자기 엄습하고, 아무런 경고도 없이 반복되는 심한 공황발작으로 특징지어진다. 공황발작의 징후와 증상은 발한, 흉통, 떨림, 메스꺼움, 가벼운 두통, 오한 또는 확 달아오름, 섬광과 짧은 호흡이 포함된다. 공황장애의 유병률은 3%이다. 미국의 성인 시작의 평균 연령은 24세이다.
- **강박장애(obsessive-complusive disorder, OCD)**—강박장애를 가진 사람들은 원인이 되는 불안한 생각이나 두려움, 특정한 의식이나 일과를 행하기 위해서 끊임없는 고통에 시달린다. 미국에서 OCD의 추정 유병률은 1%이다. 미국의 성인 첫 번째 증상은 종종 어린 시절이나 청소년기에 시작된다; 그러나 발병의 평균 연령은 19세이다.
- **외상후스트레스장애(posttraumatic stress disorder, PTSD)**—외상 후나 무서운 사건 후에 발달한다. 징후 및 증상은 플래시백, 악몽 및 심각한 불안뿐만 아니라 일에 대한 통제불능을 포함할 수 있다. PTSD의 추정 유병률은 미국 성인의 4%이다. 외상후스트레스장애는 어느 연령에서나 발달할 수 있다. 평균 연령 시작은 23세이다.
- **사회불안장애(social anxiety disorder)**—사회상황에 대한 과대평가와 불합리한 두려움. 그 불안은 감시당하는 것에 대한 두려움의 결과지만 다른 사람에 의해 관찰되고, 판단되고 평가된다. 추정된 사회불안장애의 유병률은 미국 성인의 7%이다. 사회공포증은 어린 시절이나 청소년기에, 일반적으로 13세 전후에 시작된다.
- **특정 공포증(specific phobia)**—피하고 싶은 강한 욕구로 이어지는 특정 대상, 활동 또는 상황에 대한 끈질기고 비합리적인 공포. 특정 공포증의 유병률은 미국 성인의 9%이다. 특정 공포증은 보통 어린 시절에 시작되며, 평균 발병 시작의 중간 나이는 7세이다.
- **범불안장애(generalized anxiety disorder)**—오래 지속되는 하나의 사물 또는 상황에 집중되지 않는 불안. 미국 성인의 범불안장애 유병률은 3%이다. 평균 발병 나이는 31세이다.
- **광장공포증(agoraphobia)**—집 밖에 혼자 있는 것과 같은 상황; 자동차, 버스 또는 비행기를 타고 여행하는 상황; 사람들이 붐비는 곳에 있을 수도 있는 상황과 같은 탈출할 수 있는 어떤 장소나 상황을 피하기 어려울지도 모른다는 강렬한 공포와 불안. 추정된 광장공포증의 유병률은 0.8%이고, 미국의 성인 발병의 평균 연령은 20세이다.

징후와 증상은 불안장애의 유형에 따라 다르다. 그러나 일반적인 징후와 증상은 공황과 공포, 통제되지 않는 강박관념, 고통스럽고 거슬리는 기억, 반복되는 악몽, 신체적 징후 및 증상(예: 메스꺼움, 심계항진, 근육긴장처럼)에 압도되는 감정을 포함한다. 불안장애의 병인은 특발적이만 질환 형성에 있어서 유전학, 환경학, 심리학 및 발달 요인들이 역할을 할 수 있다.

진단에는 완벽한 과거력, 신체검진, 검사실 결과와 종합적인 정신의학 평가가 포함될 수 있다. 치료는 중추신경을 억제하고 정상 뇌기능을 느리게 하는 항불안제와 정신치료 포함할 수 있다. 불안장애는 예방할 수 없다.

조울증

조울증(bipolar disorder, 양극성장애)은 기분, 에너지, 활동수준, 일상업무를 수행할 수 있는 능력에 있어 특이한 변화를 일으킨다. 조증과 우울증 사이의 기분변환은 일 년에 몇 번, 또는 하루에도 몇 번 정도밖에 일어나지 않을 수 있다. 미국 성인의 조울증의 유병률은 2.6%이고, 발병 평균 연령은 25세이다.

조울증의 징후와 증상은 사람에 따라 다르다. 조울증에서 조증 단계 징후와 증상으로는 다행감, 에너지와 활동량 증가, 빠른 말, 매우 빠른 생각, 고양된 자존감, 충동적인 행동, 쉽게 산만해지는 것, 수면욕구 감소 등이 있을 수 있다. 조울증에서 우울증의 징후와 증상은 슬픔, 절망, 한때 즐거움으로 여겨졌던 활동에 대한 흥미상실, 집중력 저하, 식사 또는 수면 패턴의 변화, 자살생각이나 자살행동을 포함할 수 있다. 조울증의 병인은 특발성이지만 유전학, 환경적 요인, 신경전달물질 등이 조울증의 발달에 역할을 할 수 있다.

진단에는 완벽한 병력, 신체검진, 검사실 결과 및 종합적인 정신과 평가가 포함될 수 있다. 조울증은 징후와 증상을 조절하기 위해 평생동안 지속적인 치료가 필요하다. 치료에는 기분안정제, 항우울제 약물 및 정신치료가 포함될 수 있다. 항우울제는 신경전달물질의 가용성을 증가시킨다. 기분을 안정시키는 약의 기전은 명확하지 않다. 조울증은 예방할 수 없다.

정신분열증

정신분열증(schizophrenia, 조현병)은 사람의 사고방식, 감정표현, 현실지각과 타인과의 관계를 왜곡한다. 정신분열증의 추정 유병률은 미국 성인인구의 1.1%이다. 정신분열증은 남성과 여성에게 동등하게 영향을 미치며, 종종 10대 후반이나 20대 초반에 남성들에게 나타난다. 이와는 대조적으로, 여성들은 일반적으로 20대나 30대 초반에 영향을 받는다.

정신분열증의 징후와 증상으로는 환각, 망상, 어눌한 말과 행동, 동기부여와 감정표현의 결여, 정보처리 문제, 주의집중의 어려움, 사회적 철회, 개인위생 불량, 기억력 문제가 있을 수 있다. 정신분열증의 병인은 특발적이지만, 유전과 환경의 결합은 정신분열증의 발전에 기여한다고 생각된다.

진단은 와벽한 과거력, 신체검진, 검사실 결과, 가족면담 및 종합적인 정신과 평가가 포함될 수 있다. 항정신병 약물은 정신분열증 치료의 초석이다. 항정신병 약물은 주로 뇌의 신경전달물질 도파민 수용체를 차단하고, 정신분열증의 징후와 증상을 감소시키는 데 도움을 준다. 다른 치료법으로는 사회기술과 직업훈련, 가족 및 개인 정신치료가 포함될 수 있다. 정신분열증은 예방할 수 없다.

자폐스펙트럼장애(ASD)

자폐스펙트럼장애(autism spectrum disorders, ASD)는 사고, 감정, 언어 및 대인관계 능력에 문제를 일으킬 수 있는 복잡한 발달장애의 범위다. ASD는 보통 어린 시절에 처음 진단되며, 여자아이들보다 남자아이들에게 5배나 더 흔하다. 2014년 질병통제예방센터의 자폐증 및 발달장애 모니터링 네트워크는 68명 중 1명이 ASD로 확인되었다고 추정한다. 이 추정치는 2008년 추정치(88명 중 1명)보다 약 30% 높고, 2006년 추정치(110명 중 1명)보다 60% 이상 높으며, 2002년 및 2000년 추정치(150명 중 1명)보다 120% 더 높다. 남자아이들은 여자아이들보다 거의 5배나 더 ASD로 확인될 가능성이 높다. ASD는 보통 4세 이후에는 진단되지 않지만 2세부터 진단할 수 있다.

징후와 증상은 가벼운 것부터 심각한 것까지 다양할 수 있으며 시간이 지남에 따라 자주 변한다. ASD를 가진 아이들의 능력과 특성은 매우 다양하다. ASD를 가진 많은 아이들은 정상적인 인지능력을 가지고 있는 반면, 다른 아이들은 인지장애를 가지고 있다. ASD 환자들은 의사소통 문제(언어를 사용하거나 이해하기 어려움), 대인관계 어려움(친구 사귀기 및 상호작용, 얼굴표정 읽기 어려움, 눈맞춤 어려움), 반복적인 신체 움직임이나 행동(손뼉을 치거나 반복하는 소리나 구절)을 가지고 있다.

ASD의 병인은 특발적이다. 조기진단과 치료는 ASD의 징후와 증상을 감소시키고, ASD 대상자와 그 가족의 삶의 질을 향상시키는 데 중요하다. 진단에는 출생부터 생후 36개월까지의 발달단계에 대한 선별이 포함된다. 발달단계 평가나 부모가 아이의 발달에 대한 우려를 제기할 때 정신건강전문가에게 의뢰하는 것이 적절하다. 정신건강전문가는 완벽한 과거력, 청각 및 시력검사, 유전자 검사, 신경검사, 정신적 평가를 포함할 수 있는 종합적인 진단평가를 실시할 것이다.

ASD는 특별한 시간에 다양한 치료를 포함하는 장기치료를 필요로 한다. ASD의 효과적인 치료에는 정신과 의사, 소아과 의사, 소아 신경과 의사, 심리학자, 특수 교육자, 언어치료사, 사회복지사를 포함한 다수의 전문가가 포함될 수 있다. 어떤 형태의 치료법이 ASD 환자들에게 가장 좋은지에 대한 상당한 논란이 있다. 치료에는 아이의 학업 프로그램의 변화; 언어치료, 작업치료, 물리치료; 사회화와 의사소통의 어려움을 개선하기 위한 행동치료; 다른 정신장애에 대한 약물학적 중재가 포함될 수 있다. ASD는 예방할 수 없다.

지적장애

지적장애(intellectual disability, ID) 아동은 두 가지 주요 영역: 지적 기능과 **적응적 행동(adaptive behavior)** (매일 사회적, 실제적 기술의 사용)에서 상당한 한계를 경험한다. ID는 발달 기간 동안 시작된다. ID의 유병률은 미국 인구의 1~3%로 추정된다.

ID의 징후와 증상은 일반적으로 인지능력, 언어 및 적응기술의 지연을 포함한다. ID는 유전적 조건(예: 다운증후군, 여린X증후군, 페닐케톤뇨증), 임신기간 동안 문제(엄마의 알코올 및 약물사용, 특정 감염, 영양결핍), 출생 시 문제(산소결핍, 조산, 저체중), 아동기 특정 감염(홍역, 뇌막염, 백일해), 아동기 부상(두부외상, 익사, 익사, 극심한 영양실조, 납 중독) 또는 알 수 없는 원인에 의해 발생할 수 있다.

진단에는 완벽한 과거력, 신체검진, 유전자검사, 영상연구, 대사검사 및 종합적인 정신평가가 포함될 수 있다. 치료에는 지적장애의 기저원인 치료, 치료(언어치료, 작업치료, 물리치료), 가족 정신치료가 포함될 수 있다. 모두 예방할 수 있는 것은 아니지만, 예방에는 신생아 유전자검사, 가정 환경에서의 납 제거, 어린이 안전좌석과 자전거 헬멧 사용, 종합적인 산전진찰, 임신 중 음주나 약물사용 금지, 예방접종이 포함된다.

노화 관련 질환

65세와 그 이상의 연령대는 미국 내 가장 빠르게 늘어나는 인구집단이다. 그리고 나이 많은 성인에서의 정신장애는 1970년대 4백만으로부터, 2030년대에 1천5백만으로 거의 4배로 증가할 것이라 예측되고 있다. 55세 이상의 성인에서 대략적으로 20%는 정신장애를 겪을 것이며, 불안장애가 가장 흔하고(예: 범불안장애와 공황장애 등), 심각한 인지장애(예: 알츠하이머병 등), 그리고 정서장애(우울과 조울증) 등을 겪을 것이다. 생애 늦은 시점에서의 몇몇 문제들이 정신장애를 진행시키는데 역할을 할 것이며, 여기에는 신체건강 문제에 대처하기, 치매나 신체장애를 가진 배우자를 돌보기, 사랑하는 이의 죽음에 슬퍼하기 및 가족 구성원들과의 갈등을 관리하기 등이 포함될 것이다. 불행하게도, 많은 고연령층은 정신장애가 개인의 실패나 나약함으로부터 일어난다고 믿고 있다. 이런 낙인 때문에 그들은 정신장애를 앓는 것을 인정하지 않거나, 도움받기를 거부할 수 있다. 국가에서 노년층은 가장 높은 자살률을 기록한다. 85세 이상의 연령에서 자살률이 가장 높으며, 75~84세 구간에서 두 번째로 높다.

건강증진

사회적 지지(Social Support)

정신장애를 예방하는 가장 중요한 방법 중 하나는 가족, 친구, 직장 동료들과 강한 유대관계를 유지하는 것이다. 정신장애가 있는 사람들의 예후는 사회적으로 고립된 사람들에게 더 안 좋다. 친구와 가족은 지지를 제공하고, 치료를 돕고, 고립감을 완화시킨다.

자료

American Academy of Pediatrics: www.aap.org

American Psychiatric Association. *Diagnostic and Statistical Manual of Mental Disorders, Fifth Edition (DSM-5).* Arlington, VA: American Psychiatric Association, 2013.

American Psychiatric Association: www.psychiatry.org

Becker A, Kleinman A. Mental Health and the Global Agenda. *New England Journal of Medicine* 2013;369:66-73.

Centers for Disease Control and Prevention: www.cdc.gov

National Alliance on Mental Illness: www.nami.org

National Institute of Mental Health. *The Numbers Count: Mental Disorders in America.* n.d. www.nimh.nih.gov/health/ publications/the-numbers-count-mental-disorders-inamerica/index.shtml

National Institutes of Mental Health: www.nimh.org

World Health Organization. *Mental Health: Strengthening Our Response.* WHO Fact Sheet No. 220, September 2010.

World Health Organization: www.who.org

질환 한눈에 보기

정신장애

질환	병인	징후와 증상
주요우울증 (major depression)	원인불명	슬픔, 죄책감, 무가치함, 무력감; 주의산만; 이전에 즐거웠던 활동에 대한 흥미 상실; 불면증 또는 과도한 수면; 식욕 변화; 집중력, 사고 또는 의사결정의 어려움; 죽음, 또는 자살에 대한 빈번한 생각
성격장애 (personality disorders)	원인불명	잦은 감정의 변화, 변덕스러운 관계, 사회적 고립, 타인에 대한 의심과 불신, 긴밀한 관계 형성 어려움, 충동성
식사장애 (eating disorders)	원인불명	신경성 식욕부진증 — 극도의 날씬함, 살찌는 것에 대한 강한 두려움, 극도로 제한된 식습관, 왜곡된 신체 이미지 신경성 폭식증 — 손상된 치아와 잇몸, 탈수, 장내 고통과 자극, 식사 후 또는 식사 중 화장실로 가는 것, 목과 입안의 통증 폭식증 — 단시간에 많은 음식의 사라짐 또는 많은 빈 음식 포장지나 용기를 찾고, 음식을 사재기하고, 낯선 곳에 많은 음식을 숨기고, 끊임없이 다이어트를 하지만 좀처럼 살이 빠지지 않음
주의력결핍/과다활동 장애(attention–deficit/ hyperactivity disorder)	원인불명	부주의, 과잉행동, 충동성
불안장애 (anxiety disorder)	원인불명	불안장애의 종류에 따라 다르지만 일반적인 징후와 증상은 공황과 공포, 통제되지 않는 강박관념, 고통스럽고 거슬리는 기억, 반복되는 악몽, 신체적 징후와 증상(구역질, 심계항진, 근육 긴장 등) 포함
조울증 (bipolar disorder, 양극성장애)	원인불명	조증단계 — 다행감, 에너지 및 활동 증가, 빠른 말, 빠른 속도의 생각, 부풀린 자존감, 충동적인 행동, 쉽게 산만해지고 수면욕구 감소 우울증단계 — 한때 즐거움으로 여겨졌던 활동에 대한 흥미상실, 집중력 저하, 식사 또는 수면 패턴 변화, 자살사고 및 자살행동

진단	치료	예방
완벽한 과거력, 신체검진, 검사실 결과, 종합심리검사	항우울제, 정신치료, 전기경련요법, 기타 뇌자극요법	예방할 수 없음
완벽한 과거력, 신체검진, 검사실 결과, 종합심리검사	정신치료, 약물치료	예방할 수 없음
완벽한 과거력, 신체검진, 검사실 결과, 종합심리검사	의료 및 모니터링, 정신치료, 체중회복, 영양상담, 약물치료, 입원	예방할 수 없음
완벽한 과거력, 신체검진, 면담, 설문지, 관찰, 심리학적 및 교육적인 시험, 뇌파검사	자극제 약물; 특별한 경우, 행동과 사회기술 훈련; 상담; 육아 기술 훈련; 가족 정신치료	예방할 수 없음
완벽한 과거력, 신체검진, 검사실 결과, 종합심리검사	항불안제, 정신치료	예방할 수 없음
완벽한 과거력, 신체검진, 검사실 결과, 종합심리검사	기분안정제와 항우울제, 정신치료	예방할 수 없음

질환	병인	징후와 증상
조현병 (schizophrenia)	유전, 생물학, 환경	환각, 망상, 어눌한 말과 행동, 동기부여와 감정표현의 결여, 정보 처리 문제, 주의 집중의 어려움, 사회적 철회, 개인위생 불량, 기억력 문제
자폐스펙트럼 장애 (autism spectrum disorder)	원인불명	의사소통 문제, 대인관계 어려움, 반복적인 신체 움직임 또는 행동
지적장애 (intellectual disability disorder)	유전적 조건, 임신기간 중 문제 출생 시 문제, 아동기 특정 감염, 아동기 부상, 알 수 없는 원인	인지, 언어 및 적응 기술 지연
알츠하이머병 (Alzheimer's disease)	원인불명	초기 AD — 기억 문제, 시각 및 공간 문제, 손상된 추론 및 판단 경증 AD — 환자가 길을 잃거나, 돈을 다루고 청구서를 지불하는 데 어려움을 겪을 수 있고, 질문을 반복하고, 정상적인 일상 업무를 완료하는 데 더 오랜 시간이 걸릴 수 있으며, 잘못된 판단, 기분 및 성격 변화 중등도 AD — 기억 상실과 혼란은 더 심해질 수 있다; 가족과 친구를 알아보는 문제; 새로운 것을 배울 수 없고, 여러 단계를 수반하는 일을 수행하기 어렵고, 새로운 상황에 대처하기 어렵다; 환각; 망상; 편집증; 충동적으로 행동함 중증 AD — 의사소통을 할 수 없고, 완전히 다른 사람에게 의존함

진단	치료	예방
완벽한 과거력, 신체검진, 검사실 결과, 종합심리검사	항정신병 약물, 사회기술 및 직업 훈련, 가족 및 개인 정신치료	예방할 수 없음
출생부터 최소 36개월까지 발달단계별 스크리닝, 완벽한 과거력, 청력 및 시력 검사, 유전자검사, 신경검사, 종합심리검사	아동학제프로그램의 변화; 언어치료, 작업치료, 물리치료, 사회화와 의사소통의 어려움을 개선하기 위한 행동프로그램, 약리학적 개입	예방할 수 없음
완벽한 과거력, 신체검진, 유전자검사, 영상검사, 대사검사, 세부적인 정신평가	IDD의 근본 원인 치료, 치료(언어, 작업, 신체), 가족상담	모든 유형의 IDD는 예방할 수 없지만 신생아 유전자 검사, 가정 환경에서의 납 제거, 어린이 안전 좌석 및 자전거 헬멧 사용, 종합적인 산전 관리, 음주 또는 임신 중 약물 사용, 예방접종을 포함할 수 있음
부검에서 뇌조직과 병리학적 검사와 임상조치를 연결시켜 사망 후에만 확실하게 진단할 수 있다. AD를 기억력 손실의 다른 원인과 구별하는 데 도움이 되는 철저한 의료 이력, 신체 및 신경검사, 혈액검사, 뇌 영상 및 기억력 평가를 사용함	약물은 병의 진행속도를 늦출 수 있다.	예방할 수 없음

연습문제

비판적 사고를 위한 사례

1. 저스틴(Justine)은 45세의 여성이다. 그녀의 상사는 저스틴의 동료로부터 그녀와 함께 일하기가 매우 어려움이 많은 불만을 접수한 후 치료사를 찾아가야 한다고 주장했다. 저스틴은 치료사에게 동료들이 자신과 능력에 대해 질투하고 있을 뿐이며 자기가 그 회사에서 근무한 직원들 중 최고의 직원이라고 말했다. 그녀는 또한 어떤 동료도 자기처럼 아주 좋은 기술을 가지고 있지 않다고 했다. 저스틴은 치료사에게 8시간 안에 다른 누구와 마찬가지로 100배의 일을 완성할 수 있다고 말한다. 또한 치료사에게 동료들은 게으르고 멍청할 뿐이며 불평하는 것을 멈추고 그들이 그렇게 훌륭하고 놀라운 사람과 함께 일하는 것이 얼마나 행운인지 깨달아야 한다고 말한다. 저스틴은 어떤 성격장애를 앓고 있는가?

2. 디콘은 1학년이다. 그의 담임인 러스 부인은 디콘에게서 끈질기게 문제가 되는 행동을 발견했다. 러스 부인은 디콘이 자리에서 끊임없이 꿈틀대고 가만있지 못하는 것을 알아챘다. 그는 수업시간에 무엇을 하고 있는지 집중하는 데 어려움을 겪고 있다. 디콘은 자신이 시작하는 어떤 과제나 프로젝트를 거의 끝내지 못한다. 디콘은 결코 호명을 기다리지 않는다; 대신에 그는 수업시간에 대답을 외칠 뿐이다. 러스 부인이 디콘의 엄마와 의논하고 싶어하는 정신장애는 무엇이라고 생각하는가?

3. 쉴라(Sheila)는 뉴욕의 한 주요 대학의 신입생이다. 학교 첫 주 동안 그녀는 룸메이트들과 친목회에 갔다. 그녀는 피곤해져서 파티에서 일찍 나오기로 결심했다. 그녀의 룸메이트들은 파티를 떠나고 싶지 않아서 쉴라는 혼자 아파트로 돌아가기로 했다. 아파트로 돌아오는 길에 누군가에게 폭행을 당했다. 그녀는 몇 시간 동안 골목에 누워 의식을 잃었다. 그녀의 룸메이트들은 3시간 후에 파티에서 돌아오는 길에 마침내 그녀의 신음하는 소리를 들었다. 그들은 911에 전화를 했고 쉴라는 급히 병원으로 후송되었다. 쉴라는 몇 개의 부러진 뼈와, 턱이 부러진 상태였고, 성폭행을 당했었다. 그녀는 며칠 동안 병원에 있었다. 병원에서 퇴원했을 때 그녀는 모두에게 괜찮다고 말했다. 그녀는 폭행에 대해 말하고 싶지 않았고, 단지 학교에 가고 싶었을 뿐 그것에 대해 생각하지 않았다. 쉴라의 룸메이트들은 그녀가 수업에 거의 참석하지 않는다는 것을 알아챘다. 쉴라는 한밤중에 종종 비명을 지른다. 마침내 쉴라의 룸메이트들이 그녀를 대학 보건실로 데려간다. 철저한 신체검진 후에 그녀는 정신건강 전문가에게 의뢰된다. 쉴라는 아마도 어떤 정신장애를 겪고 있는가?

객관식

1. 가장 흔하게 진단되는 정신장애는 __________이다.
   a. 기분장애
   b. 성격장애
   c. 섭식장애
   d. ADHD
2. 미국 및 세계의 많은 의료전문가들이 정신장애진단에 대한 권위있는 지침으로 사용하는 핸드북은 __________이다.
   a. PDR
   b. AMA
   c. DSM
   d. Axis
3. 다음 중 ADHD의 징후와 증상이 아닌 것은 무엇인가?
   a. 망상
   b. 부주의
   c. 충동성
   d. 과다활동
4. 정신건강 장애는 일반적으로 다음의 __________을 제외한 모든 것 사이의 상호작용에서 발생한다.
   a. 환경적인 요인
   b. 생물학적 요인
   c. 물리적 요인
   d. 심리학적 요인
5. 정신장애로 발전하는 잠재적 위험인자는 다음의 __________를(을) 제외한 모든 것이다.
   a. 유전자
   b. 만성질환
   c. 개인적 약점
   d. 심각한 뇌손상
6. 다음 중 정신상태 검사에 포함되지 않는 것은?
   a. 운동
   b. 기분
   c. 행동
   d. 정동
7. 과도하게 먹은 후 다시 그것을 제거하는 행동(예: 스스로 구토를 유발)은 어떤 질환에서 일어나는가?
   a. 신경성 식욕부진증
   b. 신경성 폭식증
   c. 폭식장애
   d. 모두 다
8. 다음 중 정신장애의 조기 경고 표시나 증상이 아닌 것은?
   a. 지연된 슬픔
   b. 평범하지 않은 생각이나 믿음
   c. 침울함
   d. 적극적인 사회생활을 하는 것
9. __________를(을) 가진 사람들은 끊임없이 절망과 절망감을 가지고 있는데, 그것은 그들이 정상적으로 기능하지 못하게 하고 있다.
   a. 광장공포증
   b. 범불안장애
   c. 조울증(양극성장애)
   d. 주요우울증
10. 이런 성격을 가진 사람들은 다른 사람을 매우 불신하고 의심하고 다른 사람의 동기를 의심하거나 악하다고 생각한다.
    a. 편집성
    b. 조현성
    c. 의존성
    d. 연극성

참 / 거짓

_______ 1. 정신장애는 어떤 연령, 인종, 종교, 경제상태의 사람에게나 영향을 미칠 수 있다.

_______ 2. 우울은 노화의 일부이다.

_______ 3. 약물투여로 정신장애를 치료할 수 있다.

_______ 4. 미국 어린이 약 1/5이 정신장애로 고통받는다.

_______ 5. 신경성 폭식증을 앓는 환자 대부분이 정상체중을 유지한다.

_______ 6. 심각한 정신적 외상이 정신질환에 영향을 미칠 수 있다.

_______ 7. 자폐스펙트럼장애는 여아에 비해 남아들에게서 5배 이상 흔하다.

_______ 8. 주요우울장애는 남성보다 여성에서 더 흔하다.

_______ 9. 모든 정신장애의 병인이 밝혀져 있다.

_______ 10. 한 해에 미국 성인 1/4이 진단가능한 정신장애를 앓는다.

빈칸 채우기

1. ____________는(은) 과도한 공포와 불안을 특징으로 한다.
2. ____________는(은) 현실과의 접점이 사라진 것이다.
3. ____________는(은) 정신장애가 없고, 스스로를 편하게 느끼고 타인에게 긍정적인 감정을 가지며, 삶의 요구 조건을 충족시키는 조절 능력이 있는 성격을 가진 정신적, 정서적으로 건전한 상태이다.
4. ____________는(은) 실재하지 않는 것을 보거나 듣는 것이다.
5. ____________의 불균형, 뇌 세포가 소통하는 화학적 신호로써, 몇몇 정신장애와 관련이 있다.
6. ____________는(은) 과도한 과식과 그것을 보상하기 위한 구토, 하제 사용, 굶주림, 혹은 과한 운동 등의 행동으로 특징지을 수 있다.
7. ____________는(은) 현재 일어나는 일이나 다른 이가 누구인지에 대한 가짜 믿음을 갖는 것이다.
8. ____________는(은) 개인이 생각, 행동, 감정을 표현하고 현실지각 및 타인과 관계하는 것을 왜곡시킨다.
9. ____________는(은) 사정 도구로써 정신건강 관련 전공자들이 환자의 정신 상태를 평가할 때 사용한다.
10. ____________동안, 정신장애를 가진 환자는 자격증을 갖추고, 훈련된 정신건강 관리 전문가와 이야기한다.

Chapter 16

근골격계 질환과 장애

학습목표

이 장을 공부한 후에,

- 뼈, 관절, 근육의 정상적인 구조와 기능에 대해서 설명할 수 있다.
- 감염성 뼈 질환의 원인, 징후, 증상, 진단법, 치료에 대해서 설명할 수 있다.
- 비타민과 무기질의 결핍이 어떻게 뼈질환을 일으키는지 설명할 수 있다.
- 뼈에 종양이 생겼을 때의 원인, 징후, 증상, 진단법, 치료에 대해서 설명할 수 있다.
- 관절염, 통풍, 윤활낭염의 원인, 징후, 증상, 진단법, 치료에 대해서 설명할 수 있다.
- 탈구, 염좌, 근육손상, 수근관증후군의 원인, 징후, 증상, 진단법, 치료에 대해서 설명할 수 있다.
- 근위축증과 중증근무력증의 원인, 징후, 증상, 진단법, 치료에 대해서 설명할 수 있다.
- 노화 관련 변화와 근골격계 질환에 대해서 이해할 수 있다.

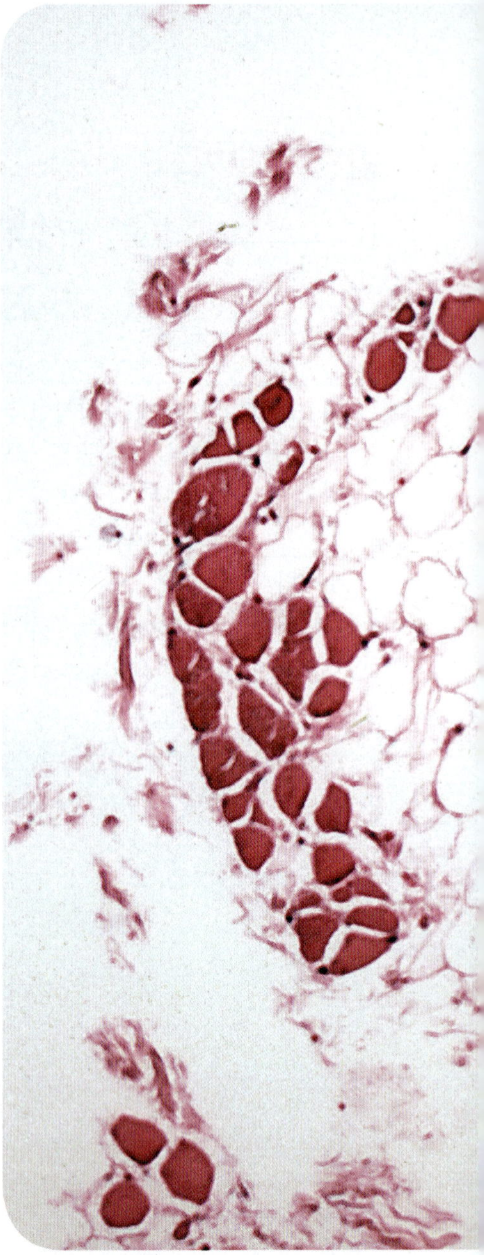

뒤시엔느 근육병(Duchenne's muscular dystrophy). 지방세포가 근섬유를 광범위하게 대체한 것을 보여주는 장단지근의 횡단면. (Courtesy of the CDC/Dr. Edwin P. Ewing, Jr., 1972)

사실인가 허구인가?

휴식이 류마티스관절염에는 최고의 치료이다.

사실: 통증이 매우 심하지 않다면, 매일 부담을 주지 않는 정도의 운동은 기동성과 관절운동범위를 유지시킨다.

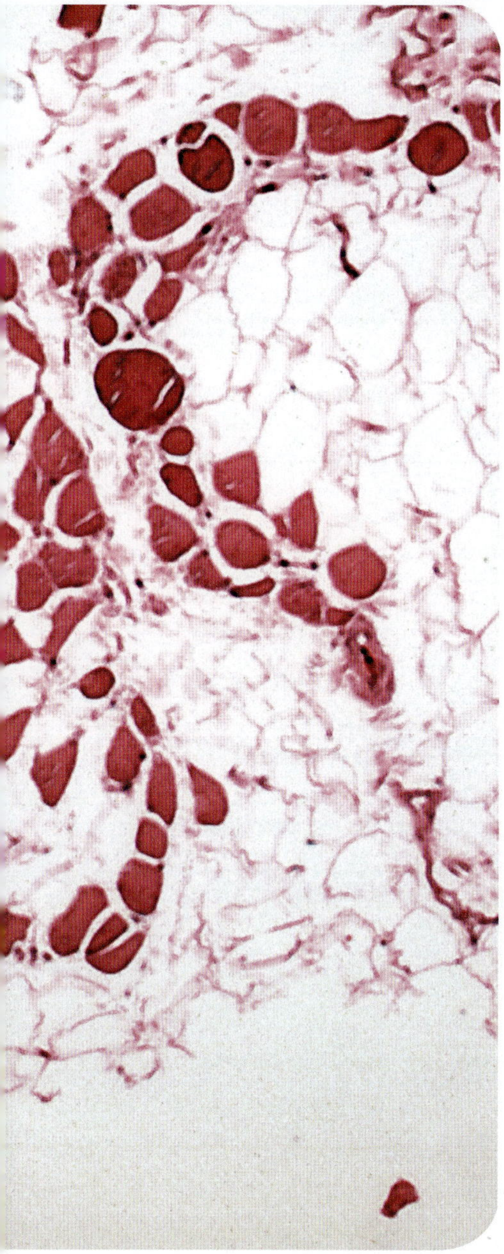

질환 이야기

관절염(Arthritis)

여러 가지 형태의 관절염이 인간을 괴롭혀 왔다. 의과학에 대한 몰이해와 고통 경감을 위한 필사적인 노력으로 미국 전통 민간요법에서는 특이한 처방들이 생겨났다. 한 치료사는 나무에 구멍을 내어 그 안에 아픈 신체부위를 넣은 다음 구멍을 모래로 막음으로써 질환을 가두어 통풍을 치유할 수 있다고 주장하였다. 또 다른 19세기의 처방은 환자가 뒷주머니에 감자를 가지고 다니도록 하였다. "비슷한 것으로 비슷한 것"이라는 치료방법은 통풍으로 고통받는 사지의 뒤틀린 모습과 비슷한 구부러진 모양의 지렁이로 통풍을 치료하는 근거였다. 어떻게 지렁이를 가지고 치료했는지는 명확하지 않다. 텍사스의 가정치료에서는 노루발풀의 기름을 먹는 것도 있었다. 이러한 비효과적인 치료는 다른 처방에 비해서 양호한 편이었다. 질이 좋지 않은 혈액이 병의 원인이라고 주장하며 일부 사람들은 주기적으로 피를 쏟아냈다. 1950년대의 우라늄의 효능에 대한 잘못된 생각을 이용하여 돈을 벌기 위해서 탐욕적인 기업가들은 우라늄이 함유되어 있는 목욕이나 우라늄이 가미된 물을 먹는 것을 권장하기도 했다. 관절염에 관한 이해와 치료는 상당히 발전했다. 하지만 여전히 비도덕적이고 파렴치한 사람들과 기업들은 유혹받기 쉬운 그들을 제물삼아 비효과적이고 비싼 치료법을 권하고 있다.

해부와 생리

뼈, 관절 및 근육은 함께 작용한다. 골격계의 뼈는 우리 몸에 단단한 틀을 마련해주고, 내부 장기와 중추신경계를 보호해준다. 뼈는 다양한 관절에 의해서 서로 연결되고, 이 관절은 여러 부분의 골격계를 움질일 수 있게 해준다. 골격근은 건을 통해 뼈에 부착되어 있기 때문에 근육이 수축할 때나 이완할 때 골격도 움직인다. 따라서 관절에 연결되어 있는 근육은 관절에 작용한다. 어떤 근육은 관절에 반대, 즉 길항작용을 할 수도 있다. 예를 들면, 한 근육집단은 무릎을 뻗게 만들지만 다른 근육집단은 무릎을 굽히게 한다. 또 다른 근육집단은 의도하지 않은 움직임을 방지하기 위해서 관절을 고정시킨다.

뼈는 비활성으로 보이지만 그 내부에서 끝없는 변화가 일어난다. 뼈의 발달과 성장 및 항상성은 뼈의 구성물질인 무기물, 단백질 및 세포간 상호작용에 달려 있다. **칼슘(calcium)**과 **인(phosphate)**은 뼈의 주요한 무기질이며, 뼈의 주요 단백질인 **콜라겐(collagen)**에 있다. 무기질은 뼈를 단단하고 견고하게 해주며, 콜라겐은 유연함을 준다. 성숙한 뼈세포인 **골세포(osteocytes)**, 뼈를 생성하는 세포인 **골모세포(osteoblast)**, 뼈를 흡수하는 세포인 **파골세포(osteoclast)**는 뼈기질에 존재한다. 이 세포들은 뼈 구석구석을 순환하는 조직화된 혈관 시스템에 의해서 영양분을 제공받는다.

뼈는 길고 납작하고 불규칙한 모양을 하고 있으며, **치밀뼈(compact bone)**라는 한 층의 골조직으로 쌓여 있다. 치밀뼈의 세포, 무기질, 단백질 및 혈관은 규칙적이고 조직적으로 배열되어 있다. 다른 종류의 골조직인 **해면뼈(spongy bone)**는 골수를 포함하고 있다. 적색골수는 긴뼈(long bone)의 끝에 있으며 혈액세포 형성장소이다.

팔과 다리에서 볼 수 있는 장골은 속이 빈 강 즉, 주로 지방으로 이루어진 황색골수로 채워져 있는 **골수강(medullary cavity)**을 가지고 있다. 장골의 성장은 뼈의 각 끝부분에 위치한 연골 부위의 성장판에서 일어난다(그림 16-1 ▶). 이 장소에서 완전히 성장할 때까지 새로운 뼈가 형성되어 뼈의 양쪽 끝을 밀어내게 되는데, 이때 연골이 뼈로 변화되는 과정인 **골화(ossification)**가 이루어진다. 성숙하기 전에 성장판의 손상은 뼈가 완전한 길이로 발달하는 것을 막는다.

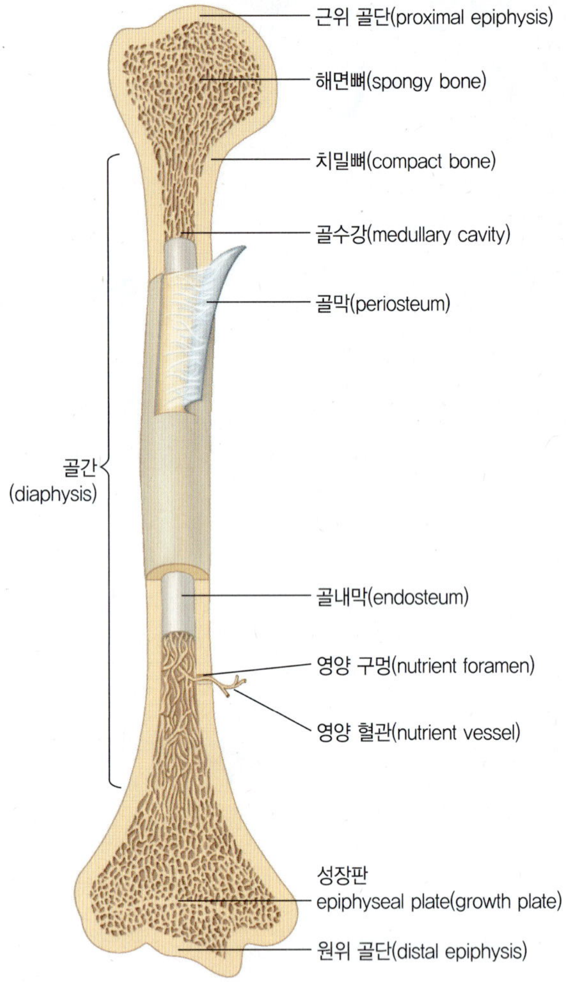

그림 16-1 ▶ 장골의 단면

골막(periosteum)은 뼈의 표면을 덮는 섬유성 결합조직의 혈관층이다. 골막은 새로운 골조직을 생성할 수 있는 세포를 포함하고 있고 건 또는 근육과 부착되는 장소이다.

관절은 뼈와 뼈 사이를 잇는 부분이다. 관절가동범위(range of motion)라고 불리는 다양한 움직임은 여러 다른 종류의 관절이 있기에 가능하다. 관절 움직임의 정도와 형태는 뼈의 모양과 뼈와 관절을 서로 결합하는 결합조직에 의해서 결정된다. 어깨(상완골과 견갑골 사이의 관절)는 가장 움직임이 자유로운 관절이지만 가장 쉽게 탈골되는 부위 중 하나이기도 하다.

관절뼈는 **인대(ligament)**에 의해 서로 붙어 있다. 밀도가 높은 콜라겐은 인대에 큰 힘을 준다. 인대와 결합조직으로 구성된 관절낭(joint capsule)은 뼈의 끝부분을 둘러싸고 있다. 관절낭의 안쪽은 관절을 매끄럽게 하는 **윤활액(synovial fluid)**을 분비하는 **윤활막(synovial membrane)**으로 되어 있다. 윤활액의 주머니인 **윤활낭(bursae)**은 움직이는 동안 마찰을 감소시켜주기 위해서 관절 가까이에 있다. 뼈 말단의 관절표면은 마찰을 줄이는 연골로 덮여 있다(그림 16-2 ▶).

골격근(skeletal muscle), 즉 **수의근(voluntary muscle)** 조직은 **힘줄(tendon)**에 의해서 뼈와 결합된 근육에서 볼 수 있다. 얼굴표정을 조정하는 근육과 같은 몇몇 수의근은 연조직에 붙어 있다. 근섬유 다발로 구성된 근육은 결합조직에 의해 뭉쳐 있다. 근신경연접에서 신경이 자극받을 때 근섬유는 수축하고 근육은 뼈에 부착되어 있기 때문에 근육의 수축은 뼈를 움직인다.

이 장에서 설명하고 있는 근육관련 질환은 수의근과 관련된 질환이다. 근육의 움직임은 신경자극이 필요하기 때문에, 일부 신경계질환은 근육에 나타난다. 이러한 질환은 신경계 부분에서 다루고 있다. 이 장에서는 신경계 질환에 의해서 직접적으로 일어나지 않는 근육질환에 대해서 다룰 것이다. 평활근 또는 불수의근은 내부기관의 벽과 혈관 벽에 있는 다른 종류의 근육이다. 심근은 줄무늬가 있는 불수의근이며 심장에서만 나타난다. 이 장에서는 심근 또는 평활근 질환에 대해서는 언급하지 않는다.

진단검사와 절차

많은 근골격계 진단은 조직을 시각화하기 위해 영상을 필요로 한다. X-선과 CT(컴퓨터단층촬영)를 통해서 골절, 관절 탈구, 골 기형, 석회질의 침착(calcification), 다른 뼈의 손상 등을 볼 수 있다. MRI(자기공명영상법)는 강한 자기장을 이용하여 관절, 뼈와 연조직을 시각화한다. 관절경검사법(arthroscopy)은 무릎과 같은 관절강의 내부를 보여준다. 관절액을 뽑아서 이를 현미경검사를 통해 진단을 내리고 화학적인 분석을 한다. 척수조영술(myelography)는 지주막하강에 방사성 비투과염료를 주입해 척수의 비정상을 탐지할 수 있다. 또한 척수조영술은 종양과 디스크 탈출을 검출할 수 있다. 근전도검사는 근육의 전기적활동을 측정하며 근육의 비정상적인 기능을 밝힐 수 있다. 근육생검을 통해서 근조직의 비정상적인 기형을 확인할 수 있다.

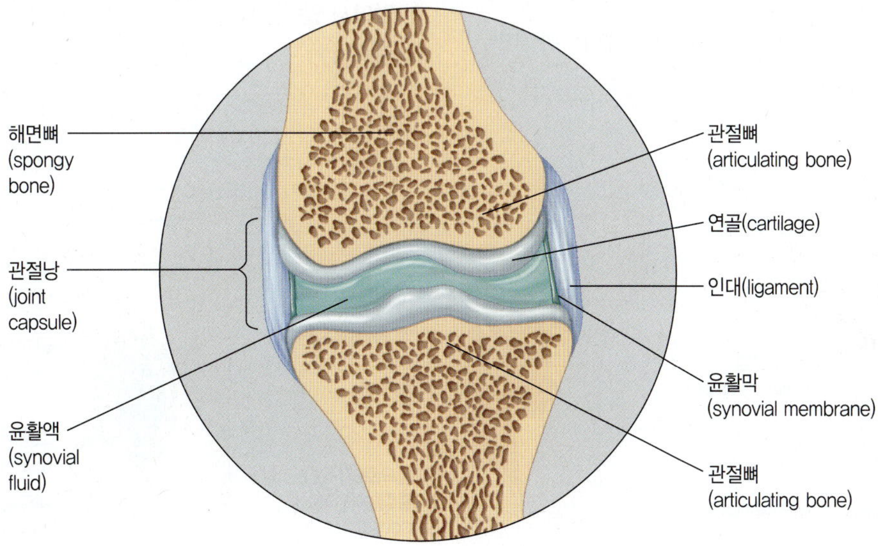

그림 16-2 ▶ 전형적인 관절

뼈질환

뼈의 감염성 질환

골수염(osteomyelitis)은 뼈의 세균성 감염으로 인한 경우는 드물다. 골수염은 주로 뼈의 외상이나 당뇨에 의해 발생한다.

골감염의 증상과 징후는 통증, 발적, 열감, 한기, 발열 및 백혈구증가증이다. 진단은 병력과 신체검진을 통해 시작하며, 골 생검, 백혈구 수 카운트, MRI 및 CT이다. X-선은 초기감염을 드러낼 수 없다.

초기 항생제 치료는 효과적인 치료방법이며, 괴사가 일어난 뼈조직을 제거하기 위해 수술이 필요한 경우가 있다(그림 16-3 ▶). 골수염을 예방하기 위한 가장 좋은 방법은 감염과 복합골절을 즉시 치료하는 것이다.

뼈의 결핵(tuberculosis of bone)은 드물고 치유되지 않은 폐결핵과 연관되며, 폐로부터 균이 퍼졌을 때 발생한다. 일반적으로 발병되는 부위는 장골 말단과 척추이다. 결핵균(*Mycobacterium tuberculosis*)은 많은 종류의 항생제에 저항성을 가지고 있지만 감염은 항생제로 치료 가능하다. 수술로 뼈 기형을 바로 잡을 수 있다. 폐결핵의 치료는 뼈의 결핵 예방에 도움이 된다.

비타민, 무기질 결핍과 관련된 뼈질환

비타민과 무기질은 뼈 건강에 필수적이다. 적당한 양의 칼슘과 인은 적절한 뼈 형성과 유지에 필요하다. 하지만 식이성 칼슘은 비타민 D 없이는 소화기관에서 흡수될 수 없다. 따라서 무기질 또는 비타민 D 결핍은 연약하고 기형이거나 부러지기 쉬운 뼈를 만들 수 있다.

골다공증(osteoporosis)은 비정상적으로 부러지기 쉽고 골절되기 쉬운 질환으로 뼈에 구멍이 난 것이 특징이다. 골다공증을 겪는 80%의 환자들이 대부분 여성들이다. 노화로 인해 골 손실이 일어나지만 골다공증에서 뼈의 손실이 가속화되는 원인은 밝혀지지 않았다. 그러나 골다공증에 걸리기 쉬운 위험요인은 여성, 나이, 작은 체구 등으로 알려져 있다(Box 16-1 ▶). 골다공증은 50세 이상 백인 여성의 20%에 영향을 미치며, 50세 이상 백인 여성의 절반 이상이 골밀도가 낮아 골다공증에 걸릴 위험이 높아진다.

불행히도, 골다공증은 뼈가 약해지고 골절이 일어나기 전까지는 어떠한 증상도 나타나지 않는다. 체중을 지탱하는 척추와 골반 뼈가 특히 걸리기 쉽고, 이들 뼈에 축적된 압박골절로 인해 신장이 줄고 척추가 굽게 된다

Box 16-1 골다공증의 위험요인

낮은 뼈 질량	흡연
낮은 칼슘 섭취	폐경후
여성	과도한 알코올 섭취
비타민 D 결핍	자궁절제술
작은 체구	코카시안종 또는 아시아종
앉아서 일하는 생활	무월경
가족력	

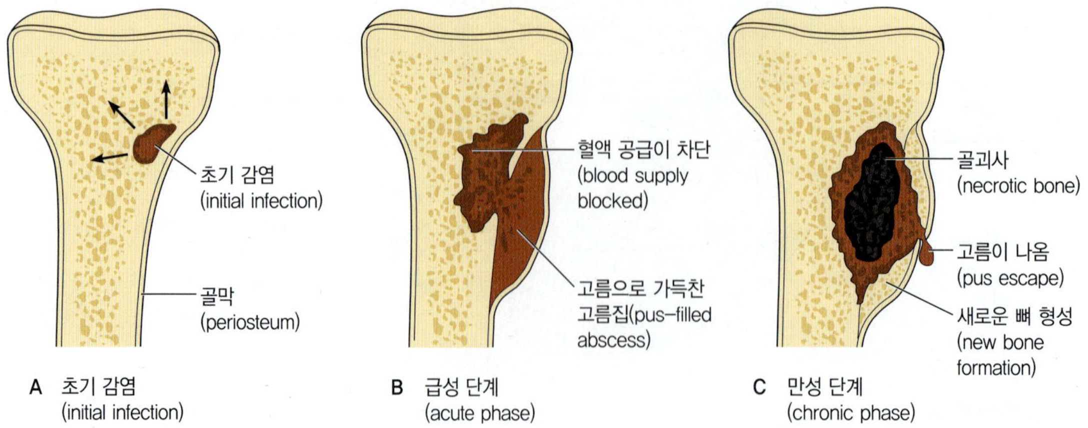

그림 16-3 ▶ 골 감염의 세 단계

(그림 16-4 ▶). 압박된 척추는 척추신경을 누르며 이는 극심한 통증을 유발한다. 골절은 일반적으로 골반과 손목에서 일어난다.

골다공증은 환자의 건강력 조사와 골밀도검사를 통해서 진단할 수 있다. 치료법이 없기 때문에 예방이 매우 중요하다. 일생동안 체중부하 운동과 함께 칼슘과 비타민 D가 풍부한 식사를 하는 것은 밀도가 높고 강한 뼈를 발달시키는 것을 촉진시킨다. 금연을 하고 알코올과 카페인 섭취는 최소화해야 한다. 치료에는 약물이 필요하다.

구루병(rickets)은 영아기와 유년기에 뼈가 적절하게 골화되지 않거나 단단해지지 않은 상태로 드문 질환이다. 구루병을 앓는 어린아이의 뼈는 약하고 구부러지기 쉽다.

구루병은 비타민 D 강화우유와 햇빛에 의해서 예방될 수 있다. 햇빛은 피부의 디하이드로콜레스테롤(dehydrocholesterol)을 비타민 D로 전환시킨다. 구루병을 가진 아이들은 햇볕을 쬐는 치료와 비타민 D 농축 치료에 잘 반응한다.

골연화증(osteomalacia)은 어른들에서 나타나며 뼈가 연해지고 뼈의 칼슘이 손실되는 상태이다. 골연화증은 미국에서는 드물다. 골연화증은 특히 아시아계 여성에서 많이 나타나는데 특히 다산을 하거나 시리얼을 주로 먹거나 햇빛에 노출이 적은 여성에게 주로 나타난다. 증상으로는 근육약화, 체중감소, 골 통증이 있다. 척추, 다리, 골반의 뼈가 구부러지기 쉽고 작은 압력에도 골절되기 쉽다.

골연화증은 비타민 D와 칼슘 또는 인의 불충분한 섭취에 의해서 일어난다. 골연화증은 비타민 D의 보충과 충분한 양의 칼슘과 인을 식이에 보충하여 치료할 수 있다.

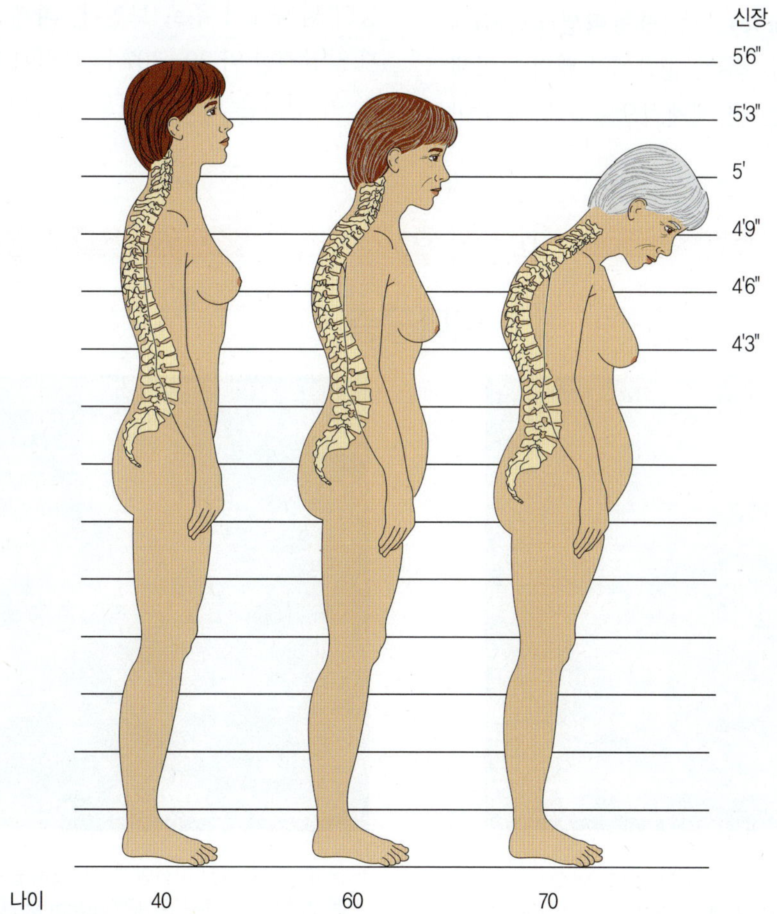

그림 16-4 ▶ 골다공증에 의한 척추의 변화

건강증진

골다공증 예방

예방은 초기부터 시작해서 성인기에 걸쳐서 계속 해야 한다. 성인은 매일 약 1,200mg의 칼슘이 필요하다. 이것은 다음과 같은 다양한 음식을 먹음으로써 얻을 수 있다.

- 유제품
- 진녹색 잎이 많은 채소
- 칼슘강화 식품
- 아몬드

체중부하 운동도 골밀도를 형성한다. 매일 다음 활동에 참여하십시오.

- 걷기, 조깅 또는 달리기
- 테니스 또는 라켓볼
- 필드 하키
- 계단 오르기
- 점프 로프
- 농구
- 춤
- 하이킹
- 축구
- 역도

1. 체중부하 운동은 어떻게 강하고 치밀한 뼈를 형성합니까?
2. 왜 여성은 남성보다 골다공증에 걸릴 위험이 더 높나요?

기타 골변형(Other Bone Deforemities)

파제트병(Paget's disease), 즉 **변형뼈염(osteitis deformans)**은 특히 두개골, 척추, 골반에서 뼈의 과잉생산을 초래한다. 파제트병은 전 세계적으로 드문 질환이지만 미국 내에서 250만 명이 앓고 있으며, 특히 40세 이상의 남자에서 주로 보인다. 파제트병의 원인은 알려지지 않았지만 약 20~30%는 유전이다.

이 질환은 뼈의 연화로 시작되고 뼈의 과다성장으로

나란히 함께 보기

골다공증

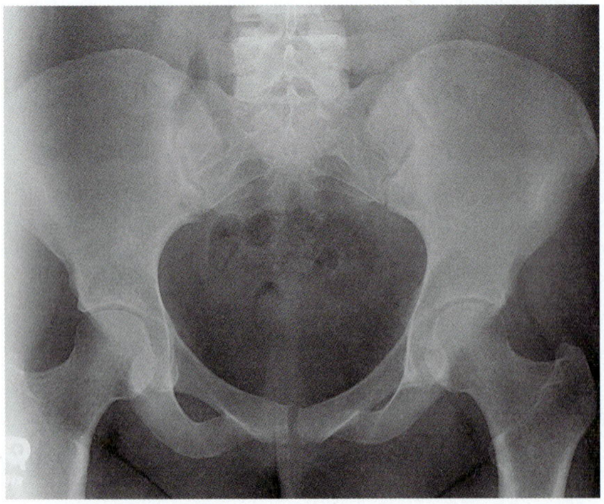

▶ 정상적인 골밀도를 보여주는 18세 여성의 골반 X-선. (© B. Bates/Custom Medical Stock Photo)

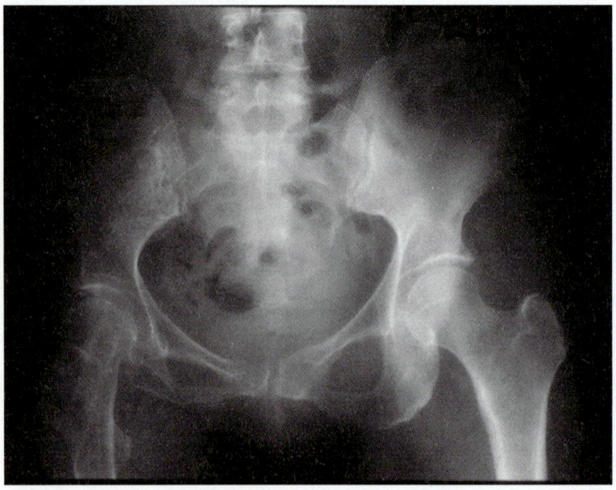

▶ 골다공증을 가진 여성의 X-선. 특히 골반뼈에 보이는 골밀도의 큰 감소에 주목하시오. (© Custom Medical Stock Photo)

이어진다. 새로운 골조직은 비정상적이며 쉽게 골절된다. 과다한 골 성장은 두개골을 확장시켜서 뇌신경에 영향을 미쳐 시각과 청각에 영향을 미친다. 비정상적인 뼈의 발달은 척추가 휘고 다리에 기형을 일으킨다. 이 질환의 다른 합병증으로는 다음에 논의할 **골육종(osteogenic sarcoma**–이 장의 후반부의 "골암" 참조)이 있다.

파제트병은 X–선, 골스캔, 골생검(bone biopsy)으로 진단할 수 있다. 치료로는 칼시토닌, 골 흡수를 저하시키는 에티드로네이트(etidronate) 및 칼슘을 저하시키는 미트라마이신(mithramycin)의 사용이 필요하다.

척추측만증(scoliosis)은 주로 유년기에 처음 확인되는 척추의 비정상적인 측부 만곡이다. 척추측만증은 발육 중 척추의 융합, 신경근육 이상, 또는 허약하거나 비대칭적인 등근육 발달에 의해 발생할 수 있다. 마지막으로, 척추측만증은 특발성 질환일 수 있다. 증상은 허리 아래 통증과 피로를 포함할 수 있다. 진단은 병력검사, 신체검진 및 X–선으로 이루어진다. 20°C보다 작은 경미한 만곡은 청소년에 많이 나타나며, 치료가 필요 없다. 성장기 청소년들의 더 심한 만곡은 브레이스(braces)나 수술로 치료되어야 한다. 치료 후에 예후가 긍정적이다. 그러나 신경근육성 척추측만증은 대개 근육위축증, 척추관절염, 뇌성마비 등의 다른 질환과 연관되어 있기 때문에 치료하기가 더 어려울 수 있다. 척추측만증은 예방할 수 없다.

척추후만증(Kyphosis, "곱추 hunchback")은 뒤쪽으로 흉추(thoracic spine)가 과하게 휘는 것을 말하며 꼽추라고 일컬어진다. 성인에서 많이 나타나며 노인들한테서 자주 보인다(그림 16–5 ▶). 그것은 골다공증에 의해 영향을 받는 척추뼈의 붕괴나 척추관절염과 관련된 퇴행성 변화에 의해 가장 자주 발생한다. 증상으로는 경미한 등쪽 통증, 등쪽 피로 및 심각한 경우 갈비뼈 눌림으로 인한 호흡곤란이 있다. 신체검진과 X–선을 통해 진단을 내릴 수 있으며, 치료에 대한 방안이 많지 않고 완치할 수 없다. 기저질환인 관절염의 치료는 통증과 부동을 완화시킬 수 있지만 제한적일 뿐이다. 골다공증의 위험을 줄이는 것 외에는 척추후만증을 예방할 수 없다.

척추전만증(lordosis; 굽은 등 "swayback")은 척추만곡(swayback)이라고 일컬어지며, 요추가 안쪽으로 휜 것

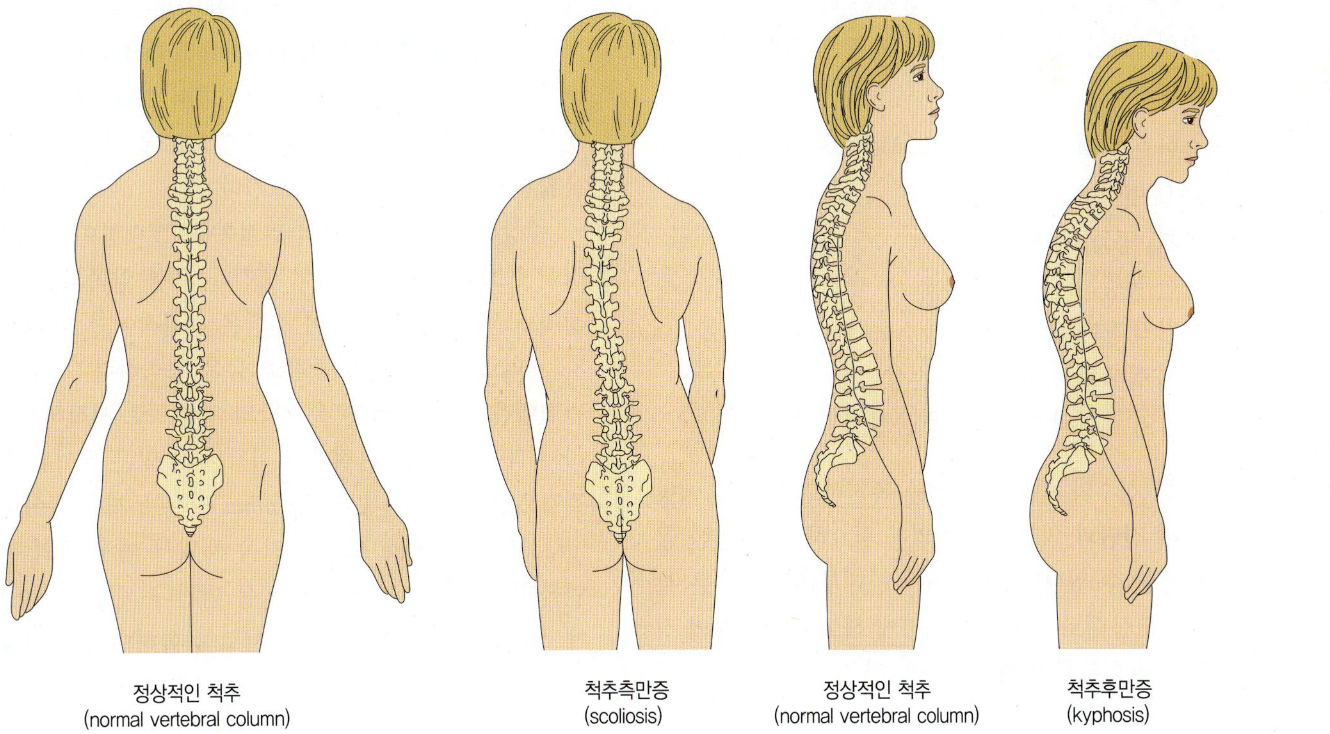

그림 16–5 ▶ 척추의 두 가지 일반적인 기형은 척추측만증과 척추후만증이다.

이다. 어느 정도의 만곡은 정상적이며 대부분의 경우 양성(benign)이다. 어떠한 비정상적인 통증이나 만곡이라도 평가되어야 한다.

골암

골암(bone cancer)은 악성 뼈종양으로 나타난다. 1차 골암은 드물게 발생하는데, 악성종양의 1%를 차지한다. 뼈의 일차적 악성종양은 남성, 특히 어린이와 청소년들에게 가장 자주 발생한다. 골암의 한 종류, 골육종은 뼈 조직 자체에서 발생하며 장골의 끝, 특히 무릎에 자주 영향을 미친다. 골육종의 원인은 알 수 없다. 증상은 국소적인 둔통(dull pain)이며 통증은 밤에 심해진다. 특정한 덩어리가 보이기도 하며 골절은 육종(sarcomas)근처에 동반한다. 골종양은 생검으로 진단된다. X-선과 CT 촬영으로 종양의 위치와 크기를 알 수 있다. 종양의 크기를 줄이기 위한 화학요법이 있으며, 이후 수술로 제거한다. 골암은 예방할 수 없다.

골 외상: 골절

외상(bone trauma)은 골절(fracture)의 주요 원인이다. 이 장에서 논의된 몇 가지 질환과 장애는 뼈 손상을 일으키고 골절의 위험을 높인다. 골절의 주요 징후와 증상은 다음과 같다.

- 육안으로 확인되는 사지나 관절의 기형이나 제자리에서 벗어남
- 부기, 멍듦, 출혈
- 강한 통증
- 무감각과 저림
- 뼈의 돌출로 인한 피부의 손상
- 이동이 제한되거나 사지를 움질일 수 없음

이러한 징후와 증상은 치유를 촉진하고 감염을 예방하기 위해 진단과 의학적인 주의가 필요하다. 다양한 골절이 발생할 수 있다(그림 16-6 ▶). 대부분의 골절은 부목이나 석고붕대로 움직이지 못하게 하고 복합골절의 경우에는 빠른 회복을 위해 수술, 핀, 판 등이 필요하다.

관절질환

관절질환은 통증을 유발하고 이동성을 제한한다. 하부척추, 골반, 무릎처럼 몸무게를 지탱하는 관절은 상당한 압박을 받으며, 이 장에서 논의하는 질환과 장애에 유난히 취약하다. 근육, 신경, 뼈조차도 관절질환의 영향을 받을 수 있다.

관절염

관절염(arthritis)은 "관절의 염증"을 의미한다. 관절염의 증상은 지속적인 관절통증과 뻣뻣함이 있다. 관절이 붓거나 기동성을 상실할 수 있으며 기능이 저하된 관절부위가 기형이 될 수 있다. 일반적으로 영향받는 관절에는 하부척추, 골반, 손가락과 무릎이 있다.

류마티스관절염 류마티스관절염(rheumatoid arthritis)은 만성적이며 퇴행적인 자가면역질환이며 전신질환으로서 여러 부위의 관절과 관절을 둘러싸고 있는 근육, 건, 인대에 영향을 미친다. 류마티스관절염은 백만 명 이상의 미국인에게 영향을 미친다. 류마티스관절염 가족력, 성별(여성들 사이에서 더 흔함), 연령(발병은 보통 30세에서 60세 사이), 흡연 등이 위험요인이다.

발병은 **류마티스인자(rheumatoid factors)**를 포함하고 있는데, 류마티스 인자는 활액에서 항체 복합체를 형성한다. 이것은 중성구를 관절 안으로 끌어들여 염증과 윤활관절 조직의 파괴를 일으킨다.

증상은 특히 걸을 때의 관절통증, 뻣뻣함이 있다. 관절이 붓고 붉어지며 열감이 생긴다. 종종 양쪽의 같은 관절이 모두 영향받는다. 이 질환은 전신적이기 때문에 환자는 피로, 허약감, 체중감소 등을 경험한다. 류마티스관절염은 관절에 있는 윤활막의 염증으로 시작하며, 특히 손과 발의 작은 관절에서 시작된다. 막은 두꺼워져 관절강으로 확장하여 판누스(*pannus*)라는 두꺼운 육아조직(granulation tissue)으로 공간을 채워서 뼈 끝쪽의 관절연골을 부식시키고 반흔(sacr)을 남긴다. 반흔조직이 뼈에 생기면 뼈의 양끝부분이 서로 융합하여서 **관절강직(ankylosis)** 상태를 유발한다. 융합은 관절을 움직이지

골절 종류(Fracture type)	설명(Description)	비고(Comments)
폐쇄(closed) 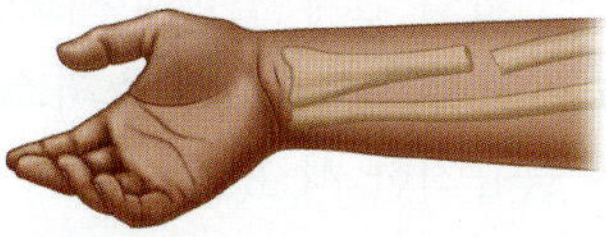	뼈가 깨끗이 부러졌으나 피부를 뚫지 않음	단순골절이라 불림
개방(open) 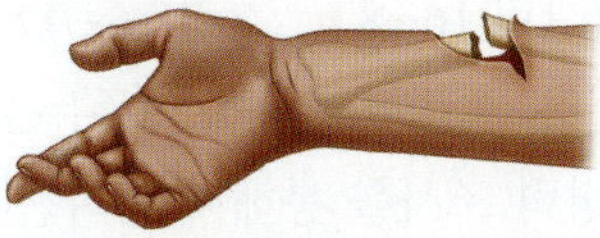	뼈가 부러져 피부와 연조직을 뚫고 나옴	심각한 경우 골수염으로 진행됨. 복합골절이라 불림
분쇄(comminuted) 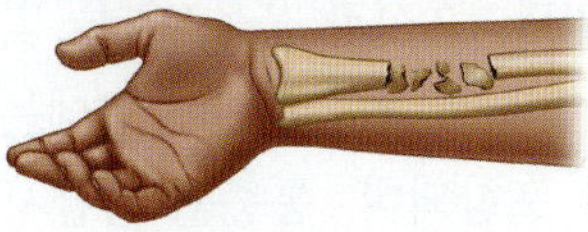	뼈가 여러 조각으로 나뉨	골 형성 부전증과 같은 잘 부러지는 상태의 뼈에서 흔히 일어남
압박(compression)	뼈가 으스러짐	골다공증을 가진 환자에서 흔함
끼임(감입)(impacted)	부러진 뼈의 끝이 다른 뼈에 끼인 상태	낙상에 의해 흔히 일어남, 특히 고관절 골절
함몰(depressed) 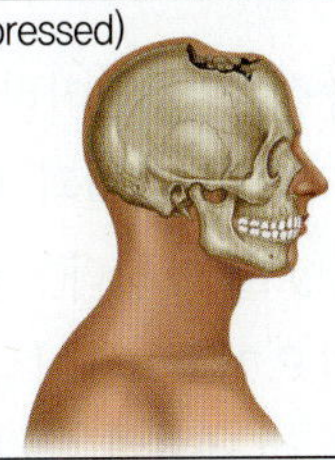	부러진 뼈가 안쪽으로 함몰됨	두개골 골절에 흔함
나선형(spiral) 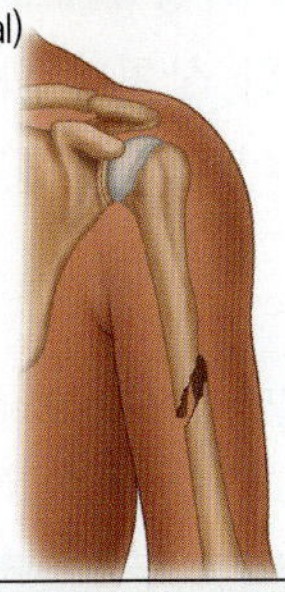	뒤틀리는 힘에 의한 들쑥날쑥하게 부러진 뼈	운동 중 발생하는 흔한 골절
생나무골절(greenstick) 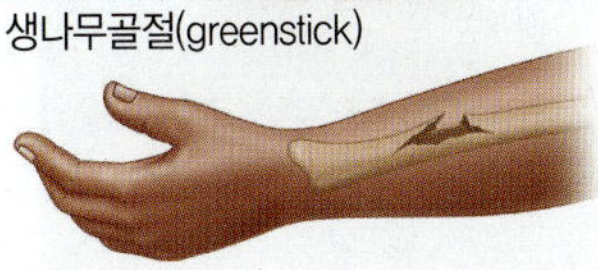	뼈가 완전히 부러지지 않고 가지처럼 일부분만 골절된 상태	성인보다 유연성이 있고 부분적으로 유기 바탕질로 이루어진 아이들에게 흔히 일어남

그림 16-6 ▶ 골절

못하게 하며 기형을 일으킨다. 그림 16-7 ▶은 손에 진행된 류마티스관절염의 특징인 심각한 백조의 목 모양 변형과 척골 편위(ulnar deviation)를 보여주고 있다.

류마티스관절염은 신체검진과 X-선 검사, 관절의 변형, 류마티스 인자, 윤활액 분석 등을 통해 진단한다. 치료가 가장 효과적이 되려면 일찍 시작되어야 한다. 의학적 치료에는 선택 치료제인 항류마티스제(Disease-Modifying Antirheumatic Drugs, DMARDS)가 포함되며, 가능한 한 빨리 시작해야 한다. 항염증 및 면역억제제는 또한 질환을 조절하는 데 사용될 수 있다. 치료는 운동과 휴식 사이의 균형을 포함한다. 류마티스관절염은 예방할 수 없다.

골관절염 골관절염(osteoarthritis)은 가장 일반적인 관절염 형태이다. 골관절염은 270만 명의 미국인이 앓고 있고 남성과 여성이 발병하는 비율은 같으며 보통 40세 이후에 발병한다. 일차적 또는 이차적 골관절염으로 구분할 수 있다. 일차적 골관절염은 나이가 들어 발생하며, 이차적 골관절염은 관절 부상, 외상 혹은 비만과 연관되어 있다. 부상 외의 다른 위험인자와 원인은 잘 알려져 있지 않다.

징후와 증상으로 통증과 강직이 나타난다. 근육의 긴장과 피로는 골관절염의 고통과 고통에 기여한다. 영향받은 관절은 관절운동 기능을 잃게 되고 관련된 근육은 약해진다.

퇴화는 관절의 다른 뼈와 뼈가 만나는 뼈 표면을 덮는 관절 연골에서 발생한다. 이 연골이 퇴화하면서 밑의 뼈가 노출되고 손상되어 관절 안과 주위에 새로운 뼈가 침전된다. 뼈 끝은 두꺼워지고 **뾰루지**와 **스퍼스(spurs)**라고 불리는 날카로운 불규칙한 뼈 표면 구조가 발달한다. 그 결과 손가락 마디와 같은 작은 관절이 확대되어 혹(knobby)이 생긴다(그림 16-8 ▶, 그림 16-9 ▶).

골관절염의 진단은 주로 관절을 보여주는 X-선과 환자의 증상에 대한 병력 조사를 통해서 내려진다. 골관절염의 완전한 치료법은 없지만 치료를 통해서 통증을 상당히 경감시킬 수 있다. 휴식과 운동, 약물 및 열요법을 병합하는 처방이 내려진다. 의학적인 치료에는 일반적으로 항염증 치료제가 포함되며, 통증을 경감시키기 위해 코르티손(cortisone)과 같은 스테로이드 제제를 관절낭에 주사로 주입하기도 한다. 더 심하게 손상된 무릎과 고관절은 외과적으로 교체할 수 있다. 골관절염은 예방할 수 없다.

통풍 통풍(gout)은 통풍성 관절염이라고도 하며 주로 발의 관절, 특히 엄지발가락의 관절과 때때로 손, 손가락, 팔목 또는 무릎에 영향을 미친다. 통풍은 약 300만 명의 미국인 등이 앓고 있으며 40세 이상 남성에서 가장 흔한 질환이지만 폐경 후 여성에게도 나타나기도 한다. 다른 위험인자로는 경미한 상처나 과음이나 과식 후에 발병하기도 하지만 이런 이유의 발병은 설명할 수 없고,

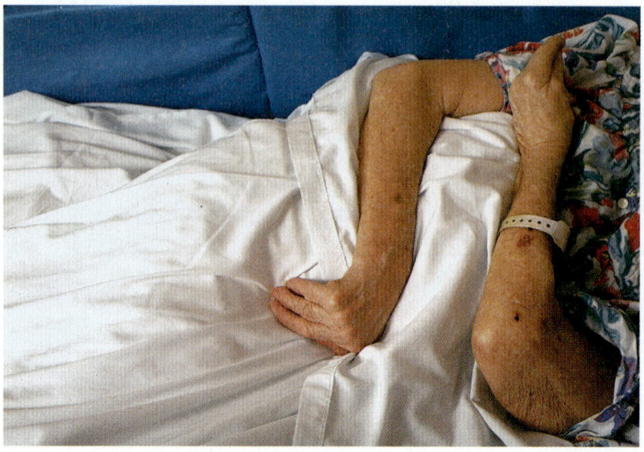

그림 16-7 ▶ 류마티스관절염에서의 구축

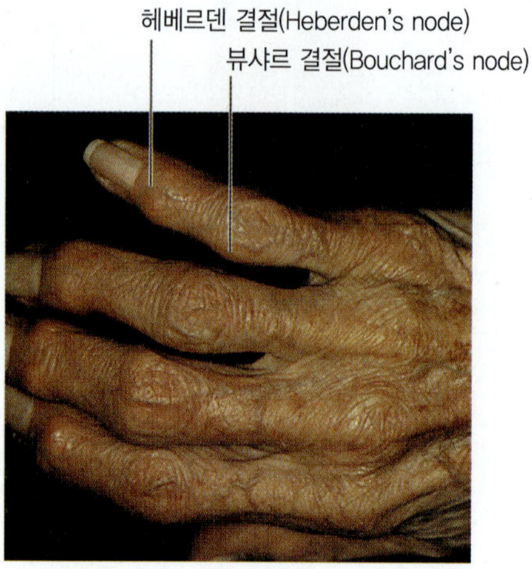

그림 16-8 ▶ 골관절염에서 보이는 일반적인 관절 변화

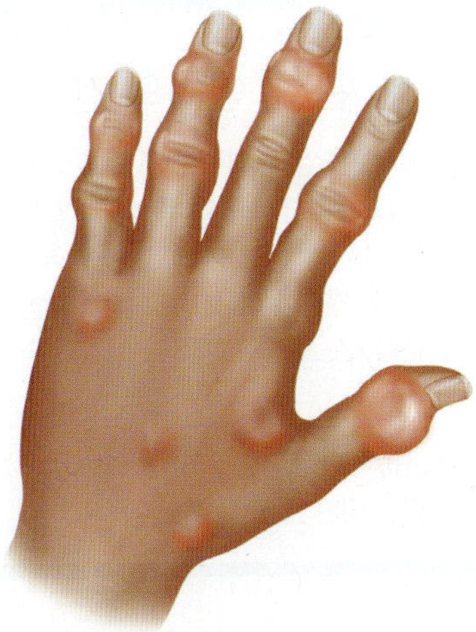

그림 16-9 ▶ 손가락 관절의 급성 통풍성 관절염. (Courtesy of the American College of Rheumatology)

유전이 어떤 역할을 하는 것 같다.

원인보다는 발병기전이 잘 알려져 있다. 통풍 발작(gout attack)은 과다한 혈중 요산과 연관되어 있다. 이 요산은 퓨린(핵산의 요소)의 대사작용에서 나타나거나 비정상적인 요산의 침착에 의해서 또는 두 경우 모두에 의해서 많이 발생한다. 높은 요산농도는 관절에서 요산결정의 침착으로 이어진다. 또한 요산결정은 신장에도 침착되어 신장결석 형성을 일으켜 신장을 손상시킨다.

급성 통풍발작은 일반적으로 급작스럽게 시작된다. 영향받은 관절은 전형적인 염증의 증상: 통증, 발열, 부종, 발적을 보여준다. 징후와 증상은 수일에서 수주까지 지속될 수 있다. 급성 발병의 치료는 발병 전 6개월~2년 사이의 무증상 기간 동안 할 수 있다. 만성 통풍은 지속적으로 관절염을 앓는 환자에서 나타난다.

통풍은 뽑아낸 윤활액의 현미경검사로 진단할 수 있는데 바늘 모양의 요산염 결정을 발견할 수 있다. 혈청 내 높은 요산농도는 통풍을 의미한다. 손상된 관절의 X-선 검사에서는 만성 통풍이 뼈와 관절의 연골을 반복해서 파괴하기 전까지는 정상으로 나타난다.

급성 통풍의 발작은 휴식, 온냉요법, 진통제, 콜히친(colchicine)과 코르티코스테로이드로 치료될 수 있다. 만성 통풍에서는 급성 발작의 예방을 위해서 콜히친이 치료제로 사용되며 요산분비를 촉진시키는 프로베네시드(probenecid)와 같은 요산배출 촉진제가 처방된다. 조기에 발견하고 잘 치료한다면 만성 통풍으로 진행되는 것을 막을 수 있다.

감염성 관절염 감염성 관절염(septic arthritis)은 관절의 세균 감염에 의해서 발병하며 의학적 응급상황이다. 연골과 뼈의 파괴는 관절강직(ankylosis)을 일으키고 생명을 위협하는 패혈증을 초래할 수 있다(혈액이 박테리아에 감염되는 상태). 연쇄상구균과 포도상구균이 외상 또는 수술 후에 관절에 침입하여 감염성 관절염을 일으킨다. 임질을 일으키는 임질균은 초기 감염부위에서 혈액을 통해 관절까지 퍼진다. 관절부위의 감염을 치료하고 패혈증을 예방하기 위해서 항생제 치료가 필요하다.

건강한 노화 Healthy Aging

낙상 방지

노인들의 대부분의 골절들은 낙상에 의해 발생하며, 대부분의 골절이다. 노년층에서 낙상 사망자가 발생하다 노인들은 낙상 위험을 줄이기 위한 조치를 취할 수 있다. 미국 질병통제예방센터는 노인들이 낙상을 예방하기 위해 다음과 같은 조치를 취할 것을 권고한다:

- 체력과 균형을 유지하기 위해 규칙적으로 운동한다.
- 모든 약을 의사와 함께 검토하여 어지럼증이나 졸림과 같은 부작용이나 상호 작용이 있는지 판단한다.
- 매년 시력검사
- 가정 내 바닥 및 계단에서의 빨리 걷기 위험 감소
- 계단, 욕조 및 샤워기, 화장실 근처에 핸드레일을 설치한다.

윤활낭염

윤활낭은 관절이 움직일 때 마찰을 줄이고 압력을 흡수하는 역할을 하는 작은 액체로 된 주머니이다. **윤활낭염(bursitis)**은 윤활낭에 염증이 생긴 것으로 매우 심한 통증을 일으킨다. 윤활낭염은 어떤 관절에서도 나타날 수 있으며, 특히 어깨부위의 윤활낭이 가장 발병이 잘 되는 부위이다. 윤활낭의 반복적인 염증과 손상은 윤활낭염을 일으킨다. 염증부위의 통증 때문에 움직임에 제한이 생긴다. 치료법으로는 휴식, 항염증제, 습열요법이 있다. 염증반응을 감소시키기 위해서 손상받은 관절에 스테로이드를 주입하기도 한다. 잠재적인 촉진인자를 줄이는 것 외에는 윤활낭염을 예방하는 것이 불가능할 수도 있다.

관절외상

탈출척추원반(herniated discs)은 인접한 척추뼈의 뼈 몸체 사이에 있는 연골 패드의 파열이다(그림 16-10 ▶). 탈출척추원반은 미국에서 가장 흔한 정형외과적 문제 중 하나인 하부 요통의 주요원인이다. 위험요소에는 나이, 비만, 외상, 유전자가 포함된다. 일반적으로 요추 부위에서 일어나는 것으로, 탈출척추원반은 근처의 조직과 신경을 압박하여 통증과 움직이지 못하게 한다. 탈출척추원반은 항염증제, 진통제 및 수술로 치료될 수 있다. 탈출척추원반은 알려진 위험요인을 줄이는 것 외에는 예방할 수 없다.

탈구(dislocation)는 관절부위의 뼈가 정상적인 위치에서부터 어긋난 상태이다. 탈구는 어디에도 일어날 수 있지만 어깨와 손가락 관절부위에서 가장 잘 일어난다. 탈구는 통증을 일으키고 그 부분의 관절운동성을 감소시킨다. 탈구된 뼈는 반드시 정상위치로 되돌려야 하며 손상된 건과 인대가 회복될 수 있도록 움직여서는 안 된다. 선천적인 고관절의 탈구는 비정상적인 관절의 형성으로 일어나며 이는 유아기 때 석고붕대나 수술로 치료한다.

염좌(삠, sprains)는 팔목과 같은 관절부위가 비틀거리거나 뒤틀려져서 인대에 상처가 생긴 것이다. 염좌로 인해서 혈관, 주변조직, 근육, 건, 신경들이 손상될 수 있다. 파열된 혈관의 출혈로 부종과 피부변색이 일어난다. 염좌는 매우 고통스러우며 극심한 염증반응기 동안에는 관절을 사용해서는 안 된다. 심한 염좌에는 부목과 석고붕대를 통해서 부동성을 유지해야 한다. 상해 바로 직후에는 냉찜질을 통해서 부종을 감소시키며 온열요법을 통해서 통증을 경감시키고 빠른 치유를 돕는다. 편타손상(whiplash)은 목부위의 인대와 조직이 손상받아 일어나는 염좌이다. 편타손상은 흔히 자동차사고 후에 발생한다.

근육긴장(strain)은 근육의 과도한 사용이나 지나친 스트레칭으로 인한 근육이나 건의 파열로 생긴다. 운동 전에 몸의 상태를 조절하고 준비운동을 하는 것으로 근육긴장을 예방할 수 있다. 근육긴장은 휴식으로 치료하고 초기에는 염증을 줄이기 위해 얼음을 사용하고 후에는 혈액순환과 치료를 위해 따뜻하게 한다. 심한 근육긴장의 경우 다시 안전하게 활동하기까지 수개월이 걸릴 수 있다.

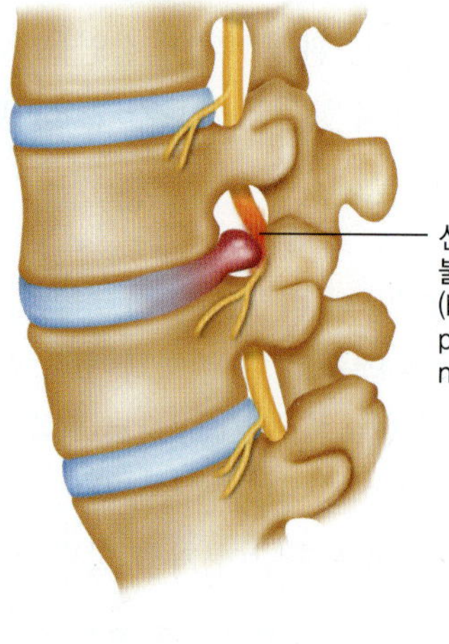

그림 16-10 ▶ 탈출척추원반

예방 플러스!

운동을 통한 뼈, 관절, 근육의 건강

건강한 노화된 신체에서 근육은 힘과 조화를 잃고, 뼈는 얇아지고 부서지기 쉬우며, 관절은 경직되어 유연성이 떨어진다. 그 결과로 낙상과 골절 위험이 더 크다. 이로 인해 부동성 장애, 삶의 질 저하, 우울증과 질환에 대한 감수성을 야기할 수 있다. 건강한 운동프로그램은 심혈관계와 호흡기계뿐만 아니라 뼈, 관절, 근육에도 도움이 된다.

비판적 사고

1. 운동은 뼈, 관절, 근육에 어떤 영향을 미칩니까?
2. 관절염에 걸린 사람은 어떤 운동을 하면 좋습니까?

관절외상과 염좌의 RICE 이는 붓기, 통증 및 약간의 조직손상을 유발한다. RICE[휴식(rest), 얼음(ice), 압박(compression), 상승(elevation)]는 염좌나 삐는 것에 대해 간단하고 효과적인 치료법이다. 관절을 고정하여 추

근육

근육은 나이가 들수록 자극에 덜 민감해져서 자극이 주어져도 수축하는데 시간이 더 걸린다. 수축 후에 회복되는 시간도 길어지며 계속적인 수축을 행하는 능력과 지구력이 감소된다. 나이가 들면서 근섬유의 수가 줄어들고 짧아지고 얇아져서 근력과 관절운동범위가 줄어든다. 운동은 이러한 변화를 감소시키며 적당한 근 질량, 근력, 유연성을 유지하는 데 도움을 준다.

자료

American Academy of Orthopedis Surgeons: www.aaos.org
American College of Sports Medicine: www.acsm.org
American Physical Therapy Association: www.apta.org

질환 한눈에 보기

근골격계

질환	병인	징후와 증상
골수염(osteomyelitis)	포도상구균에 의한 감염	통증, 발적, 열, 오한, 빈맥, 구역질, 체중감소
구루병(ricket)	아동기 비타민 D 결핍	뼈의 변형, 충돌무릎(knock-knee), 활자 다리, 척추 측만, 갈비뼈 끝과 관절의 결절 같은 부어오름, 머리가 커지고 사각화, 이완성 마비
골연화증(osteomalacia)	성인 비타민 D 결핍	근 쇠약, 체중감소, 뼈에 통증, 뼈의 변형, 골절이 쉬운 뼈
골다공증(osteoporosis)	칼슘 결핍, 골밀도 저하	척추 압박 골절에 의한 키 감소, 척추 측만, 골절이 쉬운 뼈
파제트병 (Paget's disease)	특발성, 유전적	두개골의 확장, 척추신경의 압박과 휨, 다리 기형
골종양(bone cancer)	특발성, 전이가능	뼈조직에 통증이 없는 혹, 외상 없는 골절
류마티스관절염 (rheumatoid arthritis)	자가면역	관절에 통증, 경직, 부종, 붉고 화끈 거림, 신체 양쪽에서 일어남, 악화와 완화기, 류마티스성 결절, 다리를 절게 됨
골관절염(osteoarthritis)	특발성; 관절 손상이나 만성적인 자극 후에 나타날 수 있음	통증, 관절 경직, 운동의 제한, 근 쇠약, 관절비대, 뼈돌출, 한 관절에서만 일어날 수 있음

진단	치료	예방	발병시기
골 스캔, CT 스캔, MRI, 백혈구 수치	항생제, 수술	복합골절 혹은 감염된 상처에 대한 항생제	어느 나이 때나
신체검진, X-선	비타민 D 강화우유, 햇빛, 간유(cod liver oil)	비타민 D 강화우유, 햇빛, 간유	아동
신체검진, X-선	비타민 D 강화우유, 햇빛, 간유, 칼슘과 인 보충제	비타민 D 강화우유, 햇빛, 간유, 칼슘과 인 보충제	성인
골 스캔, X-선	통증 완화, 골절치료 일부 치료	칼슘 보충제, 체중 부하 운동	폐경기 여성
신체검진	수술	없음	나이 많은 남성
X-선, 생검사	수술	없음	아동과 청소년
신체검진, 혈중 류마토이드 인자의 존재	약한 운동, 항염증제, 스테로이드	없음	성인
X-선, 병력	통증 완화, 약한 운동, 휴식, 스테로이드, 수술	없음	성인

질환	병인	징후와 증상
통풍(gout)	유전된 요산대사 장애로 인한 관절에 고농도의 유기염과 요산 축적	영향을 받은 관절의 심한 통증, 열, 부기, 발적; 급성 발병
감염성 관절염 (septic arthritis)	관절의 세균 감염	통증, 부어오름, 뼈와 관절 손상
윤활낭염(bursitis)	관절의 과다사용	관절 통증, 특히 관절을 사용할 때
수근관증후군 (carpal tunnel syndrome, 손목굴증후군)	손목의 반복된 사용	손의 저림, 어깨까지 방사되는 통증, 손가락 운동의 한계, 밤에 심해짐
근위축증 (muscular dystrophy, MD)	디스트로핀 근육 단백질에 대한 X-연관 유전자의 결핍	근 쇠약, 근육에 지방이 축적되면서 커질 수 있음, 근육 퇴화
중증근무력증 (myasthenia gravis)	자가면역으로 근육으로 가는 신경전달의 장애	피로, 근육 마비

진단	치료	예방	발병시기
혈액의 요산 수치, X-선	진통제(analgesic), 뜨겁고 차가운 압박, 요산수치를 낮추는 약물	식이 문제일 수 있는 원인을 피함	40세 이상의 남성
병력, 혈액, 활액 배양	항생제	감염된 상처나 항생제로 다른 감염을 치료하여 패혈증 예방	어느 나이 때나
신체검진과 병력	습열(moist heat), 진통제, 스테로이드, 휴식	활동을 줄이거나 자제	성인
신체검진, 병력, 신경전도검사, 근전도검사	손과 손목의 부목, 수술	활동을 줄이거나 자제	성인과 청소년
신체검진, 혈청 효소, 근육 생검검사	물리치료, 기형 고정치료	없음; 선별검사는 조기 진단에 유용	어린 성인기에 발병
항체 수치, 항콜린에스테라아제 약제(anticholinesterase drug)에 대한 반응, 근전도	흉선절제술, 항콜린에스테라아제, 스테로이드, 면역반응억제	없음	젊은 성인 여성에서 발병

연습문제

비판적 사고를 위한 사례

1. 68세 여성 환자가 주치의를 찾아와서 등이 아프다고 호소한다. 신체검진을 통해서 그녀가 척주후만증에 걸린 것을 알아냈고 그녀는 몇 년 전 방문한 이래로 신장이 줄어들었다. 이 사례의 진단은 무엇일까? 주치의가 제안가능한 두 가지 치료방법을 말하라. 특히 더 젊었을 때 적용하고 시작했다면 이러한 증상을 예방하는 데 도움을 줄 수 있는 것들에 대해서 말하라.
2. 55세 목수는 계속해서 오른손의 손가락 관절부위가 붓고 통증이 있다고 호소한다. 어떤 정보가 이 환자가 어떤 종류의 관절질환에 걸렸는지 결정하기 위해서 필요한가?
3. 20세 여성은 무릎 아래 다리에서 점점 심해지는 통증을 호소한다. 그녀는 "약간 힘이 없는 정도를" 느낀다고 말하며 조깅하는 것을 그만두었다고 말한다. 어떻게 그녀가 관절염인지, 골감염인지, 골절인지 또는 관절이 삔 것인지를 결정할 수 있을까?

객관식

1. 구루병에서 뼈는 ___________ 결핍 때문에 골밀도가 감소한다.
   a. 비타민 A
   b. 비타민 C
   c. 비타민 D
   d. 비타민 K
2. 골연화증은 __________에 영향을 미친다.
   a. 어린아이의 관절
   b. 어른의 관절
   c. 어린아이의 뼈
   d. 어른의 뼈
3. 수근관증후군은 __________의 손상으로 인해서 일어난다.
   a. 팔목
   b. 손가락
   c. 정중신경
   d. 팔뚝의 근육
4. 근전도검사에 추가적으로 생검을 하는 것은 ________을 진단하기 위함이다.
   a. 통풍
   b. 삠
   c. 수근관증후군
   d. 뒤시엔느 근위축증
5. __________은 관절염 중에서 가장 흔하다.
   a. 류마티스관절염
   b. 골관절염
   c. 감염성 관절염
   d. 통풍
6. 관절강직(ankylosis)과 부동은 심한 ___________을 일으킨다.
   a. 류마티스관절염
   b. 골관절염
   c. 감염성 관절염
   d. 통풍
7. 콜히친과 코르티코스테로이드는 급성 ___________을 치료하는 데 사용된다.
   a. 류마티스관절염
   b. 골관절염
   c. 감염성 관절염
   d. 통풍
8. 아래의 보기 중 어떤 질환이 칼슘결핍에 의한 것이 아닌가?
   a. 골다공증
   b. 골연화증
   c. 골육종
   d. 구루병

9. 아래의 보기 중 자가면역질환인 것은?
   a. 횡문근육종
   b. 뒤시엔느 근위축증
   c. 중증근무력증
   d. 낭성섬유성 골염

10. 연쇄상구균과 포도상구균은 ____________과 관계 있다.
   a. 결핵성 척추염
   b. 결핵
   c. 골수염
   d. 골다공증

참 / 거짓

_______ 1. 골수염은 외상이나 당뇨병 환자에게서 발생하는 뼈 감염이다.

_______ 2. 골질량이 높은 여성은 골다공증이 걸리기 쉽다.

_______ 3. 골종은 악성 골종양이다.

_______ 4. 류마티스관절염은 관절염 중 가장 심한 손상을 가져오는 형태이다.

_______ 5. 골수염은 전신적인 감염이다.

_______ 6. 골관절염은 관절염 중 가장 일반적인 형태이다.

_______ 7. 근위축증은 유전질환이다.

_______ 8. 중증근무력증은 근육의 감염질환이다.

_______ 9. 횡문근육종은 악성 골종양이다.

_______ 10. 골관절염에는 치료제가 없다.

빈칸 채우기

1. 세균에 의해 발생하는 뼈의 결핵을 ____________(이)라고 한다.
2. 영아기와 초기 유년기에 뼈가 적당하게 골화되지 않고 단단해지지 않는 질환을 ____________(이)라고 한다.
3. ____________는(은) 뼈에 구멍이 증가하여 뼈가 비정상적으로 골절되기 쉬운 상태를 의미한다.
4. 관절에 요산이 축적됨으로써 심한 통증을 수반하는 질환을 ____________(이)라고 한다.
5. 뼈의 중요한 무기질은 __________________과(와) ____________이다.
6. 뼈는 ____________(이)라고 불리는 세포에 의해서 축적된다.
7. ____________막은 류마티스관절염에서 염증이 생긴다.
8. 아세틸콜린 수용체를 불활성화시키는 항체는 ____________의 원인이다.
9. 콜히친은 ____________에 효과적인 치료제이다.
10. 비타민 D는 ____________의 흡수에 필요하다.

Chapter 17

피부계 질환과 장애

학습목표

이 장을 공부한 후에,

- 피부계의 정상적인 구조와 기능을 기술할 수 있다.
- 피부의 전염병에 대한 유병률, 위험요인, 징후 및 증상, 병인, 진단, 치료 및 예방에 대해 기술할 수 있다.
- 피부에 발생하는 과민증이나 면역 장애의 영향을 이해할 수 있다.
- 피부의 양성종양을 정의하고 감별할 수 있다.
- 비흑색종 및 흑색종 피부암의 유병률, 위험요인, 징후 및 증상, 병인, 진단, 치료 및 예방에 대해 기술할 수 있다.
- 피지선 질환의 원인과 치료법을 설명할 수 있다.
- 색소 장애를 기술할 수 있다.
- 여러 종류의 피부 외상에 대해 설명할 수 있어야 한다.
- 피부의 노화 관련 질환에 대한 유병률, 위험요인, 징후 및 증상, 원인, 진단, 치료 및 예방에 대해 설명할 수 있다.

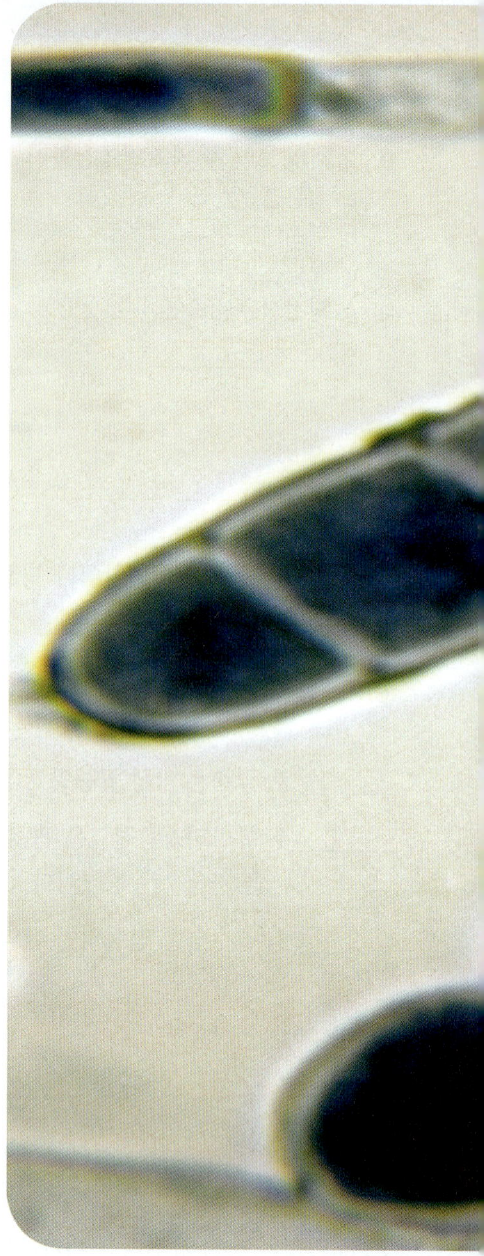

피부사상균 곰팡이의 거대분생포자, 유모표피사상균(*Epidermophyton floccosum*). (질병통제예방센터 / Dr. Libero Ajello, 1972)

사실인가 허구인가?

보통 사람은 매년 1파운드(0.45kg) 이상의 피부가 떨어져 나간다.

사실: 표피의 외층은 매달 완전히 교체된다.

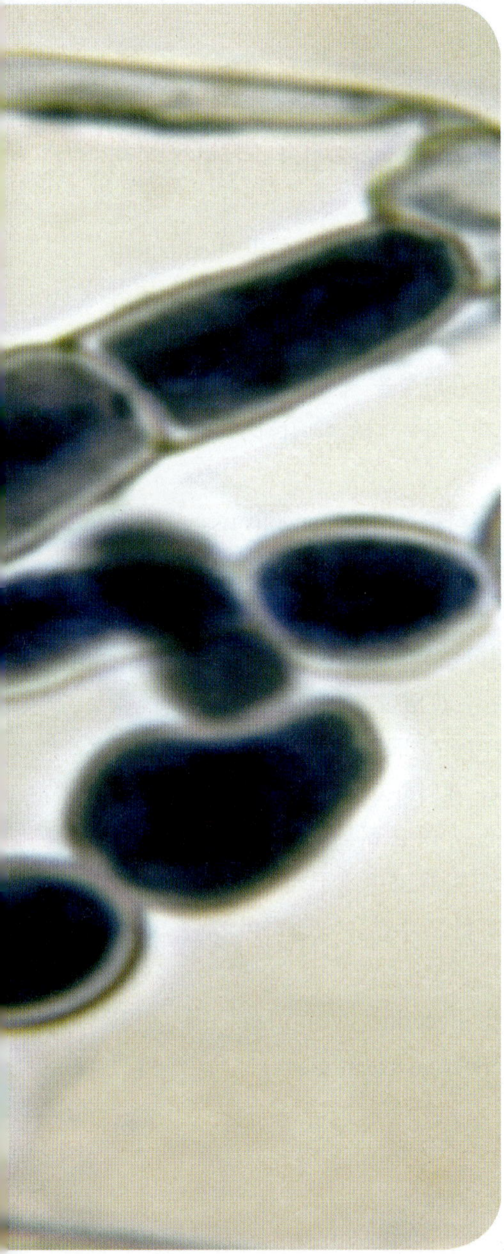

질환 이야기

여드름 치료

여드름은 아주 오래된 피부 문제이다. 고대 이집트인들은 여드름을 앓고 있는 파라오에게 주문과 부적을 사용했다. 3세기에 살던 이집트인들은 여드름이 거짓말로 인해 발생할 수 있다고 믿었다. 로마 제국 동안에는 미네랄 욕조에 유황을 혼합하여 막힌 모공을 열 수 있거나 씻을 수 있다고 생각했다. 이러한 유형의 클렌징은 여드름을 일으킨 세균량을 줄이고 피부를 막히게 하는 오일을 완전히 건조시킬 수 때문에 상당히 효과적이었다. 1920년대에 벤조일과산화물(benzoyl peroxide)이 여드름 세균을 죽일 수 있다는 것이 알려지면서 대중적인 여드름 치료제가 되었다. 1950년대에는 항생제가 여드름 치료에 효과적인 것으로 나타났다. 1960년대에 비타민 A 유도체의 국소치료가 여드름 흉터를 치유할 수 있다는 것이 발견되었다.

해부와 생리

피부계는 피부, 머리카락, 손톱 및 관련된 여러 선(glands, 샘) 등의 보호용 외투로서 우리 신체를 감싸고 있다. 피부는 인체의 가장 큰 기관으로 5~6제곱미터에 달한다. 피부는 기저조직과 기관을 손상과 감염으로부터 보호, 체온 조절, 통증지각, 탈수 방지, 요소와 요산 배설 촉진, 비타민 D 합성 등에 관여한다.

상피(epidermis)와 진피(dermis)로 구성된 피부의 두 층은 피하조직층의 위에 놓여 있다. 상피는 최외층으로 두께는 0.1mm(플라스틱 샌드위치 주머니) 이하의 눈꺼풀에서부터 5mm 이상(종이타월)의 등에서까지 다양하다. 상피 외층의 세포는 규칙적으로 벗겨지기 때문에 피부는 지속적으로 상피를 대체해야 한다.

대부분의 상피세포는 케라틴(keratin, 각질)을 생성하는 각질형성세포(keratinocyte)이다. 케라틴은 피부 표면을 내구성 있게 만들고 수분 손실을 방지하는 질긴 섬유 단백질이다. 멜라닌(melanin)은 노란색에서 갈색 및 검은색에 이르는 색깔의 색소로서 표피의 바닥에 있는 멜라닌세포(melanocyte)에 의해 생성된다. 자외선에 노출된 멜라닌세포는 더 많은 멜라닌 색소를 생성한다. 각질형성세포는 멜라닌을 흡수하여 자외선의 유해한 영향으로부터 DNA를 보호한다.

진피(dermis)는 상피 아래에 있으며 콜라겐(collagen)과 탄력소 섬유(elastin fiber)가 포함된 섬유질 결합 조직으로 구성되어 있다. 콜라겐은 기계적 강도를 제공하고 탄력소 섬유는 탄성과 유연성을 제공한다. 진피는 외부 환경에 대한 정보를 제공하는 다양한 감각 수용기를 포함하고 있다.

진피 아래에 있는 피하조직(subcutaneous tissue)은 피부와 기저 구조물들을 연결한다. 피하조직에 있는 지방조직(adipose tissue) 또는 지방 세포(fat cell)는 열과 추위로부터 신체를 단열하는 데 도움이 된다. 그림 17-1 ▶은 피부의 구조를 보여주고 있다.

피지선(sebaceous gland) 또는 오일 분비선(oil gland)은 손바닥과 발바닥을 제외하고 피부 전체에서 발견된다. 피지선은 피지(sebum)라고 하는 기름진 물질을 모낭(hair follicle)에 그리고 피부 표면에 분비한다. 피지는 피부와 모발을 매끄럽게 하고 수분을 공급하며 항균 및 항진균 효과가 있다.

피부에는 외분비땀샘(eccrine sweat gland, 에크린땀샘)과 아포크린땀샘(apocrine sweat gland)이 있다. 아포

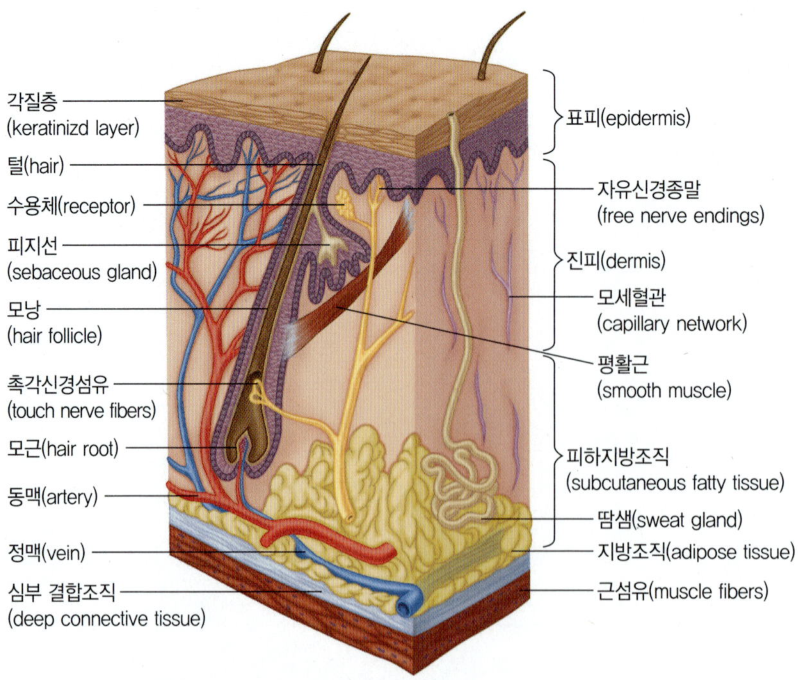

그림 17-1 ▶ 피부의 구조

건강증진

건강한 피부를 위한 최고의 식품

항산화제가 풍부한 식품은 피부 보호 효과가 있는 듯하다. 다음과 같은 피부 친화적인 음식들을 고려해 보자:

- 당근, 살구 및 기타 황색과 오렌지색 과일 및 채소
- 시금치 및 기타 녹색 잎 채소
- 토마토
- 블루베리
- 콩, 완두콩 및 렌즈 콩
- 연어, 고등어 및 기타 지방질 많은 물고기
- 견과류

크린땀샘은 몸 전체에서 발견되며 체온을 조절하는 데 도움이 되는 땀을 생성한다. 아포크린땀샘은 주로 겨드랑이와 생식기 부위에 위치하고 있다. 아포크린땀샘은 사춘기에 기능을 시작한다. 이 땀샘에서 분비된 땀은 피부에 축적되지 않는 한 강한 냄새가 나지 않는다. 분비된 땀이 축적되면 땀 속에 있는 물질을 음식물로 이용하는 세균에 의해 체취가 유발된다.

체모는 손바닥, 발바닥, 입술, 젖꼭지 및 생식기의 일부 부위를 제외한 신체의 피부 어디에나 나 있다. 체모는 상피 구조물로서 각질로 구성되어 있고 모낭에서부터 만들어진다. 눈썹 체모(eyebrow hair)와 속눈썹이 눈을 보호하고, 코 안의 털은 먼지를 걸러낸다. 두피의 체모는 더위와 추위를 차단하는 역할을 한다. 나머지 신체의 체모는 알려진 기능이 없다.

손톱은 상피세포에서 생성된다. 눈에 보이는 손톱 부분을 네일 바디(nail body)라고 한다. 네일 베드(nail bed)는 손톱 밑에 위치하며 혈액 공급이 풍부하기 때문에 정상적으로 핑크색을 띤다.

진단검사와 절차

피부질환 및 장애는 일반적으로 육안검사로 진단할 수 있다. 피부색 변화로 신체 내의 질환이나 질환의 존재를 나타낼 수 있다.

- **청색증(cyanosis)**, 피부가 푸른 색조를 띠는 것으로서 순환하는 혈액에서의 산소 결핍에 의한 것이다.
- **황달(jaundice)**, 피부와 눈의 흰자위가 황색으로 변색되는 것으로서 손상된 간 기능으로 인해 담즙이 축적되고 피부를 착색시킨다.
- **홍반(erythema)**, 피부가 비정상적으로 붉어진 것으로서 피부 표면 가까이에 있는 혈류가 증가하고 혈관이 확장되어 생긴다.
- **창백(pallor)**, 창백한 피부로서 혈류가 감소하여 생긴다.
- **혈종(hematoma)**이나 타박상(bruising)은 피부에 푸른색, 검은색 또는 노란색으로 나타나고 피부 아래의 응고된 혈액의 분해를 의미한다.

손톱의 모양과 색은 근본적인 질환이나 장애에 대한 정보를 제공한다. 손톱 끝이 뭉뚝해지거나 커지는 것은 장기적인 산소 결핍 때문이다. 창백한 손톱은 빈혈의 징후일 수 있다. 편평하거나 오목한 네일 베드는 철분 결핍을 나타낼 수 있다. 손톱의 청색증은 흔히 산소 결핍의 첫 번째 가시적인 신호이다.

진단 절차에는 피부 찰과(scrapings) 표본에 대한 현미경검사가 포함될 수 있다. 배양, DNA 검사, 항원 또는 항체는 감염성 피부질환에서 원인균을 확인하는 데 사용될 수 있다.

과민성 피부질환의 경우 사전 발병 및 발병 위치를 포함한 완전한 병력이 알레르기 유발 항원(allergen)을 확인하는 데 도움이 된다. 항체에 대한 감도 검사 또는 혈액검사를 통해 알레르기 유발 항원을 확인할 수 있다.

생검은 양성종양과 피부암을 진단하는 데 사용한다. 생검의 종류에는 펀치(punch), 절개(incisional), 또는 전체 절제(total excisional) 생검 등이 포함된다. 펀치 생검은 원형 칼로 상피와 진피를 통해 피하조직으로 회전하

며 들어가 원통 모양의 중심조직을 들어낸다. 절개 생검은 피하조직으로부터 표피와 진피를 잘라내는데 메스가 사용된다. 절개 생검은 타원형의 중심조직을 들어낸다. 절제 생검(excisional biopsy)은 전체 병변 또는 종양을 제거하는 것이다.

피부 병변

일부 피부질환에는 특징적인 병변이 동반된다. 이러한 병변은 다음과 같다:

- **반점(macule)**, 또는 주근깨(freckle)는 피부의 변색된 작은 점이다.
- **두드러기**(**wheal** 또는 hive)은 피부의 국소적인 상승으로 종종 가려움증을 동반한다.
- **구진(papule)** 또는 뾰루지(pimple)는 피부의 단단하고 융기된 부위이다. 결절(nodule)은 일종의 큰 구진(papule) 이다.
- **수포(vesicle)** 또는 물집(blister)은 작고 액체가 채워진 주머니이다.
- **농포(pustule)**는 고름이 찬 작고 융기된 병변이다.
- **궤양(ulcer)**, 표면이 침식된 피부 부위이다.

그림 17–2 ▶는 다양한 피부 병변을 보여준다. 소양증(pruritus, 가려움증), 부종(edema, 부풀어 오름), 홍반(erythema, 붉어짐) 및 염증 등의 병변이 동반되는 특정 증상은 진단을 내리는 데 도움이 된다.

표피양 낭종

낭종(epidermoid cyst)은 표피의 세포에서 형성되는 액체로 채워진 주머니이다. 예전에는 피지낭(sebaceouc cyst)이라 하였지만 피지선(sebaceous gland)에서 비롯된 것이 아니기 때문에 지금은 이 용어를 사용하지 않는다. 표피양 낭종은 피부의 어느 곳에서나 나타날 수 있지만 얼굴, 목, 가슴 및 위쪽 등에서 가장 흔하게 발생한다. 표피양 낭종의 유병률은 알려져 있지 않지만 가장 흔한 피부의 낭종이다. 표피양 낭종은 누구나 생길 수 있지만, 위험인자로는 연령(30대 또는 40대), 성별(남성에서 두 배 높음), 여드름의 병력, 피부의 외상 또는 압궤 손상(crushing injury) 등이 있다.

표피양 낭종은 피부 바로 아래의 살색 내지 노르스름한 부드럽고 둥글며 쉽게 움직이는 혹(lump)이다. 다행스럽게도 표피양 낭종은 대부분 무증상이지만, 생식기 피부 주름이나 손톱 옆과 같은 불편한 위치에서 감염, 누출(leak) 또는 단단해지는 경우가 종종 있다. 표피양 낭종은 피부, 모낭 또는 피지선 손상에 따라서 발생하는 비정상 세포의 증식에 의해 야기된다. 비정상적으로 증식한 세포는 주머니를 만들고 케라틴을 생산해 안을 채운다. 이는 유전적이거나 경미한 발달 결함과 관련 있다고 의심된다.

표피양 낭종은 육안검사로 쉽게 진단할 수 있다. 필요하다면 표피양 낭종을 외과적으로 제거할 수 있다. 표피양 낭종은 예방할 수 없다.

감염성 피부질환

세균, 바이러스, 진균 및 기생충은 피부 감염을 일으킬 수 있다. 대부분의 피부 감염은 피부의 정상균무리(normal flora)를 구성하는 미생물에 의해 유발된다.

세균성 피부 감염

농가진 **농가진(impetigo)**은 주로 영유아와 소아에서 발생하는 전염성이 강한 급성 세균성 피부 감염이다. 농가진은 약 1%의 소아에서 발생하며 소아 클리닉의 모든 피부 문제의 약 10%를 차지한다. 농가진에 걸릴 위험요인에는 나이(2~6세), 농가진이 있는 사람과의 직접적인 접촉, 오염된 매개체(감염성 물질을 전염시킬 수 있는 무생물)에 접촉, 그리고 학교 또는 보육원 등교가 포함된다.

징후와 증상은 대부분 홍반을 동반한 붉은 구진으로 시작한다. 구진은 액체로 채워져 수포가 되고 며칠 후에 파열되어 진한 꿀색의 딱지를 형성한다. 소양증(pruritis)이 흔하게 나타난다. 농가진의 원인은 피부의 균열부위에 침입하는 포도상구균 또는 연쇄상구균이다. 진단은 육안검사를 통해 이루어지며 배양검사가 포함될 수 있다. 병변은 비누와 물로 씻고 건조한 상태로 유지하며 공기에 노출시켜야 한다. 농가진은 항생제로 치료한다. 예방에는 매일 목욕, 잦은 손 씻기, 그리고 피부 상처의 즉각적인 처치 등이 포함된다.

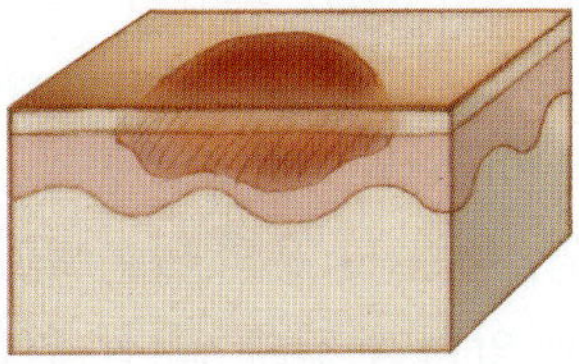

반점(macule)은 피부의 변색된 부분이다; 주근깨(freckle)

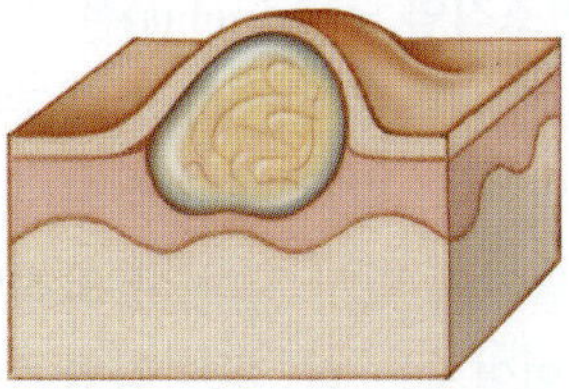

농포(pustule)는 작게 융기된 동그란 피부 병변으로 고름이 차 있다; 여드름(acne)

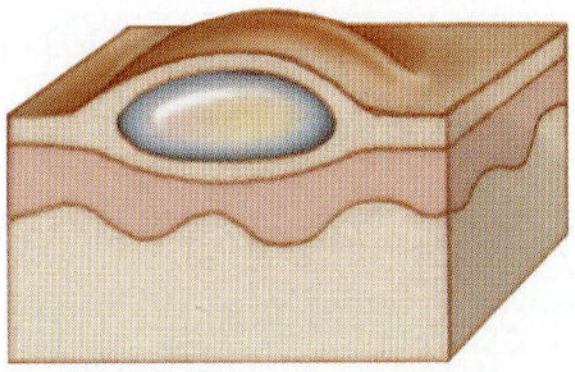

발진(wheal)는 국소적으로 융기된 부분이 점차 소실되며 종종 가려움증을 동반한다; 두드러기(urticaria)

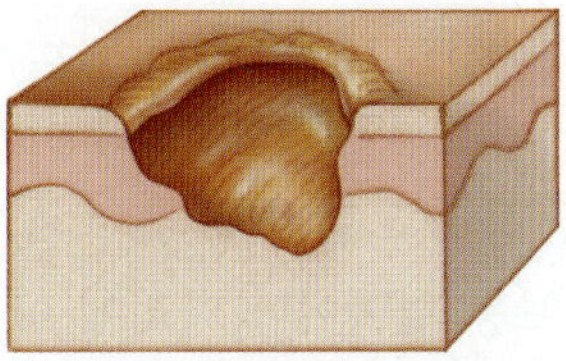

까짐(erosion) 또는 궤양(ulcer)은 조직을 갉아 먹는 것이다; 압박궤양(pressure ulcer)

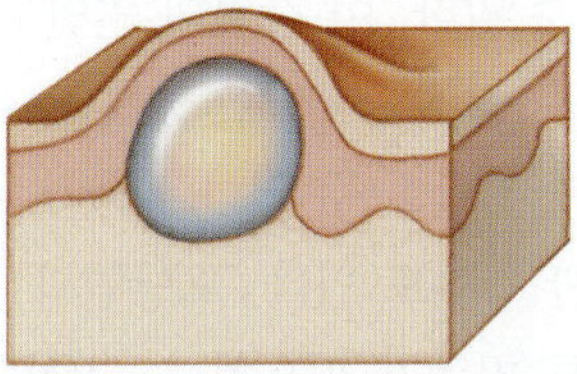

구진(papule)은 딱딱하며, 동그랗게 피부가 약간 상승되어 있다; 여드름(pimple)

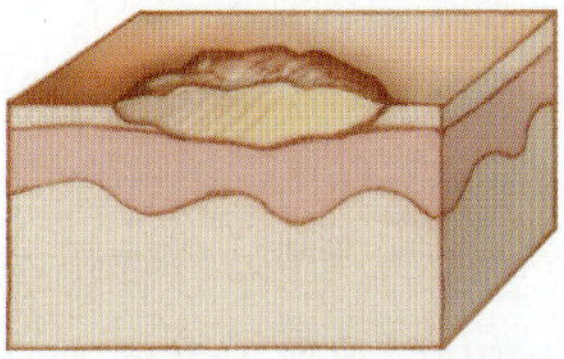

딱지(crust)는 이차 병변에서 보이는 건조한, 장액(serous) 또는 장액농성(seropurulent), 갈색, 노란색, 붉은색 또는 녹색 삼출물(exudation)이다; 농가진(impetigo)

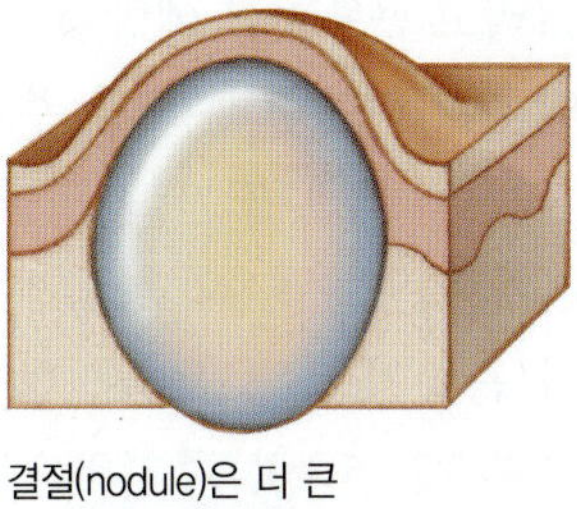

결절(nodule)은 더 큰 구진(papule)이다

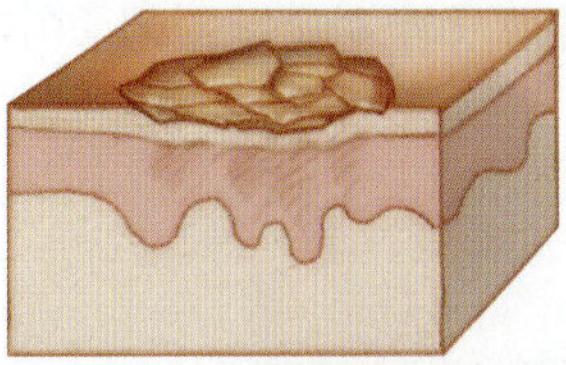

인설(scale)은 각화된 상피세포(epitherial cell)의 얇고 건조한 조각이다; 건선(psoriasis)

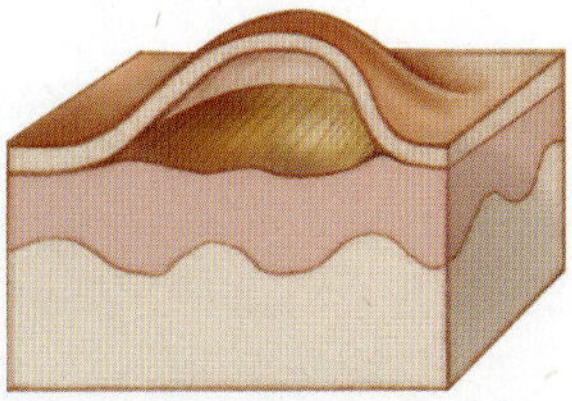

수포(vesicle)는 액체로 채워진 작은 주머니이다; 물집(blister)

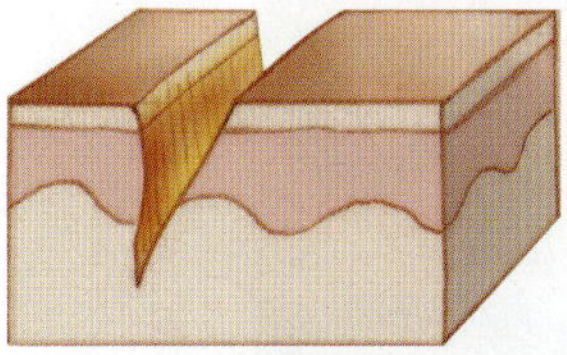

열구(fissure)는 상피에서 진피까지 뻗어 있는 균열 모양의 미란(sore) 또는 틈새(slit)이다; 무좀(athlete's foot)

그림 17-2 ▶ 피부 병변

단독과 봉와직염 **단독(얕은연조직염, erysipelas)**은 피부 표피의 세균 감염증이다. 경미한 단독이 흔하고 대부분 자기한정성(self-limited) 감염이다. 단독 때문에 의사를 찾는 일은 드물고 유병률은 알려져 있지 않다. **봉와직염(cellulitis)**은 피하조직까지 이어지는 더 깊은 감염증이다. 봉와직염의 유병률도 알려져 있지 않다. 몇 가지 위험요인이 단독과 봉와직염이 발생할 확률을 증가시킨다. 여기에는 면역력 저하와 습진, 무좀, 대상포진과 같은 피부상태, 팔과 다리의 만성 부종, 경정맥 약물 사용, 비만, 봉와직염의 병력 및 피부 외상 등이 포함된다.

단독과 봉와직염 감염은 보통 얼굴이나 다리에 나타난다. 전염된 부위는 일반적으로 부어오르고 선홍색으로 열감이 있고 아프다(그림 17-3 ▶). 작은 수포가 생길 수 있다. 발열, 오한, 림프절의 부종이 발생할 수 있다. 단독과 봉와직염의 원인은 피부의 균열부위를 통해서 침입하는 포도상구균 또는 연쇄상구균 세균이다. 진단은 육안검사에 의하고 배양검사를 포함할 수 있다. 감염이 심한 경우에는 항생제 치료를 할 수 있다. 피부 상처를 깨끗이 하고 소독하고, 피부를 촉촉하게 유지하며, 손톱을 짧게 다듬어 피부가 긁히지 않게 함으로써 예방할 수 있다.

모낭염, 종기, 큰종기 모두가 모낭과 관련된 감염증이다.

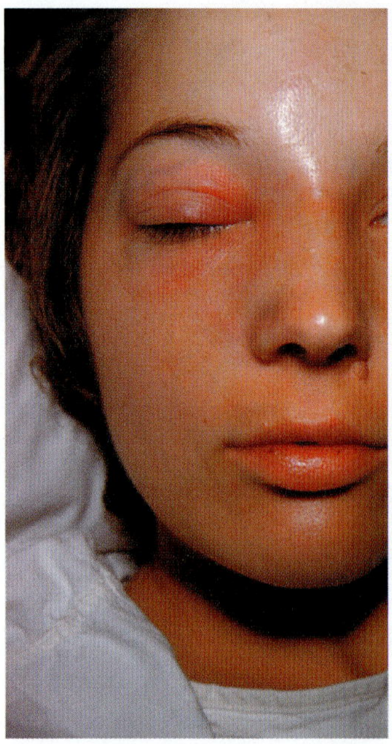

그림 17-3 ▶ 눈 주위에 발적과 붓기가 나타나는 봉와직염. (질병통제예방센터 제공/Dr. Thomas F. Sellers/Emory University, 1963)

모낭염(folliculitis)은 모낭의 표층의 세균 감염이며, 모낭의 더 깊은 감염을 **종기(furuncles, boil)**라고 한다. **큰종기(carbuncles)**는 더 크고 종기 군집으로 이루어진다.

모낭염, 종기 및 옹의 많은 경우가 보고되지 않아 유병률은 잘 알려져 있지 않다. 위험요인에는 모낭에 세균 성장을 촉진시키는 몇 가지 조건이 포함된다. 예를 들어 면역력 저하, 피부 찰과상, 상처 및 타박상 등으로 인해 모낭의 세균이 자란다. 세균은 비만한 사람의 피부 주름, 여드름으로 인한 장기간의 항생제 치료, 국소 부신피질 호르몬 요법, 그리고 피부에 열과 습기가 차는 방수장화나 높은 부츠를 착용하는 동안에도 과도하게 자란다. 온수 욕조, 온수 수영장 및 소용돌이치는 욕조에 있는 뜨거운 물은 피부에 외상을 일으키고 세균이 모낭에 들어오게 할 수 있다. 이 감염의 원인은 대개 그람양성세균인 황색포도구균(*Staphylococcus aureus*)이다. 이는 육안검사로 쉽게 진단할 수 있다. 병변으로부터 얻은 세균 배양이 필요한 경우도 있다. 모낭염과 종기 그리고 큰 종기는 각각 다른 치료가 필요하다. 조심해서 면도를 하고 피부는 촉촉하게 수분을 유지시키고 비위생적인 온수 욕조와 수영장을 피하며 주기적으로 얼굴과 손을 씻어서 모낭염과 종기 그리고 큰종기를 예방할 수 있다.

모낭염은 가려움증과 모낭 주위에 발생하는 붉은색의 울퉁불퉁한 구진 또는 농포를 특징으로 한다(그림 17-4 ▶). 치료는 소독제와 항생제를 사용하는 것이다.

종기와 큰종기는 모낭에서 형성되는 고통스러운 농포이다(그림 17-5 ▶). 종기와 큰종기가 습열법(moist

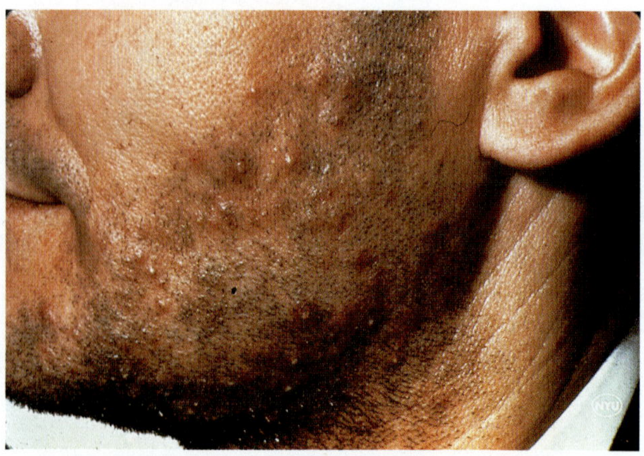

그림 17-4 ▶ 모낭염의 병변은 홍반으로 둘러싸여 있는 농포이다.

heat), 살균 피부 정화 및 외용 항생제로 치료될 수 있다. 종기 또는 큰종기가 큰 경우에는 절개 및 배농이 필요하다.

바이러스성 피부 감염

구강 헤르페스 헤르페스(herpes)는 매우 흔한 바이러스성 피부감염증이다. 미국 인구의 약 65%가 40세까지 단순포진 타입 1(Herpes simplex type 1, HSV-1)에 노출된 것으로 추산한다. HSV-1은 입술 발진(cold sores) 또는 발열 물집(fever blister)으로 알려진 피부 감염의 병인 매개체이다. HSV-1 감염의 위험요인에는 감염된 사람과 함께 식기, 음식 및 음료를 공유하는 것, 감염된 사람과의 키스, 감염된 사람과 구강 대 성기 접촉 등이 포함된다. 바이러스는 보통 입술과 입 및 얼굴에 영향을 미치지만, 구강-성기 성교 동안에 전염되며 생식기 헤르페스(genital herpes)를 일으킬 수 있다.

헤르페스의 가장 흔한 징후는 피부에 통증을 동반하는 액체가 찬 수포(vesicles)들이 군집되어 있는 것이다(그림 17-6 ▶). 일부 환자는 수포가 나타나기 몇 시간 또는 하루 이틀 전에 화끈거리나 따끔거림을 느낀다. 불행하게도 헤르페스는 완치가 불가능하다. 바이러스는 무언가에 다시 활성화가 촉발될 때까지 신경세포에 비활성 상태로 남아 있다. 감기, 독감, 발열, 태양에 노출, 스트레스, 피부에 대한 외상 및 면역 장애로 유발될 수 있다. 진단에는 헤르페스 수포(herpes vesicles)의 육안 관찰, HSV-1 항원 또는 항체 검사, 배양 및 HSV-1 DNA 검사를 포함할 수 있다. 발병은 일반적으로 자기한정성

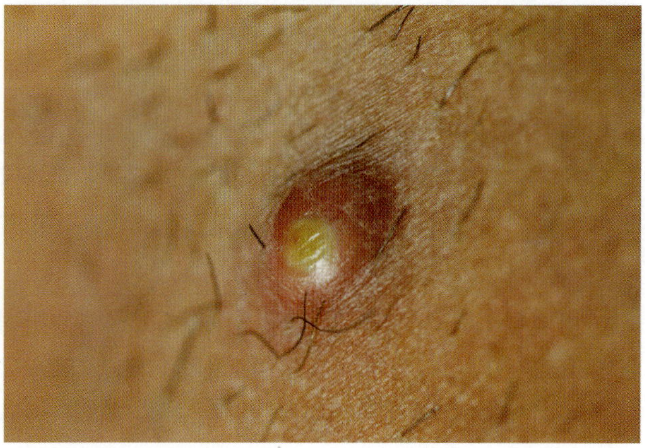

그림 17-5 ▶ 종기

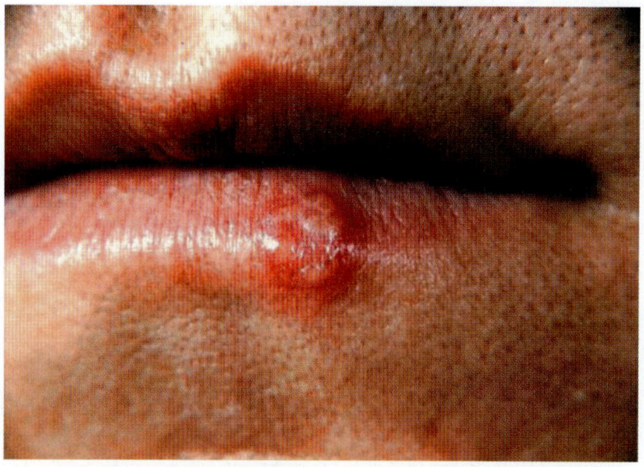

그림 17-6 ▶ 구순포진(cold sores 또는 fever blister). (질병통제예방센터/Herrman 박사, 1964)

(self-limited)이나 항바이러스성 약물은 발병의 심각성과 지속 기간을 줄일 수 있다. 구강 헤르페스는 위험요인을 제거함으로써 예방할 수 있다. 감염된 사람은 발병을 촉발하는 인자를 피함으로써 고통스러운 발병을 예방할 수 있다.

단순포진 바이러스 타입-2는 성으로 전염되는 생식기 포진의 병인이다(생식계의 질환에 대한 논의 참조).

사마귀 사마귀(warts), 즉 보통 사마귀(verucca vulgaris)는 작고 양성인 피부종양이다. 사마귀의 유병률에 대한 신뢰할만한 연구는 거의 없지만, 미국 인구의 1% 미만에서 발생한다는 것과 유병률은 각기 다른 연령집단, 인구수와 시간 표집에 따라 다양하다는 것을 제시하는 두 개의 연구가 있다. 위험요인에는 면역력 저하, 나이(소아, 젊은 성인), 젖은 표면을 맨발로 걷기, 사마귀가 있는 사람과 개인 물건 공유, 사마귀 접촉 등이 있다. 사마귀는 인간 유두종 바이러스(human papillomavirus, HPV)의 감염으로 발생한다.

HPV 감염으로 인해 각질형성세포(keratinocytes)는 거칠하고 각질화된 양성 신생물(neoplasm)을 형성한다. 사마귀는 손과 발에 생긴 외상 부위에서 가장 흔하며 상피의 손상된 부위에 바이러스가 접종(inoculation)된 결과일 수 있다. 보통(common) 사마귀, 발바닥(plantar) 사마귀, 편평(flat) 사마귀 , 사상(filiform) 사마귀 그리고 손발톱주위(periungual) 사마귀 등을 포함하여 여러 종류의 사마귀가 있다.

- **보통 사마귀(common warts)**는 거칠거칠하고 돔 모양이며 회갈색이다(그림 17-7 ▶).
- **발바닥 사마귀(plantar warts)**는 발바닥 안쪽으로 자라며 짙은 얼룩의 딱딱하고 두꺼운 패치를 형성한다.
- **편평 사마귀(flat warts)**는 얼굴, 팔 또는 다리에 생기며 꼭대기가 평평한 작은 연필지우개와 유사하며 분홍색, 연한 갈색 또는 연한 황색일 수 있다.
- **사상 사마귀(filiform warts)**는 입, 코 또는 턱수염 주위에 생긴다. 피부와 같은 색으로 자라며 삐져나온 실처럼 보인다.
- **손발톱주위 사마귀(periungual warts)**는 손발톱 밑이나 주위에서 자라며 손발톱 성장에 영향을 준다. 울퉁불퉁한 표면과 경계가 있는 거칠거칠한 융기를 보인다.

사마귀는 육안검사로 쉽게 진단할 수 있다. 대부분의 사마귀는 치료 없이 해결되지만 어떤 사람들은 사마귀를 제거하는 것을 선호한다. 사마귀가 몸니나 다른 물건에 걸려서 찢어지거나 피가 나는 경우에는 아프고 감염을 일으킬 수 있다. 어떤 사람들은 사마귀가 보기 안 좋고 창피하다고 생각한다. 다행히도, 대부분의 사마귀는 딱딱한 조직을 녹이는 약물로 제거될 수 있다. 가열한 바늘이나 루프를 사용하는 전기 소작술(electrocautery), 극도의 냉기를 가하여 조직을 파괴하는 냉동 수술(cryosurgery), 또는 레이저 수술을 통해서도 사마귀를 제거할 수 있다. HPV 감염을 예방하는 가장 좋은 방법은 사마귀의 접촉을 피하고 따뜻하고 습한 표면을 걸을 때에는 샌들을 착용하고 피부의 상처, 찰과상 및 화상을 치료하는 것이다.

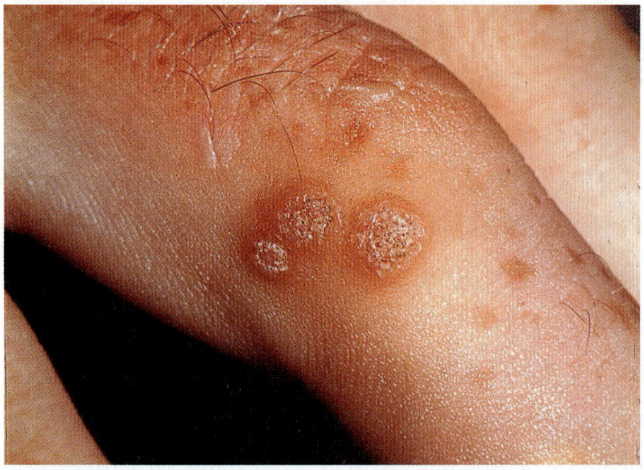

그림 17-7 ▶ 보통 사마귀(common warts)

피부의 곰팡이 감염

곰팡이 감염은 피부, 머리카락 또는 손톱에 서식하는 미세한 효모균과 곰팡이에 의해 유발된다. 표재성 곰팡이 감염은 가장 흔한 피부질환 중 하나이며, 전 세계 수백만 명의 사람들에게 영향을 미친다. 일생 동안 곰팡이 피부 감염에 걸릴 확률은 10%에서 20%로 추정된다. 곰팡이 피부 감염의 위험은 면역력 감소나 곰팡이 성장을 촉진하는 요인과 관련이 있다. 따라서 위험요인에는 항생제나 코르티코스테로이드(corticosteroid)의 장기간 사용, 당뇨병이나 암과 같은 만성질환, 면역결핍, 축축한 찬 신발이나 옷, 공동 샤워 또는 라커룸에 노출, 유전적 감수성 등이 있다. 곰팡이는 감염된 사람, 동물, 토양 또는 접촉성 매개물에 직접 접촉하여 쉽게 전파된다. 곰팡이는 유방, 사타구니 및 발가락과 같은 피부가 서로 접혀져 피부 표면이 맞닿는 습한 부위에 대개 서식한다.

백선 **백선(tinea)** 또는 버짐(ringworm)은 피부 또는 손톱의 표재성 곰팡이 감염으로 신체 부위에 따라 분류된다(표 17-1 ▶).

- **체부백선(tinea corporis)**, 즉 도장부스럼(body ringworm)은 팔, 다리 및 몸 피부의 부드러운 부위에 생긴다. 붉고 작은 반점과 구진의 작은 영역으로 시작하는 발진(rash)을 특징으로 한다. 발진은 서서히 원형모양이 되고 붉은색의 두드러진 경계가 생기고 중앙부는 더욱 선명해진다. 경계는 비늘처럼 보인다(그림 17-8 ▶).
- **족부백선(tinea pedis)**, 즉 무좀(athlete's foot)은 세상에 가장 흔한 유형의 백선이다. 발바닥과 발가락 사이의 인설(scale)과 균열(fissure)이 족부백선의 특징이다(그림 17-9 ▶).
- **완백선(tinea cruris)**, 즉 완선(jock itch)은 일반적으로 사타구니와 위쪽과 안쪽 허벅지에 생긴다. 곰팡이는 붉고 수포를 동반한 반지 모양 부위를 만든다(그림 17-10 ▶). 완백선은 더운 날씨에 더 잘 발

표 17-1 백선의 유형

백선	설명
체부백선(tinea corporis)	도장부스럼; 붉고, 융기된 점과 구진의 작은 영역으로 시작되는 발진. 발진은 천천히 반지 모양이 되어 붉은색 테두리가 생기고 가운데가 더 선명해진다. 경계는 인설처럼 보인다.
족부백선(tinea pedis)	무좀; 발바닥과 발가락 사이에 인설과 균열이 생긴다. 악취가 대부분 동반된다.
완백선(tinea cruris)	샅진균증; 붉고 수포를 동반한 고리 모양
두부백선(tinea capitis)	두피백선; 하나 또는 여러 군데의 탈모 부위에 검은 점 패턴, 염증, 인설, 농포 및 소양증이 있을 수 있다.
손톱백선(tinea unguium)	손톱 곰팡이; 손톱에 흰 패치가 생기며 결국에는 갈색으로 변한다. 손톱이 두꺼워지고 갈라지고 부서질 수 있다.
수염백선(tinea barbae)	이발사의 가려움; 깊은 염증성 농포가 생기고 모발 주위가 딱딱해진다.

생한다.

- **두부백선(tinea capitis)**(그림 17-11 ▶), 즉 두피백선(scalp ringworm)은 매우 전염성이 높으며 소아에서 가장 흔하게 발생한다. 징후와 증상에는 하나 또는 여러 군데의 탈모 부위에 검은 점 패턴, 염증, 인설, 농포 및 소양증이 있을 수 있다.
- **손발톱백선(tinea unguium)**, 즉 손톱 곰팡이(nail fungus)는 일반적으로 발톱에 생기며 손톱에는 거의 생기지 않는다. 이 곰팡이는 손톱 밑에 자라기 때문에 치료가 어렵다. 감염은 손톱 끝에서 시작하여 흰 패치들을 만들고 결국에는 손톱이 갈색으로 변한다. 손톱이 두꺼워지고 갈라진다. 만약 치료를 하지 않으면 곰팡이가 손톱 전체를 파괴하고 다른 손톱으로 퍼지는 경향이 있다(그림 17-12 ▶).
- **수염백선(tinea barbae)**, 즉 이발사의 가려움증(barber's itch)은 얼굴과 목의 수염이 많은 부위에 생기며 깊은 염증성 농포와 모발 주위가 딱딱해지는 특징이 있다(그림 17-13 ▶).

백선은 주로 홍색백선균(*Trichophyton rubrum*)이나 트리코피톤톤수란(*Trichophyton tonsuran*)과 같은 곰팡

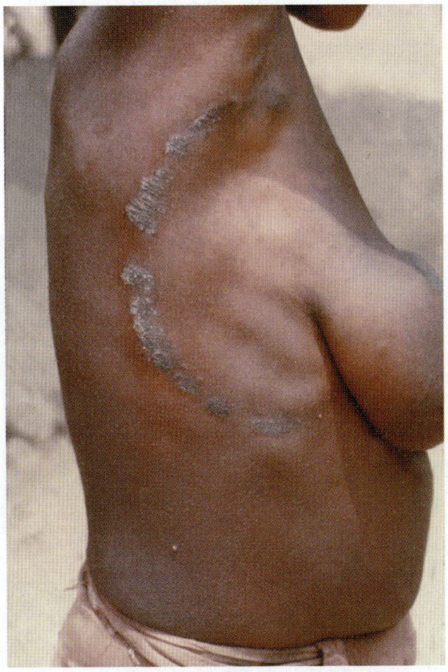

그림 17-8 ▶ 체부백선(tinea corporis) 또는 도장부스럼(body ring-worm). (질병통제예방센터/Lucille K. Georg, 1964)

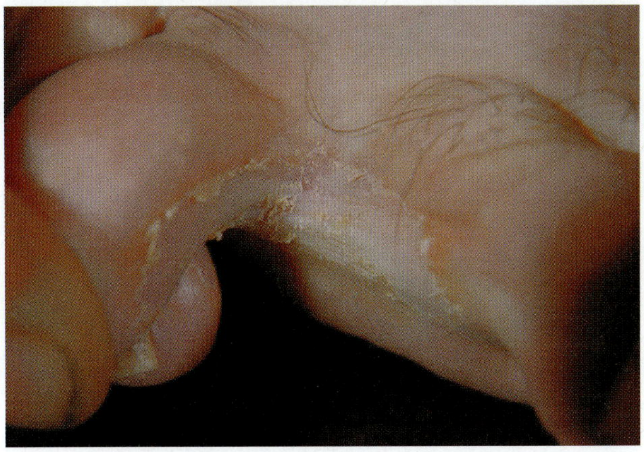

그림 17-9 ▶ 족부백선(tinea pedis), 또는 무좀(athlete 's foot). (질병통제예방센터/Lucille K. Georg 박사, 1964)

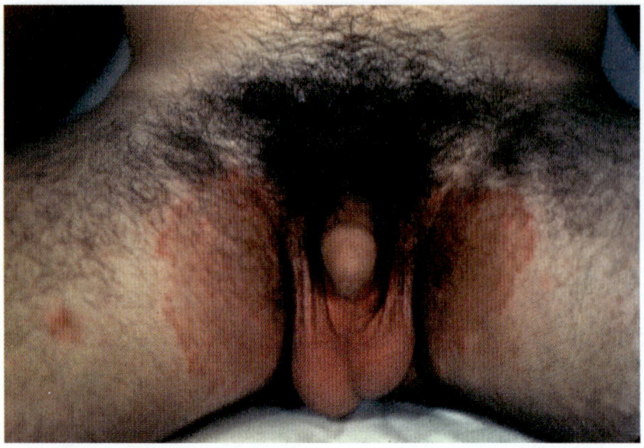

그림 17-10 ▶ 완백선(tinea cruris) 또는 완선(jock itch). (© Custom Medical Stock 사진)

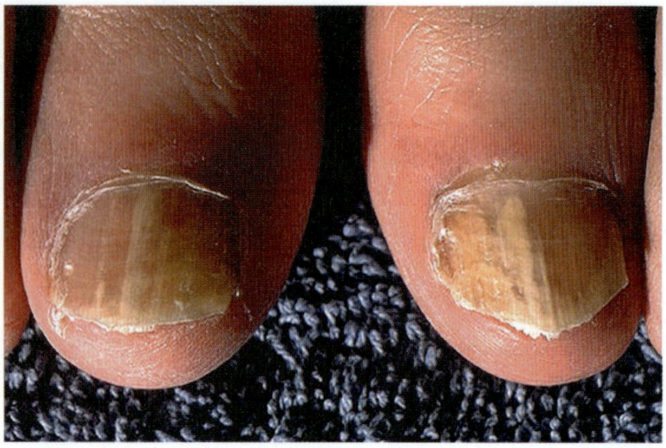

그림 17-12 ▶ 손톱백선(tinea unguium) 또는 손톱 곰팡이. (질병통제예방센터/Edwin P. Ewing, Jr., 1997)

이에 의해 발생한다.

백선의 진단은 육안검사이며 피부를 긁어서 현미경검사를 할 수 있다. 백선은 감염된 부위를 깨끗이 하고 건조시키고 항진균제를 사용하여 치료할 수 있다. 백선의 예방은 어려울 수 있지만, 가장 좋은 방법은 면과 같이 흡수성과 통기성이 좋은 섬유를 착용하고, 피부를 깨끗하고 건조하게 유지하며, 체육관과 라커룸 및 수영장에서는 샌들이나 신발을 착용하는 것이다.

지루성 피부염 지루성 피부염(seborrheic dermatis)은 비듬(dandruff)이라고도 하며, 피지선이 풍부한 머리와 몸통 부위에 잘 생기는 만성염증성 피부질환이다. 유아 두피의 지루성 피부염은 요람 모자(cradle cap)로 알려져 있다. 지루성 피부염의 세계적 유병률은 비교적 낮아서 약 3~5% 정도인데, 이는 아마도 많은 사람들이 치료받지 않아 적게 보고되었을 것이다. 기름진 피부나 머리카락은 지루성 피부염이 생길 위험이 높으며 유전적 요소가 있을 수 있다. 파킨슨병과 면역 감소 또한 지루성 피부염이 생길 위험이 있다.

징후와 증상은 두피가 건조해지거나 기름진 인설이 나타나고 때때로 가려움을 동반한다. 심한 경우는 노랗거나 붉은 인설이 있는 구진으로 나타난다. 영아에서는 두피에 두껍고 노란 딱지가 생긴다. 지루성 피부염의 원

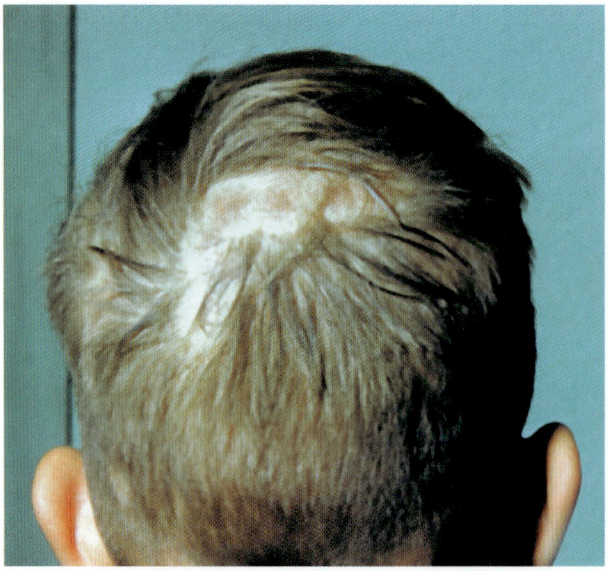

그림 17-11 ▶ 두부백선(tinea capitis) 또는 두피백선(scalp ringworm). (질병통제예방센터 제공, 1959)

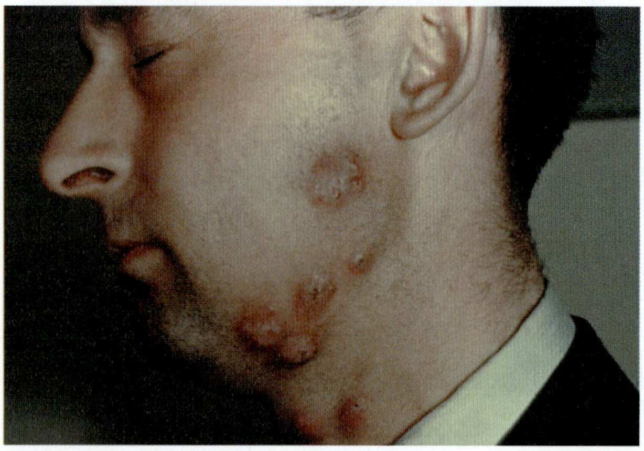

그림 17-13 ▶ 수염백선(tinea barbae) 또는 이발사의 가려움증(barber's itch). (질병통제예방센터 제공, 1975)

인은 특발성이지만, 정상적으로 두피에 서식하는 효모(yeast)인 말레시지아(*Malessizia*) 또는 다른 곰팡이가 역할을 할 수 있다. 말레시지아나 다른 곰팡이가 일부 사람들에서 염증 반응을 유발할 수 있다. 유전성, 피지(sebum)의 과잉 생산 및 환경적 요인도 지루성 피부염에 영향을 줄 수 있다.

지루성 피부염은 두피 또는 발병한 피부의 육안검사로 쉽게 발견되고 진단된다. 지루성 피부염에 대한 완치법은 없지만, 비누로 환부를 자주 씻어서 조절할 수 있다. 효과적인 치료법으로는 약용 샴푸, 항진균제, 가려움증을 줄이기 위한 코르티코스테로이드 등이 포함된다. 지루성 피부염은 예방할 수 없다.

칸디다증 칸디다증(candidiasis)은 칸디다알비칸스(*Candida albicans*) 효모에 의한 감염증이다. 칸디다알비칸스는 입, 질, 피부, 위, 요로를 감염시킬 수 있으며 전신 감염을 일으킬 수 있다. 면역 저하된 환자의 14%까지 전신 칸디다증이 발생하지만, 칸디다증의 전반적인 유병률은 알려지지 않았다. 칸디다(*Candida*) 종은 다른 정상균무리(normal flora)와 함께 신체의 면역 방어에 의해 통제되는 정상균무리의 일종이다. 칸디다증은 면역력이 저하되었거나 정상균무리를 파괴하는 조건 하에서 칸디다가 과증식할 때 발생한다. 그러므로 위험요인에는 항생제 및 코르티코스테로이드의 장기적인 치료, 면역결핍 및 당뇨병으로 인한 질환과 화학요법 등이 포함된다. 호르몬 변화는 정상균무리를 교란시키므로 경구 피임약 복용과 임신은 칸디다증의 위험을 증가시킨다. 약 75%의 여성에서 적어도 한 번의 질 칸디다 감염증이 있을 수 있으며 많게는 45%에서 두 번 이상의 칸디다 감염증이 나타날 수 있다.

질 칸디다증의 징후와 증상으로는 질에서 백색 코티지 치즈(cottage cheese)와 같은 분비물이 나오고 화끈거림, 가려움증 그리고 홍반이 동반될 수 있다(그림 17-14 ▶). 아구창(thrush)이라고 알려진 구강 칸디다 감염은 혀 또는 입 양측에 크림색의 흰색 패치를 특징으로 한다. 패치는 종종 통증이 있고 쉽게 긁어 낼 수 있다. 아구창은 젊고 건강한 아이들과 면역 저하된 성인 및 당뇨병 환자에게 흔하게 나타난다. 칸디다는 통풍이 안 되고 습한 피부 부위에서 피부 감염(피부 칸디다증, cutaneous candidiasis)을 일으킬 수 있다. 따라서 칸디다증은 기저귀 부위, 고무장갑을 항시 착용하는 사람의 손, 손톱 밑의 피부, 사타구니, 엉덩이의 주름, 큰 가슴 밑의 피부 주름에 생긴다. 피부 칸디다증은 붉고 축축하고 짓무른 피부의 패치와 함께 때때로 작은 농포가 생기는 경우도 있다.

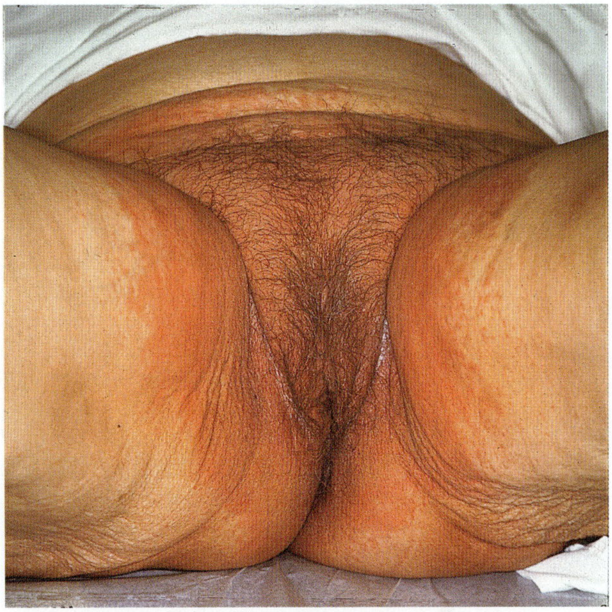

그림 17-14 ▶ 질 칸디다증(vaginal candidaisis)

칸디다증 진단은 육안검사와 현미경검사로 하며 배양검사를 포함할 수 있다. 치료는 항진균제이다. 칸디다증은 피부를 깨끗하고 건조하게 유지하고 항생제를 올바르게 사용하며 건강한 식이 섭취로서 예방할 수 있다. 당뇨병 환자는 혈액의 산도(pH)와 당(sugar)이 칸디다(*Candida*)의 성장을 촉진할 수 있기 때문에 혈당을 조절해야 한다.

피부 기생충

이감염증 **이감염증(pediculosis)**은 혈액을 먹는 외부 기생충인 이(lice)에 의한 감염증이다. 이의 다리에는 머리카락이나 옷에 잘 달라붙어 있게 적응된 발톱이 있고, 사람과 사람 사이의 밀접한 신체적 접촉으로 옮겨지며, 빗, 옷, 모자 또는 침구류를 공유로도 전염된다. 인간에게서 기생하는 세 가지 유형의 이는 머릿니(head louse, *Pediculus humanus capitis*)와 몸니(body louse,

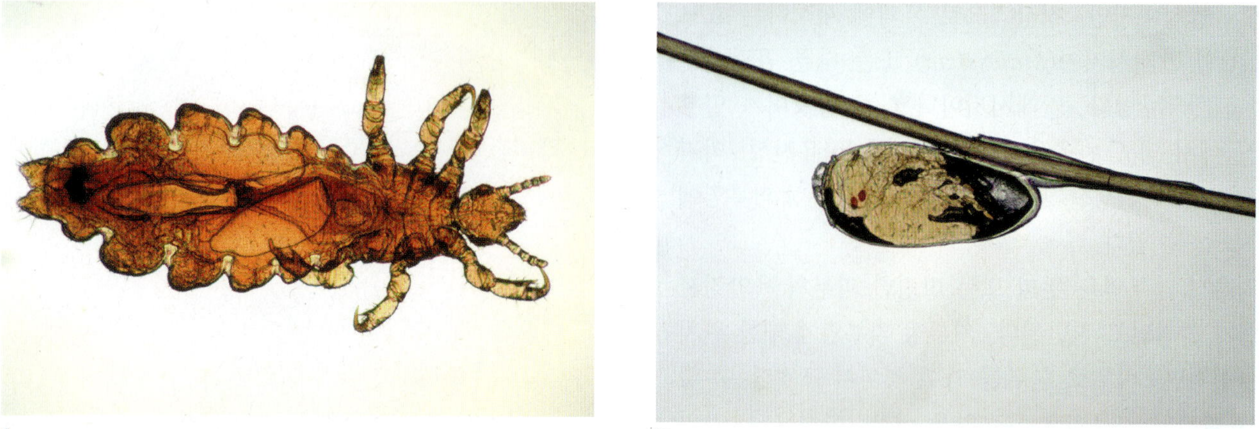

A B

그림 17-15 ▶ (A) 암컷 머릿니(질병통제예방센터 제공/Dr. Dennis Juranek); (B) 부화하지 않은 머릿니의 알. (질병통제예방센터 제공/Dennis Juranek 박사)

Pediculus humanus corporis) 그리고 사면발이(pubic louse, *Pthirus pubis*)가 있다.

이감염증은 매우 흔하며 매년 미국의 1,200만 명이 넘는 사람들이 감염된다. 감염의 가장 흔한 징후인 가려움증(pruritus)은 사람의 혈액을 먹는 이의 타액에 의해 유발된다. 긁으면 피부가 다른 미생물 감염될 수 있다. 이가 물면 여러 개의 홍반성 구진이 생기게 된다.

머릿니(*Pediculus humanus capitis* 또는 head lice)(그림 17-15 ▶)는 학생들 사이에서 흔하게 나타난다. 미국에서는 머릿니 때문에 매년 1천 2백만에서 2천 4백만 일 수업을 못한다고 추정한다. 성인에서 머릿니는 보기가 어렵지만, 서캐(nits) 또는 알(eggs)이 털 줄기(hair shaft)

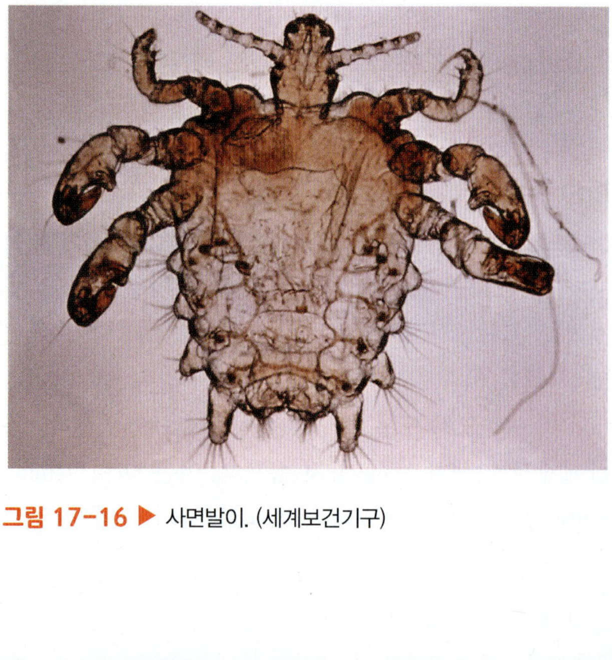

그림 17-16 ▶ 사면발이. (세계보건기구)

에 있을 수 있다. 암컷 머릿니는 24시간당 10개의 알을 주로 밤에 낳는다. 머릿니의 평균 수명은 30일이며, 인간의 혈액에 의존하여 생존하므로 암컷 머릿니의 경우에는 인간의 머리에서 떨어져서는 3일 이상 살 수 없다.

사면발이(*Pithirus pubis* 또는 pubic lice)(그림 17-16 ▶)는 남성과 여성 모두의 음모에 감염되며 일반적으로 성적 접촉에 의해 전염된다. 이는 다른 성 매개성 감염을 옮기지는 않는다. 사면발이는 상대적으로 짧고 더 넓은 몸체와 커다란 앞 발톱이 게처럼 생긴 모양이어서 "게(crab)"라는 별칭을 갖고 있다. 커다란 발톱은 사면발이가 사타구니, 항문, 겨드랑이 부위의 더 거친 음모를 잡을 수 있게 해준다. 암컷 사면발이는 머릿니보다 훨씬 천천히 번식해서 하루에 1~2개 정도의 알을 낳는다. 사면발이의 평균 수명 주기는 35일이며 또한 인간의 혈액에 의존하기 때문에 하루 이상 인간 숙주에서 떨어져서는 살아남을 수 없다.

몸니(*Pediculus humanus corporis* 또는 body lice)(그림 17-17 ▶)는 심각한 질환을 전염시킬 수 있다. 몸니는 발진티푸스(typhus), 참호열(trench fever) 및 재귀열(relapsing fever)의 매개체이다. 머릿니나 사면발이와 달리 몸니는 사람의 의복에 살고 있으며 보통은 야간에만 먹이활동을 위해 몸 쪽으로 기어 다닌다. 몸니는 하루에 10~15개의 알을 주로 솔기 부위의 섬유에 낳는다. 성장한 암컷 몸니는 머릿니와는 달리 혈액섭취 없이도 인체

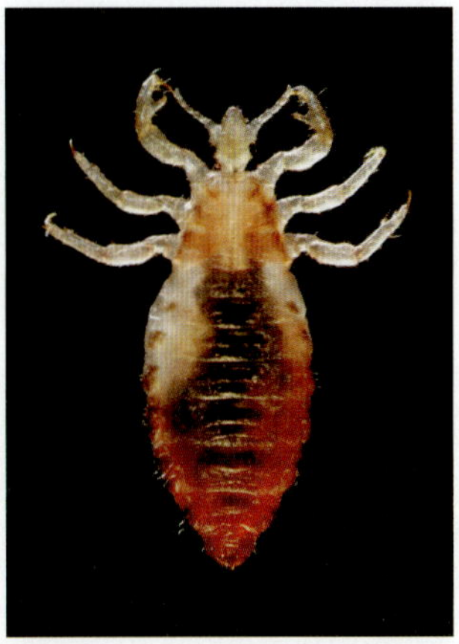
A

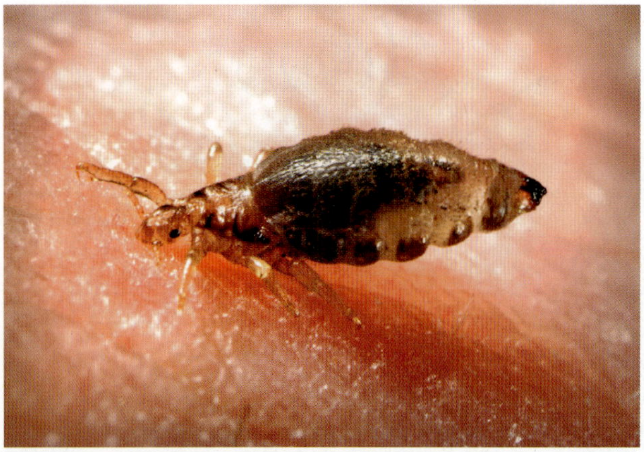
B

그림 17-17 ▶ (A) 수컷 몸니. (질병통제예방센터 제공/프랭크 콜린스 박사, 사진 크레디트 : James Gathany) (B) 혈액을 섭취하는 암컷 몸니. (질병통제예방센터 제공/Frank Collins, Ph.D. 사진 제공: James Gathany)

에서 떨어져 10일 이상을 살아남을 수 있다.

이감염증(pediculosis) 진단은 어떤 유형이던지 살아 있는 이나 알의 표본을 필요로 한다. 치료는 이 박멸제를 사용할 수 있다. 매개물을 55℃(131℉) 이상의 온도에서 5분 이상 세탁하고 기계 건조시키면 알과 이를 죽일 수 있다. 온수에서 세탁할 수 없는 품목은 드라이클리닝하거나 플라스틱 백에 5일 동안 밀봉해야 한다. 예방은 적절한 위생과 감염된 사람들과의 접촉을 피하는 것이다.

옴 **옴(scabies)**은 일반적으로 "옴(the itch)"이라고 불리며, 옴 진드기(*Sarcoptes scabiei*)라고 불리는 전염성 기생 진드기에 의해 유발되며 열악한 생활환경과 관련이 있다. 옴은 전 세계적으로 흔하며 매년 약 3억 명의 사람들이 걸리는 것으로 추정한다. 옴은 노숙자들 사이나 인구과밀 조건에서 발생한다. 옴은 옴이 있는 사람과의 신체 접촉을 통해서 옮겨질 수 있다. 진드기는 날아가거나 점프할 수 없으므로, 주로 피부와 피부의 직접적인 접촉을 통해 전염된다. 감염된 침구류나 의복과 같은 매개체를 통한 간접 접촉 전염은 흔하지 않다.

옴 진드기는 인체에서 떨어져서 최대 4일간 생존할 수 있다. 피부와 접촉하면 암컷 진드기는 사타구니의 피부 주름, 가슴 아래, 손가락과 발가락 사이로 파고들어간다. 암컷 진드기가 파고들어가면서 터널에 알을 낳고 부화하고 그 주기가 다시 시작된다. 심한 가려움증은 진드기에 대한 제4형 과민반응에 의해 유발된다. 소포와 농포가 발생하고 피부의 터널은 회색 선으로 나타난다(그림 17-18 ▶). 긁으면 2차 세균 감염에 노출될 수 있다.

옴은 육안검사와 피부 찰과표본의 현미경검사로 진단한다. 치료에는 옴 박멸제(scabicidal medication)를 사용한다. 가려움증은 치료하는 동안에 지속될 수 있다. 옷과 침구를 55℃(131℉) 이상의 온도로 5분 이상 세탁하고 기계 건조하여 옴 진드기와 알을 죽일 수 있다. 뜨거운 물로 세탁할 수 없는 품목은 드라이클리닝하거나 플라스틱 백에 5일 동안 밀봉해야 한다. 좋은 위생과 감염된 사람들과의 접촉을 피하면서 옴을 예방할 수 있다.

피부의 과민증과 면역 장애

알레르기 반응이나 과민반응은 피부에서 쉽게 관찰할 수 있다. 이것은 특정 알레르기를 밝히기 위한 패치 테스트의 기본이 된다. 몇몇 피부질환은 알레르기에 대한 유전적 소인이 있는 사람들에게서 발생한다. 다른 알레르기 반응으로 옻(poison ivy)과 같은 알레르기 항원에 민감한 사람에게서 일어나는 반응도 있다. 자세한 내용은 면역 관련 장을 참조하시오.

두드러기

두드러기 **두드러기(urticaria, hives)**는 알레르기 항원에 대한 피부의 혈관 반응의 결과이다. 두드러기는 삶의 어떤 시점에서 인구의 최대 20%에게 영향을 미치는 흔

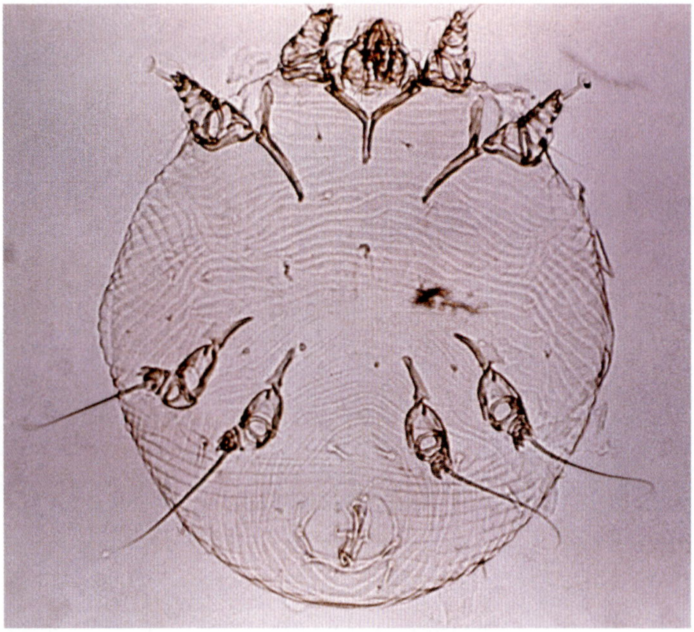

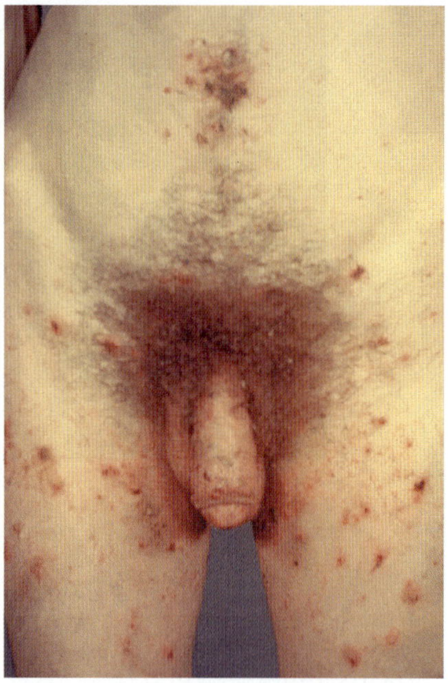

그림 17-18 ▶ (A) 옴 진드기(sarcoptes scabiei). (CDC/스위스의 제네바 세계 보건기구 기증) (B) 옴 진드기 감염. (질병통제예방센터/Susan Lindsley)

한 피부 질환이다. 알레르기가 있거나 가족 구성원 중에 두드러기가 있으면 두드러기가 발생할 위험이 높아진다. 병변은 매끄럽고 약간 두드러진 구진(wheal) 또는 반점(patches)으로 붉은 가장자리와 창백한 중심이 갑자기 나타난다(그림 17-19 ▶). 구진은 대개 몸통과 팔과 다리의 위쪽에서와 같이 피부로 덮인 부분에 먼저 나타나고 여러 묶음으로 나타난다. 각각의 구진은 수분에서 6시간까지 지속될 수 있다. 두드러기는 심한 가려움증을 동반한다.

최소 절반의 경과 시간 동안은 두드러기의 원인을 알 수 없다. 가장 흔한 촉발인자는 다음과 같다:

- 음식, 약물, 화장품, 비누 및 세제에 대한 알레르기
- 바이러스 감염
- 곤충에 쏘이거나 물림
- 혈액 또는 혈액 제제 수혈
- 정서적 및 육체적 스트레스
- 햇빛, 열, 추위, 물 및 압력과 같은 물리적 요인

육안검사와 병력검사를 통해 원인을 진단하고 확인한다. 치료는 염증, 징후 및 증상을 줄이는 데 목적이 있다. 코르티코스테로이드는 염증을 감소시키고, 항히스타민제는 가려움증을 조절하고, 국소 도포한 칼라민 로션(calamine lotion)은 가려움증을 완화시켜 준다. 알레르기 반응의 원인을 확인할 수 있다면 알레르기 항원을 피해야 한다. 정서적 및 육체적 스트레스를 줄이는 것도 도움

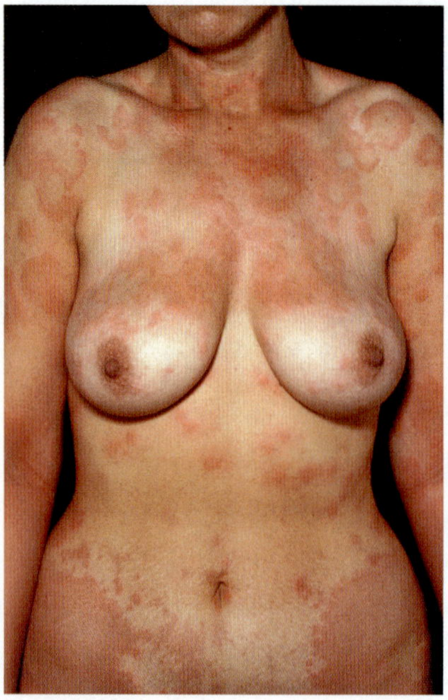

그림 17-19 ▶ 몸통의 두드러기(urticaria). (© Wellcome Image Library/Custom Medical stock 사진, 판권 소유)

이 될 수 있다.

피부염

피부염(dermatitis)은 가려움증과 홍반을 동반하는 발진(rash)을 특징으로 하는 여러 다양한 질환을 포괄하는 광범위한 용어이다.

알레르기성 접촉피부염(allergic contact dermatitis)은 알레르기 항원과의 접촉에 의해 유발되는 피부의 국소 염증이다. 많은 경우가 경미하거나 의사에게 보고되지 않기 때문에 유병률은 알 수가 없다. 가족력이나 식물, 화학물질, 세제 및 금속에 대한 알레르기 반응의 기왕력(prior allergic reaction)이 접촉성 피부염의 발생 위험을 증가시킨다. 알레르기 항원에 대한 초기 노출은 반응을 일으키지 않지만 피부를 과민하게 해서 다음 노출에 반응하게 된다. 알레르기 반응은 대개 알레르기 항원이 피부에 닿았을 때로만 한정된다. 홍반이 동반된 발진이 흔한 반응이지만, 때로는 노출 후 1~2일 동안 발진이 나타나지 않기도 한다(그림 17-20 ▶). 가려움증과 화끈거림이 발진과 동반될 수 있다. 알레르기성 접촉피부염은 알레르기 항원으로 작용하는 많은 물질에 의해 유발될 수 있다.

- 덩굴옻나무(poison ivy), 옻나무(poison oak), 검양옻나무(poison sumac)
- 헤어 제품
- 니켈 금속(보석 및 벨트 버클)
- 가죽의 유제
- 라텍스
- 감귤류의 과일 껍질
- 비누의 향기, 샴푸, 로션, 향수 및 화장품
- 국소적인 약물

알레르기성 접촉피부염은 피부 발진에 대한 육안 관찰로 진단한다. 치료는 염증을 줄이고 증상을 완화시키는 데 목적이 있다. 코르티코스테로이드는 염증을 줄이고 항히스타민제는 가려움증을 감소시킨다. 알레르기성 접촉피부염은 알레르기 항원과의 접촉을 피함으로써 예방할 수 있다. 접촉이 일어나면 알레르기 항원을 비누와 물로 즉시 씻어 내야 한다. 노출을 쉽게 피할 수 없는 경우에는 장갑과 보호복을 착용하는 것이 좋다. 덩굴옻나무와 같은 특정 물질이 피부에 닿지 않도록 차단할 수 있는 보호 크림(barrier cream)을 사용할 수도 있다.

아토피성 피부염(atopic dermatis)은 습진의 가장 흔한 유형으로서, 천식과 건초열(hay fever) 같은 다른 알레르기 질환에 자주 동반되는 만성 피부질환이다. 아토피성 피부염은 흔하며, 미국 인구의 10~15%에서 생긴다. 특히 알레르기 질환의 가족력이나 개인 병력이 있는 사람들에게 발생한다. 또 다른 위험요소로는 영아, 소아 그리고 피부 자극과 극한의 온도에 노출된 사람들이 포함될 수 있다. 아토피성 피부염은 피부의 자극과 붉고 건조하고 딱딱한 패치로 나타나고 대부분 가려움증을 유발한다(그림 17-21 ▶). 피부가 감염되면 감염된 부위에서 분비물이 나올 수 있다. 긁는 것은 더 심한 자극을 초래하고 감염의 위험을 증가시킨다.

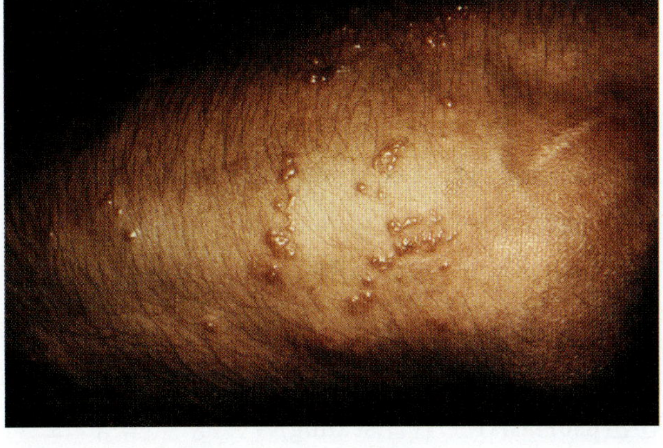

그림 17-20 ▶ 알레르기성 접촉피부염(allergic contact dermatitis). (질병통제예방센터 제공/ Richard S. Hibbits)

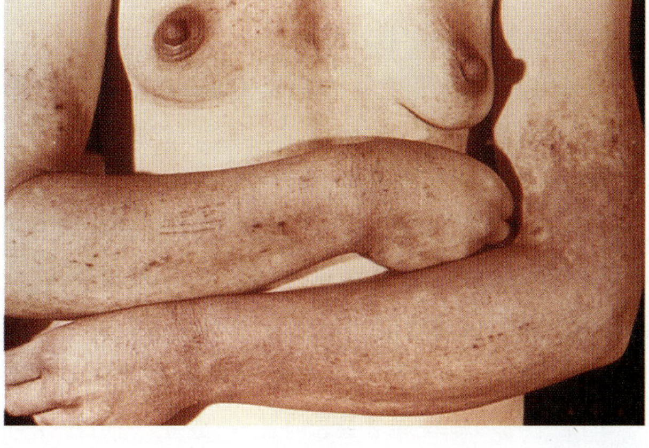

그림 17-21 ▶ 아토피성 피부염(atopic dermatitis). (질병통제예방센터 제공)

유아의 경우 아토피성 피부염은 주로 얼굴, 목, 귀 및 몸통에 생긴다. 발등과 팔꿈치의 바깥쪽에도 나타난다. 좀 더 나이가 많은 아이와 청소년 및 성인의 아토피성 피부염은 주로 팔꿈치 안쪽의 접혀진 피부 주름 부위에 생기며, 무릎과 발목, 손목, 손 그리고 윗눈꺼풀에도 생길 수 있다.

아토피성 피부염의 병인은 특발성이지만, 이를 앓고 있는 사람들은 일반적으로 많은 알레르기 질환, 특히 천식, 건초열 및 음식 알레르기가 있다. 아토피성 피부염과 이들 질환의 관계는 명확하지 않은데 아토피성 피부염이 특정 물질에 대한 알레르기가 아니기 때문이다. 아토피성 피부염은 정서적인 스트레스, 온도와 습도의 변화, 피부의 세균 감염 및 자극성 의류의 접촉 등 여러 가지 조건으로 악화될 수 있다. 일부 유아의 경우에는 특정 음식 알레르기가 아토피성 피부염을 유발할 수 있다.

아토피성 피부염은 피부 반응을 육안으로 검사하여 진단할 수 있다. 완치되지는 않지만 치료로 염증을 줄이고 증상을 완화시킬 수 있다. 코르티코스테로이드는 염증을 감소시키고 면역조절제(immunomoderator)는 T-세포 활성화를 감소시킨다. 아토피성 피부염은 유발요인이 알려지지 않은 경우가 많아서 쉽게 예방되지 않는다.

주사

주사(rosacea, 장미증)는 얼굴 홍반을 유발하는 염증성 피부질환이다. 미국의 국립주사학회(National Rosacea Society)에 따르면 1천 600만 명 이상이 주사가 있다고 한다. 중년의 흰 피부에 주사의 가족력이 있는 경우에 주사가 생길 위험이 높다. 여성에서 더 많이 생기지만 남성에서 더 심한 주사가 나타난다.

주사의 주요한 징후로는 홍조(flushing), 지속적 홍반(erythema), 구진 및 농포, 그리고 모세혈관확장증(telangiectasias, 작은 혈관이 확장되어 피부를 통해 잘 보이게 됨) 등이 있다(그림 17-22 ▶). 치료하지 않으면 주사가 진행되고 시간이 지남에 따라 더욱 심해진다. 대부분의 사람들에게서 주기적으로 경증과 중증의 증상이 번갈아 나타난다. 심한 경우에는 과도한 조직으로 인하여 코가 부어오르고 울퉁불퉁해질 수 있다. 이러한 상태를 딸기코(rhinophyma)라 하고, 사망한 코미디언 W.C. Field에게 그의 트레이드마크인 주먹코라는 별칭이 있었다. 딸기코는 주로 남성에서 발생한다. 주사를 앓고 있는 사람의 약 60%는 눈에도 영향이 나타난다. 안구 주사(ocular rosacea)는 타는 듯하고 모레가 들어간 듯 껄끄럽고 물기가 있으며 가렵고 충혈된 눈을 특징으로 한다. 주사 각막염(rosacea keratitis)으로 알려진 이 심각한 합병증을 치료하지 않으면 각막에 손상을 주어 시력을 잃을 수 있다.

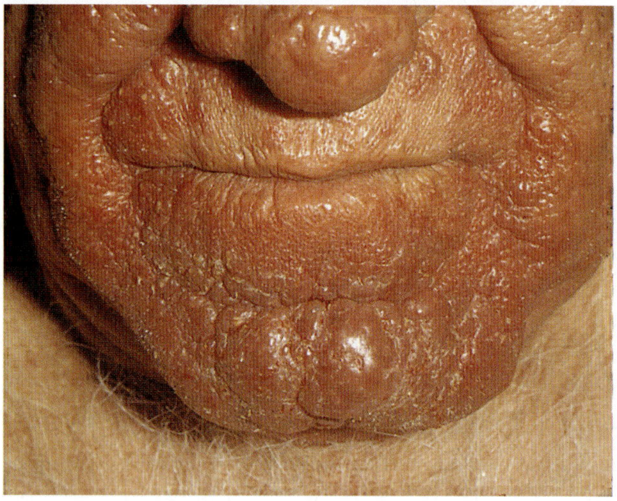

그림 17-22 ▶ 주사

주사의 병인은 특발성이다. 여러 가지 요인들이 피부 표면으로 가는 혈류를 증가시킴으로써 주사를 일으키거나 악화시킨다. 이들 요인으로는 뜨거운 음식이나 음료, 매운 음식, 술, 극단적 기온, 햇빛, 스트레스, 분노 또는 당혹감, 격렬한 운동, 바람, 뜨거운 목욕 또는 사우나, 일부 피부 관리 제품 및 혈관을 확장시키는 약물 등이 될 수 있다.

주사는 육안검사로 진단할 수 있다. 불행히도 주사는 완치가 불가능하다. 치료와 예방의 첫 번째 단계는 주사 촉발인자를 피하는 것이다. 치료에는 항생제 및 비타민 A 유도체를 비롯한 염증을 감소시키는 약물이 포함될 수 있다. 모세혈관확장증은 레이저 수술로 치료할 수 있다.

건선

건선(psoriasis)은 인설(scaling)과 염증을 특징으로 하는 만성 피부질환이다. 국립건선재단(National Psoriasis

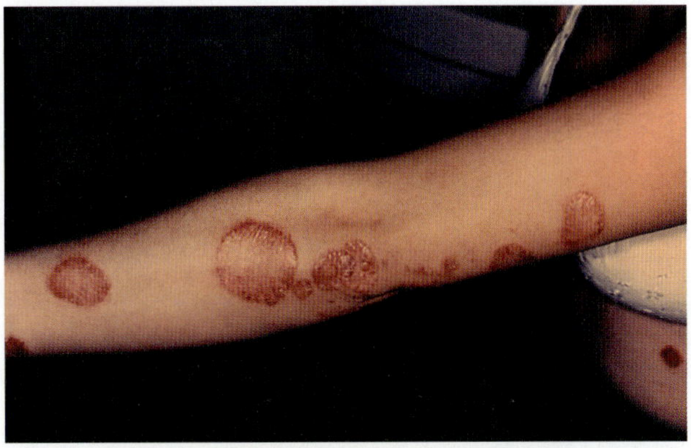

그림 17-23 ▶ 반건선(plaque psoriasis). (질병통제예방센터 제공/N.J.Fiurama 박사, 1976)

Foundation)에 따르면 미국에서 약 7백5십만 명의 사람들이 건선이 있다고 한다. 건선의 위험요인으로는 건선의 가족력, 스트레스, 흡연, 비만, HIV 감염 및 반복적인 연쇄상구균 감염이 있다.

여러 형태의 건선 중에서 반건선(plaque psoriasis)이 80%를 차지한다. 전형적으로 팔꿈치, 무릎, 두피 및 허리에서 생기는 반건선은 은백색의 인설로 덮인 융기되고 염증이 있는 붉은 병변이 특징이다(그림 17-23 ▶). 반건선은 악화되었다 호전되고 다시 악화될 수 있다. 반건선의 병인은 특발성이지만, 유전, 면역계 및 환경적 인자가 관련될 수 있다. 가능한 환경적 요인에는 스트레스, 불안, 피부 손상, 추위와 건조한 기후, 비스테로이드성 항염증제제, 베타차단제 및 리튬과 같은 약물 등이 포함된다.

건선은 육안검사로 진단되며 다른 피부질환을 배제하기 위해 생검이 필요할 수 있다. 완치할 수는 없지만 건선의 발병과 증상을 줄이기 위한 치료를 할 수 있다. 살리실산(salicylic acid)은 죽은 피부세포를 잘 벗겨지게 한다. 코르티코스테로이드는 염증과 가려움증을 줄이고, 항증식제제(antiproliferatives)는 피부세포의 유사분열(mitosis)을 감소시킨다. 국소 치료에 반응이 없거나 국소 치료하기에는 너무 광범위한 중등도와 중증의 건선 환자에게는 의료감독 하에 정기적으로 자외선에 피부를 노출시키는 광선요법(phototherapy)이 일반적으로 사용된다. 광선요법은 유사분열과 인설 및 염증을 감소시킨다. 중등도와 중증 건선이 국소치료 또는 광선요법에 반응하지 않으면 전신 치료가 필요할 수 있다. 전신요법은 유사분열을 감소시키는 비타민 A 유도체와 T 세포 활성화 및 증식을 감소시키는 면역억제제 그리고 염증을 감소시키는 면역조절제를 포함할 수 있다. 다른 치료법으로는 염증을 감소시키는 단일클론항체와 T 세포의 활동과 수를 감소시키는 유전자 변형 면역억제 약물 등이 포함될 수 있다. 건선은 예방할 수 없다.

피부의 양성종양

모반

모반(nevus, mole)은 멜라닌세포 군집에서 발생하는 작고 검은 피부 성장물이다. 왜 모반이 발생하는지 알려지지 않았다. 대부분의 성인은 10~40개의 모반을 가지고 있으며, 모반을 유발하는 요인은 알려져 있지 않다. 전형적인 모반은 평평한 갈색의 반점이지만 다양한 색과 모양 및 크기로도 나타난다.

예방 플러스!

피부검사

매월 자가피부검사를 통해 의심스러운 피부 문제를 일찍 발견할 수 있다. 밝은 방에서 피부를 체크하라. 전신 거울과 휴대용 거울을 사용하라. 당신의 출산모반(birthmark)과 모반(mole) 및 다른 피부 자국이 어디에 있는지 기록하라. 머리에서 발끝까지 피부검사를 하는 동안 새로운 모반을 찾을 수 있을 것이다. 크기, 질감, 색 또는 모양의 변화가 있는 모반; 출혈을 하거나 치유되지 않는 모반 또는 염증; 또는 다른 피부 성장과는 매우 달라 보이는 모반 또는 피부 성장물.

단계별 지침에 따라 피부를 검사하라.

- 얼굴, 목, 귀 및 두피를 보라. 빗을 이용하거나 드라이기를 이용해 머리카락을 옮기면서 더 잘 볼 수 있다.
- 거울로 몸의 앞과 뒤를 보라. 팔을 들어 올려 좌우측을 보라.
- 팔꿈치를 구부려 보라. 손톱, 손바닥, 전완, 상완을 살펴보라.
- 다리의 앞과 뒤 및 양옆을 검사하라. 생식기 부위와 엉덩이 및 엉덩이 사이를 살펴보라.
- 앉아서 발톱과 발바닥 그리고 발가락 사이의 공간을 포함하여 발을 검사하라.

비판적 사고

1. 얼마나 자주 피부를 검사해야 합니까?
2. 피부의 어느 부분을 검사해야 합니까?

모반은 보통 무해하지만 일부는 악성이 될 수 있다. 이형성 모반(dysplastic nevus) 또는 비정형 모반(atypical mole)은 보통 모반보다 일반적으로 크고 불규칙한 경계를 가지고 있다. 비정형 모반은 다른 모반보다 흑색종(melanoma)으로 발전할 가능성이 높지만, 대부분 악성이 되지는 않는다. 모반이 아프고 가렵고 화끈거리고, 출혈, 염증, 인설 딱지가 생기거나, 또는 갑자기 크기와 모양과 색이 달라지거나 융기되면 의사의 검사를 받아야 한다. 육안검사로 진단을 하며, 생검을 할 수 있다. 모반은 절제(excision) 또는 냉동수술(cryosurgery)로 제거할 수 있다. 모반을 예방할 수 있는 방법은 없으나, 초기 단계에서 잠재적인 문제를 포착하는 가장 좋은 방법은 모반의 위치와 양상에 익숙해지는 것이다. 정기적으로 주의 깊게 피부를 검사해야 한다.

혈관종

혈관종(hemangioma)은 붉은색이나 자주색의 출생모반을 형성하는 작은 혈관으로 이루어진 양성종양이다. 혈관종은 신생아의 4~5%에서 존재한다. 혈관종의 위험인자로는 여성, 저체중 그리고 백인이 될 수 있다. 혈관종 중에서 약 30%가 출생 시 보이고 나머지는 출생 후 1~4주 이내에 볼 수 있다. 혈관종의 80% 이상이 두부 또는

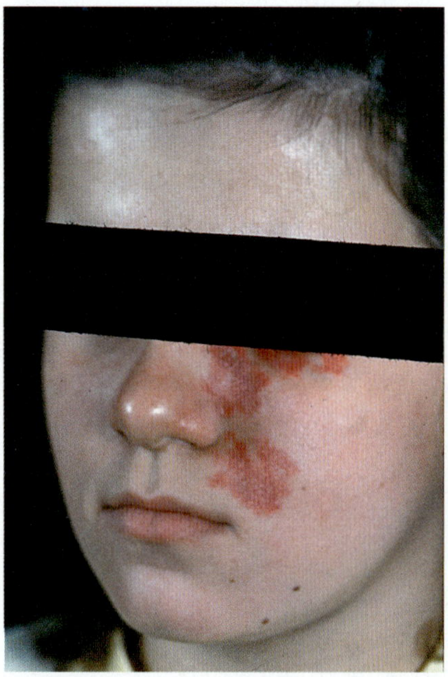

그림 17-24 ▶ 포도주색 반점 또는 포도주양 혈관종(Port-wine hemangioma). (© Custom Medical Stock 사진)

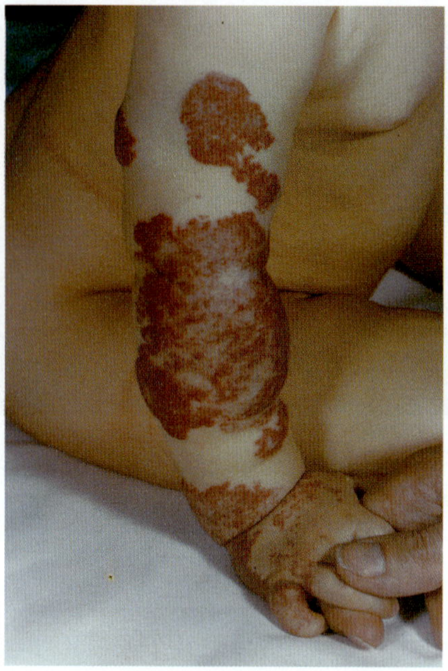

그림 17-25 ▶ 딸기 혈관종(strawberry hemangioma). (© NMSB/Custom Medical Stock 사진)

경부에 발생한다. 여러 유형의 혈관종이 발생할 수 있다.

- 포도주색 반점 또는 포도주양 혈관종(port-wine stain)은 어두운 적색부터 자주색 출생모반으로 신생아 1000명 중 3명에서 발생하며 대개 출생 시 보인다(그림 17-24 ▶). 이는 평평하거나 약간 융기되어 있으며 대부분 영구적이고 신체의 어느 곳에서나 나타날 수 있지만 일반적으로 얼굴, 목, 두피, 팔 또는 다리에 나타난다.
- 딸기 혈관종(strawberry hemangioma)은 얼굴, 목 또는 몸통에 나타나는 딸기처럼 붉고 거칠고 돌출된 병변이며 유아의 약 0.5%에서 나타난다(그림 17-25 ▶). 딸기 혈관종이 혈관종의 가장 흔한 유형으로 65%를 차지한다. 이 종양은 출생 시 또는 출생 후 수주 후에 나타날 수 있다. 딸기 혈관종은 자라면서 퇴색하기 시작하고 회색으로 변하고 보통 5~10세 사이에 사라진다.
- 버찌 혈관종(cherry hemangioma)은 작고 빨간 돔 모양의 종양으로 40세 이후에 가장 흔하고 70세 이후에는 70% 이상에서 생긴다. 버찌 혈관종은 피부 어디에나 나타나지만 일반적으로 몸통에 가장 흔하고 대부분 핀의 머리 정도의 크기이다. 일부에서는

직경이 1/4인치 또는 그 이상으로 자라며 해면 모양(spongy)이나 돔 모양이 된다.

혈관종의 원인은 특발성이다. 많은 경우에 치료가 필요하지는 않다. 치료에는 혈관종의 색을 옅게 하고 피부 질감을 개선하기 위한 레이저 요법과 혈관종의 성장을 조절하거나 중단시키는 코르티코스테로이드 및 수술 절제술 등이 포함될 수 있다. 혈관종은 출생 전에 발생하므로 예방할 수 없다.

피부암

피부암은 모든 암 중에서 가장 흔하다. 미국에서는 약 5명 중 1명이 일생 동안에 피부암이 나타난다. 피부암의 위험요인으로는 자외선 노출, 쉽게 화상을 입는 피부, 심한 물집이 생기는 일광 화상, 평생 태양 노출, 피부 태우기(tanning), 인공 자외선에 노출(태닝 부스, 태양 등), 피부암의 개인력 또는 가족력, 자외선에 대한 민감성을 증가시키는 특정 약물 복용(일부 항생제, 호르몬제, 항우울제) 등이 있다. 특정 피부암에 대한 추가적인 위험요인은 다음 절에서 설명할 것이다.

비흑색종 피부암

미국 암협회는 미국에서 매년 2천 2백만 명에서 비흑색종 피부암(nonnmelanoma skin cancer)이 생기고 2,000명이 이 암으로 사망하는 것으로 추정하고 있다. 비흑색종 피부암은 암 등록기관에 보고되지 않기 때문에 정확한 수치는 알려지지 않고 있다. 비흑색종 피부암의 주된 위험요인으로는 태양 노출, 피부의 오래된 흉터, 화상, 궤양 또는 염증 부위, 작업 중 비소(arsenic)에 노출, 방사선 치료 등이 있다.

가장 흔한 피부암은 **기저세포암(basal cell carcinoma)**으로, 천천히 자라고 일반적으로 비전이성이다. 피부암 환자의 10명 중 약 8명이 기저세포암이다. 기저세포암은 표피의 가장 아래층에서 시작하며, 보통 자외선에 노출된 부위 특히 머리와 목에 생긴다. 병변은 둥근 테두리의 진주양 결절(pearly nodule)로 시작되며 출혈이 생기거나 딱지를 형성할 수 있다(그림 17-26 ▶). 기저세포암을 치료하지 않으면 궤양이 생기고 크기가 증가한다.

편평세포암(squamous cell carcinoma)은 두 번째로 흔한 피부암이다. 편평세포암은 피부 또는 몸의 정상 개구부 내벽의 점막(mucous membranes)을 포함하여 신체의 편평상피(squamous epithelium) 어디서든 발생한다. 편평세포암은 귓가, 아래 입술, 얼굴, 대머리의 두피, 목, 손, 팔, 다리와 같이 자외선에 자주 노출되는 부위에서 가장 흔하다. 편평세포암에 대한 추가적인 위험요인으로는 광선각화증(actinic keratosis)과 인간 유두종 바이러스(human papillomavirus) 감염이 있다. 병변은 궤양과 출혈을 일으키는 딱딱한 결절이다(그림 17-27 ▶).

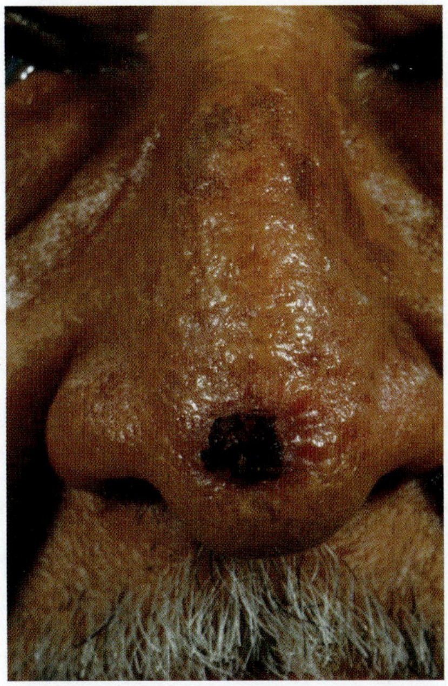

그림 17-26 ▶ 기저세포암. (© Caliendo/Custom Medical Stock 사진)

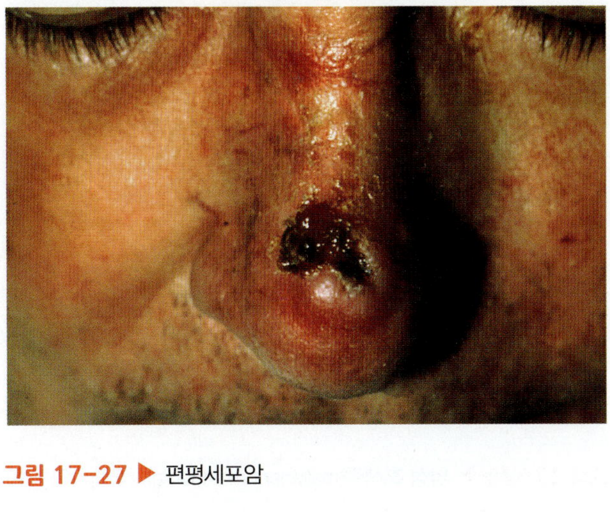

그림 17-27 ▶ 편평세포암

자외선에 의한 DNA 손상은 비흑색종 피부암의 원인이다. 진단은 육안검사와 종양 세포 변화의 본질을 확인하기 위한 피부생검을 필요로 한다. 흔히 기저세포암과 편평세포암은 종양의 수술적 제거로 완치된다. 다른 치료 방법으로는 방사선치료와 광역학치료(photodynamic therapy)가 포함될 수 있다. 광역학치료는 광감작제(photosensitizing agent)를 종양 부위에 도포하여 암세포에 흡수시키고 이 약물은 빛에 의한 암세포 파괴를 활성화시킨다. 추가 치료법으로는 화학요법 약물 및 면역 체계를 자극하는 면역 조절제가 포함된다. 2012년 미국 식품의약국에서 전이성 기저세포암이나 수술 후 재발암 또는 수술이나 방사선치료로 치료되지 않는 기저세포암의 치료제로 승인한 약물이 있다. 이 약물은 비정상적인 세포 성장을 초래하는 결함 있는 생물학적 신호전달경로를 차단한다. 비흑색종 피부암을 예방하는 가장 좋은 방법은 자외선에 노출을 제한하는 것이다. 정기적인 피부 검사로 암을 조기에 발견하는 것이 도움이 될 수 있다.

흑색종

흑색종(melanoma)은 멜라닌세포(melanocytes)에서 시작되는 암이다. 멜라닌세포는 멜라닌을 생산하기 때문에 흑색종은 흔히 갈색 또는 검은색이다. 미국 암협회는 2013년 미국에서 약 76,690건의 흑색종이 진단되고 9,480명이 흑색종으로 사망할 것으로 추정하였다. 세계보건기구에 따르면 2008년에는 101,807명이 흑색종으로 진단받았고 25,860명이 흑색종으로 사망했다. 진단 시 평균 연령은 60세이다. 흑색종에 대한 위험요인은 비정형 모반(atypical mole)과 50개 이상의 일반 모반을 갖고 있는 경우이다. 종종 흑색종의 첫 징후는 기존 모반의 모양, 색, 크기 또는 느낌의 변화이다(그림 17-28 ▶). 흑색종은 새로운 모반으로 나타날 수도 있다.

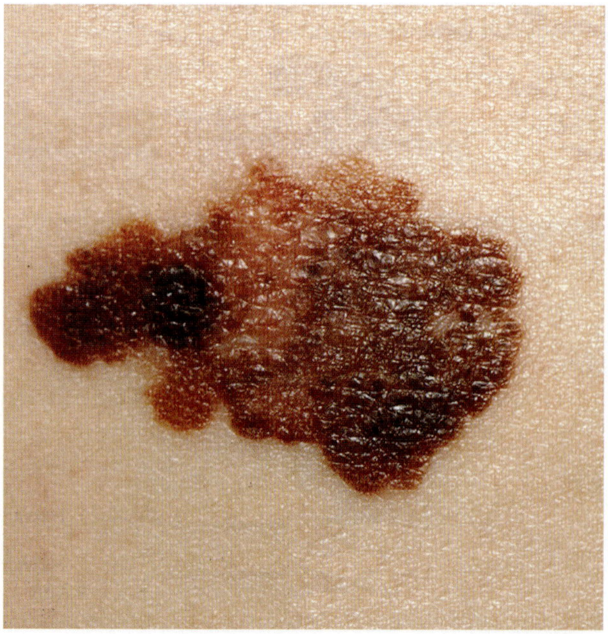

그림 17-28 ▶ 악성 흑색종(malignant melanoma). (국립암연구소)

"ABCDE"를 생각하면 무엇을 봐야 할지 기억하는 데 도움이 될 것이다.

- **비대칭(Asymmetry)**: 한쪽 절반의 모양이 다른 쪽 절반과 일치하지 않는다.
- **테두리가 불규칙하다(Border that is irregular)**: 가장자리가 종종 울퉁불퉁하거나 들쭉날쭉하고 윤곽이 흐리다. 색소가 주변 피부로 퍼질 수 있다.
- **고르지 않은 색상(Color that is uneven)**: 검은색, 갈색 및 황갈색의 음영이 있을 수 있다. 흰색, 회색, 빨간색, 분홍색 또는 파란색 영역이 보일 수도 있다.

예방 플러스!

피부암 예방 팁

- UVA와 UVB 모두 차단되고 자외선차단지수(sun protection factor, SPF)가 적어도 15 이상인 자외선 차단제를 연중 내내 사용하라. 밖에 나가기 30분 전에 약 1온스(28g)의 자외선차단제(탁구 공 크기 정도)를 바르라. 외부에서는 2시간마다 자외선 차단제를 바르고 수영을 하거나 땀을 흘리면 더 자주 바르라.
- 하루 중 낮 동안에는 태양 노출을 피하라. 오전 10시부터 오후 2시 사이에 태양 광선이 가장 강하다.
- 노출 된 피부를 보호하기 위해 의복을 착용하라.
- 얼굴, 머리, 귀, 목을 그늘지게 하는 넓은 챙의 모자를 착용하라.
- 선글라스를 착용하라.
- 실내 태닝을 피하라.
- 매년 전문적인 피부검사를 받기 위해 진료를 받으라.
- 피부암 징후가 있는지 피부를 체크하라.

비판적 사고

1. 피부암의 위험을 낮추는 가장 중요한 방법은 무엇입니까?
2. 전문적인 피부검사를 받기 위해 얼마나 자주 의사에게 진찰을 받아야 합니까?

- **직경(Diameter)**: 크기가 변화하며 보통은 커진다. 흑색종은 작지만 대부분은 완두콩 크기보다 크다(6 밀리미터 이상).
- **진화(Evolving)**: 지난 몇 주 또는 몇 달 동안 모반이 변했다.

일부 흑색종에서 ABCDE의 모든 특징이 보인다. 다른 흑색종에서는 ABCDE의 특징 중에서 하나나 혹은 두 개 정도의 변화를 보여준다. 흑색종이 심해진 경우에는 모반의 질감이 변화하고 표면이 긁힌 것처럼 보이고 삼출물이 흘러나오거나 출혈을 한다. 때때로 흑색종은 가렵고 말랑말랑하거나 아프다.

자외선에 의한 DNA 손상이 흑색종을 유발한다. 흑색종의 진단은 육안검사, 병력 그리고 종양의 생검을 필요로 한다. 만일 암이 퍼졌다면 암의 병기를 결정하는데 영상검사가 도움이 될 수 있다. 암을 조기에 발견할수록 생존과 회복의 확률이 더 높다. 병기별 5년 생존율은 국소성인 경우 98.1%, 영역성일 경우 61.4%, 그리고 전이성인 경우는 15.3%이다. 치료는 외과적 수술, 화학요법, 방사선치료, 면역요법 그리고 표적치료법 등이 있다.

피지선 질환

여드름

여드름(acne)은 뾰루지(pimples), 낭포(cysts), 결절(nodules)과 모공 막힘(plugged pores)으로 구성되는 피부질환으로 얼굴, 목, 가슴, 등, 어깨 및 상완에서 생긴다. 여드름은 미국에서 가장 흔한 피부질환으로 4~5천만 명에서 생긴다. 가족력은 여드름 발생 위험을 증가시킨다. 여드름은 또한 청소년기, 임신 및 생리 중에 발생하는 호르몬 변화와 관련이 있다. 코르티코스테로이드, 안드로겐(androgens) 및 리튬(lithium) 사용 또한 여드름 발생 위험을 높인다.

여드름에는 비염증성과 염증성 두 가지 유형이 있다. 여드름은 피지선에서 피지의 과잉 생산, 피지가 분비되는 모낭의 막힘, 그리고 모낭내 프로피오니박테륨 아크네(*Propionibacterium acnes*)가 자라는 것, 이 세 가지 주요 요인에 의해 발생한다. 여드름은 오래된 피부세포가 떨어져 나오지 않고 덩어리져 구멍을 막아 면포(여드름집, comedo)를 만들어 생기게 되고 모낭 내부에 기름과 세균을 잡아 둔다. 비염증성 여드름에는 폐쇄면포(closed comedones), 즉 패립종(whiteheads)과 개방면포(open comedones), 즉 검은여드름(blackheads)이 있다. 난포벽이 깨져서 구진을 형성하면 염증이 유발되고 염증성 여드름이 발생한다. 농포는 피부 표면의 백혈구의 역할로 생기게 된다. 모낭이 완전히 허물어지면 결절이 형성된다. 심한 만성 여드름은 외관을 손상시키고 흉터를 남길 수 있다(그림 17-29 ▶).

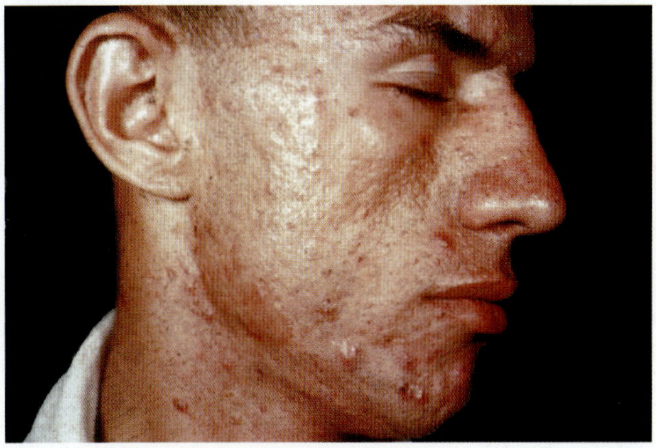

그림 17-29 ▶ 심한 여드름(severe acne). (© Custom Medical Stock 사진)

여드름은 피부의 육안검사로 진단한다. 여드름 치료에는 모공을 뚫어주고 염증을 감소시키기 위해 비타민 A 유도체가 포함된다. 항생제는 세균을 죽이고 염증을 감소시킨다. 벤조일과산화물(benzoyl peroxide)은 프로피오니박테륨 아크네의 성장을 억제하는 항균성 산화제이다. 피지 생산을 감소시키는 항안드로겐과 같은 호르몬요법(경구 피임약)이 사용될 수 있다. 최적의 결과를 얻기 위해서는 여러 치료의 조합이 필요한 경우가 흔하다. 비타민 이소트레티노인(isotretinoin)은 심한 여드름이나 다른 치료에 반응하지 않는 여드름을 치료하는 데 사용된다. 이소트레티노인 치료 과정 중에 또는 치료를 끝내고 몇 주 이내에 임신을 하면 심각한 출생 결함과 관련될 수 있다.

여드름은 쉽게 예방할 수는 없지만, 그 징후와 증상을 조절할 수 있다. 피부를 과도하게 세척하지 않고, 세게 문지르지 말고, 고농축 알코올을 함유 한 제품을 피하고, 피부 관리 제품과 여드름 유발 성분이 없는 화장품을 사용하고, 얼굴에서 손을 멀리함으로써 여드름이 생기는 빈도와 심해지는 것을 감소시킬 수 있다.

색소 질환

주요 피부 색소인 멜라닌은 표피의 세포들 사이에 산재해 있다. 존재하는 멜라닌세포의 수에 따라 피부의 색은 밝은색부터 어두운 색까지 다양해진다. 일반적으로 자외선에 노출되면 멜라닌 생산은 증가하여 햇볕에 타게 만든다. 색소침착저하증(hypopigmentation)은 비정상적으로 멜라닌이 적거나 없기 때문에 발생한다. 색소침착이 부족한 피부는 창백한 흰색부터 피부 밑의 혈관으로 인해 다양한 분홍색 계열을 띠게 된다. 과다색소침착증(hyperpigmentation)은 비정상적으로 많은 양의 멜라닌에 의해 유발된다.

백색증

백색증(albinism)은 멜라닌이 없는 것을 특징으로 하는 유전성 질환이다. 백색증은 모든 인종의 사람들에서 생긴다. 미국에서는 17,000명 중 1명 정도가 백색증이며, 70명 중 1명이 백색증 유전자를 보유하고 있다. 백색증은 유전성 질환이기 때문에 백색증이 있는 부모의 자녀이거나 백색증의 보유자인 부모의 자녀에서 위험요소가 있다. 백색증을 가진 사람들은 빠른 안구 운동, 제대로 추적하지 못하는 눈, 광선공포증(photophobia), 시력 저하, 심지어는 기능적 시각상실 등의 시각 장애를 겪는다.

안구 백색증(ocular albinism)은 눈에만 영향을 준다. 안구 백색증 환자는 대부분 정상이거나 정상보다 약간 밝은 피부색을 가진다. 그러나 눈을 검사하면 망막에 색소가 없다는 것을 알 수 있다. 안구 백색증은 X-연관 열성 유전이다.

눈피부 백색증(oculocutaneous albinism)은 눈과 피부 모두에 영향을 미친다. 눈피부 백색증의 흔한 증상은 머리카락, 피부 또는 눈의 홍채에서 색소가 없는 것이다. 눈피부 백색증은 상염색체 열성(autosomal recessive)이다.

백색증은 피부, 머리카락 및 눈의 외양과 유전검사를 기반으로 진단할 수 있다. 치료에는 시력을 개선하고, 밝은 빛으로부터의 눈을 보호하고, 태양으로부터 피부와 눈을 보호하는 것 등이 포함된다. 백색증을 예방할 방법은 없다.

백반증

백반증(vitiligo)은 멜라닌의 결여로 피부에 흰 패치를 초래하는 질환이다. 백반증은 미국 인구의 0.5~1%에서 발생하는 드문 질환이다. 백반증은 모든 인종의 남성과 여성에게 영향을 미치지만 어두운 피부색의 사람들에게서 종종 더 눈에 잘 띄고 흉하게 보인다. 백반증에 대한 위험요인은 백반증의 가족력, 머리카락이 일찍 하얗게 되는 것, 연령(10~30세) 그리고 특정 자가면역질환(애디슨병, 갑상선기능항진증, 악성빈혈) 등이 있다. 신체 어느 부위나 백반증이 생길 수 있지만, 일반적으로 햇빛에 노출된 피부 부위부터 먼저 탈색이 발생한다. 백반증은 일반적으로 색소 결여가 적은 영역에서 시작하여 시간이 지남에 따라 확대된다. 흰색 패치는 대부분 경계가 분명하며 신체 부위를 크게 덮을 수도 있다(그림 17-30 ▶).

진단은 피부 육안검사에 의한다. 원인은 특발성이며 완치되지 않는다. 피부의 작은 부위는 색조 메이크업으로 덮을 수 있으며, 화상을 막기 위해 항상 자외선 차단제를 피부에 발라야 한다. 치료 옵션은 색소재침착(repigmentation) 제제, 자외선요법, 탈색소(depigmentation) 제제, 백반증 부위에 환자의 정상적인 멜라닌세포(melanocytes)를 이식하는 수술 등이 포함된다. 백반증은 유전되므로 예방할 수 없다.

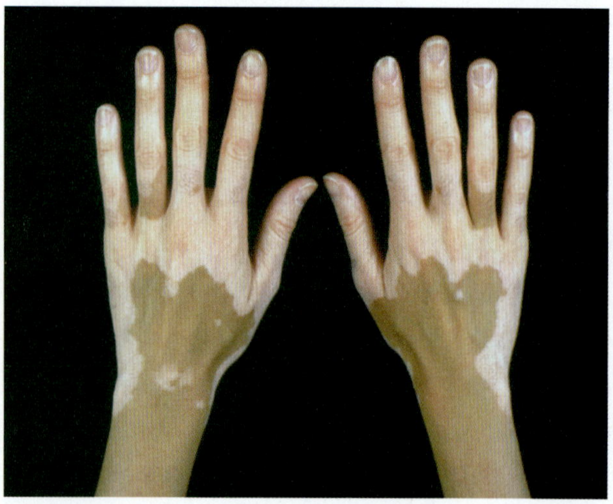

그림 17-30 ▶ 백반증(vitiligo). (© Custom Medical Stock 사진)

주근깨와 흑색점

주근깨(ephelides)는 밝은 피부색을 가진 사람들에게서 가장 자주 나타나는 반점(macule)이나 주근깨(freckles)라고도 하는 피부 상태이다. 주근깨는 태양에 노출된 피부에 생길 수 있지만 얼굴에서 주로 나타난다. 주근깨는 붉거나 연갈색의 편평한 점이다. 주근깨는 유전적이며, melanocortin−1 수용체 유전자 변이와 관련이 있는 경우는 우성이다. 주근깨는 자외선에 장시간 노출 되어도 유발될 수 있다. 치료는 필요하지 않으며 주근깨는 확실히 예방할 수 없다. 자외선 차단제를 규칙적으로 사용하면 주근깨의 발생을 억제할 수 있다.

흑색점(lentigines)은 노인에게서 생기고 흔히 간점(liver spots) 또는 나이점(age spots)이라고도 하는 일종의 주근깨이다. 흑색점에 대해서 유일하게 알려진 위험 요인은 태양에 노출되는 것이다. 흑색점은 작은 갈색 병변으로 얼굴, 목 및 손등에 생긴다(그림 17−31 ▶). 검버섯은 노화로 인한 것이 아니라 과도한 태양 노출로 인한 것이다. 흑색점은 양성이므로 치료가 필요하지 않다. 환자가 흑색점으로 외모가 손상되고 창피해서 치료를 요구하는 경우에 탈색소 제제, 비타민 A 유도체, 화학 박피술(chemical peels), 냉동수술 및 레이저치료 등이 치료에 포함될 수 있다. 햇빛으로부터 피부를 보호하는 것이 흑색점을 예방하는 가장 좋은 방법이다.

기미

기미(melasma, chloasma)는 임신 마스크(pregnancy mask)로 알려져 있으며, 얼굴 피부 특히 볼 전반에 어두운 패치를 특징으로 한다. 기미의 유병률은 미국에서 5~6백만 명의 여자에서 생기는 것으로 추정된다. 기미의 병인은 특발성이지만 멜라닌의 생산 증가에 의한 것으로 여겨지고 있다. 멜라닌 생산 증가 원인은 알려져 있지 않다. 가능한 유발요인으로 호르몬, 장시간 태양 노출, 경구 피임약 사용, 특정 약물(테트라사이클린, 항말라리아 약물) 등이 있다. 치료에는 코르티코스테로이드, 탈색소 제제, 비타민 A 유도체, 화학 박피술 또는 레이저 치료 등이 포함될 수 있다. 태양으로부터 피부를 보호하는 것이 기미를 예방하는 데 가장 중요하다.

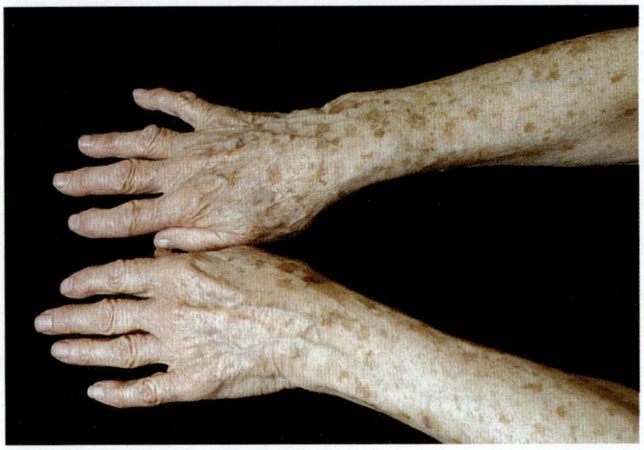

그림 17−31 ▶ 흑색점(lentigo). (© Zuber / Custom Medical Stock 사진)

피부 외상과 상해

열상(laceration)은 날카로운 물체에 의해 피부가 잘리는 것이다. 찰과상(abrasions) 또는 긁힌 자국(scrapes)은 마찰로 인해 피부 위층이 닳아서 붉어지고 까지고 최소한의 출혈과 통증을 동반하는 손상이다. 뚫림 또는 천자창(puncture)은 최소한 출혈을 내면서 뾰족한 물체에 의해 찔리거나 피부를 관통해서 생기는 상처이다. 가능한 합병증은 파상풍(tetanus)이며, 파상풍균(tetanus bacteria)이 선호하는 혐기성 환경을 만든다. 찢어져서 벌어지거나 갈라진 피부를 닫기 위해 봉합 또는 접착제가 필요할 수 있다.

타격으로 인해 피부의 혈관이 손상되거나 파손되면 타박상(contusions) 또는 멍(bruises)이 생긴다. 손상된 혈관으로부터 주변 조직으로 혈액이 누출된다. 혈액이 피부의 맨 위층으로 누출될 때 발생하는 자줏빛의 편평한 타박상은 반상출혈(ecchymosis)로 알려져 있다. 박리(avulsions) 경우에는 피부가 떨어져 나가거나 간신히 붙어 있을 수 있다. 신체 부분이 강한 힘 또는 압력을 받을 때, 주로 두 개의 무거운 물체 사이에 끼었을 때 압궤 손상(crushing injuries)이 생긴다. 출혈, 타박상, 열상 및 골절은 압궤 손상의 가능한 합병증이다.

욕창

욕창(pressure ulcers, 압력궤양)은 피부에 지속적인 압력이 가해져 피부 일부가 파괴되는 것이다. 욕창은 주로 뼈의 돌출부위처럼 끊임없이 압력을 받는 부위에 생기는 데, 이 부위는 혈액 공급이 감소되고 세포와 조직의 괴사를 일으킨다. 욕창의 2/3는 70세 이상의 환자에서 발생한다. 요양원에서의 유병률은 17~28%로 추정된다. 욕창은 모든 연령대의 움직이지 않는 사람들에게 영향을 미치며 만성적인 병이고 신경학적 장애가 있으며 모든 하반신마비(paraplegics) 환자의 7~8%에서 직접적인 사망원인이 된다.

엉덩이 부분이 욕창이 가장 많이 생기는 부위이며, 모든 욕창의 70% 이상을 차지한다. 하지에서 추가로 15%를 차지한다. 나머지 궤양은 오랫동안 지속적인 압력이 가해지는 어느 부위나 발생한다.

욕창의 위험요인에는 운동 장애, 나이, 감각 지각 감소, 체중 감소, 영양 부족 및 탈수, 요실금 또는 대변실금, 피부의 과도한 수분 또는 건조, 순환이 저하된 건강상태, 흡연, 정신력 저하 및 근육 경련 등이 있다. 위험군 환자에서는 압력이 가해진 2~6시간 내에 욕창이 발생한다. 국립욕창고문패널(National Pressure Ulcer Advisory Panel)은 압박궤양을 6단계로 분류한다(표 17-2 ▶ 참조).

이미 언급했듯이, 욕창은 지속적인 압력에 의해 유발된다. 마찰(friction; 표면을 가로 질러 끌린 피부)과 전단(shear; 뼈가 아래로 움직이고 뼈 위의 피부는 제자리에 있음)으로 인해서도 발생한다. 그림 17-32 ▶는 여러 개의 압박궤양이 있는 환자를 보여준다.

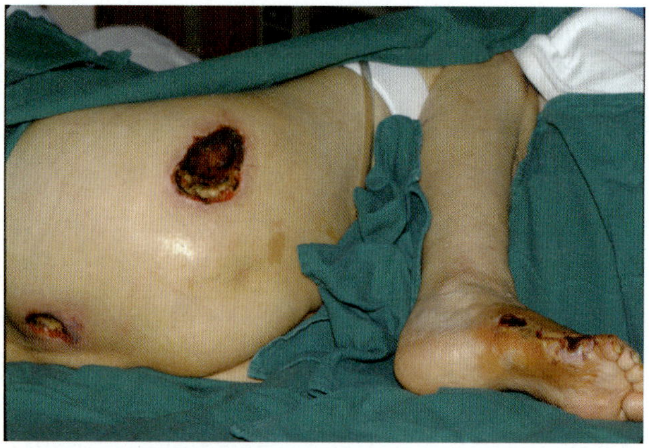

그림 17-32 ▶ 욕창(pressure sores). (© Caliendo / Custom Medical Stock 사진)

진단은 피부의 육안검사이며, 배양검사 그리고 영양상태 및 전반적인 건강상태 평가를 위한 혈액검사(전혈구계산, 지질, 종합 대사패널, 알부민, 총 단백질)가 필요할 수 있다.

치료의 첫 번째 단계는 압박을 제거하는 것이다. 특수 표면 지지와 감압 장치로 압력을 감소시킬 수 있다. 표면 지지나 장치 없이도 환자를 자주 뒤집고 자세를 바꿔주면 예방과 치료의 초석이 된다. 이 작업은 특수 표면이나 침대가 있는 경우라도 2시간마다 해야 한다. 치료에는 상처 제거, 필요할 경우 항생제 투여, 통증 관리, 건강한 식단, 근육 경련 완화 및 세심한 상처 치료 등이 포함될 수

표 17-2 욕창 단계

깊은 조직손상 의심	피부는 온전하나 변색되거나 압력 및/또는 전단에 의한 하부 연조직 손상으로 혈액으로 채워진 물집이 있는 자주색 또는 적갈색 부위. 이 부위는 인접 조직과 비교하여 아프거나 단단하거나 흐물거리거나 습하고 더 따뜻하거나 더 차가움이 선행할 수 있다.
1단계	주로 뼈 돌출부 위에 국소적으로 창백하지 않은 붉은색으로 피부는 온전함. 어둡게 착색된 피부는 눈에 띄지 않을 수 있다. 색깔은 주변 부위와 다를 수 있다.
2단계	진피의 부분적 두께 손실로 딱지 없이 적분홍색 상처 부위가 있는 얕은 개방성 궤양으로 나타난다. 혈청으로 채워진 물집이 온전하거나 개방/파열될 수 있다.
3단계	피부 전층의 조직 손실. 피하 지방은 보일 수 있지만 뼈, 힘줄 또는 근육은 노출되지 않는다. 딱지가 있을 수 있지만 조직 손실의 깊이를 가리지는 않는다. 잠식(undermining)과 터널링(tunneling)이 있을 수 있다.
4단계	전층의 조직 손실과 함께 뼈, 힘줄 또는 근육이 노출된다. 상처부위의 일부에서 딱지나 가피가 있을 수 있다. 잠식(undermining)과 터널링(tunneling)이 흔하다.
단계 정할 수 없음	전층의 조직 손실로 궤양의 기저부에 딱지(노란색, 황갈색, 회색, 녹색 또는 갈색)로 덮여 있거나 상처에 가피(황갈색, 갈색 또는 검은색)가 있다

있다. 욕창의 예방에는 체위 변경, 피부 보호와 모니터링, 적절한 영양 섭취와 금연을 포함한다.

티눈과 굳은살

티눈(corns)과 굳은살(calluses)은 반복되는 압력과 마찰에 반응하여 두껍게 자라는 피부 부위로 피부를 보호하기 위해 생긴다. 건막류(bunions), 추상족지증(hammertoes) 또는 기타 발의 기형과 육체노동은 티눈과 굳은살의 발생 위험을 증가시킨다.

굳은살(tyroma, 각화과다증)은 뚜렷한 경계가 없이 피부가 두꺼워진다. 굳은살은 보통 발과 손의 뼈가 돌출된 부위에 생긴다. 굳은살은 흰색부터 회노란색, 갈색 또는 붉은색 등 다양하다. 굳은살은 통증이 없거나 부드러울 수 있으며 욱신거리거나 화끈거릴 수 있다. 굳은살은 중심에 죽은 세포 덩어리가 생기고(glassy core), 이것이 티눈(corn, heloma)이 된다. 티눈은 뚜렷한 경계선을 가지며 발에 주로 형성된다. 티눈은 단단하거나 말랑거릴 수 있고 보통 통증이 있다.

굳은살과 티눈의 원인으로는 잘 맞지 않는 신발이나 양말, 신발이나 양말을 착용하지 않는 것, 육체노동, 발에 뼈가 돌출, 생체역학적 혹은 보행 장애 등이 있다. 진단은 육안검사이며 기저 뼈의 기형을 확인하기 위해 엑스레이를 포함할 수 있다. 치료는 피부의 딱딱한 부위를 면도하거나 잘라내고, 약물이나 수술로 티눈이나 굳은살을 제거하거나, 티눈과 굳은살이 생긴 뼈의 돌출 부위를 수술로 제거하는 것이다. 예방법에는 손을 보호하기 위해 장갑 착용, 신발과 양말이 잘 맞는지 확인, 뼈의 이상을 외과적으로 교정, 그리고 손과 발의 수분을 유지하는 것 등이 포함된다.

화상

화상(burns)은 열, 화학물질, 전기, 햇빛 또는 방사선으로 인해 신체 조직에 손상이다. 열에 의한 화상이 가장 흔하다. 화상의 반응으로 액체가 혈관에서 조직으로 흘러나와 부종과 통증을 유발한다. 게다가 손상된 피부와 다른 신체 표면은 더 이상 침입하는 유기체에 대한 장벽의 역할을 못하므로 쉽게 감염된다. 미국화상협회는 매년 미국에서 화상으로 450,000명이 의사의 치료를 받고, 45,000건의 입원과 3,500명의 사망을 초래한다고 추정한다. 화상의 위험요인은 부주의한 흡연, 화재 탐지기 부재 또는 오작동, 나이(4세 이하의 어린이), 성(남성에서 화상을 입을 가능성이 두 배), 난로 사용, 노출된 열원(heating source) 또는 전기 코드, 가연성 또는 부식성 물질의 불안전한 보관, 120°F 이상으로 설정된 온수기, 표준 이하 또는 오래된 집 그리고 약물 남용 등이 있다.

화상으로 인한 손상 정도는 표면 온도와 접촉 시간에 달려 있다. 화상은 화상을 입은 피부의 깊이에 따라서 분류된다. 1도 또는 표재성 화상은 표피(epidermis)에 영향을 준다. 표피는 빨갛고 부어오르고 아프다(그림 17-33 ▶). 1도 화상은 약 1 주일 안에 치유되며 흉터는 없다.

2도 화상은 표피와 진피(dermis) 일부에 영향을 준다. 표피는 매우 빨갛고 물집이 생기고 이 부위는 무척 아프다(그림 17-34 ▶). 2도 화상은 몇 주 후에 치유된다. 약간의 흉터와 탈색이 발생할 수 있다. 치료에는 항생제 크림과 진통제가 포함된다.

3도 화상은 표피, 진피 및 피하조직(subcutaneous fat)에 영향을 준다. 피부는 흰색 또는 갈색으로 건조하고 가죽 모양으로 보일 수 있다(그림 17-35 ▶). (비록 화상이 덜 깊은 가장자리 부위는 아프겠지만) 화상 부위는 신경종말이 파괴되어서 아프지 않을 것이다. 체액이 손실되면 쇼크를 유발할 수 있다. 치료에는 항생제, 정맥 주사액, 진통제, 외과적 괴사조직제거술 및 이식술 등이 포함될 수 있다. 심한 3도 화상은 광범위한 흉터를 초래한다.

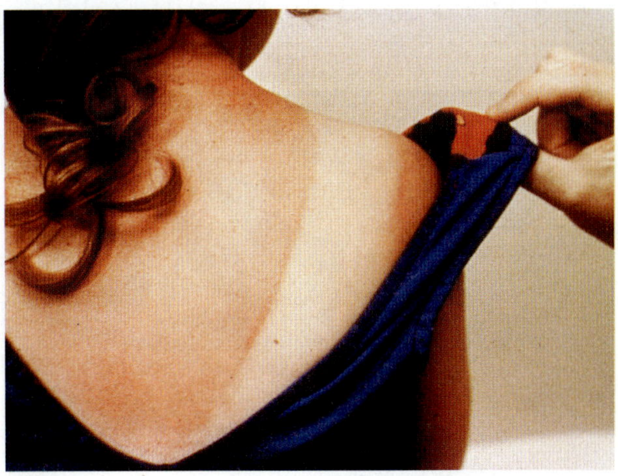

그림 17-33 ▶ 1도 화상(first-degree burn)

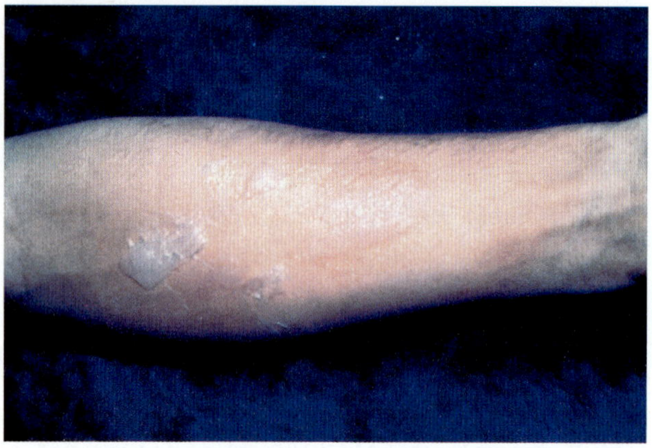

그림 17-34 ▶ 2도 화상(second-degree burn)

4도 화상은 표피, 진피, 피하조직 및 피부 아래의 구조물(힘줄, 뼈, 인대, 근육)에 영향을 미친다. 4도 화상은 까맣고 검게 탄 것 같고 가피가 생긴다. 신경 종말이 파괴되어 화상 부위 자체는 아프지 않다. 4도 화상은 상처 봉합이나 절단을 위한 수술이나 이식이 항상 필요하며, 종종 영구 장애를 초래하고 장기간의 재활이 필요할 수 있다.

과도한 열, 방사선, 햇빛, 화학물질 및 전기에 대한 노출을 피함으로써 화상을 예방할 수 있다. 화상의 심각도를 결정하기 위해 의사는 화상을 입은 신체 표면의 비율을 평가한다. 성인의 경우 의사는 9의 법칙(rule of nines)을 사용한다. 이 방법은 거의 모든 신체부위를 9% 또는 18%의 부분으로 나눈다(그림 17-36 ▶). 신체 표면의 90% 이상 또는 노인에서 60% 이상을 차지하는 화상은 보통 치명적이다. 소아의 경우에는, 의사는 소아의 나이에 따라 비율을 조정한 차트를 사용한다(Lund-Browder 차트; 그림 17-36 ▶ 참조). 신체의 각기 다른 부분이 각기 다른 속도로 자라기 때문에 조정이 필요하다.

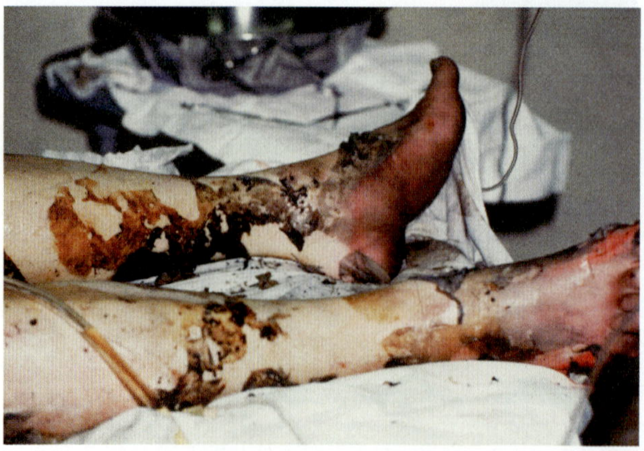

그림 17-35 ▶ 3도 화상(third-degree burn)

저체온증과 동상

저체온증(hypothermia)은 차가운 공기나 물에 장시간 노출되어 체온이 비정상적으로 낮아지는 것이다. 저체온증은 신체가 생산할 수 있는 것보다 더 많은 열이 신체에서 빠져나갈 때 발생한다. 미국에서는 매년 약 700명의 사람들이 저체온증으로 사망한다. 저체온증의 위험요인에는 나이(어린이 및 고령자가 가장 위험함), 정신 상태의 장애, 약물 남용, 체온 조절 능력에 영향을 미치는 특정 의학적 상태(갑상선기능저하증, 영양 부족, 탈수증, 뇌졸중, 심한 관절염, 척수 손상, 파킨슨 병) 및 일부 약물(특정 항우울제, 항정신병제, 진정제) 등이 포함된다. 저체온증의 징후와 증상에는 떨림, 차갑고 창백한 피부, 조정력 상실, 방향 감각 상실, 심장 박동과 호흡 및 혈압의 감소, 의식 소실, 그리고 사망에 이를 수 있다. 진단은 체온을 기준으로 한다. 재가열(rewarming)이 주 치료법이다. 예방은 건조하고 헐렁하고 피부로부터 수분이 날아가지 않도록 여러 겹의 옷을 입는 등 날씨에 맞게 적절하게 옷을 입는 것이다. 젖은 옷은 건조하고 따뜻한 옷으로 교체해야 한다. 머리를 통해 체온의 30~50%가 손실되므로 모자를 착용하는 것이 중요하다. 알코올은 피부의 혈관이 확장하여 외부로 열을 빼앗기기 때문에 피해야 한다.

동상(frostbite)은 추위에 장시간 노출되어 얼어서 피부가 손상을 입은 것이다. 동상에 대한 위험요인으로는 추위에 대한 감각과 반응하는 능력에 영향을 주는 의학적 상태(탈수증, 탈진, 당뇨병, 말초신경병증, 순환계통 문제), 약물 남용, 흡연, 정신상태 장애, 이전의 동상이나 한랭손상, 나이(유아, 노인) 등이 있다.

표재성 동상 경우, 징후 및 증상은 화끈거림, 무감각, 얼얼함, 가려움 또는 손상 받은 부위에의 냉감 등이 나타날 수 있다. 영역은 하얗고 얼은 것처럼 보이지만 누르면 일부 탄력성이 유지된다. 깊은 동상의 경우, 초기에는 감각이 감소하지만 결국에는 완전히 소실된다. 부풀고 혈액으로 찬 물집들이 왁스처럼 흰색이나 황색을 띠는 피

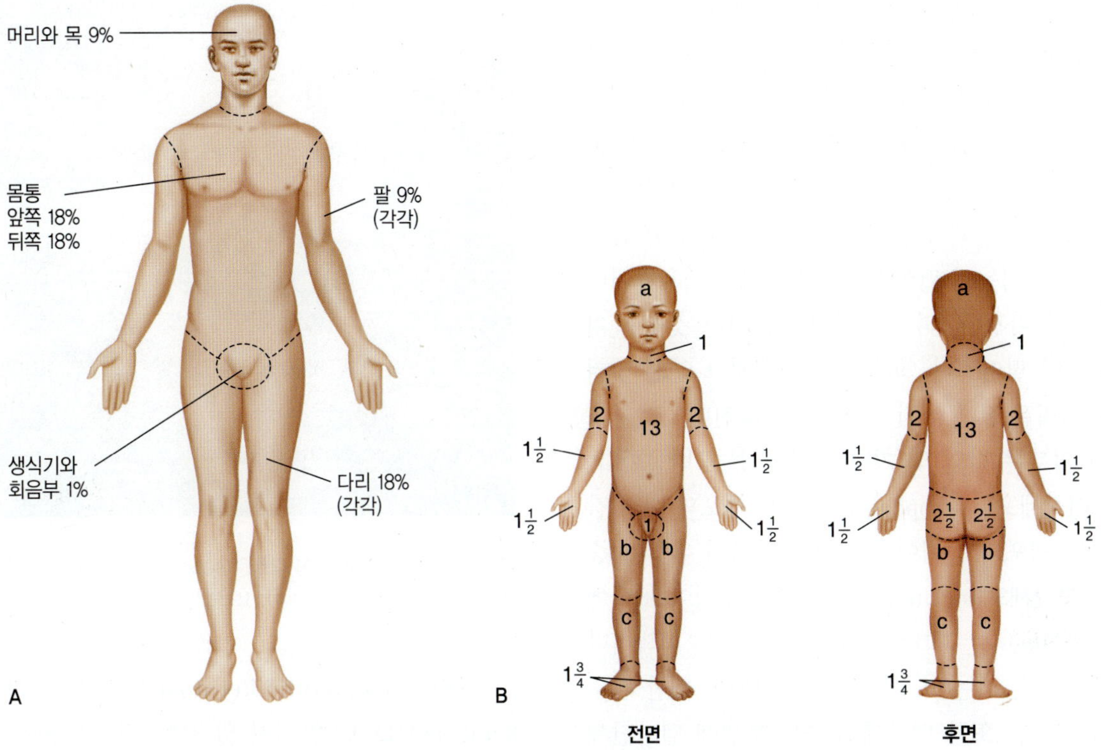

성장에 따른 상대적인 인체 표피 퍼센트

	나이				
신체 부위	**0세**	**1세**	**5세**	**10세**	**15세**
a = 머리의 $\frac{1}{2}$	$9\frac{1}{2}$	$8\frac{1}{2}$	$6\frac{1}{2}$	$5\frac{1}{2}$	$4\frac{1}{2}$
b = 허벅지의 $\frac{1}{2}$	$2\frac{3}{4}$	$3\frac{1}{4}$	4	$4\frac{1}{4}$	$4\frac{1}{2}$
c = 정강이의 $\frac{1}{2}$	$2\frac{1}{2}$	$2\frac{1}{2}$	$2\frac{3}{4}$	3	$3\frac{1}{4}$

그림 17-36 ▶ 화상의 범위 결정(determining the extent of a burn): (A) 9의 법칙(rule of nines)(성인); (B) 런드-브라우더 차트(어린이)

부 위로 나타나고, 재가열하면 자줏빛 청색으로 변한다. 이 부위는 딱딱하고 눌렀을 때 탄력이 없으며 검게 보이거나 죽은 것처럼 보일 수 있다. 조직이 얼게 되면 세포 내에 얼음 결정이 만들어져 세포가 터지고 파괴된다.

동상은 감염된 부위의 육안검사와 병력검사를 통해 진단할 수 있다. 다양한 영상 기술을 사용하여 조직 손상의 심각성과 심도를 측정할 수 있다. 즉각적인 치료에는 재가열, 진통제 및 정맥 주사액 등이 포함될 수 있다. 해동 및 재가열 후의 치료에는 상처 괴사조직 제거, 절단, 응고를 줄이기 위한 약물치료, 필요할 경우 파상풍 백신 접종, 항염증제제 및 죽은 조직 제거를 위한 수치료법(hydrotherpy) 등을 포함할 수 있다. 예방은 느슨한 옷을 입고 여러 겹의 옷을 착용하며 옷은 건조한 상태를 유지하고 담배를 삼가하고 약물과 술을 피하는 것이다.

노화 관련 질환

피부의 구성과 기능은 나이에 따라 변한다. 피부는 나이가 들어감에 따라 탄력성이 떨어지며 주름지고 처지게 된다. 노화에 따라 피부의 촉감이 감소하여 화상과 동상이 생길 가능성이 높아진다. 줄기세포 생산은 노화와 함께 감소하여, 표피세포의 재생이 느려지고 피부가 더 얇고 투명해져 부상과 감염에 취약해지고 수분을 덜 유지한다. 표피의 상단으로의 세포 이동이 느려진다. 결과적으로 노인의 피부는 젊은 사람보다 훨씬 더 서서히 치유된다. 이렇게 길어진 치유 시간은 2차 감염의 위험을 증가시킨다.

피부의 혈관과 선(glands)의 변화도 나이가 들어감에 따라 일어난다. 피하조직의 혈관분포와 혈액 순환이 감소하여 피하 주입한 약물의 흡수가 천천히 된다. 손톱과 모발에 혈관 공급이 감소하여 성장 속도가 느려진다. 손톱이 무디고 잘 부러지고 딱딱하고 두꺼워져 손질이 어려워진다. 진피에 혈액 공급이 감소하고 땀 생산이 감소하면 체온 조절 기능이 떨어져 고령자에서 저체온증이나 과열 위험이 높아진다. 피지 생산이 감소하는 것처럼 피지선의 활동이 떨어진다. 피부는 건조해지고 얇게 벗겨진다. 머리카락은 잘 끊어지고 얇아지고 빠진다.

노화된 피부는 감염 및 기타 질환에 쉽게 반응한다. 면역계의 대식세포(macrophages)와 다른 세포의 수가 감소하고 이들 세포의 능력이 떨어져서 감염의 위험이 증가한다. 멜라닌세포(melanocytes)의 수와 활성이 노화에 따라 감소하여 피부는 창백해지고 머리카락은 회색이나 흰색으로 변한다. 이는 또한 화상과 피부암에 대한 감수성을 증가시킨다. 또한 태양에 노출된 부위에 멜라닌세포의 생산이 증가되어 흑색점(lentigines)이 생기게 된다.

지루성 각화증(seborrheic keratosis)은 상피세포의 양성 과증식이다. 지루성 각화증은 노인에서 가장 흔한 양성종양이다. 대부분의 사람들은 인생의 어느 시점에서 적어도 하나의 지루성 각화증을 경험하게 된다. 그 유병률은 알려지지 않았다. 위험요인으로는 50세 이상으로 지루성 각화증의 가족력이 있는 경우이다. 지루성 각화증은 특징적인 "붙어 있는 모양("pasted-on" look)이며, 전형적으로 신체의 머리, 목 또는 몸통에 생긴다(그림 17-37 ▶). 지루성 각화증은 밝은 황갈색에서 검은색까지 다양하고, 난원형에서 원형이고, 편평하거나 약간 융기되고 표면에는 비늘이 덮여 있을 수 있으며, 크기가 매우 작거나 1인치 이상으로 다양하다. 지루성 각화증은 가려움증을 유발할 수 있다. 지루성 각화증의 원인은 특발성이다. 일부 가족에서 잘 생기는 경향이 있으므로 유전이 중요한 역할을 할 수 있다. 자외선도 발현에 중요한 역할을 할 수 있다. 육안검사로 진단하며, 피부암을 배제하기 위해 생검을 시행할 수 있다. 지루성 각화증의 치료는 보통 필요하지 않다. 그러나 동결수술(cryosurgery), 소파술(curettage), 레이저 또는 전기소작술(electrocautery)로 제거할 수 있다.

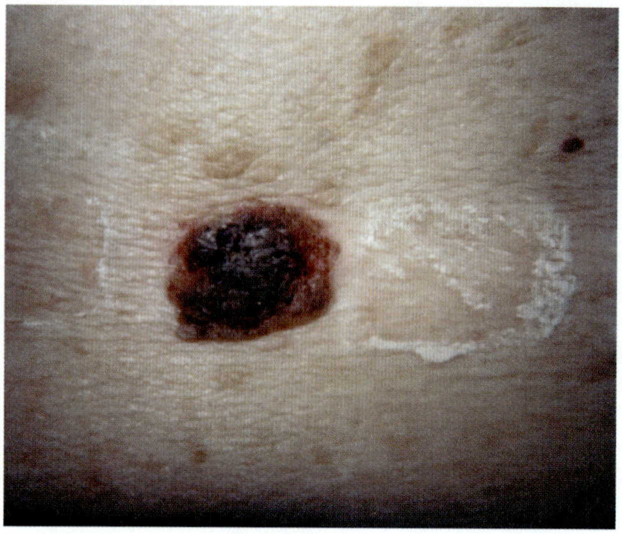

그림 17-37 ▶ 지루성 각화증(seborrheic keratosis). (질병통제예방센터 제공/Steve Kraus 박사, 1981)

광선각화증(actinic keratosis)은 일광 각화증(solar keratosis)으로도 알려져 있으며, 전암성(precancerous) 피부 상태이다. 피부암재단(The Skin Cancer Foundation)은 미국의 5,800만 명이 광선각화증을 앓고 있다고 추정한다. 위험요인으로는 50세 이상, 면역장애, 햇볕이 강한 기후에 거주, 강한 햇빛에 빈번한 노출, 햇볕에 심하게 타거나, 광선각화증이나 피부암의 병력이 있는 경우 등이다. 광선각화증은 얼굴, 팔, 다리와 같은 태양에 노출된 신체 부위에서 발생한다. 광선각화증은 작고(일반적으로 1/4 인치 미만) 사마귀 모양의 병변으로 분홍색-적색 또는 살색이다(그림 17-38 ▶). 만성적인 태양광선

건강한 노화 Healthy Aging

건강한 피부 증진

자외선에 노출되면 수많은 피부 변화가 발생한다. 이러한 변화에는 피부암, 광선각화증, 흑색점 등이 있다. 자외선은 또한 피부를 다른 방식으로 손상시켜 탄력과 구성을 변화시킨다. 시간이 지나면서 햇볕에 노출된 피부는 주름지고 딱딱해지고 건조해 진다. 태양에 의한 손상과 질환을 예방하는 가장 쉬운 방법은 자외선 차단제, 선글라스, 모자, 긴팔 셔츠 및 긴 바지를 착용하고, 태양광이 가장 직접적으로 내리쬐는 한낮에는 태양을 피하여 햇빛 노출을 줄이는 것이다.

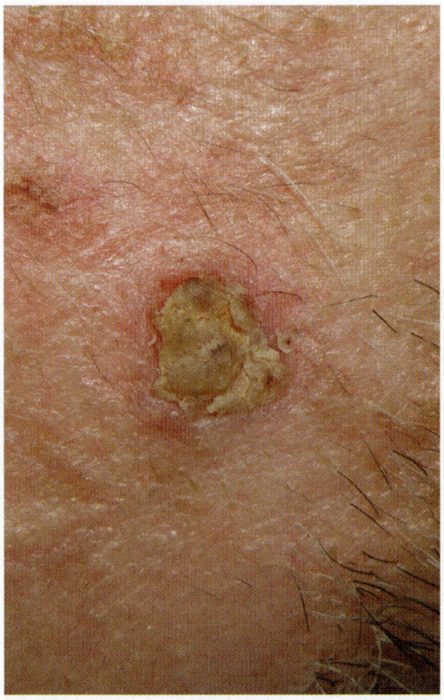

그림 17-38 ▶ 광선각화증(actinic keratosis). (Copyright © JPD/Custom Medical Stock 사진)

노출은 거의 모든 광선각화증의 원인이다. 광선각화증이 치료되지 않으면 10~15%가 편평상피암(squamous cell carcinoma)으로 진행될 수 있다. 대부분의 광선각화증이 암이 되지는 않지만, 피부가 태양에 손상을 입었으며, 정기적으로 검사받아야 한다는 경고이다. 광선각화증의 진단은 육안검사로 할 수 있으며 생검을 포함할 수 있다. 광선각화증의 치료에는 산성 화학 박피(acid chemical peels) 제거, 레이저요법, 동결수술, 광역학 치료 및 국소 약물치료 등이 포함된다. 국소 약물에는 DNA 합성을 억제하는 화학요법 제제, 면역반응을 증가시키는 면역반응 조절제, 프로스타글란딘(prostaglandin)을 감소시키는 비스테로이드성 소염제(NSAIDs) 및 세포 사멸을 유도하는 약물 등이 포함될 수 있다. 광선각화증을 예방하는 가장 좋은 방법은 자외선 노출을 제한하는 것이다.

자료

Adkinson, NF, *Middleton E. Middleton's Allergy: Principles and Practice.* Philadelpia: Mosby, 2003.

Alper JC, Holmes LB. The Incidence and Significance of Birthmarks in a Cohort of 4,641 Newborns. *Pediatric Dermatology* 1983;1(1):58-68.

American Academy of Dermatology: www.aad.org

American Burn Association: www.ameriburn.org

American Cancer Society: www.cancer.org Centers for Disease Control and Prevention: www.cdc.gov

Cole C, Gazewood J. Diagnosis and Treatment of Impetigo. *American Family Physician* 2007;75(6):859-864.

Guenther L. Pediculosis(lice). *Medscape.* n.d. http://emedicine.medscape.com/article/225013-overview#a0156

Jacobs AH, Walton RG. The Incidence of Birthmarks in the Neonate. *Pediatrics* 1976;58(2):218-222.

Johnson BA, Nunley JR. Treatment of Seborrheic Dermatitis. *American Family Physician* 2000;61(9):2703-2710.

Johnson LW. Communal Showers and the Risk of Plantar Warts. *Journal of Family Practice* 1995;40(2):136-138.

King-Fan Loo S, Yuk-Ming Tang W. Clinical Evidence Handbook: Warts(Nongenital) *American Family Physician* 2010;81(8):1008-1009.

Kilcline C, Fridan IJ. Infantile Hemangiomas: How Common Are They a Systemic Review of the Medical Literature. *Pediatric Dermatology* 2008;25(2):168-173.

Mell HK. Management of Oral and Genital Herpes in the Emergency Department. *Emergency Medical Clinics of North America* 2008;26(2):457-473.

National Cancer Institute. *SEER Stat Fact Sheets: Skin.* n.d. http://seer.cancer.gov/statfacts/html/skin.html

National Organization for Albinism and Hypopigmentation: www.albinism.org National Psoriasis Foundation: www.psoriasis.org

National Pressure Ulcer Advisory Panel: www.npuap.org

National Rosacea Society: www.rosacea.org

National Vitiligo Foundation: www.nvfi.org

Noble SL, Forbes RC, Stamm PL. Diagnosis and Management of Common Tinea Infections. *American Family Physician* 1998;58(1):163-174, 177-178.

Robinson JK. Sun Exposure, Sun Protection, and Vitamin D. *Journal of the American Medical Association* 2005;294(12):1541-1543.

Rudikoff D, Lebwohl M. Atopic Dermatitis. *Lancet* 1998;351(9117):1715-1721.

Selden ST. Seborrheic dermatitis. *Medscape.* n.d. http://emedicine.medscape.com/article/1108312-overview#a0199

Skin Cancer Foundation: www.skincancer.org

Vascular Birthmarks Foundation: www.birthmark.org

Wirth F, Lowitt M. Diagnosis and Treatment of Cutaneous Vascular Lesions. *American Family Physician* 1998;57(4):765-773.

질환 한눈에 보기

피부계

질환	병인	징후와 증상
표피양 낭종 (epidermoid cysts)	비정상 세포의 증식	피부 바로 아래에 부드럽고 살색-노란색의 둥근 혹으로 잘 움직임
농가진 (impetigo)	포도상구균, 연쇄상구균	홍반을 동반한 구진; 수포가 며칠 후에 파열되어 진한 꿀색의 딱지를 형성, 가려움증
단독, 봉와직염 (erysipelas, cellulitus)	포도상구균, 연쇄상구균	붓고 선홍색으로 열감이 있고 아프다. 작은 수포, 발열, 오한, 림프절 부종
모낭염 (folliculitis)	포도상구균, 연쇄상구균	붉은, 모낭-기반의 구진과 농포, 가려움증
종기, 큰종기 (furuncles, carbuncles)	포도상구균	종기 — 모낭에 생기는 아픈 농포 옹 — 종기의 군집
구강 헤르페스 (oral herpes)	단순포진 타입 1	아프고 액체가 찬 수포 군집
사마귀 (warts)	인간 유두종 바이러스	거칠고 각질화된 표면을 가진 양성 신생물
백선 (tinea)	홍색백선균, 트리코피톤 톤슈란	체부백선 — 작고 붉은 반점과 구진으로 시작하는 발진. 발진은 서서히 원형 모양이 되고 붉은색의 두드러진 경계가 생기고 중앙부는 더욱 선명해짐. 경계는 비늘처럼 보임. 족부백선 — 발바닥과 발가락 사이의 인설과 균열, 악취 완백선 — 수포를 동반한 붉은 반지 모양 두부백선 — 하나 또는 여러 군데의 탈모 부위에 검은 점 패턴, 염증, 인설, 농포 및 가려움증 손톱백선 — 두꺼워지고 갈라지는 손톱 수염백선 — 모발 주위에 깊은 염증성 농포

진단	치료	예방
육안검사	필요한 경우 제거	예방할 수 없음
육안검사, 배양	항생제	매일 목욕, 손 자주 씻기, 피부 상처의 즉각적인 관심
육안검사, 배양	자연치유, 항생제	피부 상처의 즉각적인 관심, 피부를 촉촉하게 유지, 손톱을 짧게 유지
육안검사, 배양	소독제, 항생제	조심히 면도를 하고, 피부는 촉촉하게 수분을 유지하고, 비위생적인 온수 욕조와 수영장은 피함
육안검사, 배양	습열, 피부 소독제, 항생제, 절개 및 배농	비누와 물로 자주 손 씻기, 피부 상처에 즉각적인 관심, 상처를 보호, 개인 물품을 개인적으로 보관
육안검사, 배양, 항원/항체 검사, 헤르페스 유전자검사	자기한정성, 항바이러스 제제	단순포진 타입 1의 감염을 피함, 발병 촉발인자를 피함
육안검사	약물로 제거, 전기소작술, 냉동수술, 레이저 수술	사마귀 접촉과 따뜻하고 촉촉한 표면의 맨발 보행을 피함, 피부 손상
육안검사, 피부 찰과표본의 현미경검사	청결하고 건조하게 유지, 항진균제	피부를 깨끗하고 시원하고 건조하게 유지, 체육관과 라커룸 및 수영장에서 샌들이나 신발을 착용

질환	병인	징후와 증상
지루성 피부염 (seborrheic dermatitis)	특발성	성인: 다양한 가려움증과 건조하거나 기름진 인설이 있는 두피 유아: 두껍고 노란 딱지의 두피 병변
칸디다증(candidiasis)	칸디다균의 칸디다 증식증, 특히 칸디다 알비칸스	질: 하얀 코티지 치즈 같은 분비물, 화끈거림, 가려움증, 홍반 구강색: 혀와 입 양쪽에 크림처럼 하얗고 아픈 패치 피부: 붉고 촉촉하며 물기 있는 패치
이감염증(pediculosis)	머릿니, 몸니, 사면발이	가려움증, 다발성 홍반이 있는 구진
옴(scabies)	옴 진드기	가려움증, 수포, 농포, 회색빛 선(터널)
두드러기(urticaria, hives)	과민성	붉게 융기된 구진과 창백한 중심, 가려움증
알레르기성 접촉 피부염 (allergic contact dermatitis)	제1형 과민성	홍반, 가려움증, 화끈거림을 동반하는 발진
아토피성 피부염 (atopic dermatitis)	특발성	피부에 붉고 건조하며 딱딱한 패치
주사(rosacea)	특발성	홍조, 지속적인 홍반, 구진 농포, 모세혈관 확장증 안구의 화끈거림, 모레가 들어간 듯하고 축축하고 가렵고 충혈된 눈
건선(psoriasis)	특발성	은빛 흰 인설로 덮인 붉고 염증이 있는 병변
모반(nevus)	특발성	작고 진한 피부 성장
혈관종(hemangioma)	특발성	붉은색 또는 자주색 모반
기저세포암 (basal cell carcinoma)	자외선에 의한 DNA 손상	둥근 테두리의 진주양 결절로 출혈이 생기거나 딱딱해질 수 있음

진단	치료	예방
육안검사, 생검	약용 샴푸, 항진균제, 코르티코스테로이드	예방할 수 없음
육안검사, 현미경검사, 배양	항진균제	피부를 깨끗하고 건조하게 유지, 적절한 항생제 사용, 건강한 식이
이를 찾는다	이 박멸제	적절한 위생, 감염된 사람들과의 접촉을 피함
육안검사, 피부 찰과본의 현미경검사	옴 박멸제	적절한 위생, 감염된 사람들과의 접촉을 피함
육안검사, 완전한 병력검사	코르티코스테로이드, 항히스타민제, 칼라민(calamine) 로션	알레르기원을 피함, 정서적, 육체적 스트레스를 줄임
육안검사	코르티코스테로이드, 항히스타민제	알레르기원을 피함
육안검사	코르티코스테로이드, 면역 조절제	예방할 수 없음
육안검사	항생제, 비타민 A 유도체, 레이저 수술	유발요인을 피함
육안검사	살리실산, 콜타르, 코르티코스테로이드, 항증식제, 광선요법, 면역억제제, 면역 조절제, 단일클론항체	예방할 수 없음
육안검사, 생검	절제, 냉동 수술	예방할 수 없음
육안검사, 생검	레이저요법, 코르티코스테로이드, 외과적 절제술	예방할 수 없음
육안검사, 생검	수술, 화학요법, 방사선요법, 광역학요법, 면역 조절제	자외선 노출 제한, 정기적인 피부검사

질환	병인	징후와 증상
편평세포암 (squamous cell carcinoma)	자외선에 의한 DNA 손상	딱딱한 결절, 궤양과 출혈
흑색종 (melanoma)	자외선에 의한 DNA 손상	기존 모반의 크기, 색, 모양, 느낌의 변화
여드름 (acne)	피지 과잉 생산, 모낭막힘, 프로피오니박테륨의 성장	면포, 구진, 농포, 결절
백색증 (albinism)	유전성	멜라닌 결핍
백반 (vitiligo)	특발성	멜라닌이 없는 피부 부위가 하얗고 잘 구분됨
주근깨 (ephelides)	유전성	붉은색 또는 갈색 반점
흑색점 (lentigines)	자외선 노출	작고 색소 침착된 점으로 경계가 명확함
기미 (melasma)	특발성	얼굴에 더 어두운 피부 패치
욕창 (pressure ulcer, 압력궤양)	지속적인 압력, 마찰, 전단	단계에 따라 다름; 변색된 피부, 소포, 궤양, 딱지, 가피, 잠식, 터널링
티눈, 굳은살 (corns, calluses)	반복된 압력과 마찰, 잘 맞지 않는 신발이나 양말, 신발이나 양말을 착용하지 않는 것, 육체노동, 뼈 돌출부위, 생체 역학적 혹은 보행 장애	두꺼워지는 피부 부위

진단	치료	예방
육안검사, 생검	수술, 화학요법, 방사선요법, 광역학요법, 면역 조절제	자외선 노출 제한, 정기적인 피부검사
육안검사, 생검	수술, 화학요법, 방사선요법, 면역요법, 표적치료	자외선 노출 제한, 정기적인 피부검사
육안검사	항생제, 비타민 A 유도체, 벤조일과산화물, 호르몬요법	예방할 수 없음
육안검사, 유전자검사	시력 개선, 밝은 빛으로부터 눈 보호, 태양으로부터 피부와 눈 보호	예방할 수 없음
육안검사	색소 재침착제, 자외선요법, 탈색소제, 수술적 치료	예방할 수 없음
육안검사	화학 박피술, 냉동요법, 레이저요법	예방할 수 없음
육안검사	탈색소 제제, 비타민 A 유도체, 화학 박피술, 냉동요법, 레이저요법	태양으로부터 피부 보호
육안검사	코르티코스테로이드, 탈색소제, 비타민 A 유도체, 화학 박피술, 레이저요법	피부 보호
육안검사, 배양, 혈액검사	압박 제거, 상처 제거, 항생제, 통증 관리, 건강 식이, 근육 경련 완화, 세심한 상처 치료	2시간마다 환자자세를 조정, 특수한 지지 표면을 사용, 피부의 상태를 보호하고 모니터링, 적절한 영양 섭취, 금연
육안검사, X-선 촬영	피부의 딱딱한 부위를 면도 또는 절제, 약물이나 수술로 제거, 뼈가 튀어나온 부위를 수술로 제거	손을 보호하기 위해 장갑을 착용, 신발과 양말이 잘 맞는지 확인, 문지르지 말기, 뼈의 이상부위를 외과적으로 교정, 손과 발을 촉촉하게 유지

질환	병인	징후와 증상
화상 (burns)	열, 방사선, 햇빛, 화학, 전기	1도: 붉고 부어오르고 아픔 2도: 매우 붉고 물집이 생기고 아픔 3도: 흰색 또는 갈색으로 건조하고 가죽 모양, 화상부위에 통증이 없음 4도: 까맣고 검게 탄 것 같음, 가피 있음, 화상부위에 통증이 없음
저체온증, 동상 (hypothermia, frostbite)	냉기 또는 물에 장시간 노출	저체온증: 떨림, 차갑고 창백한 피부, 조정력 상실, 방향감각 상실, 심장박동과 호흡 및 혈압의 감소, 의식 소실 동상: 화끈거림, 무감각, 얼얼함, 가려움 또는 손상받은 부위의 냉감, 감각상실, 수포, 조직 괴사

진단	치료	예방
육안검사	1도: 없음 2도: 항생제 크림, 진통제 3도: 정맥 수액, 항생제, 진통제, 외과적 괴사조직 제거술, 이식술 4도: 수술, 이식술, 절단	열, 방사선, 햇빛, 화학물질 및 전기에 과도한 노출을 피함
저체온증: 체온 동상: 육안검사, 영상 기술	저체온증: 재가열 동상: 재가열, 진통제, 정맥 수액, 괴사조직 제거술, 절단, 조직 플라스미노겐 활성제, 파상풍 백신, 항염증제, 수치료	저체온증: 옷은 날씨에 적절하게 느슨하게 여러 겹, 모자, 옷을 마른 채로 유지, 금주 동상: 옷은 날씨에 적절하게 느슨하게 여러 겹, 옷을 마른 채로 유지, 금연, 술과 약물 금지

연습문제

비판적 사고를 위한 사례

1. 4살 된 여자아이가 코 아래와 뺨에 꿀 색깔의 딱지가 있는 붉은 병변이 있다. 그녀의 어머니에 따르면 병변은 감기에 걸린 직후에 나타났다고 한다. 검사 중에 의사는 그 소녀의 림프절이 여전히 부어 있다는 것에 주목했다. 진단은 무엇인가? 원인은 무엇인가? 치료법은 무엇인가?
2. 25세 남성이 심한 완선(jock itch)을 호소하고 있다. 검사 중에 의사는 그의 음경에 있는 도드라진 병변과 사타구니에 있는 빨간 원형 패치를 관찰했다. 환자는 일시적으로 호텔에 살고 있었으며, 위생은 열악했다. 이 발진의 가능한 원인은 무엇인가? 어떤 진단검사를 하여야 하는가?
3. 39세의 여성이 봄과 여름에 하루에 수 시간 동안 테니스를 치고 귀에서 피가 나는 병변을 발견했다. 가능한 진단은 무엇인가? 어떤 진단검사를 하여야 하는가?
4. 15세의 Jeremy에게는 심한 여드름이 있다. 그의 엄마에 따르면 Jeremy의 여드름은 너무 늦은 밤까지 TV 시청과 냉동 피자 그리고 체다 팝콘 때문이라고 주장한다. 어떤 요인이 여드름의 원인이 되는가? 어떤 치료법을 사용할 수 있는가? 여드름을 예방할 수 있는가?
5. Dudley는 입가에 작고 통증이 있는 소포가 있다. 진단은 무엇인가? Dudley는 어떻게 감염되었는가? 어떤 치료법을 사용할 수 있는가?
6. Leylah는 더 좋은 몸매를 갖기 위해 체육관에 가입했다. 그녀는 체육관에서 운동을 한 이후에 그녀의 한쪽 발바닥에서 짙은 반점과 함께 딱딱하고 두꺼운 피부 패치들을 발견하였고, 통증이 심했다. 진단은 무엇인가? 원인은 무엇인가? 치료법은 무엇인가?

객관식

1. 작고 융기된 고름이 차 있는 병변은 __________이다.
   a. 반점(macule)
   b. 구진(papule)
   c. 결절(nodule)
   d. 소포(vesicle)
2. 피부의 변색된 부분은 __________이다.
   a. 결절(nodule)
   b. 반점(macule)
   c. 두드러기(wheal)
   d. 낭종(cyst)
3. 액체 또는 반액체 물질로 채워진 주머니는 ________이다.
   a. 결절(nodule)
   b. 낭종(cyst)
   c. 두드러기(wheal)
   d. 반점(macule)
4. 피부의 가장 바깥층은 __________이다.
   a. 표피(epidermis)
   b. 피하조직(subcutaneous tissue)
   c. 진피(dermis)
   d. 각질(keratin)
5. 창백할 때 피부는__________으로 보인다.
   a. 파란색
   b. 빨간색
   c. 흰색
   d. 갈색
6. ___________는(은) 진피 아래에 있고 피부와 기저 구조물을 연결한다.
   a. 표피(epidermis)
   b. 진피(dremis)
   c. 피하조직(subcutaneous tissue)
   d. 각질층(stratum corneum)

7. 피부의 단단하고 융기된 부위를 ___________(이)라고 한다.
   a. 농포(pustules)
   b. 반점(macule)
   c. 구진(papule)
   d. 결절(nodule)

8. 모낭염(folliculitis)은 ___________의 염증이다.
   a. 피지샘(sebaceous glands)
   b. 땀샘(sweat glands)
   c. 모낭(hair follicles)
   d. 종기(furuncles)

9. 이감염증(Pediculosis)은 ___________감염이다.
   a. 기생(parasitic)
   b. 세균(bacterial)
   c. 바이러스성(viral)
   d. 곰팡이(fungal)

10. ___________는(은) 피부를 부드럽고 촉촉하게 유지시켜주고 머리카락이 부서지는 것을 막아주는 윤활제이다.
   a. 반점(macula)
   b. 각질(keratin)
   c. 피지(sebum)
   d. 두드러기(wheals)

참 / 거짓

_______ 1. 백선(tinea unguium)은 세균 감염이다.

_______ 2. 기저세포암(basal cell carcinoma)은 빠르게 전이된다.

_______ 3. 흑색종(melasma)은 멜라닌 소실로 피부에 흰 패치가 생긴다.

_______ 4. 지루성 피부염(seborrheic dermatitis)은 악성 종양이다.

_______ 5. 엉덩이는 욕창(pressure ulcers)이 생기는 가장 흔한 부위이다.

_______ 6. 자외선 각화증(actinic keratosis)은 피부암의 한 유형이다.

_______ 7. 백선(ringworm)은 바이러스성 감염이다.

_______ 8. 홍반(erythema)은 피부가 하얗게 되는 것이다.

_______ 9. 지루성 피부염(seborrheic dermatitis)의 원인은 특발성이다.

_______ 10. 주사(rosacea)는 곰팡이 감염이다.

빈칸 채우기

1. ___________는(은) 자외선으로부터 피부세포를 보호하는 피부 색소이다.

2. ___________는(은) 이가 옮기는 전염증이다.

3. ____________는(은) 표피 아래에 위치하고 콜라겐과 엘라스틴 섬유를 함유하는 섬유성 결합조직으로 구성되어 있다.

4. ____________는(은) 작고 국소적인 피부 융기로 종종 가려움증이 동반된다.

5. ____________는(은) 일반적으로 열악한 생활 조건과 관련된 전염성 진드기 피부병이다.

6. ___________는(은) 인설과 염증을 특징으로 하는 만성 피부병이다.

7. ___________는(은) 피부에 타격으로 인해 혈관이 손상되거나 파열된 경우에 발생한다.

8. ____________는(은) 작은 혈관으로 이루어진 양성종양으로 붉은색 또는 보라색 모반을 형성한다.

9. ___________는(은) 멜라닌 소실로 피부에 흰 패치를 초래한다.

10. ____________는(은) 발바닥과 발가락 사이의 인설과 균열을 만든다.

부록 A

용어풀이

21세염색체(trisomy 21) 염색체 21번의 사본이 2개가 아닌 3개인 상태; 다운증후군을 유발

B 세포(B cell) 체액 면역을 하는 림프구

C-반응단백질 검사(C-reactive protein test) 체내의 일반적인 염증 수준을 측정

DNA 복구 유전자(DNA repair genes) 관리유전자라고도 함; 정상적인 DNA 복제 과정에서 오류를 복구하는 역할

T 세포(T cell) 세포 매개 면역을 하는 림프구

가려움증(pruritus) 많은 피부질환에 수반되는 가려움증

가족성 고콜레스테롤혈증(familial hypercholesterolemia) 저밀도 지질단백질 수용체를 발현하는 유전자의 돌연변이로 나타나는 상염색체 우성 질환

가족성 폴립증(familial polyposis) 소장에 수많은 용종이 생기는 유전 질환

각기병(beriberi) 티아민 결핍; 마른 각기, 습성 각기, 뇌 각기, 베르니케 코르사코프 증후군을 포함

간균(bacilli) 막대기 모양의 세균성 세포

간비대(hepatomegaly) 간이 비대함

간성혼수(hepatic coma) 간 질환의 가장 마지막 단계에 나타나며, 혈액내 암모니아의 축적이 뇌에 독성 효과를 나타내며 사망을 초래하기도 함

간암종(hepatocarcinoma) 간의 암

간질(epilepsy) 무작위로 발생하는 조절할 수 없는 뇌의 방전

간헐파행(intermittent claudication) 정맥 순환이 제대로 되지 않아서 아래쪽 다리에 통증, 무감각, 피로가 생기는 것

갈락토오스혈증(galactosemia) 상염색체 열성 유전으로 우유에 있는 락토스(lactose)에서 파생된 당인 갈락토오스를 포도당으로 전환하는 효소가 결핍된 것

갈색세포종(pheochromocytoma) 부신의 신경내분비 종양

감각이상(paresthesia) 신경 손상으로 무감각, 타는 느낌, 따끔거림

감마아미노부티르산(gamma-aminobutyric acid, GABA) 다양한 정신 질환, 수면, 감정, 행동과 관련된 억제성 신경전달물질

감염(infestations) 벌레와 비슷한 동물인 기생충이 관련된 감염

감염성 질환(infectious diseases) 병원성 미생물로 생기는 질환

갑상선자극호르몬(thyroid-stimulating hormone, TSH) 갑상선 호르몬 생성을 자극하는 호르몬

갑상선종(goiter) 갑상선의 비대

개시(initiation) 특정 물질, 화합물, 방사선, 발암성 바이러스에 의해서 DNA가 변해 세포에 유전적 변화가 생기는 암의 첫 번째 단계

객혈(hemoptysis) 혈액이 기침으로 나옴

거미정맥(spider veins) 피부 표면에 가까운 작고 조밀하고 붉은 정맥 망

거인증(gigantism) 소아에서 성장호르몬이 과 분비한 결과

거짓남녀중간몸(pseudohermaphrodites) 성별이 모호한 사람. 중성이라고도 함

건강(health) 인체가 정상적으로 중요한 기능을 하고 있는 상태

건락-(caseous) 결핵에서 폐 조직이 연하고 치즈처럼 나타나는 특징

건선(psoriasis) 팽창과 염증이 특징인 만성 피부 질환

검역(quarantine) 감염 위험 기간이 지날 때까지 건강한 사람과 감염되었을 수도 있는 사람을 분리하는 것

게실(diverticula) 점막층이 점막 아래의 근육층을 밀어내면서 형성된 작은 주머니

게실염(diverticulitis) 게실의 염증. 대개 결장이나 소장에서 발생

게실증(diverticulosis) 결장이나 소장에서 확장된 주머니

격리(isolation) 감염성 질환이 전파하지 않게 감염된 사람을 병원이나 집에서 다른 사람과 접촉하지 않도록 하는 것

결막(conjunctiva) 눈꺼풀의 안쪽 면과 안구의 앞쪽 부위를 덮고 있는 막

결핵(tuberculosis, TB) 체내의 거의 모든 부분에 영향을 줄 수 있지만 폐에 가장 흔하게 감염되는 전염병으로 잠재적으로 치명적임

결핵결절(tubercles) 결핵에 감염된 조직이 섬유화와 석회화하면서 치유되어 수개월 또는 수년 동안 세균이 벽을 만들어서 생긴 병변

겸상적혈구빈혈(sickle cell anemia) 헤모글로빈이 비정상적으로 변형되어 낫 모양의 적혈구가 만들어지는 상염색체 열성 유전 장애

경동맥(carotid artery) 목에서 뇌로 혈액을 운반하는 동맥

경막외(epidural) 경막과 두개골 사이의 출혈

경막외(extradural) 경막과 두개골 사이의 출혈

경막하(subdural) 경막 아래의 출혈로 뇌에서 동맥보다는 큰 정맥의 출혈로 생김

경화증(cirrhosis) 간세포와 조직이 만성적으로 파괴되면서 울퉁불퉁한 결절로 재생되는 것

경부–(cervical) 목이나 목에 관련된 용어

경색(infarct) 기관이나 어떤 부분에 혈류가 부족해서 조직이 죽은 것으로 예를 들어 관상 동맥이 막혔을 때 심장 혈관이 영향받을 수 있음

경직성 결장(spastic colon) 설사와 경련이 있는 결장의 기능적 상태로 과민성 결장이라고도 함

경화(sclerosis) 조직이 비정상적으로 딱딱해지는 것

경화요법(sclerotherapy) 치질이나 식도정맥류와 같은 질병을 치료하기 위해 경화제나 딱딱해지는 물질을 사용하는 것

고밀도지단백질(high–density lipoproteins, HDL) 트리글리세이드를 가장 적게 가지고 있는 가장 작은 지단백질 입자; 좋은 콜레스테롤

고양이울음증후군(cri du chat syndrome) 5번 염색체 단완 결실로 생기는 유전병; 명명은 이 질환을 가진 유아가 고양이처럼 우는 특징에서 기원함

고칼륨혈증(hyperkalemia) 혈액에 칼륨이 과다함. 근육이 약해지고 심정지가 올 때까지 심박수를 느리게 만들 수 있음

고칼슘혈증(hypercalcemia) 혈액에 칼슘이 과다함

고혈당증(hyperglycemia) 혈액에 포도당이 과다함

고혈압(hypertension) 혈압이 높음

고혈압전단계(prehypertension) 지속적으로 높은 정상 혈압; 고혈압의 위험이 높음

고환염(orchitis) 고환의 염증

골격근(skeletal muscle) 뼈에 부착된 횡문근으로 의식적으로 조절할 수 있음

골관절염(osteoarthritis) 관절염의 가장 흔한 형태로, 노화에 따르는 만성 질환으로 보통 한 쪽 관절에 영향을 줌

골다공증(osteoporosis) 뼈의 다공성이 증가함

골막(periosteum) 뼈 표면을 덮는 섬유성 결합조직으로 혈관의 밀도가 높음

골모세포(osteoblasts) 뼈 내에서 뼈 조직을 형성하는 세포

골반염증질환(pelvic inflammatory disease, PID) 자궁, 난관, 그 외 기타 생식기관의 감염

골세포(osteocytes) 뼈 조직에서 성숙한 세포

골수강(medullary cavity) 팔과 다리의 긴 뼈에서 발견되는 강으로 주로 지방으로 구성된 노란 골수로 차 있음

골수단핵구백혈병(myelomonocytic leukemia) 악성단핵구의 골수성 백혈병 유형

골수성(myelogenous) 골수에서 기원한 백혈병의 유형

골수염(osteomyelitis) 뼈의 염증으로 특히 골수강과 해면골 공간에서 골수가 영향받음

골연화증(osteomalacia) 성인에게 비타민 D가 부족해서 생기는 뼈 질환으로 결과적으로 뼈가 연화됨

골육종(osteogenic sarcoma) 뼈의 원발성 암

골종(osteoma) 가장 흔한 뼈의 양성종양

과다활동(hyperactive) 분비선이 분비물을 과도하게 만드는 상태

과민(hypersensitivity) 항원에 대한 과도한 면역반응

과민대장증후군(irritable bowel syndrome) 설사, 변비, 복통, 가스 등이 있는 결장의 기능적 상태

관내강(lumen) 혈관이나 장처럼 안쪽이 비어 있는 기관의 안쪽 공간

관상동맥조영술(coronary arteriography) 혈관의 움직임을 촬영하기 위해 관상동맥으로 조영제를 선택적으로 주입하는 방법

관절강직(ankylosis) 뼈 말단부에 상처 조직이 뼈로 변하여 다른 뼈와 붙게 되어 굳게 됨

관절염(arthritis) 관절의 염증

광견병(rabies) 뇌와 척수의 감염병으로 감염된 동물의 타액, 소변, 대변으로 전파하는 바이러스로 생김

광물코르티코이드(mineralocorticoids) 체내의 염분 균형을 조절하는 스테로이드 호르몬 그룹

광선각화증(actinic keratosis) 전암성 피부 상태

괴사(necrotic) 혈류가 부족해서 조직이 죽은 것

괴저(gangrene) 죽은 조직에 세균이 감염되고 파괴하는 상태

괴혈병(scurvy) 비타민C 결핍으로 생기는 질환

교모세포종(glioblastomas) 매우 악성이며 빠르게 자라는 뇌의 종양

교착시키다(agglutinate) 항원-항체 반응의 결과로 생기는 응괴나 응집이 되는 것

구개수구개인두성형(uvulopalatopharyngoplasty, UPPP) 목구멍에서 과도한 조직(목젖과 인두)을 제거해서 기도를 넓히는 시술

구균(cocci) 구형 세균 세포

구내염(stomatitis) 종종 세균이나 곰팡이로 입 안쪽에 생기는 염증

구루병(rickets) 보통은 비타민 D의 결핍으로 생기는 유아나 어린이에게서 나타나는 질환으로 뼈가 제대로 골화되거나 굳지 않는 것

구진(papule) 피부의 단단하고 높은 부분(pimple, 뾰루지)

구충(hookworm) 장에서 기생하는 회충

국소장염(regional enteritis, Crohn's disease) 청년(특히 여성)에게 주로 영향을 미치는 장의 염증성 질환

굳은궤양(chancre) 매독에 감염되었을 경우 초기단계에 나타나는 성기부위의 궤양

궤양(ulcer) 피부나 인체의 다른 막 표면에서 침식된 부분

균사체(mycelia) 영양소 흡수에 특화된 곰팡이의 필라멘트

그람염색(Gram stain) 세균을 식별하기 위한 염색 기법

그렁거림(stridor) 고음의 호흡음

그레이브스병(Graves' disease) 갑상선 항진의 가장 흔한 형태

근시(myopia) 이미지의 초점이 망막보다 앞에 맞춰져 있어서 멀리 있는 물체가 흐릿하게 보이는 시각적 결함

근위축성 축삭 경화증(amyotrophic lateral sclerosis, ALS) 운동신경계의 만성, 말기 퇴행성 질환; 루게릭병이라고도 알려짐

근육퇴행위축(muscular dystrophy, MD) 평활근 단백질의 장애

근전도(electromyogram, EMG) 근육과 신경 질환을 진단하기 위해 사용하는 검사 절차

근종(myoma) 평활근이나 불수의근에 생기는 근육의 종양

글로빈(globin) 헤모글로빈의 단백질 성분

글루카곤(glucagon) 췌장에서 분비하는 호르몬으로 인슐린과 길항작용을 하며 정상보다 혈당 수준이 떨어졌을 때 분비됨

글루코코르티코이드(glucocorticoids) 탄수화물, 지질 및 단백질 대사 조절에 관여하는 스테로이드 호르몬 그룹

글리코겐(glycogen) 간과 근육에 저장하는 포도당의 형태

급성(acute) 갑자기 시작되어 짧은 기간 지속되는 질환

기관(trachea) 후두와 폐를 연결해주는 관 구조. 기관(windpipe)이라고도 함

기관절개술(tracheotomy) 기도에 구멍을 뚫어 기도를 유지하기 위한 응급 시술

기관지(bronchi) 기관에서 폐로 이어지는 관으로 된 통로

기관지염(bronchitis) 기관지의 염증; 급성 혹은 만성이 가능함

기관지확장증(bronchiectasis) 기관지 관이 약해지고 확장됨

기능성 폐색(functional obstructions) 유기적인 변화는 없는 상태

기면(lethargy) 졸음 또는 에너지 부족 상태

기미(melasma) 얼굴, 특히 뺨 부분의 어두운 피부 부위

기억세포(memory cells) 감염에 대한 반응으로 만들어진 림프구로 체내에 남아 있으면서 추후에 동일한 항원의 감염에 대비함

기저세포암종(basal cell carcinoma) 천천히 자라면서 대개는 전이하지 않는 종양

기저핵(basal ganglia (basal nuclei)) 자세 조절 및 무의식적인 움직임을 조절하는 대뇌 백질 내의 신경세포체

기흉(pneumothorax) 흉부나 흉막 공간에 공기나 가스가 모인 것으로 폐의 부분적 혹은 전체 허탈을 유발할 수 있음

긴장(strains) 과도한 스트레칭 혹은 사용으로 건이나 근육이 찢어져 당겨진 상태

나선균(spirilla) 나선 모양의 세균 세포

난관염(salpingitis) 난관의 염증

난시(astigmatism) 눈의 각막에 불규칙한 곡률이 있거나 수정체가 불규칙적으로 생긴 것

난원공(foramen ovale) 심장의 오른쪽에서 왼쪽으로 바로 연결되는 작은 구멍으로 태아에서 기능을 하지 않는 폐를 우회하게 함

난포자극호르몬(follicle-stimulating hormone, FSH) 난자와 정자를 만드는 것을 자극함

낭성섬유뼈염(osteitis fibrosa cystica) 섬유성 결절, 낭종, 다공성 석회질화 뼈를 특징으로 하는 뼈 질환

낭성섬유증(cystic fibrosis) 모든 외분비선에 영향을 주는 질환으로 대개 어린이에게 영향함

낭종(cyst) 대개는 유해하지 않은 안쪽에 액체가 있는 주머니나 캡슐

내독소(endotoxin) 세균이 만든 강력한 독소로 치명적인 쇼크를 유발할 수 있음

내분비선(exocrine glands) 외분비선(exocrine glands) 점액, 땀 그리고 소화효소를 분비하는 외부 분비선

내생포자(endospores) 거친 환경 상황에 대응하기 위해 세균이 만든 구조물

내시경(endoscope) 소화기계의 안쪽 표면을 볼 수 있게 렌즈, 조명 시스템, 속이 빈 튜브로 구성된 기구

내시경(endoscopy) 카메라와 외과적 도구인 내시경(endoscope)이 달린 유연한 튜브를 사용하여 영상화하는 기법

내시경경화요법(endoscopic sclerotherapy) 식도정맥류 같은 혈관을 경화제로 밀봉하기 위해 식도 등에 수축식 바늘을 유도해 주는 방법

내인인자(intrinsic factor) 위에서 생성되며 비타민 B_{12}를 소장에서 혈류로 이동시키는 데 관여함

냉동수술(cryosurgery) 극도로 차갑게 하여 피부와 종양을 얼려서 파괴하는 기술

노르에피네프린(norepinephrine) 교감신경계의 신경전달물질

녹각석(staghorn calculus) 신장결석이 너무 커져 신우를 채워 소변의 흐름을 차단하는 것

농가진(impetigo) 주로 영아와 어린이에게 영향하는 세균성 피부감염으로 급성이며 전염성이 높음

농뇨(pyuria) 신장파열로 농양과 고름이 신우에 들어가서 소변에서 나타나는 상태

농포(pustule) 고름으로 채워진 작고 돌출한 병변

뇌-(cerebral) 뇌에 관한 용어 특히 대뇌 반구 관련

뇌동맥류(cerebral aneurysm) 뇌에 있는 동맥벽이 약해지고 확장한 것

뇌염(encephalitis) 바이러스 감염으로 생기는 뇌와 수막의 염증

뇌졸중(stroke) 뇌혈관 안에 피떡이 만들어지거나 뇌출혈이 생긴 것

뇌척수-(cerebrospinal) 뇌와 척수에 관한 용어; 뇌척수액이 뇌와 척수를 채우고 있음

뇌척수염(encephalomyelitis) 뇌와 척수의 급성 염증

뇌파검사법(electroencephalography, EEG) 뇌파를 기록하는 것

뇌하수체(hypophysis) pituitary gland라고도 함. 두 부분으로 나눠져 있고 각각은 별도의 선으로 작용함

뇌하수체항진(hyperpituitarism) 뇌하수체 호르몬의 과다분비 상태로 성장호르몬을 과다 방출하게 하여 사춘기의 정상적인 뼈 닫힘을 늦춤

누두(infundibulum) 뇌하수체와 시상하부 위쪽을 연결하는 것

니트로글리세린(nitroglycerin) 관상동맥을 이완시켜 적절한 혈류가 흐르도록 해주는 약물

다뇨(polyuria) 희석된 소변이 과도하게 만들어지는 것

다래끼(stye) 눈꺼풀에 있는 기름선의 급성 감염으로 눈꺼풀이 빨갛고 부드럽게 돌출한 것; 맥립종 참고

다모증(hirsutism) 여성의 얼굴에 모발이 과도하게 생기는 것

다식증(polyphagia) 극심한 배고픔

다운증후군(Down syndrome) 인지장애를 동반하는 염색체 장애; 21번 염색체라고도 함

다음다갈증(polydipsia) 극심한 갈증

다인자(multifactorial) 질환이나 질병이 여러 가지 요인이나 원인을 갖는 것으로 유전자, 환경, 행동적인 것이 함께 작용하여 나타나는 것

다지증(polydactyly) 상염색체 우성 유전 장애로 여분의 손가락과 발가락이 있음

다형체(polymorphs) 침입물질이나 손상에 대항하는데 특화된 백혈구

단백뇨(albuminuria) 소변에 알부민 혈장단백질이 나타나는 것

단백열량부족증(kwashiorkor) 조기 단유로 인한 단백질 열량의 영양실조

단순자반(purpura simplex) 멍이 잘 드는 상태

단핵구(monocyte) 세균과 손상된 조직을 둘러싸는 백혈구의 유형

담관성 간경화(biliary cirrhosis) 담낭염으로 간의 담관이 파괴됨

담관성(biliary) 담낭이나 담관에 관한 용어

담낭염(cholecystitis) 담낭의 염증

담낭절제술(cholecystectomy) 외과적 담낭 제거

담석(biliary calculi) 담석(gallstone); 주로 콜레스테롤, 빌리루빈, 칼슘으로 구성

담석증(cholelithiasis) 담석이 있거나 만들어지는 것

담즙(bile) 지방소화를 위해 간에서 분비하는 물질; 물, 담즙산염, 콜레스테롤과 빌리루빈으로 구성

당뇨(glycosuria) 소변에서 포도당이 과도하게 나타나는 상태로 당뇨병의 주요 징후

당뇨병(diabetes mellitus) 베타세포가 인슐린을 분비하지 못하거나 표적세포가 인슐린에 반응하지 않는 내분비 질환

당뇨신장병(diabetic nephropathy) 당뇨로 생기는 신장 질환

대동맥 협착(aortic stenosis) 대동맥으로 가는 판막이 좁아짐

대동맥(aorta) 체내에서 가장 큰 동맥; 심장에서 다른 동맥으로 혈액을 보냄

대립형질(alleles) 쌍이 될 수 있는 유전자의 형태

대상포진(shingles) 수두 바이러스, 헤르페스가 유발하는 신경세포의 급성 염증

대상포진후신경통(postherpetic neuralgia) 헤르페스 바이러스 감염 이후에 신경의 염증과 통증

대음순(labia majora) 질의 바깥쪽 가장자리

대장창냄술(colostomy) 대장의 일부를 복벽 쪽으로 인위적인 구멍을 만들어 대변이 밖으로 배출될 수 있도록 하는 것

대전정선(greater vestibular glands) 질 입구 양쪽에 있는 선으로 성교시 윤활액을 분비함

대정맥(venae cavae) 인체에서 가장 큰 두 개의 정맥: 상체의 탈산소화된 혈액을 심장으로 돌려보내는 상대정맥과 하체의 탈산소화된 혈액을 심장으로 돌려보내는 하대정맥

데옥시리보핵산(deoxyribonucleic acid, DNA) 세포에서 합성하는 단백질의 청사진

델타세포(delta cells) 췌장에서 소마토스타틴을 분비하는 세포

도움T세포(helper T cells) 혈장세포의 항체 생산과 식균작용을 자극하고 세포독성T세포와 자연살해세포를 자극하는 세포

도파민(dopamine) 신경전달물질

도플러심초음파(doppler echocardiography) 움직이는 혈관 외벽을 영상화하기 위해 사용하는 초음파기계; 혈액의 속도를 측정하고 경동맥 협착 정도를 확인할 수 있음

독성쇼크증후군(toxic shock syndrome, TSS) *Staphylococcus aureus* 감염이 유발하는 잠재적으로 치명적인 질병

돌연변이원(mutagens) X선, 초음파, 다양한 화학물질을 포함하여 돌연변이율을 증가시키는 원인이 되는 물질을 말하며 예를 들면 흡연으로 인해 폐에 영향하는 화학물질

동맥경화(arteriosclerosis) 혈관, 특히 동맥이 점점 굳는 것

동맥관개존증(patent ductus arteriosus, PDA) 흔한 선천심장병 중의 하나로 동맥관이 열려 있어 혈액이 대동맥에서 폐로 흘러가 폐동맥에 과부하를 일으킴

동맥내막절제술(endarterectomy) 동맥에서 막힌 부분을 치료하기 위해 혈관 내부의 두꺼운 부분을 제거하는 외과적 시술

동맥류(aneurysm) 혈관벽이 약해져서 나타나는 혈관의 부분적 확장

동맥혈가스(arterial blood gases, ABGs) 혈액 내 산소, 이산화탄소, 중탄산염, pH를 알아보기 위해 하는 혈액검사

동방결절(sinoatrial node) 심장의 박동조율기로 심장의 심방 가장 위쪽에 있는 작은 패치 같은 조직으로 심박동을 시작함

동형접합(homozygous) 특정 유전자의 동일한 두 가지 대립유전자를 가진 사람

두근거림(palpitations) 불규칙한 심장 박동

두드러기(urticaria) 피부의 혈관이 알레르기 항원에 반응해서 나타남

두배수체(diploid) 각 염색체가 두개 사본을 만드는 체세포의 유전적 상태. 생식세포(난자와 정자)를 제외한 모든 세포는 두 배수체임

디스트로핀(dystrophin) 골격 단백질로 뒤시엔느 근육병에서 결핍

디에틸스틸베스트롤(diethylstilbestrol, DES) 1950년대와 1960년대 초에 자연유산을 예방하기 위해 사용한 합성 호르몬

라이증후군(Reye's syndrome) 바이러스에 감염되었던 어린이들에게 종종 나타나는 잠재적으로 치명적인 신경계 질환

레닌(renin) 체내에서 혈압을 조절하기 위해 안지오텐시노겐을 안지오텐신으로 변환하는 효소로 세포에서 분비함

레이노병(Raynaud's disease) 손가락이나 발가락의 작은동맥이나 세동맥이 수축하는 상태. 단독으로 발생하면 레이노병이라고 하고 다른 상태와 함께 발생하면 이차레이노병이라고 함

로돕신(rhodopsin) 망막의 간상세포에서 빛을 흡수 하는 안료

루푸스(lupus) 피부, 관절, 심장, 폐, 혈액, 신장, 뇌를 포함한 인체의 여러 부위에 영향하는 만성 자가면역질환

류마티스인자(rheumatoid factor) 류마티스관절염과 관련된 항체

림프구(lymphocytes) T림프구와 B림프구를 포함하는 백혈구의 유형

림프성(lymphocytic) 골수와 림프절에서 모두 발견되는 림프성 줄기세포의 암으로 인한 백혈병의 유형

림프절종대(lymphadenopathy) 림프절이 비대하는 것

림프종(lymphoma) 림프계의 암

마르팡증후군(Marfan syndrome) 결합조직과 피브린 단백질 코드화하는 유전자 기능에 문제가 있는 상염색체 우성 유전질환

마비성장폐색증(paralytic obstructions) 연동운동이 줄어들어 장 내용물이 나아가는 것을 막음

만성-(chronic) 오래 지속하거나 자주 재발하는 질병을 설명하는 말

만성궤양성대장염(chronic ulcerative colitis) 기원을 알 수 없는 결장의 심각한 염증

만성신장병(chronic kidney disease) 신장기능이 장기적이고 비가역적으로 감소하는 상태로 신부전이 될 수 있음

만성폐쇄성폐질환(chronic obstructive pulmonary disease, COPD) 공기의 흐름이 제한되는 특징이 있는 질환으로 완벽하게 되돌릴 수는 없지만 예방이나 치료가 가능

말기(terminal) 결과적으로 사망에 이름

말단비대(acromegaly) 성인에서 성장호르몬의 과도한 분비로 발생

말초혈관질환(peripheral vascular disease) 동맥경화 또는 비관상동맥의 동맥경화를 의미함

망상(delusions) 실제 일어나는 일이나 인물에 대한 잘못된 믿음

망상적혈구(reticulocyte) 적혈구 발달의 후기 단계

망울요도샘(bulbourethral glands) 성적 흥분이 있을 때 투명한 액체를 요도로 분비하여 성교시 윤활유 역할을 하고 요도에 남아 있는 소변을 중화시킴

매개곤충(vectors) 병원성 미생물을 인간에게 전염시키는 동물

매개물(fomite) 병원체를 운반하고 전달할 수 있는 무생물이나 물질

매독(syphilis) 매독균(*Treponema pallidum*)이 유발하는 성매개 감염

맥립종(hordeolum) 눈꺼풀 피지선의 감염; 다래끼(stye)

머리백선증(tinea capitis) 두피 백선. 하나 또는 그 이상의 반점처럼 머리카락이 빠지고 검은 점 같은 양상, 염증 및 소양증이 함께 나타날 수 있음

메니에르병(Meniere's disease) 균형감각이 상실되는 내이의 상태

면역(immunity) 질병에 저항하는 신체의 능력

면역글로불린(immunoglobulin) 항체

모낭염(folliculitis) 황색포도구균(*Staphylococcus aureus*)으로 생기는 모낭의 표면 세균 감염

모반(nevus) 멜라닌 세포에서 만들어지는 작고 어두운 색 피부

모세관(capillaries) 세동맥과 세정맥을 연결하는 얇은 혈관; 조직과 산소와 이산화탄소를 교환하는 장소

목젖(uvula) 혀 뿌리 위쪽 연구개에 매달려 있는 부드러운 구조물

무기폐(atelectasis) 폐 조직 일부나 전체가 허탈

무뇨증(anuria) 소변 형성이 완전히 멈춤

무월경(amenorrhea) 월경이 없는 것

무위산증(achlorhydria) 위에서 위산(염산)이 분비되지 않는 상태

무정자증(aspermia) 사춘기 이전 남성에서 성선자극호르몬 결여로 인해 정자가 형성되지 않거나 방출되지 않는 것

무좀(tinea pedis) 발백선증(athlete's foot)이라고도 함. 발바닥과 발가락 사이의 비늘과 균열

무형성(aplasia) 구조나 조직의 결여를 초래하는 발달 장애

물쇄석술(hydrolithotripsy) 환자가 물속에 잠긴 상태에서 음파진동을 이용하여 신장결석을 분쇄하는 시술

물요관증(hydroureters) 신장 위쪽이 폐쇄되어 위쪽 요관이 확장한 상태

미생물총(microbiota) 인체와 관련된 정상 미생물 집단

민감결장(irritable colon) 설사와 경련을 일으키는 결장의 기능 장애

바소프레신(vasopressin) 뇌하수체 후엽에서 분비하는 두 종류의 호르몬 중의 하나로 항이뇨호르몬이라고도 함

반상출혈(ecchymoses) 피부와 점막에 생기는 출혈성 점으로 변색을 유발

반성유전(sex-linked inheritance) 성염색체로 전파하는 질환

반점(macule) 피부가 변색하는 것; 주근깨라고도 함

발기부전(impotence) 성교시 발기하거나 충분히 발기를 유지할 수 없음

발기장애(erectile dysfunction, ED) 성교시 발기하거나 충분히 발기를 유지할 수 없음; 발기불능(impotence)이라고도 함

발바닥사마귀(plantar warts) 발바닥에 생기는 통증이 있는 사마귀

발병기전(pathogenesis) 질병이나 비정상적인 상태의 원인이나 근원과 발달

발생(outbreak) 제한된 지역에서 예상하지 못한 수의 질환이 갑자기 발생하고 사라짐

발생률(incidence) 특정 인구 집단에서 특정한 질환이 새롭게 발생하는 비율

발성장애(dysphonia) 쉰 목소리

발암물질(carcinogens) 암을 유발하는 인자나 물질

발작(seizures) 신경계 활동이 조절되지 않아서 운동 활동이 조절되지 않는 것

방광경(cystoscope) 방광 내부의 관찰이 용이하도록 만든 내시경(조명이 있는 기구)

방광경검사(cystoscopy) 방광경을 이용해서 요도와 방광을 보고 진단하는 절차

방광류(cystocele) 방광이 질 안으로 이동한 것

방광염(cystitis) 방광의 염증. 보통 방광 감염이라고 함

방귀(flatus) 장의 가스

방추형(fusiform) 양쪽 끝이 점점 가늘어지는 관 형태; 동맥류의 유형

배뇨(micturition) 배뇨 반사

배뇨장애(dysuria) 통증이 있는 배뇨

백내장(cataracts) 눈의 수정체가 혼탁해져 초점이 흐려진 것

백반증(vitiligo) 멜라닌이 없어져 생기는 피부의 하얀 반점

백색동공(leukocoria) 망막에서 비정상적인 흰색 반사

백색증(albinism) 멜라닌이 형성되지 않는 상염색체 열성 질환, 흰 머리카락, 창백한 피부와 분홍색 눈을 야기함

백선(tinea) 버짐(ringworm)이라고도 하는 표피의 곰팡이 감염

백선코퍼스(tinea corpora) 몸에 생기는 백선. 붉은색 테두리와 더 선명한 중심이 있는 고리 모양의 발진

백신(vaccine) 면역 반응을 자극하는 낮은 용량의 죽거나 비활성화된 세균이나 바이러스

백혈구(leukocytes) 백혈구

백혈구증가증(leukocytosis) 백혈구가 많이 만들어지는 것

백혈병(leukemia) 골수가 비정상적인 백혈구를 많이 만들어내는 백혈구암

범유행-(pandemic) 세계적으로 여러 지역에서 크게 전염병이 확산된 것

베르니케뇌병증(Wernicke's encephalopathy) 뇌질환으로 종종 만성적 알코올 중독과 관련 있으며 환자가 정신적으로 혼동되고 진전섬망으로 고생함

베타 사람 융모성 생식샘자극호르몬(beta human chorionic gonadotropin) 임신 중 분비되는 호르몬

베타세포(beta cells) 췌장의 내분비선에서 인슐린을 분비하는 세포

변형(transformation) 하나의 조직이 다른 조직으로 변하는 것

변형독소(toxoid) 면역반응을 자극하는 화학적으로 변형된 독소

변형뼈염(osteitis deformans) 뼈가 커지거나 기형이 되는 특징이 있는 만성 질환; 파제트병(Paget's disease)이라고도 함

별아교세포종(astrocytoma) 성장이 느린 뇌의 양성종양

병리학(pathology) 질환에 관한 학문, 특히 질환으로 인해 구조와 기능이 변화하는 것에 대한 학문

병리학자(pathologist) 질환으로 인한 변화를 해석하고 진단하는 의사

병변(lesion) 비정상적인 조직 구조나 기능. 상처, 손상, 병적 상태의 결과로 나타날 수 있음

병원내(nosocomial) 병원직원, 절차, 장비에 관한 용어

병원내감염(nosocomial infections) 의료진, 절차, 또는 장비로 전파한 감염성 질환

병원소(reservoirs) 병원체가 나오는 곳으로 잠재적인 질환의 출처

병원체(pathogen) 질환을 일으키는 미생물

병인(etiology) 병의 원인

보우만주머니(bowman's capsule) 사구체 모세관이 들어 있는 주머니; 사구체주머니라고도 함

보통사마귀(common warts) 회갈색의 거칠고 둥그런 모양의 사마귀

복강경검사(laparoscopy) 최소 침습 수술로 복부에 작은 절개를 가하여 이 부분에 가느다란 복강경을 삽입해 여성 생식기관 또는 복강내 다른 기타 장기를 관찰, 사진으로 기록하는 검사법

복막염(peritonitis) 복강 내벽의 염증. 수많은 세균이 있는 소화 내용물이 복강 내에 들어올 때 생김

복막투석(peritoneal dialysis, PD) 신부전의 치료; 복강에 액체를 넣어 혈액에서 대사성 노폐물을 끌어들이고 생리적 균형을 맞춤

복부 대동맥 동맥류(abdominal aortic aneurysm) 복부에 있는 대동맥 벽이 약해지고 확장한 것

복수(ascites) 간 질환으로 복강에 축적되는 체액

본태고혈압(essential hypertension) 원인을 알 수 없는 고혈압

본태떨림(tremor) 떨림, 특히 손이 영향받음

봉와직염(cellulitis) 피하조직까지 이어진 피부의 심한 염증

부갑상선호르몬(parathormone) 부갑상선에서 분비하는 호르몬

부갑상선호르몬(parathyroid hormone, PTH) 혈액에서 칼슘 농도를 올림

부고환염(epididymitis) 부고환의 염증

부서지기 쉬운(friable) 쉽게 부서지는 결절 또는 증식

부신성 남성화증(adrenal virilism) 신생물이 테스토스테론을 분비하는 부신에서 발생할 때 여성이 이차적 남성 특징들이 발현되는 것

부신성기증후군(adrenogenital syndrome) 남성호르몬이 과도하게 분비되어 발생하는 부신항진증의 형태

부신피질자극호르몬(adrenocorticotropic hormone, ACTH) 코르티코스테로이드 분비를 자극하는 호르몬

부정맥(arrhythmia) 정상적 심장박동 리듬의 변이

부종(edema) 혈장이 조직으로 누출되어 부음

분문괄약근(cardiac sphincter) 식도와 위 사이의 근육으로 된 통로

불안장애(anxiety disorders) 과도하게 공포와 불안을 느끼는 정신 장애

불완전마비(paresis) 뇌 기능의 유기적 손실과 관련된 일반적인 마비; 치료하지 않으면 사망함

비경구(parenteral) 입과 직장 이외의 경로(장내 경로)를 통해서 전달하는 것. 비경구 전달의 예로 영양이나 약물을 정맥을 통해 주입하는 것을 들 수 있음

비대(hypertrophy) 기관이 비정상적으로 커짐

비대심근병(hypertrophic cardiomyopathy) 심장이 비대하는 특징이 있는 장애

비만(obesity) 지방조직에 비정상적인 지방이 축적되는 영양장애

비만성-저환기증 증후군(obesity-hypoventilation syndrome) 과체중이나 비만으로 기도폐색이 일어나 수면 중 무호흡이 재발하는 상태; 피크위크 증후군이라고도 함

비분리(nondisjunction) 난자와 정자같은 생식세포가 만들어질 때 두 개의 염색체가 분리되지 않은 것

비브리오(vibrios) 쉼표 모양의 세균 세포

비장비대(splenomegaly) 비장이 비대함

비장절제술(splenectomy) 비장을 외과적으로 제거

비전염성의(noncommunicable) 인간이 직접 전파하지 않는 감염성 질환

비특이면역(nonspecific immunity) 출생할 때부터 있는 면역으로 어떤 항원이라도 단기간 즉각적인 대응을 하게 해줌

비호지킨림프종(non-Hodgkin's lymphoma) 림프구의 암

빈맥(tachycardia) 심박동 수가 분당 100회거나 그 이상; 빠른 심박동

빈혈(anemia) 산소를 운반하는 헤모글로빈의 감소로 나타나는 상태

빈호흡(tachypnea) 호흡속도가 빠름

빌름스종양(Wilms' tumor) 아주 어린아이에게 발생하는 신장의 악성종양

빌리루빈(bilirubin) 헤모글로빈이 분해될 때 생성하는 색이 있는 안료

뼈형성(ossification) 뼈 조직이 만들어지는 과정

사구체(glomerulus) 네프론의 사구체낭 내부에 있는 모세혈관의 덩어리

사구체신염(glomerulonephritis) 네프론의 사구체 염증으로 일반적으로 이전에 연쇄상구균감염이 선행함

사구체주머니(glomerular capsule) 네프론의 사구체 모세관을 둘러싼 구조물

사람면역결핍바이러스(human immunodeficiency virus, HIV) AIDS의 원인 물질; 레트로 바이러스-유전정보를 DNA가 아닌 RNA로 전달함

사망률(mortality) 특정한 시간이나 장소에서 질병으로 인한 사망자 수

사시(strabismus) 눈이 교차됨

산욕기(puerperium) 출산 후 자궁내막이 열려 있어 특히 감염에 취약할 수 있는 기간

산증(acidosis) 산 생산으로 체내의 pH가 낮아지는 상태

산후유방염(puerperal mastitis) 유방의 세균 감염

산후패혈증(puerperal sepsis) 출산이나 유산 후 자궁내막의 감염

삼요드티로닌(triiodothyronine) 갑상선 호르몬

삼천판막(tricuspid valve) 우심방과 우심실 사이의 덮개가 3개 있는 판막

상염색체(autosomes) 46개의 염색체 중 44개의 염색체를 일컬음. 쌍으로 이루어진 염색체 중 22개는 어머니에게 받고 나머지는 아버지에게 받음. 상염색체는 성염색체(allosomes 이라고도 한다)을 제외한 모든 염색체임

상염색체열성소질(autosomal recessive trait) 아버지와 어머니에게 받은 염색체가 둘 다 있을 때만 자식이 그 소질을 물려받는 특성

상염색체우성소질(autosomal dominant trait) 아버지와 어머니에게 받은 염색체 한 쌍 중 하나만 있어도 자식이 그 소질을 물려받는 특성

샅백선증(tinea cruris) 샅진균증(Jock itch)이라고도 함. 소포가 있는 붉은 고리처럼 생긴 부위

색전(emboli) 순환하는 피떡

색전증(embolism) 피떡이 순환하는 상태

생검(biopsy) 작은 조직 표본을 외과적으로 제거하여 이상이 있는지 현미경으로 검사하는 절차

생식기 사마귀(genital warts) 인유두종바이러스가 유발하는 성매개 감염

생식기헤르페스(genital herpes) 헤르페스 단순 바이러스 유형 II로 유발되는 성매개 감염

생체외 연구(*in vitro* research) 살아 있는 대상자에 대한 연구와는 달리 실험실에서 하는 연구로 정상적인 생물학적 환경에서 일부 유기체를 분리하여 연구하며 시험관내 연구라고도 함

서맥(bradycardia) 분당 심박수가 60회 또는 그 이하; 심박수가 느림

선암종(adenocarcinoma) 암성 선 종양

선종(adenoma) 선조직의 양성종양으로 종종 유방, 갑상선과 장관의 점액선에서 발병

선천성질환(congenital disorders) 출생 시 또는 그 직후 나타나는 질환이지만 유전이나 염색체 문제가 아닌 것

선하수체(adenohypophysis) 뇌하수체의 앞 부분

섬모충(ciliates) 머리카락처럼 생긴 섬모로 움직이는 원생동물

섬유낭병(fibrocystic disease) 유방에 액채로 채워진 덩어리가 많이 형성되는 것

섬유선종(fibroadenomas) 유방에서 가장 흔한 양성종양

섬유죽상판(fibrous atheromatous plaques) 동맥을 좁히는 지질 덩어리와 흉터 조직

성교통(dyspareunia) 통증이 있는 성교

성선자극호르몬(gonadotropins) 성적 발달과 기능을 조절하는 뇌하수체 전엽 호르몬

성염색체(sex chromosomes) 개인의 생물학적 성별을 결정하는 X와 Y 염색체

성장호르몬(growth hormone, GH) 단백질 합성과 뼈와 조직 성장을 촉진하는 호르몬

세균(bacteria) 핵이 없는 단순한 구조로 이루어진 단세포 유기체

세기관지(bronchioles) 폐포와 기관지를 연결하는 평활근으로 쌓인 작은 연조직

세동(fibrillation) 심실과 같은 근육섬유가 떨리거나 자연스럽게 조절되지 않게 수축

세동맥(arterioles) 수축과 이완을 할 수 있는 가장 작은 동맥

세동제거기(defibrillator) 정상적인 심장 박동이 회복하도록 전기 충격을 주는 기계

세정맥(venules) 큰 정맥에서 모세혈관으로 혈액을 보내주는 가장 작은 정맥

세포독성T세포(cytotoxic T cells) 감염되거나 비정상 세포를 인식하고 제거하는 세포

세포매개면역(cell-mediated immunity) 비정상세포, 이식 조직과 기관, 세포내 병원체에 대한 식세포와 T세포의 면역반응; 특수한 세포에서 항체가 작용하는 체액면역과는 대조적

세포벽(cell walls) 세포막을 감싸는 단단한 유기물질층

세포자멸사(apoptosis) 계획된 세포 죽음

소낭(saccular) 풍선 모양의 동맥류

소독(disinfection) 감염이나 오염의 위험을 줄이는 것

소마토스타틴(somatostatin) 글루카곤와 인슐린 분비를 억제하는 호르몬

소모성 응고병증(consumptive coagulopathy) 파종성 혈관내 응고라고도 하는 혈관내 피떡이 증가하는 상태

소모증(marasmus) 기아와 같은 이유로 인한 단백질 열량 영양 실조

소변검사(urinalysis) 소변 검체를 물리적, 화학적, 현미경적으로 검사하는 간단한 진단 방법

소생술(resuscitation) 심근경색이 있는 환자에게 호흡을 보조하거나 호흡이 돌아오게 하는 것

소음순(labia minora) 질의 안쪽 가장자리

소화성궤양(peptic ulcers) 위와 소장의 궤양으로 일부는 펩신이라는 위에서 분비되는 단백질분해효소 때문에 생김

손발톱백선증(tinea unguium) 손톱 곰팡이. 흰색 반점으로 나타나서 점점 손톱이 갈색으로 변함; 손톱이 두껍고 갈라짐

손발톱주위사마귀(periungual warts) 발톱이나 손톱 주위의 사마귀. 이 사마귀는 경계가 고르지 않고 거침

쇄석술(lithotripsy) 초음파 진동으로 신장결석을 부수는 시술; 환자는 시술 시 물에 들어가지 않음

쇼그렌증후군(Sjögren's syndrome) 신체의 외분비선에 영향하는 만성적이고 진행이 느린 자가면역질환

수동면역(passive immunity) 동물에서 이미 형성된 면역 혈청에서 얻어진 항체를 투여함으로써 질환의 예방 또는 치료에 도움을 주는 것을 말함. 지속시간은 짧지만 즉시 반응함

수두증(hydrocephalus) 뇌에서 뇌척수액이 축적된 것

수막(meninges) 척수와 뇌의 섬세한 신경 조직을 보호하는 덮개

수막류(meningocele) 이분척추의 한 종류로 척수가 아닌 수막이 돌출한 것

수막염(meningitis) 뇌와 척수를 덮는 처음 두 개의 수막에 생기는 급성 염증

수막종(meningioma) 뇌 주변의 막에서 생기는 양성종양

수막척수류(meningomyelocele) 이분척추의 한 종류로 수막과 척수 신경이 돌출한 것; 신경요소들이 주머니쪽으로 돌출되어 갇혀 있는 형태로 적절한 배치와 발달이 제대로 되지 않음

수신증(hydronephrosis) 요로폐쇄로 인해 신장에서 만들어진 소변을 모으는 깔때기가 극도로 확장된 상태

수의근(voluntary muscle) 의식적으로 조절할 수 있는 뼈에 붙어 있는 평활근

수직전파(vertical transmission) 한 세대에서 다음 세대로 전달되는 감염성 질환

수초(myelin) 감각과 운동 신경섬유를 절연시키기 위해 덮인 지질

수축(systole) 심장이 수축하여 혈액을 펴 올리는 심장박동 기간

수축기-(systolic) 수축에 관한 용어, 심장주기에서 수축하는 단계

수평전파(horizontal transmission) 감염성 질환이 감염된 사람에서 민감한 사람에게 바로 전해지는 경로

수포(vesicle) 작고 물로 차 있는 주머니(물집)

술(fimbriae) 난관 바깥쪽 끝에 손가락처럼 생긴 것으로 난자를 관 안으로 끌어들임

스텐트(stent) 동맥에 외과적으로 삽입하는 단단한 구조로 동맥 개방 상태를 유지함

스퍼스(spurs) 비정상적인 새로운 뼈가 생기는 침상체

스피로헤타(spirochetes) 코르크 모양의 세균 세포

승모판(mitral valve) 좌심방과 좌심실 사이의 판막 두 개의 덮개로 구성되며 판막이 닫힐 때 두 덮개는 서로 만남

승모판막 협착증(mitral stenosis) 심장의 승모판의 입구가 너무 좁거나 판막이 너무 굳거나 서로 붙었을 때 생김

시상하부(hypothalamus) 뇌하수체 위쪽에 있는 체내 항상성의 중심; 뇌하수체 호르몬의 분비뿐만 아니라 갈증, 체온 그 외 기타 기능을 조절함

식도염(esophagitis) 산 역류로 생기는 식도의 염증

식도정맥류(esophageal varices) 식도의 정맥류

식욕부진(anorexia) 식욕을 잃는 것

신경뇌하수체(neurohypophysis) 뇌하수체의 후엽

신경성방광(neurogenic bladder) 비뇨기계 신경이 제대로 작용하지 못해서 방광이 가득 찼을 때 소변이 새어나올 수 있는 상태

신경성쇼크(neurogenic shock) 혈관 긴장도 감소로 전반적으로 혈관이 확장하면서 일어나는 상태

신경성식욕부진(anorexia nervosa) 실제로는 저체중일 때도 스스로 과체중이라고 생각하는 장애. 먹는 것, 음식, 체중 조절을 강박적으로 함

신경성폭식(bulimia nervosa) 극단적인 과식과 과식을 보상하기 위해 구토, 하제 사용, 금식, 심한 운동등을 주기적으로 반복하는 것

신경세포(neuron) 신경세포

신경아교종(glioma) 신경아교조직이나 신경아교세포의 육종

신경전달물질(neurotransmitter) 신경세포 사이의 시냅스에서 통신하는 화학전달물질

신고대상병(notifiable diseases) 의사가 질병관리본부에 보고해야하는 감시 대상 질환

신부전(renal failure) 신장 질환의 마지막 단계로 신장 기능이 완전히 없어지는 것

신생물(neoplasm) 세포 성장이 조절되지 않아서 생기는 비정상적인 세포 성장

신선암(콩팥세포암종, hypernephroma) 신장의 암종; 신장이 비대하고 결국은 파괴됨

신우(renal pelvis) 신장과 요관이 만나는 부분; 집합관에서 만들어진 소변은 여기에서 비워짐

신우신염(pyelonephritis) 신장과 신우의 화농성 염증

신우염(pyelitis) 요관과 신장의 교차점인 신우의 염증. *E. coli*나 고름을 만드는 다른 세균이 유발함

신장단위, 네프론(nephron) 신장의 기능적 단위

신장투석(kidney dialysis) 신부전의 치료; 혈액에서 대사성 노폐물을 제거하고 생리적 균형을 맞춰주는 것

신종감염병(emerging infectious disease) 새로운 감염이나 흔하지 않았는데 발생률이 증가하는 감염

실금(incontinence) 뇌나 척수의 병변으로 괄약근 조절이 되지 않아 소변이나 대변을 보유하고 있을 수 없음

실사마귀(filiform warts) 입, 코, 수염 주변의 사마귀. 이 사마귀의 색깔은 주변 피부색과 같음

실신(syncope) 뇌로 공급하는 혈액이 부족해서 기절하는 것

실어증(aphasia) 언어 상실

심근(myocardium) 심장 방 벽에 있는 심장의 근육

심근경색증(myocardial infarction) 심장마비

심내막(endocardium) 심장의 방을 감싸는 부드럽고 섬세한 막

심내막염(endocarditis) 심장 내부의 염증

심리학(psychology) 인간 행동에 관한 학문

심실부정맥(ventricular arrhythmia) 심실 수축 리듬이 불규칙함

심실세동(ventricular fibrillation) 조절되지 않는 충동이 심장의 심실에 퍼져 심실이 수축하지 않고 경련하거나 떨리게 되는 부정맥

심실위부정맥(supraventricular arrhythmia) 불규칙한 심장 박동이 심장박동조율기인 동방결절이나 그 위쪽에서 시작하는 것

심잡음(heart murmurs) 판막 결합이 있음을 나타내는 심장에서 나오는 특징적인 소리

심장막(pericardium) 심장을 감싸는 이중으로 된 막

심장-(cardiac) 심장에 관한 용어

심장차단(heart block) 심근경색과 같은 손상으로 심방에서 심실로의 전도가 차단되어 결과적으로 심박동과 심전도가 변화됨

심장카테터삽입(cardiac catheterization) 산소 함량과 압력 측정을 위한 표본을 위해 적합한 혈관으로 심장에 카테터를 삽입하는 시술

심장판막기능부전(valvular insufficiency) 판막구멍이 너무 커서 역류를 막지 못하는 상태

심전도(electrocardiogram, ECG) 심장 활동을 전기적으로 기록하는 것으로 관상동맥질환, 심근경색, 판막질환과 일부 선천성 심장 질환을 진단하는 데 참고함

심초음파(echocardiography) 고주파 음파를 이용해서 심장 구조의 크기, 모양, 움직임을 검사하는 비침습적 절차(초음파 심전도)

심폐소생술(cardiopulmonary resuscitation, CPR) 희생자가 의료서비스를 받을 수 있을 때까지 숙련된 사람이 흉부를 리듬감 있게 압박하고 기도로 숨 쉴 수 있도록 해주어 심장과 폐를 보조해주는 것

심혈관조영술(angiocardiography) 심혈관계에 조영제를 주입하여 심장과 대혈관의 X선을 촬영하는 기법

십이지장(duodenum) 소장의 첫 번째 구역; 위에서 소화한 물질을 받음

십이지장궤양(duodenal ulcers) 염산을 과도하게 분비하고 *Helicobacter pylori* 감염으로 생기는 소장의 궤양

아나필락시스(anaphylaxis) 아나필릭시스쇼크 상태. 혈압이 떨어지고 기도가 수축되어 생명을 위협하는 상태

아나필락시스쇼크(anaphylactic shock) 부적절한 혈액 수혈 경우처럼 심한 항원-항체 반응에 의해 유발되는 심각한 염증 반응

아드레날린(adrenalin) 교감신경계의 호르몬; 아나필락시스 치료에서 필수적으로 사용되며 응급 상황시 자가 주사할 수 있음

아메바형(amoeboid) 위족으로 이동하는 원생동물의 한 종류

아밀라아제(amylase) 탄수화물을 분해하는 소화효소

아세틸콜린(acetylcholine) 부교감신경계의 신경전달물질

아토피피부염(atopic dermatitis) 가장 흔한 습진 유형; 다른 천식이나 건초열 같은 다른 아토피(알르레기) 상태와 빈번하게 연관되는 만성 피부 질환

아포(spores) 알레르기를 유발할 수 있는 미세한 곰팡이 생식구조

악성(malignant) 종양이 성장하고 퍼지면서 주변 조직에 침범하고 전이하거나 몸의 다른 부분으로 퍼지는 경향이 있는 것

악성빈혈(pernicious anemia) 비타민 B_{12} 결핍으로 생기는 빈혈

악액질(cachexia) 악성종양이 빠르게 자라나 약해지고 여위는 상태; 암, 후천면역결핍증후군, 결핵과 같은 만성질환으로 나타나기도 함

악화(exacerbation) 만성질환에서 징후와 증상이 다시 일어나 아주 심해지는 기간

안구돌출(exophthalmos) 그레이브스병(Graves'disease)의 대표적 특징으로 안구가 앞쪽으로 돌출되어 있는 상태

안구진탕(nystagmus) 무의식적으로 일어나는 빠른 안구운동, 다발성경화증의 특징

안드로겐(androgen) 남성의 성호르몬

알도스테론(aldosterone) 부신피질에서부터 나오는 주요 호르몬으로서 신장에서 나트륨이 잔류하고 칼륨을 분비하는 작용을 함

알레르기(allergy) 항원에 대한 과도한 면역반응

알레르기접촉피부염(allergic contact dermatitis) 알레르기 항원과 접촉으로 생기는 피부의 국소염증

알츠하이머병(Alzheimer's disease) 치매의 가장 흔한 원인; 서서히 기억과 사고가 파괴되는 비가역적이고 진행성인 뇌질환

알파 세포(alpha cells) 내분비 췌장에서 글루카곤을 분비하는 세포

알파-태아-단백(alpha-feto-protein) 임신 중 태아에 의해서 생성되는 혈청 단백질, 성인에서 다양한 암과 함께 발견되기도 함

암종(carcinoma) 상피세포, 피부 그리고 신체의 강을 싸는 점막 또는 유방, 간, 췌장과 같은 선조직에 영향하는 암 유형.

압박경화요법(compression sclerotherapy) 고농도 염분 용액을 정맥의 특정 부위에 주사하여 정맥류를 치료하는 방법

야뇨증(nocturia) 밤에 배뇨하는 것. 특히 과도하게 하는 경우

양성(benign) 암이 아닌 신생물 또는 종양

양성전립선비대(benign prostatic hyperplasia, BPH) 전립선의 비대

양수천자(amniocentesis) 양수를 채취한 태아의 세포로 유전병을 검사하는 진단검사

얕은연조직염(erysipelas) 피부 표면의 세균 감염

에디슨병(Addison's disease) 부신피질 호르몬의 분비가 적어서 발생

에리트로포이에틴(erythropoietin) 신장에서 합성되는 호르몬으로 적혈구 성장을 촉진하는 작용을 함

에스트로겐(estrogen) 여성의 성호르몬

에피네프린(epinephrine) 아미노산 사슬로 만들어진 호르몬과 신경전달물질

엔도르핀(endorphins) 아미노산으로 만들어지는 자연적인 분자물로 뇌와 척수의 특수한 수용체에 결합하여 통증 전달을 차단함. 모르핀과 다른 오피오이드 진통제에 반응하는 수용체와 동일한 수용체임

엔케팔린(enkephalins) 뇌에서 자연적으로 만들어지는 분자물로 뇌와 척수의 특수한 수용체에 결압하여 통증 전달을 차단함. 모르핀과 다른 오피오이드 진통제에 반응하는 수용체와 동일한 수용체임

여린X증후군(fragile X syndrome) 정신지체와 관련된 성 연관 질환. X염색체의 장완이 부서지거나 약해진 것으로 식별할 수 있음

여성 절정감 장애(female arousal–orgasmic dysfunction) 여성에서 성욕이나 반응이 부족한 것

여성형유방증(gynecomastia) 유방이 비대해지는 상태

역류(reflux) 위에서 산이 들어 있는 내용물이 역류하여 식도의 염증을 유발하는 것

역류(regurgitation) 위 내용물이 식도로 들어가는 것

역학(epidemiology) 질환의 발생, 전염, 관리를 연구하는 것

연골무형성증(achondroplasia) 태아의 연골 형성 결함이 일어나는 상염색체 우성 장애

연골발육부전증(achondroplastic dwarfism) 연골 형성에 결함이 있어 뼈 발육에 문제가 있는 병

연동(peristalsis) 소화관에서 음식을 앞쪽으로 보내는 근육수축

연쇄구균(streptococci) 귀, 인후, 피부, 심장 판막의 감염과 관련된 세균 유형

연하곤란(dysphagia) 삼키기 어렵거나 통증이 있음

열공탈장(hiatal hernia) 식도와 위가 만나는 부위 근처에서 횡격막을 통해서 윗부분이 돌출한 것

열성(recessive) 형질이 동형접합인 사람에게만 나타나는 것을 설명하는 용어. 대립유전자라고 불리는 해당 유전자의 사본(각각 아버지와 어머니에게서 온 것)이 같아야 형질이 나타남. 만약 그 사람이 그 대립유전자에 대한 변형이 하나만 있을 때 (아버지나 어머니에게 하나만 받았다면) 형질이 나타나지 않음.

염색체(chromosome) 사람세포에서 발견되는 DNA 분자. 사람은 23쌍로 된 46개의 염색체가 있음

염좌(sprain) 발목 인대가 손상되는 것과 같이 관절이 조이거나 뒤틀린 것의 결과

영양(nutrient) 필수적인 세포 과정에 필요한 음식에서 나온 화합물

영양실조(malnutrition) 영양소가 제대로 공급되지 않아 적절하게 성장하고 발달하는 데 필요한 에너지 저장과 조직 질량이 감소되는 것

예후(prognosis) 질병의 예측 과정 및 결과

옥시토신(oxytocin) 자궁수축, 모유 분비, 전립선 분비물 배출을 자극함

옴(scabies) 일반적으로 열악한 생활환경과 관련된 기생 진드기 피부 질환

완화(remission) 만성질환의 주기 중에서 징후와 증상이 가라앉는 시기

요관(ureter) 신장에서 방광으로 소변이 지나가는 근육으로 된 관

요관주머니(ureterocele) 방광 주위의 요관 입구가 주머니처럼 이완을 한 것

요도(urethra) 소변을 방광에서 밖으로 배출하기 위한 하나로 된 관

요도염(urethritis) 요도의 염증

요독증(uremia) 혈액의 독성 상태; 최종 결과는 신부전

요로결석 또는 요결석(urinary calculi or uroliths) 소변에 있는 특정 염분이 침전물을 만들고 크기가 커지면서 생기는 돌로 주로 신장에서 만들어짐

요붕증(diabetes insipidus) ADH 결핍으로 생기는 질환

요소(urea) 간에서 만들어지는 질소가 들어 있는 노폐물

요역동학 검사(urodynamic testing) 방광과 요도가 소변을 얼마나 잘 저장하고 배출하는지 사정하는 것

요추-(lumbar) 허리(요추)에 관한 용어

요추천자(lumbar puncture) 뇌척수액을 검사하고 얻기 위해서 L4 근처의 척추 또는 요추 부위에 안쪽이 비어 있는 바늘을 삽입하는 시술; 척추천자(spinal tap)라고도 함

욕창(pressure ulcer) 압력이 계속 있는 부분, 보통은 뼈가 돌출되어 있는 부분 같은 곳에 생길 수 있으며 이 부위에 혈액 공급이 감소해서 세포와 조직이 죽음

용해하다(lyse) 세포를 파괴하는 것

용혈(hemolysis) 적혈구의 파열

용혈성구균(hemolytic streptococci) 목, 피부, 귀, 심장 판막의 감염을 포함한 다양한 감염성 질환을 일으키는 세균의 유형

용혈시키다(hemolyze) 적혈구 파열의 원인

우성(dominant) 유전되었을 때 발현하는 유전자

운동완만증(bradykinesia) 움직임이 느려짐

원발성부신부전(primary adrenal insufficiency) 부신피질호르몬이 적게 분비되는 결과

원주(casts) 소변 안에 있는 응고된 단백질과 혈액으로 만들어진 작은 관형 입자로 현미경으로 관찰됨

원추생검(cone biopsy) 자궁경부에서 비정상조직의 원추형 돌기를 제거하고 현미경으로 검사하는 절차

월경과다(menorrhagia) 월경을 하는 동안 출혈이 과다하거나 너무 오랫동안 지속하는 것

월경전불쾌장애(premenstrual dysphoric disorder) 월경 이전에 주기적으로 증상이 나타나는 우울증의 하위 범주

월경전증후군(premenstrual syndrome, PMS) 생리주기와 관련된 감정적, 신체적, 행동적 증상

월경통(dysmenorrhea) 통증이 있거나 힘든 월경

웨스턴블롯(western blot) 환자의 조직 표본의 항원을 탐지하기 위해서 해당하는 항원의 항체를 이용하여 분석하는 기법

위경검사법(gastroscopy) 위내시경 끝에 있는 카메라로 위 내부를 촬영하여 검사하는 방법

위궤양(gastric ulcers) 위의 궤양

위식도역류병(gastroesophageal reflux disease, GERD) 산성 위 내용물이 식도로 역류

위염(gastritis) 아스피린, 과도한 커피, 담배, 알코올 또는 감염과 같은 자극제로 인한 위장 염증

위족(pseudopodia) 식균작용에서 세포막이 확장되는 것

위축(atrophy) 기관의 크기나 기능이 줄어듦

위축성-(atrophic) 퇴화하고 소모성인 상태

유기적 폐쇄(organic obstructions) 장에서 내용물이 지나가는 것을 막음

유뇨증(Enuresis) 침구, 의복, 그 외 기타 부적절한 장소에서 자발적으로나 혹은 비자발적으로 배뇨하는 배뇨장애; 소아 야뇨증(bed-wetting)이라고도 함

유두종(papilloma) 피부 또는 안쪽 점막에서 돌출되어 덩어리로 자라는 상피종양. 폴립이라고도 함. 예를 들어 사마귀가 있음

유문괄약근(pyloric sphincter) 위에서 소장으로 음식이 지나가는 부분에 있는 괄약 근육

유문협착증(pyloric stenosis) 장의 선천성 폐색

유방절제(mastectomy) 유방을 외과적으로 제거하는 것으로 보통 암 때문에 함

유방촬영술(mammography) 유방조직의 작은 초기 암도 감지할 수 있는 진단적 X선

유병률(prevalence) 주어진 시간에 특정 질환에 영향을 받는 인구 집단의 비율

유양돌기염(mastoiditis) 공기가 들어차 있는 측두골 유양돌기의 염증

유전자(genes) 염색체에서 발견되며, 하나의 유전자가 하나의 단백질 합성에 관여함

유전출혈모세혈관확장증(hereditary hemorrhagic telangiectasia) 작은 혈관의 비정상적 확장으로 얼굴, 입술, 구강과 코 점막에 붉고 자주색의 병소가 나타남

유착(adhesions) 정상적으로는 분리된 기관이나 조직의 표면이 융합한 것

유행(epidemic) 특정 지역에서 질병이 비정상적으로 많이 발생

육종(sarcoma) 근육, 뼈, 연골과 같은 지지조직에 영향을 미치는 암의 종류

윤활낭(bursa) 관절 주위에 있는 액체 주머니로 움직일 때 마찰을 감소시킴

윤활낭염(bursitis) 윤활낭의 염증

융모막 채취법(chorionic villus sampling) 자궁경부를 통해 융모에서 세포를 떼어내어 하는 유전자검사

융모막암종(choriocarcinoma) 태반의 악성종양

음성되먹임기전(negative-feedback mechanism) 자극이 있으면 기능이 줄어드는 것. 예를 들어 순환 에스트로겐이 증가하면 난포자극호르몬 분비가 줄어듦

음핵(clitoris) 성적 흥분과 즐거움 기능이 있는 발기조직의 돌기

이감염증(pediculosis) 이에 감염됨

이뇨제(diuretic) 신장에서 물을 배설하게 하는 물질; 혈압을 낮추기 위한 약물로 투약 가능

이분법(binary fission) 세균이 반으로 나누어져 생식하는 과정

이분척추(spina bifida) 하나 이상의 척추가 융합하지 않아서 척추관에 열린 부분이 남아 있는 상태

이질(dysentery) 결장의 급성 감염, 대장염

이차고혈압(secondary hypertension) 1차 질환이나 장애(기저질환) 때문에 생기는 고혈압

이형접합(heterozygous) 특정 유전자의 두 가지 대립유전자를 가진 사람

이환율(morbidity) 질병의 발생률; 발생률 참고

인격장애(personality disorders) 고통이나 기능장애를 일으킬 수 있을 만큼 심각한 관계, 이해, 사고에 대한 상당히 깊이 있고 융통성이 없는 패턴

인대(ligament) 뼈와 뼈를 이어주는 섬유조직

인두(pharynx) 목구멍

인두성형술(pharyngeoplasty) 폐쇄성 수면 무호흡증을 완화하기 위해 목젖을 외과적으로 제거

인산염(phosphate) 세포 생리뿐만 아니라 뼈와 치아 구조에 필수적인 인을 함유한 화합물

인슐린 쇼크(insulin shock) 인슐린이 너무 많거나 충분히 식사하지 않았거나 과도하게 운동해서 불균형으로 생기는 저혈당 쇼크

인슐린(insulin) 혈액 내 당이 높아졌을 때 분비하는 호르몬

인유두종바이러스(human papillomavirus, HPV) 사마귀와 자궁경부암 대부분과 관련 있는 바이러스

인터페론(interferon) 감염되지 않은 주위 세포를 자극하여 바이러스 복제를 억제하는 물질을 만들도록 하는 물질

인플루엔자(influenza) 급성, 고전염성 호흡기 감염

일과성허혈발작(transient ischemic attack, TIA) 자기 교정이 가능한 작은 뇌졸중. 종종 실제 뇌졸중의 전조로 나타남

임신당뇨병(gestational diabetes) 임신 중에 발생하는 당뇨

임신입덧(hyperemesis gravidarum) 임신 동안에 구토를 과도하게 함

임질(gonorrhea) *Neisseria gonorrhoeae*가 유발하는 성매개 감염

입벌림장애(trismus) 파상풍으로 발생하는 근육연축이나 강직으로 턱을 벌릴 수 없는 것

자가면역(autoimmunity) 자기 조직이나 자기항원에 자가항체라고 불리는 항체를 만드는 것

자가항체(autoantibodies) 면역계가 스스로의 조직, 세포 또는 세포 구성요소에 만드는 항체

자간전증(preeclampsia) 이전에는 정상 혈압이었던 여성이 임신 20주 이후에 혈압이 증가하고 소변에 과도한 단백질이 나타나는 것

자간증(eclampsia) 임신성 고혈압을 치료하지 않았을 때 나타날 수 있는 경련과 혼수

자궁경검사(hysteroscopy) 자궁내막을 시각화하기 위해 사용

자궁경부(cervix) 질 안쪽으로 뻗어 있는 자궁의 좁은 부분

자궁내막증(endometriosis) 자궁의 내막조직이 다른 곳으로 들어가는 상태

자궁외임신(ectopic pregnancy) 자궁 이외의 조직(난관이 가장 흔함)에 수정란이 착상하는 것

자궁절제술(hysterectomy) 자궁의 외과적 제거

자궁출혈(metrorrhagia) 월경주기 사이에 출혈이 있거나 월경주기가 극도로 불규칙한 것

자궁탈출(uterine prolapse) 자궁이 골반강의 정상적인 위치에서 질 관쪽으로 떨어지거나 미끄러져 나온 것

자극호르몬(tropic hormones) 프로락틴, 성장호르몬, 부신피질자극호르몬, 황체형성호르몬, 난포자극호르몬, 갑상선자극호르몬; 다른 내분비선의 기능을 조절하기 때문에 자극호르몬이라고 총칭함

자기공명영상(magnetic resonance imaging, MRI) 기관과 조직을 영상화하기 위해 강력한 자기장 위에서 양성자를 이용하여 진단 영상을 만드는 기술

자색반(purpura) 피부 또는 점막 아래 조직의 작은 출혈

자연살해세포(natural killer cells) 세포막이 비정상적인 세포를 파괴하는 백혈구

자웅동체(hermaphrodites) 고환과 난소가 모두 있는 사람; 중성(intersex)이라고도 함

자유라디칼(free radicals) 세포를 손상시켜 질환을 유발하는 분자물

자폐스펙트럼 장애(autism spectrum disorders) 사고, 감정, 언어, 다른 사람들과의 관계에 문제를 일으킬 수 있는 복합적인 발달 장애의 범주

잠복감염(latent infection) 바이러스가 세포에 들어갔지만 복제하지는 않는 상태

잠복고환(cryptorchidism) 태아기 때 고환이 복강에서 음낭으로 내려가지 못한 것

잠혈(occult blood) 육안으로는 보이지 않지만 화학검사를 통해서 대변에 혈액이 있는 것을 확인하는 것

장미증(rosacea) 안명 홍반(발적)을 유발하는 염증성 피부 질환

장애(disorder) 신체나 정신의 기능적 이상

장염전(volvulus) 장이 꼬인 상태

장중첩증(intussusception) 장의 한 부분이 다른 부분으로 망원경처럼 들어가는 유기적 폐쇄의 유형

재발(relapse) 어떤 질환이 몇 주에서 몇 개월 동안 중단되었다가 다시 생김

재출현 감염병(reemerging infectious disease) 흔하지 않은 질환의 유병률이 증가하는 것

재향군인병(Legionnaire's disease) *Legionella pneumophila* 세균으로 감염되는 폐감염; 인플루엔자와 비슷한 증상이 특징

저밀도지질단백질(low-density lipoproteins, LDL) 트리글리세이드를 가지고 있는 큰 지질단백질; '나쁜' 콜레스테롤

저산소증(hypoxia) 이용가능한 산소가 적거나 혈류로 산소가 확산되는 것이 막혀서 혈중 산소가 감소한 것

저색소(hypochromic) 철분결핍으로 적혈구가 정상보다 더 밝게 보이는 상태

저알부민혈증(hypoalbuminemia) 알부민 결핍

저체온증(hypothermia) 차가운 공기나 물에 장기간 노출되어 체온이 비정상적으로 낮은 것

저혈량쇼크(hypovolemic shock) 체액 손실 결과로 나타남. 예를 들어 화상환자가 심한 출혈이나 혈장 손실 후 발생

저혈소판증(thrombocytopenia) 혈소판 질환으로 위장관, 비뇨 생식기 출혈, 심한 코피가 발생할 수 있음

저활동성(hypoactive) 활동을 적게 하는 것. 예를 들어 저활동성 선은 호르몬을 분비하지 않거나 부족한 양을 만드는 것을 의미함

적응행동(adaptive behavior) 일상적인 사회적 기술 및 실생활 기술을 사용

적혈구(erythrocytes) 적혈구(red blood cells)

적혈구생성(erythropoeisis) 흉골, 관골(볼기뼈), 늑골, 두개골과 같은 편평뼈의 붉은 골수에서 적혈구를 만드는 과정

적혈구용적률(hematocrit) 전혈과 적혈구 부피의 비율

적혈구침강검사(erythrocyte sedimentation test) 체내의 일반적인 염증 수준을 측정

전격성(fulminating) 빠르거나 심하게 발병하는 것

전립선(prostate gland) 정자의 움직임을 도와주고 남성의 요도와 여성의 질 안쪽의 산도를 중화할 수 있는 묽고 우윳빛의 액체를 분비하는 선

전립선염(prostatitis) 전립선의 염증이나 감염

전염성-(communicable) 전염병에 관한 용어로 인간에서 인간으로 전염하는 능력이 있는 것

전이(metastasis) 몸 안에 암이 퍼진 것

전조(aura) 간질성 발작이 일어나기 전에 나타나는 증상과 같은 경고 징후

전해질평형(electrolyte balance) 칼슘, 칼륨과 같은 전해질의 적절한 균형

점막(mucosa) 신체의 일부를 감싸고 점액이라고 하는 미끄러운 물질을 분비하는 촉촉한 조직. 과도한 코 점액을 분비하면 콧물과 충혈이 생길 수 있음

점상출혈(petechiae) 피부에서 파열한 작은 혈관에 의한 작은 적색 또는 자주색 반점

점액(mucus) 점막에서 분비하는 미끄러운 분비물; 걸쭉할 수도 있고 묽을 수도 있음

접촉전염성(contagious) 인간에서 인간으로 전염되는 감염성 질환

정낭(seminal vesicles) 남성의 방광 뒤쪽에 있는 선으로 정자에 영양을 공급하고 활성화시키는 걸쭉하고 노란 액체를 분비함

정맥신우조영술(intravenous pyelogram) 정맥으로 조영제를 주사하여 비뇨기계를 시각화하고 X선 검사를 하는 절차

정맥염(phlebitis) 정맥의 염증, 주로 다리에 영향

정맥혈전증(venous thrombosis) 정맥에 피떡이 있음

정상균무리(normal flora) 정상적으로 인체와 연관된 미생물

정세관(seminiferous tubules) 정자가 발달하는 고환 안에 있는 고도로 감겨 있는 관

정신건강(mental health) 정신과 감정이 견고한 상태로 정신장애가 없고 살아가는 데 필요한 것에 대해 적절히 조정할 수 있다는 것을 특징으로 함

정신병(psychosis) 현실과의 연결을 잃어버림

정신분열증(schizophrenia) 사람의 생각, 행동, 감정표현, 현실 인식, 다른 사람들과의 관계의 방식을 왜곡하는 정신 질환

정체(stasis) 혈전을 유발하거나 감염을 일으킬 수 있는 느린 혈류; 소변의 흐름이 느리면 신장결석이 만들어질 수 있음

제1형 당뇨(type 1 diabetes mellitus, T1DM) 당뇨는 고혈당이 생기는 질환임. 제1형 당뇨는 인슐린 생성을 못하거나 아주 조금하는 특징이 있음

제2형 당뇨(type 2 diabetes mellitus, T2DM) 몸이 인슐린 작용에 내성이 생기거나 포도당 정상 농도를 유지할만큼 인슐린을 분비하지 못하는 특징이 있는 당뇨

제자리(*in situ*) 그 위치에 있는 것; 주변 조직을 침범하지 않음

제한심근병(restrictive cardiomyopathy) 심장이 혈액을 뿜어내는 능력이 감소하는 것

조루(premature ejaculation) 전희 중 혹은 성교 시작 직후 사정

조울증(bipolar disorder) 감정, 기운, 활동 정도, 일상생활 업무수행 능력이 비정상적으로 변화하는 것; 극도의 우울감과 행복감이 번갈아서 나타남

조직학(histology) 세포에 대한 학문

종괴절제술(lumpectomy) 유방에서 종양만 외과적으로 떼어내는 것

종기(furuncles) 종기(boli)이라고도 하는 모낭의 깊은 감염

종양(tumor) 세포 성장이 조절되지 않아서 생기는 비정상적인 세포 성장

종양유전자(oncogene) 암성 형질 전환을 유발할 가능성이 있는 유전자

종양지표(tumor marker) 암환자의 혈액에서 발견하는 비정상적 농도나 물질로 암이 있는지 또는 질환의 정도를 감시하기 위해서 사용

주근깨(ephelides) 주근깨(freckles)

주요우울장애(major depressive disorder) 끝없는 절망감과 희망없음으로 정상적으로 기능하지 못하는 것

주의력결핍과다활동장애(attention-deficit/hyperactivity disorder, ADHD) 지속적으로 부주의하거나 과잉행동 양상을 보이는 특징이 있는 장애

죽상경화(atherosclerosis) 동맥벽 안쪽에 지방 물질이 쌓임

중성구(neutrophils) 침입한 물질이나 손상에 대항하는 백혈구

중성구감소(neutropenia) 순환하는 호중구나 백혈구가 감소하는 것

중증근무력증(myasthenia gravis, MG) 근육 피로를 특징으로 하는 자가면역 신경근육 장애로 휴식으로 나아지고 반복적으로 근육을 사용했을 때 더 진행함

중피종(mesothelioma) 신체 대부분의 내부 장기를 보호하기 위해 덮고 있는 막에 생기는 암

증상(symptoms) 통증, 어지러움, 가려움과 같이 환자가 인식하는 질환의 징후

증식(vegetations) 세균 피떡으로 구성된 작은 결절성 구조물로 판막 구멍의 덮개 모서리를 따라 형성

증진(promotion) 암 발생의 둘째 단계로 변화된 세포가 증식하거나 양성의 종양 형태를 띠는 것으로 이것은 정상처럼 보이는 조직이나 암으로 발전할 수 있음

증후군(syndrome) 특정 질환에서 함께 나타나는 징후와 증상 모음

지루각화증(seborrheic keratosis) 상피세포의 양성 성장; 노인에게서 가장 흔한 양성종양

지루피부염(seborrheic dermatitis) 피지선이 많이 분포한 머리와 몸통 부분에 주로 영향하는 만성 염증성 피부 질환

지방(adipose) 지방; 지방세포들이 쌓인 조직을 설명

지방선조(fatty streaks) 동맥 벽에 얇은 지질로 된 침전물

지방종(lipoma) 지방이나 지방조직에 생기는 종양

지속성기도양압(continuous positive airway pressure, C-PAP) 특수하게 설계한 마스크(코 전체를 덮거나 콧구멍을 덮는 형태)를 이용하여 공기가 기도로 들어가게 하는 것; 기도가 열린 상태를 유지하기 위해 흡입할 때 공기의 흐름이 충분한 압력을 갖도록 함

지적장애(intellectual disability) 지적 기능과 적응행동이 유의하게 제한되는 것

지주막하(subarachnoid) 두개골 골절로 인한 뇌막의 파열

지중해빈혈증(thalassemia) 헤모글로빈 분자가 적절하게 만들어지고 제대로 기능하기 위해 필요한 알파 또는 베타 사슬의 합성이 결핍된 유전성 혈액 장애 모음

지질단백질(lipoprotein) 수용성 지질 지방. 물과 섞이는 혈액 단백질을 포함함

지질분해효소(lipase) 지질이나 지방을 분해하는 소화효소

지혈(hemostasis) 혈류를 줄임

직장경(proctoscope) 의사가 결장 내벽을 관찰하기 위해 사용하는 조명이 달려 있는 안쪽이 비어 있는 관으로 만들어진 기구

직장탈출(rectocele) 직장의 앞쪽 벽이 질 쪽으로 부풀어 오름

진균증(mycoses) 진균으로 생기는 감염병

진단(diagnosis) 징후와 증상으로 질환이나 장애를 식별하는 과정

진성적혈구증가증(polycythemia vera) 적혈구 농도가 증가함

진전섬망(delirium tremens) 장기간 과음으로 생기는 의료적 응급상황; 과음하다가 중단하면 생길 수 있음

진탕(concussion) 낙상 또는 머리의 강한 충격으로 인한 신경계의 일시적인 장애

진통제(analgesics) 통증을 줄이는 약물

진행(progression) 암 발달의 세 번째 단계

질분비물(leukorrhea) 백색의 악취가 나는 질 분비물

질편모충(trichomonas vaginalis) 성교를 통해 전염될 수 있는 기생충; 질염의 원인 물질

질편모충증(trichomoniasis) *Trichomonas vaginalis*가 유발하는 성매개 감염

질확대경검사(colposcopy) 외음부, 질, 자궁경부를 확대하여 보는 진단 절차

질환(disease) 구조나 기능이 정상에서 벗어나 중요한 기능을 방해하거나 바꾸는 것

징후(signs) 비정상적인 맥박이나 열처럼 신체검사에서 관찰되는 질환의 객관적인 증거

창백(pallor) 창백한 피부

창자병증 말단피부염(acrodermatitis enteropathica) 아연의 흡수 장애를 초래하는 희귀한 상염색체 열성 질환

척수류(myelocele) 이분척추 중 가장 심각한 유형

척주전만증(lordosis) 하부척추가 비정상적으로 굽은 것. 굽은 등(swayback)이라고도 함

척주측만증(scoliosis) 척추가 옆쪽으로 구부러진 것

척주후만증(kyphosis) 상부척추가 비정상적으로 굽은 것으로 때로는 굽은 등, 곱사등이, 혹등이라고 하기도 함

천골(sacral) 천골에 관한 용어. 척추 끝 부분의 융합된 뼈

천공(perforation) 장이나 위벽을 뚫는 궤양으로 갑작스럽고 강한 복통을 유발함

천명(wheezing) 폐에 있는 관이 좁아져 호흡이 힘들어지면서 나는 소리

천식(asthma) 염증을 일으키는 여러 가지 자극원이 폐의 기관지 가지들이 반응하는 상태

청색증(cyanosis) 피부에 푸른 색조

청진(auscultation) 검진하면서 심장 판막소리나 폐음 등의 소리를 청진기로 듣는 것

체(성)–(somatic) 물리적, 정신적이 아니라 육체적으로 일어나는 것. 또는 몸에서 물리적으로 무언가가 일어나고 있다는 잘못된 믿음을 이야기하기도 함

체액성 면역(humoral immunity) 외부항원에 대한 항체를 개발하는 면역반응

초경(menarche) 월경의 시작

초음파 심장도 검사(ultrasound cardiography) 동맥의 해부학적 구조, 특히 경동맥 분지와 경동맥 내부를 영상화하는 초음파 기술

초음파(ultrasound) 저주파 음파를 사용하여 영상을 보는 기술

축착(coarctation) 신체 전반에 혈액을 공급하는 대동맥이 좁아지거나 제한된 것

출혈(hemorrhage) 내부 또는 외부로 단시간에 많은 혈액을 손실함

췌장소도(pancreatic islets) 췌장의 내분비세포

췌장염(pancreatitis) 잠재적으로 치명적일 수 있는 췌장의 염증

치구(mons pubis) 치골을 덮는 지방으로 된 패드; 사춘기에 털로 덮임

치매(dementia) 지적 기능을 유기적으로 잃는 것

치밀뼈(compact bone) 뼈 바깥쪽 층을 형성하는 고밀도의 뼈 조직

치핵(hemorrhoids) 직장 또는 항문의 정맥류

카로틴(carotene) 비타민 A로 변환되는 식물성 안료

카포시육종(Kaposi's sarcoma) 하지에 생기는 자주색 신생물

칼슘(calcium) 뼈와 치아 구조, 세포 생리에 필수적인 무기질

캡시드(capsid) 바이러스 입자 주변의 단백질 껍질

컴퓨터축단층촬영(computerized tomography, CT scan) 체내 병변의 위치 또는 성장 유무를 판별하고 진단하기 위해 사용되는 진단 영상 기술

컴퓨터축단층촬영(CT scan) 컴퓨터축단층촬영, 3차원 컴퓨터 보조 X선

코티손(cortisone) 항염증 특징이 있는 부신의 호르몬

코티솔(cortisol) 부신피질에서 분비하는 글루코코르티코이드로 탄수화물, 지질, 단백질 대사 조절에 관여함. 코티솔 형태의 히드로코르티손(hydrocortisone)은 코티솔을 적절하게 만들지 못하는 사람들에게 약으로 사용함

콘증후군(Conn's syndrome) 알도스테론이 과도하게 분비되는 부신 항진증의 형태

콜라겐(collagen) 결합조직에 있는 섬유성 단백질

콜레스테롤(cholesterol) 동물세포막에 있는 지방물질

쿠싱증후군(Cushing's syndrome) 글루코코르티코이드가 너무 많아서 생기는 상태

쿠퍼세포(kupffer cells) 간의 모세혈관 벽의 특별한 세포로 세균과 외부물질들을 빨아들이고 소화시켜 결과적으로 혈액을 깨끗이 하는 기능을 함

크레아티닌(creatinine) 단백질 대사로 생기는 질소를 함유한 노폐물

크레틴병(cretinism) 티록신을 합성하지 않는 선천성 갑상선 결핍

크론병(Crohn's disease) 장벽이 두껍고 단단해지는 장염증 질환

크룹(croup) 물개 짖는 소리와 비슷한 큰 기침, 호흡곤란, 그렁거림이나 숨쉴 때 천명

큰종기(carbuncles) 종기들이 무더기로 있는 것

클라미디아(chlamydia) *Chlamydia trachomatis*가 유발하는 성매개 감염

클라인펠터증후군(Klinefelter's syndrome) 성염색체가 하나 더 있어 핵형이 47,XXY인 상태. 성인은 다른 남성과 차이가 있을 수 있음. 작은 고환이나 유방 비대와 같이 미성숙한 남성이나 여성의 특징을 가질 수도 있음

키모트립신(chymotrypsin) 단백질을 소화시키는 소화효소

키틴(chitin) 일부 진균의 세포벽에 있는 다당류

탈구(dislocation) 뼈가 정상적인 기능적 위치에서 벗어나게 하는 관절의 외상성 손상

탈출(prolapse) 자궁이나 직장과 같은 기관이나 내부 구조가 떨어지는 것

탈출척추원반(herniated discs) 추간판이 부풀거나 파열된 것

태반(placenta) 배아와 모체가 맞물리는 부분

터너증후군(Turner's syndrome) 성염색체 하나가 없어서 생기는 상태로 핵형이 45,XO가 됨

턱수염모낭염(tinea barbae) 이발소양진(barber's itch)이라고도 함. 얼굴, 목, 수염 주변의 깊은 염증성 농포와 딱지

테이-삭스병(Tay-Sachs disease) Hex A 효소가 없어서 나타나는 상염색체 열성 유전 장애

테타니(tetany) 지속적인 근육 수축

토혈(hematemesis) 피를 토하는 것

통풍(gout) 갑작스러운 심한 통증이 특징인 염증성 관절염으로 발 관절, 특히 엄지발가락에 영향을 미치며 통증이 아주 심하다; '통풍성 관절염'이라고도 함

퇴행위축(dystrophy) 개인을 무력하게 만드는 근육 퇴화

투시검사(fluoroscopy) 호흡 중 폐와 횡격막을 시각화할 수 있는 진단 절차

트라코마(trachoma) 결막이 비대해지는 만성 전염성 결막염

트리글리세리드(triglycerides) 수용성이 아니라 혈장과 혼합할 수 없는 지질 지방

특발성(idiopathic) 질환의 원인을 알 수 없는 경우에 사용

특발성과다호산구증후군(idiopathic hypereosinophilic syndrome) 혈액에 호산구가 지속적으로 증가하여 생기는 다체계 질환

특이면역(specific immunity) 특정 항원이 있으면 반응하며 해당 항원과 접촉하면 발생하는 면역

티록신(thyroxine) 갑상선 호르몬의 하나

파골세포(osteoclasts) 뼈 내에서 뼈를 흡수하는 세포

파상풍톡소이드(tetanus toxoid) 파상풍을 예방하기 위한 것

파이프관 결장(pipestem colon) 만성 궤양성 대장염으로 고통받는 환자의 결장을 설명하는 용어; 결장이 곧고 딱딱하게 보임

파제트병(Paget's disease) 뼈가 커지거나 기형이 되는 특징이 있는 만성질환; 변형뼈염 참고

파종성 혈관내응고(disseminated intravascular coagulation, DIC) 혈액의 전신적 응고

파파니콜로 검사(papanicolaou test) 자궁경부의 생검으로 얻은 세포를 관찰하여 자궁겸부암을 선별하는 검사

파파니콜로 도말(pap smear) 자궁경부에서 세포를 긁어 현미경으로 검사하여 자궁경부암을 식별하는 진단 기술

팔로네징후(tetralogy of Fallot) 가장 심한 선천성 심장 결함 중 하나로 4가지로 구성됨

패혈성색전증(septic embolism) 화농성 세균에 감염된 물질이 들어 있는 색전증

팽진(wheal) 국소적으로 피부가 올라온 것으로 종종 소양증이 동반됨

페닐케톤뇨증(phenylketonuria, PKU) 아미노산의 하나인 페닐알라닌을 다른 아미노산인 티로신으로 전환시키는 효소가 없는 상염색체 열성 유전자로 발생함

펠라그라(pellagra) 니아신 결핍

편마비(hemiplegia) 몸의 한 쪽이 마비됨

편모(flagella) 움직일 때 사용하는 채찍처럼 생긴 세포 부속물

편모충(flagellates) 채찍 모양의 편모를 사용해서 움직이는 원생동물의 종류

편평사마귀(flat warts) 상단이 평평한 연필지우개 크기의 작은 사마귀로 분홍색, 담갈색, 담황색 등 다양한 색이 있음

편평세포암종(squamous cell carcinoma) 피부암 중 두번째로 흔함; 신체의 편평상피에서 발생함

편형동물(flatworm) 납작한 몸을 가진 벌레 같은 동물

평활근종(leiomyomas) 자궁 평활근의 양성종양, 섬유종이라고도 알려짐

폐경(menopause) 월경주기가 중단되어 여성 생식기간이 끝나는 것; 대개 40대 후반에서 50대 초반에 시작함

폐기종(emphysema) 공기와 혈류 사이에서 산소를 교환하는 폐포가 파괴되는 장기적이고 진행성인 폐쇄성 폐질환

폐동맥판협착(pulmonary stenosis) 폐동맥으로 이어지는 판막 입구가 작아서 폐로 이동하는 혈류가 부적절하여 산소화되지 못하여 청색증이 일어날 수 있음

폐렴(pneumonia) 폐포에 주로 영향을 주는 한쪽 또는 양쪽의 감염

폐부종(pulmonary edema) 폐에 체액이 축적되어 호흡곤란이 생김

폐색전증(pulmonary embolism, PE) 폐에 있는 하나 이상의 동맥이 막힘

폐쇄(obstructions) 장이 막힘

폐쇄증(atresia) 정상적 신체의 구멍 또는 관 구조가 없거나 폐쇄된 상태

폐심장(cor pulmonale) 만성 폐질환으로 우심부전이 일어나는 심각한 심장 상태

폐포(alveoli) 폐에 있는 작은 공기주머니로서 가스 교환이 이루어짐

폐활량측정(spirometry) 폐의 공기 용적 변화를 측정하고 기록하여 환기 용량과 유량을 확인하는 진단 절차

포식(phagocytosis) 세포가 이물질을 감싸고 파괴하는 과정

포식세포(phagocyte) 이물질을 삼켜 버리는 백혈구

포자충(sporozoans) 원생 동물의 형태; 단세포로 움직이지 않는 진핵 미생물

폭식장애(binge eating disorder) 행동을 교정하려고 하지 않고 극단적인 과식을 반복

폴립(polyp) 양성 상피 종양

표준지침(standard precautions) 환자 또는 체액을 다룰 때 의료진이 장갑을 끼는 것과 같은 예방조치

푸르킨예섬유(Purkinje fibers) 심실의 심근을 수축하기 위해 충동을 전달하는 특수한 심장 조직

풍토병-(endemic) 인구집단에서 항상 낮은 수준으로 발생하는 질환

프로락틴(prolactin) 유방 발달과 모유 생성을 자극하는 단백질

프로트롬빈(prothrombin) 간에서 합성하는 효소로 비타민 K와 함께 혈액응고연쇄반응을 시작하게 함

프리온(prion) 감염성 단백질 입자; 크로이츠펠트-야콥병의 원인

플라크(plaque) 동맥벽의 지방 침착물

피부경화증(scleroderma) 결합 조직의 만성 자가면역질환

피부사상균(dermatophytes) 피부를 감염시키고 표피 위에 사는 경향이 있는 진균

피부염(dermatitis) 전염성이 없는 피부 질환

피지(sebum) 모낭에서 나오는 유성 액체

필수미량미네랄(essential trace minerals) 식이에 필요하지만 매우 적은양만 필요한 미네랄

핍뇨(oliguria) 소변 생성이 줄어든 것

합병증(complications) 질환으로 고통받는 환자에서 발생하는 다른 질환

항상성(homeostasis) 환경적 조건이 변동해도 비교적 안정적으로 내부 상태를 유지하는 것

항생제(antibiotics) 세균감염에 사용하는 약물

항생제 내성(antibiotic resistance) 세균이 약물에 내성이 생김. 세균이 항생제에 적응하고 점차 세균 집합이 적응하면서 항생제가 효과가 없어지는 것

항원(antigen) 체내에서 비자기로 인식하고 면역계를 활성화시키는 외부 물질

항응고제(anticoagulant) 혈관내 응고를 막기 위한 약물

항이뇨호르몬(antidiuretic hormone, ADH) 신장에서 수분 재흡수를 자극하는 호르몬

항체(antibodies) 감염원을 방어하기 위해 형질세포에서 분비하는 단백질

해마(hippocampus) 정보를 처리하고 기억으로 저장하는 뇌의 구조

해면골(spongy bone) 혈액으로 채워진 공간이 있는 뼈 조직; 뼈의 끝 부분이나 두개골과 같은 편평뼈에서 발견됨

핵산유사체(nucleic acid analogues) 항바이러스 약물

핵형(karyotype) 각 종의 특징인 세포 핵의 정상적인 염색체 조성

허혈(ischemia) 기관에 혈액 공급이 부족한 것

헌팅톤무도병(Huntington's chorea) 근육 조절을 하지 못하게 되는 뇌의 진행성 퇴행성 질환

헬리코박터필로리(*Helicobacter pylori*) 궤양에 관한 세균

헴(heme) 헤모글로빈의 유기 철 결합 부분

혈관성형술(angioplasty) 끝에 풍선이 달린 카테터를 관상동맥에 삽입한 후 확장시켜 플라그를 제거하거나 붕괴시키는 시술

혈관종(angioma) 혈관에 포도주색 반점(port-wine stain)이나 붉은 모반(red birthmark) 모양으로 형성된 양성종양

혈관종(hemangioma) 작은 혈관이 빨간색이나 자주색 모반을 형성하는 양성종양

혈뇨(hematuria) 소변에 혈액이 있음

혈색소(hemoglobin) 철분 함유 단백질; 적혈구가 폐에서 모든 조직으로 산소를 운반할 수 있게 해주는 산소 운반 단백질

혈색소병증(hemoglobinopathy) 헤모글로빈의 구조와 기능이 비정상적이어서 나타나는 장애

혈소판(platelets) 혈액의 응고 요소

혈액투석(hemodialysis) 신부전의 치료방법으로 사용되는 것으로 신체에서 혈액을 꺼내 대사성 폐기물을 제거하고 생리적 균형을 회복한 다음 다시 되돌려줌

혈우병(hemophilia) 응고인자결핍으로 생기는 성 관련 유전성 응고 장애

혈장(plasma) 혈액의 액체 성분

혈전(thrombi) 피떡

혈전(thrombus) 혈관에서 만들어진 피떡

혈전용해(thrombolytic) 혈전을 녹이는 물질

혈전정맥염(thrombophlebitis) 깊은 정맥에서 혈전이 생김

혈전증(thrombosis) 혈관벽에 피떡이 형성됨

혈종(hematoma) 멍(Bruise); 혈관 밖에 혈액이 모임, 주사로 생기기도 함

혈청(serum) 혈액의 액체 부분

협심증(angina pectoris) 일과성 산소 부족에 따른 일시적인 흉통이나 흉압감

협착(stenosis) 통로 또는 구멍이 수축하거나 좁아지는 것

형성저하증(hypoplasia) 조직 구조가 제대로 발달하지 못하는 발달 부전

형질세포(plasma cells) B세포에서 발달하는 항체를 생산하는 세포

호르몬(hormones) 내분비선이 분비하는 화학 전달자

호산구(eosinophils) 기생충을 죽이고 알레르기 반응에 관여하는 백혈구

호산구증가-근통증증후군(eosinophilia-myalgia syndrome) 통증, 피로, 순환 혈액내 호산구 증가를 동방하는 다체계 질환

호염기구(basophils) 염증 및 알레르기 반응에 관여하는 백혈구의 한 종류

호지킨림프종(Hodgkin's lymphoma) 림프절에 특징적인 리드-스테른베르그세포(Reed-Sternberg)세포가 있는 림프종의 종류

호흡곤란(dyspnea) 숨이 가쁨

호흡상피(respiratory epithelium) 호흡기관 전체를 감싸는 점막

호흡완만(bradypnea) 느린 호흡 속도

혼합암(mixed cancers) 암 세포의 기원이 서로 다르거나 다른 조직의 세포로 구성됨

홍반(erythema) 피부의 발진 부위

홍반성(erythematous) 손상이나 감염으로 혈관이 울혈하면서 피부 부위가 붉어짐

홑배수(haploid) 부모로부터 하나씩 총 두 세트의 염색체를 갖는 두배수체 세포와 반대로 한 세트의 염색체, 즉 각 염색체 쌍의 절반을 갖는 생식세포(난자나 정자)의 유전적 상태

화학요법(chemotherapy) 암세포를 없애기 위한 약물의 전신 투여

확장(diastole) 심장이 이완되고 혈액이 채워지는 심박동 기간

확장기-(diastolic) 확장에 관한 용어. 심장주기에서 이완하는 단계

확장심근병증(dilated cardiomyopathy) 심실 비대가 특징인 진행성 울혈성 심부전

환각(hallucination) 존재하지 않는 것을 보거나 듣는 것

활막(synovial membrane) 관절의 내면에 있는 막

활액(synovial fluid) 관절내에서 윤활 및 충격 흡수를 하는 액체

황달(icterus) 황달(jaundiced), 노란색

황달(jaundice) 빌리루빈(오렌지색 안료)가 혈장에 축적되면서 피부, 조직, 눈의 흰색 부분이 황색에서 주황색으로 변색하는 것

황체(corpus luteum) 여성의 난소에서 배란 후 남은 난포로 프로게스테론을 분비함

황체형성호르몬(luteinizing hormone, LH) 성호르몬 생성을 자극하는 호르몬; LH의 급격한 증가는 배란을 유도함

회색질척수염(poliomyelitis) 바이러스로 인한 뇌와 척수의 감염병

회음(perineum) 직장 입구와 질 입구 사이의 공간

회충(ascaris) 커다랗고 둥그런 장내 기생충

회충(roundworm) 횡단면이 비교적 둥근 벌레 같은 동물

횡격막(diaphragm) 흉강과 복강을 나누는 근육으로서 흡식에서 중요 역할을 함

횡문근육종(rhabdomyosarcoma) 골격근의 악성종양

효소면역분석(enzyme immunoassay) 효소로 항원이나 항체를 표지하는 것

후두(larynx) 성대를 포함한 기관(trachea) 입구에 있는 호흡기의 기관; voice box라고도 함

후유증(sequela) 류마티스열 후에 심장에 영구적인 손상이 생긴다거나하는 특정 질환의 여파

후천면역결핍증후군(에이즈)(acquired immunodeficiency syndrome, AIDS) 면역계를 파괴하는 HIV에 의해 발생하는 치명적인 질환으로서 감염이 잘 됨

흉막(pleura) 폐를 감싸는 두 개의 층으로 된 이중막

흉막강(pleural cavity) 흉막의 두 층의 사이의 공간으로 여기에는 적은 양의 약체가 있어서 윤활제 역할을 하여 폐의 확장과 이완시 마찰을 막아줌

흉막강내압(intrapleural pressure) 흉막강 안쪽의 압력

흉막염(pleurisy) 흉벽과 각 폐를 감싸고 있는 흉막의 염증

흉부대동맥류(thoracic aneurysm) 흉부대동맥에서 풍선처럼 팽창한 것

흉부-(thoracic) 흉부에 관한 용어

흉터종(keloid) 수술이나 화상 후 치유되면서 단단하고 부푼 흉터가 생기는 것

흐름세포측정법(flow cytometry) 특정 항원이 있는 세포를 식별하고 계산하는 것

흑색변(melena) 어둡고 타르처럼 보이는 대변으로 상부소화관의 혈액으로 생김

흑색점(lentigines) 노인에 생기는 주근깨의 종류; 간반점이나 검버섯이라고도 함

흑색종(melanoma) 멜라닌 안료를 만드는 세포인 멜라닌 세포에서 시작한 피부암으로 드물지만 위험함

흡수장애증후군(malabsorption syndrome) 소장에서 흡수가 되지 않음

히드로코르티손(hydrocortisone) 항염증성 물질

히스속(bundle of His) 심실이 수축할 수 있도록 신호를 보내주는 심장의 특수 근육 조직

힘줄(tendons) 골격근 또는 수의근육을 뼈에 단단하게 부착하는 결합조직

부록 B

진단절차와 임상검사

진단절차

C-반응단백질 검사(C-reactive protein test). 전신 염증 농도 측정

X-선 (X-ray). 의학 영상과 치료에서 쓰는 방사선 종류

객담검사(sputum analysis). 객담을 배양하여 특정한 감염을 감지하는 방법

골반검사(pelvic exam). 외부 생식기 시진, 검경을 이용한 질과 자궁경부를 시각적으로 관찰하고 여성 내부 생식기를 촉진하는 방법

근전도검사(electromyography, EMG). 세포의 건강상태를 사정하는 방법

기관지경(bronchoscopy). 기관지경을 이용한 기도검사

내시경검사(endoscopy). 내시경을 이용해서 체내를 검사하는 방법

뇌파검사(electroencephalography, EEG). 뇌의 전기적 활동을 확인하는 방법

대변검사(stool analysis). 현미경, 화학, 미생물 검사를 포함한 실험실 검사

대장내시경검사(colonoscopy). 결장경을 이용한 결장과 직장 내부 검사

도플러초음파(doppler ultrasound). 순환하는 적혈구에 고주파 음파를 산란시켜 혈류와 혈압을 측정하는 방법

방광경검사(cystoscopy). 방광경을 이용해서 요도와 방광을 검사하는 방법

배양(culture). 잠재적인 병원체를 식별하고 격리하기 위해 환자의 조직이나 객담, 혈액, 소변과 같은 체액의 미생물을 분석하는 방법

복강경(laproscopy). 복부 또는 골반 장기를 보기 위해 절개를 통해 삽입하는 얇고 빛을 내보낼 수 있는 관

부하검사(stress test). 신체적 스트레스 상황에서 심장이 어떻게 작동하는지 정보를 제공하는 방법

뼈스캔(bone scan). 여러 종류의 뼈 질환의 진단을 보조하고 추적하는 핵 영상 검사

생검(biopsy). 질병의 유무나 정도를 결정하는 현미경 검사를 하기 위한 조직 표본

소변검사(urinalysis). 소변의 양상, 농도, 내용물을 검사하는 방법

신체검사(physical examination). 신체를 시진, 촉진, 청진, 타진하며 검사하는 과정

심장도관삽입(cardiac catheterization). 심장 혹은 심장혈관 내에 도관 삽입

심장음기록술(phonocardiography). 수축하는 심장, 판막, 관련 혈관에서 나오는 잡음을 시각적 기록이나 심음도로 만들어내는 방법

심전도(electrocardiogram, EKG or ECG). 심장의 기능을 평가하기위해 전기적 활동을 측정하는 방법

심초음파검사(echocardiography). 심장초음파

양전자방출단층촬영(positron emission tomography, PET scan). 신체에서 기능적 과정을 3차원 이미지 혹은 묘사하기 위한 핵의학 이미징 기술

요추천자(lumbar puncture, spinal tap). 미생물을 확인하고 제거하기 위한 소량의 뇌척수액

웨스턴블롯(Western blot). 환자 혈청에서 항체를 이용하여 항원을 검출하는 방법

위내시경검사(gastroscopy). 내시경을 이용한 상부 위장관 검사

유방검진(breast exam). 유방의 종괴나 다른 변화를 확인하기 위한 신체검사

유방촬영(mammography). 유방을 검진하기 위한 저용량 X선

유전자검사(genetic testing). 유전질환을 진단하기 위한 혈액이나 조직검사

자궁경검사(hysteroscopy). 자궁경을 이용한 자궁 내시경검사

자궁경부질세포진검사(pap test). 자궁경부에서 채취한 세포의 변화를 확인하기 위한 검사

자기공명영상(magnetic resonance imaging, MRI). 자기장과 전파를 이용하여 기관과 조직의 상세한 영상을 만드는 방법

적혈구침강검사(erythrocyte sedimentation tests). 체내의 일반적인 염증 수준을 측정하는 방법

전립선특이항원검사(prostate-specific antigen(PSA) test). 혈액에서 PSA(전립선특이항원)의 양을 측정하는 방법

전체혈구계산(complete blood count, CBC). 여러 종류의 혈액세포의 양을 확인하는 방법

정성적 혼탁분석(qualitative nephelometry). IgG, IgA, IgM의 농도를 측정하는 방법

직장손가락검사(digital rectal exam, DRE). 하부 직장으로 전립선을 검사하는 방법

질확대경검사(colposcopy). 자궁경부, 질과 외음부의 조직을 비추고 확대한 모습을 검사하는 방법

체적변동기록법(plethysmography). 눈, 사지, 목 부분의 혈관에서 체적변화를 확인하여 혈관 크기의 변화를 측정하거나 혹은 폐 안의 기체량을 측정하는 방법

초음파(ultrasound). 신체내로 보낸 음파의 반향을 기록하여 체내의 기관과 태아의 발달을 시각화하는 방법

컴퓨터축단층촬영(computerized axial tomography scan, CAT scan or CT scan) 신체의 구조와 내부 장기의 횡단면과 3차원 영상을 만들기 위해 많은 X선 영상을 컴퓨터를 이용하여 결합하는 방법

투시검사(fluoroscopy). 신체를 통과하는 X선으로 영상을 모니터에 전송하여 신체 부위와 그 부위의 움직임을 세부적으로 살펴볼 수 있게 해주는 검사

폐활량측정법(spirometry). 호흡을 폐활량계로 폐용적을 측정하는 방법

혈관조영술(angiography). 혈관을 확인하기 위해 X선을 사용하는 영상검사

혈액검사(blood test). 혈액표본의 화학적, 생리적, 혈청학적 특징을 검사

혈액화학검사(blood chemistry test). 혈액내 전해질 농도 측정

혈청검사(serum assay). 순환하는 호르몬을 직접 평가하는 방법

혈청전해질(serum electrolytes). 혈청에서 나트륨, 칼륨, 염화물과 같은 일반적인 전해질의 농도를 확인하는 방법

효소면역분석(enzyme immunoassay, EIA). 효소를 이용하여 항원 또는 항체를 표지하는 방법

흐름세포측정(flow cytometry). 특정항원을 가진 세포를 식별하고 양을 계산하는 방법

임상검사

검사	정상 범위 (관례적)	정상 범위 (국제규격단위)	의의
암모니아 확산[ammonia, (NH_3) diffusion]	20~120 mcg/dl	12~70 mcmol/L	비정상적인 암모니아 양으로 심한 감정 변화와 의식 변화를 조사하고 원인 미상 혼수의 원인을 진단하는데 도움을 준다.
암모니아 질소(ammonia nitrogen)	15~45 μg/dl	11~32 μmol/L	암모니아 질소 검사는 비특이적이며 원인을 알려주지는 않는다. 정상보다 높은 수치는 몸에서 대사작용과 암모니아 제거가 효율적으로 일어나지 않다는 것만을 알려준다.
아밀라아제(amylase)	35~118 IU/L	0.58~1.97 mckat/L	아밀라아제의 정상 수치는 자료를 모으는 방법에 따라 다르다. 높은 수치는 소화계와 생식계의 질병이나 췌장암을 의미할 수 있다. 나팔관 임신 시에도 아밀라아제의 수치가 증가할 수 있다. 아밀라아제 수치가 낮은 것은 췌장과 신장에 손상이 있는 것을 의미할 수 있다.

검사	정상 범위 (관례적)	정상 범위 (국제규격단위)	의의
음이온차이 (anion gap) $(Na^{+}\sim[Cl^{\sim} + HCO_3^{\sim}])$ (P)	7~16 mEq/L	7~16 mmol/L	혈액에서 전해질 파악. 비정상적인 값은 다양한 요인을 의미할 수 있다. 검사는 비특이적이며 부가적인 검사가 필요하다는 것만 알려준다. 조절되지 않는 당뇨, 기아, 신장 손상 및 항동결제, 아스피린 과다 복용, 메타놀 같은 잠재적으로 독성이 있는 물질을 섭취하는 것이 비정상적인 음이온 차이를 유발하는 요인이 될 수 있다.
중탄산염(bicarbonate)			이산화탄소(Carbon dioxide) 항목 참조
동맥내	21~28 mEq/L	21~28 mmol/L	
정맥내	22~29 mEq/L	22~29 mmol/L	
빌리루빈(bilirubin) 결합빌리루빈 전체	 0.2 mg/dl 0.1~1 mg/dl	 4 mcmol/L 2~18 mcmol/L	빌리루빈 증가는 간이나 담관의 폐쇄, 간염,간 손상, 약물 반응, 장기간 알코올 남용 혹은 수치의 증가는 간이나 담즙 관의 폐쇄, 간염, 간의 외상, 약물 반응, 장기적인 알코올 남용이나 특정 유전 질환(예: Gilbert, Rotor, Dubin~Johnson, Cri-gler~Najjar 등)의 지표일 수 있다. 신생아 빌리루빈 수치가 과도하게 증가하면 뇌 세포가 파괴되고 정신지체로 이어질 수도 있는 중대한 상황이다.
칼시토닌(calcitonin)	<100 pg/ml	<100 ng/L	갑상선 생검과 더불어 칼시토닌 수치의 증가는 C~세포 과다증식을 의미한다.
Calcium, 전체 Calcium 이온화 형태	8.6~10.3 mg/dl 4.4~5.1 mg/dl	2.2~2.74 mmol/L 1~1.3 mmol/L	체내 칼슘량의 감소는 섭취한 것을 대사하지 못하는 것을 의미한다. 이것은 갑상선항진증, 사르코이드증, 결핵, 비타민 D 과다, 신장 이식, 고단백질 수준(예를 들어, 압박대를 너무 오래 사용하면 혈액 정체가 일어난다)과 같은 여러 요인에 의해 나타날 수 있다. 이러한 경우, 유리 칼슘과 이온화 칼슘은 정상이다.
이산화탄소(혈장) [carbon dioxide content (plasma)]	21~32 mmol/L	21~32 mmol/L	CO_2 농도가 정상보다 증가하거나 감소한 것은 체액 손실이나 보유에 문제가 생겼음을 의미한다. 이는 심각한 질환의 지표가 될 수 있는 산~염기 균형이 깨졌다는 것을 의미할 수 있다.
암배아항원 (carcinoembryonic antigen)	< 3 ng/ml	< 3 mcg/L	CEA는 태아 조직에 발견되는 단백질이다. CEA 수치의 증가는 내부 장기의 암과 관련없는 염증 질환을 의미할 수 있다. 흡연하는 임신부의 태아가 CEA가 증가되는 경향이 있다. 태어나서 정상 유아의 CEA는 사라진다.

검사	정상 범위 (관례적)	정상 범위 (국제규격단위)	의의
염화물(chloride)	95~110 mEq/L	95~110 mmol/L	염화물의 증가는 탈수나 혈액 나트륨이 증가했다는 것을 의미할 수 있다. 구토를 지속적으로 한 경우, 만성 설사, 폐기종, 다른 만성 폐질환, 체내 산의 소실이 있을 때 감소할 수 있다.
응고 검사 (coagulation screen)			신체가 적절한 응고인자를 만들지 못하거나 충분한 양을 만들 수 없는 것을 의미한다.
출혈시간	3~9.5 min	180~570 sec	
프로트롬빈 시간	10~13 sec	10~13 sec	
활성화부분트롬보플라스틴시간	22~37 sec	22~37 sec	
Protein C	0.7~1.4 μ/ml	700~1400 U/ml	
Protein S	0.7~1.4 μ/ml	700~1400 U/ml	
구리, 전체 (copper, total)	70~160 mch/dl	11~25 mcmol/L	간 질환을 의미한다.
코르티코트로핀 (corticotropin) (ACTH: adrenocorticotropic hormone)~0800 hr	< 60 pg/ml	< 13.2 pmol/L	환자가 쿠싱증후군인지 애디슨병인지를 판정하기 위해 코티졸을 함께 측정한다.
코티솔(cortisol)			비정상적인 코티졸 수치는 쿠싱증후군이나 애디슨병을 의미할 수 있다.
0800 hr	5~30 mcg/dl	138~810 nmol/L	
1800 hr	2~15 mcg/dl	50~410 nmol/L	
2000 hr	50% of 0800 hr	50% of 0800 hr	
크레아틴키나아제 (creatine kinase)			크레아틴 키나아제는 심장, 뇌, 골격근, 기타 조직에서 발견되는 효소이다. 체내에는 어떤 근육에 문제가 있는가를 알려주는 특정 형태의 크레아틴 키나아제가 있다.
여성	20~170 IU/L	0.33~2.83 mckat/L	
남성	30~220 IU/L	0.5~3.67 mckat/L	
크레아틴 키나아제 동종효소, MB 비율 (creatinine kinase isoenzymes, MB fraction)	0~12 IU/L	0~0.2 mckat/L	CK~MB의 비율에 따라 어떤 근육 손상인지를 알 수 있다. 특정 비율 값으로 심근 손상인지 골격근 손상인지를 알 수 있다.
크레아틴(creatinine)	0.5~1.7 mg/dl	44~150 mcmol/L	크레아틴 수치의 증가는 신장 기능 장애를 의미한다. 크레아틴은 근육 손상의 결과로 일시적으로 증가할 수도 있다. 크레아틴이 감소하는 것은 흔하지 않다. 혼수상태의 환자처럼 근육량이 감소한 사람에서 크레아틴이 감소할 수 있다. 정상 임신은 크레아틴 수치를 떨어뜨릴 수 있지만 문제를 일으키지 않는다.

검사	정상 범위 (관례적)	정상 범위 (국제규격단위)	의의
적혈구계산 (erythrocyte count)			ESR 수치가 낮다는 것은 적혈구증가증, 극심한 백혈구증가증, 일부 단백질 이상을 의미한다.
여성	3.8~5.2 x 10^6/mcl	3.8~5.2 x 10^{12}/L	
남성	4.3~5.7 x 10^6/mcl	4.3~5.7 x 10^{12}/L	
적혈구침강속도(ESR)			ESR 수치가 증가한 것은 염증, 빈혈, 감염, 임신, 고령에서 나타날 수 있다.
여성	30 mm/hr	30 mm/hr	
남성	mm/hr	20 mm/hr	
피브리노겐(fibrinogen)	200~400 mg/dl	2~4 g/L	정상보다 피브리노겐이 낮으면 그 사람은 상처가 난 후에 안정적으로 혈괴를 형성하지 못할 가능성이 있다. 만성적으로 무피브리노겐혈증 피브리노겐 수치가 정상 이하이면 어떤 사람이 사고 후 안정적인 혈액 응고를 형성하지 못할 수 있다. 만성적으로 수치가 낮은 경우는 무피브리노겐혈증과 같은 유전성 질환이나 간질환, 영양결핍, 일부 암과 같은 후천성 질환에서 나타날 수 있다. 피브리노겐 수치가 정상 이상인 경우는 급성 감염, 유방암, 신장암, 위암, 만성 파종혈관내응고, 염증성 질환, 심근경색, 뇌졸중, 외상과 같은 상황에서 나타날 수 있다.
황체자극호르몬 (follicle~stimulating hormone, FSH)			FSH와 LH의 증가는 난소 자체가 문제가 있는 일차 난소 부전인 경우 나타난다. 남성의 경우 고환 발달 장애나 손상을 의미할 수 있다.
여성	2~13 mIU/ml	2~13 IU/L	FSH와 LH의 감소는 이차 난소 부전, 즉 뇌하수체나 시상하부에 문제가 있는 경우 나타난다. 남성의 경우 시상하부성 장애를 의미할 수 있다.
배란중	5~22 mIU/ml	5~22 IU/L	
남성	1~8 mIU/ml	1~8 IU/L	
공복 포도당 (glucose, fasting)	65~115 mg/dl	3.6~6.3 mmol/L	당뇨나 당뇨전단계를 의미한다.
당부하검사 [glucose tolerance test (oral) 2 hour]	(mg/dl) 정상공복		당뇨나 당뇨전단계를 의미한다.
마신 후	65~99 mg/dl		
내당능 장애	< 140 mg/dl		
당뇨	140~199 mg/dl > 200 mg/dl		

검사	정상 범위 (관례적)	정상 범위 (국제규격단위)	의의
합토글로빈 (haptoglobin)	44~303 mg/dl	0.44~3.03 g/L	합토글로빈 수치가 다른 여러 검사와 연관되어 감소했다면 용혈성 빈혈일 수 있다. 합토글로빈은 궤양성 결장염, 급성 류마티스성 질환, 심장 마비, 심각한 감염과 같은 염증성 질환인 경우 증가한다.
적혈구 용적률 (hematocrit, Hct)			적혈구 용적률 감소는 철 결핍과 같은 빈혈을 의미하지만 비타민이나 미네랄 결핍, 최근의 출혈, 간 경화, 암과 같은 다른 질환의 경우에도 나타날 수 있다.
여성	35~46%	0.36~0.446	
남성	40.0~50.0%	0.4~0.503	
헤모글로빈 A_{1C} (hemoglobin A_{1C})	전체의 40.0~50.0%	0.053~0.075	적혈구용적률이 비정상적으로 높은 경우는 탈수를 의미하며 수분 섭취를 증가시켜 쉽게 치료할 수 있다. 진성적혈구증가증(polycythemia vera) ~ 적혈구 수가 정상 이상인 경우도 적혈구 용적률을 지속적으로 증가시킬 수 있다. 정상보다 높은 적혈구용적률 수치는 만성 폐 질환이나 폐 손상인 경우에도 나타날 수 있다. 이때 호흡 부전에 대한 반응으로 골수에서 적혈구 생산을 증가시켜 신체에 산소를 공급한다.
헤모글로빈 (hemoglobin, Hb)			Hb 수치의 감소는 빈혈을 의미한다. 일부 빈혈은 철, 엽산, 비타민 B_{12}나 B_6 보충제로 치료한다. 임신 가능한 연령의 여성의 경우 생리기간과 임신 동안 일시적으로 감소한다.
여성	11.6~15.5 g/dl	121~153 g/L	
남성	13.7~16.7 g/dl	138~175 g/L	
백혈구 계산 (leukocyte count, WBC)	3800~9800/mcl	3.8~9.8 x 10^9/L	감염이 있으면 WBC 값이 증가할 수 있으며 항생제로 관리할 수 있을 것이다. 백혈병(혈액암)은 항암이나 다른 치료 방법이 필요할 것이다.
백혈구 (leukocytes, WBC)			수치가 증가한 것은 감염, 염증, 또는 암 가능성이 있다는 것을 의미한다. 감소하는 것은 자가면역질환, 중증 감염, 골수 부전, 선천성 골수 무형성증을 의미한다. Methotrexate와 같은 약제에 의해 수치가 감소할 수도 있다.
남성	5000~10,000/mcL	5~10 x 10^9L	
여성	450~11,000/mcL 임신시 더 증가함	4.5~11 x 10^9L	
림프구(lymphocytes)	백혈구의		만성적으로 높은 수치는 림프성 백혈병을 의미할 수 있다.

검사	정상 범위 (관례적)	정상 범위 (국제규격단위)	의의
리파제(lipase)	7~60 units/L @ 98.6°F(37°C)	7~60 units/L @ 98.6°F(37°C)	복부 통증과 더불어 리파제 수치가 과도하게 증가한 것은 급성 췌장염을 의미할 수도 있으며, 약간 증가한 경우는 신장 질환, 타액선 염증, 소화궤양 질환에서 나타날 수 있다.
지질(lipids)			고콜레스테롤증인 사람은 콜레스테롤이 200 mg/dL 이하의 사람보다 관상동맥심질환에 걸릴 위험성이 두 배 이상 높다.
총 콜레스테롤 (total cholesterol)	< 200 mg/dl		
경계성	200~239 mg/dl		
높음	240~그 이상		
HDL	> 60 mg/dl		HDL이 낮은 것은 심장질환의 주요 위험요인으로 여겨진다.
높음	< 40 mg/dl (남성) < 50 mg/dl (여성)		
LDL	< 100 mg/dl		관상동맥 심장 질환이나 당뇨가 없고 하나 정도의 위험인자나 위험인자가 없다면 LDL 목표수치는 160 mg/dL 이하이다. 관상동맥 심장 질환이나 당뇨가 없고 두 개 이상의 위험인자가 있다면 LDL의 목표 수치는 130 mg/dL 이하이다. 관상동맥 심장 질환이나 당뇨가 있다면 LDL의 목표 수치는 100 mg/dL 이하이다.
높음	> 130 mg/dl		
트리글리세이드 (triglycerides)	> 150 mg/dl		트리글리세리드의 정상 수치는 나이와 성별에 따라 다르다. 트리글리세리드 수치는 높고 HDL 콜레스테롤 수치가 낮거나 혹은 LDL 콜레스테롤 수치가 높으면 죽상동맥경화증(지방 침전물이 동맥벽에 쌓이는 것)의 진행을 빠르게 한다. 죽상동맥경화증 심장 마비와 뇌졸중의 위험성을 증가시킨다. (미국 심장 협회의 지질에 대한 정보 참조)
높음	> 200 mg/dl 이상		
전립선특이항원(PSA)			PSA는 전립선이 생산하는 단백질 세포의 양을 알려주는 검사로, 높에 나온다면 전립선 암이 있을 가능성이 높다. 나이, 호르몬 요인, 약물이 검사결과에 영향을 미치기 때문에 PSA 증가만으로 암 여부를 알 수는 없다.
0~54세	0.00~2.50 ng/ml		
55~59세	0.00~3.40 ng/ml		
60~64세	0.00~4.10 ng/ml		
65~69세	0.00~5.10 ng/ml		
70세 이상	0.00~5.60 ng/ml		

검사	정상 범위 (관례적)	정상 범위 (국제규격단위)	의의
갑상선자극호르몬(TSH)	0.40~5.00 IU/ml		높은 TSH 결과는 갑상선의 활동저하를 일으키는 급성이나 만성 갑상선 기능 부전 때문인 경우가 많다. 드물지만 이차 갑상선 기능항진증에서도 TSH가 높게 나올 수 있으며 뇌하수체 문제 때문이다. 낮은 TSH 결과는 갑상선의 과다활동을 의미한다.
혈중 요소 질소 [urea, 혈장(BUN)]	8.5~25 mg/dl		BUN 수치의 증가는 급성이나 만성 신장 질환, 손상, 기능 부전 때문에 나타날 수 있다. 심장 마비와 같이, 신장으로 가는 혈류를 감소시키는 질환에서도 BUN이 증가한다. BUN 수치의 감소는 거의 나타나지 않는데, 탈수나 기아와 같이 BUN 검사가 필요하지 않은 질환이나 증상에서 나타나기 때문이다.
요검사 pH (urinalysis pH)	5.0~7.5	5.0~7.5	
소변비중 (specific gravity)	1.001~1.030	1.001~1.030	소변 비중으로 신장이 얼마나 잘 노폐물을 잘 여과하는지 알 수 있다. 소변 비중의 감소는 요붕증, 특정 신장 질환, 과도한 수분 섭취, 당뇨병을 의미한다. 소변 비중의 증가는 탈수, 부신 부전, 신장증, 선천성 심부전이나 간 질환을 의미한다.

부록 C

연습문제 답안

1장 질환의 개요

비판적 사고를 위한 사례

1. 훈련을 많이 하는 운동선수에서 적혈구 개수가 비정상적으로 높게 나올 수 있다. 운동선수는 심혈관의 효율이 높아지고 더 많은 적혈구를 만들어낸다. 이런 사람들의 심장은 혈액의 점성이 살짝 높아도 감당할 수 있기 때문에 적혈구 수치가 조금 높다고 해서 질병의 징후는 아닐 수 있다.
2. 아니다. 많은 질환에서 이런 증상이 나타날 수 있다. 간단한 병력을 조사하는 것이 도움이 될 수 있다. 직전에 무엇을 먹었는지, 스트레스가 있는지, 우울감이나 불안감이 있는지, 그리고 혈액검사가 당 수치와 당뇨 여부를 결정할 수 있다. 의사는 빈혈이나 다른 혈액질환을 진단하기 위해 혈액검사를 할 수 있다. 신체검진을 통해 고혈압이 있는지 확인할 수 있다. 심혈관계 이상은 신체검진이나 영상기술을 통해서 확인할 수 있다. 다시 말해서 여러 질환이 이런 증상으로 설명될 수 있다.
3. 많은 질환이 만성적이다. 교육, 선별검사, 조기 진단과 치료, 그리고 위험요인을 줄이는 것으로 이런 질병의 유병률에 영향을 미친다. 사고는 사망의 중요한 요인이다. 사고에 역학을 적용하는 것으로 사고로 인한 사망률을 줄일 수도 있을 것이다.
4. 비만은 에너지 불균형의 결과이다; 너무 많은 칼로리를 먹고 충분한 신체 활동을 하지 않은 것이다. 체중은 유전적 요인, 대사, 행동, 환경, 문화, 그리고 사회경제적 상태의 결과로 나타날 수 있다. 행동과 환경은 비만 예방의 핵심 영역이다.
5. 고소득 국가사람들은 만성질환으로 사망하는 경우가 많다. 저소득 국가 사람들은 감염질환으로 사망하는 경우가 많다. 고소득 국가에서 하는 연구와 자원들은 만성질환에 집중해야 하고 저소득 국가의 연구와 자원들은 감염질환에 집중해야 한다.

객관식

1. 징후
2. 급성
3. 병인
4. 건강
5. 악화

참/거짓

1. 거짓
2. 참
3. 거짓
4. 참
5. 참

빈칸 채우기

1. 예후
2. 급성
3. 특발성
4. 재발
5. 차도

2장 면역과 질환

비판적 사고를 위한 사례

1. 톰은 홍역을 앓았었다; 그는 풍진바이러스에 노출되어 면역계에서 풍진 바이러스 항체를 만들었다. 톰은 최근에 홍역에 걸렸는데 왜냐하면 풍진 바이러스에 대한 IgM이 있기 때문이다; IgM은 첫 번째로 만들어지는 항체이다.
2. 여성이 사망하고 물렸다. 왜냐하면 외상은 염증을 유발하는데 물렸어도 염증이 일어나지 않았기 때문이다.
3. IgA는 호흡계 같은 점막 표면을 국소적으로 보호한다.

4. 도움T세포는 형질세포에서 항체를 생산하고 식균작용을 증가시키고 세포독성T세포와 자연살해세포를 자극한다.

객관식

1. c. 면역력
2. c. 자연살해세포
3. a. 체액성 면역
4. b. 세포매개성 면역
5. a. 항원
6. c. 형질세포
7. d. IV
8. a. IgE
9. c. 도움T세포
10. d. 도움T세포

참/거짓

1. 거짓
2. 거짓
3. 참
4. 참
5. 거짓
6. 거짓
7. 참
8. 참
9. 거짓
10. 거짓

빈칸 채우기

1. 식균작용
2. 인터페론
3. 피부경화증
4. IgM
5. 비특이
6. 보체
7. 알레르기 또는 과민반응
8. 호지킨림프종
9. HIV 바이러스
10. 특이

3장 감염성 질환

비판적 사고를 위한 사례

1. 인플루엔자는 기침이나 재채기로 만들어지는 호흡기 비말로 전염된다. 독감환자를 격리하면 질환이 확산되는 것을 줄일 수 있다. 사람들에게 재채기나 기침을 할 때 코와 입을 막도록 하는 것도 전파를 줄일 수 있다. 말라리아가 확산되는 것을 줄이기 위해서는 매개곤충인 모기를 반드시 관리해야 한다.
2. 바이러스는 항생제의 표적인 세포벽과 세포막이 없고, 대사하거나 단백질 합성과정이 없다. 항생제를 바이러스 감염에 사용하면 그 항생제에 대한 세균의 저항성이 더 커질 수 있다.
3. 백신은 면역반응을 촉진시킨다. 예방접종을 통해 획득한 면역은 추후에 노출되는 감염원에 대한 항체와 림프구를 만들어낸다. 면역 반응이 감염을 막을 수 있기 때문에 전체적인 인구집단이 감염성 질환으로부터 보호될 수 있다.
4. 백일해는 *Bordetella pertussis*가 원인이다. 세균은 호흡기 비말에 직접 접촉하는 것으로 퍼진다. 이런 세균성 감염에 항생제를 사용할 수 있다. 백신도 있다. 백일해는 디프테리아, 파상풍, 백일해 백신에 포함되어 있다.
5. 수두는 수두대상포진 바이러스가 원인이다. 이 바이러스는 직접 접촉, 비말과 공기로 전파한다. 치료는 긁는 것을 조절하고 통증을 완화하고 열을 떨어뜨리는 등 지지적으로 이루어진다. 수두대상포진 백신이 사용가능하다.
6. 디프테리아는 미국에서 흔하지 않다. 이 감염의 특징은 인후에 생기는 막이다. 진단은 인후 배양을 바탕으로 한다. 이 세균 감염에 대한 치료로 항생제를 사용할 수 있다.

객관식

1. d. 세포벽
2. c. 캡시드
3. d. 세포핵
4. c. 이분법
5. d. 원생동물

6. c. 풍진바이러스
7. a. *Bordetella pertussis*
8. b. 키틴
9. a. 요충(Enterobius vermicularis)
10. d. 바늘

참/거짓

1. 참
2. 거짓
3. 거짓
4. 참
5. 참
6. 참
7. 거짓
8. 참
9. 거짓
10. 거짓

빈칸 채우기

1. 정상균무리
2. 재출현
3. 풍진
4. 병원내
5. 수평
6. 세포막
7. 세균
8. 프리온
9. 파라믹소바이러스
10. 수두

4장 암

비판적 사고를 위한 사례

1. 미국에서는 여성에게 자궁경부질세포진검사를 통해 자궁경부암 검진을 한다. 게다가 HPV 백신 또한 이용할 수 있다. 그래서 세계적으로는 자궁경부암이 암으로 인한 주요 사망원인이지만 미국에서는 그렇지 않다.
2. 이것이 연구자가 실험에 쓰인 약이 암 환자에게 적합한 치료 방법이 될 수 있는지 결정하게 해준다.
3. 이 문제에 대한 대답은 학생의 유전적, 환경적 요인과 생활 습관에 따라 달라질 수 있다.
4. 아니다. 미국암학회(American Cancer Society, ACS)는 해당 여성이 건강 상태가 양호한 경우 40세가 되었을 때부터 매년 유방 X-선 검사를 하도록 권장한다. 미국 질병예방특별위원회(USPSTF)의 예방플러스에서 찾을 수 있다. 이 장의 box에 나와 있는 내용을 참고하자.
5. 유방자가검진 서비스는 유익성이 없거나, 유익성보다는 위해성이 있다는 중간 또는 높은 확실성이 있다.

객관식

1. d. 지방종
2. c. 근육
3. c. 출혈
4. a. 사이클린
5. a. 방사선요법
6. d. 위의 모두
7. c. 특정 바이러스에 감염
8. b. CT
9. c. 매우 비정상
10. b. 절

참/거짓

1. 참
2. 참
3. 참
4. 거짓
5. 거짓
6. 참
7. 참
8. 참
9. 참
10. 거짓

빈칸 채우기

1. 뼈
2. 흡연
3. 종양표지자
4. 이차성
5. 30%
6. 폴립
7. 선암종
8. 화학요법
9. 조절되지 않음
10. 발암물질

5장 유전과 질환

비판적 사고를 위한 사례

1. 터너증후군과 클라인펠터증후군은 X 성염색체의 비분리와 관련이 있다. 난자나 정자에서 X 염색체가 기인할 수 있다. XXY는 Y 염색체의 비분리와 관련이 있다; Y 염색체는 정자에서만 기인한다.
2. 50%. 우성유전자를 통과할 확률은 50%이다.
3. 남자 어린이의 50%가 A형 혈우병이다. 여자 어린이의 0%가 A형 혈우병이지만 50%는 보균자일 것이다.
4. 혈색소증. 평생에 걸쳐 정기적으로 혈액 제거(기부). 환자는 처음에 일주일에 2회에서 3회 기증하고 이후에는 2~3개월에 한 번씩 기증한다. 혈액을 기증할 수 없는 환자에게도 킬레이트화 요법이 가능하다.

객관식

1. d. 모두 상염색체 우성형질
2. b. 46
3. c. 열성
4. c. 남성은 하나의 X 염색체를 가진다
5. b. 마르팡증후군
6. b. 상염색체 열성
7. b. 50%
8. b. 25%
9. c. 이형접합
10. c. 44

참/거짓

1. 참
2. 참
3. 거짓
4. 거짓
5. 거짓
6. 거짓
7. 거짓
8. 거짓
9. 참
10. 참

빈칸 채우기

1. 선천성
2. 남녀한몸
3. 우성
4. 결합조직
5. 대립형질
6. 다지증
7. 비분리
8. 23
9. 페닐케톤뇨증(PKU)
10. 유전자치료

6장 심혈관계 질환과 장애

비판적 사고를 위한 사례

1. 이 환자에게 고려되어야 할 심장 혹은 혈관질환은 죽상경화증, 관상동맥질환, 심근염이 포함된다.
2. 이런 양상의 심장질환에는 관상동맥질환, 선천성 심장질환, 심근염이 포함된다.
3. 흡연은 죽상경화증, 만성정맥기능부전, 심부정맥의 위험을 증가시킨다. 당뇨는 죽상경화증, 고콜레스테롤혈증, 말초동맥질환, 관상동맥질환의 위험을 증가시킨다.

객관식

1. c. 어지러움(lightheadedness)
2. a. 심장이 채워지는 단계
3. d. LDL
4. b. 경동맥
5. a. 죽상경화증
6. b. 혈관성형술
7. b. 좌심방과 좌심실 사이
8. d. 동방결절
9. a. 심근염
10. c. 자가면역질환

참/거짓

1. 참
2. 참
3. 거짓
4. 거짓
5. 거짓
6. 거짓
7. 참
8. 참
9. 거짓

빈칸 채우기

1. 혈전증
2. 죽상경화증
3. 심근병증
4. 판막협착
5. 류마티스열
6. 좌심실
7. 부정맥
8. 제세동기
9. 심실
10. 관상

7장 혈액 질환과 장애

비판적 사고를 위한 사례

1. 이 환자에서는 빈혈을 고려해야 하고, 체중감소는 위장 흡수 장애, 스트레스, 암으로 생길 수 있다. 혈액검사와 건강 기록이 진단에 도움을 줄 것이다.
2. 혈소판감소증, 응고인자 합성장애, 비타민 K 결핍을 고려해야 한다. 찾아야 하는 증상은 출혈이 길어지거나 점상출혈, 반상출혈이다. 진단적 검사에는 혈액검사와 골수검사가 포함된다.

객관식

1. d. 혈색소
2. d. 엽산
3. a. 비타민 B_{12}
4. c. 에리트로포이에틴
5. c. 혈색소병증
6. b. 지중해빈혈
7. a. 진성적혈구증가증
8. d. 특발성 혈소판 감소성 자반증
9. c. A형 혈우병
10. b. 호중구감소

참/거짓

1. 참
2. 거짓
3. 참
4. 거짓
5. 참
6. 참
7. 거짓
8. 참
9. 참
10. 참

빈칸 채우기

1. 백혈구(leukocyte)
2. 적혈구(erythrocyte)
3. 혈색소S(헤모글로빈S)

4. 혈소판
5. 알파/베타
6. 철결핍
7. 거대적혈구모구빈혈
8. 120
9. 진성적혈구증가증
10. 혈소판

8장 호흡기계 질환과 장애

비판적 사고를 위한 사례

1. Sheila는 아마 알레르기비염이 있을 것이다. 신체검진, 병력, 알레르기 검사를 하는 것이 알레르기 비염을 진단하는 데 도움이 될 것이다.
2. 폐색전증. Bill은 다리 뼈가 부러진 곳에 생긴 혈전이 폐로 이동하여 동맥을 막았을 것이다.
3. 천식은 약을 사용하고 유발요인을 피하는 것으로 관리할 수 있기 때문에 Sara는 트랙을 돌면서 달리기를 할 수 있을 것이다.

객관식

1. c. 흉막
2. b. 바이러스
3. d. 폐렴
4. c. 폐기종
5. b. 천식
6. d. 기흉
7. a. 폐
8. a. 바이러스
9. a. 기관지
10. b. 폐기종

참/거짓

1. 참
2. 거짓
3. 거짓
4. 참
5. 거짓
6. 거짓
7. 거짓
8. 거짓
9. 거짓
10. 참

빈칸 채우기

1. 망투피부검사
2. 산소, 이산화탄소
3. 흡연
4. 폐활량 측정
5. 바이러스
6. 폐색전증
7. 흡연
8. 섬모
9. 폐포
10. 낭성섬유증

9장 소화기계 질환과 장애

비판적 사고를 위한 사례

1. 위식도역류질환에서 이런 증상이 나타날 수 있다. 식후, 밤, 엎드린 자세에서 통증양상이 나타나는 것을 확인할 수 있다. 신체검진은 거의 배제할 수 있지만, 내시경으로 보았을 때 위와 식도의 연결부위에 열공탈장과 같은 이상이 발견될 수 있다. 치료로는 식사를 적게 한다거나 잠자기 한 시간 전에는 음식을 먹지 않도록 하는 등의 행동 변화를 포함한다. 심각한 경우 열공탈장을 외과적으로 교정하는 것이 필요하다.
2. 담석증에서 이런 증상이 나타날 수 있다. 소장으로 흐르는 담즙이 막히면 지방이 소화되지 않고 장에서 흡수되지 않는다. 결과적으로 대변에서 지방이 나타난다. 고지방식사 후에 담낭에서 담즙을 소장으로 분비시키는데 담석이 담관에 있을 경우 우상복부에 통증을 유발할 수 있다.

3. 경화증에서 정상 간세포는 제대로 된 기능을 할 수 없는 반흔조직이나 지방조직으로 대체된다. 그래서 간은 죽은 적혈구에서 나오는 헤모글로빈을 처리하지 못하고 주황색이나 노란색 생성물이 혈액 안에 축적되어 피부와 눈을 노랗게 만든다. 또한 정상 간조직은 응고 단백질을 만든다. 마지막으로 경화증으로 인해 혈류가 간에서 제한되므로 식도 정맥의 압력이 비정상적으로 높아져 식도 정맥이 변형될 수 있다.

객관식

1. b. 위점막의 염증
2. b. 궤양성 대장염
3. b. 셀리악병
4. d. 게실염
5. d. 예후는 좋다. 85% 정도 치료된다.
6. c. 당뇨가 가장 흔한 원인이다.
7. b. 만성 알코올중독
8. a. 경화증
9. a. *Candida albicans*
10. c. 담낭염

참/거짓

1. 거짓
2. 참
3. 거짓
4. 참
5. 참
6. 거짓
7. 거짓
8. 거짓
9. 거짓
10. 참

빈칸 채우기

1. 아메바성 이질
2. 크론병
3. 탈장
4. 내시경
5. C
6. 담석
7. 담낭
8. 복수
9. 구강
10. 대장

10장 비뇨기계 질환과 장애

비판적 사고를 위한 사례

1. 배뇨시 통증은 정상이 아니다. 여성은 요도가 짧기 때문에 요로감염의 위험이 크다. 이는 요도나 방광에 감염이 될 수 있으며 배뇨에 통증이 동반되거나 혈액이 나올 수 있다. 치료는 항생제를 사용하는 것이다.
2. Britany는 인후에 연쇄구균이 감염된 후에 생긴 사구체신염으로 부종이 생겼다. 사구체신염은 피부의 연쇄구균 감염 후 후유증으로 나타날 수 있다. 사구체에 염증이 생기는 것은 항원–항체 복합체를 여과하는 과정에 문제가 생기는 과정에 나타날 수 있다. 치료는 항생제와 항염증제가 포함된다.
3. 유아에서 이는 윌름스 종양이나 신장의 악성종양이 될 수 있다. 하지만 이 유아는 복부나 서혜 탈장일 수도 있다. 신체검진이 덩어리의 위치나 성질을 확인하는 데 도움이 된다. CT로 덩어리의 영상을 볼 수 있다. 만약 종양이라면 수술, 방사선요법, 화학요법으로 치료한다.
4. 이 환자는 신장 종양이 있고 신 조직의 손상으로 혈뇨가 나타난다. 수술, 방사선요법, 화학요법으로 치료할 수 있다.

객관식

1. d. 소변 생산 부족
2. a. 신우신염
3. b. 급성사구체신염
4. d. 요독증
5. b. 배뇨곤란과 급박뇨 증상 포함
6. a. 복막투석
7. b. 배뇨곤란
8. a. 당뇨신장병증

9. c. 신동맥 죽상경화증
10. d. 만성사구체신염

참/거짓

1. 참
2. 참
3. 거짓
4. 거짓
5. 거짓
6. 참
7. 참
8. 참
9. 참
10. 참

빈칸 채우기

1. 농뇨
2. 당뇨성 신장염
3. 신장결석
4. 쇄석술
5. 다낭성 신장질환
6. 핍뇨
7. 요실금
8. 수뇨관증
9. 우성
10. 혈뇨

11장 생식계 질환과 장애

비판적 사고를 위한 사례

1. 원인을 알 수 없는 특발성 자궁내막증이다. 통증완화, 호르몬요법, 수술 등의 치료 방법이 있다.
2. 질편모충증으로 진단할 수 있다. 복부 검진, 현미경 영상, 배양검사, 검사실검사와 pH 검사를 할 수 있다. 치료를 위해 항기생충제를 사용할 수 있다.
3. 양성 전립선비대나 전립선암으로 진단할 수 있을 것이다. 직장손가락검사, PSA 검사, 생검을 할 수 있다. 경과 관찰, 수술, 호르몬요법 등의 치료 방법이 있다.
4. 전파가 줄어드는 것은 일부일처제, 콘돔과 덴탈댐(치과치료시 사용하는 기구) 사용, 정기적인 골반검사를 들 수 있다. 항바이러스제를 정기적으로 복용하는 것도 바이러스의 전파를 줄일 수 있다.
5. 전립선암은 매우 천천히 자라나는 경우도 있기 때문에, 어떤 남성들(특히 나이가 많거나 다른 큰 건강적인 문제가 있는 경우)은 이 암에 대한 치료를 하지 않을 수도 있다.
6. 이 질환의 이름은 잠복고환이며 합병증으로는 불임, 고환암이 있을 수 있다. 치료를 위해 호르몬요법이나 수술을 사용할 수 있다.

객관식

1. c. 자궁근종
2. d. *Treponema pallidum*
3. c. 매독은 성접촉으로만 전파된다.
4. a. 클라미디아
5. d. 월경과다
6. c. 직장탈출
7. b. 월경통
8. c. 잠복고환
9. b. 난관채(fimbria)
10. d. 황체형성호르몬

참/거짓

1. 참
2. 거짓
3. 참
4. 거짓
5. 참
6. 참
7. 참
8. 참
9. 거짓
10. 거짓

빈칸 채우기

1. 세정관
2. 고환염
3. 클라미디아
4. 전립선
5. 전립선염
6. 질편모충증
7. 1:2
8. 방광류
9. 무월경
10. 발기장애

12장 내분비계 질환과 장애

비판적 사고를 위한 사례

1. 이 아이의 발병 연령, 많은 소변량, 체중이 늘어야 할 나이임에도 불구하고 감소한 것을 고려하면 1형 당뇨병이 의심된다. 체중감소는 갑상샘항진증 때문일 수도 있다.
2. 쿠싱증후군이 이 병력과 증상 및 징후가 일치한다.
3. 이런 병력, 증상 및 징후는 당뇨성 혼수와 일치한다. 치료를 위해 인슐린이 필요하다.

객관식

1. c. 뇌하수체 전엽
2. b. 부갑상선호르몬
3. b. 애디슨병
4. b. 쿠싱증후군
5. c. 요붕증
6. a. 그레이브스병
7. d. 부신
8. a. 애디슨병
9. a. 1형 당뇨병
10. c. 티록신

참/거짓

1. 참
2. 거짓
3. 거짓
4. 거짓
5. 거짓
6. 거짓
7. 거짓
8. 참
9. 참
10. 참

빈칸 채우기

1. 거인증
2. 말단비대
3. 옥시토신, 바소프레신
4. 당뇨
5. 그레이브스병
6. 도세포(islet cells)
7. 부신
8. 뇌하수체 전엽
9. 성장호르몬
10. 2형

13장 신경계 질환과 장애

비판적 사고를 위한 사례

1. J.A는 심각한 세균성 수막염이 있고, 이는 잠재적으로 치명적일 수 있는 감염성 질환이다. 이 증상과 징후, 그리고 요추천자의 결과가 수막염을 나타낸다. 치료로 정맥내 항생제, 진통제, 항염증제가 필요하다.
2. J.L은 치매 징후가 나타난다. 치매의 공통적인 원인은 알츠하이머병이며 이는 진행성이고 결국은 치명적일 수 있다. 치매의 종류를 감별하기 위해서 J.L.은 의사를 방문하고 상담받아야 할 것이다.

객관식

1. b. 바이러스
2. d. 위의 모두
3. d. 심박동수와 호흡
4. b. 수막염
5. a. 바이러스가 원인
6. c. 미엘린 수초의 손상으로 나타남
7. a. 허혈성뇌졸중
8. b. 헌팅톤무도병
9. a. 도파민결핍
10. c. 뇌전증

참/거짓

1. 참
2. 참
3. 참
4. 참
5. 거짓
6. 거짓
7. 참
8. 거짓
9. 거짓
10. 참

빈칸 채우기

1. 파상풍
2. 요추천자
3. 다발경화증
4. 본태떨림
5. L-dopa
6. 뇌염
7. 엽산
8. 벨마비
9. 근위축성 측삭경화증
10. 항생제

14장 눈과 귀의 질환과 장애

비판적 사고를 위한 사례

1. 그렇다. 당뇨병은 눈 뒤쪽의 혈관을 손상시켜 시력에 문제가 생길 수 있다. 하지만 J.R.은 당뇨와 관련이 없는 근시의 교정을 위해 안경이 필요할 수 있다. 근시는 안구 길이로 생기는 유전적인 문제이다. 안구의 압력이 높아지는 것은 녹내장의 징후가 될 수 있다. 압력이 높아지면 망막과 혈관이 손상되고 실명이 생길 수 있다.
2. A.S는 렌즈를 씻기 전에 손을 먼저 씻어야 한다. 그리고 렌즈통을 교체하고 매일 새로운 솔루션으로 채워 넣어야 한다. 결막염은 보통 세균성이라 안약으로 된 항생제로 치료한다. 바이러스성인 경우에는 치료하지 않으며 보통 2주 안에 해결된다.
3. T.C.는 바이러스 감염으로 감기에 걸렸고 중이까지 퍼졌다(중이염). 이는 전형적으로 고름을 만들어내는 세균감염이다. 의사는 검이경으로 고막을 확인하고 압력을 보면서 배액이 있는지 본다. 따뜻한 패드를 주어 편안하게 해주고 타이레놀(특히 어린이의 경우에)을 써서 통증과 열을 떨어뜨린다. 항생제는 세균을 없애거나 더 이상 자라지 않게 해준다. 이 병용요법은 대개 성공적이다.

객관식

1. c. 중이염
2. d. 각막염
3. c. 백내장
4. c. 근시
5. c. 녹내장
6. c. 청력손실
7. a. 노년난청
8. c. 안압측정
9. c. 메니에르병
10. a. 근시

참/거짓

1. 거짓
2. 거짓
3. 참
4. 참
5. 참
6. 참
7. 참
8. 참
9. 참
10. 참

빈칸 채우기

1. 청력
2. 반고리뼈관
3. 귓바퀴
4. 이명
5. 망막모세포종
6. 각막
7. 각막
8. 현기증(어지러움)
9. 백내장
10. 황반변성

15장 정신장애

비판적 사고를 위한 사례

1. 자기애성 인격장애
2. 주의력결핍/과다활동장애
3. 외상후스트레스장애

객관식

1. a. 기분장애
2. c. 정신장애진단통계편람
3. a. 망상
4. c. 물리적 요인
5. c. 개인의 약점
6. a. 운동
7. b. 신경성 폭식증
8. d. 적극적인 사회생활을 하는 것
9. d. 주요우울증
10. a. 편집성

참/거짓

1. 참
2. 거짓
3. 참
4. 참
5. 참
6. 참
7. 참
8. 참
9. 거짓
10. 참

빈칸 채우기

1. 불안장애
2. 정신병
3. 정신건강
4. 환각
5. 신경전달물질
6. 신경성 폭식증
7. 망상
8. 정신분열증(조현병)
9. 정신상태검사
10. 정신요법

16장 근골격계 질환과 장애

비판적 사고를 위한 사례

1. 나이든 여성에게 골다공증은 흔하다. 통증, 척추후만증 및 키가 줄어드는 것 모두 척추 골절 및 뼈 손실로 생길 수 있다. 칼슘 보충과 지팡이나 워커를 이용한 가벼운 걷기 같은 운동이 근력을 높이고 낙상과 골절을 예방할 수 있다. 청소년기와 성인기에 칼슘 보충

식이와 체중 조절 운동을 하는 것은 노년의 골다공증 위험을 줄일 수 있다.

2. 병력, 신체검진, 직업이 골관절염과 관련이 있을 수 있다. 손, 손가락, 골반, 무릎의 관절은 관절염이 생기는 흔한 부위이다. X-선과 CT가 관절 손상 정도를 보여줄 수 있다. 치료를 위해 항염증제 및 진통제를 사용할 수 있다.
3. 이 젊은 여성은 관절이 아니라 뼈에 통증을 호소하고 있다. 휴식이 필요한 경우 정강이에 부목을 댈 수 있다. 뼈 감염은 열과 허약감과 같은 전신 증상을 동반한다. 종양도 통증과 허약감을 일으킬 수 있다. X-선으로 종양 여부를 그리고 혈액검사로 감염 여부를 확인하는 데 도움이 된다.

객관식

1. c. 비타민 D
2. d. 성인의 뼈
3. c. 정중신경
4. d. 뒤시엔느근육병
5. b. 골관절염
6. a. 류마티스관절염
7. d. 통풍
8. c. 골육종
9. c. 중증근무력증
10. c. 골수염

참/거짓

1. 참
2. 거짓
3. 참
4. 참
5. 거짓
6. 참
7. 참
8. 거짓
9. 거짓
10. 참

빈칸 채우기

1. *Mycobacterium tuberculosis*
2. 구루병
3. 골다공증
4. 통풍
5. 칼슘, 인
6. 골모세포
7. 활액
8. 중증근무력증
9. 통풍
10. 칼슘

17장 피부계 질환과 장애

비판적 사고를 위한 사례

1. 농가진이라고 할 수 있다. *Staphylococcus aureus* 또는 *Streptococcus pyogenes*가 잠재적인 원인이다. 항생제를 사용하여 치료한다.
2. 발진의 가능한 원인으로는 샅백선증, 칸디다증, 이감염증, 옴 등이 있다. 진단검사를 위해 시진과 배양을 사용한다.
3. 기저세포암종 또는 편평세포암종으로 진단가능하다. 치료는 시진과 생검을 포함한다.
4. 호르몬, 피지의 과다 생성, 세균, 피부세포의 불규칙적인 각질 제고. 치료에는 항생제를 국소적으로 사용하거나 레티노이드, 경구항생제, 경구피임약, 이소트레티노인 등이 포함될 수 있다. 여드름을 예방하기 위해서 피부를 너무 세게 문지르지 않고 알코올이 너무 높은 제품을 사용하지 않고 얼굴에 손을 대지 않는다.
5. 입술의 발진은 제1형 단순포진 바이러스로 생긴다. HSV-1은 입맞춤 등 병변 부위에 가까이 접촉하거나 바이러스가 있는 피부에 접촉하는 것으로 전파된다. 치료를 위해 항바이러스제를 선택할 수 있다.
6. 발바닥 사마귀와 같은 단단하고 두꺼운 부분은 인유두종바이러스에 의한 것이다.

객관식

1. d. 수포
2. b. 반점
3. b. 낭종
4. a. 표피
5. c. 흰색(white)
6. c. 피하조직
7. c. 구진
8. c. 모낭
9. a. 기생충
10. c. 피지

참/거짓

1. 거짓
2. 거짓
3. 거짓
4. 거짓
5. 참
6. 거짓
7. 거짓
8. 거짓
9. 참
10. 거짓

빈칸 채우기

1. 멜라닌
2. 이감염증
3. 진피
4. 부스럼이나 두드러기(wheal or hive)
5. 옴
6. 건선
7. 타박상
8. 혈관종
9. 백반증
10. 무좀

부록 D

예방 플러스 답안

1장 질환의 개요

만성 질환에 대한 4가지 조정 가능한 위험요인

1. 조절할 수 있는 4가지 만성질환의 위험요인은 부족한 신체활동, 부족한 영양, 흡연, 그리고 지나친 음주이다.
2. 적당한 알코올은 남성에게는 하루에 2잔, 여성에게는 1잔으로 정의된다.
3. 일주일에 두 번은 근력과 유연성 운동을 해야 한다.
4. 성인은 일주일에 75분 정도 유산소 운동이 필요하다.
5. 건강한 식이를 위해서 한 그릇의 절반은 과일과 야채이여야 한다.

2장 면역과 질환

생명을 위협하는 알레르기 반응(아나필락시스)에 대한 에피네프린 처치

1. 에피네프린은 치명적인 알레르기 반응이 아닐 때 사용하면 위험할 수 있기 때문에 처방이 필요한 약물이다. 이는 혈관을 수축시키고 혈압을 높이고 심장 박동수를 증가시킨다.
2. 허벅지 근육에 에피네프린을 주사하면 가장 빠르게 전신 흡수될 수 있다. 치명적인 아나필락시스 반응으로 고통받고 있을 때, 에피네프린이 빠르게 흡수되는 것이 중요하다. 빠르게 흡수되지 않으면 에피네프린 양이 적절하게 되기 전에 환자가 사망할 수 있다.

FDA, HIV 예방약 승인

1. 아니다. HIV 예방약은 치료를 위한 것이 아니다. 이는 체내의 HIV 바이러스의 양을 줄여준다.
2. 아니다. HIV 예방약은 안전한 성행위를 보장할 수 없다. HIV 예방약은 올바른 콘돔 사용과 함께 적용해야 한다.

3장 감염성 질환

여행자를 위한 조언

1. 림프구가 활성화되고 생성되고 발달하는 면역 반응이 최고조에 이르려면 항원에 처음 노출되고 10일에서 2주 정도 시간이 흘러야 한다. 따라서 여행 2주 전에 목적지에 알맞은 백신을 맞아야 한다.
2. 미국의 많은 사람이 홍역, 백일해, 수두와 같은 유년기 질환에 대한 예방접종을 한다. 그래서 친척들은 이런 질환에 노출되지 않을까 하는 걱정을 하지 않아도 된다. 미국에 있는 동안, 친척들은 당신이 감염성 질환으로부터 보호하기 위해 하는 것과 동일한 조치를 취해야 한다.

4장 암

암 검진 권장 지침

1. 미국 질병예방특별위원회(USPSTF)에서는 여성의 경우 50세부터 유방촬영을 시작해야 한다.
2. USPSTF는 어떤 연령의 여성에게도 일 년에 한 번 유방촬영을 하도록 권고하지는 않는다.
3. 남성과 여성은 50세부터는 직장암 검진을 시작해야 한다.

5장 유전과 질환

헌팅톤병

1. 아버지가 헌팅톤병을 앓고 있는 남성은 아버지로부터 우성 유전자를 받았을 확률이 50%이기 때문에 자녀에게 이 질환을 물려줄 수도 있을 확률이 있다. 사실 그가 그 유전자를 물려받았다면 이 남성도 마찬가지로 헌팅톤병에 걸릴 것이다.

2. 아버지가 헌팅톤병을 앓고 있는 사람은 유전자 선별 검사를 통해 그 유전자를 가지고 있는지 확인할 수 있다.

6장 심혈관계 질환과 장애

관상동맥질환의 위험요인

1. 조절할 수 있는 관상동맥질환의 위험요인은 식이, 운동, 흡연이 있다. 조절 불가능한 요소로는 유전적 요인, 대사율, 성격이 포함된다.
2. 유전적으로 질환에 걸리기 쉬울 수는 있지만 행동 및 환경적인 요인을 조절해서 위험을 줄일 수 있다.

7장 혈액 질환과 장애

빈혈과 채식주의자

1. 과일과 채소는 육류보다 철 함유량이 낮다. 철은 혈색소(헤모글로빈)를 합성하는 데 필요하기 때문에 채식주의자들은 철결핍성 빈혈이 생길 위험이 있다.
2. 육류는 헴 철분을 함유하고 있어서 식물에서 발견되는 비헴(nonheme) 철분보다 쉽게 흡수된다.
3. 아동은 단백질뿐만 아니라 철과 비타민 B_{12}도 필요하다. 철과 비타민 B_{12}를 얻기 위해 다양한 과일, 콩, 야채를 먹어야 한다. 콩은 달걀, 땅콩 버터, 요거트, 치즈, 두유와 같은 식품처럼 단백질이 있다.

8장 호흡기계 질환과 장애

적절한 항생제 사용

1. 아니다. 항생제는 바이러스가 아닌 세균에 영향을 준다. 그래서 바이러스 감염에 사용하는 것은 적절하지 않다.
2. 아니다. 감기는 바이러스가 원인이기 때문에 항생제는 도움이 되지 않는다.
3. 아니다. 인플루엔자 바이러스가 독감의 원인이다. 그래서 독감에는 항생제를 사용하면 안 된다.

9장 소화기계 질환과 장애

세균, 냉장고와 식중독

1. 낮은 온도에서는 생명유지에 필요한 대사의 화학반응이 너무 느려진다. 그러나 낮은 온도가 세균의 분자와 대사성 조직에 손상을 주지 않기 때문에 온도가 상승하면 세균이 다시 자랄 수 있다.
2. 음식을 요리하는 것과 같은 극단적인 온도에서는 열이 세균의 분자와 대사성 조직을 파괴한다.

검출을 통한 암 예방

1. 성인에게서 전암성 폴립과 암이 발생한다. 그러므로 약 50세 이후부터는 대장암 검진을 하는 것이 위험보다 이점이 크다.
2. 결장암, 가족성 용종증의 가족력이 있는 경우, 젊은 성인에게서 대장암과 관련된 증상이나 징후가 나타난다면 검진을 받아야 한다.

바이러스에 대해 알자

1. 손씻기가 A형 간염을 예방할 수 있다. 식품업계 종사자들은 음식을 다룰 때 손을 씻는 것과 같은 간단한 작업을 포함하여 위생적인 절차를 따라야 한다. 집에서는 고기와 해산물을 조리하여 간염으로부터 보호할 수 있다.
2. B형, C형 간염은 혈액으로 전파한다. 보건계 종사자는 B형 간염 예방접종을 받아야 한다. 그리고 혈액이 B형 간염 및 C형 간염으로 오염되었는지 확인해야 한다.

10장 비뇨기계 질환과 장애

만성 신장질환

1. 동맥경화증으로 발생하는 두껍고 단단한 동맥은 두껍고 단단한 동맥들은 혈류와 여과를 감소시켜서 신장질환에 기여한다.
2. 식이는 혈압에 영향을 미쳐 신장 기능에 영향을 줄 수 있다.

11장 생식계 질환과 장애

유방암 자가검사

1. 여성은 한 달에 한 번 유방암 자가검진을 해야 한다.
2. 자가검진으로 임상유방검진이 요구되는 비정상을 스스로 찾아낼 수 있다. 임상유방검진은 여러 유형의 비정상과 위험한 징후를 인지할 수 있도록 훈련된 건강관리 전문가에 의해 시행된다. 이러한 유방검진은 매년 방문하는 병원의 주치의나 산부인과 의사가 할 것이다.

성매개감염 예방

1. 성매개감염을 예방하는 가장 좋은 방법은 자제하는 것이다.
2. 당신과 새로운 파트너는 성적인 관계를 시작하기 전에 성매개감염과 관련된 검사를 받아야 한다.

12장 내분비계 질환과 장애

당뇨병 조절

1. 당신은 거의 일주일 내내 30분 정도는 신체 활동을 해야 한다.
2. 참. 체중을 5% 감량하는 것은 혈당 조절에 도움이 될 것이다.

13장 신경계 질환과 장애

머리와 목 손상은 예방할 수 있다

1. 오토바이 사고가 외상성 뇌손상의 주요 원인이라고 설명해주면 오토바이 운전자가 헬멧을 착용하도록 설득할 수 있을 것이다. 헬멧은 사고가 있을 때 뇌손상과 사망의 위험을 줄여준다.
2. 오토바이 타기, 자전거 타기, 스케이트보드, 암벽 등반, 스노우보드, 롤러 블레이드는 모두 목과 머리를 보호해야 한다.
3. 붓기가 신경 기능이 제대로 작동하지 못하게 한다. 척수 손상의 염증이 가라앉으면 신경 기능이 회복될 때도 있다.

14장 눈과 귀의 질환과 장애

소리 줄이기

1. 시끄러운 소리에 반복적으로 노출되면 내이의 유모세포가 파괴되어 청력이 손실될 수 있다.
2. 음차검사를 통해서 귀의 이소골에 전도 문제가 있는지 확인할 수 있다.

15장 정신장애

운동과 정신장애

1. 운동할 때 뇌에서 엔돌핀이 분비된다.
2. 엔돌핀은 당신을 행복하고 만족스러운 느낌이 들게 한다.
3. 운동은 또한 자존감을 높여준다.

16장 근골격계 질환과 장애

운동을 통한 뼈, 관절, 근육의 건강

1. 적당한 운동은 유연성을 유지시켜주면서 뼈, 관절, 근육을 강화시킨다. 운동은 뼈의 밀도를 높인다.
2. 관절염이 있는 사람은 걷기, 수영, 자전거 타기 등의 적당한 강도의 운동이 도움이 된다.

수근관증후군: 직업병

1. 손의 자세를 인체공학적으로 하는 것이 수근관의 손상을 예방할 수 있다. 쉬기, 스트레칭, 얼음찜질이 염증을 줄일 수 있다.
2. 휴식, 얼음찜질, 항염증제가 수근관 손상을 줄이는데 효과가 없다면 정중신경의 압력을 줄이기 위한 수술을 할 수 있다.

17장 피부계 질환과 장애

피부검사

1. 스스로 피부를 한 달에 한 번은 확인해봐야 한다.
2. 머리부터 발끝까지 모든 피부를 확인해봐야 한다.

피부암 예방 팁

1. 피부암의 위험을 낮추는 가장 중요한 방법은 자외선에 노출되는 것을 막는 것이다.
2. 일 년에 한 번은 전문가에게 피부검사를 받아야 한다.

찾아보기

한국어 찾아보기

영어 찾아보기

G

H

I

J

K

L

M